U0904770

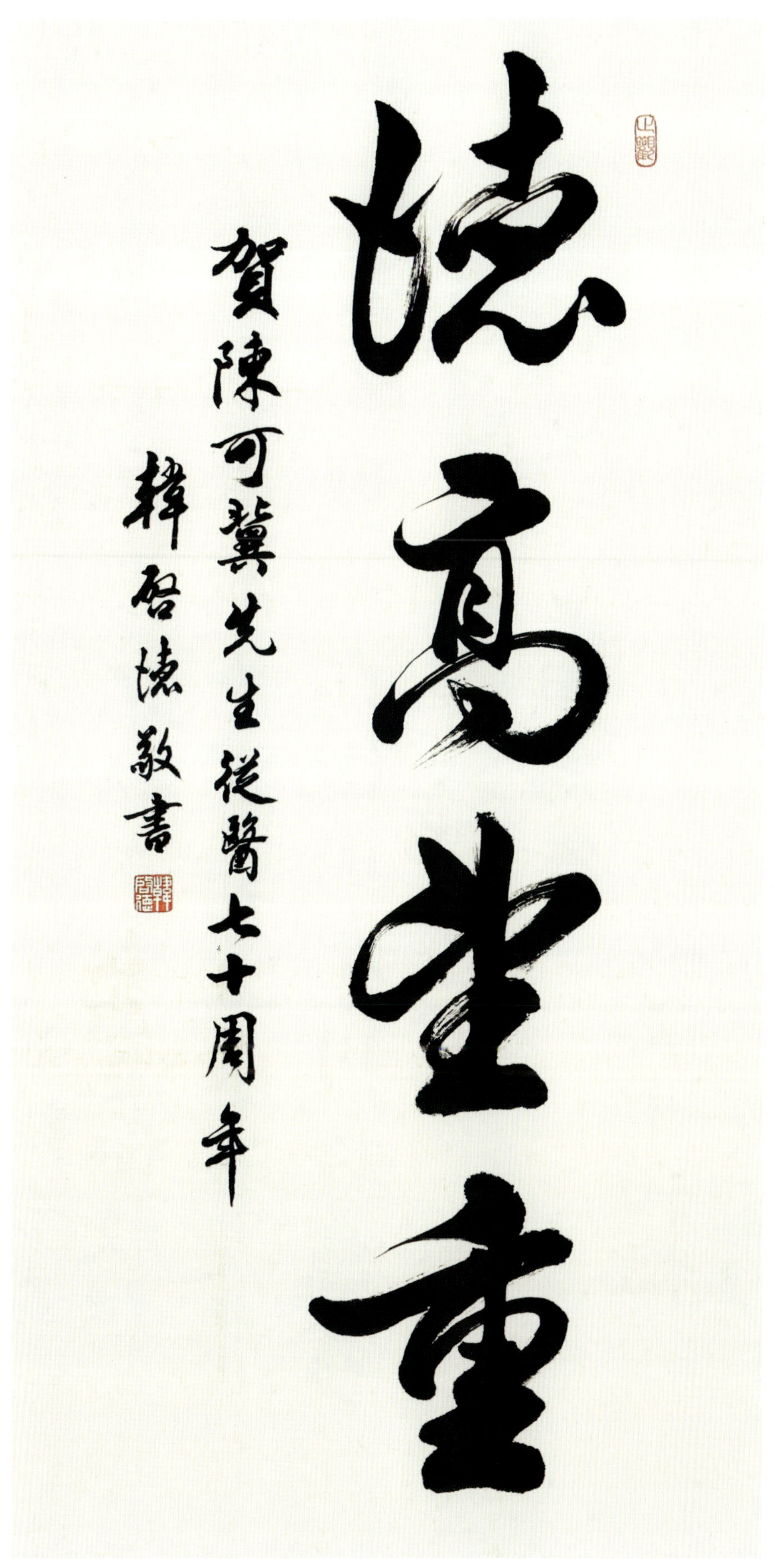

中国科协名誉主席、中国科学院院士韩启德教授为陈可冀院士九十岁生日题辞（2019）

英年績學展鴻猷中西結合喜
善收鳥影不移參窔邃梅枝獨
俏企風流力遵辯証求吾是弗
去分型相尔由山媚川輝蘊珍
寶只看我輩識耶不

陳可冀同志存

岳美中初稿
丁巳桂月

业师岳美中教授题辞（1977）

九十初度

Life at Ninety

陈可冀医学选集

Selected Medical Works of Ke-ji Chen

（2000 ~ 2019 选集）

上　册

Volume Ⅰ

主　　编　陈维养

编辑小组　（按姓氏笔画排序）

于子凯　田　琳　白　霞

付长庚　刘龙涛　汤　静

邱　禹　赵芳芳　姜众会

袁　琳　黄明艳

科 学 出 版 社

北　京

内 容 简 介

本书是在陈可冀院士从医70周年之际，对2000～2019年期间陈可冀院士作为第一作者和通讯作者公开发表的中英文学术论文进行了系统的整理和筛选，编辑成册（1954～1999年的论著已在《陈可冀医学选集——七十初度》一书刊载）。全书共入选文章332篇，其中中文文章271篇，英文文章61篇，分为心迹、临床及基础研究、医论、泛著、英文著述等5个章节。本书较为系统的展示了陈可冀院士和他的团队近20年来基础和临床研究的成果，也是2000年以来我国中西医结合医学发展轨迹的缩影。

本书适用于全国中西医结合工作者参考阅读。

图书在版编目（CIP）数据

陈可冀医学选集：九十初度（2000～2019选集）：上中下册／陈维养主编.—北京：科学出版社，2020.1

ISBN 978-7-03-062445-1

Ⅰ.①陈… Ⅱ.①陈… Ⅲ.①医学-文集 Ⅳ.①R-53

中国版本图书馆CIP数据核字（2019）第205689号

责任编辑：鲍 燕 曹丽英／责任校对：王晓茜

责任印制：肖 兴／封面设计：北京图阅盛世文化传媒有限公司

科学出版社 出版

北京东黄城根北街16号

邮政编码：100717

http：//www.sciencep.com

三河市春园印刷有限公司 印刷

科学出版社发行 各地新华书店经销

*

2020年1月第 一 版 开本：889×1194 1/16

2020年1月第一次印刷 印张：99 插页：29

字数：3 206 000

定价：698.00元（上中下册）

（如有印装质量问题，我社负责调换）

感言代序

“陈可冀医学选集”已出版过两集，这次编的是第三集。第一集是2000年着手编的，那年是陈可冀步入70周岁之年，科室同道想编一本他的医学选集。但当年夏季天气特别热，北京国际生物制品研究所的朋友建议我们到外地凉快地方去避避暑。于是我们一行包括陈可冀和他的团队中史大卓、徐浩、马晓昌医师等一起，带着两大箱和一大提包的资料（那时大家还习惯用纸质资料运作），从北京到山东长山岛半月湾畔，边避暑度假，边编纂医学选集。由于长山岛远离北京，没有其他工作干扰，气候又好，编纂效率很高，几天下来，初稿已形成，回京后继续补充完善，2002年由北京大学医学出版社出版。全书选集了自他从医起至2000年50年间的医学著作及活动记录，共260余万字。第二本选集是2009年陈可冀80岁时编辑的，内容反映了自2000～2009年十年间的从医活动，韩启德院士为这本书题了词：“大师风范”，该书也是由上述出版社出版的。光阴似箭，倏忽间十年又过去了。今年是陈可冀步入90岁之年，我们又着手编辑他的第三部医学选集，由于第二部选集论著大部分只列题录，未登全文，所以这次第三集将2000年以后所选的论文全文刊出，内容较多，篇幅较大，拟分上、中、下三册出版。

今年是我们中华人民共和国成立70周年，也是陈可冀从医70周年。在编这第三部医学选集之际，联系到之前的两集，我感到他这70年的医学生涯内涵是如此丰富多彩，有继承的，有创新的，有传统中医的，有现代医学的，更多的是他一生孜孜追求的中西医结合的，有师生情缘的，还有一些文史的，有一定的深度，也有一定的高度。其所以有如此丰厚的收获，有外部的因素，如组织引领，领导支持，老师教导等，内部因素，从我和他相识70年，相知相伴生活60多年的经历，我认为主要与他重视践行下面几点有关。

1. 几十年来他一直努力践行“不忘初心、牢记使命”这一做人做事守则。他认为既然选择了从医这条道路，就要认真执着，心无旁骛，全身心投入，努力做好岗位赋予的职责，努力做名好医生。他的几十年行为表明他是这么做的，这从书的内容可以看出一斑。

2. 一贯重视团结协作团队精神。从几部医学选集内容可以看出，其中大部分工作是多年来团队分工负责协作的结果，有的是与其他单位合作的。如果没有这种团结协作精神，个人是不可能取得这些成绩的。

3. 还要加上自身的刻苦勤奋。几十年来，他除了白天努力工作，夜晚还要挑灯夜战，刻苦工作学习到深夜子时前后，常年如此，已成常规。多年来节假日也基本都在工作。记得1978年我与他分工合作翻译的《美国科学家与发明家》一书，就是利用1978年春节假期期间完成的，由科学技术文献出版社出版。他的一些清宫医案资料研究工作也是在春节、国庆节等假期内完成的。他曾不止一次对我说他自己很笨，所以他常年秉灯子夜也就不足为奇了。有人注意到并告诉我们：“西苑医院宿舍区每夜电灯熄灭时间最晚的是你们家”，此言不虚。笨鸟先飞，勤能补拙嘛！

个人选集一般是回顾性的著作，往事并不如烟，留痕历历在目，将其集中梳理，编纂成书出版，这对作者本身可供其系统回顾，从中感悟出一些哲理，利于走好下一段路程，对读者也不无参考价值。故乐于编辑此书，并作此序。

陈维养

2019年9月19日

目　录

上　册

第一篇　心　迹

第二篇　临床及基础研究

心脑血管疾病研究

临床研究

基础研究

进展及述评

中　册

血瘀证与活血化瘀研究

老年医学研究

清宫医药档案研究

第三篇　医　论

第四篇 泛 著

下 册

第五篇 英文著述

附录

图录

第一篇 心 迹

中西医结合　传承创新发展中医药事业

——庆祝中华人民共和国成立70周年

陈可冀

我的故乡福州于1949年8月17日在炮声隆隆声中解放，那天本来是大学入学考试的日子，报考福建医学院（现福建医科大学）入学考试因此延期至当年8月下旬举行。当年我同时被福建医学院医学系、北京大学医学院及清华大学航空工程系录取，看榜时发现被北京大学医学院药学系录取的还有当时也在看张贴榜的后来任中药研究所所长章国镇教授。

我于1949年9月进入福建医学院读书，到现在屈指70年过去了。1954年7月毕业时被分配在福建医科大学附属医院担任内科住院医师（内科学助教）。内科主任王中方教授毕业于北平协和医学院，是后来我在阜外医院遇到的黄宛教授当年当住院医师时的主治医师，王中方教授是一位虔诚的基督徒，医术精湛，虽是西医内科专家，但对中医学却十分有兴趣，巡诊查病房时常常建议采用中药治疗患者病痛。当年福建血吸虫病流行，他常建议加用中药如半边莲等治该病所致的肝硬化腹水等，对我学习中药知识有一定启蒙作用。

根据毛泽东主席的建议1955年12月在北京成立中医研究院（现称中国中医科学院），举办西医学习中医班，每省抽派两名毕业3年以上的西医到京学习。我服从组织分配进京，一晃就是60多年过去了，这是我从事医疗专业的一大转折。从此与中医结缘，直到今天。

我平生很幸运的事是到京后有机会与名医冉雪峰、岳美中、蒲辅周、赵锡武、郭士魁先后共事数十年，向他们学习临床治疗经验并系统听课。我与冉雪峰老师同一天在高干外宾治疗室上班，诊治大量患者包括一大批来华的苏联专家，直至冉老谢世。以后与岳美中老师多年共事向他学习，直至岳老病故。岳美中教授与吴阶平教授受派遣为苏加诺、胡志明、米高扬等国外政要治病，效验声震海外，彰显了中医药的威力。岳老生前赠诗于我，称“我本无才最爱才，年来更复抱痴怀。中医宝藏靠谁发，愿与吾君好自开”，是对我的很大的勉励。我平生多年向这些名老中医随诊学习，是我日后创新发展中医药学的重要专业基础，有幸的是，他们这些名医都极为谦逊，实事求是欢迎西医学习和研究发展中医学，一切都甚为称心如意。

1958年以后，我在阜外医院学习和合作研究心血管病多年，有幸与吴英恺、黄宛、方圻、陶寿淇、陈在嘉等医学家亲密合作并向他们学习，在中西医结合临床及研究实践中获益良多，终生难忘。

往事并不如烟。我深深相信中西医团结合作、亲密共事、取长补短、互补互鉴，是中国医药学传承、创新、发展以贡献于全人类的重要基础，不可漠视。

原载：陈可冀．中西医结合 传承创新发展中医药事业[J]. 中国中西医结合杂志，2019, 39(8): 904.

促进中西医结合 任重道远

——纪念《中华人民共和国中医药法》正式公布

陈可冀

2016 年 12 月 25 日，《中华人民共和国中医药法》正式公布，它对保障和促进中医药事业的发展，保护人民健康，充分发挥中医药在我国医药卫生中的作用，将起到关键性作用；同时，也将进一步促进中医药服务人民健康的更大的可及性，提升基层社会中医药服务的范围和能力。当然，在强化服务监管及安全风险控制方面，法规本身也做出了相应的规定和安排。

中医药法还在总则中强调，“坚持继承和创新相结合，保持和发挥中医药特色和优势，运用现代科学技术，促进中医药理论和实践的发展”，以及“国家鼓励中医西医相互学习，相互补充，协调发展，发挥各自优势，促进中西医结合”。

我感到以上总则的确定，都是实事求是的。中西医结合事业是预防和治疗疾病，康复机体生活或生命质量，提高全民健康素质，实现我国政府“健康优先”的战略思想，是完全一致的，也是中医药科学技术发展的必然走向。

中西医结合，互相学习，互相补充，共同提高，做出成果，提高预防和治疗效果，是中央在 20 世纪 50 年代就高瞻远瞩地提出的，几十年来出现了一批成果，有很大的国际影响，但进一步发展的障碍似乎还不少。在我担任全国政协第七、八、九届委员期间，每次大会我都递交建议意见，要把发展不同级别的中西医结合教育落到实处，特别是要重视高等医药院校的中西医结合教育，不仅要鼓励传承和研究，培养高层次的中西医结合人才，还应该要从本科教育做起，在中西医高等医药院校中培养双学人才，建立中西医结合本科教育体系，做到优势互补，出成果、出人才。可惜当年教育部只批准成立“中西医临床专业”，未能达到优势互补、中西医结合的实际需求。中西医结合人才的培养、就业等，都存在不少有待解决的问题，实际上未能很好落到实处。应该允许西医院校毕业生也有机会报考中医药或中西医结合专业的研究生学位学习，真正做到优势互补。

《中医药法》第三十六条规定：“国家发展中西医结合教育，培养高层次的中西医结合人才”，很实在。希望相关部门能依法办事，参照《“健康中国”2030 规划纲要》精神，激活与创造多模式的传承与创新机会和路径，重构中西医结合发展的生态环境，做有美好未来的教育，真抓实干，做出切实可行的规划，落地并生根开花，为弘扬我国中医药与中西医结合事业、宽容开通多渠道的传承创新发展路向，提高疗效，服务社会、为落实我国健康中国 2030 规划出大力。

原载：陈可冀．促进中西医结合 任重道远 [J]. 中国中西医结合杂志，2017, 37(2): 139.

中国传统医学　切入国际视野

——八十六年流光印迹

陈可冀

真诚地感谢朋辈、学生和家人，为我八十六年的人生聚会。六十多年的习医和行走在现代医学与传统医学之间，我拥有一个中西医结合的情缘和理想。

我出生在八闽首府福州，福州的文化积淀，给了我很丰盛的滋养，使我这个并不聪明的人，经过勤奋劳作，有所醒悟。中国近代史开篇人物林则徐的“苟利国家生死以”和“海到无边天作岸，山登绝顶我为峰”，是多么足以励志和激荡豪情的警句。福州“三坊七巷”里的北京大学第一任校长，《天演论》《原富》及《法意》译者严复，小仲马名著《茶花女遗事》译者林纾，以及陈宝琛、林觉民、高士其、冰心、邓拓等对中国社会有重大影响和贡献的人物，都在这片土地上诞生，“古时明月照今人”，都对我的人生有过不同程度的教益。

时不我留，不意已流年八十六周岁，到了古称“杖朝之年”或“耄耋之年”的时分。我反躬自省，尽管多少事可能有如烟如梦之惑，但我国儒家孔门之学还是首重“修己”之学，需要证明它并非如梦如烟。这也正如我在大学读书时看的小说里苏联保尔说的一句很诚挚的话：“每当回首往事时，不因碌碌无为而羞耻，不因虚度年华而悔恨”。正如宋代滕岑《次韵乐天目昏》所云：“百年今已八十五”。我却把八十余岁当作青春来看的，忠诚地继承发展传统医药学，促进中西医结合，不懈地努力着。我的黄昏是明亮的。

我曾经先后参加过北京大学中国文化书院在北京友谊宾馆举行的季羡林先生米寿，张岱年、启功先生等的九十华诞活动庆典，以及我国著名医学家吴英恺院士、吴阶平院士和牟善初教授的八十华诞活动，我曾深深地为他们的执着爱国情操和对全社会及我国医学科学的进步所做出的贡献而感动。叶剑英元帅于20世纪80年代发表的《八十书怀》中最后有过两句话：“老夫喜作黄昏颂，满目青山夕照明”，其“酣醇劲爽，律对精严”，也十分感人。当年叶帅临危，我应邀作医疗会诊时，联想到其诗句，不由得产生一种肃敬之感。

当代科学与文化的发展，通常都是多元交叉、共生、共存和共赢的。中西医结合医学的前进更不例外。中医药有悠久的历史和长期的临床实践经验，现代医学日新月异，且信息如潮，中西医结合医学的发展更应取二者之长，在互相学习、互相补充、共同进步中，谋求创新和进步。中西医结合医学的发展应当不仅体现中国医学品牌和民族情怀，也应体现有国际视野，吸取当代医学科学进步的精华和研究方法，为中医药学的腾飞插上翅膀，为提高疗效，阐明机理，加强人文关爱，做出新的贡献。

我的中西医结合医学人生，是充满曲折的人生，是艰苦的但却是真实的。苏东坡有“月有阴晴圆缺，人有悲欢离合，此事古难全”的名句，说得多么有哲理啊！不要要求立刻就那么圆满，身边总有现实的纠缠，并非都是短途，要实事求是，一步一步地走，走向目标，为中国传统医药学的传承、创新、发展做出一己的贡献，力求与国际标准接轨。

老了，但不颓废，让我们永远胸怀大志，挥洒激情，待过春华看秋实。

原载：陈可冀．中国传统医学　切入国际视野——八十六年流光印迹[J]. 中国医学人文，2016, 2(12): 5-6.

历史责任与时代重托

——中西医结合临床医学 60 年回顾与展望

（庆祝中国中医科学院建院 60 周年）

陈可冀

中国中医研究院，现称中国中医科学院，于 1955 年 12 月在北京宣告成立，周恩来总理题词祝贺："发扬祖国医学遗产，为社会主义建设服务"。成立前后从全国征聘了一批著名中医药学家及西医专家参加工作。卫生部第一届西医学习中医班也在中国中医研究院西苑医院开班。在组织上和医疗科研队伍的建设和储备方面，做了大量工作。此外，也组织了一批有一定学术水平和临床经验的中青年中医和西医拜名老中医为师，着力于学术思想的传承和临床经验的继承性整理和研究。在西医学习中医方面，遵照中央倡导的"系统学习、全面掌握、整理提高"的方针。其影响导致全国闻风而动，取得极好的效应。促进了全国中医药事业及中西医结合事业的大发展，国际影响甚好。世界卫生组织多次赞扬中国在继承发扬传统医药学的巨大努力和成就。

我国中医药学有数千年灿烂辉煌的历史，在保障民生健康与国家社会进步方面，做出了不可磨灭的贡献。在此前西洋医学陆续传入中国以来，中医药界与西医药界人士经过历时多年的接触、沟通与交流，促进了相互之间的了解，彼此逐渐认识到中西医两种医药学各有所长，也各有所短，应当加强团结合作，优势互补，扬长避短，为人民健康造福。这是我们这几代人的历史责任，也是时代的重托，我们务必要与时俱进，谱写出中医药学和中西医结合医学历史的新篇章，以贡献于全人类。

新中国建立伊始，国家就倡导"团结中西医"的方针。《中华人民共和国宪法》第 21 条并规定："国家发展医疗卫生事业，发展现代医药和我国传统医药"。

1978 年，我国恢复研究生制度，中西医结合学科被列为一级学科，30 多年来，培养造就了一大批中西医结合临床医学和基础医学的博士、硕士等后继人才。

1981 年，中国中西医结合研究会成立（后经中国科协批准改称中国中西医结合学会），学术交流活跃，先后召开过四次世界中西医结合大会，加强了国内外学术交流和学术影响。同年，《中国中西医结合杂志》创刊。1995 年，又创刊 *Chinese Journal of Integrative Medicine*（中国结合医学杂志英文版，SCI 源期刊，中外编委各占 50%），在这些刊物上发表医疗研究论著者，其中很多论文作者现在已是中西医结合医药学科或中医药学科的杰出专家、主任医师和教授，取得很好的业绩。我国现已有北京、广州、上海、湖南等多所中医药大学建有中西医结合五年制或七年制的本科或本硕连读的专业，对中西医结合事业或中医药学术发展都起到了很大的作用。

2003 年，我国国务院颁布《中华人民共和国中医药条例》，其中第 3 条进一步规定："推动中医西医两种不同体系有机结合，全面发展我国中医药事业"。2013 年 6 月，国家主席习近平在接见世界卫生组织（WHO）总干事陈冯富珍（Dr.Margaret Chan）时还强调，要"促进中西医结合及中医药在国外发展"，进一步说明了我国中西医结合医学已逐渐被国家、社会、公众所认同和看好。现在全国各省市已建立起了不少中西医结合医院，中西医技术互为补充，提高了诊疗水平，更好地服务社会民生，保障人民健康。如今在全国很多综合性医院里，一般也都建立有中西医结合科或中医科，社区基层尤多灵活将两法合理结合应用，为群众防病治病带来了诸多方便。

60 年来，中西医结合临床医学的进步和成就巨大。中医药学术理念诸如重视人与自然关系的"天人相应”学说，以及中医治病讲究“八纲”“八法”的综合研究与临床应用，结合现实，发展了病证结合治疗观与辨证论治治疗观的协调与融合、宏观微观结合，不仅提高了诊断水平与治疗水平，也从哲学层面发展了临床诊治疾病的新思维。

在《黄帝内经》注重“气血两和”理念的启迪下，中国中医科学院西苑医院发展了现代活血化瘀学派，将活血化瘀治法在用于不同类型冠心病及血运重建术后的防治，采用RCT研究方法取得级别较高的循证医学证据，辐射全国，开发了系列中成药，研究了其现代药理学及分子生物学机制。中国中医科学院各有关院所都分别取得很大的业绩，尤其是屠呦呦教授荣获2015年诺贝尔奖，其抗疟青蒿素及其衍生物的临床应用国际影响巨大。此外，感染性疾病包括SARS与流感的治疗研究，骨折“动静结合”治疗原则的运用，肿瘤“扶正固本”法及其方药的维持治疗应用，糖尿病分期辨证论治治疗进展，风湿性关节炎寒热辨证机制及其疗效研究进展，心血管病证候及辨证治疗研究，再生障碍性贫血补肾化瘀解毒方药的发展，功能性消化不良的辨证治疗，认知功能障碍的治疗研究，针刺治疗多种功能性疾病的效果研究，有关中药临床应用不良反应的研究等，辐射全国，不一而足。

国内各相关单位在中西医结合临床医疗研究方面，也取得令人刮目相看的良好业绩。例如阜外心血管病医院血脂康RCT多中心研究，北京中医药大学脑病辨证治疗及药物研发，天津南开医院的急腹症包括腹腔感染的通腑化瘀解毒方药的应用，天津中医药大学有关益气活血复方抗血小板功能的研究，天津第一中心医院急症瘀毒注射剂的开发，上海和哈尔滨关于三氧化二砷治疗粒细胞白血病的成果，上海抗肝纤维化中药的开发及骨退化性病变的防治，补肾法延缓衰老的研究进展，河北络病理论研制心脑血管病方药的研究，北京医科大学医学部采用针刺辅助体外助孕生殖的研究发展等，异彩纷呈。

近期，中国医师协会中西医结合分会与中国中西医结合学会循证医学专业委员会发布了《中医药与中西医结合临床研究方法指南》，由人民卫生出版社出版。各相关分科学会、学术团体，遵从中医药学理念，联系现代临床医学科学实际，分别制定有指南、专家共识或建议，深信在临床研究方法学改进的基础上，中西医结合临床会进一步迈向更高一层的台阶。

中国中医科学院各有关院所结合临床各学科，在中医药药理学、基因组学、蛋白质组学、代谢组学、分子生物学等方面，进行了多方面、多领域的基础医学深入研究，成绩彰显。希望在中国中医科学院50年代建院初期提出的“肯定疗效、总结规律、探讨机制”研发思路的引导下，步步为营，做出新的业绩。

原载：陈可冀．历史责任与时代重托——中西医结合临床医学60年回顾与展望[J]. 中国中西医结合杂志, 2015, 35(11): 1286-1287.

在国家中医心血管病临床医学研究中心启动会上的讲话

陈可冀

非常高兴和荣幸受国家科技部、国家卫健委、中央军委后勤保障部和国家药监局等四部委联合批准，中国中医科学院西苑医院建立国家中医心血管病临床医学研究中心，这是对我们的极大鼓励和鞭策，是激发我们继承创新发展中医药学、为人民健康做出新贡献的极大动力。

中医药学是我们中国国家的，也是超越国家的，是世界的。我们这一代人有极其光荣的历史使命，在临床医疗实践及理论研究中，进一步创新发展我国辉煌的、历久弥新的中医药学，提高临床疗效，研讨机制，加速中医药学的学术传承和发扬。

西苑医院心血管病中心全体医护人员将不辜负领导部门的厚爱，以胸怀祖国对中医药学术的信仰为起点，不忘初心，抓紧国家发展中医药事业发展的新机遇，加强国内外学术界的团结协作，在弘扬医学人文精神、临床实践现代科学研究以及中医药产业化发展能力等方面，相互结合并重与发展！体现时代的良知、自信与仁爱精神，实现瞄准活态传承创新中医药学术及临床疗效的循证医学研究。

我们一直认为，提高危害人民健康的心脑血管病的临床疗效、降低病死率，是继承、创新、发展美好的中医药学术愿望的最好表达。我们将把握机遇，建设好国家中医心血管病临床医学研究中心，在实现（健康中国）征途上，做出我们集体的新的努力和贡献。

原载：陈可冀．在国家中医心血管病临床医学研究中心启动会上的讲话 [J]. 中国中西医结合杂志，2019, 39(8): 909.

在毛泽东同志关于西医学习中医批示六十周年大会上的致辞

陈可冀

中国传统医药学是中华民族文明史上的重大成就，在保护人民健康和中华民族繁衍昌盛方面做出了伟大的贡献。毛泽东同志在多次讲话和批示中都强调要继承发扬我国传统医药学。尤其特别号召西医系统学习中医，要运用现代科学技术方法继承、发展我国传统医药学。1954 年，毛泽东主席在接见卫生部门领导谈话的时候特别指出，第一，思想作风上要转变，要尊重我国有悠久历史的文化遗产，看得起中医才能学得进去。第二，要建立研究机构，不尊重，不学习也谈不上研究，不研究就不能提高，要求即时成立中医研究院。1958 年 10 月 11 日批示，进一步指出中国医药学是一个伟大的宝库，应当努力发掘，加以提高。习近平主席在中国中医科学院建立 60 周年时也着重指出："要继承好，发展好，利用好"，指明了中国医药界伟大的历史使命。

我于中医研究院建院时被调京参加工作，由一名西医转来参加学习和研究中医，是人生的一大转折，转眼 60 多年，当年根据"系统学习、全面掌握、整理提高"的十二字方针，我和我的团队、同道一起认真系统学习中医的经典著作，并先后根据当时卫生部和中医研究院领导的安排，拜名老中医专家为师，在系统学习中医药四大经典著作以及历代主要文献的基础上，进行多年的跟师以及独立的临床实践。20 世纪 70 年代，根据周恩来总理的指示，和阜外医院等北京 16 家医院一起，组建了北京地区冠心病协作组中西医合作研究中医药治疗冠心病，在冠心病急性心肌梗死临床上取得了明显的疗效和复方作用机制的研究进展。1984 年发表了我国第一篇心血管病多中心中医、中西医结合循证依据的临床论著，并对活血化瘀药物开展了一系列中医药理论结合现代医学抗血小板作用以及提高纤溶活性、血浆第 13 因子活性等理论方面的多方面研究，取得了进展，转化为一组安全有效的心血管病的新药，服务临床，推进了我国中医药研究领域形成的所谓的"活血化瘀现象"，同时在芳香温通理论及其转化医学研究方面也取得了新的进展，领略到中医药学独特的优越性。

习近平主席在会见世界卫生组织前总干事陈冯富珍博士时指出，"我们要继承好，发展好、利用好传统医学，用开放包容的心态，促进传统医学和现代医学更好融合"。学习毛泽东同志关于西医学习中医的批示，以及习近平主席的重要讲话精神，结合自己和同道们的多年的大量的临床实践，体会到中西医结合是继承、发展中医药的一条阳光大道。

我们将进一步在医学人文与科学技术方面，中西医团结合作，优势互补，为促进中西医药学有机结合与创新发展，为建设健康中国做出新时期的新贡献。

原载：陈可冀．在毛泽东同志关于西医学习中医批示六十周年大会上的致辞 [J]. 中国中西医结合杂志，2018, 38(11): 1295.

我国中西医结合 60 年回想

——中国中西医结合学会 2015 年度工作会议学术报告

陈可冀

中西医结合事业最早应追溯到毛泽东主席 20 世纪 50 年代的一系列指示，他最重要的两句话给我影响最为深刻。1953 年 12 月他对当时卫生部领导讲到："我们中国如果说有东西贡献全世界，我看中医是一项"。还有就是"把中医中药的知识和西医西药的知识结合起来，创造中国统一的新医学新药学"，后面这句话后来在 1959 年 1 月 25 日《人民日报》社论上正式发表。我认为这是非常重要的两段话。当然还有一系列指示，包括建立中医研究院、组织西医学习中医等等。

1955 年 12 月，在北京成立中医研究院，后来改称为中国中医研究院，之后又改名中国中医科学院。1955 年 12 月成立时，周恩来总理题词，"发扬祖国医药学遗产，为社会主义建设服务"。同时，在西苑医院原址举办由卫生部主办的全国性的第一届西医学习中医班。这个班到 1958 年结业。徐运北（当年的卫生部党组书记、副部长，部长为李德全）给毛主席写了学习班结业报告，毛主席在报告中批示了一段话："尚昆同志，此件很好。……即今后举办离职学习中医的学习班，由各省、市、自治区党委领导负责办理。……每个省、市、自治区各办一个 70~80 人的西医离职学习班，以两年为期，则 1960 年冬或 1961 年春，我们就有大约 2000 名这样的中西结合的高级医生，其中可能出几个高明的理论家。……这是一件大事，不可等闲视之"。还有最为重要的一句话："中国医药学是一个伟大的宝库，应当努力发掘，加以提高"。但是现在看起来，没有完全按照毛主席的意见办，西医学习中医班没有认真地继续办下去，我想这个跟管理部门有关系。

西医学习中医班在毛主席发出号召以后，当年全国有很多地方办了。当时全国有影响的医生，包括张孝骞、吴英恺、林巧稚等等，都以不同方式地参加了学习。林巧稚大夫向西苑医院妇科钱伯煊大夫学习中医学知识，吴英恺院士向蒲辅周大夫学习中医治疗食道癌临床经验，中医学很受西医的重视。当然，那个时候我遵从领导安排也拜师学习了。传承很重要，道不尽的师生情。我当时才二十四、五岁，和郭士魁大夫一起拜冉老（冉雪峰）为师。后来还号召"一徒多师"制，领导安排我同时拜蒲辅周、岳美中为师学习中医。学习的时间比较长，他们引我进入中医药宝库的大门、中西医结合的大门。

1981 年，我们国家举行了全国中西医结合大会（由国务院组织召开）。大会上提到，中国有三种医生，中医、西医和中西医结合三种医生，代表我国医疗队伍的三驾马车。我这里画了三匹马，西医是壮马，中医是老马，中西医结合是小马，小马需要扶植。

几十年来，西医学习中医、中西医结合还是取得不小成绩的。屠呦呦的业绩，可以说是为中西医结合高奏凯歌。2015 年底，瑞典国王向屠呦呦教授颁发诺奖证书。屠呦呦是第三批西医学习中医班的学员，学了两年半。如果她不懂得中医的话，她不可能注意与理解好《肘后备急方》里那句有关青蒿治疟的论述。所以说西医学习中医的提倡对屠呦呦取得了杰出的成绩是起了作用的。我这里展示《北京周报》（英文版）刊载的一篇报道，那张照片是卫计委座谈会上屠呦呦十分高兴与我见面交谈的照片，文题是"The Power of Integration"（结合的力量），我们见面都很高兴，那个报道的题目起得很好。如果说得更为明确的话，应该是"结合的威力"。

屠呦呦成绩的取得，有几个要素，一是政治因素的催生。当时越南与美国交战，疟疾比较严重，要求中国帮助，毛主席与周总理在当年的 5 月 23 日作出批示，遂有"523 小组"的成立，那是十分重要的任务。二是与举国体制有关系。3000 多位工作人员和几百位科研人员来参与；而且研究人员坚守工作，一直坚持下来。第三，中医药宝库的启示也起了重要的作用。屠呦呦是药物化学家，是西医学习过中医的专家，可以说她的成功偶然中也有其必然性。

屠呦呦在获奖讲演时有几句话说得很好。她说，这是集体发掘中药的结果，也是传统中医献给世界的礼物。中间也提到“中医药学是一个伟大宝库，应当努力发掘，加以提高”。她在这之前还讲过一些话，“中医药是宝库，但拿来就用还不够”，“发展中医药，必须充分借鉴和利用现代科学、现代医学成果”，“如果死守着老祖宗的宝贝，固步自封，中药只能是一筐草，无法变成一块宝”。“中医药界需要打开封闭的围墙，敞开胸怀接纳日新月异的现代科技”。还有一段话是讲“结合”的，“通过青蒿素的研究经历，深感中西医药各有所长，二者有机结合，优势互补，当具有更大的开发潜力和良好的发展前景”。我很欣赏她的见解。

屠呦呦进行了 191 次实验，其中 190 次实验失败，所以她的科学态度、坚持精神是非常重要的。习近平同志最近讲过，我们做科研工作要坚持，所有的工作都要坚持，坚持才能够实现中国梦。

屠呦呦在诺奖颁奖会讲演时，展示了这一张照片，摄于 1981 年，世界卫生组织与国内外科学家在北京友谊宾馆开会时的一张照片，不知道大家能否看清楚，第二排左四就是屠呦呦，左二就是我老伴陈维养，她当年是科研处处长，中间这个是季钟朴教授，中医研究院院长，也是中国中西医结合学会的第一任会长。他当时主管这件事。这里还有很多著名的专家。这张照片是很宝贵的。

在习近平总书记给中国中医科学院成立六十周年发来贺信中和其他的讲话中，我印象最深的是这四句话，“中医药学是中国古代科学的瑰宝，也是打开中华文明宝库的钥匙”，要“继承好、发展好、利用好”，“推进中医药现代化，推动中医药走向世界”，“促进中西医结合与中医药在海外的发展”。这几句话对我们来说都非常重要，对中西医结合事业是有指导作用的。我们一定要铭记这几句话。我希望我们中西医结合的路将来会走得更好。

屠呦呦在获得拉斯克奖和诺贝尔奖之间，在 *Nature*·*Medicine*（自然·医学）杂志发表过文章，讲述了青蒿素的发现。文章里面还提到了中西医结合的一些其他成果，包括我们关于冠心病介入后中西医结合多中心治疗效果的文章。那都是全国同道努力所取得的进展。

今年 5 月份，我到广东开会，邓铁涛教授 100 岁生日时，在邓老家坐在一起聊天。说到屠呦呦取得的成绩，他非常高兴。他说，“屠呦呦的成就，的的确确说明中国医药学是一个伟大的宝库”。接着他还说“你的方向是对的”。

这次屠呦呦教授获奖对我们中西医结合是一个很大的启示和激励。当然，我们国家还有很多的成果，包括：三氧化二砷，是张亭栋教授、王振义院士、陈竺院士、陈赛娟院士等共同的工作。中西医结合领域的成绩还有很多，包括吕爱平教授类风湿关节炎寒热证候的研究、陈香美院士肾脏病的研究、吴咸中院士研究的急腹症、王今达教授“菌毒并治”的研究、尚天裕教授小夹板治疗骨折的研究、沈自尹院士肾本质的研究，韩济生院士针刺原理的研究，孙燕院士扶正治疗肿瘤的研究，以及有关中药新药的循证医学研究等，都是中西医结合的很好的进展。

中国恢复研究生制度从 1978 年开始，当时就把中西医结合学科列为一级学科。我想现在应该不会变了。1981 年，中国科协批准中国中西医结合研究会成立，这是 1981 年筹备会时的照片。成立时，季钟朴教授是第一任会长，我当年兼任第一任秘书长。1982 年在上海成立了活血化瘀专业委员会，到现在也 30 多年了。

中国中西医结合学会每隔五年召开一次世界中西医结合大会，一共开了 4 次，我担任了一、二、三届大会主席（1997 年、2002 年、2007 年），第四届是吴咸中院士担任大会主席。第三届大会在广州召开，当年 FDA 政策研究室主任 Dr.Robert Temple 在大会上做了报告，他说“面对疾病，东西方在同一条船上”。我想，东西方医学应该相互补充、包容、互补。

《中国中西医结合杂志》于 1981 年 7 月创刊，在学会成立以前就办了，当时叫《中西医结合杂志》，后来改成《中国中西医结合杂志》。英文版是 1995 年创办的，跟 Springer 合作，居国际同类刊物前列。《中国中西医结合杂志》培养了大批中西医结合的人才，在座的有不少专家在这里发表过文章的，也有不少博士、硕士毕业论文在这里发表，应该说是从这里成长起来的。很多领导支持我们的工作，先后给《中西医结合杂志》鼓励题词的有邓颖超、习仲勋、聂荣臻、李先念、彭真等，都很明确地提出“中西医结合为人民服务”，“中西医结合是我国医学独特的优势”等。

吴阶平院士也很热心支持中西医结合事业。第一届世界中西医结合大会是吴阶平院士宣布开幕的，第二届是由中国科学院院长周光召院士宣布开幕的，第三届是由广东省省长宣布大会开幕的。我国著名的医学家陈竺院士和韩启德院士分别说过一段对我们大家很有启迪意义的话。陈竺院士说，“打破中西医之间的壁垒，是东西方两种认知力量的汇聚，是现代医学向更高境界提升和发展的一种必然趋势”；韩启德院士说，“发展中医，并不是医学的一个流派对另一个流派的反抗和复辟，而是使相异的医学传统在交流中共同推动整个人类医学的进步”。

中医药发展面临的机遇与挑战十分现实，最近讨论“国家十三五规划”时，也提出了医疗保健服务能力、现代产业基础及研发能力等方面问题，特别是要提高慢性病及急性传染病的临床疗效问题。我们要擦亮传统文明的底色，传承创新发展。我们的指导思想是“疗效为先、创新驱动、规范设计、基础临床互动”，“原创性、系统性、互联网 +、+ 互联网；医学文化 +、+ 医学文化”；拿出更大的勇气与智慧，做到中西医优势互补、学科交叉、宽容和多元模式，各种模式都要允许发展。不要打没有实际意义的口水战，不要争名夺利，要有“遇山一起爬、遇沟一起跨”的团队精神。团队精神很重要，中西医结合界要为实现健康中国，全面小康做出贡献。

“清风明月，逝者已矣，光辉依旧”，有很多已故的中西医结合界医学科学家，我很怀念他们，如季钟朴教授、邝安堃教授、祝谌予教授、周金黄教授、尚天裕教授、张之南教授、岳美中教授、姜春华教授、刘耕陶院士、王宝恩教授、廖家桢教授、王金达教授等等，他们都是中国中西医结合学会建会时的会长、副会长或顾问。还有很多人，我也很怀念他们。我们应该把中西医结合事业继续发展下去。我愿意和大家一起接着赶一程。

原载：陈可冀 . 我国中西医结合 60 年回想 [J]. 中国中西医结合杂志 , 2017, 37(2): 140-142.

素食与心血管健康

——第十二次全国中西医结合心血管病学术会议报告

陈可冀

素食一词，最早见于《诗经・伐檀》："彼君子兮，不素食兮"。关于素食的名词有不少，《诗经》里则称"素餐"。《礼记・坊记》里有"齐（斋）戒"的记载；《庄子・南华经》中称为"蔬食"，如："蔬食而遨游，泛若不系之舟"。

古汉语中，"素食"有三种含义，一指蔬食，如《匡谬正俗》及《南华经》所言"案素食，谓但食菜果饵之属，无酒肉也"；二指生吃瓜果；第三指无功而食禄。《诗经》里的"素餐"包含上述三种含义，今天所谈的素食仅涉及第一种含义。

按照现代定义，素食是一种不食肉、家禽、海鲜等动物产品的饮食方式，有时也戒食或不戒食奶制品和蜂蜜。一些严格素食者极端排斥动物产品，不使用那些来自于动物的产品，也不从事与杀生有关的职业。从严格意义上讲，素食指的是禁用动物性原料及"五辛"或"五荤"的寺院菜、道观菜。"五荤"也称"五辛"，指有辛味的五种蔬菜，即葱、大蒜、荞头、韭菜、洋葱。但对于现代人而言，凡是从土地和水中生长出来的植物均被认为是素食。

最早的素食著作为北魏时期农学家贾思勰（公元六世纪）所著的《齐民要术》，该书第九卷专列"素食"篇，是迄今所见最早、最集中的素食菜谱。所谓"齐民"就是要生活得好，即"济民齐民"要术。宋朝素食十分流行，据《东京梦华录》和《梦粱录》记载，北宋汴京和南宋临安的市肆上曾有专营素菜的素食店。北宋林洪的《山家清供》首次记载了"假煎鱼"、"胜肉夹"和"素蒸鸡"等"素菜荤作"的手法，另有关于菌类、菇类及笋类等的详细记载。唐朝昝殷的《食医心鉴》和清末薛宝辰的《素食说略》，也有很详细的一些关于素食的记载。薛宝辰是清末驻外使节，他的故居在苏州，如果大家到苏州可以去参观，我去看过，非常雅致。

人生性食荤还是食素？据称佛教创始人释迦牟尼认为："吃肉只是一种后天的习惯，我们不是一出生就想吃肉的。"在素食者看来，食荤必然戕害生命，这并非人与生俱来的本性，也非人类道德所应提倡的。孟子曾称："君子之于禽兽也，见其生，不忍见其死，闻其声，而不忍食其肉。"《吠陀经》（Vedas）是婆罗门教和现代的印度教最重要、最根本的经典，有人认为它是地球上最古老的手稿，可追溯到印度文化之初，是记载整个雅利安民族的最早文献。按《吠陀经》所言，荤食意味着三重屠杀，罪恶深重："买肉的人用他的财富制造了暴力，吃肉的人用他的口欲制造了暴力，屠夫则捆绑杀害动物，所以有三种形式的屠杀。"

对于斋戒，人们有不同的看法，有的人说是浴浊。实际上吃素，也有指沐浴和斋戒。汉朝时，佛教传入中国，吃素比较盛行，普通民众则遇素吃素，遇荤吃荤。至南北朝时期，皇帝梁武帝萧衍崇尚素食，带头终身吃素，并撰《断酒肉文》劝勉四众弟子勿饮酒食肉，因"若食肉者，障菩提心，无菩萨法，无四无量心，无大慈大悲。"在梁武帝的强力倡导和推动下，汉传佛教开始形成了素食的传统，并延续至今。

中国古代，吃素常意味着神圣庄严和谦谨隆重，一些重大事件如祭祀、君主即位前夕，当事人一定要"茹素数日，以净其身，清其心"。上至帝王将相，下至黎民百姓，莫不统一思想，认真执行。宋朝陆游的《老学庵笔记》记载："今上初即位，诏每月三日、七日、十七日、二十七日皆进素膳。"甚至有时处决犯人时，帝王也会素食，以示慎重其事。《资治通鉴・唐太宗贞观二十二年》记载："陛下每决一重囚，必令三覆五奏，进素膳，止音乐者，重人命也。"另外，《礼记》记载，在国君、家人去世时也必须吃素，吃素时间长短等各种规矩定得很细，在此不多说了。

生平素食的人有很多，除释迦牟尼、惠能大师外，思想家、哲学家苏格拉底、卢梭、柏拉图，艺术家达·芬奇、瓦格纳，文豪莎士比亚、托尔斯泰，哲学家、数学家毕达哥拉斯，科学家达尔文、牛顿，圣雄甘地及诺贝尔奖得主泰戈尔、爱因斯坦、萧伯纳、史怀哲等都是素食者。古希腊是西方文明的发源地，古希腊人多半吃素。国际素食者联合会（The International Vegetarian Union，IVU）在 1908 年成立，现在已举办了 36 届。

素食非常符合传统中医学的健康理念，我国早在《黄帝内经》时代就已经开始提倡平衡膳食，即所谓"五谷为养，五果为助，五畜为养，五菜为充"（《素问·脏气法时论》），其中谷果菜实际上是素食类。有关谷果菜有不同的理解及分类，很多中医药学著作有不同的分类方法，在此不详细说了。《黄帝内经》强调"膏粱厚味，足生大疔"（《素问·生气通天论》），提醒人们应注意饮食协调，不能过分吃油腻的食物。唐代孙思邈在《备急千金要方》中说："食之不已为人作患，是故食最鲜肴务令简少。饮食当令节俭，若贪味伤多，老人肠胃皮薄，多则不消。"这里说的"鲜肴务令简少"，意思是说一定要少吃荤食，不要因贪鲜味而伤身体，特别是老年人的消化吸收功能较弱，更应注意。孙思邈还进一步说："老人所以多疾者，皆有少时春夏取凉过多，饮食太冷，故其鱼脍、生菜、生肉、腥冷物多损于人，宜常断之。"关于素食类，除了谷果菜，《本草纲目》还收录了豆腐，特别溯源了"豆腐之法，始于汉淮南王刘安"。西汉刘安是汉高祖刘邦的孙子，很多情，写过不少歌赋。他是个炼丹家，在炼丹过程中发现了做豆腐的方法。豆制品作为素食者的基本食材，极大地丰富了素食的内容和品种，相继推广到东北亚、东南亚及欧美各国。

毛泽东曾对一些人说过，也对为他治病的我的业师岳美中老先生说过："动为纲，素经常，劳逸当，勿喜怒，酒少量"。他总结出来的这几句话，很有道理。

古代很多诗人同样崇尚食素，如唐朝王维、宋朝陆游等。王维的诗非常著名，既有"遥知兄弟登高处，遍插茱萸少一人"、"红豆生南国"的怀乡清愁、相思缠绵，又有"渭城朝雨浥轻尘，客舍青青柳色新。劝君更尽一杯酒，西出阳关无故人"的依依惜别、情深意长，千百年来脍炙人口，感人至深。苏轼对其诗艺意境评价甚高："味摩诘之诗，诗中有画；观摩诘之画，画中有诗。"王维笔下的素食生活同样如诗似画，如"比布衣以同年，甘蔬食而没齿"（《为人祭李舍人文》），"设置守毚兔，垂钓伺游鳞，此是安口腹，非关慕隐沦。吾生好清净，蔬食去情尘"（《戏赠张五弟諲三首》）。他认为蔬食可以养护人的慈柔清净的志趣，有益于淡泊物欲，怡性安神。南宋诗人陆游赞美素食，并以长斋蔬食自豪："放翁年来不肉食，盘箸未免犹豪奢。松桂软炊玉粒饭，醯酱自调银色茄。"（《素饭》）；"青菘绿韭古嘉蔬，莼丝菰白名三吴。台心短黄奉天厨，熊蹯驼峰美不如。"（《菜羹》），令人神往。

伟大的民主革命先行者孙中山先生也提倡素食："夫素食为延年益寿之妙术，已为今日科学家、卫生家、生理学家、医学家所共认矣，而中国人之素食，尤为适宜。"他认为："中国常人所饮者为清茶，所食者为淡饭，而加以菜蔬豆腐，此等之食料，为今日卫生家所考得为最有益于养生者也。故中国穷乡僻壤之人，饮食不及酒肉者，常多长寿。"关于素食、荤食与人种的关系，他的看法也蛮有意思："人类谋生的方法进步之后，才知道吃植物。中国是文化古老的国家，所以中国人多是吃植物，至于野蛮人多是吃动物。"

现代新儒家的早期代表人物之一梁漱溟先生，有"中国最后一位儒家"之称，他也是终身吃素。1960 年我曾经一路陪同他到厦门开会，前后十几天，每天都吃素，感受到了素食之丰富多彩及其美味。

阿尔伯特·爱因斯坦（Albert Einstein）曾经颇为自豪地说："所以我不吃鱼、肉，这样蛮好的。我总觉得人类的天性不同于肉食的猛兽（So I am living without fats，without meat，without fish，but am feeling quite well this way.It always seems to me that man was not born to be a carnivore.）"。他还说过："最能利益人类健康且使地球生命更有机会存活的事，就是朝向素食进化。（Nothing will benefit human health and increase chances for survival of life on Earth as much as the evolution to a vegetarian diet.）"。《美国宪法》的制定者、避雷针的发明者本杰明·富兰克林（Benjamin Franklin）从 16 岁就开始践行素食，他在 50 多岁时撰写的自传中谈到："十六岁时，我读了一本介绍素食的书，便决定实践。我的拒绝吃肉曾导致困扰，且常因异于大众而受到非难（When about 16 years of age，I happened to meet with a book written by one Tryon，recommending a vegetable diet.I determined to go into it.My refusing to eat Flesh occasioned an inconveniency，and I was frequently chid for my singularity.）"。

谈到这里，大家可以想一下，假如素食对肉体和精神健康没有确实的益处，怎么可能获得如此之多的古今中外贤达的推崇呢？

世界上有多少类素食呢？通常观点认为，素食大体可分为四类，有纯素食（不食用所有由动物制成的食品）、乳素（不戒乳制品、蜂蜜，认为乳制品没有生命，蜂蜜采自花粉认为不算荤）、乳 - 蛋素（不戒乳制品、鸡蛋），还有一种是鱼素（认为鱼不是禽类）。这也说明，对于素食的概念，不同的人有不同的看法。

再看素食人口比例。世界有 69 亿人口，素食者有 8 亿 ~10 亿（包括非主动的素食人口）。中国举办奥运会期间，来华外宾中素食者 20%，这个有确切统计。全球各国中，中国素食人口超过 5000 万，德国 740 万人口中占 8.4%，英国为 7%，荷兰 4.4%，法国 0.9%。大体数字如此。

印度素食主义者很多，根据印度 CNN-IBN 国家民族调查，初步统计有 4 亿人，很多人结婚时举办素食婚礼。虽然美国超 500 万成年人为素食主义者，但从美国每年消耗 100 亿只鸡这个惊人的数字来看，素食主义似乎还不是主流。

有报道称，有的养鸡厂生产的鸡有四腿鸡、六腿鸡、五个翅膀的。每次看到这类尚不知真实与否的报道，我就不想吃荤食了。不同的食品，脂肪含量不一样，如黄油含 100% 的纯脂肪，双层芝士汉堡含 67%，全脂牛奶含 64%，火腿含 61%，大豆含 42%，因此大豆脂肪含量也很高，比较少的是土豆，含 1%。而且完全吃荤是不好的，关于这一点，现在比较明确。最近有个报道，泰安市 25 岁小伙心肌梗死，他每周吃 5 次炸鸡连续 3 年，突然晕厥，泰安市医院医生开始未敢确诊心肌梗死，后来查血清肌钙蛋白 > 正常人 10 倍，方确诊心肌梗死。

素食这个名词，在中国很早就有，西方在 16~17 世纪出现，源于拉丁文“Vegetus”，原意是“完整、新鲜、生气蓬勃”。从本质上而言，人应属于素食动物。有很多针对素食的实验。一个实验是将一份果菜和一份生肉用纸掩盖，让猫闻，猫肯定对肉有反应；而让人闻，人只对果菜有反应，所以荤素天性，不言自明。最早将人类的地位确立为灵长目动物，而非食肉目动物的瑞典博物学家林奈曾经说过：“人类的结构，无论从内在或外表看，若与兽类比较，都显示出谷、菜、果乃是他的天然食物。”所谓“五谷原味，水谷为素”，欧式面包，诸如法式面包棍、吐司面包、全麦面包，都是块头大、以面粉为主。从各种肉类所含脂肪量来看，猪肉 40%、鸭肉 30%、羊肉 16%、鸡肉 14%、牛肉 13%、鱼肉 7%、兔肉和虾 2%。从这组统计数据来看，猪肉吃多了显然不好。全民吃肉较多的美国最近有个计划，包括推行美国全民成功戒烟、高血压监测评估干预计划实施（Implementation of hypertension monitoring evaluation and intervention plan，JNC1-JNC8）和美国成人胆固醇教育计划（Promote US adult cholesterol education plan ATP Ⅰ -ATP Ⅲ）3 项内容，取得了一些有益的经验，可以供大家参考。归纳来说，饮食的基本原则应该是：均衡一点、节制一点、清淡一点。具体来说就是每天摄入 2000 mL 液质饮品，包含开水、茶、汤等，其中谷类摄入量应该最多，水果、蔬菜次之，蛋白质需要适量摄入，而脂肪和糖需少量摄入。简言之，我们应该关注素食。那么，还有什么原因促使我们关注素食？是不是单纯因为蛋白质的关系？是不是动物类饮食含蛋白质比较多呢？答案是不完全这样。坚果中的蛋白质含量就较多，如花生、核桃、开心果、腰果、葵花籽等，这些坚果的含量都不少。我曾经为季羡林先生诊病，他当时年届九十，谈到自己的养生方法时说：“我每天一个西红柿、十个花生米，花生米每天一定要吃一点”。所以看来，每天吃一点坚果很有益。同样，豆类和谷物的蛋白质含量也很高，也应该每天吃一点。

国外最新的一些报道也证实了素食对健康的正面作用。2014 年 2 月，《美国医学会杂志》（*JAMA*）刊载的一篇荟萃分析，介绍了素食对血压的影响（Vegetarian diets and blood pressure，a meta-analysis），这项研究检索了 222 篇文章，其中 7 项临床对照试验研究和 32 项观察性研究符合该荟萃分析的纳入标准，即全部为临床对照试验或观察性研究。研究人群年龄 > 20 岁，素食饮食为暴露 / 干预方式，主要指标为血压，以血压的平均差为结局指标，评价素食对血压的影响。这项研究的设计非常仔细，有的是平行对照，有的是非盲化研究，有的是随机对照。从 32 项研究结果可以看出，大部分素食者的血压有所下降，虽然血压下降程度不高。根据国际上研究，血压下降 8%，高血压的危险因素就明显减少，因此这个研究还是很有意义的。整体来说，7 项临床对照试验共涉及 311 名参与者，平均年龄 44.5 岁；与杂食者比较，素食者的平均收缩压降低 4.8 mmHg，平均舒张压降低 2.2 mmHg；32 项观察性研究共涉及 21604 名参与者，平均年龄 46.6 岁；与杂食者比较，素食者的平均收缩压降低 6.9 mmHg，平均舒张压降低 4.7 mmHg。研究者由此得出结论：素食者的血压较同等情况的杂食者明显降低，素食饮食方式或可作为降低血压的一种非药物治疗方式。

那么，改善心血管健康是否应该吃素？关于这个问题，2014 年我们在《中国中西医结合杂志》上发表了《素食与心血管健康：循证与思考》一文，希望能为大家提供一些参考。

事实上，研究素食对血压的影响，1997 年就开始了。1997 年《新英格兰医学杂志》（*New England Journal of Medicine*）上发表了一篇很好的研究论文（A clinical trial of the effects of dietary patterns on blood pressure），是探讨饮食模式对血压影响的一个临床研究，也是全球第一个研究饮食模式与血压水平的随机对照临床研究。这项研究为期 8 周，一共纳入了 400 多例受试者，这是三个曲线（图 1）：第一个曲线是荤食（完全是高脂饮食的），血压比较高；第二个曲线是素食（主要是水果和蔬菜），血压降低了；第三个曲线是杂食（combination，主要是水果、蔬菜和低脂、不饱和脂肪等饮食），就是说除了水果蔬菜以外还注意了高镁、钾、钙等物质的补充。结果表明，蔬菜、水果及低盐、低胆固醇饮食模式可使收缩压降低 5.0 mmHg，舒张压降低 3.0 mmHg。研究者认为，混合饮食比较好，不要吃太高脂饮食，也不要太素。同样在 1997 年，美国国立卫生研究院国家心肺及血液研究中心提出一种控制高血压的“DASH 饮食”，即以低脂、低饱和脂肪、低胆固醇为主，并强调以含高镁、高钾及高钙、蛋白质和纤维的食物组合而成。

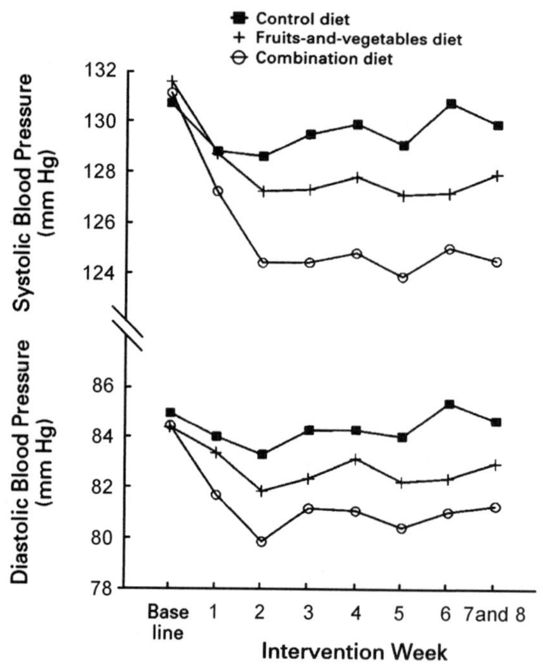

引自：Apple LJ，Moore TJ，Obarzanek E，et al.A clinical trial of the effects of dietary patterns on blood pressure.DASH Collaborative Research Group[J].N Engl J Med，1997，336（16）：1117-1124.

图1 基线和各个干预周平均舒张压和收缩压变化

2012 年，美国《临床营养学杂志》（*Nutrition in Clinical Practice*）发表了中国的一项研究（Chinese Lacto-Vegetarian diet exerts favorable effects on metabolic parameters，intima-media thickness，and cardiovascular risks in healthy men）。研究者对中国 21～76 岁的 169 名乳素食者和 126 名杂食者的体重指数（BMI）、血压、血脂及糖代谢水平和颈动脉内膜中层厚度（inteima-media thickness IMT）进行分析，并计算了其中 24～55 岁人群 5～10 年心血管疾病的发生风险。结果表明，与非素食者比较，素食者 BMI、非高密度脂蛋白胆固醇水平及收缩压均显著降低，其患缺血性心脏病的风险降低约 32%；与杂食者比较，乳素食者的血压、非高密度脂蛋白胆固醇水平、空腹血糖及 IMT 均显著降低，且其 5～10 年心血管疾病的发生风险明显降低。从心血管风险曲线看，吃素的人风险偏低，杂食者偏高。

2013 年，*JAMA Internal Medicine* 报告了另外一项研究（Vegetarian dietary patterns and mortality in adventist health study 2），该研究共涉及 73302 名参与者，在基线通过定量食物频率调查问卷评估饮食。该研究的饮食模式分为 5 种，即非素食、半素食、鱼素、乳蛋素食和素食；继而从国家死亡索引中确定 2009 年前的死亡人数，评估素食饮食模式与全因和特定病因病死率之间的关系。在平均随访 5.79 年期间，素食与全因死亡率降低有关，且与心血管、肾脏病和内分泌疾病病死率降低显著相关，这种关系在男性中比在女性中更显著。素食病死率相对低，杂食的病死率较高一些。这个研究的结果证实，相比于荤食，素食更好一些，因此不要吃得太荤。

2013 年，*The American Journal of Clinical Nutrition* 发表文章（题为：Risk of hospitalization or death from ischemic heart disease among British vegetarians and nonvegetarians : results from the EPIC-Oxford cohort study），探讨了英国素食与非素食人群因缺血性心脏病住院及死亡风险，结果与上述研究一致。

我和我的团队在该领域也做了一些工作。1963 年西苑医院心血管病研究室对长期素食的人进行分析，当时检查了很多人，北京所有的寺庙都基本上涵盖，其中男性 26 例，平均素食 44.4 年；女性 70 例，平均素食 34.5 年；男女平均年龄 63.6 岁；以普通饮食人为对照，其中男性 42 例，女性 22 例，平均年龄 61.8 岁。两组研究对象年龄均在 60 岁以上，素食时间较长。结果发现，两组研究对象血清总胆固醇水平均大于 200 mg/L，超体重者素食占 20%，普食 36.36%，证候特点均以阴阳两虚居多（素食组 73.33%，普食组 72.73%）。研究还发现，素食者偏瘦。究其原因，认为与两组观察对象年龄大、均存在内源性脂质代谢异常有关。1964 年，我们在中华医学会在甘肃兰州召开的“高血压及心血管内科学术会议”上公布了这项研究结果。2001 年，有一些研究者观察了糖尿病合并高血压素食者的生存率，发现这类素食者的生存时间较长；对于 I 型糖尿病患者来说，长期素食可以减少胰岛素的用量，Ⅱ型糖尿病同样也适用。

还有一个因素不可忽视，那就是中国人与美国人的饮食习惯不一样。美国人在中国有项研究发现，中国人日常饮食中热量比较高，馒头、米饭吃的比较多、热量高，蛋白质不像美国人吃的那样多。中国人与西方人膳食摄入的比较见表 1（引自：《中国健康调查报告》）。

表 1　中国人和美国人膳食摄入的比较

营养素	中国	美国
热量 [kcal/（kg · d）]	40.6	30.6
总脂肪（%热量）	14.5	34~38
膳食纤维（克 / 天）	33	12
总蛋白质（克 / 天）	64	91
动物蛋白质（非鱼类，%总热量）	0.8	10~11
总铁（μmol/L）	34	18

我感觉人们对吃素有不同认识，有的人过分紧张，也有的人完全否定，存在一些认识上的误区：一是认为基因研究最终会带给我们包治百病的新药，而忽略了可以利用的更有效的解决办法；二是过分强调控制某种营养素的摄入，如碳水化合物、脂肪、胆固醇等，这便难以造就长期的健康饮食。因此饮食还是要均衡，要吃得合理才能活得更长、看起来更年轻，才能减轻体重，腰围变小，降低血脂，才能预防甚至逆转心脑血管病，降低前列腺癌或乳腺癌发病危险，预防糖尿病，减轻便秘。总之多吃点素、多吃点瓜果还是有好处的。在这里给尝试素食的人一些建议，素食要考虑几点：第一，从长远来看，素食比肉食成本更低一些；第二，要尝试找到符合自己口味的素食品种；第三，应尽量吃饱；最后，素食要多样化一点，以保证身体获得充足的营养为前提。

2006 年，中美合作就膳食和疾病的关系在中国进行调查，出版了《中国健康调查报告》(*The China Study*）一书，2011 年中文版出版，主编之一是被誉为世界营养学界爱因斯坦的 T.Colin Campbell 博士。这项研究解答了一个问题：食素好还是食荤好？结论令人震惊：过多进食动物蛋白（尤其是牛奶蛋白）能显著增加癌症、心脏病、糖尿病、多发性硬化病、肾结石、骨质疏松症、高血压病、白内障和老年痴呆症等的患病概率。而更令人震惊的是，所有这些疾病都可以通过调整膳食来进行控制和治疗！营养与食品安全专家陈君石院士评价说："该书提供了强有力的证据，它无可辩驳地证明：我们完全可以通过调整膳食来防治心脏病、癌症和其他西方式疾病。这本书不仅适用于经济发达国家，也是那些因经济快速发展而导致饮食习惯发生巨变的发展中国家的首选图书。"陈君石院士强调："通过这样一次空前规模的调查，我们得出的结论只有一个，那就是用中美两国的膳食与疾病状况进行对比，我们一致同意中国人传统以植物性食物为主的膳食，也就是说粮食、蔬菜、水果、豆类为主的膳食，比起美国的典型膳食，以动物性食物为主的膳食—鸡、鸭、鱼、肉、蛋、奶为主的膳食，更有利于人们的健康，更有利于预防和控制慢性疾病，包括癌症、糖尿病、高血压病、中风等。"Campbell 博士建议中国读者："在饮食问题上，中国人不应重蹈美国人的覆辙（When it comes to diet，China should not take the American path.）"。这与澳大利亚哲学家、《动物解放》作者彼得·辛格（Peter Albert David Singer）对中国读者的劝告完全一致："肉食虐待动物，不利于健康，浪费资源，毁坏环境。请尽力阻止中国重蹈西方的覆辙吧！西方国家正有越来越多的人开始醒悟到，那条路原是个悲惨的错误。"

总而言之，素食不仅有益于心血管健康，对强健身体、增强免疫力、抗癌、祛斑美肤等人体健康，其益处尤为显著。很多研究显示，同荤食比较，素食有利于人们形成更健康的生活状态，素食者往往更加长寿。

当前很多人积极倡导、践行低碳生活方式，而低碳生活就是从吃素开始的。素食已不再是一种宗教教规或教义，而是一种被很多人认同的生活方式。选择素食，意味着选择了一种有益于自身健康、尊重其他生命、合乎自然规律的饮食习惯。或许有人担心素食可能导致营养摄取不足，这个确实没有必要，简单查阅一下各类荤素食品的营养成分含量就清楚了。

现在也有很多网站介绍素食的相关知识，建议大家看看。国际上一些素食践行者认为，素食不单纯是吃食问题，而是动物与人类的伦理学和自然环境问题，值得思考。

谈到这里，大家是否有心尝试一下素食呢？给大家介绍几个吃素的地方：北京全素斋及功德林，杭州全素斋及厦门南普陀寺，还有香港的大屿山等多处。

最后，我想归结一点看法，我认为不论素食或杂食，还是应以重视膳食与身体营养供需的平衡为要。

原载：陈可冀．素食与心血管健康——陈可冀院士在第十二次全国中西医结合心血管病学术会议的讲演 [J]. 中国中西医结合杂志 , 2015, 35(7): 773-777.

传承岳美中教授崇高的人文精神遗产

——岳美中学术经验传承座谈会报告

陈可冀

岳美中教授是我国中医药学界的一代宗师，并是1981年成立中国中西医结合研究会（现中国中西医结合学会）第一届顾问。我有幸从学和从业岳老二十余年，感到他对中华民族传统文化的情商、智商均至为高洁，实令人有明月不染之感。他嗜书如命，终生浸润于我国传统文史典籍之中，不仅精读经史子集，警句佳作背诵如流，一部《二十四史》亦时常反复研读，求知欲极强；对于声韵、训诂、诗词之类，情趣尤浓；其诗作《锄云诗集》载诗一千余首，不仅涉及时政兴废、世事沧桑、奇山异水、梅菊芭蕉、医事经历，乃至亲友师生离合之情，常感而发之，亲自工整笔录，今日审读，犹若岳老本人私事之记事本云。他在诊疗之余，亦常乐于与我等师生对谈所感，例如司马迁的逆境奋发，苏东坡之达观豪放，孟轲之“吾善养浩然之气”，张衡之热爱真理，傅山之工诗画，孔学之“仁者爱人”等等，盖实际上无不属于从善抑或从恶之教。岳老常常幽默与学问熔于一炉，师生对坐，其乐融融焉，以至于我等师生“文革”期间曾被张贴大字报列为一项“不务正业”之罪状而被“揭发”。岳老认为学习中国传统文化知识是我们后人继承前人历史观、道德观、哲学思想、意识形态，以及怎样做人等的重要内容，我们大家不可以数典忘祖。他认为在传承学习中国文化和中医药学术时，对所提倡的“取其精华，去其糟粕”的理解，也应在学习理解实践的基础上有所作为，不可以自掘坟墓，不可以与先贤古典绝了缘分。他常说：“覆巢之下，无复完卵”，他更不赞成五四时代有人说的“汉字不灭，中国必完”（鲁迅：《病中答情报访员》）的言论。今天看来，确实对年青一代的中医药从业人员，实有甚大的教育意义；我所接触到的他们之中，虽不少毕业于高等中医药院校，但大多古典医籍并不直接谋面，实有中医药“文化赤字”或蜻蜓点水之嫌，足资师道者戒。

对于数千年以来中医药学术文明史，岳老属于经方派专家，认为“法从仲景思常沛，医学长沙自有真”，但他并认为经方应用实应重视学习其辨证论治与专病专方专药相结合辨证思维精神或理念，《伤寒论》及《金匮要略》中之此类遗方用药实例处处可见，1961年我随他与梁漱溟到福建，岳老曾为福建中医学界专家做了有关这一方面的专题报告。他也十分欣赏李杲和叶桂的理论和临床经验，主张应结合临床实际，各取其长，而不应偏执一己之见，他告诫我们不可以自傲，所谓“祧子万家宗一脉，纷纷井底各言天”，进而不免贻误病家。

岳老在从事日常医疗业务中，以“治心何日能忘我，操术随时可误人”为座右铭，主张“治急性病要有胆有识，治慢性病要有方有守”。根据国家指派，岳老先后为多个国家元首治病，获得周恩来总理，吴阶平教授等的赞扬，岳老闲章有“北国青囊，南洋丹鼎，东瀛鸿爪，西土萍踪”之中医药扬威海外之感怀之刻，是为旁箴。尽管“文革”期间被勒令作为“反动学术权威”扫厕所，挖粪石之类劳动，他也是默默地做得尽善尽美，我当年时常偷偷去看他低头弯腰俯地劳动的情景，深深为之同情。我理解他老人家，所以整个“文革”期间，我没有贴过他的任何一张大字报，没有说过他任何一句不好的话。他的解放，是周总理在人民大会堂立等他去给越南胡志明治疗心肌梗死而实现的，当时因被抄家，走时只好穿了周总理的鞋，以及吴阶平教授的袜子登上了前去急救的飞机的。

“文革”后，他前后身为全国政协四届医卫副组长，全国五届人大常委，身负重任，鉴于中医人才匮乏，岳老上书中央，倡议并获批创办我国首批高级中医研究班，高级研究生班，为我国改革开放培养了一大批中医精英，可谓功德无量。

《左传》称“太上有立德，其次有立功，其次有立言，虽久不废，此之谓不朽”，他应是三者俱全。岳老为人很低调，但他有爱国主义精神，有事业心，有激情，有勇气，有中华儿女的人文情怀，憧憬着中医药的未来。不封闭，不固执，坚韧而和谐，支持我从事中西医结合事业。他眼睛不好，多半低着头走路，但内心锐气十足，我和维养每次见到他往颐和园方向走去，背地里就相互地说：此乃韬光养晦，“浅水卧龙”也。是的，他是中医药学历史上永远值得我们感念的巨人，伟大的中医药学者；伟大的时代造就了岳老的传奇人生。

原载：陈可冀. 传承岳美中教授崇高的人文精神遗产 [J]. 中国中西医结合杂志, 2012, 32(6): 725.

病证结合治疗观与临床实践

——第一次陈可冀学术思想传承座谈会报告

陈可冀

科学技术进步总是继承与创新互动，保持永恒和与时俱进互动，中医药临床实践中的病证结合治疗观的演变和进步，很能说明这个问题。

1 当代中医临床诊疗的几种模式

当代中医临床诊疗的模式主要有以下几种：①经典（传统）模式：中医辨病论治与辨证论治的结合；②中医辨证论治模式：证因脉治、方证相应；③中医辨症与专方专药的应用模式；④西医辨病与中医辨证论治结合模式：即现代病证结合模式；⑤西医辨病与专方的应用模式；⑥无病从证、无证从病模式。在这些代表性模式中，当代中医药界及中西医结合界最为普遍应用的是西医辨病与中医辨证论治相结合的现代病证结合模式，这也是中西医结合的重要成果，更是中医现代临床实际的需求。新中国成立以来我国国家食品药品监督管理局先后批准的中成药新药近万种，其中95%以上既有西医适应证病种，又有中医的证候适应证标准。中医药界大多数临床医生也普遍要求应用病证结合、方证对应的原则进行处方遣药。当然，在一部分高水平的中医老专家以及基层中医师中，还是有很多医生特别只注重临床中医辨证论治的模式，体现中医传统的治疗特色。在很多综合性医院里面，很多西医则采用西医辨病与专方应用的模式，简单易行，也有一定成效。几种模式各有优越性和局限性，理当互为补充，才能更好地满足临床诊疗的需求。

2 现代病证结合模式的医学科学与文化意义

西医辨病与中医辨证论治结合治疗的模式之所以推广较好，应用面较广泛，是因为它有如下优点：①体现了东西方医学科学与文化的优势互补大趋势（辨识疾病本质并全面了解症象表现）；②体现了经典理论与经验的传承；③体现了临床服务能力与临床水平的提高；④体现了科学认识和治疗疾病及疗效评价；⑤体现了有利于治疗和诊断上的原始性创新；⑥有利于国际交流、沟通。当然，从不同角度思考，现代病证结合模式也必然会对中医自身以病机（风、寒、暑、湿、燥、火、热、瘀、水、饮、痰、毒等）为核心的辨证思维体系的发展存在一定程度的冲击。

3 病证结合治疗观的历史沿革

辨证论治是中医药学的主要学术特色和价值表现。不过，数千年来，实际上中医药学在临床实践中也还是注重辨病论治与辨证论治相结合的，其文献依据可见于《五十二病方》《黄帝内经》《伤寒论》《金匮要略》《肘后备急方》等著作。中医辨病论治中所列的很多病名不少现代还在广泛应用，如卒中与中风、胬肉攀睛、疥疮、感冒、缠腰火丹、历节风、乳岩、天行赤眼、鼻渊、牛皮癣、痔、痈、子痫、麻疹、水肿、消渴、淋病、黄疸、宿食、心痛等。只不过现代医学的进步丰富了这些疾病的内涵。中医证候的名称也是有很多切合实际应用的，如郁证、痹证、虚劳、痰饮等。这些都值得在实际工作中很好地加以更好地继承和发扬。

《金匮要略》是最典型的、最有实用价值的辨病论治与辨证论治相结合的专著。各篇均题揭为“辨病脉证治”，所载病种达 60 余种，计 262 方。宋金元及明清时代在辨证论治学术方面陆续有很大的进步，学派蜂起，在一定程度上倾向于在临床中更多地注重辨证论治，辨病论治也相应深入。对后世以及今天都有深远的影响。清徐灵胎在《兰台轨范・序》中说：“欲治病者，必先识病之名。能识病名，而后求其病之所由生。知其所有生，又当辨其生之因各不同，而病状所由异，然后考其治之法。一病必有主方，一方必有主药”，其论点很有代表性。温病学派在卫气营血辨证、三焦辨证、湿热病辨证等方面都有很多创新性的见解。王清任主张“治病之要诀，在明白气血”；程钟龄在《医学心悟・医门八法》中也是强调八纲辨证论治的，我在临床中也常加上气血两纲以成十纲辨证，加以应用，感觉很能够得心应手。

近现代汇通医派如张锡纯首开西法断病结合中医辨证的先河，最引起现代医学界广为注意的代表性方剂是石膏阿司匹林汤。现代名医陆渊雷、施今墨、金寿山、岳美中、姜春华、朱良春、祝谌予等也都倡导病证结合的临床实践，他们的论点和临床案例都有文献可查，证明他们都是讲究实际的优秀的临床家。

4 病证结合临床研究的病种选择和方法学思考

病证结合临床治疗可以针对目标疾病、目标证候（证与候）、目标症状或四者兼顾（病、证、症、候取向，或症、候、证、病取向），或从整体调节入手，或从局部问题入手，能解决其中某一环节就是了不起的成果。其病种选择应侧重在：①适应当代国家 / 社会的需求，严重危害人民健康严重的常见病、多发病，如肿瘤、心脑血管病、糖尿病等；②凸显中医药疗效优势的病种，如功能性疾病、免疫性疾病、过敏性疾病、病毒性疾病、皮肤病、消化及泌尿系统病、情志病、骨关节病、小儿及老年性疾病、更年期综合征等。如我们针对冠心病介入治疗后再狭窄这一心血管病领域的难题，在西医常规治疗基础上加用活血化瘀中药芎芍胶囊等调节气血方药，按照循证医学原则采用多中心、随机、双盲、安慰剂对照方法证实加用中药组可以明显降低介入治疗术后再狭窄的发生率，为在我国国情下再狭窄的预防干预提供了一种有效的手段。

在病证结合临床研究方面，随机化和对照观察是很重要的原则。应进一步重视循证医学和转化医学的引入。在当前条件下，可提倡多元模式临床医疗的研究设计和疗效评价，包括双重的目标病种选择（社会需求 + 中医优势），双重的研究方法思考（疾病 + 证候、症状），双重的评价标准的整体复合（定量 + 定性），以及进一步的循证医学引入，建立增强式的病证结合、宏微观和整体局部统一的循证医学模式，解决可重复性的病证结合临床实用的标准化范式或框架，传承发展，提高自主创新的能力，以期进一步提高疗效，促进中医药的学术及产业化发展，走向世界。当然，药品临床试验管理规范（Good Clinical Practice，GCP）的规范化要求及有关随机临床试验报告的声明（consort 声明）等等，都应考虑结合实际采用。

《论语》有“温故而知新”之说，我们要尊古出新，要温故知新，不可以温故而不出新、温故而不去知新。有的科学家强调，高科技价值链依次应为：信息（information）、知识（knowledge）、创意（ideas）、创新（innovation）、创业（therapeutic approach/product developments/ marketing）等多个环节，思路和方法学先行，不断攀升，这些来自实际的经验概括，很值得临床家们思考。

原载：陈可冀．病证结合治疗观与临床实践 [J]. 中国中西医结合杂志，2011, 31(8): 1016-1017.

活血化瘀临床研究的心路历程

——第二次陈可冀学术思想传承座谈会报告

陈可冀

我国传统活血化瘀疗法及有关方药的理论、适应证，其针对血瘀证的辨证诊断标准，以及常用的复方和药物及其机理的研究，是一项至为系统而庞杂的研究工程。我们毕其一生也只是做了一些力所可及的部分工作。中国中医药传统科学文化广博精深的积淀，以及面对当今国际医学进步和多元语境，需要我们提高中西两种医学科学文化沟通和汇聚的自觉性，才有可能做出具有中国传统医学元素的成就。发展中医药学和中西医结合应是现代医学进步的且做出有益于百姓成果的重要源泉部分。

1 初始实践的个人情趣

1958 年，适逢全国兴起科学技术大协作浪潮，中国中医研究院（现中国中医科学院）指派赵锡武、郭士魁和我等 6 名医生投入到阜外医院心血管病研究所（现国家心脏中心）协作研究高血压病及冠心病的中医药临床研究，历时多年。我们几位年轻一些的医生还直接参加病房和门诊等具体工作。我当年才刚刚 27 岁，做住院医师，24 小时病房负责制，除临床实践外，还负责承担两单位之间的协作沟通工作，有机会经常接触到吴英恺、黄宛、方圻等知名教授，讨论工作安排。黄宛教授当时刚刚 39 岁。郭士魁医生当年才 43 岁，他热爱专业，责任心强，为人诚挚友好，我和他一起感到亲如家人，两个单位互相协作的关系很好。我们在接触大量冠心病心绞痛病人中，注意到应用活血化瘀方药确有助于缓解疼痛，减少硝酸酯类药物的用量，有的病人每周舌下含用约百片（一瓶），经连续服用血府逐瘀汤类方药加减治疗后，可减少其消耗量约 3/4；联想到传统理论“气血流通，百病自已”“通则不痛”的认识，与现代改善心肌供血思路之间具有极好的可通约性，也是中西医结合的极为容易沟通的切入点。我们于 1961 年发表了这方面治疗经验的相关论文，指出活血化瘀疗法的经典理论意义和实际应用价值；以后又陆续积累案例，多经重复和验证；并从经典文献中探讨历朝该治法的嬗变发展规律，丰富治疗方法。阜外医院医生及中国医学科学院专家们也很有兴趣，我应吴英恺院士的建议，在阜外医院做过数次相关专题讲座。这对我影响很大，奠定和稳定了毕生不可动摇的活血化瘀临床研究方向。

2 医疗研究必须服从社会需求

科学研究选题必须适合当代社会需求和传统医学科学自身的优势，这是我们这一专业科研工作成功的目标指向和意义所在，不可苟且。1971 年至1972 年间，根据周恩来总理的指示，北京地区成立了防治冠心病协作组，加强对该病的防治研究，以阜外医院院长吴英恺院士为组长，他很有魄力，对中西医结合毫无抵触情绪；西苑医院和解放军总医院为副组长单位。北京地区包括北京协和医院、北京友谊医院、北京同仁医院等十多家医院参加协作，阵容强大。经过反复集体讨论与修订，最后选定以活血化瘀复方冠心Ⅱ号为主要研究目标，此复方具活血化瘀、理气定痛作用。经十多家医院多中心合作观察，证明对 630 例病人治疗的有效率达 80%以上，显效率 33%，我是该研究结果论文的主要执笔者之一。同时还进行了基础研究包括药理、病理、生化、血液流变性等，专家还协作观察到该复方临床具有提高纤溶活性水平、降低第 13 因子活性等作用，在改善心肌缺血和血液流变性异常方面，分别做出很好的成绩，对血瘀证实质的阐明做出了“文革”后医学研究的新贡献。此项集体研究获全国科学大会奖，其治疗思路得到社会认同，为全社会提供防治冠心病的活血化瘀思路与方向，辐射全国，形成所谓心血管病治疗的“活血化瘀现象”。第一本活血化瘀专著由我与张之南、梁子钧、徐理纳教授合作主编出版。这些工作震撼了中医界，使我们对中医血瘀证及活血化瘀理论的认识，进一步得到洗礼，也使得活血化瘀理论研究、活血化瘀药物机理研究及开发研究，从此得以蓬勃发展。

3 真情实意追求创新进步

“冠心Ⅱ号”的面世，社会及业界反应甚好。但我们认为由于制剂的工艺尚有不足，病人服用量较大。当年我们决定改进提取有效部位，改制成“精制冠心片”，经阜外医院、同仁医院及西苑医院等几家医院合作进行临床观察，进一步确认了其疗效，减少了服用量。此试验结果发表于《中华心血管病杂志》（1982年），编者按语高度赞扬这一临床研究及方法学的进步，被我国当今循证医学家誉为我国中医药领域研究历史上的第一篇 RCT 临床研究成果。此药后制成“精制冠心颗粒（片）”，为《中华人民共和国药典》收录。

“冠心Ⅱ号”属理气活血化瘀中成药，当年有人非议认为活血化瘀应先益气。但我们认为理气定痛属“标而本之”，亦一理想治疗思路。当然，加入益气药，会更适用于气虚血瘀的案例。我们特别重视川芎这味药，1973～1976 年，我们提取并研制成功川芎嗪（川芎一号碱），且可化学合成。在临床应用前，在一系列临床前基础研究的同时，我亲自与中国科学院生物物理研究所贝时璋院士电镜室的专家合作，观察到冠心病病人用药后聚集型和扩大型血小板减少，圆型血小板增多，于是首先临床应用于缺血性脑血管病，取得良好效果，后又经北京十余家医院进一步重复证实，现在是国家基本药物。当年我们还确证了其具有抗血栓素 A2 生成的作用。以后我的研究生还进一步证实其具有降低门脉压力的功效。我们对“冠心Ⅱ号”另一组成药赤芍的有效部位赤芍精（儿茶精）的抗血小板作用也做了系统研究，赤芍 801 是现在抗血栓的有效药物之一，也是当年我们率先用于临床的，现被广泛应用于血栓栓塞性疾病的防治。

4 敢于不断面对困境与挑战

心血管介入医学使得药物治疗似乎显得苍白无力，但介入治疗虽可见效于即刻，但术后又有一些病例再狭窄，成了介入治疗术后的瓶颈。20 世纪 80 年代后期，我和北京大学第三医院陈明哲教授商定合作进行中医药防治介入后再狭窄的研究，我的学生史大卓、徐凤芹、马晓昌、李立志都参加研究。鉴于介入损伤血管雷同于血管损伤血瘀证的思路，决定开展此项研究，并得到国医大师路志正教授的认同，认为再狭窄也可归结为血瘀证。我们选用血府逐瘀汤作为基础，做对内皮细胞及平滑肌细胞及血小板功能影响的观察，证明临床有效，获国家中医药管理局科技进步一等奖。这项研究一直延续到现在，近二十年，证明了川芎酚与赤芍苷的有效性，工作深入到分子机理，六家三甲医院多中心 RCT 研究证明可减少半数病人术后免于再行血运重建术。课题组临床及基础系统还研究了血瘀证本质，制定了血瘀证定量标准，根据临床各类疾病血瘀证的生物流变性降低和亢进特点做了进一步分类；对活血化瘀药进行和血、活血及破血的合理分类，阐明活血药基本作用通路；血瘀证及活血化瘀研究 2003 年获国家科技进步奖一等奖。

5 团结合作 把梦想变为现实

中华民族文明历史久远，内涵丰富，它极大地促进了传统中医药学的发展。文明与文化有不同的概念，文化可以各说各的话，文明则要求在价值观上有所具体体现，所以，医学科研要与提高现实临床疗效密切结合，不可以迷失方向。

我们这一代人更应该本着“士不可不弘毅，任重而道远”的执着精神，稳定自己的个性十足的方向，举起自己既往成果的大品牌，丰富和完善它。在中医药发展史上，我们当为针对临床各类血瘀证的治疗，所分析发展的一系列活血化瘀理论，以及总结出的一系列和血、活血及破血等诸类药物，以及理气活血、益气活血、痰瘀并治等等多彩的复方，加强多学科合作与比较研究。我所设计的益气活血化痰通腑治疗心肌梗死复方愈梗通瘀方获马晓昌、徐凤芹、廖欣医生验证证实了其效果，倡导早用大黄等用药经验。近年我们课题组 973 项目提出了心血管血栓性疾病的瘀毒互变理论，史大卓、徐浩、殷惠军、张京春等医生分别就临床转归、相关差异蛋白及临床表征辨证标准做出贡献。近年现代科学技术突飞猛进，但面对各类疾病，时常也是很无奈与困惑，我们这一代中医药学及中西医结合医学科学工作者，不可以沮丧志气，悄然没有声息，应该在珍视以往成绩基础上，有责任将这些前人成就、文明进步，做出有力的传承，我们应该有梦想，接上地气，融入现实，找准定位。不求大而全，但谋专而特；实现转化，跨越学科界限，剑指临床医学界难题，制定国际认同的标准、规范；克服局限性，为解决实际临床问题，丰富发展活血化瘀理论与实践，通力合作，互相包容，做出应有的新的奉献。我们的存在，不能只是谋生计，还应考虑自己立身处世之本，在一起是缘分，团结包容就是力量，我们的集体要出人才，出实用型医学家，战略科学家，出思想，出理论，出实用性成果，为人民大众和中医药及中西医结合事业留下业绩。

原载：陈可冀. 活血化瘀临床研究的心路历程 [N]. 中国中医药报, 2012-05-16(2).

从宫廷到民间：宫廷医药档案研究与开发 32 年

——第三次陈可冀学术思想传承座谈会报告

陈可冀

中国传统医学发展到清代（公元 1644—1911 年），学术上达到了一个新的科学水平；著名的温病学派的形成，大型医书《医宗金鉴》的编纂，很具特色。这些成就，在清宫廷医疗经验中也有反映。由于受邀入宫诊病的医生虽以燕京学派者为多，但南方如吴门医派者亦复不少，故清宫医派实囊括我国南北传统医学特长而兼擅，崇尚辨证论治，而又经方、古方、时方并施，注重家常防病，调理先后天补益脾肾以健身，代茶饮及引药巧伍，为清宫医派一大特色。

我国现存的清代宫廷原始医药档案材料近 4 万，为当年帝王后妃和王公大臣诊治疾病的原始记录。从顺治到宣统十朝，其“脉案”或书于杏黄册中，或书于大红笺中，翔实完整。有的则逐日记载，一年订成一册。如同治皇帝患天花病，自发病至驾崩，长达 36 天，成册而无任何遗漏。经国家档案局及中央办公厅同意，由中国第一历史档案馆与中国中医研究院合作整理研究，迄今已 32 年。1981 年首先由中华书局出版《慈禧光绪医方选议》，随后又出版了《清宫医案研究》《清代宫廷医话》《清宫外治医方精华》《清宫代茶饮精华》《清宫药引精华》及《清宫医案集成》等著述多种，后者并获国家新闻出版总署署颁发的“中国政府出版奖”（2010）。本次会议并同时出版发行《清宫配方研究》《清宫医案精选》及《清代御医力钧文集》三种。

近三十二年来，我们在对清宫医疗经验的医药上，进行了若干现代科学研究和开发：

1 清宫寿桃丸延缓衰老作用的临床及实验研究

本方为乾隆朝医方，由益智仁、胡桃档、枸杞子、大生地等药物组成。具补肾益元、补益气血的功用。157 例的临床应用表明，有减轻肾虚衰老症状的效应，优于 146 例维生素 E 对照治疗（$P < 0.05$）。寿桃丸还具有降低老年人血浆过氧化脂质含量，改善头发微量元素 Zn/Cu 比值，提高记忆广度等功效。在鼠肝匀浆过氧化脂质生成实验中，证明有明显抑制作用，表明有清除自由基的功效。在鹌鹑寿命试验中，表明 0.5%寿桃粉可延长雄性老年鹌鹑平均生存时间，较维生素 E 为优（$P < 0.05$）。本方已由天津达仁堂生产面市。

2 清宫八仙糕治疗老年人“脾虚”及改善小肠吸收功能的临床及实验研究

本方为慈禧太后所喜用之宫廷成方，由莲子、攻仁、山药及人参等药组成，具有健脾养胃、益气和中功效，对 166 例 60 岁或以上之老年脾虚证临床疗效，优于 144 例以胰酶、酵母及维生素 B6 混合作为对照治疗者。且有提高尿木糖排泄率及血清胡萝卜素水平的作用，表明可提高老年人小肠吸收功能。对以 20% 大黄形成之 Wistar 大鼠脾虚模型进行八仙糕实验治疗，扫描电镜观察表明有促进胃和十二指肠黏膜上皮细胞的修复作用。本方由原北京第四制药厂生产。

3 古方生脉散对心血管系统效应的研究

生脉散为清宫帝后临终时常用的抢救医方，由人参、麦冬、北五味子组成。我们用 Swan-Ganz 热稀释气囊导管法研究证明本注射剂可使急性心肌梗死病人在不同左室充盈压下的每搏量增加，同时伴有外周阻力降低。用核听诊器和 ^{99} 锝标记体内红细胞法也观察到可使老年心力衰竭病人的射血分数值（EF）有所增加，左室舒张期功能（以 PFR 及 FFR 值为代表）改善。“六五”及“七五”国家科技攻关后，已证实其提高抗休克及低血压状态的耐力等作用，其注射剂安全性好，为我们参与研究的国家科委“六五”攻关课题。已有成都及上海的上市产品。

4 清宫仙药茶对实验性高脂血症影响的研究

本方为清宫具有减肥功效的医方，由乌龙茶、六安茶、紫苏叶及山楂丝等六种药物组成。在静脉注射高胆固醇脂肪乳剂，快速形成家兔高脂血症动物模型中，观察到对脂肪的廓清、减少血清混浊度方面，有明显作用，降血清总胆固醇及甘油三酯也有一定作用。本方对喜食脂肪食物的人群可能很有益处。

5 清宫平安丹治疗晕动病的研究

平安丹由四香、四苑、平胃散及焦三仙合成，对 143 例临床观察所见，对晕动病其疗效不亚于人丹。偶有口干、疲乏或嗜睡的副反应。已由厦门中药厂生产并在国内及东南亚应市。

6 其他

如根据清宫医方制成之“紫禁城牌老年皂”，由木云香、丁香花瓣、广零等制成。对老年皮肤痛痒症，有很好的效果。

清宫医疗经验的系列继承和研究工作，目前正在继续引进新的信息技术进行深入的规律性的整理中；我们主张在继承中发扬，在发扬中继承，在继承中创新。并努力恪守实事求是，古为今用，洋为中用，推陈出新的指导思想，去做好继承、研究和开发工作。内廷对针术并不提倡，为其不足；但尺有所短，寸有所长，对清代内廷的医药水平，我作如是观，并不想求全责备。可以取其精华，走向民间，为现代社会医疗保健事业服务。

原载：陈可冀．师道师说——中国文化书院八秩导师文集：陈可冀卷[M]．北京：东方出版社，2016: 84-86

人类寿命与慢性病中医药防治策略思考

——第四次陈可冀学术思想传承座谈会报告

陈可冀

1 寿命学问题

目前国际老年生命科学界包括医学科学界通常认为人的期望寿命（life expectancy）为 120 岁左右，这和我国《尚书·洪范》“以百二十岁为寿”记载一致，与《内经·天年》以“人之寿百岁而死”，即所谓“度百岁乃去”大体相吻合。最近英国有报告云有人活到一百五十岁而去世的，恐为误传。

健康长寿是人们的美好愿望。我国古代有过很多传说，如称四川彭山的彭祖活到 880 岁等，此等传说故事甚多。西方人同样有很多与东方相类似的美妙的传说，《圣经》载 Methuselah 活到 969 岁，等等，东西方都很近似。人生苦短，活到 100 岁，也不过 36 500 天，的确是太短了，所以大家都心存健康长寿的美好期望。当今由于社会的进步，科学技术的发达，医药条件的改善，看来现代人平均寿命（life span）时间已经比古代人延长了不少。我曾数度造访四川眉山“三苏故居”，伟大的晚宋文学家苏东坡（1037—1101），只不过活到 64 岁，却算是很长寿了，他 1080 年被贬黄州，1082 年重到赤壁，写下了千古乐为传诵的词句《念奴娇·赤壁怀古》，词中有感叹所谓“多情应笑我，早生华发”及“人生如梦”等名句，当年苏东坡才不过 43~45 岁，有白头发了。唐代著名的现实主义诗人杜甫（712—770），终年 59 岁，过 50 来岁，就“耳聋肩麻”，慢病缠身，杜作诗自称“衰病已成翁”，并有“老病有孤舟”等等之类的感慨。晚唐诗人白居易（772—846），因慢性病较多而心境不好，在《南湖早春》中称：“不道江南春不好，年年衰病减心情”。西汉著名的辞赋家司马相如（公元前 179—公元前 118），四川成都人，病消渴，多饮多尿，三消证候明显，甚为痛苦，因而消渴病也被称为“相如病”，医史学家认为“相如病”实为今之糖尿病。慢性病之如糖尿病及其并发症，实乃常是人们早夭或短寿的原因。

生物寿命学（chronobiology）正在被老年学家和老年医学家所广泛关注，从基础科学到社会生活实际，已注意到应如何进一步采取措施，谋求人们有一个健康的长寿（healthy life-span）生活，也就是世界卫生组织（WHO）倡导的追求积极的老龄化（active aging）。

2 慢性疾病防治策略问题

现已证实并被共识，个体寿命实与人们遗传因素及生活方式密切相关，但与及时预防和治疗中老年慢性疾病也有极其重要的联系。老年人慢性病是老年人的重要威胁，据第六次全国人口普查资料，我国 60 岁以上老年人口 1.78 亿（13.26%），65 岁以上老年人口 1.19 亿（8.9%）。60 岁以上人口慢性病在城市为 53.2%，农村为 38.5%；城市人口中痴呆为 4.2%，抑郁症为 4.4%；老年人患病人数多少依序为：高血压病，脑血管病，糖尿病，慢性阻塞性肺疾病，类风湿关节炎，缺血性心血管病。但据我们实际工作体会，慢性疾病中，影响寿命与生活质量而最应受到及时治疗的有认知障碍疾病、肿瘤、心脑血管疾病、糖尿病等内分泌代谢疾病、骨关节疾病、前列腺疾病、白内障及失聪等等。

老年人绝大多数患有多种慢性疾病，通常每天吃药一大把，因此对老年病在治疗上用药要简约，不宜过量，避免过度医疗。岳美中教授生前在多年临床观察的基础上，曾用十分生动而惟妙惟肖的短句描述老年人通常极其容易见到的几类慢性疾病：“只记远事，不记近事；笑时有泪，哭时无泪；喜欢孙子，不喜欢儿子；喜欢硬食，不喜欢软食；眼昏花，看不清近处；耳朵聋，好打听闲事；遇生人，没观察就问；想尿远，反溺在鞋上”。以上短句，其中包括了认知障碍、心理障碍、口齿病、性格变化、视力减退、听力障碍、前列腺疾病或膀胱无力症等问题。也有的专家这样归纳老年人健康的粗放标准：①眼有神，②声息和，③前门松，④后门紧，⑤形不丰，⑥牙齿坚，⑦腰腿灵，⑧脉形小。我认为概括得也很好。我国中华医学会老年医学分会对“健康老年人 2013”曾制定一个标准，可供临床医疗研究参考。具体：①重要脏器的增龄性改变未导致功能异常；无重大疾病；相关高危因素控制在与其年龄相适应的达标范围内；具有一定的抗病能力。②认知功能基本正常；能适应环境；处事乐观积极；自我满意或自我评价好。③能恰当处理家庭和社会人际关系；积极参与家庭和社会活动。④日常生活活动正常，生活自理或基本自理。⑤营养状况良好，体重适中，保持良好生活方式。

2.1 中医药学辨证与病机理解

老年人以上常见的慢性疾病，从中医十纲辨证（八纲辨证加气血辨证及脏腑辨证）相关病机解析，一般均可归结为老衰所致的“阴阳失调、营卫不和、脏腑虚弱、多脏受损”，以致“易虚易实、易寒易热、虚实夹杂”等诸种表现。一般而论，阴虚多见，气虚、血虚及阳虚也不少；兼夹血瘀、浊阻、风痰者也甚多。病情庞杂，依从性差、反应性也差。

基于以上观点，临床治疗时当细细权衡。老年人肝肾功能减退，容易发生不良反应，一般 80 岁以后药量应减半。通常解表药不应大于 10 g，泻下药不应大于 3~6 g。老年人气虚、阳虚多，黄芪、制附子量稍大些可以。大枣、甘草虽有健脾补中之功能，但需防招致“甘生中满”之患，所以用量不宜过大。黄芩、黄连等苦寒药量宜略少。不仅要合理用药，还要及时调整剂量，掌握用药时机。对于“老老人”（超过 90 岁的老年人），尤其要注重在生活质量上综合调理。中西医结合治疗时同样要注意这些问题，如对降压药、降糖药、降脂药以及抗血小板药物的应用，都得严格参照年龄、兼杂症及患者主观感受等，注意采取个性化的治疗。

2.2 老年病的施治策略

求有效但要平和，避免虚虚实实，治疗中注意调和。做到汗而不伤，温而不燥，下而不损，寒而不凝，补而不滞，消而不伐。剧毒药如巴豆、马钱子、大戟、芫花、甘遂、斑蝥之类尽量不用。治疗策略中，调理脾胃十分重要。中医药理论重视“以后天养先天”，消食导滞与二便通畅十分重要。注意到食物中黏滑油腻过多可生痰助湿等问题。为了行气消食，适当用些芳香化浊药很有益处。此外，要合理协调中西药的协同互补应用的实际问题。

2.3 常用习用方药举隅

参苓白术散加味（《局方》）：调理脾胃，护阳多于护阴；温胆汤（《千金要方》）：化痰除烦；逍遥散（《局方》）：解郁行气；资生丸（《先醒斋医学广笔记》）：补中有调。王肯堂初识缪希雍，见其“随时取服”，资生丸云：“饥者服之饱，饱者服之饥”；一贯煎（《柳州医话》）：用于阴虚气滞；二至丸（《医方集解》）：补益肝肾；交泰丸（《韩氏医通》）：交通心肾；宽胸丸及宽胸气雾剂：出自民间“哭来笑去散”，芳香理气定痛。

冠心Ⅱ号方（活血化瘀祖方）：又有精制冠心颗粒，乐脉；愈心痛方（自拟）：为活血理气复方；愈梗通瘀方（自拟）：益气活血化浊理气定痛复方；血府逐瘀汤（《医林改错》）：行气活血定痛；补阳还五汤（《医林改错》）：补气活血通络；补中益气汤（《脾胃论》）：调补脾胃，升阳益气；苓桂术甘汤（《伤寒论》）：健脾渗湿；枳实薤白桂枝汤（《金匮要略》）：行气通阳；清眩颗粒（自拟）：滋阴潜阳；新补心丹（自拟）：养阴安神；固本丸（《岳美中全集》）：滋阴补气，清肺降火；三子养亲汤（《韩氏医通》）：顺气降逆，化痰消滞；甘露饮（《局方》）：食滞中阻；止嗽散（《医学心悟》）：外感咳痰不利；杏苏散（《温病条辨》）：宣肺化痰；仙方活命饮（《证治准绳》）：清热解毒，活血止痛；肉苁蓉丸（《圣惠方》）：治虚劳腰腿痛；蠲痹汤加减（《杨氏家藏方》）：疏风散寒活血。

3 养生学源流代表性著作及人物与自我保健

3.1 养生学源流代表性著作

医家：《黄帝内经》《千金要方》；儒家：《春秋繁露》；道家：《道德经》；佛家：《四十二章经》；饮食家：《老老恒言》；武家：《易筋经》；杂家：《遵生八笺》《养老奉亲书》。

3.2 养生学源流代表性人物与自我保健

修身派：孔丘（“仁者寿”），孟轲（“养心莫善于寡欲”）。固精派：朱丹溪（“阳常有余，阴常不足”），张景岳（“阳非有余，阴亦不足”）。导引派：华伦（五禽戏），达摩（《易筋经》）。食饵派：孙思邈（“食治”），忽思慧（《饮膳正要》），曹廷栋（《老老恒言》）。心性派：六祖慧能（直指人心，见性成佛），智凯（止观）。丹道派：老子（道法自然），庄子（道之真以治身），陶弘景（《养性延命录》）。

4 延长寿命的三种卓越状态

性命：代表生存（不短寿，是你的，回应 What is yours？）；生命：代表生活质量（品质，活到百岁不痴呆）；使命：代表责任（风雨同舟，大家好，自己就好）。

5 知足，知不足，不知足；有为，有不为

人的生命，犹如风中的蜡烛（Our lives are like a candle in the wind.）。要实事求是对待养生，破除养生迷思，孟子活到 83 岁，主张“以德养寿”。爱因斯坦“人的差异在于如何利用业余时间”。歌德“一无所用的人生无异于早死（An usefulness life is an early death.）”。不要去计较是细小得失或负担，那是失；不去计较是有余，不是失去。人的一生不可能事事顺利，但须事事尽心，不把人与人之间的琐事当成是非纠缠。

慢病不慢，老年人要用“爬梯方式”（Staircaseway），去向逆境挑战。伊斯兰教《古兰经》有一句话说得好：“如果你叫山走过来，山不过来，那你就走过去……”，活出满意的人生。

原载：陈可冀．人类寿命与慢性病中医药防治策略思考 [J]. 中国中西医结合杂志，2014, 34(8): 901-902.

现代活血化瘀学派的传承创新发展轨迹

——第五次陈可冀学术思想传承座谈会报告

陈可冀

发展简史：高血压研究小组（1956 年）。与中国医学科学院阜外医院协作研究心血管病起步（1959 年）。首篇动脉粥样硬化中医治疗经验论文发表（1962 年）。周恩来总理指示成立北京地区冠心病协作组，阜外医院吴英恺院士、黄宛教授领衔，西苑医院为副组长单位（16 家医院合作研究活血化瘀复方冠心Ⅱ号，1972 年）。中日、中日韩等国活血化瘀国际会议（1992、1994、2000 年），首届世界中西医结合大会（1997 年），海峡两岸活血化瘀学术会议（1994 年）。中医研究院西苑医院心血管病研究室成立（1978 年）。创建中国中西医结合活血化瘀专业委员会（1981 年）。受邀到美国国立卫生研究院（NIH）国家补充与替代医学中心（NCCAM）、牛津大学、加州大学、日本富山医科药科大学、韩国汉城大学、庆熙大学等作活血化瘀研究讲演。中国中医科学院心血管病研究所成立（2013 年）。

学派形成：学派林立是世界性的现象。它涵盖了数、理、化、天、地、生等各个学科领域。中医药学与现代医药学也不例外。英国科学家李约瑟（Joseph Needham，1900—1995）更有“阴阳学说为古代中国人能够构想的终极原理”，故不同学派之产生，1000 多支，现代活血化瘀学派三代人历 50 余年临床实践与研究已在行进路上。

学宗三家：《黄帝内经》《金匮要略》《医林改错》。

病名统一：活血化瘀治法实为防治血瘀证（blood-stasis syndrome，BSS）而设。明代以前，血瘀证名目繁杂不一。“瘀”字首见于《楚辞》，是“血行失度，血脉不畅或不通”之意。《黄帝内经》有“血凝”、“脉不通”、“血凝泣”、“污血”、“出血”等种种命名。《伤寒杂病论》有“蓄血”及“干血”之称。《金匮要略》则专立“瘀血”的病脉证治。我们在中、日、韩等国参加之国际会议上提倡统称“血瘀证”，获认同。

理论创新：气血（代表阴阳）欠两和，则血管内外均可发为血瘀，尤其强调倡导气血两和、通补兼施理论。清代王清任（1768—1831）之所以独擅其秀，有血府逐瘀汤、补阳还五汤、少腹逐瘀汤、通窍活血汤之创造，因有此类似思维相关。我们在理论上传承基础上进一步创新发展。

十瘀分类：根据临床实践体会，我们提出十瘀分类，即急瘀、慢瘀、寒瘀、热瘀、伤瘀、老瘀、毒瘀、痰瘀、气瘀、前瘀（潜瘀）。

多病有瘀：涉及血瘀证的病种涵盖多系统疾病，异病可望同治；包括心、脑、肾、血液、消化、呼吸、肝胆、内分泌、结缔组织、代谢系统、免疫系统、妇科、儿科、皮肤、伤科、骨科、五官、肿瘤等。

十纲辨证：八纲辨证结合气血辨证较全面，传统所谓阴阳二纲，气血似可统之。

现代分类：血瘀证因宏观及微观生物流变性改变的高低与大小之不同，可有两大类型，发病机制与治疗法则也因而各异。

辨证标准：确立了血瘀证宏观之舌脉紫黯、特征性疼痛、肿块、血管或青筋异常及各类出血等项目作为辨证标准，并确立了涵盖纤溶活性、血小板功能、体外血栓形成时间等定性定量结合标准的评分量表，为行业内普遍采用。随后又制定了急性冠脉综合征瘀毒临床辨证标准。

活血化瘀药分类：归结为和血药、活血药、破血药三大类因证组方用于临床。

临床成效：冠心病三通两补以活血化瘀为先，对心绞痛、心肌梗死、心力衰竭及围 PCI 术、脑卒中，均取得实用的价值。

标志性医方：冠心 2 号（精制冠心颗粒、片、胶囊）、精制血府胶囊、愈梗通瘀汤方、愈心痛方、川芎嗪注射液及片剂、棓丙酯、芎芍制剂。

血瘀证发病机制及方药作用机制的系统研究：对活血化瘀治法之“活其血脉、消其瘀滞”进行系统研究；对冠心2号、血府逐瘀汤、川芎嗪、棓丙酯、愈心痛及愈梗通瘀汤等抗血小板、保护血管内皮、改善心肌重塑、改善微循环及其分子生物学机制等药效进行研究；发展了一系列血瘀证动物实验模型。

三代人坚持50余年研究：培养博士研究生、博士后研究人员、师承学生200余人。有毕业后在海外继续从业的包括在美国、加拿大、新加坡、韩国、澳大利亚等多个国家。

代表性著作：《血瘀证与活血化瘀研究》（陈可冀、张之南等主编，上海科技出版社，1987年）、《心血管病与活血化瘀》（陈可冀主编，北京科技出版社，2009年）、《中西医结合心血管病基础与临床》（陈可冀主编，史大卓、徐浩副主编，北京大学医学出版社，2014年）等。

学派代表人员：在名中医郭士魁研究员活血化瘀临床经验基础上，整个团队先后200余人数十年精诚努力，团结合作，形成现代活血化瘀学派。

国家奖励：血瘀证与活血化瘀研究（国家科技进步一等奖，2003年）、冠心Ⅱ号证效动力学（冠心2号方）研究（国家科技进步二等奖，2000年）。

活血化瘀集体：名中医郭士魁为全国劳模（1980年）。中组部、中宣部、人力资源部及科技部联合奖励中国中医科学院心血管病中心活血化瘀研究团队为全国杰出专业技术先进团队（2014年），陈可冀为国家杰出专业技术先进个人（2014年）。

团队文化名言：“团结、传承、创新、发展”，“天时不如地利，地利不如人和（先秦·孟子）”。

前途展望：现代活血化瘀学派是中医药学与中西医结合融汇的一朵奇葩，是中西医学临床及基础医学的结合点、切入点，能为临床提高疗效做出贡献。

原载：陈可冀．现代活血化瘀学派的传承创新发展轨迹[J]. 中国中西医结合杂志, 2015, 35(12): 1413-1414.

我的中西医结合六十年

——第六次陈可冀学术思想传承座谈会报告

陈可冀

1 跨入门槛 难忘师恩

小时生病，父亲领我去看中医，鼻炎用木笔花（辛夷）等中草药，处方笔迹洒脱，印象深刻，有效，不知其所以然；恰如有所谓“儿童不知春，春草何故绿？”之问。

1949 年，同时考进福建医学院（现福建医科大学）、北京大学医学院及厦门大学，我选离住家很近的福建医学院就读，当然是学西医了。转眼五年毕业，组织分配留本校附属医院担任内科助教（住院医师）。向内科主任王中方教授报到，他早年毕业于北平协和医学院（1941 年），精于专业学术，曾是心脏病学家黄宛教授当实习医师时的住院医师。我到他办公室报到时，见面就只翻开厚厚的英文版《Cecil Textbook of Medicine》（即西塞尔内科学）叫我解读一段，开始了病房工作。当年福建一些地方血吸虫病在流行，肝硬化腹水患者每有住院者，那时汞撒利茶碱等利尿药很是常用的，但王中方教授却常常也开半边莲等中草药治疗，这对初进临床工作的我，很有天然的影响。可惜他“文革”时因莫须有的“里通外国”罪名被监禁而以剃须刀割断腕动脉自尽，后期以“宜粗不宜细，水落石不出”结论平反。

1955 年 12 月我国成立中医研究院，同时举办卫生部第一届西医学习中医班，从每个省选派毕业 3 年以上的医生各两名参加学习。福建也要派出两名，其中一名来自福州协和医院骨科，这位医生来北京学习并工作了，现已去世。另一名应由我们医院派出，我们科里毕业满 3 年的一位医生不愿意来，王中方主任就找我了，我那时实际才工作一年半，但我服从组织分配也就这样到了北京，一待就是六十年，我拿青春和毕生献给了中医药和中西医结合事业。

我和素有“南冉（雪峰）北张（锡纯）”之称的名医冉老同一天在中医研究院高干外宾治疗室上班，开始了跟随冉老临诊两年半的岁月，冉老当年已 78 岁高龄。我当时并系统聆听了由中医研究院举办的中医学理论系统讲座，记得有《内经知要》（陈苏生讲），《伤寒论》（陈慎吾、刘渡舟讲），《金匮要略》（岳美中讲），《神农本草经》（朱颜讲），《温病条辨》及《温热经纬》（蒲辅周讲），《兰台轨范》（冉雪峰讲），《医学心悟》及《笔花医镜》（王易门讲），《中药大辞典》300 种中药（郭士魁讲）。他们一般多是全书逐条逐条讲解的，大都对经典背诵如流，很是精彩。我对他们引领我进入中医药门槛，升堂入室，打下基础，十分感激，使我与中医药事业结下了不了情。“千里之行，始于足下”，我对他们这些位名师的教诲，真可谓有不尽感恩之情。

我自知并不聪明，更无过目不忘之聪慧，但却实实在在很勤奋和苦读，绝无“水土不服”的感觉，我感到自己倒像是一口“麻布袋”，这时拼命地往里边装货。岳美中老师在看病时多次提醒说：“对金匮要略、伤寒论，如能做到不加思索，张口就来，到临床应用时，就成了有源头的活水，不但能触机即发，左右逢源，还会熟能生巧，别有会心”。跟随岳老临证，他一般不给你一味一味药名说了你来写处方，而是只说方名，你必须能背诵记得并写得出来，然后他再议论每药多少剂量。六十年后的今天，我体会到这是他从医自如，“读书读经典、做人做君子”的传奇医学人生的天机，也是他的气质、知识与医疗能力的体现。

我国卫生部为抢救名老中医经验，于 1957 年组织名师带徒的传承举动。我和郭士魁医师被领导指派拜冉雪峰老中医为师，我和冉老一起，接触治疗了大量患者，前后治疗百余名来华援助的各种不同专业的苏联专家患者。也治疗了一批我十分仰慕的各界人士，如华侨领袖陈嘉庚先生乌头中毒的治愈，郭沫若先生宴食过多腹泻的治愈，陈毅元帅父亲外感的治愈，福州老乡邓拓先生的慢性消化不良消瘦疾患的治疗等，现在回忆，仍历历在目。我并协助整理并见证了冉老著作《八法效方举隅》中所列举的医疗案例。冉老仙逝后，领导指定我跟随岳美中老师临证学习，先后断续达20余年。岳老家中张有“治心何日能忘我，操术随时可误人”的座右铭。学术和医疗上提倡辨证论治与专病专方专药相结合，实为张仲景《金匮要略》理念和诊疗思维的最好延续。他堪称是业界高手，但他却也很有宽容的学术精神，支持我从事中西医结合的临床研究，曾赠诗期许我“中西结合喜善收”。中医研究院党委为了鼓励我同时做脉诊客观化研究，按“一徒多师”原则，当时还安排拜蒲辅周老大夫为师指导我进行此项研究，使我在中医药传统路上有更加坚实的基础，步入金光大道。

以上这些名师老当益壮的优良人品与学风，对我无疑是一系列“无言”的感召，进一步教导我能以更加理性与平和的心态，传承学习和理解有数千年光辉灿烂历史的中华民族文化和传统医药学知识的价值观与文化观。并进而能在“系统学习，全面掌握，整理提高”的方针指引下，合理对待中西医学间的异同，建立爱其所同，敬其所异的理念。天下的路很多，但实践教育我，不能没有中西医结合这条路。在前后六十年的进程中，逐步稳固地建立中华医药文化的民族自信心，以及中西医两种学间优势互补的中西医结合创新发展观。我20世纪80年代应邀两次到香港讲学，曾会见来听讲的陈存仁先生，他是1929年3月17日被中医界推选为五名代表之一赴南京国民党政府抗议“废止中医案”者。今日追忆相晤，很是快慰。

2 弘扬传统 融汇新知

穿越60年的时空，我只能挑几项记忆深刻地说说。

2.1 血瘀证与活血化瘀研究以及冠心2号复方的面世

20世纪70年代初，周恩来总理下达关于研究心血管病的医疗任务，北京地区十几家大型医院大协作，阜外医院院长吴英恺院士任组长，西苑医院与解放军总医院为副组长单位。黄宛、方圻、郭士魁、陈在嘉、寇文镕、顾复生等教授也都参加研究。由于我们需要结合任务深入理解和研究历代传统血瘀证及活血化瘀理论与医疗经验，以便很好地完成提高疗效的使命，目标十分明确，并且也有对其机理研究的明确目标。我认为我们应该有足够的研发情怀和力量，在严峻的挑战中前行才对。首先就应该做足功课，有备而来，兑现承诺，为社会谋福祉。既要中国化，更要现代化（Modern Chinese Medicine）。在中医药知识方面，我系统地精读四十多部中医药有关活血化瘀经典名著及医方著作，做好一系列摘记，乃有后来与已故被誉为协和才子的张之南教授等合作完成《血瘀证与活血化瘀研究》一书的出版面世（上海科学技术出版社，1987）；后并组织科室同行，集历朝本草学著述，形成将活血化瘀药功能分类为和血药、活血药及破血药三大类之举，相关血液生理学及药理学实验研究证实了分类的合理性。这个时期最重要的是创新性研发了基于郭士魁大夫临床经验的由丹参、赤芍、川芎、红花、降香组成的冠心2号复方。1980年此复方（改复制型为精制冠心片）治疗慢性稳定性冠心病心绞痛临床RCT观察研究（刊于《中华心血管病杂志》1982，6：85），被公认为是我国中医药界第一篇循证医学论著，成为日后活血化瘀方药研究蓬勃兴起的祖方，此后有数十种源于此方的新药面世。随后我们又进而研发川芎总碱和川芎嗪，我亲自在中国科学院生物物理研究所所长贝时璋院士所在的实验室完成其抗血小板功能的电镜观察，证明其有抗血小板活性的作用。我院心血管科及基础研究室同道、中国医学科学院基础医学研究所的专家们，包括金荫昌、陈孟勤、陈文为、徐理纳、李连达、翁维良、刘建勋等教授，大家合作进行了一系列与动脉粥样硬化相关的生化及药理机理研究。此项系列研究被授予我国中医药界第一个国家科技进步一等奖。现在我们继续在进行相关活血药对血管新生等分子机理研究。此外，有关血瘀证诊断标准的制定，还获东北亚及东南亚国际会议认同应用。其他研究包括愈心痛复方、宽胸气雾剂、去甲乌药碱研究等研究和开发，分别有一定进展。遗憾的是经多中心RCT研究的芎芍制剂防治PCI后再狭窄的研究已经完成，由于有关协作关系未处理好而告中断。

2.2 老年医学研究

我国人口老龄化发展很快。我于1981年打报告申请成立老年医学研究所，仅一周时间即获当年中医研究院季钟朴院长的批准。我当时兼任心血管病研究室及老年医学研究室主任，组织科室同道们对我国300余种老年学及老年医药学专著及相关学说系统整理成《中国传统老年医学文献精华》一书，作为创新研究必先继承前人经验的重要行动。随后组织制定衰老证候分类及疗效评估标准。先后进行了补益脾肾复方对认知功能影响的研究，健脾复方八仙糕对小肠消化酶影响的研究，平安丹对大脑平衡功能影响的研究，以及应用核听诊器 ^{99}Te 标记观察生脉注射液对心功能影响的研究。1978—1981年，我的研究生在“六五”科技攻关时期，还率先应用Swan-Ganz漂浮导管观察了生脉注射液对肺楔压及射血功能的影响，因属较早期创新性工作，受到业界关注。此外，还对芳香温通宽胸类制剂、寿桃丸延缓衰老生理功能积分及对机体微量元素的影响的观察，效果明确。

2.3 清代原始医药档案的整理研究

少年时代，我就对文史知识有兴趣。20世纪50年代我刚到北京，次日即参观故宫，见到展柜有清代大内原始医药档案展出，心想有朝一日应该做出整理研究才好。岁月无情，从业北京二十多年，到了1980年，我才提出了倡议，经中办及国家档案局批准，中国中医研究院与中国第一历史档案馆合作，由我组织领导清宫医案研究室，与徐艺圃、周文泉、江幼李、李春生教授等对现存的清代内廷原始医药档案3万余件进行整理研究，先后完成《慈禧光绪医方选议》《清宫医案研究》《清宫代茶饮精华》《清宫外治医方精华》《清宫药引精华》《清宫膏方精华》《清宫配方集成》《清宫医案集成》等系列著述出版，有效地继承整理了清代中医药临床经验。其中《清宫医案集成》并获由国家新闻出版总署颁发的第二届中国政府出版奖。对其中多种效方进行了与现代科学技术相结合的开发研究，包括寿桃丸（被评为国家非物质文化遗产）、平安丹、长春丹等数种中成药的研究。《清代御医力钧文集》近期即将由国家出版社出版面世。以上几种药物研究，均属中西医结合的传承研发产品。清代原始医药档案整理研究工作获得季钟朴、岳美中、任应秋、邓铁涛、邝安堃、耿鉴庭、郑天挺、溥杰、戴逸等医学界及史学界专家的期许、好评或撰写序言。

3 励志结合 提高疗效

2015年屠呦呦教授荣获该年度生理学或医学诺贝尔奖，这是中国科学技术界、中医药学界、中西医结合医学界的一个划时代的重大事件，引发了人们有必要对我国绵延数千年的中医药学术蕴藏有丰富宝藏的再认识，尤其重要的是启发我们要认认真真应用现代科学技术研究和挖掘它，发展它；要进一步促进中西医结合，完善我们的在医学科学发展创新方面要有全球化、跨文化结合的哲学思维、文化观和相对主义的科学技术观，要像中西医结合发展青蒿那样研制出创新性药物，提高临床疗效，救人于水火之中，造福全人类。屠呦呦获奖后说的话多么好：“中医药是宝库，但拿来就用还不够。如果死守着老祖宗的宝贝，固步自封，中药只能是‘一筐草’，无法变成‘一块宝’。”屠呦呦的成功是挫折和艰难的代名词，她的这些话，甚具启迪意义；临床疗效是医学的精髓，不可含糊其辞。我们的信仰是追求真善美，主客观结合、可评估、可重复，确切定位。屠呦呦的人生经历，说明人生总可能有碰壁的时候，要具有低头的能力。人生路上，经常也无风雨也无晴，所以我常觉得《苦乐年华》歌词写得很好，爱听。路再难，也该走下去。

中西医结合临床创新发展在提高临床疗效方面，应该努力提高现代医学尚未能很好解决的问题，要有强烈的问题意识，尽力做到：人无我有、人有我新、人新我特，具有国际标准的中国原创特色。

我们大家在病证结合诊疗方面有比较多的共识，但是科学技术进步永远不会停留在绝对层面上，今天基因组学、分子医学、代谢组学等的进步，精准医学的发展，中西医结合病证结合诊疗观点还应进而概括有分子分型，因为临床已经证明，基因分子靶点明确，确可以改变以前未能治疗的一些难治疾病。我们有n个理由坚定地发展宜古宜今、亦古亦今的中西医优势互补的结合医学。

中医药学理论层面的中西医结合是一个公认的大难点。但是，五十年前，中西医结合前辈、上海的邝安堃教授关于阴阳学说的医学生物学研究，命门学说的肾上腺皮质关联的研究，广东的侯灿教授的八纲理论研究，是多么具有影响力地从整体论与还原论结合、宏观与微观结合以及病证结合理论的探索研究，令人钦佩。我深信，“国有春风聚太和”，只要管理部门重视，举国协力合作，有特事特办，新事新办，方法全新的精神，经过几代人的共同奋斗，一定能够改变现状，戒绝平庸。研究人员应该有类似所谓“隆中三策”的创新战略思考，实现令人久久期待的高层次的中西医结合，进一步为实现更加完好的中医药学时代性的转化，为人类健康，做出崭新的征服疾病威胁的贡献。

原载：陈可冀 . 我的中西医结合六十年 [J]. 中国中西医结合杂志 , 2016, 36(7): 773-775.

中医有国籍，文明无疆界

——谈当代中西医学人文情怀与科学精神的认同

（第七次陈可冀学术思想传承座谈会报告）

陈可冀

东西方文化认同（cultural identity）应当包含社会发展观和科学技术观等多种范畴。虽然有关这方面问题与文化历史及地域文化心理等一系列问题相关，但本质上还主要是以其对社会价值观的认同为实质或精髓。

进入21世纪，当代科学文化认同已经有了鲜明的时代性（contemporary style）与现代性（modernity）。中国经济社会全球化（globalization）的走向和进程，必然伴随着科学技术的全球化交流和认同问题，从广义角度理解，医学科学也不可能例外。中医药学在确认和强化自己核心价值观的同时，也必然要走中西医学优势互补、促进双向交流、优势认同与结合的路向。当然，不可否认，也要理解到会有其长远存在的地域文化及伦理方面的差异性理解的问题。总之，我认为：中医有国籍，文明无疆界。所以，中医药或中西医结合从业者都应有血脉相传的理念，一代一代接下去，关注民众健康，也要放眼全球，吸收国外优秀文化理念或科学技术。

中西医结合医学是中医药学与现代医学在东西方人文关怀、精神文化与物质文化、本土与境外、主流与非主流、宏观与微观、多领域或多层面、由表及里的在实践中相互沟通、逐步互补而融合的进程，最后达到公众间的社会认同（social identify）。在我国社会医疗实践中，民众自由根据病情需要采用中医药、西医药、民族医药或中西医结合医药等多元模式治病，很能说明这个科学技术文化观与合理的伦理观的现实融合。当然，对我国中医药学的几千年实践历史，其临床实践价值观，更应当实事求是地得到共识，提高大家的民族自信心，因为民族的也是世界的。

“继承好，发展好，利用好”。我们必须首先要提高民族自信心，进而同步发展创新驱动进步。中国传统文化深深地影响着中医药的临床实践，十分注重中庸思想，治疗八法中当以“和法”为先，注意诊疗上的“过与不及”问题，提倡“致中和”（见《论语》《礼记》）的原则，中医药学临床治疗实际同样也更力主“阴阳消长”的合理处置，以补偏救弊，以期达到“阴平阳秘”（《黄帝内经》）状态。这一理念与现代医学倡导的“内环境平衡”、“内稳态”（homeostasis state）概念，包括神经内分泌及免疫系统等多个领域内环境稳态，都十分一致。所以，我在国内外学术交流中一再倡导、多次提到中西医结合可以有“求同结合”与“求异结合”的多种模式，当然也可以“和而不同”，贵在提高临床诊断认识水平与治疗成效。

中国传统文化与传统医学伦理观历来强调医学道德理念，称医学为仁术。唐代孙思邈的观点是最有代表性的。明代李时珍《本草纲目》序言称“夫医之为道，君子用之以卫生，而推之以济世，故称仁术”。业师岳美中教授座右铭为“治心何日能忘我，操术随时可误人”。中西医之间更应相互尊重、合作共事、兼容并蓄、优势互补，做到人文情怀与科学精神的并重。提倡多元模式、继承创新，弘扬我国优秀的中医药学，并进一步合理完善语境沟通，适应国内外交流的需要。有理想、敢担当，在各种困难情况下，积极努力，真诚做事；同时提倡有耐心等待与应对的精神准备，胸中有永恒理想温度。

20世纪50年代，我初学中医，听蒲辅周老先生结合临床实际讲解吴鞠通《温病条辨》和王孟英《温热经纬》，他非常耐心逐条讲述，非常细腻讲解历时久远的“运气学说”讲述五运主病和六气为病。当时因为我刚从西医转而初学中医，听了并不能很好理解。年岁大了，临床医疗经历多了，现在回想，季节寒暑昼夜等对人体及疾病的影响，体现了“天人相应”的道理。今天我们大家对六淫发生或诱发各种疾病的规律，深入研究者并不多。我也因此深深体会到“尊师重道”、“学海无边”的真理性。如果我们联系到古代能有礼、乐、易、诗、书、春秋、技、艺、射、乐等诸多方面的发展，似可有助于我们提高理解与学习传统文化与科学技术的热情。

在我们长期心血管病活血化瘀医疗实践中，我们也深刻理解到中医学从实践中总结的理论“心主身之血脉”(《素问·痿论》）与现代医学认识何等的一致性。“急则治标、缓则治本”（龚信《古今医鉴·病机赋》)，“知标本者万举万当；不知标本是为妄行”(《素问·标本病传论》)，“通则不痛、痛则不通”（李杲《医学发明》）等等，在心脑血管病领域具有很大的临床指导价值。在老年疾病医疗实践中，也理解到“凡病阴阳自和者，必自愈”(《伤寒论·辨太阳病脉证并治中第 58 条》)，以及“补肾不如补脾，补脾不如补肾”（宋《鸡峰普济方·卷十二》)、“六腑以通为用”(《素问·五脏别论》)、“年长则求之于府”(《素问·示从容论》）的合理性。“火郁发之、木郁达之、土郁夺之、金郁泄之、水郁折之”(《素问·六元正纪大论》)，“风寒湿三气杂至合而为病”(《素问·痹论》)，以及“甘温除大热”（李杲《内外伤辨惑论》）等实践心得和理念，在我们日常临床实际中充分证实了其理论合理性。由于职业的喜好和心理趋向，不同专业人员可能会有内群体偏好（ingroup favoritism）或外群体偏损（outgroup derogation）的现象，但通过彼此逐渐增多的社会医疗实践，我相信会逐步达到认知上以患者利益为导向的共识，开放包容，彼此实践优势互补，而在一定程度上逐步走向结合，实践所谓传统文化与科学文化的相互适应（cultural/scientific adaptation），实践我国数千年来传统文化倡导的“和而不同”的理念。真正接上地气，传承创新发展，求真求实，在具体疗效和理论上做出新成绩。

科学技术知识的成长与进步，与人们的理想、心灵、情感、学识、实践、时空等等，无不息息相关，不能分割。现代医学随着时代的进步，在各种组学、精准医学等方面的发展，堪称日新月异，不可漠视。年复一年，年事渐长，于此我也逐渐增添了理性情怀，增添了中西医学间人文关怀与科学精神相互认同和并重，以及促进中西医结合事业发展的感知。

原载：陈可冀．中医有国籍，文明无疆界——谈当代中西医学人文情怀与科学精神的认同 [N]. 中国中医药报，2017-05-15(4).

中医药学文明史的启示

——继承 创新 转化服务 鼓励中西医结合

（第八次陈可冀学术思想传承座谈会报告）

陈可冀

我国有古籍 10 万册，其中中医药古籍占 1 万册，这些医药古籍反映了我国中医药学有悠久的临床应用历史，积累有丰富的理论知识与临床医疗经验，保证了中华民族的繁衍昌盛。历代医药人员接力传递与发展。物换星移，数千年永不落幕而历久弥新。

中医药学的成就主要体现在三个层面：文化层面、理论知识层面及临床经验层面。最有特色的是人与自然相应（天人相应）理论、平衡调节（阴阳协调）理论以及脏腑气血相关理论等。对这些历经数千年积累的理论和经验的归纳，我们理当抱着自信、自爱、敬业与创新发展的情思去进一步加以充实，更好地为保护人民健康服务。

临床价值观是指导我们继承创新及转化服务的重要评估原则，也就是科学方法论学术界一再强调的所谓价值医学（Value-based Medicine），要求安全有效、服务人民。临床安全有效原则，是医药界学术水平和应用价值体现最主要的理论及实践的裁判员。我们一方面要很好地传承中医药学的基本知识（common sense），一方面也要努力在实践中不断创新知识（make sense），达到通古晓今，立足中国，放眼世界，兼顾自主与融合，尽量完美与不断完美，力求能够“止于至善”。临床价值观具有很强的社会观思维，是实实在在的。临床医生应当尽可能采用学术界公认的诊断及疗效评估标准，联系实际合理采用。评估一般应是多元模式的，既要注意终点事件的评估，也要重视主客观替代指标的评估，就中医药临床实践言还应重视证候、症状以及生活质量等的评估。要有多层面的视野，中西医合璧，优势互补，不以偏概全。体现中国精神与国际眼观。

转化医学实践是继承创新转化为实际应用于临床的重要环节。为此，我们数十年来以服务于心脑血管疾病为宗旨，进行了以下一些经验医方以及中成药等的研究与开发，体现继承、创新、转化、服务一体化的思维原则。

活血化瘀类中成药：研发了血府逐瘀浓缩丸、冠心 2 号（精制冠心片、颗粒）、愈心痛胶囊、川芎嗪（注射液、片）、棓丙脂注射液、芎芍胶囊（院内制剂）、愈梗通瘀汤（院内制剂）、血管通片、清达颗粒（院内制剂）等。

芳香温通类中成药：研发了宽胸丸、宽胸气雾剂、细辛气雾剂、心痛丸、去甲乌药碱等。

清代宫廷医方类中成药（包括补益脾肾类、益气养阴类）：寿桃丸、平安丹、长春丹、仙药茶、八珍糕、生脉散（口服液、注射剂）、消补减肥片、清眩降压汤等。

体 会

1 张仲景和孔夫子是中国的，但也是世界的。中国的骄傲要和世界需要结合起来，要与临床服务结合起来。我们是继承者，也是创新者，要有敬畏精神。要发掘出存在经典背后的合理性和精华。一部《论语》13000 字，但历史上甚至有人比喻为“半部论语治天下”。《伤寒论》（398 条，5 万多字）与《金匮要略》（198 条，3 万多字），两书字数均不甚多，但却均蕴含了微妙的辨证施治的精髓与规律，列为经典，指导临床实际。所以，继承性的人文情结或气质至关紧要。要看准方向，但不误读，要在此基础上努力创新。

2 要有多学科学术合作与互补精神，处理好有知的优势与少知或无知间的关系。正像一些学者强调的：我们应该做正确的事情，并把事情做正确（To do right things and to do things right）。提倡继承创新服务思维的结合，在于现代医学及现代科学技术结合中，倡导“有成分论，但不唯成分论”。青蒿素的发明是很有说服力的卓越成就的事例。在全球及我国新时代变化中发展。体现青出于蓝的发展，正如荀况所称“青，取之于蓝，而青于蓝。冰，水为之，而寒于水。”

3 要有“格物致知”、宽严并济的精神，学术上提倡互相通气、虚心与和气相处，多多交流，多多协作。现代临床研究成效与发展提倡大数据、过硬的证据、多中心协作等，对于获取临床高质量安全有效制剂的结果以使病家受益何等重要。所以，要以提高与优化服务质量为宗旨，务多联系实际、服务临床实际。不打情绪偏激的口水战，最后实现“宽严并济”的发展，减少或避免缺乏理性的、过多燥气的争论，要继承、创新、发展、转化、服务，做出发展中医药事业、中西医结合事业的新业绩，以贡献于全人类。

原载：陈可冀．中医药学文明史的启示——继承 创新 转化服务 鼓励中西医结合 [J]. 中国中西医结合杂志 , 2018, 38(6): 645.

中医药传承创新互动发展理念

——第九次陈可冀院士学术思想传承座谈会报告

陈可冀

回顾世界科学技术史以及中医药学发展史，我们应该注意到随着时代进步与社会发展，随着大规模社会需求和社会实践的推进，科学技术的传承与创新常常是互动发展的。我国在数千年中医药临床实践中，在维护人民健康方面，总结和陆续提出了很多杰出的学术理论以指导临床实践。近期公布的第一、二批经典名方都是很为实用的，有不少我感到在临床上常常是很得心应手的，其在学术继承、理论进步、临床实践、治法方药创新发展和产业化等方方面面，体现了传承创新互动发展的理念与特色。

我们通常说经典意味着成熟。二十世纪六十、七十年代，我国曾经组织过所谓“百万锦方”的收集任务。其实，中国数千年的辉煌历史，中医药优秀复方医方何止百万？经典医方可追溯到最早的《黄帝内经》的 12 方，其中如四乌贼骨一芦茹丸治疗月经失调与“带下证”有效，芦茹就是茜草；半夏秫米汤治疗“胃不和、卧不安”所谓消化不良导致失眠等，都是千年经验经得起考验的经典复方古方。

中医古典医方蕴载的中华文化思想或理念十分丰富。我们如果试着以数字从一到十随便说说，经典有名有实效医方就有如：一捻金、二妙散、三子养亲汤、四物汤、五子衍宗丸、六味地黄丸、七味都气丸、八珍汤、九味羌活汤、十全大补汤，等等，可以顺口背出一大系列。

现在强调研发经典复方，我认为很好、很及时。不过我们大家经常顺口常说的一句话“千方易得、一效难求”，它说明了我们开发经典古方要特别重视临床合理应用，用好经典古方。也就是说要“继承好、发展好、利用好”，好方还得用对病症，什么病、什么证候、什么症状、什么时机用？这句话是明代医学家王文谟在其著作《碎金录》(明万历二十二年，即公元 1594 年的积善堂刊本）刊载的。这个所谓的“千方易得、一效难求”的易得与难求，体现了要以辩证法思想看待和应用经典古方，要以辨证论治思维研究实践经典医方，要讲究临床验证实践的方法论。当然，有条件的单位，应该提倡进行较系统的研究，特别是合理有效的经典医方的标准制剂问题，从原药材、饮片质量的保证，以及非临床安全性的质量评估等等，都要很好落实做好。我们要求古典医方在新时代的应用要安全与有效。特别重视安全性的评估，有条件的单位，还应尽最大可能进行有关临床合理验证。我们身处新时代，要在新时代发展和应用好古代经典名方，科学合理采用循证医学方法进一步探究现代临床适应证及其机理，更好地为人民健康服务，为建设健康中国出力。要处理好在新时代条件下研究应用经典古方的所谓“千方易得、一效难求”的辩证法思维，有所作为，做好传承发展中医药事业。既往我们团队在活血化瘀及芳香温通复方临床研究中，都曾经力求实践这个理念，“冠心 2 号”复方由五味中药组成，是在《黄帝内经》“心主血脉”及“活血化瘀”理论基础上结合清代血府逐瘀汤经验基础上创新并证实其抗血小板作用与提高纤溶活性基础上创新的。宽胸气雾剂是在《黄帝内经》“寒则凝、温则行”芳香温通理论思维的基础上在宋代《太平惠民和剂局方》“哭来笑去散”基础上发展的；我们的一系列方剂大都是在继承创新互动理念指导下开发发展的。

科学技术史上一系列的事例生动地说明了继承与创新互动发展的必要性。第十九次中国科学院院士大会上，习近平主席做了主题为《创新创新再创新》的大会报告。他从国际关系、社会发展以及科学技术进步等多个层面，论述了创新在谋求世界和平、国家发展及提高人民健康福祉中的重大意义。中医药事业在传承基础上的谋求再创新、再发展，推进产业化，进而提高为人民健康事业服务的质量、贡献于全人类，也毫不例外。中医药学发展史中的经方发展及理论进步的一系列事例表明，我们应该很清醒地继承前人的传承创新互动的成绩单，理智定位，结合临床实际存在的各类疾病的问题意识、机遇意识、产业化意识、国际化意识。古典哲学思想教导我们一句很重要的话："过犹不及"，我们当然不可以忘怀过去受屈辱的历史，但我们也应该清除噪音，既看到自己的长处，也看到自己的不足，振奋精神，自强不息，满怀信心，如《左传》所言"善不可失"的古训，脚踏实地为中医药事业的继承、创新与现代化发展、为中华民族伟大复兴，做出我们应有的新贡献。

现摘录部分国家各级领导及有关同志关于中医药事业的部分指示或题词以共勉：

毛泽东："中国医药学是一个伟大宝库，应当努力发掘，加以整理提高。"（1955 年）

周恩来："努力发掘祖国医药学遗产。"（1955 年）

习近平："我们要继承好、发展好、利用好传统医学，用开放包容心态促进传统医学和现代医学更好融合。"（2017 年）

李克强："支持中医药事业传承创新发展，鼓励中西医结合"（2018 年）

邓颖超："中西医结合，为人民服务。"（1985 年）

习仲勋："中西医结合，为中国和世界人民服务。"（1988 年）

温家宝："发展传统医药学，实行中西医结合。"（2002 年）

中华人民共和国中医药法："国家鼓励中西医相互学习、相互补充、协同发展，发挥各自优势，促进中西医结合。"（《中华人民共和国中医药法》）

李先念："中西医结合是我国医学独特的优势之一，必须努力发展这一优势。"（1988 年）

聂荣臻："把中西医结合工作继续推向前进。"（1985 年）

彭真："希望中西医合作进一步系统地研究整理提高发展并推广我国传统医药学。"（1988 年）

徐向前："中西医结合为人民服务。"（1988 年）

洪学智："继承发扬祖国医药学为人民健康服务。"（1988 年）

黄树则："中西医结合有极大的潜力，有广阔的前途。"（1988 年）

关幼波："宣传中西医结合，共同协作早出成果，走向世界造福人群。"（1987 年）

原载：陈可冀. 中医药传承创新互动发展理念 [J]. 中国中西医结合杂志, 2019, 39(6): 648-649.

第二篇　临床及基础研究

心脑血管疾病研究

临床研究

冠心病稳定期因毒致病的辨证诊断量化标准

陈可冀　史大卓　徐　浩　殷惠军　张京春

20 世纪 60 年代以后，基于冠心病“本虚标实，血瘀贯穿发病过程始终”的病因病机认识，带来了临床以“宣痹通阳”为主转为以“活血化瘀”为主的冠心病治疗方法学的改变，且在此基础上衍化出理气活血、益气活血、化浊活血、温阳活血等治法，显著提高了临床疗效。但是，同样是“血瘀”为其主要病因病机，为什么有的患者长期病情稳定，有的却发生急性事件，甚至猝死？以“血瘀为主”能否概括冠心病的中医学病因病机？成为现代中医 / 中西医结合病因病机学上亟待探讨研究的问题。

动脉粥样硬化（AS）易损斑块的破裂和急性血栓形成是冠心病心血管事件发生的主要病理因素[1]。大量研究证明，AS 基础上的血栓形成与炎症密切相关，两者相互促进，互为因果：一方面，炎症因子可以诱发血小板黏附聚集和血栓形成；另一方面，血栓形成也是炎症激活的主要因素。冠心病发病过程中的血小板活化、黏附聚集和血栓形成，中医学多将其病因病机归于“血脉瘀阻”的范畴；但组织坏死、过氧化应激损伤、炎症反应等病理改变，似尚难以用单一“血瘀”所能概括。结合传统中医学有关因毒致病特点的认识和冠心病的中医临床特点，应考虑存在因“毒”致病或“瘀”“毒”互结致病的病因病机。

冠心病的病理改变，其中包括 AS 斑块破裂、血栓闭塞引发的组织损伤坏死、炎症瀑布反应、氧化脂质沉积、细胞凋亡等，与传统中医学因毒邪致病起病急骤、传变迅速、直中脏腑、腐肌伤肉的特点多有相似之处。在以往血瘀的基础上，结合对毒的认识，可望更全面诠释急性冠脉综合征（ACS）的中医临床发病点和病因病机。有小样本临床观察表明，清热解毒方药在防治不稳定性心绞痛（UA）方面具有较为可靠的临床疗效[2]；有研究采用不同活血化瘀中药干预 ApoE 基因缺陷小鼠 AS 不稳定斑块，证明活血解毒中药消减和稳定 AS 斑块的作用优于单纯的活血化瘀中药[3]。这也证明 AS 在血瘀的基础上，应考虑存在毒邪致病的病因病机。

血瘀作为中医学的一个病因病机，在致病特点、判别标准和微观病理改变研究方面取得了显著的进展。尽管毒和“瘀”“毒”互结致病在心脑血管病发病中的作用古今皆多有相关的论述，但有关其致病特点、整体和微观病理改变认识尚不够统一，辨证辨病认识也不够规范，限制了中医药、中西医结合临床防治冠心病研究的深入和临床疗效的提高。因此，笔者综合文献研究、实验研究、小样本临床随机对照研究和前瞻性大样本队列研究结果，结合现代信息生物学分析，从宏观临床表征和微观理化指标变化两方面，在冠心病血瘀辨证诊断的基础上结合临床所见，建立了冠心病稳定期患者因毒致病的辨证诊断的量化标准。

文献研究系统总结了古今文献中有关“瘀”“毒”病因的致病特点、临床表征和理化指标，发现“瘀”和“毒”皆有所不同；实验研究模拟临床瘀、毒作为病因致病的病理过程，建立了系列动物和细胞模型。通过活血（川芎、赤芍有效部位组成的芎芍胶囊）及活血解毒中药（芎芍胶囊 + 黄连胶囊）干预前后血栓形成、炎症反应和组织损伤相关指标的变化，以效测因，证明清热解毒中药作用的相关理化指标如炎症反应因子高敏 C 反应蛋白（hs-CRP）和胶原代谢相关因子基质金属蛋白酶 -9（MMP-9）等均有改善；小样本临床随机对照研究，入选 60 例 UA 患者，比较活血中药和活血解毒中药干预上述理化指标的变化，以效测因，证实活血解毒干预后 hs-CRP 水平较单纯活血组明显降低。包括 1503 例冠心病稳定期患者的前瞻性队列研究，以证求因，综合分析，进一步归纳了冠心病稳定期患者“毒”的临床表征和理化指标。在此基础上，对“毒”致病组（发生血栓性终点事件组）和非“毒”致病组（未发生血栓性终点事件组）的临床表征特点和理化指标进行生物信息学指标的比较和分析，然后采用 *Logistic* 逐步回归方法，结合中医学关于因毒致病的认识，根据病史、症状、体征、舌象、脉象、理化指标等不同变量的风险比值（OR）判定其权重，制订了冠心病稳定期患者因毒致病诊断及量化标准，包括主要指标6项，次要指标6项。见表1。

表1　冠心病稳定期因毒致病辨证诊断及量化标准

指标类型		诊断指标	分值
主要指标	症状	1 中、重度心绞痛	3
		2 重度口苦	4
	舌象	3 老舌	3
		4 舌青或青紫	3
		5 剥苔（不含类剥苔）	5
		6 舌下络脉紫红或绛紫	3
次要指标	生化指标	1 hs-CR*P* ＞ 3 mg/L	1
		2 纤维蛋白原短期内显著升高	1
		3 P- 选择素短期内显著升高	1
	既往病史	4 高胆固醇病史	1
		5 高血压史 2~3 级	1
		6 糖尿病病史，FBG ≥ 7.0 mmol/L	2

注：符合1个主要指标，或2个次要指标（至少含1项生化指标）即可诊断

为了反证表1标准的可靠性，将1503例冠心病稳定期患者按照此标准分为符合以“毒”病因致病组（符合组）和不符合以“毒”为病因致病组（不符合组），分别计算其心血管血栓性事件发生的危险度、相对危险度及归因危险度，结果表明：符合组786例患者发生事件63例，发生危险度8.02%；不符合组717例患者发生事件9例，发生危险度1.26%。符合组事件发生危险度明显高于不符合组（$P<0.001$）。相对危险度（RR）=6.39，即符合组事件发生的危险性是不符合组的6.39倍。归因危险度（AR）=6.76%，即符合组心血管血栓性事件发生率为6.76%。血栓性事件发生率为归因危险度百分比（ARP）－（6.39-1）/ 6.39 × 100% =84.35%，即符合组中发生的心血管事件84.35%归因于“毒”邪病因致病。*OR*=6.85（95% *CI*3.38-13.89），即符合组事件发生率是非不符合组6.85倍。说明此标准可用于冠心病稳定期高危患者的辨识和因毒致病的诊断。

在传统中医学的发展历程中，病因认识上的每一次发展和创新，都会带来治疗方法学的进步和相应疾病临床疗效的提高，如温病学、疫病论及现代血瘀理论的认识等。在以往冠心病血瘀病因认识的基础上，在中医药学以毒病因认识和理论思维的指导下，笔者建立了冠心病稳定期因毒致病的辨证诊断和量化标准，对于进一步发挥传统中医药在冠心病防治领域“既病防变”相关治疗方药的优势，以提高临床疗效，具有重要的意义。

参考文献

[1] UedaY, OgasawaraN, MastsuoK, et al. Acutecoronary syndrome[J]. Circulation, 2010, 74(3): 411-417.

[2] 卢笑辉. 黄连解毒胶囊治疗不稳定型心绞痛临床疗效及作用机制研究[J]. 山东中医药大学学报, 2005, 29(6): 457-460.

[3] 文川, 徐浩, 黄启福, 等. 6种活血中药及芎芍胶囊对ApoE基因缺陷小鼠动脉粥样硬化斑块胶原沉积及其代谢的影响[J]. 中国病理生理杂志, 2005, 21(8): 1640.

原载：陈可冀，史大卓，徐浩，殷惠军，张京春. 冠心病稳定期因毒致病的辨证诊断量化标准 [J]. 中国中西医结合杂志，2011, 31(3): 313-314.

基于复杂网络的不稳定型心绞痛中药配伍应用规律研究

罗 静 徐 浩 周雪忠 陈可冀 高 蕊

不稳定型心绞痛（unstable angina，UA）是介于稳定型心绞痛与急性心肌梗死和猝死之间的临床状态[1]。尽管现代医学取得了长足的进展，UA仍困扰着许多冠心病患者，且频繁出现的心绞痛症状预示着心血管事件的风险增加[2]。中医药在UA防治方面具有丰富的经验和较好疗效优势。然而，个体化辨证论治的特点一定程度上限制了中医药的推广应用。在个体化的治疗中找到有一定标准可循的用药配伍规律具有积极的临床意义。

复杂网络（complex network）将领域科学问题建模为以节点与边表示的网络模型，在此基础上进行的网络拓扑分析方法可以帮助发现现实世界中的复杂系统中各因素之间的复杂交互规律[3]。针对疾病和人体生命系统的复杂性，基于复杂网络视角的网络医学已经成为研究热点[4]，而中医复方的多成分和组成特点，采用复杂网络进行研究是可行的方法[5]。近年来，国内学者应用复杂网络分析方法，在发现中医有效处方和配伍规律方面进行了一些有益的尝试[6-8]。本研究以中国中医科学院西苑医院心血管一科中西医结合治疗UA的有效病例为基础，运用复杂网络分析方法挖掘分析方剂数据，以探索中医药治疗UA的用药配伍规律。

资料与方法

1 诊断标准

西医诊断符合2011年美国心脏病学会基金会（ACCF）/美国心脏协会（AHA）制定的“2011 ACCF/AHA Focused Update Incorporated Into the ACC/AHA 2007 Guidelines for the Management of Patients With Unstable Angina/Non-ST-Elevation Myocardial Infarction”[9]及中华医学会心血管病分会2012年制定的“非ST段抬高急性冠脉综合征诊断和治疗指南”[10]。中医辨证标准参照中国中西医结合学会心血管学会修订的“冠心病中医辨证标准”[11]。其中，血瘀证辨证参考1986年广州第二届全国活血化瘀研究学术会议上修订的血瘀证诊断标准[12]。

2 纳入标准

①符合诊断标准；②冠心病UA为西医第一诊断，UA类型不限；③在常规西医治疗的基础上根据中医辨证给予中药汤剂治疗且总体症状改善（中医症状总计分疗效判定为有效、显效或临床控制）者；④年龄、性别、合并疾病、合并用药不限。

3 排除标准

①稳定性心绞痛、急性心肌梗死者；②扩心病、肥厚性心肌病、先天性心肌病、肺心病、心脏神经官能症、胸椎疾病、肺部疾病、胸膜炎、胆心综合征、食道疾病等以“胸痛”“胸闷”“心悸”等为主诉就

诊者。

4 一般资料

数据来源为 2012 年 6 月—2013 年 8 月于中国中医科学院西苑医院心血管一科的住院患者。符合入选标准的研究对象共 156 例（156 诊次），均为冠心病 UA 在西医治疗基础上加用汤药治疗且总体症状改善者，男女比例为 27：25（男 81 例，女 75 例），年龄 33~87 岁，年龄中位数及四分位间距为 68.0（59.0~74.0）岁，既往有高血压病史 111 例，糖尿病病史 57 例，高脂血症病史 29 例，脑卒中病史 28 例，此次入院时冠心病病程为 3 小时 ~30 年，病程中位数及其四分位间距为 3.0（0.5~8.8）年，此次住院天数中位数及其四分位间距为 16.0（13.0~18.8）天。156 例病例涉及处方 239 张，包含药物 88 味。数据采集依托于中医结构化科研电子病历系统[13]，由专业培训的研究人员对数据进行适时有效的核查，做到即查即改。

5 观察指标与方法

5.1 临床疗效

症状疗效评定标准：根据疗效指数分为临床控制、显效、有效、无效或加重四个等级，疗效指数 =（治疗前积分 - 治疗后积分）/ 治疗前积分 ×100%。①临床控制：症状消失或基本消失，疗效指数 ≥95%；②显效：症状明显改善，70% ≤ 疗效指数 ＜95%；③有效：症状减轻，30% ≤ 疗效指数 ＜70%；④无效或加重：症状无明显改善，甚或加重，疗效指数 ＜30%。症状改善包括临床控制、显效和有效。

5.2 中医证候要素分布

中医证候参照《中医诊断学》[14] 和《中医证候鉴别诊断学》[15] 进行规范整理，并将证候分解为基本证候要素，如气虚血瘀证的基本证候要素为气虚、血瘀，分析入选病例的证候要素分布特点。

5.3 处方用药配伍规律

采用症状评价计分的方法（表 1）记录 UA 患者五大主症：胸痛、胸闷、气短、乏力、心悸的症状积分[16]，每个患者入院时和出院时各评价一次。分析总体症状改善患者的中医用药配伍规律，并分析单个症状改善患者的核心用药。

表 1　中医症状计分表*

中医主症	计分（分）	症状分级计分标准
胸痛	0	无
	3	发作时经休息即缓解不影响日常生活
	6	发作时需药物治疗，缓解后可继续正常活动
	9	发作频繁，影响日常生活活动（如穿衣、进食、散步、大便可诱发症状发作）
胸闷	0	无
	3	偶感胸闷，可自行缓解
	6	胸闷发作较频繁，但不影响正常生活和工作
	9	胸闷持续不解，影响生活和工作
气短	0	无
	2	活动后气短
	4	稍动即气短
	6	平时亦感气短

续表

中医主症	计分（分）	症状分级计分标准
乏力	0	无
	2	重度活动感乏力
	4	中度活动感乏力
	6	轻度活动即乏力
心悸	0	无
	1	偶发心悸，可自行缓解
	2	频繁发作，但能坚持工作
	3	心悸持续不解，影响生活和工作

*表的制定参考《中药新药治疗临床研究指导原则》

6 数据处理

利用中医临床数据仓库平台中的数据前处理软件[17]对人口学资料、临床症状、证候、方药等数据进行规则、转换和加载。一般资料和证候要素利用 Oracle 10 g 数据库查询语言（SQL）工具进行频数统计分析。处方用药规律采用数据仓库平台中的复杂网络软件 Liquorice 系统进行挖掘分析。以处方为基础，处方中药物为节点，药物间配伍联系为边，边值表示药物配伍的频度，建立药物配伍网络。采用 Liquorice 系统实现的多尺度骨干（mutiscale backbone）网络分析方法[18]抽取核心中药配伍网络，同时用点式互信息（Pointwise Mutual Information，PMI）方法[19]计算药物的互信息值，分析药物间的相关性。

结　果

1 临床疗效结果

根据入院前后总体症状积分改善情况，156 例病例治疗有效 85 例，占 54.5%；显效 54 例，占 34.6%；达到临床控制 17 例，占 10.9%。

2 中医证候要素分布（图 1）

156 例 UA 病例的证候要素分布情况见图 1，出现频率在 50%以上的证候要素为血瘀证（143 例，91.7%）、气虚证（113 例，72.4%）、痰浊证（98 例，62.8%）。

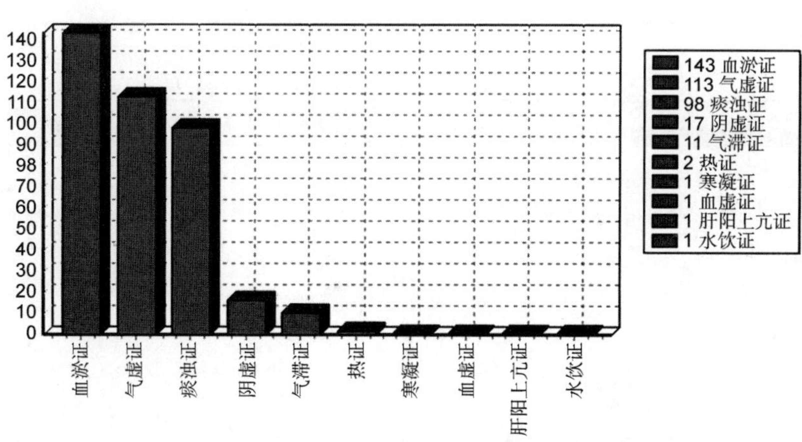

图1　156例不稳定心绞痛患者的证候要素分布特点

3 处方用药规律复杂网络分析（图 2，表 2、表 3）

3.1 总体症状改善病例的处方用药规律

以 156 例总体症状改善病例的处方共 88 味药，建立药物配伍网络。多尺度骨干网络分析（采用筛选阈值为 0.95），同时，筛选边频度阈值为 60 得到核心药物配伍网络（图 2），调整边频度阈值得到前 10 种核心药物（表 2）。结合药物配伍频度和药物互信息值大小（表 3）可知 UA 总体症状改善病例处方以川芎与赤芍、白术与茯苓、当归与川芎、党参与川芎、川芎与半夏、丹参与川芎、薤白与半夏、薤白与栝蒌、党参与茯苓、川芎与红花配伍居多。

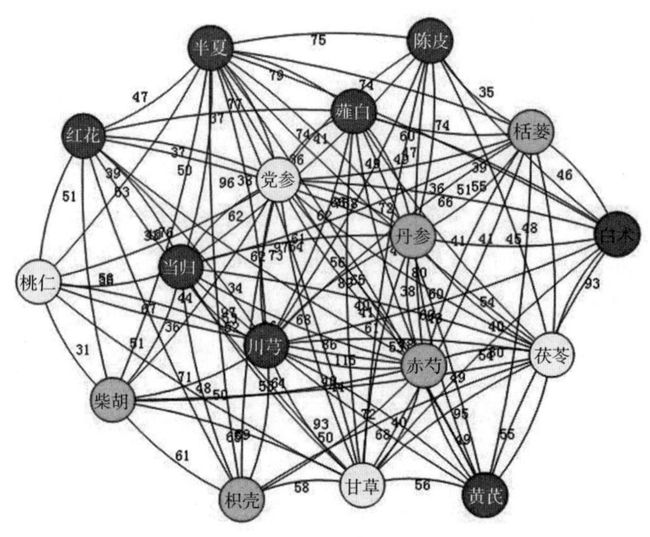

图2　UA总体症状改善病例核心药物配伍复杂网络图

表 2　UA 症状改善病例的前 10 种核心药物

疗效评价	核心药物
总体症状改善	川芎、茯苓、半夏、党参、丹参、赤芍、当归、白术、薤白、红花
胸痛症状改善	赤芍、川芎、当归、党参、半夏、茯苓、白术、丹参、红花、陈皮
胸闷症状改善	川芎、赤芍、茯苓、白术、半夏、当归、党参、红花、黄芪、丹参
气短症状改善	川芎、赤芍、当归、茯苓、党参、半夏、丹参、黄芪、薤白、栝蒌
乏力症状改善	茯苓、川芎、赤芍、白术、当归、半夏、红花、党参、陈皮、薤白
心悸症状改善	赤芍、川芎、党参、甘草、茯苓、当归、丹参、半夏、白术、柴胡

表 3　UA 总体症状改善病例核心药物互信息分析

节点一	节点二	频度	互信息值
川芎	赤芍	115	8.558 827 162 760 66
薤白	栝蒌	74	6.293 815 771 061 562
白术	茯苓	93	5.347 003 378 651 569
当归	川芎	97	5.201 531 177 250 982
薤白	半夏	79	4.765 965 472 124 13
柴胡	枳壳	61	4.376 444 060 448 038
陈皮	半夏	75	4.321 317 138 402 03
党参	川芎	97	4.114 502 333 231 843

续表

节点一	节点二	频度	互信息值
川芎	半夏	96	3.888 728 762 604 111 4
丹参	川芎	89	3.859 015 830 527 432 5
栝蒌	半夏	74	3.599 901 865 094 568
川芎	红花	76	3.487 261 415 087 551
丹参	党参	75	2.987 732 308 349 642
红花	赤芍	62	2.904 567 643 754 446 3
丹参	半夏	74	2.795 752 039 411 458
党参	茯苓	80	2.752 404 630 829 496
当归	赤芍	68	2.648 048 049 571 743
党参	半夏	77	2.564 186 711 841 982 5

3.2 胸痛改善病例的处方用药规律

以 135 例胸痛症状改善病例的处方共 81 味药为基础建立药物配伍网络。采用多尺度骨干网络分析，调整边频度阈值得到前 10 种核心药物（表 2）。结合药物配伍频度和药物互信息值大小，可见胸痛症状改善病例的常用药物配伍有：赤芍与川芎、当归与川芎、党参与川芎、川芎与半夏、茯苓与白术、丹参与川芎、党参与茯苓、薤白与栝蒌、陈皮与半夏、半夏与薤白。

3.3 胸闷改善病例的处方用药规律

以 112 例胸闷症状改善病例的处方共 77 味药为基础建立药物配伍网络。查询多尺度骨干网络图，调整边频度阈值得到前 10 种核心药物（表 2）。结合药物配伍频度和药物互信息值大小，可见胸闷症状改善病例常用药物配伍包括：川芎与赤芍、白术与茯苓、川芎与半夏、当归与川芎、党参与川芎、红花与川芎、黄芪与川芎、丹参与川芎、薤白与半夏、茯苓与川芎。

3.4 气短改善病例的处方用药规律

以 83 例气短症状改善病例的处方共 61 味药为基础建立药物配伍网络。采用多尺度骨干网络分析，调整边频度阈值得到前 10 种核心药物（表 2）。结合药物配伍频度与药物互信息值大小，可见气短症状改善病例常用以下药物配伍：川芎与赤芍、栝蒌与薤白、当归与川芎、薤白与半夏、丹参与川芎、党参与川芎、半夏与栝蒌、茯苓与白术、川芎与半夏、黄芪与川芎。

3.5 乏力改善病例的处方用药规律

以 88 例乏力症状改善病例的处方共 70 味药为基础建立药物配伍网络。经多尺度骨干网络分析（调整边频度阈值）得到前 10 种核心药物（表 2）。结合药物配伍频度与药物互信息值大小，可知乏力症状改善病例常用药物配伍有：川芎与赤芍、白术与茯苓、当归与川芎、茯苓与半夏、川芎与红花、茯苓与党参、半夏与陈皮、半夏与薤白、黄芪与川芎、半夏与栝蒌。

3.6 心悸改善病例的处方用药规律

以 66 例心悸症状改善病例的处方共 48 味药为基础建立药物配伍网络。采用多尺度骨干网络分析，调整边频度阈值得到前 10 种核心药物（表 2）。结合药物配伍频度与药物互信息值大小，可见心悸症状改善病例的常用药物配伍为：赤芍与川芎、党参与川芎、川芎与当归、甘草与茯苓、川芎与甘草、丹参与川芎、白术与茯苓、川芎与半夏、党参与甘草、白术与甘草。

讨　论

本研究利用结构化的电子病历系统，采集临床数据，应用复杂网络分析方法，挖掘分析中医药治疗UA有效病例的用药配伍规律，并针对单个有效症状分析核心用药。对156例有效病例的证候要素分析发现，UA核心证候要素为血瘀、气虚、痰浊，与既往相关研究结果相似[7,20]，提示UA治疗应注意活血化瘀、益气化痰。对处方分析结果发现，UA症状改善病例的核心用药主要有川芎、赤芍、党参、半夏、茯苓、当归，常用核心药物配伍有川芎与赤芍、当归与川芎、党参与川芎、川芎与半夏、白术与茯苓、薤白与半夏；对胸痛症状改善，薤白与栝蒌、陈皮与半夏配伍也较常用；对胸闷、气短、乏力症状改善，黄芪与川芎是常用配伍；对心悸症状，甘草是核心药物之一。这些结果表明改善UA症状，中医治疗以活血、行气、益气、化痰为主，与疾病本虚标实的病性和血瘀、气滞、痰浊的基本病机相符，故值得重视。改善UA的症状不仅可以改善患者的生活质量，还可能减少潜在心血管事件的发生风险，故本研究的结果具有积极的临床意义。

然而，本研究也存在一定的局限性。首先，本研究样本量较小，其结果只是对UA症状改善病例用药规律的一次探索，某些临床常用的药对如黄芪与丹参，并未成为本次研究筛选出的常用药物配伍，还有待大样本研究的验证。其次，本研究只挖掘分析了UA治疗有效病例的处方用药规律，虽然有效处方常来源于治疗有效的病例，但治疗有效病例使用的处方不一定就是有效处方，因此，研究结果可能存在一定的偏倚，可作为未来进一步深入研究的参考，应用时需结合临床与既往研究结果综合考虑。此外，本研究评价有效仅以症状为标准，缺乏客观检查指标和长期随访终点事件的评价，未来研究需进一步完善。

值得一提的是，本研究采用的复杂网络分析方法虽然有助于发现中医学的复杂用药规律，但是在分析研究结果时需结合临床实际情况考虑。例如，对胸痛症状改善的病例，复杂网络分析结果提示甘草是核心药物，对此结果需慎重。甘草常作为调和药，故在配伍网络中出现频度较高，但对胸痛症状不是有针对性的药物；然而对于心悸症状，炙甘草汤是治疗“脉结代、心动悸”的名方，临床应用广泛，因此甘草在心悸症状改善病例中应是核心药物。

随着结合医学的发展，中医药治疗UA受到越来越多的关注。中医药在心血管病防治尤其是支架术后再狭窄、老年心血管病、症状改善等方面具有一定的优势[21-23]，并显示出良好的前景。然而，中医辨证论治、复杂干预的特点使其处方用药规律的发现与总结存在困难。面对处方配伍规律和核心药物组成的分析问题，将中药处方构建成以药物为节点、以配伍联系为边的中药网络，运用复杂网络分析方法帮助我们发现有效处方和总结用药规律，可以更好地指导临床治疗，值得深入研究与推广。

参考文献

[1] 陈灏珠. 实用内科学[M]. 第11版. 北京: 人民卫生出版社, 2001: 10.

[2] Luo J, Shang QH, Han M, et al. Traditional Chinese medicine injection for angina pectoris: an overview of systematic reviews[J]. Am J Chin Med, 2014, 42(1): 37-59.

[3] Mark Newman. Networks: An Introduction(1 edition)[M]. USA: Oxford University Press, 2010.

[4] Barabási AL, Gulbahce N, Loscalzo J. Network medicine: a network-based approach to human disease[J]. Nature Reviews Genetics, 2011, 12(1): 56-68.

[5] 周雪忠, 刘保延, 王映辉, 等. 复方药物配伍的复杂网络方法研究[J]. 中国中医药信息, 2008, 15(11): 98-100.

[6] 张润顺, 周雪忠, 姚乃礼, 等. 科学技术(中医药现代化), 2010, 12(6): 882-887.

[7] 高铸烨, 张京春, 徐浩, 等. 用复杂网络挖掘分析冠心病证候-治法-中药关系[J]. 中西医结合学报, 2010, 8(3): 238-243.

[8] 李昕, 王天芳, 薛晓琳, 等. 运用复杂网络分析中医药治疗肝炎肝硬化的用药规律[J]. 中 基于复杂网络分析的肝脾不调证的配伍特点研究[J]. 世界华中医药杂志(原中国医药学报), 2013, 28(5): 1495-1499.

[9] Anderson JL, Adams CD, Antman EM, et al. 2011 ACCF/AHA Focused Update Incorporated Into the ACC/AHA 2007 Guidelines for the Management of Patients With Unstable Angina/Non-ST-Elevation Myocardial Infarction: a report of the American College of Cardiology Foundation/American Heart Association Task Force on Practice Guidelines[J]. Circulation, 2011, 123(18): e426-579.

[10] 中华医学会心血管病分会, 中华心血管病杂志编辑委员会. 非ST段抬高急性冠状动脉综合征诊断和治疗指南[J]. 中华心血管病杂志, 2012, 40(5): 353-367.

[11] 中国中西医结合学会心血管病学会. 冠心病中医辨证标准[J]. 中国中西医结合杂志, 1991, 11(5): 257.
[12] 中国中西医结合研究会活血化瘀专业委员会. 血瘀证诊断标准[J]. 中西医结合杂志, 1987, 7(3): 129.
[13] 刘保延, 周雪忠, 李平, 等. 个体诊疗临床科研信息一体化平台[J]. 中国数字医学, 2007, 2(6): 31-36.
[14] 季绍良, 成肇智主编. 中医诊断学[M]. 第1版. 北京: 人民卫生出版社, 2002.
[15] 姚乃礼主编. 中医证候鉴别诊断学[M]. 第2版. 北京: 人民卫生出版社, 2002.
[16] 郑筱萸主编. 中药新药临床研究指导原则(试行)[M]. 北京: 中国医药科技出版, 2002: 68-73.
[17] Zhou X, Chen S, Liu B, et al. Development of traditional Chinese medicine clinical data warehouse for medical knowledge discovery and decision support[J]. ArtifIntell Med, 2010, 48(2-3): 139-152.
[18] Serrano MA, Boguñá M, Vespignani A. Extracting the multiscale backbone of complex weighted networks[J]. Proc Natl Acad Sci USA, 2009, 106(16): 6483-6488.
[19] 王映辉, 周雪忠, 张润顺, 等. 利用复杂网络与点式互信息法分析挖掘名老中医用药经验研究[J]. 中国数字医学, 2011, 6(4): 76-80.
[20] 李欧, 徐浩, 高铸烨. 1072例冠心病住院患者中医证候分布特点的多中心横断面研究[J]. 中西医结合心脑血管病杂志, 2011, 9(4): 385-386.
[21] Chen KJ, Shi DZ, Xu H, et al. XS0601 reduces the incidence of restenosis: a prospective study of 335 patients undergoing percutaneous coronary intervention in China[J]. Chin Med J(Engl), 2006, 119(1): 6-13.
[22] Jia YL, Huang F, Zhang S, et al. Is danshen(Salvia miltiorrhiza)dripping pill more effective than isosorbide dinitrate in treating angina pectoris? A systematic review of randomized controlled trials[J]. Int J Cardiol, 2012, 157(3): 330-340.
[23] Luo J, Xu H, Chen KJ. Potential benefits of Chinese herbal medicine for elderly patients with cardiovascular diseases[J]. Journal of Geriatric Cardiology, 2013, 10(4): 305-309.

原载：罗静，徐浩，周雪忠，陈可冀，高蕊．基于复杂网络的不稳定型心绞痛中药配伍应用规律研究 [J]. 中国中西医结合杂志，2014, 34(12): 1420-1424.

宽胸气雾剂缓解冠心病心绞痛的多中心随机对照临床研究

李立志　董国菊　葛长江　周京敏　黄　力　何　燕　王　峻　任爱华　黄兆铨
祝光礼　陆　曙　熊尚全　冼绍祥　朱志军　史大卓　吕树铮　陈可冀

硝酸甘油类制剂为目前缓解冠心病心绞痛发作的主要药物，得到冠心病心绞痛国内外临床指南的一致推荐[1,2]，但临床使用中仍存在耐药性、副反应等问题[3,4]。目前国内缓解冠心病心绞痛发作多选用硝酸甘油片和中药滴丸制剂为主，前者由于扩血管作用较强，部分患者不能耐受；而后者相对起效较慢，常需要反复多次服药。中药气雾剂具有起效快、携带使用方便、毒副反应小的特点，是治疗心血管疾病急症的优先选择。但遗憾的是近年来中医药气雾剂的临床应用一直没有得到应有重视[5]。二十世纪七八十年代，中国中医科学院名老中医郭士魁教授和陈可冀院士曾进行依据传统"芳香温通"理论组方的宽胸气雾剂缓解冠心病心绞痛的临床研究，证明宽胸气雾剂缓解冠心病心绞痛疗效与当时国产硝酸甘油片相当[6-8]，并获卫生部甲级成果奖（1978年）。随着冠脉造影、冠脉CT、核素心肌显像等诊断技术的发展，冠心病临床诊断标准逐渐客观化[9]，此外，国产硝酸甘油片的工艺技术[10]及宽胸气雾剂的原材料标准及制药工艺[11,12]均较以往有了大规模改进。因此有必要按照现代循证医学的研究方法对宽胸气雾剂的临床疗效进行更加科学规范的再评价。本研究即采用多中心、随机对照方法，选择国产硝酸甘油片作为对照，进一步评价宽胸气雾剂缓解冠心病心绞痛的速效性和安全性，为临床应用提供可靠循证医学临床试验依据。

资料与方法

1 诊断标准

1.1 西医诊断标准

稳定性心绞痛和不稳定性心绞痛诊断标准参考中华医学会心血管病学分会、中华心血管病杂志编辑委员会2007发布的《慢性稳定性心绞痛诊断与治疗指南》和《不稳定性心绞痛和急性非ST段抬高心肌梗死诊断与治疗指南》[2]。

1.2 中医辨证标准

参照国家《中药新药临床研究指导原则》[13]的中医证候临床研究指导原则。

2 纳入标准

①符合冠心病心绞痛西医诊断标准及中医证候诊断标准；②年龄30～75岁；③自愿签署知情同意书；④纳入前1周内心绞痛发作频率≥3次。

3 排除标准

①妊娠或哺乳期妇女；②硝酸酯类药物禁用及慎用者；③认知障碍，无法配合者；④肝、肾功能严重

损害及精神异常者；⑤重度心肺功能不全、恶性心律失常患者；⑥同时参加其他临床试验者。

4 剔除标准

①纳入后 1 周内未发生心绞痛者；②未用药或无任何检测记录者。

5 样本量估算

按照统计学非劣效试验计算样本量，与阳性药按 1 ∶ 1 比例安排病例数。根据公式

$$n=\frac{\left[\mu_{1-\frac{\alpha}{2}}\sqrt{2\overline{P}(1-\overline{P})}+\mu_{1-\beta}\sqrt{P_r(1-P_r)+P_c(1-P_c)}\right]^2}{[\Delta-(P_r-P_c)]^2}$$

[式中：n 表示每组样本量，r 表示试验组，c 表示对照组，P 为定性指标疗效；$\overline{P}=\frac{(P_r+P_c)}{2}$；(Δ 临床非劣效界值；$\mu$为标准正态分布的分位数]，假定，α=0.025（单侧），β=0.20，非劣效标准定为 8%。按照硝酸甘油片 5 min 缓解心绞痛的有效率为 85% [14]，宽胸气雾剂 5 min 缓解率为 85%，假定脱落（包括剔除）率在 20%，两组病例数需 752 例。为方便区组随机号分配，本研究最终纳入病例数为 780 例。

6 分组及治疗方法

将 SAS9.2 统计软件生成的 780 个随机号放入密封、不透光的按顺序编号的信封中，随机分配到中国中医科学院西苑医院、首都医科大学附属北京安贞医院、卫生部中日友好医院、复旦大学附属中山医院、上海中医药大学附属龙华医院、浙江中西医结合医院、浙江医院、浙江中医药大学附属第一医院、浙江中医药大学附属广兴医院、南京中医药大学附属无锡市中医院、福建中医药大学附属人民医院、广东中医药大学附属第一医院、解放军第 117 医院共 13 个中心，每中心 60 例。治疗组为宽胸气雾剂组，对照组为国产硝酸甘油片组。2011 年 11 月至 2012 年 12 月，13 个中心就诊的冠心病心绞痛患者符合入选标准，打开信封，给予受试者相应治疗药物。

受试者纳入后，均按照指南 [1,2] 常规治疗。心绞痛发作时，治疗组舌下宽胸气雾剂 3 喷 / 次（宽胸气雾剂组成：檀香油、荜茇油、细辛油、高良姜油、冰片，每喷 0.6 mL，南洋药业有限公司提供，生产批号：Z20063477）；对照组舌下含服硝酸甘油片 1 片（0.5 mg/ 片，北京益民药业有限公司提供，生产批号：H11021022），同时开始计时观察心绞痛的缓解时间。如果给药后 5 min 心绞痛仍不缓解，无论是治疗组还是对照组的受试者，均立即舌下含服硝酸甘油片 1 片，同时报告主治医生，根据指南 [1,2] 进行相关处理。

两组患者均观察 1 周，1 周内任何时间心绞痛发作次数累计达到 2 次，则该受试者结束试验。如果 1 周内只有 1 次心绞痛发作，则观察 1 周结束试验。如果 1 周内无心绞痛发作，则该例受试者予以剔除。

7 心绞痛缓解时间观察及记录

所有受试者皆配备统一规格计时秒表，在入选时予以指导以规范计算心绞痛缓解时间：心绞痛发作时，从用药开始计算心绞痛缓解时间。只有 1 次心绞痛发作者，记录单次心绞痛缓解时间；2 次心绞痛发作者，取 2 次心绞痛缓解时间的平均值。未能及时用秒表记录缓解时间者，则根据陪护人员或受试者本人的评估，让患者在 1、2、3、4、5 min 和 5 min 以上 6 个时间范围内选择心绞痛缓解时间。

8 心电图记录

所有入选受试者（住院或门诊）在受试前记录基础心电图，住院的受试者由主治医师记录心绞痛发作

时和缓解时的常规12导联心电图。所有5 min之内不缓解的住院受试者，必须心电图ST-T变化和心绞痛症状一致，以确认患者确系心肌缺血引起的心绞痛发作，而非其他原因引起的胸闷/胸痛。

9 疗效评价指标

9.1 主要疗效指标

心绞痛缓解疗效：参照国家食品药品监督管理局2011年发布的《中药、天然药物治疗冠心病心绞痛和女性更年期综合征临床研究技术指导原则》进行评价[15]。显效：用药后3 min以内（含3 min）心绞痛消失或基本缓解；有效：用药后3~5 min心绞痛消失或基本缓解；无效：用药后5 min以上心绞痛逐渐缓解或无改善；加重：用药后心绞痛加重。

9.2 次要疗效指标

心电图疗效评价：参照1987年颁布的中西医结合治疗冠心病心绞痛及心律失常座谈会制定的关于冠心病心绞痛及心电图疗效标准[16]进行。显效：心电图恢复至"大致正常"或"正常"心电图；有效：ST段降低，治疗后回升0.05 mV以上，但尚未达到正常水平，在主要导联倒置T波改变变浅（达25%以上），或T波由平坦变直立，房室或室内传到阻滞改善者；无效：心电图与治疗前无改变；加重：治疗后ST段降低加重，或T波由平坦变倒置，以及出现异位心律失常者。

9.3 安全性指标

根据硝酸甘油片不良反应的报道[17,18]，本研究观察的不良反应事件均经主治医师临床判断与用药有关，用药后1 h内出现的头晕、头胀、头痛、心慌、汗出、恶心、呕吐、面红等。

试验前和用药后5、10 min时，观察患者血压、心率变化；试验前和试验后1周时，或第2次心绞痛发作后第2天行血、尿常规及肝、肾功能检查。

10 统计学方法

统计由不参加本研究的第三方——中国中医科学院西苑医院GCP中心承担，采用SAS9.2软件进行统计。计量资料采用*t*检验、秩和检验、χ^2检验、生存分析等方法；计数资料采用校正的χ^2检验、*Fisher*精确检验等；等级资料采用*CMH*法，主要疗效指标采用*Kaplan-Meier*法和*Log-Rank*检验方法，$P < 0.05$为差异有统计学意义。

结　果

1 两组患者一般资料比较（表1）

共纳入780例冠心病心绞痛患者，纳入后未发生心绞痛剔除16例，数据不全（心绞痛缓解时间记录不明确或者无记录）14例，最终完成试验750例，其中试验组376例，治疗组374例。两组性别、年龄、合并病、心绞痛病程、心绞痛类型、心绞痛分级和中医证型分布等比较，差异均无统计学意义（$P > 0.05$），具有可比性。两组入选心绞痛患者均以不稳定性心绞痛为主，病程平均在4年左右，分级以CCS Ⅱ级为主，中医证型以心血瘀阻型和气滞血瘀型为主，两组资料具有可比性（$P > 0.05$）。

表1　两组患者一般资料比较

组别	治疗组（376例）	对照组（374例）
男性（%）	62.43	54.4
年龄（岁）	64.01 ± 9.10	64.13 ± 8.65
合并疾病情况（%）		

续表

组别	治疗组（376 例）	对照组（374 例）
合并高血压	77.31	79.65
合并糖尿病	38.41	34.35
并血脂异常	14.29	19.27
合并脑卒中	11.14	10.36
心绞痛分型（%）		
不稳定性心绞痛	64.29	61.07
稳定性心绞痛	35.71	38.93
心绞痛病程	4.32 ± 5.29	4.15 ± 4.67
心绞痛分级（CCS，%）		
Ⅰ级	13.76	11.2
Ⅱ级	60.05	60.27
Ⅲ级	21.16	24.27
Ⅳ级	5.03	4.27
中医证型分布（%）		
心血瘀阻型	65.17	64.2
气滞血瘀型	29.21	27.63
寒凝血瘀型	5.62	8.17

2 两组心绞痛 3 min 和 5 min 缓解率比较（表 2）

心绞痛 3 min 显效缓解率分别为治疗组 53.72%（202/376），对照组 47.86%（179/374），组间缓解率差值 95%可信区间 [（−1.84%，12.32%），P=0.1477]，组间比较差异无统计学意义（$P > 0.05$）；心绞痛 5 min 内缓解显效率分别为治疗组 94.41%（355/376），对照组 90.64%（339/374），组间缓解率差值 95%可信区间 [（−1.33%，6.85%），P=0.1858]，组间比较差异无统计学意义（$P > 0.05$）。

表 2　两组心绞痛 3 min 和 5 min 缓解率比较 [例（%）]

组别	例数	心绞痛 3 min 内缓解率	心绞痛 5 min 内缓解率
治疗	376	202（53.72）	355（94.41）
对照	374	179（47.86）	339（90.64）

3 两组心电图疗效比较（表 3）

治疗组 189 例有完整心电图，对照组 201 例有完整心电图。治疗组显效率为 29.10%（55/189），有效率 44.97%（85/189），总有效率 74.07%（140/189）；对照组显效率为 29.85%（60/201），有效率 43.28%（87/201），总有效率 73.13%（147/201）。两组心电图总有效率比较，差异无统计学意义（$P > 0.05$）。

表 3　两组心电图疗效比较 [例（%）]

组别	例数	显效	有效	无效	加重	总有效
治疗	89	55（29.10）	85（44.97）	49（25.93）	0	140（74.07）
对照	201	60（29.85）	87（43.28）	54（26.87）	0	147（73.13）

4 两组患者用药安全性分析比较

4.1 两组不良反应发生率比较

治疗组有 35 例受试者发生不良反应，发生率为 9.31%（35/376）；对照组有 84 例发生不良反应，发生率为 22.46%（84/374），组间比较差异有统计学意义（$P<0.01$）。

4.2 两组不良反应项目发生比例发布（表 4）

治疗组共发生不良反应 35 例次，以头晕、恶心 / 呕吐为主；对照组共发生不良反应 140 例次，以头晕、头胀、头痛、心悸为主。

表 4 两组不良反应项目发生比例分布

不良反应项目	治疗组		对照组		总例次数	
	例次	占该组内不良反应发生例次比例（%）	例次	占该组内不良反应发生例次比例（%）	例次	占所有不良反应发生例次比例（%）
头晕	10	28.57	30	21.43	40	22.86
头胀	3	8.57	34	24.29	37	21.14
头痛	3	8.57	27	19.29	30	17.14
心悸	6	17.14	16	11.43	22	12.57
出汗	0	0.00	10	7.14	10	5.71
恶心 / 呕吐	10	28.57	17	12.14	27	15.43
面红	0	0.00	3	2.14	3	1.71
虚弱 / 乏力	1	2.86	2	1.43	3	1.71
其他	2	5.71	1	0.71	3	1.71

4.3 两组患者心绞痛发作前后心率、血压情况比较（表 5）

两组患者无论试验前后组内比较还是组间比较，心率和血压水平差异均无统计学意义（$P>0.05$）。

表 5 两组患者心绞痛发作前后心率与血压比较（$\bar{x}\pm s$）

治疗	376	发作前	71.47±11.06	131.62±17.38	76.08±10.57
		缓解后	71.67±11.36	128.92±13.96	74.67±9.69
对照	374	发作前	70.81±9.67	132.49±16.39	76.85±10.39
		缓解后	72.46±11.26	128.89±14.59	75.40±9.11

4.4 安全性

对两组患者试验前后血常规、肝功能、肾功能和尿常规的异常结果进行了统计描述。其中血常规治疗之前试验组 19 例异常，对照组 20 例异常，治疗后试验组 18 例异常，对照组 21 例异常；尿常规治疗前试验组 9 例异常，对照组 6 例异常，治疗后试验组仍有 9 例异常，对照组 15 例异常；谷丙转氨酶试验前试验组 7 例异常，对照组 7 例异常，治疗后试验组 14 例异常，对照组 9 例异常；血肌酐水平试验前试验组 4 例异常，对照组 6 例异常，治疗后试验组 6 例异常，对照组 6 例异常。异常数据经主治医师判定，无临床意义，与试验用药无关，提示宽胸气雾剂和硝酸甘油片组临床应用安全。

讨 论

早在二十世纪七八十年代，临床研究就证实宽胸气雾剂缓解冠心病心绞痛疗效与硝酸甘油片相当[6-8]。

本研究是在以往研究的基础上，以现代冠心病诊断标准规范入选患者，由全国13家中医、西医及中西医结合三级甲等医院参与完成的前瞻性、多中心、随机对照的临床试验。研究结果显示治疗组患者心绞痛3 min缓解率为53.72%，5 min缓解率为94.41%；对照组患者3 min缓解率47.86%，5 min缓解率90.64%，提示宽胸气雾剂速效缓解冠心病心绞痛的疗效不劣于硝酸甘油片。治疗组心电图改善总有效率74.07%；对照组心电图改善总有效率73.13%，提示宽胸气雾剂在心绞痛缓解过程中心电图疗效改善方面不劣于硝酸甘油片。

宽胸气雾剂速效缓解冠心病心绞痛的效果与其选药精当、组方合理、剂型先进密切相关。宽胸气雾剂组方源自《古今医鉴》中的哭来笑去散，原组成有雄黄、乳香、胡椒、麝香、荜茇、良姜、细辛，是治疗牙龈面部肿痛的良方，从其命名“哭来笑去”可见其具有速效止痛的功效。陈可冀院士及郭士魁老中医在宽胸丸研制基础上，通过改变药物剂型及吸收途径，利用现代药理学和现代制药工艺，在原方基础上，将具有速效止痛的细辛油、檀香油、高良姜油、荜茇油进行提炼加工，辅以冰片，制成宽胸气雾剂[19]。全方以檀香、荜茇之辛运开心窍为君；以细辛、高良姜之行气运血脉为臣，二者均系芳香辛温运气之品，相互配伍，可增强行气、运血脉、化瘀定痛之功效；以冰片为佐使，在方中“治寒反佐辛凉之意，取其辛散”，以运诸药，全方共奏芳香温通药效。其中檀香为名贵中药材，其挥发油以檀香醇为主，不同产地、不同提法都会影响檀香醇的量和药效[10]。宽胸气雾剂所用檀香系印度原产的檀香，所含檀香醇量最多，且缓急止痛药效最佳[20,21]；细辛富含挥发油，其挥发油有强心、扩血管、降血压、抗炎、抗衰老等多种药效[22]；高良姜油渗透性好，吸收快，能迅速达到开窍止痛之功[23]；冰片有开窍醒神，清热止痛之功，是速效缓解心绞痛常用配伍中药[24]。宽胸气雾剂正是在诸药的药理基础上起到迅速吸收，速效缓解冠心病心绞痛的疗效。

本研究结果显示宽胸气雾剂在临床应用的耐受性也优于硝酸甘油片，研究中宽胸气雾剂组共35例受试者发生不良反应35例次；而硝酸甘油片组共84例受试者发生不良反应140例次。值得注意的是，本研究在对照药物的选择上，虽然从剂型选择硝酸甘油气雾剂为好，但考虑到目前临床仍然是以硝酸甘油片为缓解心绞痛的主要用药，故选择硝酸甘油片作为对照组。由于剂型差别及宽胸气雾剂辛香味浓厚，很难进行双盲，这可能是本研究尚存的欠缺之处。

由上可知，本研究不仅为中药气雾剂速效缓解冠心病心绞痛的有效性和安全性提供了现代循证医学证据，也为其临床扩大应用奠定了坚实的基础。

参考文献

[1] 中华医学会心血管病学分会. 慢性稳定性心绞痛诊断与治疗指南[J]. 中华心血管病杂志, 2007, 35(3): 195-206.

[2] 中华医学会心血管病学分会. 不稳定性心绞痛和非ST段抬高心肌梗死诊断与治疗指南[J]. 中华心血管病杂志, 2007, 35(4): 295-304.

[3] 刘丹红, 曾益, 柳秉苍. 硝酸甘油的不良反应[J]. 海峡药学, 2005, 17(6): 180-182.

[4] 张应花, 文小军, 孙爱军, 等. 长期使用硝酸甘油对心血管病预后不良影响及机制研究进展[J]. 中国分子心脏病学杂志, 2009, 9(1): 60-64.

[5] 王宝君, 董国菊, 刘剑刚. 中药气雾剂在心血管疾病中的应用研究[J]. 中国药房, 2013, 24(3): 283-285.

[6] 中医研究院西苑医院心血管病研究组. 宽胸气雾剂对心绞痛急性发作解痛作用的观察[J]. 新医药学杂志, 1973, (10): 14-16.

[7] 中医研究院西苑医院心血管病研究室、药理组. 宽胸气雾剂中止心绞痛发作速效作用的观察[J]. 中西医结合杂志, 1981, 1(1): 9.

[8] Guo SK, Chen KJ, Weng WL, et al. Immediate effect of Kuanxiong Aerosol in the treatment of anginal attacks[J]. Planta Medica, 1983, 47(2): 116.

[9] Meier P, Lansky AJ, Baumbach A. Almanac 2013: acute coronary syndromes[J]. Heart, 2013, 99(20): 1488-1493.

[10] 李洪书, 陈斌. 中国药典中硝酸甘油片有关物质测定方法的探讨[J]. 中国医药工业杂志, 2012, 43(11): 946-948.

[11] 陈志霞, 林励. 不同提取方法对檀香挥发油含量及成分的影响[J]. 广州中医药大学学报, 2001, 18(2): 174-177.

[12] 王潇主编. 已上市吸入气雾剂变更抛射剂研究技术要求. 中国药学年鉴[M]. 上海: 第二军医大学出版社, 2012: 385.

[13] 郑筱萸主编. 中药新药临床研究指导原则[M]. 北京: 中国医药科技出版社, 2002: 69-70.

[14] Kattus AA, Alvaro AB, Zohman LR, et al. Comparison of placebo, nitroglycerin, and isosorbide dinitrate for effectiveness of relief of angina and duration of action[J]. Chest, 1979, 75(1): 17-23.

[15] 中药、天然药物治疗冠心病心绞痛和女性更年期综合征临床研究技术指导原则[J]. 中国医药导刊, 2011, 13(8): 1320.

[16] 中西医结合冠心病心绞痛及心律失常座谈会. 冠心病心绞痛及心电图疗效评定标准[J]. 中国药事, 1987, 1(2): 71-74.

[17] Kos'micki M, Kowalik I, Jedrzejczyk B, et al. Comparative evaluation of the clinical effectiveness and the adverse effects of three different forms of nitrates in high oral doses in patients with stable angina pectoris[J]. Pol Arch Med Wewn, 2002, 107(6): 509-517.

[18] Tfelt-Hansen PC, Tfelt-Hansen J. Nitroglycerin headache and nitroglycerin-induced primary headaches from 1846 and onwards: a historical overview and an up-date[J]. Headache, 2009, 49(3): 445-456.
[19] 刘龙涛, 陈可冀. 芳香温通方药在冠心病心绞痛防治中的古今应用[J]. 中国中西医结合杂志, 2013, 33(8): 1013-1017.
[20] 钟名诚, 李琦. 檀香的鉴别方法研究[J]. 传统医药, 2008, 17(8): 56.
[21] 刘志刚, 颜仁梁, 罗佳波, 等. 檀香挥发油成分的GC-MS分析[J]. 中药材, 2003, 26(8): 561-562.
[22] 程黎晖. 细辛的鉴别及药理作用[J]. 海峡药学, 2008, 20(5): 68-70.
[23] 沈琦, 李文姬, 徐莲英. 高良姜等中药对5-氟脲嘧啶的促渗作用[J]. 中药材, 2000, 23(11): 697-699.
[24] 李建民, 胡世霞, 李华擎. 中药冰片的商品种类及其历史源流[J]. 中国现代中药, 2013, 15(6): 531-534.

原载：李立志，董国菊，葛长江，周京敏，黄力，何燕，王峻，任爱华，黄兆铨，祝光礼，陆曙，熊尚全，冼绍祥，朱志军，史大卓，吕树铮，陈可冀．宽胸气雾剂缓解冠心病心绞痛的多中心随机对照临床研究 [J]. 中国中西医结合杂志，2014, 34(4): 396-401.

介入术后冠心病中医证候诊断标准的评价

郗瑞席　陈可冀　史大卓　李立志

冠心病中医证候诊断标准有多个行业标准和国家标准，并且量化诊断的研究不断深入[1,2]。但对于介入术后冠心病主要证候变化，其诊断标准尚未见报道。笔者根据临床研究结果、中医专家咨询问卷“德尔菲法”和讨论结果，并参考既往标准，制定了介入术后冠心病主要中医证候诊断标准。针对这些证候诊断标准的真实性、可靠性和临床应用价值，本研究对 1 050 例介入术后冠心病患者进行诊断试验研究。

资料与方法

1 冠心病诊断标准

参考 WHO 缺血性心脏病的有关标准[3]。

2 纳入标准及排除标准

2.1 纳入标准

①介入术后的冠心病患者；②四诊资料完整。

2.2 排除标准

①四诊资料缺项；②负责诊断的医师级别低于副高级职称。

3 研究资料

收集 2011 年 10 月—2012 年 10 月期间中国中医科学院西苑医院、新疆维吾尔自治区中医药研究院、广东省中医院、上海中医药大学附属岳阳中西医结合医院等 23 家医院共 1 050 例介入术后冠心病患者。

4 研究方法

诊断试验的真实性和临床应用价值评价分为 2 组进行，即诊断标准组和试验标准组。诊断标准组由 2 名专家根据金标准进行辨证诊断；试验标准组由甲乙 2 名医生根据前期制定的介入术后冠心病证候诊断标准进行辨证诊断。诊断试验的可靠性通过对甲乙 2 名医生的诊断结果进行判定。

4.1 诊断标准

诊断标准组由 2 名心血管科副高级职称以上专家进行辨证，不一致时协商解决。中医病证诊断参照 1997 年国家中医药管理局制定的《中医病证诊断疗效标准》[4] 中有关胸痹心痛（冠心病心绞痛）的诊断标准。综合《中药新药临床研究指导原则（试行）》[5] 及各版中医学教材对胸痹（心痛）辨证的相关论述进行辨证。

4.2 试验标准

试验标准组由2名心血管专科主治以下西医执业医师进行辨证，意见不一致时协商解决。根据既往临床研究数据[6-8]，冠心病血瘀证诊断标准的研究[9]，以及专家咨询问卷制定的介入术后冠心病主要证候辨证标准[10]，参考既往标准[11-13]，进行专家讨论，制定介入术后冠心病主要证候的试验标准，见表1。

表1　介入术后冠心病主要证候辨证标准（试行）

类别	症状	赋分	诊断	心血瘀阻	气虚血瘀	痰瘀互阻	气虚痰瘀互阻
A 血瘀							
A1	固定性胸痛或心前区不适；	4	总分＞3分可诊断血瘀证	总分＞3分可诊断血瘀证	总分＞3分可诊断血瘀证	总分＞3分可诊断血瘀证	总分＞3分可诊断血瘀证
A2	舌暗或有瘀斑、瘀点；	4					
A3	口唇紫暗或有瘀斑瘀点；	3					
A4	舌下静脉迂曲或怒张或色紫暗	2					
B 气虚							
B1	症状动则加重；	3	总分＞5分可诊断气虚证	总分≤5分	总分＞5分	总分≤7分	总分＞7分
B2	乏力；	2					
B3	气短；	2					
B4	舌淡。	1					
C 痰浊							
C1	肢体沉重；	3	具备C2或总分＞5分可诊断痰浊证	总分≤5分	总分≤5分	具备C2或总分＞6分	具备C2或总分＞5分
C2	有痰涎；	3					
C3	舌体胖大，有齿痕；	3					
C4	苔厚腻（白腻或黄腻）；	3					
C5	口中黏腻。	2					

4.3 中医症状体征定义

根据《中医药常用名词术语辞典》[14]，对主要症状、体征进行定义如下。

乏力：症状。自觉神疲、软弱无力。

舌下静脉迂曲、怒张或紫暗：舌下络脉为舌系带两侧的青紫脉络。是两条纵行的管径小于2.7 mm，长度不超过舌下肉阜至舌尖的五分之三。正常情况下，脉络不粗，也无分枝和瘀点。舌下络脉曲张或紫黑、绛紫或有紫珠子状大小不等的结节改变。

4.4 评价方法

4.4.1 真实性评价

根据辨证结果，计算试验标准的灵敏度（TP/TP+FN）、特异度（TN/FP+TN）、误诊率（FP/FP+TN）、漏诊率（FN/TP+FN）、阳性似然比 $\left[\dfrac{TP/(TP+FN)}{FP/(FP+TN)}\right]$ 和准确度［（TP+TN）/（TP+FN+FP+TN）］[15]，并采用SPSS 17.0绘制ROC曲线，曲线下面积反映试验标准的准确性。见表2。

表2　诊断试验真实性评价指标

		诊断标准		合计
		阳性	阴性	
试验标准	阳性	真阳性数（TP）	假阳性数（FP）	总阳性数
	阴性	假阴性数（FN）	真阴性数（TN）	总阴性数
合计		阳性数	总阴性数	

4.4.2 可靠性评价

由两名医生两名心血管专科主治以下西医执业医师分别进行辨证，根据辨证结果，计算观察符合率和 *Kappa* 值。观察符合率 =（A+D）/N × 100%，*Kappa* 值为：观察符合率（P_0）=（A+D）/N × 100%，机遇符合率（P_c）=（$R_1C_1/N+R_2C_2/N$）/N × 100%，*Kappa* 值 =（P_0-P_c）/（1-P_c）。见表 3。

表 3　诊断试验可靠性评价指标

甲医生	乙医生		合计
	阳性	阴性	
阳性	A	B	R1
阴性	C	D	R2
合计	C1	C2	N

4.4.3 临床应用价值评价

根据辨证结果，计算阳性预测值 =TP/（TP+FP）× 100%，阴性预测值 =TN/（TN+FN）× 100%。

4.5 样本量的计算

根据诊断试验样本量计算公式[15]，$n=u\alpha^2 \times p \times (1-p)/\delta^2$，一般取 α=0.05，δ=0.08，估计灵敏度为 80%，计算所得 TP+FN ≈ 96。则本试验标准至少需要 TP+FN 不少于 96 例。

结　果

1 介入术后冠心病血瘀证试验标准的评价

1.1 真实性和临床应用价值评价

1 050 例患者中，依据诊断标准，780 例诊断为血瘀证，270 例诊断为非血瘀证。依据试验标准，760 例诊断为血瘀证，290 例诊断为非血瘀证。介入术后冠心病血瘀证试验标准灵敏度 95.26%，特异度 93.70%，误诊率 6.30%，漏诊率 4.74%，阳性似然比 15.13，准确度 94.86%，ROC 曲线下面积为 0.924。阳性预测值 97.76%，阴性预测值 87.24%。见表 4 和图 1。

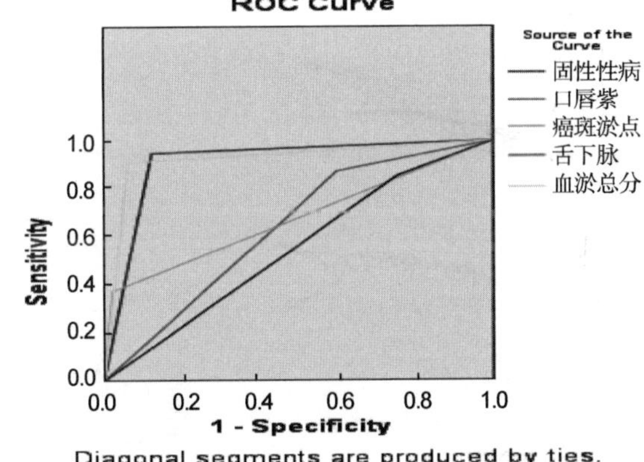

图1　介入术后冠心病血瘀证试验标准ROC曲线

1.2 可靠性评价

根据介入术后冠心病血瘀证试验标准，甲医生诊断，756 例为血瘀证，294 例为非血瘀证；乙医生诊断，759 例为血瘀证，291 例为非血瘀证。观察符合率 98.76%，*Kappa* 值 0.969。见表 5。

2 介入术后冠心病气虚证试验标准的评价

2.1 真实性和临床应用价值评价

1 050 例患者中，依据诊断标准，642 例诊断为气虚证，408 例诊断为非气虚证。依据试验标准，638 例诊断为气虚证，412 例诊断为非气虚证。介入术后冠心病气虚证试验标准灵敏度 96.42%，特异度 95.34%，误诊率 4.66%，漏诊率 3.58%，阳性似然比 20.70，准确度 96%，ROC 曲线下面积为 0.957。阳性预测值 97.02%，阴性预测值 94.42%。见表 4 和图 2。

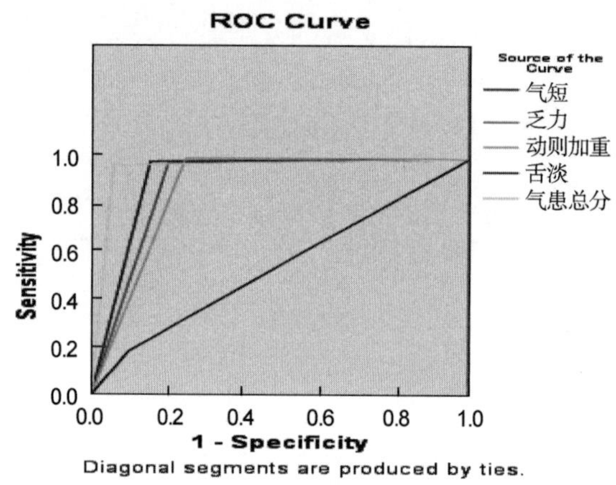

图2　介入术后冠心病气虚证试验标准ROC曲线

2.2 可靠性评价

根据介入术后冠心病气虚证试验标准，甲医生诊断，638 例为气虚证，412 例为非气虚证；乙医生诊断，639 例为气虚证，411 例为非气虚证。观察符合率 99.52%，*Kappa* 值 0.990。见表 5。

3 介入术后冠心病痰浊证试验标准的评价

3.1 真实性和临床应用价值评价

1050 例患者中，依据诊断标准，288 例诊断为痰浊证，762 例诊断为非痰浊证。依据试验标准，281 例诊断为痰浊证，769 例诊断为非痰浊证。介入术后冠心病痰浊证试验标准灵敏度 88.19%，特异度 96.46%，误诊率 3.54%，漏诊率 11.81%，阳性似然比 24.89，准确度 94.19%，ROC 曲线下面积为 0.923。阳性预测值 90.39%，阴性预测值 95.58%。见表 4 和图 3。

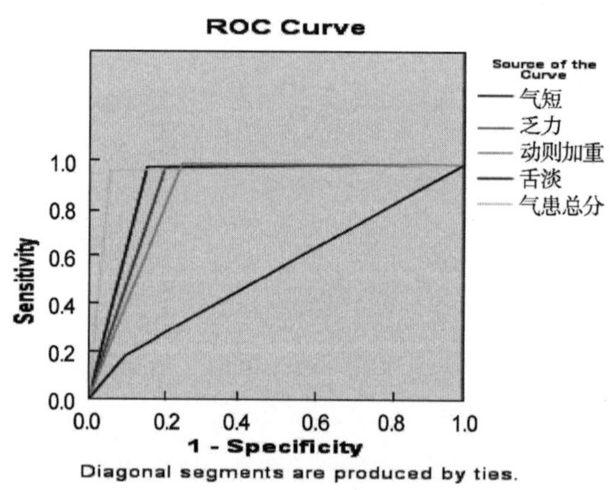

图3　介入术后冠心病痰浊证试验标准ROC曲线

3.2 可靠性评价

根据介入术后冠心病痰浊证试验标准，甲医生诊断，278 例为痰浊证，772 例为非痰浊证；乙医生诊断，283 例为痰浊证，767 例为非痰浊证。观察符合率 96.67%，*Kappa* 值 0.915。见表 5。

4 介入术后冠心病心血瘀阻证试验标准的评价

4.1 真实性和临床应用价值评价

1050 例患者中，依据诊断标准，235 例诊断为心血瘀阻证，815 例诊断为非心血瘀阻证。依据试验标准，224 例诊断为心血瘀阻证，826 例诊断为非心血瘀阻证。介入术后冠心病心血瘀阻证试验标准灵敏度 91.06%，特异度 98.77%，误诊率 1.23%，漏诊率 8.94%，阳性似然比 74.22，准确度 97.05%，ROC 曲线下面积为 0.950。阳性预测值 95.54%，阴性预测值 97.46%。见表 4 和图 4。

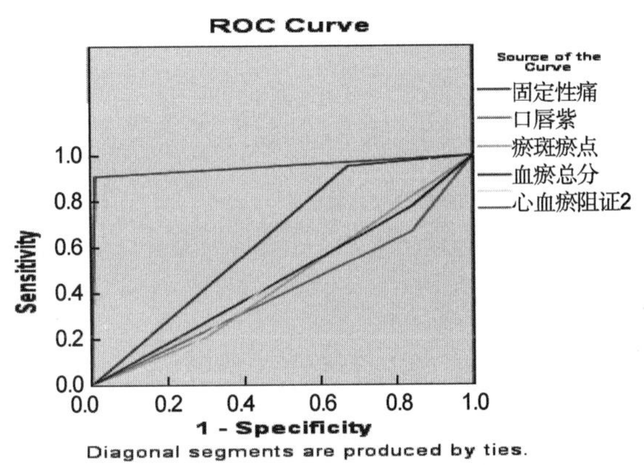

图4　介入术后冠心病心血瘀阻证试验标准ROC曲线

4.2 可靠性评价

根据介入术后冠心病心血瘀阻证试验标准，甲医生诊断，225 例为心血瘀阻证，825 例为非心血瘀阻证；乙医生诊断，221 例为心血瘀阻证，829 例为非心血瘀阻证。观察符合率 98.67%，*Kappa* 值 0.960。见表 5。

5 介入术后冠心病气虚血瘀证试验标准的评价

5.1 真实性和临床应用价值评价

1050 例患者中，依据诊断标准，377 例诊断为气虚血瘀证，673 例诊断为非气虚血瘀证。依据试验标准，393 例诊断为气虚血瘀证，657 例诊断为非气虚血瘀证。介入术后冠心病气虚血瘀证试验标准灵敏度 98.41%，特异度 96.73%，误诊率 3.27%，漏诊率 1.59%，阳性似然比 30.10，准确度 97.33%，ROC 曲线下面积为 0.976。阳性预测值 94.40%，阴性预测值 99.09%。见表 4 和图 5。

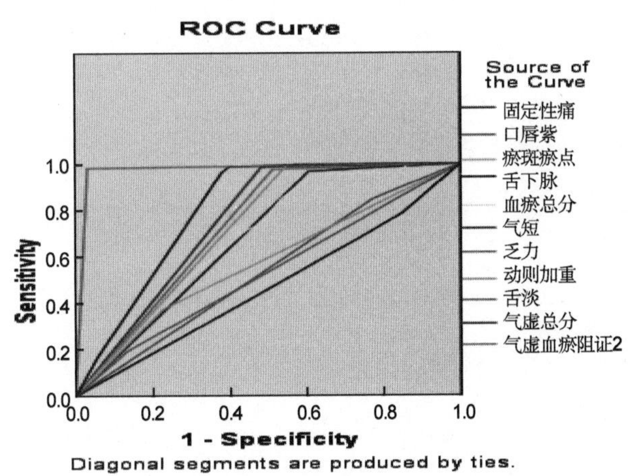

图5　介入术后冠心病气虚血瘀证试验标准ROC曲线

5.2 可靠性评价

根据介入术后冠心病气虚血瘀证试验标准，甲医生诊断，392 例为气虚血瘀证，658 例为非气虚血瘀证；乙医生诊断，394 例为气虚血瘀证，656 例为非气虚血瘀证。观察符合率 98.86%，*Kappa* 值 0.976。见表 5。

6 介入术后冠心病痰瘀互阻证试验标准的评价

6.1 真实性和临床应用价值评价

1050 例患者中，依据诊断标准，135 例诊断为痰瘀互阻证，915 例诊断为非痰瘀互阻证。依据试验标准，176 例诊断为痰瘀互阻证，874 例诊断为非痰瘀互阻证。介入术后冠心病痰瘀互阻证试验标准灵敏度 94.81%，特异度 94.75%，误诊率 5.25%，漏诊率 5.19%，阳性似然比 18.07，准确度 94.76%，ROC 曲线下面积为 0.948。阳性预测值 72.73%，阴性预测值 99.20%。见表 4 和图 6。

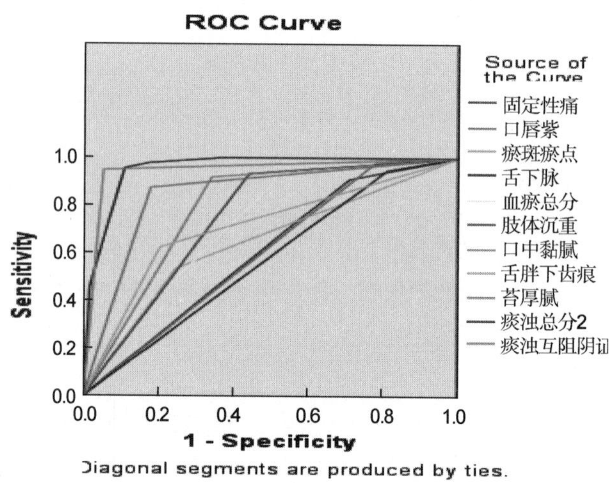

图6　介入术后冠心病痰瘀互阻证试验标准ROC曲线

6.2 可靠性评价

根据介入术后冠心病痰瘀互阻证试验标准，甲医生诊断，178 例为痰瘀互阻证，872 例为非痰瘀互阻证；乙医生诊断，174 例为痰瘀互阻证，876 例为非痰瘀互阻证。观察符合率 97.71%，*Kappa* 值 0.918。见表 5。

表 4　介入术后冠心病各证候诊断试验的真实性和临床应用价值评价结果

试验标准		诊断标准		灵敏度（%）	特异度（%）	误诊率（%）	漏诊率（%）	阳性似然比	准确度（%）	阳性预测值（%）	阴性预测值（%）
		阳性	阴性								
血瘀证	阳性	743	17	95.26	93.70	6.30	4.74	15.13	94.86	97.76	87.24
	阴性	37	253								
气虚证	阳性	619	19	96.42	95.34	4.66	3.58	20.70	96.00	97.02	94.42
	阴性	23	389								
痰浊证	阳性	254	27	88.19	96.46	3.54	11.81	24.89	94.19	90.39	95.58
	阴性	34	735								
心血瘀阻证	阳性	214	10	91.06	98.77	1.23	8.94	74.22	97.05	95.54	97.46
	阴性	21	805								
气虚血瘀证	阳性	371	22	98.41	96.73	3.27	1.59	30.10	97.33	94.40	99.09
	阴性	6	651								
痰瘀互阻证	阳性	128	48	94.81	94.75	5.25	5.19	18.07	94.76	72.73	99.20
	阴性	7	867								

表 5　介入术后冠心病各证候诊断试验的可靠性评价结果

证型	甲医生	乙医生		观察符合率（%）	Kappa 值
		阳性	阴性		
血瘀证	阳性	751	5	98.76	0.969
	阴性	8	286		
气虚证	阳性	636	2	99.52	0.990
	阴性	3	409		
痰浊证	阳性	263	15	96.67	0.915
	阴性	20	752		
心血瘀阻证	阳性	216	9	98.67	0.960
	阴性	5	820		
气虚血瘀证	阳性	387	5	98.86	0.976
	阴性	7	651		
痰瘀互阻证	阳性	164	14	97.71	0.918
	阴性	10	862		

讨　论

目前几种国家标准和行业标准，多建立在专家座谈会讨论结果基础上，量化不够。近年来，血瘀证、气虚证的量化诊断标准引起重视。但不同疾病之间的证候特征不同，陈可冀院士认为，西医疾病与中医辨证相结合的“现代病证结合”治疗观，是“对中医药学的发展，体现了诊断上的原始创新”[16-18]。冠心病血瘀证等标准采用专家咨询“德尔菲”法筛选症状，应用计算机统计方法对指标进行量化建立量化诊断标准[9]。该方法结合专家经验的主观性和计算机统计的客观性，得到广泛的应用。介入术后冠心病主要中医证候发生变化，气虚所占比例较术前增加[19]，但目前尚未见该诊断标准的报道。本研究采用主观经验与客观实际相结合的方法，在国内首次建立介入术后冠心病主要证候辨证标准，并在 1 050 例介入术后冠心病患者中进行诊断试验的评价，证实其真实性和可靠性较高。

传统中医有“但见一症便是，不必悉具”(张仲景《伤寒论》) 一说，非独小柴胡汤证诊断如此，血瘀证、气虚证等证候诊断亦有类似状态，关键是核心症状的确定。“一症”即核心症状，能反映病机本质。如血瘀证中瘀斑或瘀点的出现，即可作为核心症状中的“一症”诊断血瘀证。本研究亦旨在各个证候中筛选核心症状，以准确、直接而简便的诊断该证候。结果表明，试验标准的真实性和可靠性均较好，说明该标准可行性较强。

灵敏度是评价试验标准发现患者的能力，值越大越好。特异度反映鉴别未患病者的能力，值越大越好。准确度反映正确诊断患者与非患者的能力。阳性似然比是反应灵敏度和特异度的复合指标，从而全面反映诊断试验的全貌。临床实践中，阳性似然比＞10 基本可确定诊断。ROC 曲线下的面积反映了试验标准的准确性，其范围在 0.5~1 之间，面积在 0.7~0.9 之间说明有一定的准确性，面积＞0.9 说明有较高的准确性。本研究中试验标准的灵敏度、特异度、准确度、ROC 曲线下面积绝大部分均在 0.9 以上，阳性似然比均＞10，说明该标准的真实性较高。预测值是判断标准临床应用价值的指标，反映应用新诊断实验的检测结果来估计受试者患病或不患病可能性大小的指标。阳性预测值和阴性预测值越高说明越符合临床实际。从研究结果看，本研究的试验标准临床应用价值较高。仅痰瘀互阻证的阳性预测值低于 90%，尚待气虚痰瘀互阻证标准的进一步评价后修订。

观察符合率和 *Kappa* 值是评价试验标准可靠性的指标，其中前者称为观察者间观察符合率，后者称为观察者内观察符合率。Fleiss JL[20] 对 *Kappa* 值进行三级划分后认为 0.75~1.00 为符合很好。本研究中各个试验标准可靠性的检验均在此范围，表明本研究试验标准的可靠性较好。

该研究针对介入术后冠心病主要中医证候诊断标准进行评价，由于气虚血瘀痰阻的患者例数仅为 60

余例，根据样本量计算结果，少于样本例数，因此未做出评价。与行业标准和国家标准相比，本标准未进行脏腑定位，即气虚中未进一步进行脏腑辨证是心气虚还是脾气虚等，但由于本标准为介入术后冠心病主要中医证候标准，根据“营气，血脉中之气也。”(《灵枢悬解・营气三十四》）的理论，无论是肺气虚还是脾气虚，最终导致“心主血脉”之心气虚，临床治疗以益气养营、补脉中之气即可。无论何脏何腑虚实，皆需注重血脉调和，因此本标准更注重宏观性指导。

参考文献

[1] 王阶, 姚魁武, 衷敬柏, 等. 基于临床流行病学的血瘀证量化计分表研究[J]. 中医杂志, 2008, 49(3): 270-272.

[2] 贾振华, 李叶双, 吴以岭, 等. 基于熵的复杂系统分划方法在冠心病心绞痛中医证候量化诊断标准研究中的应用[J]. 中国中西医结合杂志, 2007, 27(9): 804-806.

[3] 陈灏珠主编. 内科学(第3版)[M]. 北京: 人民卫生出版社, 1995：263-264.

[4] 中医病证诊断疗效标准[S]. 中华人民共和国行业标准, 1995: 18-19.

[5] 郑筱萸. 中药新药临床研究指导原则(试行)[M]. 北京: 中国医药科技出版社, 2009: 41.

[6] 颜芳, 张敏州, 郭力恒, 等. 冠状动脉介入特征与冠心病中医证型变化规律的相关性研究[J]. 中国现代医学杂志, 2011, 21(2): 309-315.

[7] 陈伯钧, 潘宗奇, 苏学旭, 等. 冠心病介入治疗前后中医证型变化的研究[J]. 中国中西医结合杂志, 2007, 27(8): 689-691.

[8] 李世林, 程伟, 王鹏. 冠心病药物洗脱支架植入患者介入前后中医证型变化的研究[J]. 中西医结合心脑血管病杂志, 2010, 8(2): 151-152.

[9] 付长庚, 高铸烨, 王培利, 等. 冠心病血瘀证诊断标准研究[J]. 中国中西医结合杂志, 2012, 32(9): 1285-1286.

[10] 郗瑞席, 董国菊, 李立志, 等. 血管重建术后冠心病相关证型辨证标准的研究[J]. 中西医结合心脑血管病杂志, 2012, 10(3): 258-261.

[11] 全国冠心病辨证论治研究座谈会. 冠心病(心绞痛、心肌梗死)中医辨证试行标准[J]. 中医杂志, 1980, 8: 46.

[12] 中国中西医结合学会心血管学会. 冠心病中医辨证标准[J]. 中西医结合杂志, 1991, 11(5): 257.

[13] 沈自尹, 王文健. 中医虚证辨证参考标准[J]. 临床荟萃, 1987, 4: 189.

[14] 李振吉. 中医药常用名词术语辞典[M]. 北京: 中国中医药出版社, 2001: 71, 135.

[15] 李立明, 王家良. 临床流行病学[M]. 北京: 人民卫生出版社, 2011: 85-88.

[16] 陈可冀, 蒋跃绒, 谢元华. 病证结合治疗观的过去与现在[J]. 中国中西医结合杂志, 2011, 31(4): 437-443.

[17] 陈可冀, 宋军. 病证结合的临床研究是中西医结合研究的重要模式[J]. 世界科学技术, 2006, 8(2): 1-4.

[18] 陈可冀. 病证结合治疗观与临床实践[J]. 中国中西医结合杂志, 2011, 31(8): 1016-1017.

[19] 荣杰, 许颖智, 张军平. 冠心病患者介入术前后中医证候演变规律分析[J]. 中医杂志, 2012, 53(23): 2027-2030.

[20] Fleiss JL, Cohen J. The equivalence of weighted kappa and the intraclass correlation coefficient as measures of reliability[J]. Educational and Psychological Measurement, 1973, 33: 613-619.

原载：郗瑞席，陈可冀，史大卓，李立志．介入术后冠心病中医证候诊断标准的评价 [J]. 中国中西医结合杂志，2013, 33(8): 1036-1041.

基于 POMDP 的不稳定心绞痛中西医结合治疗方案优化研究

冯 妍 徐 浩 刘 凯 周雪忠 陈可冀

不稳定心绞痛（unstable angina，UA）是介于劳力性稳定型心绞痛与急性心肌梗死和猝死之间的临床状态[1]。近年来中西医结合 UA 的治疗取得了丰富的经验和显著成果。然而，如何更科学地评价不同临床治疗建议的临床疗效，如何将许多个性化治疗方法转换为有一定标准可循的治疗方案仍是目前的问题。

马尔科夫决策过程模型（Partially Observable Markov Decision Process，POMDP）的治疗方案优化是利用一定的科学计算方法，在诸多治疗方案中找到治疗效果最佳、最经济和最方便的临床治疗方案的过程[2-4]。从大量积累的临床数据中发现和提炼中西医结合临床治疗经验，从而形成一定的经验知识，不仅能够验证中西医结合已有的经验和理论，而且可能发现新的治疗经验。本研究以临床实际中大规模的、无外部对照的观察性临床数据为基础，尝试用数据挖掘方法来寻找和发现优化的治疗方案。

资料与方法

1 诊断标准

UA 诊断标准参照中华医学会心血管分会 2000 年发布的“不稳定性心绞痛诊断和治疗建议”[5]，根据心绞痛发作的性质、特点，结合发作时典型心电图改变、运动平板心电图、Holter、心肌核素扫描、冠脉造影结果及危险因素等综合判断，以提高诊断的准确性。中医辨证标准参照中国中西医结合学会心血管学会冠心病中医辨证标准[6]及《中医内科学》胸痹心痛辩证标准。

2 纳入及排除标准

纳入标准：符合诊断标准；既往有陈旧心梗病史或经冠脉造影证实至少有 1 支冠脉狭窄 ≥ 50%；UA 为西医第一诊断的住院患者；年龄、性别、用药、合并疾病不限；签署知情同意书。排除标准：经检查证实为其他心脏疾病；1 年随访有发生终点事件。终点事件标准：①主要终点指标：心血管死亡、非致命性心肌梗死、血运重建术（包括介入治疗、冠脉搭桥）；②次要终点指标：脑卒中、因 ACS 再住院、心功能不全和其他血栓并发症。

3 一般资料

选择 2009 年 9 月—2011 年 2 月在卫生部中日友好医院（589 例）、中国中医科学院西苑医院（362 例）、中国中医科学院广安门医院（298 例）、中国中医科学院望京医院（97 例）、北京中医药大学附属东直门医院（193 例）、北京市中西医结合医院（121 例）、首都医科大学附属北京中医医院（186 例）、首都医科大学附属北京安贞医院（42 例）、首都医科大学附属北京同仁医院（43 例）、北京大学附属人民医院（41 例）、怀柔区中医医院（138 例）、通州区中医医院（102 例）UA 住院患者，共计有效病例 2212 例。

4 观察指标及方法

按照统一设计数据采集流程进行 UA 患者临床信息的采集、核查、补充、预处理及数据挖掘和分析。利用中医临床个体化诊疗研究数据平台，通过临床信息采集系统，由经过培训考核合格的临床研究人员采集患者的全部住院信息，并输入数据库，再由北京交通大学计算机学院专业人员对数据进行转换、提取、清洗、分析。中医证候按照《中医诊断学》[8] 及《中医证候鉴别诊断学》[9] 进行规范，如将痰浊壅滞证、痰浊壅盛证、痰湿阻滞证统一为痰浊证。将证候分解成基本的证候要素，如气阴两虚证分解成的基本证候要素为气虚、阴虚。如遇到难于分辨和区分的证型，在专家指导下并参考文献讨论解决。电话随访患者入组 1 年后终点事件发生情况。

为了简化数据，挖掘共性规律，把处方核心用药作为分析对象，核心中药及西药处方的提取应用复杂网络的挖掘方法。将 UA 患者的五大主症：胸闷、胸痛、心悸、气短、乏力分为无、轻、中、重四个等级，观察患者在住院期间主症的变化情况，入院后每隔 1—2 天观察一次，每个患者观察 5 次，应用聚类分析的方法统一患者证候。

5 统计学方法

利用 Oracle 9.0 g 工具对人口学资料、一般临床特点、证候及治疗用药数据进行转换、加载，一般资料采用频数统计分析。中西医治疗方案的优化利用北京市科学技术委员会重大项目“中医药防治重大疾病临床规律的挖掘与验证”所构建的数据挖掘平台，由北京交通大学数据挖掘人员利用工具进行 POMDP 挖掘分析。临床最大效益值（average discounted reward，ADR）的水平将用主症改善程度为标准，评价不同治疗方案的临床疗效。

结　果

1 UA 患者证候分布情况

UA 患者 2 212 例中，常见的证候要素依次为血瘀（1 931 例，87.30%）、气虚（1 140 例，51.54%）、痰浊（1 059 例，47.88%）、阴虚（412 例，18.63%）、气滞（148 例，6.69%）、阳虚（65 例，2.94%）、热（60 例，2.71%）、血虚（23 例，1.04%）。

2 中药及西药核心处方（图 1- 图 3，表 1、表 2）

由于模型对患者数量的要求，本研究主要分析冠心病 UA 患气虚、血瘀、痰浊三种证候要素患者的治疗方案情况。选用复杂网络聚类方法筛选这三种证候要素的中医核心处方及中药，节点最密集处为处方中最核心的药物。根据用频率分布图筛选冠心病 UA 的西医核心处方西药。

表 1　中药处方核心用药

证候	中药处方核心用药
气虚	黄芪；党参；太子参；茯苓 + 白术
痰浊	栝蒌；薤白；半夏；陈皮；白术；茯苓
血瘀	丹参；黄芪；当归；桃仁；红花；川芎；赤芍；丹参 + 延胡索；丹参 + 红花

表 2　西药处方核心用药

类型	西药处方核心用药
UA	硝酸酯类（1 543 例，69.78%）；阿司匹林（1 899 例，85.84%）；他汀类（1 728 例，78.12%）；氯吡格雷（1 635 例，73.96%）；血管紧张素转换酶抑制剂（1 480 例，66.92%）；血管紧张素Ⅱ受体阻滞剂（816 例，36.90%）；肝素类（1 055 例，47.70%）；其他抗心绞痛药（612 例，27.65%）；介入治疗（786 例，35.5%）

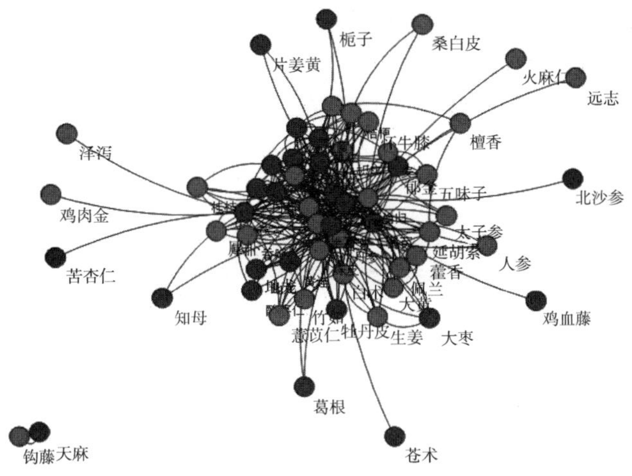

图1 证候要素“气虚”中医处方用药的整体情况

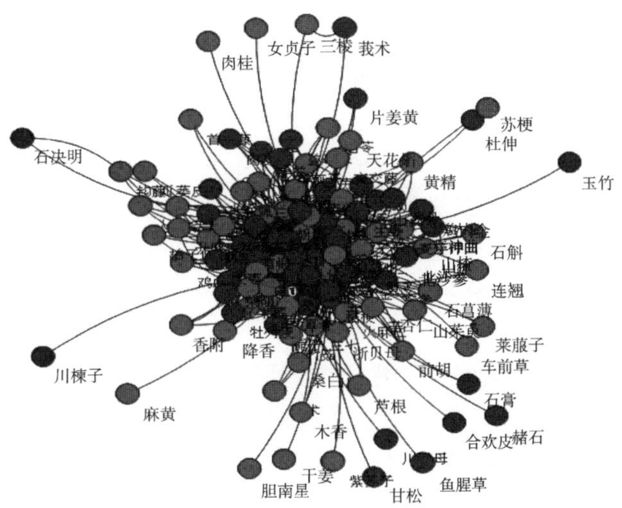

图2 证候要素“血瘀”中医处方用药的整体情况

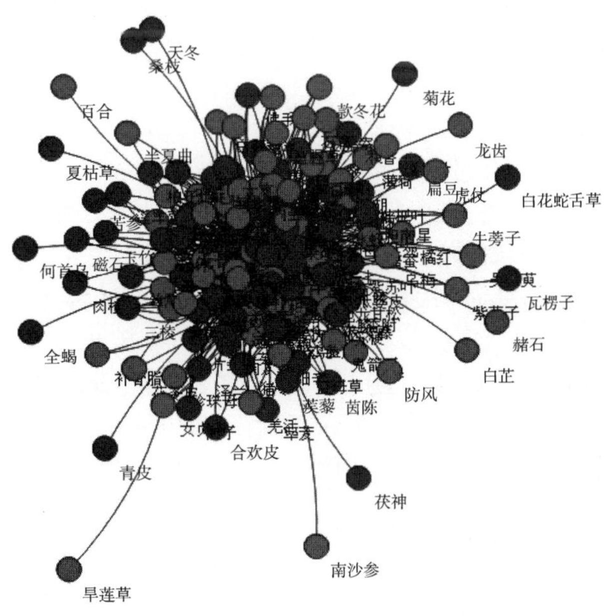

图3 证候要素“痰浊”中医处方用药的整体情况

3 UA 不同证候要素患者核心治疗方案疗效评价及优化（表 3）

应用 POMDP 模型计算不同处方的 ADR，ADR 最大的处方在症状改善和远期疗效方面，可以获得最大效益。分别将冠心病 UA 气虚证、血瘀证、痰浊证患者的推荐治疗方案情况对比。证候要素类型为气虚、血瘀、痰浊患者最佳推荐方案中，共同使用的药物有硝酸酯类、他汀类；西药使用方面，区别在于：气虚患者加用氯吡格雷、肝素类、血管紧张素Ⅱ受体阻滞药，血瘀患者使用阿司匹林、氯吡格雷、肝素类；痰浊患者加用阿司匹林、血管紧张素转换酶抑制药；中药使用方面，区别在于：气虚患者应用黄芪、党参、茯苓、白术，血瘀患者加用当归、红花、桃仁、赤芍，痰浊患者应用栝蒌、薤白、半夏、陈皮。

表 3　UA 不同证候要素最大效益方案结果

证素类型	共同药物	不同西药	不同中药	ADR
气虚	硝酸酯类＋他汀类	氯吡格雷＋肝素类＋血管紧张素Ⅱ受体阻滞剂	黄芪＋党参＋茯苓＋白术	0.85077869
血瘀		阿司匹林＋氯吡格雷＋肝素类	当归＋红花＋桃仁＋赤芍	0.70773000
痰浊		阿司匹林＋血管紧张素转换酶抑制	栝蒌＋薤白＋半夏＋陈皮	0.72509600

讨　论

随着结合医学发展的进步，中西医结合临床治疗方案的优化研究受到越来越多的学者关注。临床方案优化是采用一定的方法，对中医临床方案进行改进，以达到中医临床方案应用目标的过程。目前常用的方法主要有经验方案优化推广和应用数据挖掘的数学模型进行优化两种思路[10]。

经验方案优化推广的目标在于将某些专家或临床医生的经验方案通过现代医学研究的方法如 RCT 等进行研究，证明其可靠性和实用性，为相关领域的治疗方案优化提供参考证据。这种思路从方案优化设计上较为严格，有很高的说服力，并且其研究的优化方案是源自于既定的治疗方案。然后病例采集、病例观察等一系列的临床研究过程所带来的人力和物力的投入都是非常大的，这就增加了研究的成本，使许多临床应用很好的方案很难被发现和研究。此外，伴随着这种思路的较为严谨的研究过程，使研究结果的适用条件收到了严格的限制。在临床实践中，患者的疗效受多种复杂因素的影响，是多种药物或干预手段共同作用的结果，这就使经验方案的外推性受到了一定的限制。

应用数据挖掘的数学模型进行优化目前在临床中已有了多方面的尝试，最为常见的是一种动态规划策略的方法。它的目的在于应用运筹学中的最优化技术，在众多的方案中寻求最佳方案。它的数据来源于真实世界的临床数据，数据的采集是与临床过程平行进行的，只要提前制定一定的数据录入规范，整个数据的获取并不需要大规模的采集过程，时间的主要花费是数据的运算过程，这就大大节约了研究的成本和时间的消耗，便于方案的不断优化。并且，这种动态的优选过程是采用了人机结合的模式，严格的数学运算是与人工的经验评价同时进行的。实际过程中可以结合专家共识和评估，选取计算机给予的多个最优治疗方案中的一个，对应给予最合适的患者。这个过程也可以用于方案的发现，为经验方案的总结提供一个科学合理的运算验证过程，这对未来的研究是非常有意义的。POMDP 模型是在俄国数学家 Markov 提出的马尔科夫过程的基础上改进完成的一种动态决策模型[11]。Hauskrecht M 等[12]将 POMDP 应用于缺血性心脏病治疗计划中，成功地为不少病例进行了决策。Maillart M 等[13]利用此模型对乳腺癌患者进行 X 光检查的频率和治疗方案选择从成本 - 收益的角度做了分析。ZhangJ 等[14]为前列腺穿刺活组织检查的相关决策建立了 POMDP 模型。这些探索都为 POMDP 模型解决医学领域的序列决策问题提供了实践基础。本研究选取该研究策略用于 UA 患者中西结合治疗方案优化研究，是一次方法学上的探索和尝试。

根据 POMDP 模型的建模要求，本研究将模型模拟临证的动态决策过程进行建模，根据 UA 患者症状的缓解程度及远期发生终点事件的情况作为疗效评价的指标进行最优化方案的选择，并同时评估原始治疗方案的核心组方，将其中最优的原始治疗方案提取出来，作为 UA 某一证候要素类型患者制定治疗方案的基本的优化建议，供临床参考。

结果提示，在临证过程中，对于不同证候要素类型的UA患者多应用硝酸酯类药物扩张血管；他汀类药物由于其可减少斑块基质的降解、减轻炎症反应、稳定斑块，并且这种作用不受患者血脂水平的影响，目前研究比较多[15]，临床应用也较广泛。这两种药物在不同证候要素患者的核心处方中均有推荐。另外，在初步优化的方案结果中发现，针对气虚和血瘀证患者均加用了氯吡格雷及肝素类抗凝药物，以加强改善血管狭窄，痰浊和血瘀证患者加用阿司匹林；在使用影响血栓的药物基础上，对气虚、痰浊证患者重点加用了血管紧张素Ⅱ受体阻滞剂或血管紧张素转换酶抑制剂以扩张血管、减轻心脏负荷。然而，在不同证候UA中，西药应用的差异与证候是否有关？其临床意义如何？这些尚有待于进一步深入研究。

中药联合应用的优化核心处方的揭示带给了我们新的思考。基于现有数据，应用POMDP模型方法比较相同证候要素且无远期事件患者处方，发现气虚患者应用黄芪+四君子汤去甘草，血瘀患者应用桃红等药，痰浊患者应用栝蒌薤白半夏汤加减，在临床实践中有更好的疗效。《中医内科学》[7]中“胸痹心痛篇”中心气不足证推荐用保元汤（人参、黄芪、肉桂、甘草、生姜），血脉痹阻证推荐血府逐瘀汤（桃仁、红花、生地、当归、赤芍、柴胡、枳壳、甘草、川芎、牛膝、桔梗），痰浊闭阻证推荐用栝蒌薤白半夏汤加味（栝蒌、薤白、半夏等），我们此次得出的结论基本与此相符，这也说明了POMDP的方法应用于治疗方案优化过程中的可靠性，可以作为初步的优化方案为临床方案建立的参考，并为临床路径提供最基本的核心处方，随着病例数的增多，方案将进一步得到完善。

需要说明的是，本研究使用的这种严格的数学比较方法观察治疗方案的近期和远期疗效，从而发现的初步优化方案，受患者例数、观察指标、随访时间等限制，其推广价值有待应用现代医学的研究方法如病例对照实验做回顾性的归纳比较，或者进行大规模、多中心、大样本RCT临床试验来进一步验证，增加更高的循证医学依据。然而，在临床实际纷繁复杂的数据中，患者的综合疗效受到多种因素的影响，这种方案优化思路在疗效比较、治疗方案筛选中意义还是很大的，为我们提供了一种基于临床实际数据优化临床治疗方案的方法，值得进一步研究。

参考文献

[1] 陈灏珠主编. 实用内科学[M]. 第11版. 北京: 人民卫生出版社, 2001: 10.

[2] Sondik EJ. The Optimal Control of Partially Observable Markov Processes[D]. Stanford: Department of Electrical Engineering, Stanford University, 1971: 1.

[3] Smallwood RD, Sondik EJ. The Optimal Control of Partially Observable Markov Processes over a Finite Horizon[J]. Operations Research, 1973, 21(5): 1071-1088.

[4] Sondik EJ. The Optimal Control of Partially Observable Markov Processes Over The Infinite Horizon: Discounted Costs[J]. Operations Research, 1978, 26(2): 282-304.

[5] 中华医学会心血管病学分会. 不稳定性心绞痛和非ST段抬高心肌梗死诊断与治疗指南[J] 中华心血管病杂志, 2007, 35(4): 295-304.

[6] 中国中西医结合学会心血管病学会. 冠心病中医辨证标准[J]. 中西医结合杂志, 1991, 11(5): 257.

[7] 王永炎主编. 中医内科学[M]. 第6版. 上海: 上海科学技术出版社, 2001: 108-115.

[8] 邓铁涛主编. 中医诊断学(修订版)[M]. 上海: 上海科技出版社, 2007: 94.

[9] 姚乃礼主编. 中医证候鉴别诊断学[M]. 第2版. 北京: 人民卫生出版社, 2002: 19.

[10] 谢雁鸣, 王永炎, 翁维良. 中医临床方案优化的思路与方法探析[J], 世界科学技术: 中医药现代, 2008, 10(1): 22-26.

[11] 安小妹, 凌莉. Markov模型在生命统计中的研究进展[J]. 中国卫生统计, 2007, 24(4): 436-439.

[12] Hauskrecht M, Fraser H. Planning treatment of ischemic heart disease with partially observable markov decision processes[J]. Artif Intell Med, 2000, 18(3): 221–244.

[13] Maillart LM, Ivy JS, Ransom S, et al. Assessing dynamic breast cancer screening policies[J]. Operations Research, 2008, 56(6): 1411-1427.

[14] Zhang J, Denton BT, Balasubramanian H, et al. Optimization of PSA screening policies: a comparison of the patient and societal perspectives[J]. Med Decis Making, 2012, 32(2): 337-349.

[15] Feng Y, Zhang JC, Xi RX. Theoretical Exploration on clinical significance of inflammation factors in acute coronary syndrome from pathogenic toxin[J]. Chin J Integr Med, 2009, 15(4): 307-312.

原载：冯妍，徐浩，刘凯，周雪忠，陈可冀．基于POMDP的不稳定心绞痛中西医结合治疗方案优化研究[J]. 中国中西医结合杂志，2013, 33(7): 878-882.

中医药治疗冠心病室性早搏的系统评价

张　萍　李　博　徐凤芹　马晓昌　陈可冀

冠心病室性早搏是临床常见的心血管疾病之一，轻者可见心悸气短、胸闷不适，严重者可影响血流动力学，甚至可导致短暂性阵发性或持续性室性心动过速而危及生命。在冠心病患者，室性早搏的发生取决于病变的严重程度，在急性梗死发生后的 48 h 内，室性早搏的发生率为 90%。对冠心病患者动态监测时发现，室性早搏的发生率为 5%，而射血分数低于 40%时，室性早搏和短暂性阵发性室性心动过速的发生率升至 15%。近年来，中医药治疗冠心病室性早搏的报道很多，但大多为小样本的研究，质量参差不齐，其确切疗效缺乏多中心、大样本临床试验的有力支持。本研究系统评价了中医药治疗冠心病室性早搏的有效性及安全性，旨在为临床实践提供循证医学证据。

资料与方法

1 纳入标准

设计类型：随机对照试验（RCT）或半随机对照实验；研究对象为符合冠心病[1]及室性早搏[2]诊断标准，排除其他器质性心脏病及其他心律失常患者。干预措施：使用中药、中成药或联合西药等药物进行干预，其对照药为空白对照，心律宁片（苦参碱制剂），或西药普罗帕酮、美西律、胺碘酮等。测定指标：室性早搏疗效[3]、不良反应。

2 排除标准

文献未设计对照组；治疗组干预措施除中医药治疗外还施行了对照组未使用的其他治疗方法；文献试验设计不严谨（如诊断及疗效判定标准不规范、样本资料交代不清或不全等）；统计方法不恰当；重复发表的文献或出现重复数据的文献。

3 检索策略

3.1 检索词

以“室性早搏（ventricular premature complexes）”“室性期前收缩（ventricular premature beats）”“室早”“冠心病（coronary artery disease/ coronary heart disease）”“冠状动脉粥样硬化性心脏病（coronary atherosclerotic disease）”等中英主题词分别作为主题词和自由词进行检索，并使用相关自由词、款目词进行全面检索。

3.2 电子检索

计算机检索了 PubMed、中国生物医学文献数据库（Web 版）、中文生物医学期刊数据库（Web 版）CMCC、VIP 中文科技期刊数据库（Web 版）、CNKI 中国期刊全文数据库（Web 版）、万方数据库。

4 研究质量评价

4.1 资料提取

首先阅读文章题目，进而阅读相关文献摘要，如为随机对照试验则阅读全文，将符合纳入标准的文献进行分类评价。评价者之间使用 Kappa 值计算评价一致性，无不同意见。

4.2 研究方法的质量评价

按照改良的 Jadad 评分量表[4]评价研究的内在真实性。改良后的 Jadad 评分量表包括随机序列的产生、随机化的隐藏、盲法、撤出与退出失访例数及理由四个部分，前三部分的评价分为不恰当、不清楚、恰当分别给予 0~2 分，第四部分按描述与否给予 0~1 分，总积分 0~7 分，1~3 分视为低质量研究，4~7 分视为高质量研究。

4.3 统计学处理

采用 RevMan 5.1.4 软件进行统计分析。计量资料采用权重的均数差，计数资料采用相对危险度（RR），两者均以 95%可信区间（confidence interval，CI）表示，并进行同质性检验，合并分析采用随机效应模型，采用敏感性分析检验结果的可靠性，方法为比较随机效应模型与固定效应模型结果的差异，如固定效应模型不能逆转随机效应模型结果，则结果的可靠性较高。潜在的发表偏倚采用倒漏斗图（funnel plot）分析。

结 果

1 一般情况

共检出文献 486 篇，阅读题目与摘要，排除重复、一稿多投、非临床对照实验或研究目的不一致者 11 篇，不符合纳入标准或对照组存在多种混杂因素共 321 篇，最终纳入 154 篇文献。所有研究均在中国大陆完成，全部为中文文献。

2 改良 Jadad 评分量表评价文献质量

按照改良的 Jadad 评分量表评价了所有研究文献质量，1~3 分视为低质量，4~7 分视为高质量。因改良 Jadad 评分 3 分以上的文献仅有 2 篇，放宽标准纳入包括 3 分的文献，共纳入 22 篇。其中 6 篇文献，1 篇涉嫌重复发表，纳入了发表年限较早的那篇文献；1 篇因疗效评价不明确被排除。1 篇因没有治疗疗程被排除；1 篇没有交代基线资料可比性被排除。最终纳入 14 篇文献进行 Meta 分析。

3 进入 Meta 分析文献的基本情况

14 篇纳入的文献，试验总病例数 1560 例，治疗组 901 例，对照组 659 例，研究时间除 1 个临床试验为 15 d 外，其余 13 个研究均为 28~30 d。这 14 项研究随机方法采用随机数字表或由电脑统计软件产生随机数字，均未提及随机隐藏；胡有志等[5]、徐贵成等[6]、张琼等[7]均采用双盲双模拟法，吴以岭等[8]、刘建和等[9]、罗庆华[10]、沈安明等[11]、李珂等[12]、杨靖等[13]、刘建和等[14]、沈红权等[15]、李玉峰等[16]、李佳等[17]、凌静[18]仅提及采用双盲法，具体方法未描述；徐贵成等[6]、张琼等[7]交代了脱落与退出情况，其中徐贵成[7]共 206 例，脱落 5 例，参松养心胶囊组 2 例，心律宁组 3 例；张琼等[7]共 240 例，脱落 8 例，复律保心平组 5 例，稳心颗粒组 3 例。这 14 个试验开始治疗前均作了基线可比性检验，显示两组年龄、性别、室性早搏分级及轻重程度均无统计学意义，仅凌静[18]进行了 6 个月随访。

4 干预措施

治疗组为中成药或汤剂，对照组为西药、中成药及空白对照。

5 纳入研究的结果测量指标

14 个研究均报告室性早搏疗效；10 个研究报告了试验前后 24 h 动态心电图室性早搏次数；9 个研究报告了试验前后中医证候积分；5 个试验报告了心电图疗效；12 个研究报告了安全性评价，共纳入 1420 例，11 例出现轻微的不良反应，其不良反应有胃部不适、恶心呕吐、头晕目眩等。

6 治疗有效率的分析与评价

因纳入研究中有 2 个研究出现脱失，根据文中数据进行 PP 分析和意向性分析（ITT）。PP 分析，该 14 项研究不具有同质性（异质性检验 P=0.04），采用随机效应模型，RR（random）=1.25，95% CI[1.13，1.37]（$P < 0.0001$）。ITT 分析，该 14 项研究具有同质性（异质性检验 P=0.13），采用固定效应模型，RR（fixed）=1.26，95% CI[1.17，1.36]（$P < 0.0001$）。漏斗图显示不存在发表偏倚。结果显示，中医药治疗冠心病室性早搏与对照组比较，有统计学意义。详见图 1～图 4。

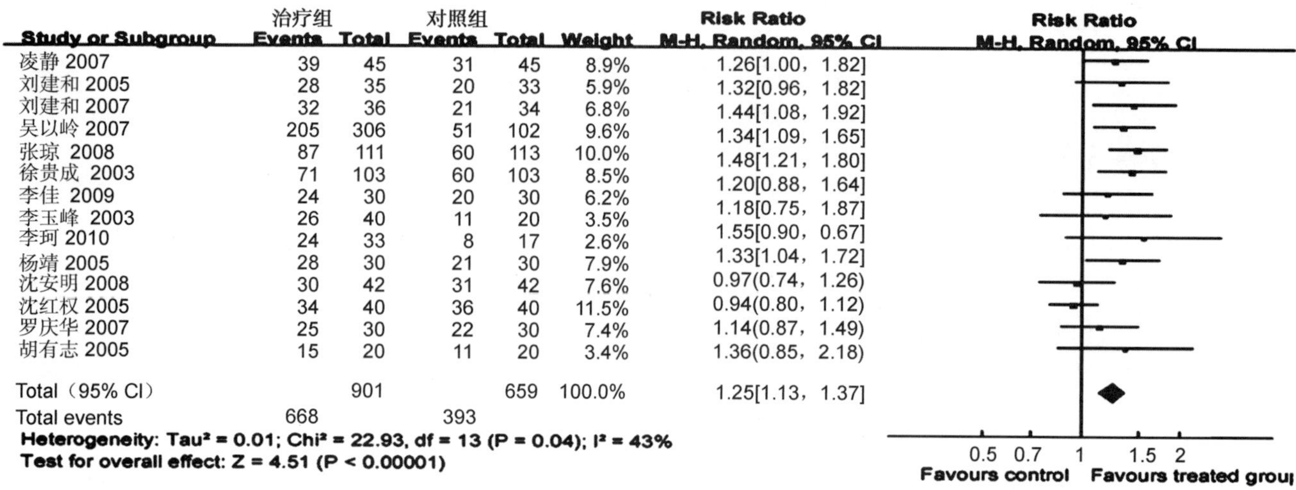

图1　中医药治疗冠心病室性早搏有效率比较Meta分析（PP分析结果）

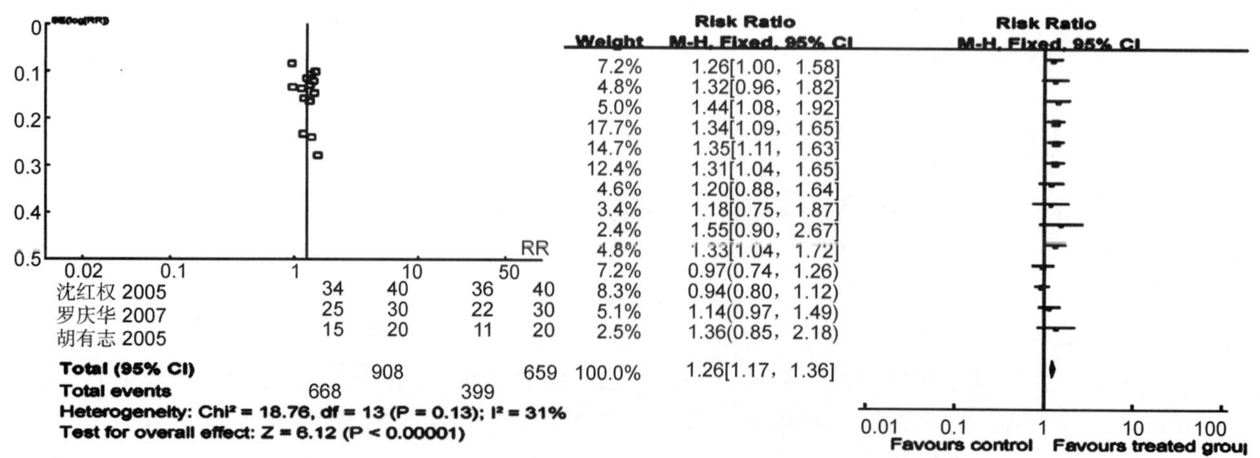

图2　中医药治疗冠心病室性早搏有效率比较Meta分析（ITT分析结果）

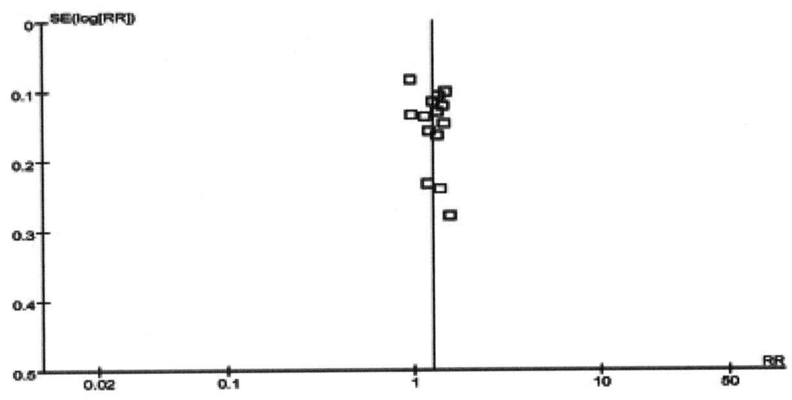

图3　中医药治疗冠心病室性早搏有效率比较Meta分析（PP分析）漏斗图

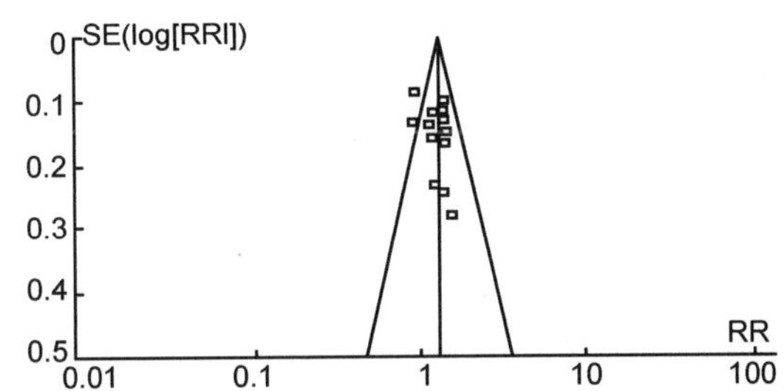

图4　中医药治疗冠心病室性早搏有效率比较Meta分析（ITT分析）漏斗图

讨　论

冠心病已成为人类三大死亡原因之一，且呈逐年上升趋势。在美国，冠心病仍是最主要的致死原因，每年约发生 150 万例急性心肌梗死，约 50 万例因冠心病死亡，主要致死原因为与急性缺血相关的室性心律失常。约 80%的冠心病患者发生室性期前收缩，其重要性在于可能引发室性心动过速与室颤。近年来，中医药治疗冠心病室性早搏有一定成效，但缺乏此方面的系统评价。本研究采用治疗有效率进行 Meta 分析。

本系统评价结果：对 14 项研究的临床疗效有效率合并效应量的检验，分析结果：RR（random）=1.25，95 % CI[1.13，1.37]，有统计学意义（$P<0.0001$）；ITT 分析结果：RR（fixed）=1.26，95 % CI[1.17，1.36]，有统计学意义（$P<0.0001$）。说明中医药能有效治疗冠心病室性早搏，使室性早搏次数减少，疗效优于单用西药组或安慰剂组。

本评价纳入研究的治疗药物包括：参松养心胶囊（人参、山萸肉、甘松等）、柴胡三参汤（柴胡、半夏、党参、丹参、苦参、黄连等）、定悸稳心汤（柴胡、半夏、党参、丹参、苦参、龙骨、牡蛎等）、复律保心平口服液（当归、白芍、黄精、金银花、山药等）、健心胶囊（黄芪、苦参等）、通脉养心丸（党参、生地、麦冬、鸡血藤、制首乌等）、稳心颗粒（党参、黄精、三七等）、心复平（黄芪、麦冬、桂枝、红花、阿胶）、心脉安片（人参、黄芪、麦冬、丹参等）、炙甘草汤（党参、生地、阿胶、麦冬、桂枝等）。根据药物组成和中医理论，所有的干预措施均是以补气阴加活血为主，具有相类似的药物效果，可以认为是同一类别的中医治疗。

本评价纳入的 14 个研究中，12 个研究采用随机数字表或由统计软件生成随机数字进行分组，3 个研究采用双盲双模拟对照设计。纳入研究，只有 2 个研究 Jadad 评分为 4 分和 6 分，其余 12 个研究均为 3 分，大部分为低质量研究，不能排除存在选择性偏倚、实施偏倚和测量偏倚的可能。

本评价纳入研究存在的局限性主要是：脱失情况未能进一步详细记录，计算结果略有出入；各纳入研究样本量较小；研究评价进行的不彻底，不能够准确评价研究的质量。因此认为，干预措施属于同一个中医治法：益气阴活血，没有再细分亚组，存在一定的异质性，从专业上考虑，为同一个干预措施。

综上所述，中医药治疗冠心病室性早搏可能降低室性早搏的次数，与阳性对照西药治疗同样有效，且未发现明显的副反应。考虑本 Meta 分析的评价不完全，而且评价提示绝大多数研究质量不高，证据强度不强，有待更多高质量研究加以验证。

参考文献

[1] 国际心脏病学会和协会及世界卫生组织临床命名标准化联合专题组. 缺血性心脏病的命名及诊断标准[J]. 中华心血管病杂志, 1981, 9(1): 75-76.

[2] 陈灏珠. 实用内科学[M]. 第13版. 北京: 人民卫生出版社, 2009: 1397-1400.

[3] 郑筱萸. 中药新药临床研究指导原则[M]. 北京: 中国医药科技出版社, 2002: 69-73.

[4] Jadad AR, Moore RA, Carroll D. Assessing the quality of reports of randomized clinical trials: Is blinding necessary[J]. Control Clin Trials, 1996, 17: 1-12.

[5] 胡有志, 石杰, 向楠, 等. 参松养心胶囊治疗冠心病室性早搏的临床研究: 附气阴两虚、心络瘀阻型心悸病例20例[J]. 中西医结合心脑血管病杂志, 2005, 3(9): 760-762.

[6] 徐贵成, 霍保民, 吴以岭, 等. 参松养心胶囊治疗冠心病室性早搏随机双盲、阳性药对照、多中心临床研究[J]. 中国中医基础医学杂志, 2003, 9(3): 37-40.

[7] 张琼, 周明学, 黄永生, 等. 复律保心平口服液治疗冠心病室性早搏的初步临床观察[J]. 中国中西医结合杂志, 2008, 28(6): 509-512.

[8] 吴以岭, 谷春华, 高学东, 等. 参松养心胶囊治疗冠心病室性早搏的随机双盲多中心临床研究[J]. 疑难病杂志, 2007, 6(8): 449-452.

[9] 刘建和, 易刚强, 程丑夫. 柴胡三参汤治疗冠心病室性期前收缩临床研究[J]. 中国中医药信息杂志, 2005, 12(11): 13-15.

[10] 罗庆华. 定悸稳心汤治疗冠心病室性期前收缩的临床研究[J]. 中国医药导报, 2007, 4(32): 77-78.

[11] 沈安明, 谢铁群, 吕军. 健心胶囊治疗冠心病室性早搏临床观察[J]. 实用中西医结合临床, 2008, 8(6): 11-12.

[12] 李珂, 孙兰军, 高克俭, 等. 通脉养心丸治疗冠心病室性早搏(气阴两虚证)多中心临床研究[J]. 中西医结合心脑血管病杂志, 2010, 8(4): 401-403.

[13] 杨靖, 何劲松, 杨小英. 稳心颗粒合用胺碘酮治疗冠心病室性早搏临床观察[J]. 广西中医学院学报, 2005, 8(3): 18-20.

[14] 刘建和, 莫观海, 唐路, 等. 稳心颗粒治疗冠心病室性期前收缩的临床研究[J]. 中西医结合心脑血管病杂志, 2007, 5(10): 922-924.

[15] 沈红权, 黄秀英, 曾帼英, 等. 心复平治疗冠心病合并频繁室性早搏的临床研究[J]. 中华临床杂志, 2005, 1(1): 13-14.

[16] 李玉峰, 鲁卫星. 心脉安片治疗冠心病室性早搏40例临床观察[J]. 北京中医药大学学报, 2003, 26(3): 67-69.

[17] 李佳, 刘淑荣. 炙甘草汤加味治疗冠心病室性早搏的临床研究[D]. 2009年会议集: 仲景医学求真(续三), 2009: 434-442.

[18] 凌静. 中西医结合治疗冠心病室性早搏45例临床观察[J]. 中医药导报, 2007, 13(2): 28-29.

原载：张萍，李博，徐凤芹，马晓昌，陈可冀. 中医药治疗冠心病室性早搏的系统评价 [J]. 中西医结合心脑血管病杂志，2012, 10(12): 1409-1411.

胸痹心痛患者中医证型与血脂水平、炎症因子的关系探讨

任　毅　周袁申　张敏州　尤士杰　张　健　陈可冀　郭力恒

以动脉粥样硬化为病理基础的冠心病是严重危害人类健康的疾病。脂代谢异常、内皮损伤、炎症反应等目前是公认的致冠 状动脉粥样硬化发生发展的关键环节。在中医古代文献中没有冠心病这个病名，但是通过临床实践和归纳分析，冠心病可归属于中医"胸痹心痛"范畴。本研究对 405 例已经冠状动脉造影证实的胸痹心痛患者进行中医辨证分型，并检测血脂水平及炎症反应的客观实验室指标，探讨这些实验室检测指标与胸痹心痛患者证候之间的关系，旨在探寻具有一定意义的指导胸痹心痛中医辨证分型的客观化指标。

资料和方法

1 一般资料

经冠脉造影确诊的胸痹心痛患者 405 例，为北京阜外心血管病医院和广东省中医院心内科住院患者。其中北京阜外心血管病医院 351 例，广东省中医院 54 例。男性 307 例，女性 98 例；年龄 27~84 岁，平均（58.31 ± 10.72）岁。伴有高血压病史 262 人（64.7%），糖尿病病史 107 人（26.4%），高脂血症病史 141 人（34.8%），脑血管病病史 24 人（5.9%）。诊断分型：稳定型心绞痛 109 例，不稳定性心绞痛 202 例，急性心肌梗死 94 例。

2 诊断及纳入标准

西医诊断标准参照 1979 国际心脏病学会和协会及世界卫生组织临床命名标准化联合专题组报告《缺血性心脏病的命名及诊断》制定的标准[1]。中医辨证分型诊断标准参照中国中西医结合学会心血管病学会《冠心病中医辨证标准》（1990 年修订）[2]。根据冠状动脉造影结果纳入病例：采用经桡动脉或股动脉途径行冠状动脉造影检查，冠状动脉分段标准根据美国心脏病学会分段分类标准，病变至少在两个 X 线投影位置上均能看到冠状动脉分支、段狭窄 ≥ 50%，具有诊断意义。排合并其他影响本研究辨证疾病者，如重度充血性心力衰竭（心功能Ⅳ级者）、脑血管疾病（急性期）等急性疾病，合并有其他重要脏器严重疾病、感染性疾病、恶性肿瘤等疾病的患者。

3 研究方法

患者入院 24 h 内，于晨起空腹时采静脉血 5 ml，总胆固醇（TC）测定采用 BoehringerMannheim 酶试剂盒；高密度脂蛋白胆固醇（HDL-C）采用 DS（MW50000，SOCHIBO）-Mg^{2+} 沉淀含 apoB 的脂蛋白，然后用上述酶试剂测定上清中胆固醇。甘油三酯（TG）测定采用酶法（AbbottDiagnostic 试剂盒），分别测定总甘油水平和游离甘油水平，从总甘油中减去游离甘油得到净甘油三酯含量。用磷钨酸镁沉淀法测定低密度脂蛋白胆固醇（LDL-C）含量。C 反应蛋白测定采用免疫透射比浊法，使用美国 Beckman800 全自动生化分析

仪测定，试剂盒由芬兰 Orion 诊断公司提供；ESR 测定采用 Bayer 公司血沉分析仪。中医证型的确立由有经验的中医师通过望闻问切等方法获取四诊信息，再根据所记录的四诊信息进行辨证分型。为防止辨证偏差，所有证型的确立均参照中国中西医结合学会心血管病学会《冠心病中医辨证标准》集中审核确定。

4 统计方法

采用 SPSS13.0 统计软件包进行统计分析，计量资料以 $\bar{x} \pm s$ 表示，计量资料两组间比较采用独立样本 t 检验，非正态且方差不齐采用秩和检验。检验水平 α= 0.05。

结　果

1 405 例胸痹心痛患者中，部分患者因采血量不足或凝血、溶血等造成血样标本损失，血脂检测共采集合格血样标本 401 例，hs - CRP 检测共采集合格血样标本 349 例，ESR 检测共采集合格血样标本 351 例。各组均入院后次日清晨空腹采血。

2 中医证型与血脂水平、炎症因子的比较分析

分类比较血脂水平在各中医证型两组之间的差异，气滞证与非气滞证比较，LDL-C 差异有统计学意义（$P < 0.05$）；阳虚证与非阳虚证比较，TG 差异有统计学意义（$P < 0.01$）；痰浊证与非痰浊证比较，TC、TG、LDL-C 差异均有统计学意义（$P < 0.01$）；分类比较炎症因子在各中医证型两组之间的差异，气虚证与非气虚证比较，hs-CRP 差异有统计学意义（$P < 0.01$）；阳虚证与非阳虚证比较，ESR 差异有统计学意义（$P < 0.05$）；血瘀证与非血瘀证比较，hs-CRP、ESR 差异均有统计学意义（$P < 0.01$）。结果见表 1。

表 1　胸痹心痛患者中医证型与血脂水平、炎症因子的比较（$\bar{x} \pm s$）

证型分类	TC（N=401）	TG（N=401）	HDL-C（N=401）	LDL-C（N=401）	hs-CRP（N=349）	ESR（N=351）
气虚证	4.64 ± 1.23	1.80 ± 1.04	1.11 ± 0.30	2.59 ± 0.97	7.21 ± 14.17**	14.98 ± 13.90
非气虚证	4.50 ± 1.03	1.66 ± 0.84	1.09 ± 0.28	2.52 ± 0.86	3.49 ± 5.59	15.11 ± 15.21
阳虚证	4.44 ± 1.05	1.27 ± 0.53**	1.13 ± 0.30	2.52 ± 0.90	7.71 ± 14.50	21.68 ± 17.09*
非阳虚证	4.56 ± 1.11	1.74 ± 0.94	1.09 ± 0.29	2.55 ± 0.90	4.50 ± 8.99	14.63 ± 14.55
阴虚证	4.36 ± 1.05	1.62 ± 0.70	1.12 ± 0.34	2.40 ± 0.85	3.01 ± 4.00	12.55 ± 10.72
非阴虚证	4.58 ± 1.11	1.72 ± 0.95	1.09 ± 0.28	2.57 ± 0.91	4.95 ± 9.96	15.48 ± 15.33
血瘀证	4.57 ± 1.13	1.68 ± 0.77	1.09 ± 0.29	2.58 ± 0.90	5.35 ± 9.39**	16.64 ± 15.98**
非血瘀证	4.50 ± 1.06	1.76 ± 1.17	1.11 ± 0.29	2.47 ± 0.90	3.20 ± 9.19	11.97 ± 11.57
痰浊证	5.00 ± 1.22**	1.90 ± 0.99**	1.11 ± 0.28	2.87 ± 1.00**	5.67 ± 12.23	15.89 ± 15.20
非痰浊证	4.20 ± 0.86	1.56 ± 0.84	1.09 ± 0.30	2.29 ± 0.72	3.89 ± 6.17	14.45 ± 14.49
寒凝证	4.39 ± 1.02	1.56 ± 0.78	1.14 ± 0.35	2.26 ± 0.79	4.79 ± 4.38	15.21 ± 17.45
非寒凝证	4.56 ± 1.11	1.72 ± 0.93	1.09 ± 0.28	2.57 ± 0.91	4.67 ± 9.65	15.06 ± 14.58
气滞证	4.21 ± 1.01	1.88 ± 1.46	1.05 ± 0.26	2.20 ± 0.88*	3.32 ± 5.02	16.85 ± 17.45
非气滞证	4.58 ± 1.11	1.69 ± 0.85	1.10 ± 0.29	2.58 ± 0.90	4.79 ± 9.64	14.93 ± 14.59

注：与未见该证型患者的检测指标比较，$^{*}P < 0.05$，$^{**}P < 0.01$

3 血脂水平、炎症因子与证型相兼、虚实之间的比较分析

比较血脂水平在证型相兼方面的差异，结果提示随着证型相兼数目增多，TC、LDL-C 值增大，差异有统计学意义（$P < 0.05$）；比较血脂水平在证型虚实方面的差异，结果提示虚实分类中 TC、LDL-C 值大小排列为本虚标实 > 实证 > 虚证，差异有统计学意义（$P < 0.01$）。比较 hs-CRP、ESR 在证型相兼方面的差异，结果提示随着证型相兼数目增多，hs-CRP、ESR 值增大，差异有统计学意义（$P < 0.01$）；比较 hs-CRP、ESR 在证型虚实方面的差异，结果提示 hs-CRP、ESR 值大小排列为本虚标实 > 实证 > 虚证，差异

有统计学意义（$P<0.01$）。

表 2　血脂水平、炎症因子与证型相兼、虚实之间的比较（$\bar{x}\pm s$）

		TC（N=401）	TG（N=401）	HDL-C（N=401）	LDL-C（N=401）	hs-CRP（N=349）	ESR（N=351）
证型相兼	单证型	4.30 ± 0.90	1.56 ± 0.86	1.08 ± 0.27	2.40 ± 0.80	2.60 ± 3.06	12.43 ± 11.85
	两证	4.61 ± 1.08	1.81 ± 1.00	1.10 ± 0.29	2.56 ± 0.86	4.84 ± 9.56	16.36 ± 16.60
	三证	4.86 ± 1.47	1.67 ± 0.67	1.13 ± 0.34	2.79 ± 1.15	10.28 ± 17.45	17.35 ± 15.15
	≥四证	5.20 ± 1.23**	1.98 ± 1.12	1.15 ± 0.26	3.01 ± 1.11*	6.97 ± 5.24**	22.86 ± 11.01**
证型虚实	实证	4.52 ± 1.03	1.72 ± 0.88	1.07 ± 0.25	2.54 ± 0.87	3.21 ± 3.94	14.26 ± 14.96
	虚证	4.05 ± 0.71	1.57 ± 0.83	1.09 ± 0.26	2.18 ± 0.61	2.24 ± 2.86	9.80 ± 8.31
	本虚标实	4.79 ± 1.27**	1.74 ± 1.01	1.14 ± 0.35	2.69 ± 1.00**	8.34 ± 15.29**	18.97 ± 15.82**

注：各检测指标中证型相兼四分类、证型虚实三分类比较，$^{*}P<0.05$，$^{**}P<0.01$

讨　论

冠状动脉粥样硬化发生发展的生化基础之一是血脂代谢紊乱，与血清脂蛋白动态平衡失调密切相关。冠心病秽浊痰阻证患者处于明显的脂质代谢异常状态，TG、LDL–C 水平升高，HDL-C 水平降低，促进冠状动脉粥样硬化形成[3]。祖国医学从痰浊瘀血辨治胸痹由来已久。清・曹仁伯《继志堂医案》中则直接提出；“胸痛彻背，是名胸痹二……此痛不唯痰浊，且有瘀血，交阻隔间”。血脂代谢紊乱与胸痹心痛关系密切，目前许多研究表明痰瘀互阻证和血脂异常密切相关，其机制为水谷精微不归正化而化为痰浊。

近年，血脂与胸痹心痛中医证型的相关性研究方面已有报道，提示胸痹心痛患者血脂的变化可以作为中医辨证分型的一个客观指标。黄国荣等[4]研究认为 TC、TG、LDL-C 及血小板聚集性的增高可能是冠心病痰浊证的客观指标，而益气健脾化痰法有一定的抗动脉粥样硬化作用。谢海波等[5]研究发现，胸痹心痛痰浊闭阻组 TC、TG、LDL-C 偏高，认为 TC、TG、LDL-C 与痰浊闭阻证有关。本研究结果提示痰浊证和血脂密切相关，尤其是 TC、TG 和 LDL-C 三项血脂蛋白，痰浊证的 TC、TG、LDL-C 水平显著高于非痰浊证。证型相兼、虚实方面的比较中，提示随着证型个数的增加，血脂代谢紊乱程度随之加重，而标实证血脂代谢紊乱程度高于本虚证。证型相兼中痰瘀相兼最为多见，祖国医学认为痰和瘀之间存在着相互依存、相互转化、共同消长的关系。一方面痰浊壅滞脉道，可使血行不畅、脉络瘀阻，另一方面痰是血液瘀滞而成，瘀血内阻，津液不得输布，也可凝聚为痰。二者互为因果，形成恶性循环，从而引起脂质代谢紊乱或血液循环障碍。胸痹心痛患者，多因饮食不节、嗜食肥甘厚味，导致脾的运化水湿功能失调，聚湿成痰，痰浊壅滞，胸阳不振，心脉瘀阻，痰瘀互结于胸，发为胸痹、心痛，临床研究中，治疗胸痹心痛痰浊证时加强降脂治疗有重大意义。

冠心病进程中有众多炎症因子参与，现有资料支持动脉粥样硬化是一种慢性炎症性疾病[6]。目前认为，CRP 对促进动脉粥样硬化和内皮细胞的炎症反应具有直接的影响[7]。冠心病是冠状动脉粥样硬化斑块形成、发生和发展的结果，在粥样斑块形成和发展的过程中，局部炎症反应所起了很大的作用。冠状动脉粥样硬化不仅仅是脂肪的沉积，炎症在冠状动脉粥样硬化的病理变化过程中发挥着重要的作用，CRP 是循环系统中能反映急性期炎症变化的一种因子，它可以反映冠心病的发展，有助于冠心病的临床监测和治疗。冠心病血沉增快的原因可能是红细胞表面能吸附纤维蛋白原、某些球蛋白、免疫复合物等大分子物质，这些物质的桥联作用克服了负电荷的排斥力，促进红细胞聚集。冠心病患者出现 CRP 增高和血沉加快，提示炎症存在，是机体对组织损伤的反应。

近年来不少研究者选择了反映冠心病炎症变化的一种炎症因子 -CRP 进行了胸痹心痛证候现代研究。林超等[8]认为不稳定型心绞痛中医分型与血高敏 CRP 存在相关性，各中医证型组血浆高敏 CRP 水平不同。李俊等[9]将 265 例胸痹心痛患者进行中医辨证分型，实证组 CRP 含量均高于虚证组；实证组内比较 CRP 血瘀、痰浊、寒凝组间无差别，但血瘀、痰浊组高于气滞组；在虚证组内 CRP 各证型间比较均无差别。本研究选择了 C 反应蛋白和血沉两种临床常用且较稳定的炎症指标进行证候研究，CRP 检测采用高灵敏的检测方法，研究结果显示胸痹心痛血瘀证、气虚证 hs-CRP 水平显著升高，血瘀证 ESR 水平显著升高。在胸痹心痛的证候研究中，大多数研究者得出的结论是实证组和虚实夹杂证组 CRP 含量高于虚证组，这与本研究的研究结论一致，根据相关研究我们发现，气虚血瘀是引发胸痹心痛的重要机制，气虚证、血瘀证是贯穿于胸痹心痛始终的证候。胸痹心痛不同证候类型有着共同的病理变化，炎症损害贯穿始终，而在气虚血瘀证中更为明显，加强对这两种证型的临床研究在胸痹心痛的防治中有特殊意义。研究结果提示胸痹心痛标实证型炎症反应比本虚证强烈，CRP、ESR 水平可能作为实证或虚实夹杂证辨证的一种物质基础，可能作为实证或虚实夹杂证与虚证划分的一种客观化参考依据。炎症因子作为检测指标，应当对疾病的发生与预测具有重要价值；作为治疗靶点，降低和阻断该分子应当能够改善疾病进程，中医补气活血法是否可通过抗炎这一途径达到治疗胸痹心痛的目的有待于进一步研究。

参考文献

[1] 国际心脏病学会和协会及世界卫生组织临床命名标准化联合专题组. 缺血性心脏病的命名及诊断标准[J]. 中华心血管病杂志, 1981, 9(1): 75.

[2] 中国中西医结合学会心血管学会. 冠心病中医辨证标准[J]. 中西医结合杂志, 1991, 11(5): 257.

[3] 孙红艳, 安冬青. 冠心病秽浊痰阻证与血脂的相关性研究[J]. 时珍国医国药, 2010, 21(10): 2604.

[4] 黄国荣, 吴焕林. 益气健脾化痰法对冠心病患者血小板及血脂影响的临床研究[J]. 新中医, 2005, 37(6): 28.

[5] 谢海波, 陈新宇, 石刚. 冠心病心绞痛中医证型与C-反应蛋白、血脂的相关性研究[J]. 湖南中医学院学报, 2005, 25(4): 32.

[6] Hansson GK. Inflammation, atherosclerosis, and coronary artery disease[J]. N Engl J Med, 2005, 352: 1685.

[7] Yeh ET, Willerson JT. Coming of age of C - reactive protein: Using in- flammation markers in cardiology[J]. Circulation, 2003, 107: 370.

[8] 林超, 郭进建, 林青. 高敏C反应蛋白与不稳定型心绞痛中医证型相关性研究[J]. 中国中医急症, 2007, 16(10): 1221.

[9] 李俊, 王大伟, 严夏, 等. 冠心病不稳定型心绞痛中医证候与C一反应蛋白和基质金属蛋白酶-9关系的研究[J]. 辽宁中医药大学学报, 2008, 10(2): 102.

原载：任毅，周袁申，张敏州，尤士杰，张健，陈可冀，郭力恒．胸痹心痛患者中医证型与血脂水平、炎症因子的关系探讨 [J]. 时珍国医国药，2012, 23(4): 977-979.

冠心病中医证型与大内皮素、N末端脑钠肽的相关性

任　毅　陈可冀　张敏州　尤士杰　郭力恒　张　健　吕渭辉

目前认为，众多的生物活性物质在冠心病的发病中起重要作用。内皮素（endothelin，ET）是收缩血管的活性物质；脑钠肽（brain natriuretic peptide，BNP）具有排钠、利尿、扩张血管，抑制肾素 - 血管紧张素 - 醛固酮系统的作用。BNP 和 ET 对血管舒缩、心脏功能均具有重要意义，参与冠心病的进程，与冠心病的发生发展密切相关。本研究通过对 405 例不同中医证型冠心病患者血浆大内皮素（big endothelin-1，Big ET-1）、N 末端脑钠肽（N-terminal probrain natriuretic peptide，NT-proBNP）水平的对比分析，探讨血浆大内皮素、N 末端脑钠肽水平与冠心病各证型的关系，为冠心病的辨证分型提供客观依据。

资料与方法

1 一般资料

经冠脉造影确诊的冠心病患者 405 例，均为 2008 年 6 月—2010 年 6 月在北京阜外心血管病医院、广东省中医院住院患者。其中北京阜外心血管病医院 351 例，广东省中医院 54 例。男性 307 例（75.8%），女性 98 例（24.2%）；年龄最大 84 岁，最小 27 岁，平均为（58.31 ± 10.72）岁；病程最短 2 h，最长 36 年。伴有高血压病史 262 例（64.7%），糖尿病病史 107 例（26.4%），高脂血症病史 141 例（34.8%），脑血管病病史 24 例（5.9%）。

2 诊断及纳入、排除标准

西医诊断标准参照国际心脏病学会和协会及世界卫生组织临床命名标准化联合专题组报告《缺血性心脏病的命名及诊断》制定的标准[1]。中医辨证分型诊断标准参照中国中西医结合学会心血管病学会《冠心病中医辨证标准》（1990 年修订）[2]。根据冠状动脉造影结果纳入病例：采用经桡动脉或股动脉途径行冠状动脉造影检查，冠状动脉分段标准根据美国心脏病学会分段分类标准，病变至少在 2 个 X 线投影位置上均能看到冠状动脉分支、段狭窄 ≥ 50%，具有诊断意义。排除合并其他影响本研究辨证患者，如重度充血性心力衰竭（心功能Ⅳ级者）、脑血管疾病（急性期）等急性疾病，合并有其他重要脏器严重疾病、感染性疾病、恶性肿瘤等疾病的患者。

3 研究方法

患者入院 24 h 内，于晨起空腹时采静脉血 5 mL，用奥地利 Biomedica 公司生产的 ELISA 试剂盒和美国 BIO-Tek，Elx800 型全自动酶标仪检测血浆 Big ET-1 和 NT-proBNP 浓度，严格按说明书操作，前者批内 CV ＜ 3%，批间 CV ＜ 6%；后者批内 CV ＜ 5%，批间 CV ＜ 10%，检测方法的各项质量指标及质控参数均在允许范围内。

中医证型的确立由有经验的中医师通过望闻问切等方法获取四诊信息，再根据所记录的四诊信息进行辨证分型。采取证型分拆及组合法，将冠心病所有的临床证型分拆成 7 个基础证型进行组合，从理论上讲，该 7 个基础证型基本可涵盖该病所有的临床证型，不同的只是证型间的组合不同，例如：有的是 1 证

独见如血瘀证；有的是 2 证、3 证甚至 4 证相兼，如气阴两虚证、寒凝血瘀证等。7 个基础证型分别是：气虚证、阴虚证、阳虚证（包括阳脱）、气滞证、血瘀证、寒凝证、痰浊证（包括痰热），然后再从本虚证和标实证 2 条主干线进行组合。为防止辨证偏差，所有证型的确立均参照中国中西医结合学会心血管病学会《冠心病中医辨证标准》[2] 集中审核确定。

4 统计学方法

采用 SPSS 13.0 统计软件包进行统计分析，计量资料以 $\bar{x} \pm s$ 表示，计量资料两组间比较采用独立样本 t 检验，多组比较采用方差分析，非正态且方差不齐采用秩和检验。计数资料采用列联表 $\chi 2$ 检验，检验水平 α=0.05。

结　果

1 405 例冠心病患者中，部分患者因不同意检测、采血量不足或凝血、溶血等造成血样标本损失。最终 BigET-1 检测，共采集合格血样标本 311 例；NT-proBNP 检测，共采集合格血样标本 294 例。各组均入院后次日清晨空腹采血。

2 虚证与 Big ET-1 和 NT-proBNP 的比较分析

见表 1。分类比较 Big ET-1、NT-proBNP 在各虚证两组之间的差异，结果提示 Big ET-1 差异均无统计学意义；阳虚及兼证、非阳虚证两组比较，NT-proBNP 差异有统计学意义（$P < 0.05$）。

3 实证与 Big ET-1 和 NT-proBNP 的比较分析

见表 2。分类比较 Big ET-1、NT-proBNP 在各实证两组之间的差异，结果提示血瘀及兼证、非血瘀证两组比较，Big ET-1 差异有统计学意义（$P < 0.05$）；寒凝及兼证、非寒凝证两组比较，NT-proBNP 差异有统计学意义（$P < 0.05$）。

4 冠心病不同西医分型与 Big ET-1 和 NT-proBNP 的比较

见表 3。比较、NT-proBNP 在冠心病不同西医分型之间的差异，结果提示 3 组比较 NT-proBNP 差异有统计学意义（$P < 0.05$），急性心肌梗死高于稳定型和不稳定型心绞痛，Big ET-1 差异无统计学意义。

表 1　各虚证分组与 Big ET-1 和 NT-proBNP 的比较

	气虚分类		阳虚分类		阴虚分类	
	气虚及兼证	非气虚证	阳虚及兼证	非阳虚证	阴虚及兼证	非阴虚证
Big-ET1（n=311）	0.72 ± 0.53	0.77 ± 0.57	0.95 ± 0.96	0.74 ± 0.53	0.60 ± 0.28	0.78 ± 0.59
NT-proBNP（n=294）	557.4 ± 430.7	512.5 ± 311.8	808.4 ± 651.7	509.9 ± 321.4*	544.9 ± 272.9	523.1 ± 365.2

注：同一分类下，两组比较，*$P < 0.05$

表 2　各实证分组 Big ET-1 和 NT-proBNP 的比较

	血瘀分类		痰浊分类		寒凝分类		气滞分类	
	血瘀及兼证	非血瘀证	痰浊及兼证	非痰浊证	寒凝兼证	非寒凝证	气滞及兼证	非气滞证
Big-ET1（n=311）	0.81 ± 0.55	0.63 ± 0.56*	0.74 ± 0.56	0.76 ± 0.55	0.88 ± 0.68	0.75 ± 0.55	0.72 ± 0.78	0.76 ± 0.54
NT-proBNP（n=294）	517.1 ± 361.0	546.4 ± 334.7	495.4 ± 269.7	549.5 ± 403.1	832.9 ± 593.5	507.3 ± 324.3*	499.7 ± 306.3	528.79 ± 357.01

注：同一分类下，两组比较，*$P < 0.05$

表 3　冠心病不同西医分型与两指标的比较

	稳定型心绞痛	不稳定型心绞痛	急性心肌梗死
Big-ET1（n=311）	0.76 ± 0.57	0.70 ± 0.46	0.91 ± 0.73
NT-proBNP（n=294）	449.25 ± 230.77	459.52 ± 213.78	758.21 ± 572.78*

注：三组比较，*$P < 0.05$

讨　论

Big ET-1 是目前所知的最强的血管收缩因子，Big ET-1 是其前体，Big ET-1 是一个稳定的肽，作为一种循环标志物具有更高的敏感性[3]。当冠脉血中 ET-1 异常增加，使内皮功能紊乱，引起冠脉血管收缩，并可促使血管内血栓形成，血管平滑肌细胞增殖，易导致急性冠脉事件发生或动脉粥样硬化。本研究结果表明血瘀及其兼证 Big ET-1 水平明显增高，提示血瘀证可能和 Big ET-1 相关，ET 的变化可能是反映血瘀证的病理基础。内皮素为一种强烈收缩血管物质，血管收缩，脉管变细甚至狭窄，血液运行不畅，血浆 ET 水平升高，提示其血管内皮细胞舒缩功能失调，促血管平滑肌细胞生长和增殖，增强血小板的黏附聚集，同时冠状动脉痉挛，管腔变窄，加重心肌缺血缺氧，促进微小血栓的形成，这可能是 CHD“血瘀”病理产生的主要机制之一，BigET-1 升高构成了冠心病血瘀证的病理基础。内皮功能在冠脉疾病中的作用越来越受到重视，随着对内皮功能研究的深入，使我们从一个新的视角认识冠心病，同时也为冠心病的中医药防治提供了新的思路——保护血管内皮细胞，改善血管内皮功能，有利于冠心病的中医药防治。

脑钠肽主要由心室分泌，具有排钠、利尿、扩张血管，抑制肾素 - 血管紧张素 - 醛固酮系统的作用。其前体 NT-ProBNP 和 BNP 诊断功能相似，且 NT-ProBNP 在血标本中更稳定，更适用于临床检测。由于 BNP 仅有心室分泌，其浓度升高与心室容量的扩张及充盈压的增加有关，故 BNP 水平的检测一直以来主要应用于充血性心力衰竭的临床诊断和治疗。中医药研究也集中在 BNP 和慢性心力衰竭的关系上，而冠心病中医证型与 BNP 关系的研究报道不多。李成林等[4]观察了冠心病不同证型间的 BNP 差异，结论为证型之间存在明显差异，阳气虚衰证 BNP 水平最高，次之为心血瘀阻证、痰阻心脉证、阴寒凝滞证，认为 BNP 可做为冠心病心绞痛的中医证型量化指标之一。本研究结果显示寒凝证和阳虚证患者 BNP 水平显著增高，与此结论相似，究其原因可能为阳虚证和寒凝证多数为不稳定型心绞痛和急性心肌梗死患者，属冠心病危重证候，故较其他证型 BNP 水平高。Baxter 等[5]研究发现，急性心肌梗死患者的血浆 BNP 和 NT-proBNP 水平变化有一定规律，呈现稳定上升趋势，其升高程度与梗死面积有关。刘梅林等[6]对不稳定性心绞痛、稳定性心绞痛和健康人的血浆 NT-proBNP 水平进行测量发现，不稳定性心绞痛患者的血浆 NT-proBNP 水平较稳定型心绞痛和健康人明显升高，且 LVEF 值较低。本研究未得出稳定型心绞痛与不稳定型心绞痛患者 NT-proBNP 水平有显著性差异的结果，但结果显示急性心肌梗死患者 NT-proBNP 水平显著高于稳定型心绞痛和不稳定型心绞痛患者。这可能与急性心肌缺血时冠状动脉内斑块处于不稳定状态，发生破裂及表面血栓形成，病变远端血管完全性或非完全性闭塞，导致局部心肌收缩力减退，增加了局部室壁的紧张度有关。急性心肌梗死时不但有心肌缺血存在，还存在由心肌坏死引起的心室功能障碍及心室重构，进一步影响了室壁张力。

中医学“证候”的理论与实践，贯穿于对疾病的诊断、治疗、康复及疗效评价的全过程，在整个中医药理论体系的框架内，中医的证候问题始终处于核心的地位，它是连接临床和基础理论的桥梁，也是中医药理论现代化能够取得突破的关键点[7]。证候的客观化规范化研究具有重要的临床意义，其研究不但能够提高中医临床的疗效，还能促进中西医的沟通和交流。本研究结果提示血瘀证可能和 BigET-1 相关，阳虚证、寒凝证可能和 NT-proBNP 相关，BigET-1、NT-proBNP 可能作为冠心病辨证分型的客观指标之一，可为冠心病中医辨证、用药提供参考。

参考文献

[1] 国际心脏病学会和协会及世界卫生组织临床命名标准化联合专题组. 缺血性心脏病的命名及诊断标准[J]. 中华心血管病杂志, 1981, 9(1): 75-76.

[2] 中国中西医结合学会心血管学会. 冠心病中医辨证标准[J]. 中西医结合杂志, 1991, 11(5): 257-258.

[3] Hai-Qiang Mai, Zong-Yuan Zeng, Chang-Qing Zhang, et al. Elevated plasma big ET-1 is associated with distant failure in patients with advanced-stage nasopharyngeal carcinoma[J]. Cancer, 2006, 106: 1548-1553.

[4] 李成林, 王庆高, 朱智德. 冠心病心绞痛中医证型与脑钠肽、C-反应蛋白和肌钙蛋白相关性研究[J]. 新中医, 2008, 40(7): 32-33.

[5] Baxter G F. Natfiuretic peptides and myocardial isehaemia[J]. Basic Res Cardiol, 2004, 99(2): 90-93.

[6] 刘梅林, 李继敏, 胡大一, 等. 心绞痛患者血浆N-proBNP水平的变化及其临床意义[J]. 中华心血管病杂志, 2004, 32(6): 497-500.

[7] 刘蕾, 郭淑贞, 王伟. 中医证候研究的现状及发展趋势[J]. 中华中医药杂志, 2008, 23(8): 661-663.

原载：任毅，陈可冀，张敏州，尤士杰，郭力恒，张健，吕渭辉．冠心病中医证型与大内皮素、N 末端脑钠肽的相关性 [J]. 中华中医药杂志，2012, 27(1): 210-212.

405 例冠心病患者冠状动脉造影结果与中医证型的相关性

任 毅 陈可冀 张敏州 尤士杰 张 健 盛小刚 欧爱华

20 世纪 90 年代，冠状动脉造影已成为冠心病诊断的“金标准”。在冠心病辨证过程中参考应用冠状动脉造影结果，对冠心病客观辨证具有重要临床价值。本研究以较大样本分析了冠心病不同中医证型与冠状动脉病变特点的关系，以客观的方法比较各证型、证型相兼、证型虚实在冠状动脉造影结果方面存在的差异，为中医药防治冠心病的药物选择提供理论和临床依据。

资料和方法

1 一般资料

2007 年 12 月—2009 年 3 月在中国医学科学院阜外心血管病医院（351 例）、广东省中医院（54 例）收集 405 例住院并经冠状动脉造影确诊的冠心病患者。其中男性 307 例，女性 98 例；年龄 27~84 岁，平均（58.31 ± 10.72）岁；病程 2 h~36 年；诊断分型：稳定型心绞痛 82 例，不稳定性心绞痛 160 例，急性心肌梗死 84 例，稳定型心绞痛合并陈旧性心肌梗死 27 例，不稳定型心绞痛合并陈旧性心肌梗死 42 例，急性心肌梗死合并陈旧性心肌梗死 6 例，陈旧性心肌梗死 4 例；合并高血压病 262 例、糖尿病 107 例、高脂血症 141 例、脑血管病 24 例。

2 诊断及纳入标准

西医诊断标准参照国际心脏病学会和协会及世界卫生组织临床命名标准化联合专题组报告《缺血性心脏病的命名及诊断标准》[1] 制定。中医辨证分型参照中国中西医结合学会心血管病学会《冠心病中医辨证标准》[2]。根据冠状动脉造影结果纳入病例，采用经桡动脉或股动脉途径行冠状动脉造影检查，冠状动脉分段标准根据美国心脏病学会分段分类标准[3]，病变至少在两个 X 线投影位置上均能看到冠状动脉分支、段狭窄 ≥ 50%，具有诊断意义。

3 排除标准

合并影响本研究其他疾病者，如重度充血性心力衰竭（心功能Ⅳ级者）、脑血管疾病（急性期）等急性疾病；合并有其他重要脏器严重疾病、感染性疾病、恶性肿瘤等疾病；不能坚持或不愿意完成调查研究者；有精神异常状态、智力障碍等原因不配合者。

4 研究方法

冠状动脉造影采用 Judkins 法由有经验的心内科医生完成，入路途径采用常规经股动脉或桡动脉途径，冠状动脉造影结果判定应用 Philips 自动冠状动脉分析软件包（Automatic Coronary Analysis Software

Package）行定量冠状动脉造影分析（QCA），并由有经验的介入医师两人以上共同阅片出具放射报告，以其放射报告为依据。冠状动脉病变按病变支数按血管积分法[4]分为：单支、双支、三支。按病变血管分布分为：左前降支、回旋支、右冠状动脉、左主干。病变程度按直径法分为：轻度狭窄：狭窄50%～70%；中度狭窄：狭窄71%～89%；重度狭窄：狭窄90%～99%；完全阻塞：狭窄达100%[5]。冠状动脉造影结果评分：按照Gensini[6]制定的方法对冠状动脉造影结果进行评分，管腔狭窄程度计分：狭窄25%～49%计1分，50%～74%计2分，75%～89%计4分，90%～95%计8分，96%～99%计16分，100%计32分。病变血管系数：左主干为5倍，左前降支近段为2.5倍，左回旋支近段为2.5倍，左前降支中段为1.5倍，左前降支第二对角支为0.5倍，左后外侧支为0.5倍，其他血管为1倍。评分方法为冠状动脉管腔狭窄程度分值 × 病变血管系数，最终积分为各分支积分之和。

中医证型的确立由有经验的中医师通过望、闻、问、切等方法获取四诊信息，再根据所记录的四诊信息进行辨证分型。采取证型分拆及组合法，将冠心病所有的临床证型分拆成7个基础证型进行组合。从理论上讲，该7个基础证型基本可涵盖该病所有的临床证型，不同的只是证型间的组合不同，例如有的是单证独见如血瘀证；有的是两证、三证甚至四证相兼如气阴两虚、寒凝血瘀等。7个基础证型分别是：气虚、阴虚、阳虚（包括阳脱）、气滞、血瘀、寒凝、痰浊（包括痰热），然后再从本虚证和标实证两条主干线进行组合。为防止辨证偏差，所有证型的确立均参照中国中西医结合学会心血管病学会《冠心病中医辨证标准》[2]，并集中审核确定。

5 统计学方法

采用SPSS 13.0统计软件包，计量资料以（$\bar{x} \pm s$）表示，两组间比较采用独立样本t检验，非正态分布且方差不齐采用秩和检验。计数资料采用列联表检验，检验水平α=0.05。

结　果

1 冠心病患者中医证型分布情况

405例冠心病患者中以血瘀证269例（66.4%）、痰浊证177例（43.7%）、气虚证141例（34.8%）最为常见，其次是阴虚证61例（15.1%）、气滞证35例（8.6%）、寒凝证30例（7.4%）和阳虚证29例（7.2%）。单证型病例144例（35.6%），两证相兼196例（48.4%），三证相兼54例（13.3%），四证及以上相兼11例（2.7%）。实证213例（52.6%），虚证54例（13.3%），本虚标实证138例（34.1%）。

2 冠状动脉造影及介入治疗结果

405例患者经冠状动脉造影确诊冠状动脉都具有不同支数不同程度的狭窄，其中单支病变126例（31.1%），双支病变135例（33.3%），三支病变144例（35.6%）。总共1215支血管中有817支病变血管，达67.2%，其中前降支/及（或）分支病变338支（41.4%），回旋支/及（或）分支病变227支（27.8%），右冠状动脉/及（或）分支病变252支（30.8%）。病变部位共1208处，包括轻度狭窄385处（31.87%），中度狭窄323处（26.74%），重度狭窄374处（30.96%），完全闭塞病变126处（10.43%）。405例冠心病患者中，337例患者行了经皮冠状动脉腔内成形术（PTCA）或支架置入术，另68例因为病变程度未达介入干预程度、弥漫钙化三支病变建议行冠状动脉搭桥术（CABG）、冠状动脉肌桥及经济等原因未行介入治疗。337例患者共置入637个支架，平均1.89个/例，其中药物涂层支架589个，金属支架48个。共有453处血管进行了介入干预，包括223处前降支/及（或）分支病变，94处回旋支/及（或）分支病变、122处右冠状动脉/及（或）分支病变、9处左主干病变及6处左主干-前降支病变行介入治疗。

3 冠状动脉病变支数与各证型的关系（表 1）

气滞证、血瘀证及痰浊证的分布，差异有统计学意义（$P < 0.05$），血瘀证和痰浊证以三支病变为主，分别是 102 例（38.6%）和 80 例（45.2%），气滞证以单支病变为主，有 19 例（54.3%）。

表 1　冠脉病变支数与中医证型之间的关系

	N	气虚证		阳虚证		阴虚证		寒凝证		气滞证		血瘀证		痰浊证	
		是	否	是	否	是	否	是	否	是	否	是	否	是	否
单支病变	126	35	91	12	114	14	112	8	118	19	107	70	56	46	80
双支病变	135	51	84	7	128	20	115	7	128	12	123	92	43	51	84
三支病变	144	55	89	10	134	27	117	15	129	4	140	102	42	80	64
χ^2		4.00		1.86		3.08		3.08		12.90		7.70		12.80	
P		0.14		0.39		0.22		0.21		0.002		0.02		0.002	

4 Gensini 计分与各证型的关系（表 2）

气虚证、阳虚证、气滞证及血瘀证的组内比较，差异有统计学意义（$P < 0.05$），气虚证、阳虚证及血瘀证的 Gensini 计分高于非气虚证、非阳虚证及非血瘀证，而气滞证的 Gensini 计分低于非气滞证。

表 2　Gensini 记分与中医证型之间的关系

		N	Gensini 记分	*t*	*P*
气虚证	是	141	39.26 ± 27.37	-2.31	0.02
	否	264	32.31 ± 29.59		
阳虚证	是	29	44.34 ± 25.43	-2.08	0.038
	否	376	32.77 ± 29.14		
阴虚证	是	61	34.36 ± 27.62	0.006	0.995
	否	344	34.39 ± 29.21		
寒凝证	是	30	42.97 ± 27.06	-2.06	0.05
	否	375	31.69 ± 29.01		
气滞证	是	35	25.29 ± 25.43	2.13	0.03
	否	370	36.15 ± 29.17		
血瘀证	是	269	38.18 ± 29.94	-2.09	0.03
	否	136	31.80 ± 26.90		
痰浊证	是	177	36.82 ± 29.55	-1.50	0.14
	否	228	32.49 ± 28.38		

5 冠状动脉病变支数与证型相兼、虚实之间的关系（表 3）

冠状动脉病变支数与证型相兼、虚实之间的分布差异比较，均有统计学意义（$P < 0.05$）。单证型的单支病变最多，复合证型的双支、三支病变较多；实证中单支病变最多，虚证以双支病变最多，本虚标实证则以三支病变最多、双支病变次之。

表 3 冠脉病变支数与证型相兼、虚实之间的关系

	证型相兼				证型虚实		
	单证型	两证	三证	四证及以上	实证	虚证	本虚标实
单支病变	59	53	12	2	74	18	34
双支病变	52	62	20	1	71	23	41
三支病变	33	81	22	8	68	13	63
χ^2	23.16				11.53		
P	0.001				0.02		

6 Gensini 计分与证型相兼、虚实之间的关系（表 4）

证型相兼方面，Gensini 分数随着证型兼夹的增多而增大，差异有统计学意义（$P < 0.05$）。证型虚实方面，Gensini 分数由小到大的排列是：实证＜虚证＜本虚标实，差异无统计学意义（$P= 0.05$）。

表 4 Gensini 记分与证型相兼、虚实之间的关系

		N	Gensini 记分	F	P
证型相兼	单证型	144	28.35 ± 27.34	3.75	0.01
	两证	196	36.77 ± 30.37		
	三证	54	39.37 ± 26.88		
	四证及以上	11	46.18 ± 20.20		
证型虚实	实证	213	31.22 ± 30.16	3.02	0.05
	虚证	54	35.25 ± 26.61		
	本虚标实	138	38.92 ± 27.42		

讨 论

冠心病属于中医学“胸痹”、“心痛”、“真心痛”等范畴。《金匮要略》记载：“夫脉当取太过不及，阳微阴弦，即胸痹而痛，所以然者，责其极虚也。”此即是“阳气虚阴寒盛”。在冠心病几个特异性证候要素中，实性者有血瘀、痰浊、寒凝、气滞属阴盛范畴；虚性者有阳虚、气虚属阳虚范畴。本研究中血瘀证 269 例（66.4%）、痰浊证 177 例（43.7%）、气虚证 141 例（34.8%）最为常见，冠心病基本病机可概括为阳虚阴盛，此与《金匮要略》之胸痹阳微阴弦之理论基本相符。此结论也与邓铁涛认为冠心病的根本病机是“本虚标实”，本虚以气虚为基础，标实以血瘀、痰浊多见的理论相符[7]。

本研究结果表明，冠状动脉病变支数与部分证型存在一定相关性，血瘀证和痰浊证以三支病变为主，气滞证以单支病变为主；冠状动脉病变支数与证型相兼、虚实也有密切关系，随着证型兼夹增多冠状动脉病变支数相应增加，本虚标实证型相对于虚证和实证的血管病变支数复杂。若是复合证型，如气虚血瘀证，既有气虚又有血瘀，统计时在单个证型中可能包含，这样统计时可能存在重复问题，但即使按复合证型进行分类比较，如按气虚血瘀、气虚痰浊等分类，两个复合证型都有气虚，亦会存在包含问题。中医证候的特点是以复合证型为主，决定了证候间的包含关系，难免会出现部分重复统计的问题，故本研究采用了证候要素进行分类比较，除外证候包含问题的影响，仍可以初步得出冠状动脉介入治疗前后证候的变化趋势及规律。

冠心病患者冠状动脉病变情况和中医证型的关系研究，不单只有病变支数一个角度，冠状动脉病变程度也是冠心病患者病情和预后的重要指标。要探讨血管腔的狭窄程度和中医证型的关系，不能针对某条血管，而是要把病例的管腔狭窄程度做定量汇总。Gensini 计分是以管腔狭窄程度和冠状动脉对于心脏供血区

域重要性的乘积大小来反应血管的病变程度，乘积越大血管病变程度越重。本研究对 405 例冠心病患者的血管病变程度进行了 Gensini 计分计算，并探讨了血管病变程度和中医证型的相关性，结果表明，气虚证、阳虚证及血瘀证的冠状动脉病变程度比各对应证型重，而气滞证的冠状动脉病变程度比非气滞证轻；证型相兼方面，Gensini 分数随着证型兼夹的增多而增大；证型虚实方面，本虚标实证的 Gensini 计分高于实证和虚证。

冠状动脉造影结果与冠心病中医证型存在一定相关性，随着冠心病冠状动脉病变程度的加重（冠状动脉狭窄加重或病变支数增多），则中医辨证更加复杂化。本研究结果显示，冠状动脉病变程度与证候要素变化密切相关，随着冠状动脉病变程度加重，血瘀证、痰浊证、气虚证、阳虚证增多，而气滞证相对减少；随着冠状动脉病变程度加重而证型兼夹增多，由单证向多证相兼过渡。由此可见，冠心病冠状动脉程度较轻者应以理气活血为主要治则，冠状动脉病变较重者应配合补气、化痰、活血等多种不同方法，才能取得更好的疗效。

参考文献

[1] 国际心脏病学会和协会及世界卫生组织临床命名标准化联合专题组. 缺血性心脏病的命名及诊断标准[J]. 中华心血管病杂志, 1981, 9(1): 75-76.

[2] 中国中西医结合学会心血管学会. 冠心病中医辨证标准[J]. 中西医结合杂志, 1991, 11(5): 257-258.

[3] 中华医学会心血管病学分会, 中华心血管病杂志编辑委员会. 不稳定性心绞痛诊断和治疗建议[J]. 中华心血管病杂志, 2000, 28(6): 409-412.

[4] Sullivan DR, Marwick TH, Freedman SB. A new method of scoring coronary angiograms to reflect extent of coronary atherosclerosis and improve correlation with major risk factors[J]. Am Heart J, 1990, 119(6): 1262-1267.

[5] 陈明哲, 胡旭东. 介入性心脏病学[M]. 北京: 北京医科大学中国协和医科大学联合出版社, 1992: 11.

[6] Gensini GG. A more meaningful scoring system for determining the severity of coronary heart disease[J]. Am J Cardiol, 1983, 51(3): 606-607.

[7] 张敏州, 王磊. 邓铁涛对冠心病介入术后患者的辨证论治[J]. 中医杂志, 2006, 47(7): 486-487.

原载：任毅，陈可冀，张敏州等 . 405 例冠心病患者冠状动脉造影结果与中医证型的相关性 [J]. 中医杂志 , 2010, 51(8): 725-728.

冠心病介入治疗围术期中医证候特征及分布规律的研究

任 毅 吴 瑜 张敏州 陈可冀 尤士杰 张 健 欧爱华

冠状动脉粥样硬化性心脏病目前仍是导致人类死亡的主要疾病之一，近年其发病率仍趋高不下，流行病学研究表明我国每年新发冠心病患者约 130 万例次[1]。冠脉介入治疗已经成为冠心病的主要治疗手段之一，中医药运用整体观念，通过辨证施治治疗冠心病有一定优势，中西医结合手段对冠心病患者进行综合防治有着很好的发展前景。本研究对 405 例经冠脉造影确诊的冠心病患者的中医证候特征进行分析，探讨冠心病介入治疗围术期中医证候特征及分布规律，为中西医结合研究和防治冠心病提供理论依据。

资料与方法

1 一般资料

收集 2007 年 12 月—2009 年 3 月，在北京阜外心血管病医院、广东省中医院住院并经冠状动脉造影诊断为冠心病的患者 405 例。其中男 307 例，女 98 例；年龄 27~84 岁（58.31 岁 ±10.72 岁）；病程最短 2 h，最长 36 年。稳定型心绞痛 82 例，不稳定型心绞痛 160 例，急性心肌梗死 84 例，稳定型心绞痛合并陈旧性心肌梗死 27 例，不稳定型心绞痛合并陈旧性心肌梗死 42 例，急性心肌梗死合并陈旧性心肌梗死 6 例，陈旧性心肌梗死 4 例。伴有高血压病病史 262 例，糖尿病病史 107 例，高脂血症病史 141 例，脑血管病病史 24 例。

2 诊断及纳入标准

西医诊断标准参照 1979 国际心脏病学会和协会及世界卫生组织临床命名标准化联合专题组报告《缺血性心脏病的命名及诊断》制定的标准[2]。根据冠状动脉造影结果纳入病例：采用经桡动脉或股动脉途径行冠状动脉造影检查，冠状动脉分段标准根据美国心脏病学会分段分类标准，病变至少在两个 X 线投影位置上均能看到冠状动脉分支、段狭窄＞50%具有诊断意义。中医辨证分型诊断标准参照中国中西医结合学会心血管病学会《冠心病中医辨证标准》（1990 年修订）[3]。

3 排除标准

不符合上述诊断标准者；合并其他影响本研究辨证疾病者，如重度充血性心力衰竭（心功能Ⅲ级、Ⅳ级者）、脑血管疾病（急性期）等急性疾病，合并有其他重要脏器严重疾病、感染性疾病、恶性肿瘤等疾病；因为经济、身体条件等原因未行冠脉造影的患者；不能坚持或不愿意完成调查研究者；有精神异常状态、智力障碍等原因不配合者。

4 研究方法

患者在入院后第 1 天及冠脉介入术后 3~5 d 分别进行中医辨证分型，证型的确立由有经验的中医师通过望、闻、问、切等方法获取四诊信息，再根据所记录的四诊信息进行辨证分型。采取证型分拆及组合法，将冠心病所有的临床证型分拆成7个基础证型进行组合，从理论上讲，该7个基础证型基本可涵盖该病所有的临床证型，不同的只是证型间的组合不同，例如：有的是1证独见如血瘀证；有的是2证、3证甚至4证及以上相兼如气阴两虚、寒凝血瘀等。7个基础证型分别是：气虚证、阴虚证、阳虚证（包括阳气虚脱）、气滞证、血瘀证、寒凝证、痰浊证（包括痰热），然后再从本虚证和标实证两条主干线进行组合。为防止辨证偏差，所有证型的确立均参照中国中西医结合学会心血管病学会《冠心病中医辨证标准》集中审核确定。冠状动脉造影采用Judkins法由有经验的心内科医生完成，入路途径采用常规经股动脉或桡动脉途径，冠状动脉造影结果由有经验的介入医师两人以上共同阅片出具放射报告，以其放射报告为依据。

5 统计学处理

采用SPSS13.0统计软件包进行统计分析，计量资料以均数 ± 标准差表示，采用独立样本 t 检验，非正态且方差不齐采用秩和检验。计数资料采用 χ^2 检验，检验水平 $\alpha=0.05$。

结 果

1 介入治疗围术期证型相兼、虚实的变化规律（表1）

证型虚实方面，差异有统计学意义（$P<0.01$），术前实证（52.6%）所占比例最大，本虚标实证（34.1%）次之，术后本虚标实证（42.2%）所占比例增为第一，实证（41.2%）所占比例降为第二；证型相兼方面，差异无统计学意义（$P>0.05$）。

表1 介入术围手术期证型相兼、虚实变化情况（例）

	例数	证型相兼				证型虚实		
		单证	两证相兼	三证相兼	四证相兼	虚证	实证	本虚标实
术前	405	144	196	54	11	54	213	138
术后	405	159	186	57	3	67	167	171
χ^2		5.66				10.49		
P		0.13				0.005		

2 介入治疗围术期中医证候分布及变化（表2）

介入治疗围术期，405例均完成了中医证候信息采集，术前与术后比较，气虚证增加，血瘀证、寒凝证减少，差异有统计学意义（$P<0.05$），阳虚证、阴虚证、气滞证、痰浊证变化不大。

表2 中医证型分布及变化情况（例）

	气虚证		阳虚证		阴虚证		寒凝证		气滞证		血瘀证		痰浊证	
	是	否	是	否	是	否	是	否	是	否	是	否	是	否
术前	141	264	29	376	61	344	30	375	35	370	269	136	177	228
术后	190	215	31	374	56	349	3	402	26	379	239	166	169	236
χ^2	13.26		0.07		0.25		23.03		1.44		4.75		0.32	
P	0.00		0.79		0.62		0.00		0.23		0.029		0.57	

3 介入治疗围术期中西四诊指标变化（表 3）

共比较了 26 个频数分布大于 20% 的四诊指标，介入前后比较，胸闷、胸痛、少气懒言、神疲乏力、面色淡白、纳食减少、头晕、失眠多梦、大便秘结、舌苔薄、脉细、脉涩有统计学意义（$P<0.05$），其中胸闷、胸痛、头晕、失眠多梦、大便秘结、脉涩术后较术前减少；少气懒言、神疲乏力、面色淡白、纳食减少、舌苔薄、脉细术后较术前增加。

表 3　中医四诊指标的变化情况（例）

四诊指标	术前	术后	四诊指标	术前	术后
胸闷	273	60[2)]	舌质暗	224	235
胸痛	115	1[2)]	舌质淡	196	215
少气懒言	76	145[2)]	舌体胖	140	140
神疲乏力	163	219[2)]	舌边有齿痕	95	95
面色淡白	105	146[2)]	舌质红	129	122
纳食减少	113	160[2)]	舌有瘀点 / 瘀斑	139	139
唇色紫暗	139	135	舌底脉络迂曲	261	239
头晕	115	65[2)]	脉滑	146	131
失眠多梦	162	72[2)]	脉弦	111	101
大便秘结	110	28[2)]	脉细	111	161[2)]
舌苔白	321	325	脉沉	98	94
舌苔薄	317	345[1)]	脉涩	88	29[2)]
舌苔腻	161	149	形体肥胖	82	82

与术前比较，1）$P<0.05$，与术前比较，2）$P<0.01$

讨　论

冠心病是指冠状动脉粥样硬化使血管腔狭窄甚至闭塞，导致心肌缺血、梗死而引起的心脏病，也称为缺血性心脏病。本病属于中医学中的“胸痹”“心痛”“真心痛”等范畴。《金匮要略》记载：“夫脉当取太过不及，阳微阴弦，即胸痹而痛，所以然者责其极虚也。”此即是阳气虚阴寒盛理论，该理论认为胸中阳微，心血不足，血流失常，产生胸部猝然而痛而病发冠心病。现代随着对冠心病研究的不断开展，则开始认识到心血瘀阻是冠心病的主要病机，瘀血理论认为气塞不通，血塞不流，瘀塞血脉，遂发胸痹心痛。陈可冀等[4]率先提出冠心病的主要病机为“心血瘀阻、血脉不通”，并认为冠心病患者施用介入治疗手术，从中医学角度来看属于外源性创伤，其病理过程与中医学的“心脉痹阻”“心脉不通”有雷同之处，亦属于“血瘀证”范畴。

在冠心病的现代治疗中，经皮冠状动脉介入治疗，尤其是支架植入术，以其即刻产生的明显疗效而得到临床越来越广泛的应用[5]。冠脉介入治疗可以解除狭窄、开通闭塞血管，但虽通过介入治疗，血管通畅，瘀阻可能得到一定程度的改善，但是同时亦损伤内皮细胞，且手术的实施乃采取外力、机械手段祛除了本身的瘀血、痰浊等病理产物，其气虚之象依然存在，复加外源性创伤会进一步耗伤气机，损伤元气。这可能是冠脉介入治疗后血瘀证减少、气虚证增加的原因之一。寒邪亦是导致心痛的重要原因之一，如《内经》所云：“寒淫所胜，血变脉中……民病厥心痛”。随着时代的变迁和环境的变化，寒邪虽依然是导致胸痹心痛的病机之一，但已不是主要致病因素，且在冠脉介入干预的情况下，寒凝证也会随着冠脉的开通，冠脉循环的恢复，而使全身血液循环正常而消失，本研究中术前寒凝证，术后多表现为严重的气虚或气阴两虚证。

围术期是指以手术治疗为中心，包含术前、术中及术后的一段时间。到目前为止，还没有划定具体时限，因病而异，因手术规模的大小而异[6]。冠心病介入治疗属经皮血管内手术，围术期大概为冠脉介入术前 1 d 到术后 3~5 d 这段时间。目前，合理应用中医药在冠心病介入治疗围术期已有一定认识，何建成[7]指出中医药对 PTCA 的防治应考虑术前及术后尽早予以治疗，对于防止再狭窄的发生乃至发展将大有裨益。张敏州等[8]认为虚实标本是贯穿冠心病介入治疗辨证始终的总纲，在介入术前以标实证为主，本虚证常为次，治疗以活血、涤痰、散寒、通脉等“通”法为主，兼顾益气、助阳、滋阴等“补”法：介入治疗后以本虚证为主，治疗以“补”法为畫，“通”法为辅。在冠心病介入治疗围术期证候研究方面，陈伯钧等[9]认为介入治疗可在一定程度上改善冠心病患者的标实症状，但仍不能从根本上改变冠心病的本虚标实的病机特点。这与本研究的结论一致，冠心病病机特点是本虚标实，急性冠脉综合征的发生使血管狭窄加童、痉挛甚至急性闭塞，使得冠脉介入治疗前标实症状更加突出，急则治其标，介入治疗通过球囊扩张、支架置入使冠脉循环恢复，标实症状减轻，但标实与本虚依然共存，故术后仍可见冠心病的病机特点以本虚标实、虚实夹杂为主。本研究结果显示，冠心病介入治疗围术期中医证候的变化规律为血瘀证减少、气虚证增加，介入治疗对血瘀证有一定的改善作用，但对气虚证无改善作用，相反，介入治疗还会加重气虚证，因而介入术后气虚血瘀证最为突出，提示应充分关注介入治疗后补气活血、标本兼治的重要性和必要性。辨证论治是中医的特色和精华，证候是中医诊疗的重要环节，中医证候研究具有重要意义，为此本研究分析了冠心病介入治疗围术期中医证候特征及分布规律，在一定程度上为中西医结合研究和防治冠心病提供了理论依据。

参考文献

[1] 武阳丰. 重视心血管病流行病学研究工作[J]. 中华流行病学杂志, 2003, 24(7): 337.

[2] 国际心脏病学会和协会及世界卫生组织临床命名标准化联合专题组. 缺血性心脏病的命名及诊断标准[J]. 中华心血管病杂志, 1981, 9(1): 75-76.

[3] 中国中西医结合学会心血管学会. 冠心病中医辨证标准[J]. 中西 医结合杂志, 1991, 11(5): 257-258.

[4] 陈可冀, 徐浩. 活血化瘀方药的合理应用与深入研究[J]. 中日友好 医院学报, 2005, 19(6): 323-324.

[5] Wijns W, Verheye S, Manoharan G, *et al*. Angiographic, intravascular ultrasound, and fractional flow reserve evaluation of direct stenting vs. conventional stenting using Bestent2 in a multicentre randomized trial[J]. Eur Heart, 2005, 26(18): 1852-1859.

[6] 吴阶平, 裘发祖, 黄家驷. 外科学[M]. 第6版. 北京: 人民卫生出版社, 2000: 310-339.

[7] 何建成. 中医药对防治经皮冠状动脉腔内成形术后再狭窄的思路与方法[J]. 中国中医基础医学杂志, 1998, 4(11): 15.

[8] 张敏州, 田文杰, 邹旭, 等. 急性心肌梗死冠脉介入治疗前后中医辨 证治疗的思路与方法[J]. 中国中西医结合杂志, 2004, 24(7): 638.

[9] 陈伯钧, 潘宗奇, 苏学旭, 等. 冠心病介入治疗前后中医证型变化的研究[J]. 中国中西医结合杂志, 2007, 27(8): 689-691.

原载：任毅，吴瑜，张敏州等．冠心病介入治疗围术期中医证候特征及分布规律的研究 [J]. 中西医结合心脑血管病杂志，2010, 8(6): 639-641.

冠心病血瘀证血小板差异功能蛋白筛选、鉴定及功能分析

李雪峰 蒋跃绒 高铸烨 殷惠军 陈可冀

动脉粥样硬化（atherosclerosis，AS）易损斑块的破裂和急性血栓形成是急性冠脉综合征发病的主要病理因素[1]。相关研究证实，血小板的活化程度与冠心病患者的远期预后及不良事件发生率明显相关[2,3]。中医学“血瘀”与血小板高聚集状态密切相关，许多学者以血小板为切入点探索了中医学“血瘀”理论和活血化瘀治法的作用机制。我们对冠心病血瘀证差异基因表达谱的构建及目标基因的功能进行了研究，结果从核酸水平揭示了炎症免疫反应与冠心病血瘀证的相关性[4,5]。基于冠心病、血瘀证、血小板活化的关联性，我们进一步提出了研究假说：血小板功能蛋白的异常表达可能在冠心病血瘀证事件发生发展中起关键作用。为此，本研究采用荧光差异显示二维凝胶电泳（two-dimensional fluorescence diference gel electrophoresis（2-D DIGE））技术对冠心病血瘀证患者进行了血小板差异功能蛋白筛选，用基质辅助激光解析 / 电离 - 飞行时间质谱（matrix-asisted laser desorption/ionization-time of flight-time off light mass spectrometry，MALDI-TOF-TOF）技术[6]对目标蛋白进行了鉴定，并对目标功能蛋白在冠心病血瘀证发生发展中的作用进行了分析。

资料与方法

1 诊断标准

参照① 1999 年美国心脏病学会（ACC）/ 美国心脏协会（AHA）/ 美国医师学会及美国内科学会（ACP-ASIM）联合协定关于《慢性稳定型心绞痛诊疗指南》[7]、2002 年 ACC/AHA《不稳定型心绞痛、无 ST 段抬高心肌梗死诊疗指南》[8]。②经冠脉造影证实 1 支或 1 支以上冠脉主支直径狭窄 ≥ 50%。

2 中医辨证分型标准

参考中国中西医结合学会活血化瘀专业委员会制定的血瘀证诊断标准[9]。

3 纳入及排除标准

纳入标准：符合诊断标准和血瘀证诊断标准；签署知情同意书。排除标准：①年龄＜35 岁或＞75 岁；②急性心肌梗死患者；③合并 1 型糖尿病、高血压病 3 级、高血压急症、心功能 3 级等患者；④过敏体质及对多种药物过敏者。

4 临床资料

22 例为 2008 年 5—11 月北京安贞医院、西苑医院心血管内科住院的冠心病患者（冠心病血瘀证组），其中男 19 例，女 3 例，年龄 46~74 岁，平均（62.64 ± 7.60）岁。所有患者符合纳入标准，均行冠脉造影。同期选择西苑医院体检中心健康志愿者 24 名（正常对照组），其中男 11 名，女 13 名，年龄 23~61 岁，平

均（33.54 ± 11.24）岁。

5 分组

每组分 4 个小组，即两组各有 4 次重复。正常对照组 24 名，分 4 小组（A1、A2、A3、A4）。冠心病血瘀证组 22 例，分 4 小组（B1、B2、B3、B4）。将每一小组的各血小板蛋白样本等体积混合（以消除个体间差异），然后定量。取等量各小组分析样本混合作为内标用 Cy2 标记。即正常对照组和冠心病血瘀证组各有 4 次重复，见表 1。

表 1 DIGE 上样设计

样本	Cy2	Cy3	Cy5
Gel1	内标	A1	B1
Gel2	内标	B2	A2
Gel3	内标	A3	B3
Gel4	内标	B4	A4

6 样本采集及制备

冠心病患者入院后，准备进行冠脉造影前，按以下方法采集、制备样本：①早晨空腹，用 BD 枸橼酸钠抗凝真空采血管采集 12 mL 空腹全血；②将前 2 mL 弃用；③余 10 mL 轻轻平置采血管混匀，加入 0.7 mL ACD（枸橼酸钠 22.0 g、枸橼酸 8.0 g、葡萄糖 24.5 g，加水至 1 000 mL），轻轻混匀，900 r/min 离心 10 min，取上层富含血小板血浆（PRP）；在 PRP 中加入 PGI，轻轻混匀 [10,11]，3 000 r/min，离心 10 min，去上清，得 PLT 沉淀；④洗涤 PLT。在 PLT 沉淀中加入 Hepes-Tyrode buffer[12]0.3 mL，加入 PGI_2，轻轻重悬 PLT，3 000 r/min，离心 10 min，去上清。重复 2 次；⑤洗涤 PLT 沉淀中加入 Hepes-Ty-rodebufer，轻轻重悬 PLT，调 PLT 数至 $8 \times 10^8 \sim 1 \times 10^9$/mL，室温下孵育 20 min；上样 12 000 r/min 离心 5 min，立即加入罗氏蛋白酶抑制剂（complete protease inhibitor）20 μL，并投入液氮中冻存，备用。

7 样品的蛋白提取

将细胞溶于 lysisbufer 中（7 mmol/L 尿素，2 mmol/L 硫脲，4% CHAPS，30 mmol/L Tris-HCl，pH8.6），提取后定量。

8 DIGE 差异凝胶分析

①将 Cy2、Cy3、Cy5（GE healthcare 公司）用 DMF 溶解成 1 nmol/μL 的母液，分装，−20 ℃保存；②将荧光染料母液稀释成 400 pmol/μL；③测样品蛋白溶液的 pH 值，30 mmol/LTris-HCl，或 50 mmol/L NaOH 调 pH，使其 pH 为 8.0~9.0；④每一小组样本各 50 μg 蛋白分别采用 400 pmol Cy3 和 Cy5 标记，各小组分析样本等量混合作为内标用 Cy2 标记，标记量同上，混匀，标记反应需避光，冰上放置 30 min，然后用 1 μL 10 mmol/L 赖氨酸终止反应，混匀，冰上放置 10 min；⑤将每块胶需上样的小组（见表 1）蛋白样品，分别标记后混合，加入等体积的 2 × sample buffer（7 mol/L 尿素，2 mol/L 硫脲，4% CHAPS，2% IPG buffer，2% DTT），再加入水化液（7 mol/L 尿素，2 mol/L 硫脲，4% CHAPS，1% IPG buffer，0.5% DTT）补足体积至 450 μL；⑥等电聚焦及 SDS PAGE 电泳（均避光）。等电聚焦程序（略）。SDS PAGE 参数：12% SDS-PAGE 凝胶，电泳参数 3W/gel，时间 13 h；⑦图像扫描及差异分析。用 Ty-phoon9410 扫描仪在 488、532、633nm 波长分别对 Cy2、Cy3、Cy5 荧光染料标记的 DIGE 图像进行扫描。获取的各胶图

（见图1）导入DeCyder 2D version 6.5 software，对Etan DIGE系统凝胶图像进行蛋白点检测、定量、匹配以及分析。胶内差异分析——同一张胶的一组图像上的蛋白点识别和定量。生物学差异分析——不同胶的多张图像进行匹配，提供不同组之间的差异蛋白表达水平的统计分析数据（单因素方差分析）。取 t 检测值 $P < 0.01$，差异倍数大于2.0倍的结果，进行差异分析。

9 制备胶

按1 mg蛋白/凝胶，上样，进行2-DIGE，并用考马斯亮蓝染色，得制备胶。扫描后胶图与DeCyder 2D version 6.5 software分析得到的DIGE差异点图（见图2）进行匹配，确定制备胶上对应的蛋白差异点位置，切胶。

10 质谱分析

10.1 胶内酶解

将切割蛋白差异点对应胶粒置于Eppendorf管中，将切取的胶粒冻干，加入测序级胰蛋白酶溶液（Sigma公司，浓度：0.1 mg/mL），于37 ℃水浴酶解16 h，以TFA水溶液提取酶解肽段，提取液0.5 μL点于质谱仪的靶上，基质：α-氰基-4-羟基-肉桂酸（Sigma公司）溶液，溶于0.1% TFA+50% ACN水中，浓度：5 mg/mL。

10.2 质谱分析

质谱仪：美国ABI-4800型反射式基质辅助激光解析/电离飞行时间串联质谱（MAL-DI-TOF-TOF）；扫描方式：反射式；扫描范围：700-4 000 Da；激光能量：MS4 800，MSMS5 600。

11 数据库检索

GPS软件将鉴定蛋白点质谱数据（MS/MSMS）在IPI-human数据库中进行匹配，获得鉴定蛋白质的相关信息。检索参数：GPS软件检索；误差MS0.3 Da；MSMS0.2 Da。数据库：人的数据库IPI-Human3.23；数据取舍标准：蛋白质打分＞64分，置信水平＞95%。

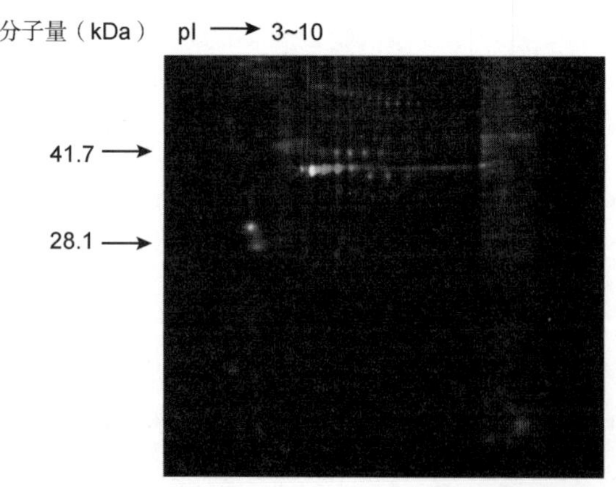

注：该图为Cy2（代表内标），Cy3（代表某一小组蛋白），Cy5（代表另一小组蛋白）3张图叠加而成，因组成每一点的来自内标和其他两小组的蛋白表达量不同，形成不同颜色。pI（等电点）从左至右3～10；蛋白点分子量从上至下依次变小

图1　冠心病血瘀证组与正常对照组的DIGE胶图

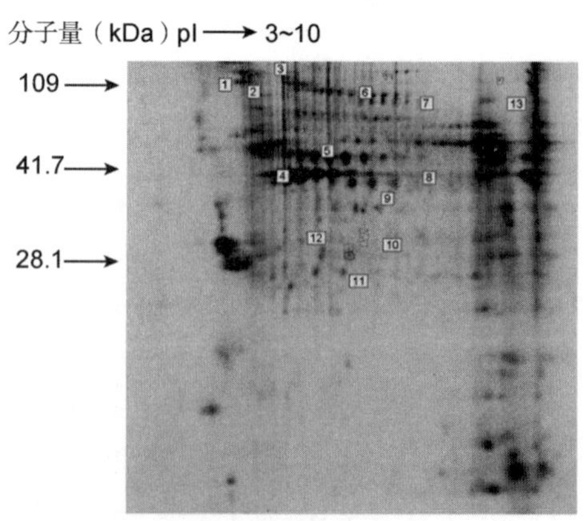

注：该图根据DIGE分析结果，将初步筛选出的冠心病血瘀证组和正常对照组间血小板差异蛋白点在胶图中位置手工标示（与表2中差异点编号对应）

图2　冠心病血瘀证组和正常对照组间血小板差异表达蛋白点胶图

结 果

1 DIGE 差异凝胶分析（图 1、2）将所得的 DIGE 胶图导入 DeCyder 2D version 6.5 software，进行差异分析，获得正常对照组和冠心病血瘀证组间血小板差异蛋白点 13 个。

2 差异蛋白的验证（图 3-6）采用 Western-Bloting 方法验证 7 个差异蛋白点中的 isoform 2 of integrin alpha- Ⅱ b（CD41，Abcam 一抗）和 actin-cytoplasmic2（Actin γ，Milipore 一抗）。CD41、Actin γ 在冠心病血瘀证组表达量分别是正常对照组的 2.00、2.13 倍。

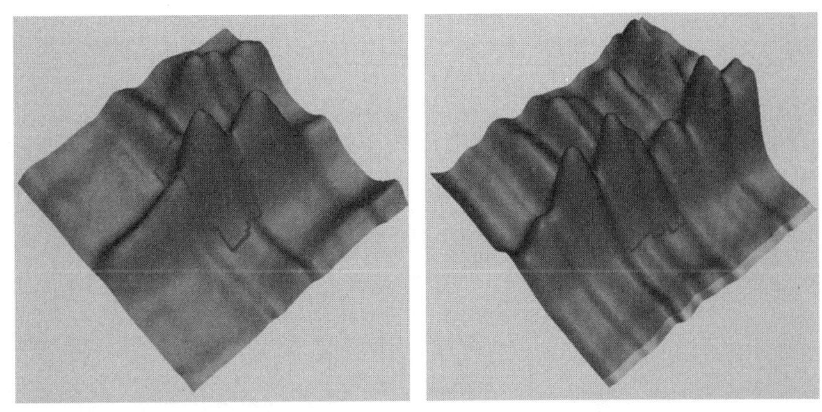

注：左侧为正常对照组，右侧为冠心病血瘀证组；红色线内为差异点体积计算范围，冠心病血瘀证组是正常对照组的2倍

图3 DeCyder 2D version 6.5 生成的IPI00218628对应差异蛋白点胶上三维图

图4 血小板CD41在正常对照组，冠心病血瘀证组表达比较

3 差异蛋白点质谱鉴定（表 2，图 2、7、8）质谱通过测定蛋白质的一级结构（包括分子量、肽链氨基酸序列、多肽或二硫键数目和位置等），在认识蛋白质分子研究中发挥关键作用。特别是 MALDI-TOF-

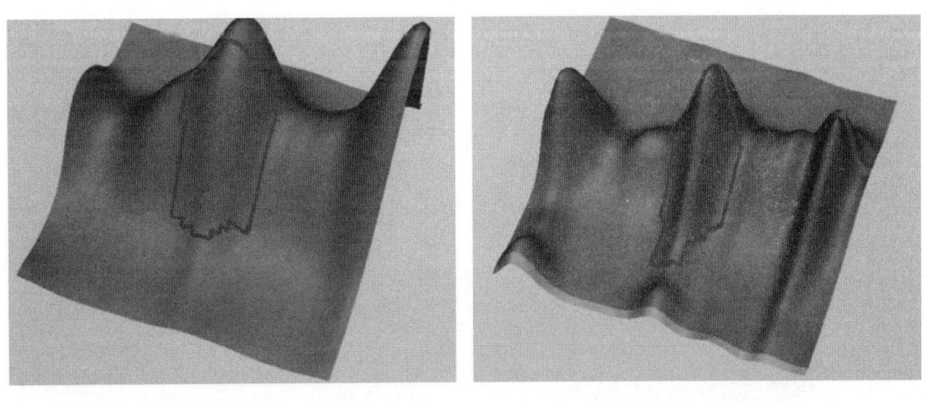

注：左侧为对照组，右侧为血瘀证组。红色线内为差异点体积计算范围。血瘀证组是对照组的2.13倍

图5 DeCyder 2D version 6.5 生成的IPI00021440对应差异蛋白点胶上三维图

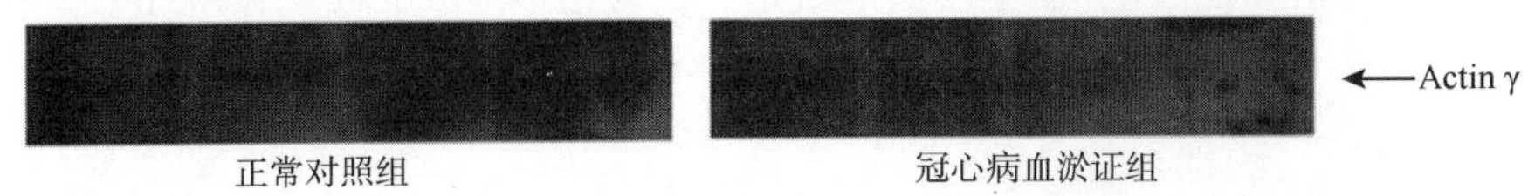

图6 血小板Actin γ 在正常对照组，冠心病血瘀证组表达比较

TOF 所具有的高通量、高灵敏度、高特异性、准确度高等优点，使其成为蛋白质研究的重要设备。在本研究中，筛选出 13 个差异蛋白点，质谱成功鉴定 9 个。去除两个冗余，找到 7 个有可靠数据支撑的血小板差异表达蛋白点。图 4、6 是用 Western-bloting 验证的 isoform2 of CD41 和 Actin 的质谱图。

表 2　冠心病血瘀证组和正常对照组血小板差异蛋白搜库鉴定成功结果

蛋白编号	蛋白名称	蛋白分子量	蛋白等电点	蛋白打分	蛋白打分置信区间	离子打分	离子打分置信区间	差异蛋白点编号
IPI00218628	Gene_Symbol=ITGA2B Isoform 2 ofIntegrin alpha- IIb	109518.5	5.17	662	100	547	100	1
IPI00295976	Gene_Symbol=ITGA2B Isoform 1 of Integrin alpha- IIb	113319.5	5.21	330	100	220	100	2
IPI00218628	Gene_Symbol=ITGA2B Isoform 2 of Integrin alpha- IIb	109518.5	5.17	751	100	651	100	3
IPI00021440	Gene_Symbol=ACTG1 Actin，cytoplasmic 2	41765.8	5.31	505	100	405	100	4
IPI00894365	Gene_Symbol=ACTB cDNA FLJ52842，highly similar to Actin，cytoplasmic 1	39200.5	5.4	480	100	410	100	5
IPI00922240	Gene_Symbol=- cDNA FLJ55253，highly similar to Actin，cytoplasmic 1	38608.2	5.19	153	100	112	100	6
IPI00021439	Gene_Symbol=ACTB Actin，cytoplasmic 1	41709.7	5.29	379	100	245	100	8
IPI00794523	Gene_Symbol=ACTG1 cDNA FLJ43573 fis，clone RECTM2001691，highly similar to Actin，cytop	28193	5.2	289	100	252	100	11
IPI00794523	Gene_Symbol=ACTG1 cDNA FLJ43573 fis，clone RECTM2001691，highly similar to Actin，cytop	28193	5.2	145	100	94	100	12
IPI00873150	Gene_Symbol=- Putative cytochrome	33483	6.4	54	67.676			7
IPI00219713	Gene_Symbol=FGG Isoform Gamma-A of	49465	5.7	43	0	13	0	9
IPI00873150	Gene_Symbol=- Putative cytochrome	33483	6.4	78	99.883			10
IPI00009865	Gene_Symbol=KRT10 Keratin，type I cytoskeletal 10	59474.9	5.13	85	99.977	27	15.6	13

注：其中编号有下划线的是冗余。斜体为未鉴定成功血小板差异蛋白点

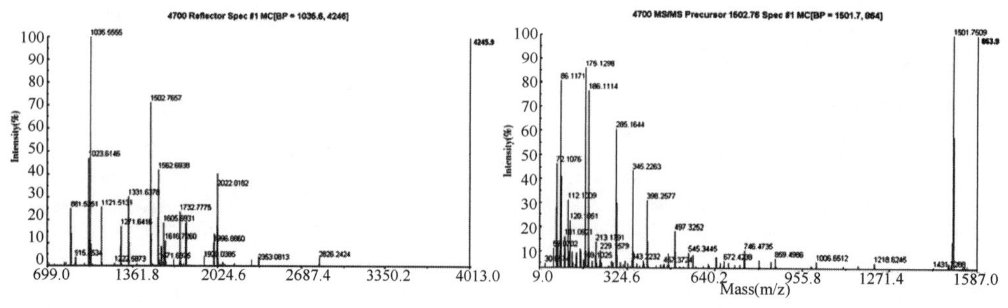

注：此为冠心病血瘀证组与正常对照组间血小板差异蛋白点3，质谱鉴定该蛋白为IPI00218628　integrin alpha-Ⅱb

图7　IPI00218628 Integrin alpha-Ⅱb 质谱图

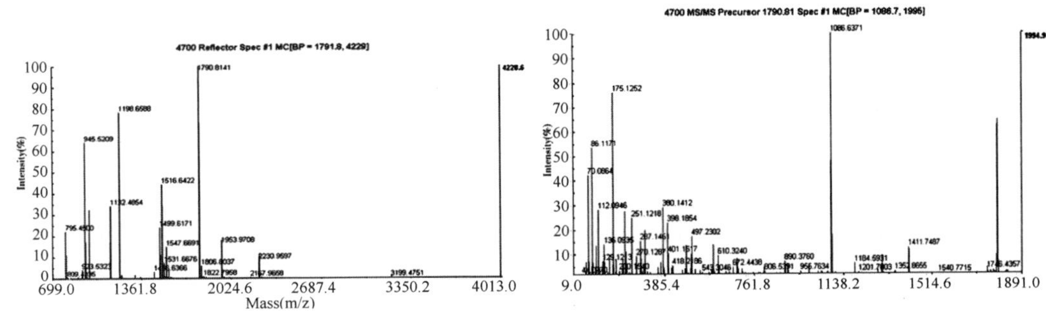

注：此为冠心病血瘀证组与正常对照组间血小板差异蛋白点4，质谱鉴定该蛋白为IPI00021440 Actin γ

图8 IPI00021440 Actin γ 质谱图

讨 论

蛋白质组学可整体上反映疾病各阶段蛋白表达的演变过程，研究蛋白在不同证型及正常状态下的表达情况，能够在分子水平揭示证的实质。鉴于冠心病、血小板功能状态、血瘀证三者之间存在密切的内在联系。我们以血小板为切入点，探索冠心病血瘀证血小板蛋白表达变化。

血小板蛋白的研究，从初步分离鉴定 25 个蛋白点，到用 2-D 银染技术获得约 2 300 个血小板蛋白点图，再到活化前后蛋白磷酸化修饰的研究和新的蛋白分子信号（Dok-2）的发现等[13-16]，均用健康人血小板，未见对健康人和患者之间血小板蛋白表达差异的研究。

本研究应用 2D-DIGE，筛选健康人群和冠心病血瘀证患者之间血小板差异蛋白，初步找到 7 个血小板差异表达蛋白点，对其中 2 个已有较深入研究的蛋白点，进行了 Western-bloting 验证。CD41 和 integrin Ⅲ a（β3）以复合体形式组成血小板最重要的膜受体 α Ⅱ b- Ⅲ a。在诱导剂等的刺激下，α Ⅱ b- Ⅲ a 发生构象改变，与 Fibrinogen 结合，借此与其他血小板聚集，并向胞内传递信号，引发血小板内的信号传递。血小板骨架蛋白接到传入信号后的重组装，控制 OCS 的功能、α 颗粒分泌，决定血小板活化进程、血栓形成和血栓形成速度。CD41 在冠心病血瘀证患者较之健康人的高表达，说明冠心病血瘀证患者血小板有异常增高的活化敏感性和血栓形成能力。这也反证了血瘀证在冠心病患者群中的高比例和高事件发生率。

Actin γ 是血小板骨架蛋白的组成部分。如前述，骨架蛋白在血小板的活化进程中和 Locomotion 中发挥作用。如 α 颗粒释放和致密体分泌，释放血小板活化级联放大效应物质；骨架蛋白重构，与膜 α Ⅱ b- Ⅲ a 牢固连接，随之继发血小板变形、相互黏附、与纤维蛋白交接，形成血栓。有研究发现，通过转基因技术用 γ -cytoactin 在小鼠骨骼肌中替代 α-actin 达 40%，尽管骨骼肌细胞的超微结构基本与野生型一致，但并不能替代 α-actin 功能[17]。本研究发现 Actin γ 在冠心病血瘀证组表达量明显升高，推测在冠心病血瘀证患者，各种诱导血小板活化的因素刺激血小板，使血小板内活化与抗活化进入新的平衡状态，在血小板完全活化前，骨架蛋白构形发生早期变化，Actin γ 表达量增加，为后续血小板分泌、变形、移动做准备。据此推测，Actin γ 可能是冠心病血瘀证发生发展中的重要蛋白。

其他尚待进一步验证的冠心病血瘀证血小板差异功能蛋白，isoform 1 ofintegrinalpha- Ⅱ b 是 CD41 的亚型 1，可能与 CD41 一起在冠心病血瘀证形成和事件中扮演重要角色，有待进一步研究。cDNA FLJ52842（highly similar to actin，cytoplasmic1）、cDNA FLJ55253（highly similar to actin-cytoplasmic1）、actin-cytoplasmic1、cDNA FLJ43573 fis，cloneRECTM2001691（highly similar to actin，cytop））均可能是 Actin γ 的亚型，或修饰产物，或前蛋白。它们的高表达说明这些血小板骨架蛋白在冠心病血瘀证血小板活化与血栓形成中发挥作用，其确切机制有待深入探索。

综上所述，血小板 CD41、Actin γ 是冠心病血瘀证的标志蛋白，在冠心病血瘀证的发生发展和事件发生中可能起重要作用。血小板其他异常表达功能蛋白可能在冠心病血瘀证形成中发挥作用。随着对这些血小板差异表达功能蛋白功能的认识和研究的深入，会有助于冠心病血瘀证及其事件发生分子机制的阐明。

参考文献

[1] Valentin Fuster, RA O'Rourke, Richard A. Walsh, et al. Hurst's, the heart[M]. 12 th ed, New York, The McGraw-Hill Companie, 2008: 1311-1316.

[2] Gurbel PA, Bliden KP. The stratification of platelet reactivity and activation in patients with stable coronary artery disease on aspirin therapy[J]. Thromb Res, 2003, 112(1): 9-12.

[3] 陈可冀, 薛梅, 殷惠军. 血小板活化与冠状动脉粥样硬化性心脏病和血瘀证的关系[J]. 首都医科大学学报. 2008, 29(3): 266-269.

[4] Yin HJ, Ma XJ, Chen KJ, et al. Investigation of gene expression profiles in coronary heart disease and functional analysis of target gene[J]. China Sci Bull, 2009, 54(5): 759-765.

[5] Ma XJ, Yin HJ, Chen KJ. Differential gene expression profiles in coronary heart disease patients of blood stasis syndrome in traditional Chinese medicine and clinical role of target gene[J]. Chin J Integr Med, 2009, 15(2): 101-106.

[6] Richard JS, Proteins and proteomics: A Laboratory Manual[M]. New York, Cold Spring Harbor Laboratory Press, 2003: 3-17.

[7] Gibbons RJ, Chatterjee K, Daley J, et al. ACC/AHA/ ACP-ASIM guidelines for the management of patients with chronic stable angina: A report of the American College of Cardiology/American Heart Association Task Force on Practice Guidelines(Committee on Management of Patients With Chronic Stable Angina)[J]. Journal of the American College of Cardiology, 1999, 33, (7): 2092-2197.

[8] Eugene Braunwald, Elliott M. Antman, Joel Kupersmith, etc. ACC/AHA 2002 Guideline Updatefor the Management of Patients With Unstable Angina and Non–ST-Segment Elevation Myocardial Infarction—Summary Article A Report of the American College of Cardiology/ American Heart Association Task Force on Practice Guidelines(Committee on the Management of Patients With Unstable Angina). Journal of the American College of Cardiology, 2002, 40, (7): 1366-1374.

[9] 中国中西医结合学会活血化瘀专业委员会. 血瘀证诊断标准. 中西医结合杂志, 1987, 7(3): 129.

[10] Jarman DA, Du Boulay GH, Kendall b, et al. Responses of baboon cerebral and extracerebral arteries to prostacyclin and prostaglandin endoperoxide in vitro and in vivo. Journal of Neurology, Neurosurgery, and Psychiatry, 1979, 42(8): 677-686.

[11] Higgs E. A. , Higgs G. A. , Moncada S. et al. Prostacyclin(PGI2)inhibits the formation of platelet thrombi in arterioles and venules of the hamster cheek pouch. Br. J. Pharmac. 1978, 63(3): 535-539.

[12] Garcia A, Prabhakar S, Brock CJ, et al. Extensive analysis of the human platelet proteome by two-dimensional gel electrophoresis and massspectrometry[J]. Proteomics, 2004, 4(3): 656-668.

[13] Gravel P, Sanchez JC, Walzer C, et al. Human blood platelet protein map established by two-dimentional polyacrylamide gel electrophoresis and[J]. Electrophoresis, 1995, 16(7): 1152-1159.

[14] O'Neill EE, Brock CJ, von Kriegsheim AF, et al. Towards complete analysis of the platelet proteome[J]. Proteomics, 2002, 2(3): 288-305.

[15] Maguire PB, Wynne KJ, Harney DF, et al. Identification of the phosphotyrosine proteome from thrombin activated platelets[J]. Proteomics, 2002, 2(6): 642-648.

[16] Garcia A, Prabhakar S, Hughan S, et al. Differential proteome analysis of TRAP-activated platelets: Involvement of DOK-2 and phosphorylation of RGS proteins[J]. Blood, 2004, 103(6): 2088-2095.

[17] Michele A. Jaeger, Kevin J. et al. Context-dependent functional substitution of α-skeletal actin by γ-cytoplasmic actin[J]. The FASEB Journal, 2009, 23(7): 2205-2214.

原载：李雪峰，蒋跃绒，高铸烨，殷惠军，陈可冀．冠心病血瘀证血小板差异功能蛋白筛选、鉴定及功能分析 [J]. 中国中西医结合杂志，2010, 30(5): 467-473.

汉族人血小板 GP Ⅱ b HPA-3 基因多态性与冠心病的相关性研究

薛 梅 陈可冀 殷惠军

随着人类基因组计划的迅速发展，冠心病相关基因的定位与识别已成为研究的热点。有证据表明 GP Ⅰ b、GP Ⅱ b- Ⅲ a、GP Ⅰ a- Ⅱ a 的基因多态性增加了冠脉血栓形成和冠脉事件发生的危险性[1-4]。冠心病形成过程中，GP Ⅱ b- Ⅲ a 在血小板聚集和血栓增长中起关键作用[6]，而关于 GP Ⅱ b HPA-3 基因多态位点与冠心病相关性研究，目前国内尚未见报道。我们以此为研究的切入点，观察其 HPA-3（Bak^a/Bak^b）基因多态性在汉族人中的分布状况，分析该多态性与冠心病易感性的相关性。

资料与方法

1 对象

所收集病例为北京、河北地区无血缘关系汉族人，全部来源于 2005 年 3 月至 2007 年 1 月就诊于西苑医院和安贞医院者，据入选标准分为冠心病组、健康对照组。健康对照组来自西苑医院体检中心查体者及本院职工查体者，为经病史调查，体检、血常规、肝功能、胸透、心电图等检查，排除精神及重大躯体疾病，本人及家庭无精神病史，告知检查内容并自愿参加者。冠心病的诊断均符合 1979 年世界卫生组织临床命名标准化联合专题组报告《缺血性心脏病的命名及诊断》标准[6]，选择有心绞痛症状和 / 或心肌缺血的客观证据，且冠状动脉造影证实冠状动脉有显著狭窄（＞50%）者。纳入病例标准：缺血性心脏病，患者有心绞痛症状和 / 或心肌缺血的客观证据；近期冠状动脉造影证实冠状动脉有显著狭窄（＞50%）；年龄在 35~75 岁。凡同时具备以上 3 条者，均纳入试验范围。排除标准：严重感染；严重心功能不全（EF＜35%）；未控制的Ⅲ级高血压患者；严重瓣膜性心脏病；1 型糖尿病；合并严重肝、肾、造血系统、神经系统等原发性疾病及精神病、恶性肿瘤患者；患者拒绝签署知情同意书，或估计依从性较差；参加其他临床试验的患者；妊娠期或哺乳期妇女。所有入选对象中，冠心病组 212 例，男 154 例，女 58 例，平均年龄 60.4 ± 9.2 岁；健康对照组 106 例，男 48 例，女 58 例，平均年龄 52.5 ± 8.8 岁，均签署知情同意书。

2 方法

2.1 主要实验仪器及试剂

高速冷冻离心机（sigma 3k-30、SORVALL RT 7）；ABI 9700 型 PCR 仪；ABI 7700 HT 型荧光定量 PCR 仪；DNA 提取试剂盒 Wizard® Genomic DNA Purification Kit（Promega）；普通 PCR 试剂：Ex Taq DNA 聚合酶，P/N：DRR100B，Lot：CKA1801A（大连宝生物工程有限公司）；荧光定量试剂：ABI TaqMan 2 × PCR Master mix，P/N：4326614，Lot：G15502 等。

2.2 基因组 DNA 提取

入选病例皆空腹抽取静脉血 2 mL，EDTA 抗凝。将 300 μL 血样加入含 900 μL Cell Lysis Solution 的离心管中，室温放置 10 分钟，13 000~16 000 × *g* 离心 20 秒，移弃大部分上清液，剩余约 10~20 μL。震荡离心管 10～15 s 后，加入 Nuclei Lysis Solution 300 μl，并吹吸 5～6 次后，加入 RNase Solution 1.5 μl，37 ℃水浴 15 min，冰上冷却 5 min。加入 Protein Precipitation Solution 100 μL 震荡 10～20 s，13 000～16 000 × *g* 离心 3 min。取上清液加入含 300 μL 异丙醇的离心管中，摇动直至出现大量白色 DNA 沉淀，离心 1 min，弃上清液，加入 75% 乙醇翻转冲刷管壁，离心 1 min，吸去上清液，室温干燥 10～15 min，加入 DNA Rehydration Solution 100 μL 4 ℃过夜，–20 ℃存放。

2.3 基因多态性检测

GP Ⅱ b 存在多个基因位点的变异，关于 HPA-3（Bak^a/Bak^b）基因多态位点描述如下。

表 1　GP Ⅱ b HPA–3（Bak^a/Bak^b）多态位点描述

糖蛋白定位	HPA 分类法	人命分类法	等位基因类型	Ncbi 网站序列命名
GP Ⅱ b Ile 843 Ser	HPA-3a	Bak^a	A	Rs5911
	HPA-3b	Bak^b	C	

GP Ⅱ b 的多态性检测采用 TaqMan 探针技术。Taqman 探针技术包括普通 TaqMan、TaqMan MGB、TaqMan LNA，虽然后两者灵敏度和特异性较前者要高，但由于我们所检测的序列 GC 含量较高，所以采用更为适合的普通 TaqMan 探针。

GP Ⅱ b HPA-3（Bak^a/Bak^b）多态位点探针和引物采用 ABI PRIMER EXPRESS 2.0 软件设计：

XM-rs5911-FAM（t）FAM-TGCCCAtCCCCAGCCCC-TAMRA Tm=66 GC% =76.5 Length=17；

XM-rs5911-VIC（g）VIC-CTGCCCAgCCCCAGCCC-TAMRA Tm=65.9GC% =82.9 Length=17；

XM-rs5911-FP GGCCTGACCACTCCTTTGC Tm=59.2 GC% =63.2 Length=19；

XM-rs5911-RP TCACTACGAGAACTGGATCCTGAA Tm=58.9 GC% =45.8 Length=24；

Amplicon：Tm=87 GC% =66 Length=157

将所有样本 DNA 浓度（5～15 μg/100 μl）调整到 20～50 ng/μL。引物和探针检测 PCR 反应体系分别见表 2、表 3。GP Ⅱ b 引物检测 PCR 循环条件：预变性 94 ℃ 5 min，94 ℃ 30 s，58 ℃ 30 s，72 ℃ 30 s，40 个循环，72 ℃延伸 10 min，4 ℃保存。GP Ⅱ b 探针检测 PCR 循环条件：预变性 95 ℃ 10 min，95 ℃ 5 s，60 ℃ 30 s，60 ℃ 30 s，40 个循环。引物和探针检测通过后，即按照上述反应条件进行正式实验，检测 PCR 产物荧光强度变化，用 ABI7700 HT 型荧光定量 PCR 仪，按 7700 用户手册操作。

表 2　GP Ⅱ b 引物检测 PCR 反应体系

Reaction Component	Concentration	Volume（μl）
10 × PCR buffer	10 ×	2.5 μl
dNTP	2.5pmol/μl	2 μl
forward primer	20pmol/μl	0.5 μl
reverse primer	20pmol/μl	0.5 μl
Ex-Taq		0.125 μl
H_2O		18.375 μl
Template		1 μl
Total		25 μl

表 3　GP Ⅱ b 探针检测 PCR 反应体系

Reaction Component	Concentration	Volume（μl）
2 × TaqMan Master Mix	2 ×	5.0 μl
Forward primer	10 pmol/μl	0.45 μl
Reverse primer	10 pmol/μl	0.45 μl

续表

Reaction Component	Concentration	Volume（μl）
TaqMan Fam probe	10 pmol/μl	0.25 μl
TaqMan Tet probe	10 pmol/μl	0.25 μl
Template DNA	10 ng/μl	2.0 μl
ddH_2O		1.6 μl
Total		10 μl

3 统计学处理

统计分析采用 SPSS11.5 统计分析软件进行计算，*P* 值＜0.05 被认为所检验的判别有统计学意义。计数资料用卡方检验，两组计量资料采用 *t* 检验，多组均数间的显著性检验采用方差分析。对冠心病与基因多态性相关性进行非条件 *Logistic* 回归分析。

结　果

1 HPA-3（Rs5911）多态位点分型图

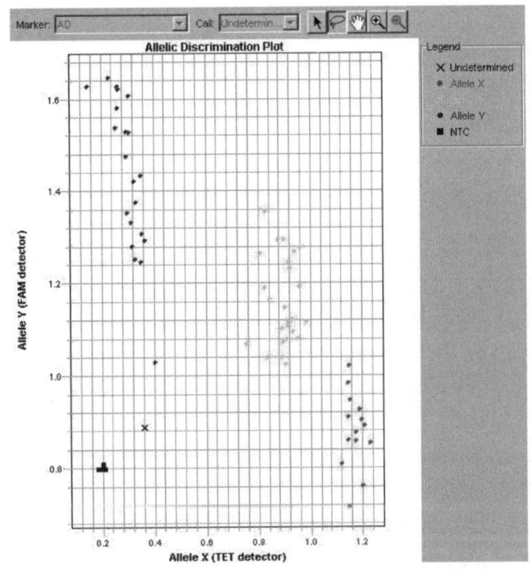

Note：NTC：No Template control；Undetermined；Red spot：Allele C homozygote；Blue spot：Allele A homozygote；Green spot：heterozygote.The genotype of Allele C homozygote was HPA-3b/3b，that of Allele A homozygote was HPA-3a/3a，and that of AC heterozygote was HPA-3a/3b

图1　Rs5911位点分型图

2 HPA-3（Rs5911）多态位点基因型分布比较

318 例受检者中，AA 型 98 例，AC 型 158 例，CC 型 62 例，A 等位基因频率 55.66%，C 等位基因频率 44.34%，经卡方检验，HPA-3 基因型分布频率观测值与预计值无显著性差异（*P*=0.984），符合 Hardy-Weinberg 平衡。说明样本来自一个较大的、处于随机婚配平衡状态的群体，具有一定代表性。冠心病组和健康对照组比较基因型构成无显著性差异（*P*＞0.05）。表 4。

表 4　HPA-3 多态位点基因型构成比较

组别	n	基因型 n（%）			P
		HPA-3a/3a	HPA-3a/3b	HPA-3b/3b	
冠心病患者	212	58（27.4）	111（52.3）	43（20.3）	0.166
健康对照组	106	40（37.8）	47（44.3）	19（17.9）	

3 冠状动脉病变支数与基因型分布比较

冠心病患者不同病变支数，基因型构成无显著性差异（$P > 0.05$）。表 5。

表 5　冠状动脉病变支数与基因型分布比较

病变支数	n	基因型 n（%）			P
		HPA-3a/3a	HPA-3a/3b	HPA-3b/3b	
单支病变	80	22（27.5）	38（47.5）	20（25.0）	0.731
双支病变	78	21（26.9）	43（55.2）	14（17.9）	
三支病变	54	15（27.8）	30（55.6）	9（16.6）	

4 根据年龄分层年龄＞45 岁者基因型比较

至少含有 1 个 HPA-3b 等位基因者较 HPA-3a/3a 原生型纯合子，冠心病人（72.4% / 27.6%）多于健康人（57.1% /42.9%）。在年龄＞45 岁的人群中，基因型在冠心病组和健康对照组两组间的分布具有显著性差异（P=0.012）。表 6。

表 6　年龄＞45 岁者基因型比较

组别	n	基因型 n（%）		P
		HPA-3a/3a	HPA-3a/3b+HPA-3b/3b	
冠心病组	203	56（27.6）	147（72.4）	0.012
健康对照组	84	36（42.9）	48（57.1）	

5 校正年龄、性别、体重指数的冠心病 *Logistic* 回归分析

以是否患冠心病为因变量（赋值：健康 1，冠心病 2），以年龄、性别、体重指数、Rs5911 多态位点基因型为自变量（计数资料赋值：性别：男 1，女 2；GP Ⅱ b 等位基因：含有至少一个 HPA-3b 为 1，不含有 HPA-3b 为 2）建立回归模型，进行 Binary *Logistic* 回归分析。似然比卡方检验 P=0.000，说明自变量中至少有一个的作用是有统计学意义的，模型有意义。对回归方程模型适配度作卡方检验，P=0.013 有显著性意义，模型适配度良好。

本研究结果显示（表 7），校正年龄、性别、体重指数对冠心病的影响后，Rs5911 多态位点基因型与冠心病发病密切相关，含有至少一个 HPA-3b 等位基因者较 HPA-3a/HPA-3a 纯合型发生冠心病的危险性是 2.105 倍。年龄、性别、体重指数与冠心病发病密切相关（$P < 0.01$），年龄、体重指数与冠心病呈正相关，性别（男 1，女 2）呈负相关。

表7　校正年龄、性别、体重指数的冠心病 *Logistic* 回归分析

变量	B	S.E.	*P*	Exp（B）
年龄	0.116	0.017	0.000	1.123
性别	-1.344	0.294	0.000	0.261
体重指数	0.242	0.053	0.000	1.273
Rs5911 多态位点基因型	0.744	0.301	0.013	2.105

讨　论

冠心病是由遗传和环境因素共同作用所致的一种多基因疾病，冠心病的发生、发展过程中，动脉粥样硬化与血栓形成是两个重要的病理因素。血小板在动脉血栓形成过程中起着十分重要的作用，它的黏附、聚集和活化反应是通过血小板膜糖蛋白的功能实现的。其中重要的血小板膜糖蛋白有GPⅠb-Ⅸ，GPⅠa-Ⅱa，GPⅠc-Ⅱa，GPⅡb-Ⅲa，GPⅣ等。GPⅡb-Ⅲa的基因编码定位于第17号上q^{21-22}带一个约260kb大小的片段内，GPⅡb基因长约17kb，含有30个外显子，GPⅢa基因长约60kb，含有14个外显子。二者不能单独表现于细胞膜表面，需先在内质网形成复合物再表达于胞浆膜上，形成完整的功能单位。GPⅡb-Ⅲa有多个多态位点，我们选取发现最早、研究最广泛的基因多态位点之一——HPA-3为研究对象。

关于GPⅡb HPA-3基因多态位点与冠心病相关性研究，目前国内尚未见报道，多集中于人群分布情况的研究，国际人类基因组单体型图计划检测结果显示，45位无血缘关系中国北京汉族人，3种表型HPA-3a/3a、HPA-3a/3b、HPA-3b/3b分别占33.1%、40%、26.7%，而近期的另一项研究结果显示[7]，在入选的1000例无血缘关系汉族人中，HPA-3a和HPA-3b分别占59.35%和40.65%。在本研究中冠心病组3种表型分别占27.4%、52.3%、20.3%，健康对照组分别是37.8%、44.3%和17.9%，组间比较无显著性差异（*P*=0.166）。冠心病患者不同病变支数基因型构成比较无显著性差异（*P*＞0.05）。

国外该位点与冠心病相关性的研究多兼顾了冠心病的其他危险因素进行分析。来自于韩国的研究显示[8]在小于56岁的人群中HPA-3（GPⅡb）多态性与急性心肌梗死有关，另一关于GPⅡb的研究显示[9]Ser843多态性可能增加伴有其他冠心病危险因素的年轻女性患心肌梗死的危险性。在本研究按年龄进行分层比较时，我们发现大于45岁的人群中，至少含有1个HPA-3b等位基因者较HPA-3a/3a原生型纯合子，冠心病人（72.4%/27.6%）多于健康人（57.1%/42.9%），此时不同基因型在冠心病组和健康对照组两组间的分布具有显著性差异（*P*=0.012）。可见年龄＞45岁含有HPA-3b等位基因者较携带HPA-3a/3a等位基因者发生冠心病的人数更多，HPA-3多态性与年龄＞45岁的人群发生冠心病具有相关性，是冠心病发生的危险因素之一。以是否患冠心病为因变量的二分类Binary *Logistic* 回归分析，校正年龄、性别、体重指数对冠心病的影响后，结果显示Rs5911多态位点基因型与冠心病发病密切相关，含有至少一个HPA-3b等位基因者较HPA-3a/HPA-3a纯合型发生冠心病的危险性是2.105倍，Rs5911多态位点基因型是冠心病发病的危险因素。本模型其他入选因素中，年龄、性别、体重指数与冠心病发病密切相关（*P*＜0.01），男性、年龄增长、体重指数增加都会增加发生冠心病的危险性。

综上所述，HPA-3多态位点是北京地区汉族人冠心病发病的危险因素，在年龄＞45岁的人群中表现明显。《难经·七十七难》提出了“上工治未病”的思想，对含有HPA-3b基因型的人群自年青时即强化进行冠心病一级预防，这将为冠心病的预防提供一个全新的方向，并为实现个体化诊治提供初步的依据。

参考文献

[1] Melus V, Pullmann R, Hybenova J, et al. Is PLA1/PLA2 gene polymerphism of platelet membrane glycoprotein Ⅲa a risk factor for myocardial infarct[J]? Bratisl Lek Listy, 1999, 100(11): 593-597.

[2] Mikkelsson J, Perola M, Penttila A, et al. Platelet glycoprotein Ⅰbalpha HPA-2 Met/VNTR B haplotype as a genetic predictor of myocardial infarction and sudden cardiac death[J]. Circulation, 2001, 104(8): 876-880.

[3] Beer JH, Pederiva S, Pontiggia L. Genetics of platelet receptor single-nucleotide polymorphisms: clinical implications in thrombosis[J]. Ann

Med, 2000, 32 Suppl 1: 10-14.

[4] Bray PF, Howard TD, Vittinghoff E, et al. Effect of genetic variations in platelet glycoproteins Ⅰbalpha and Ⅵ on the risk for coronary heart disease events in postmenopausal women taking hormone therapy[J]. Blood, 2007, 109(5): 1862-1869.

[5] Jackson SP, Schoenwaelder SM. Antiplatelet therapy: in search of the 'magic bullet'[J]. Nat Rev Drug Discov, 2003, 2(10): 775-789.

[6] 陈灏珠. 实用内科学[M]. 第12版. 北京: 人民卫生出版社, 2005. 1472-1473.

[7] Huang H, Feng ML, Shen T, et al. Polymorphism of the human platelet alloantigens HPA-3 and HPA-9w in the Chinese Han population[J]. Zhonghua Yi Xue Yi Chuan Xue Za Zhi, 2007, 24(5): 586-588.

[8] Park S, Park HY, Park C, et al. Association of the gene polymorphisms of platelet glycoprotein Ⅰa and Ⅱb-Ⅲa with myocardial infarction and extent of coronary artery disease in the Korean population[J]. Yonsei Med J, 2004, 45(3): 428-434.

[9] Reiner AP, Schwartz SM, Kumar PN, et al. Platelet glycoprotein Ⅱb polymorphism, traditional risk factors and non-fatal myocardial infarction in young women[J]. Br J Haematol, 2001, 112(3): 632-636.

原载：薛梅，陈可冀，殷惠军．汉族人血小板 GP Ⅱb HPA-3 基因多态性与冠心病的相关性研究 [J]. 中国病理生理杂志，2009, 25(10): 1898-1902.

清眩调压方治疗更年期女性高血压病的临床研究

陶丽丽　马晓昌　陈可冀

高血压是一种常见多发病，也是心脑血管病最重要的危险因素。因此积极降压，减少心脑血管疾病的发病风险是我国高血压防治的主要目标。清眩调压方是陈可冀院士根据数十年临床经验，针对高血压病的病机特点，以清肝热、平肝阳、益肝肾为法，创立的治疗肝肾阴虚、肝阳上亢证高血压的有效经验方。本研究重点观察清眩调压方对更年期女性高血压病的临床疗效。

资料与方法

1 诊断标准

高血压病诊断和分级标准按照 1999 年《中国高血压防治指南》[1]。中医证候诊断标准按照 2002 年《中药新药临床研究指导原则》[2] 中高血压病阴虚阳亢证标准。更年期诊断参照《实用中西医结合妇产科学》[3] 及《新编妇产科疾病诊疗学》[4] 标准，拟定诊断标准为：临床具有潮热汗出、感觉异常、失眠、易激动、抑郁、眩晕、头痛、疲乏、心悸、皮肤蚁走感及泌尿系症状和骨关节肌肉痛中 1 种以上，且查血 FSH＞40IU/L，E_2＜150pmol/L。

2 纳入标准

凡符合高血压病诊断标准，高血压分级属 1~2 级者，中医辨证属阴虚阳亢证的更年期女性，年龄 40~60 岁。

3 排除标准

①继发性高血压；②收缩压（SBP）≥180 mmHg 或舒张压（DBP）≥110 mmHg 者；③合并有肝、脑、心、肾疾患和参加其他临床试验的患者；④对本汤药不能耐受、过敏者。

4 临床资料

87 例患者均为 2006 年 9 月—2008 年 1 月在中国中医科学院西苑医院心血管中心的病房及门诊的高血压病患者，按照随机数字表法分组，其中对照组 43 例，试验组 44 例。两组患者年龄、病程、体重指数、血压及高血压分级比较（表 1），无统计学意义（$P>0.05$）。

表 1　两组一般资料比较

组别	例数	年龄	病程	体重指数	高血压分级（例）		SBP	DBP
		（岁，$\bar{x}\pm s$）	（年，$\bar{x}\pm s$）	（kg/m^2，$\bar{x}\pm s$）	1	2	（mmHg，$\bar{x}\pm s$）	
对照	43	47.55 ± 5.36	7.85 ± 4.33	26.45 ± 3.56	22	18	156.75 ± 10.58	87.62 ± 10.22
试验	44	48.03 ± 3.77	8.11 ± 3.58	27.44 ± 4.01	22	20	160.24 ± 12.33	90.07 ± 10.32

5 方法

5.1 治疗方法

试验组给予培哚普利片 1 片 [每片 4 mg，由施维雅（天津）制药有限公司生产，批号：X960273] 加清眩调压方颗粒剂（由苦丁茶 30 g 天麻 30 g 钩藤 30 g 黄芩 10 g 川牛膝 10 g 杜仲 10 g 夜交藤 30 g 生地 30 g 桑叶 15 g 菊花 15 g 组成，江苏江阴药业有限公司生产，每剂由单味中药免模拟剂（麦芽颗粒，由中国中医科学院西苑医院药厂提供，性状、包装与清眩调压方颗粒剂相同）。培哚普利片每天早上 8 点口服，中药颗粒剂 / 中药模拟剂每日 2 次，每次 1 剂冲服。4 周为 1 个疗程，连续观察 2 个疗程，每 2 周进行 1 次临床症状记录，治疗过程中出现的任何不适或症状均按不良反应记录。

5.2 观察指标及方法

①两组患者均在治疗前后行动态血压检测（采用美国 Spacelabs Medical 公司生产的 9027-ABP 型 24 h 动态血压记录仪测量），记录 24 h 血压、心率的测定值；②观察治疗前后相关症状（眩晕、头痛、腰酸、膝软、五心烦热、心悸、耳鸣、健忘）改善情况，每例症状积分之和为该例症状总积分值；③治疗前后空腹采肘静脉血检查血脂（TC、TG、HDL-C、LDL-C、VLDL.C，采用日立 7600 全自动生化分析仪测定，试剂盒：Cholestest STD 和 APO Control，由日本第一化学生产提供）、血清雌二醇（E_2，采用 Cobase601 型全自动分析仪测定，试剂盒采用 Cobas Estradiol 试剂盒）、血浆超敏 c 反应蛋白（Hs-CRP）、同型半胱氨酸（HCY）、血管紧张素Ⅱ（Ang Ⅱ）水平（采用日立 7600 全自动生化分析仪测定，试剂盒由中生北控生物科技股份有限公司代理的瑞士 BUHLMANN 公司提供）。

5.3 疗效判定标准

5.3.1 血压疗效判定标准

按照《中药新药临床研究指导原则》有关标准。显效：①舒张压下降 ≥ 10 mmHg，并达到正常范围；②舒张压虽未降至正常但已下降 20 mmHg。有效：①舒张压下降 < 10 mmHg，但已达到正常范围；②舒张压较治疗前下降 10~19 mmHg，但未达到正常范围；③收缩压较治疗前下降 ≥ 30 mmHg；须具备其中一项。无效：未达到以上标准者。

5.3.2 症状积分疗效评定标准

参照《中药新药临床研究指导原则》。中症状量化标准，采用 4 级记分法进行评分：无症状记 0 分；轻度记 2 分；中度记 4 分；重度记 6 分。根据专家论证及预试验结果的统计学分析，证明此量化标准确实可行。疗效评价按照尼莫地平法。显效：临床症状、体征明显改善，症状积分减少 > 70%。有效：临床症状、体征均有好转，症状积分减少 30% ~70%。无效：临床症状、体征无明煎颗粒剂组成），对照组给予培哚普利片 1 片加中药显改善，甚或加重，症状积分减少 < 30%。

5.3.3 血压变异性（BPV）疗效评定标准

参照文献 [5]，以 24 h 动态血压监测得到的血压标准差（SD）作为 BPV 的指标。血压变异的正常参考值：24 h SBP 血压变异性 < 15.1 mmHg，DBP 血压变异性 < 13.6 mmHg；白天 SBP 血压变异性 < 13.3 mmHg，DBP 血压变异性 < 12.6 mmHg；夜间 SBP 血压变异性 < 12.5 mmHg，DBP 血压变异性 < 9.7 mmHg。

5.4 统计学方法

用 SPSS 10.0 软件统计分析，计量资料用 t 检验、*ANOVA* 检验，计数资料采用 χ^2 检验，等级资料用秩和检验。

结　果

1 试验过程

对照组脱落 2 例，因不能耐受干咳，剔除 1 例，因动态血压数据不足；试验组脱落 2 例，因不能耐受干咳。本研究共 82 例完成试验，其中对照组 40 例，试验组 42 例。

2 血压疗效

2.1 两组治疗前后不同时间血压变异性比较（表 2）

治疗后两组 BPV 均明显下降，具有统计学意义，且试验组优于对照组（$P < 0.05$）。

表 2　两组治疗前后不同时间血压变异性比较（mmHg，$\bar{x} \pm s$）

组别	例数	时间	SBP			DBP		
			24 h	白天	夜间	24 h	白天	夜间
对照	40	治疗前	25.57 ± 9.46	23.78 ± 8.05	20.44 ± 8.25	17.56 ± 6.55	15.64 ± 7.65	13.75 ± 6.14
		治疗后	15.49 ± 12.11*	13.76 ± 9.07*	12.36 ± 6.35*	13.22 ± 5.45*	11.96 ± 7.34*	10.34 ± 6.39*
试验	42	治疗前	21.03 ± 7.97	24.42 ± 8.99	20.56 ± 8.11	17.88 ± 7.26	16.07 ± 6.47	14.01 ± 8.45
		治疗后	10.14 ± 8.09*△	11.26 ± 6.35*△	9.75 ± 7.35*△	9.98 ± 6.73*△	8.13 ± 6.23*△	7.54 ± 7.42

注：与本组治疗前比较，*$P < 0.05$；与对照组治疗后比较，△$P < 0.05$

2.2 降压总有效率

降压疗效治疗后对照组、试验组的降压总有效率分别为 87.5%（35/40）、90.5%（38/42），显效率分别为 45.0%（18/40）、59.5%（25/42）。经秩和检验，两组间差异有统计学意义（$P < 0.05$）。

2.3 两组治疗前后夜间血压下降率比较（表 3）

治疗后两组夜间血压下降率均明显上升，试验组优于对照组，差异有统计学意义（$P < 0.05$）。

表 3　两组治疗前后夜间血压下降率及心率变化比较（$\bar{x} \pm s$）

组别	例数	时间	夜间血压下降率（%）	心率（次 /min）
对照	40	治疗前	6.68 ± 1.65	80.54 ± 6.88
		治疗后	10.11 ± 1.64*	70.24 ± 8.45*
试验	42	治疗前	6.21 ± 1.61	81.23 ± 5.71
		治疗后	13.61 ± 1.07*△	65.02 ± 7.98*△

注：与本组治疗前比较，*$P < 0.05$；与对照组治疗后比较，△$P < 0.05$

3 两组治疗前后心率比较（表 3）

两组治疗后心率明显下降，且试验组优于对照组，差异有统计学意义（$P < 0.05$）。

4 两组治疗前后单项症状积分比较（表 4）

两组治疗后各症状均有明显改善，与治疗前比较，差异有统计学意义（$P < 0.01$），试验组对头痛、腰酸、膝软、失眠改善优于对照组，差异亦有统计学意义（$P < 0.05$）。

表 4　两组治疗前后单项症状积分比较（分，$\bar{x} \pm s$）

症状	时间	对照组（40 例）	试验组（42 例）
眩晕	治疗前	3.16 ± 1.25	3.21 ± 1.32
	治疗后	1.19 ± 0.21*	1.13 ± 0.24*
头痛	治疗前	3.54 ± 1.04	3.48 ± 1.12
	治疗后	0.96 ± 1.19*	0.70 ± 1.08*△
腰酸	治疗前	3.33 ± 1.45	3.57 ± 1.16
	治疗后	0.99 ± 1.13*	0.54 ± 1.01*△
膝软	治疗前	3.63 ± 1.50	3.62 ± 1.20
	治疗后	1.41 ± 1.70*	1.13 ± 1.46*△
五心烦热	治疗前	3.88 ± 1.34	3.79 ± 1.47
	治疗后	1.24 ± 1.44*	1.32 ± 1.46*
心悸	治疗前	1.22 ± 0.54	1.34 ± 0.48
	治疗后	0.77 ± 0.33*	0.56 ± 0.78*
失眠	治疗前	1.68 ± 0.35	1.59 ± 0.57
	治疗后	0.75 ± 0.44*	0.49 ± 0.71*△
耳鸣	治疗前	1.76 ± 0.77	1.59 ± 0.56
	治疗后	1.03 ± 0.63*	0.91 ± 0.55*
健忘	治疗前	1.17 ± 0.39	1.20 ± 0.26
	治疗后	0.38 ± 0.66*	0.27 ± 0.44*

注：与本组治疗前比较，*$P < 0.01$；与对照组治疗后比较，△$P < 0.05$

5 两组治疗前后血脂水平变化比较（表 5）

两组治疗后 HDL-C 水平均明显提高，且试验组在降低 TC、LDL-C 方面明显优于对照组，差异有统计学意义（$P < 0.05$）。

表 5　两组治疗前后血脂水平变化比较（mmol/L，$\bar{x} \pm s$）

组别	例数	时间	TC	TG	HDL-C	LDL-C	VLDL-C
对照	40	治疗前	5.78 ± 0.97	2.24 ± 1.08	1.04 ± 0.68	3.44 ± 1.20	1.05 ± 0.89
		治疗后	5.48 ± 0.66	1.96 ± 1.52	1.51 ± 0.41*	3.27 ± 1.55	0.88 ± 0.57
试验	42	治疗前	5.69 ± 1.02	2.18 ± 1.13	1.10 ± 0.74	3.28 ± 1.53	0.99 ± 0.97
		治疗后	4.96 ± 0.75△	1.59 ± 0.94	1.63 ± 0.53*	2.81 ± 0.99△	0.50 ± 0.25

注：与本组治疗前比较，*$P < 0.05$；与对照组治疗后比较，△$P < 0.05$

6 两组治疗前后血清 E_2 变化比较（表 6）

两组治疗后血清 E_2 水平均上升，且试验组治疗后差异有统计学意义（$P < 0.05$）。

表 6　两组治疗前后 E_2、Hs-CRP、HCY 及 Ang Ⅱ水平比较（$\bar{x} \pm s$）

组别	例数	时间	E_2（pmol/L）	Hs-CRP（mg/L）	HCY（μmol/L）	Ang Ⅱ（μg/L）
对照	40	治疗前	18.36 ± 3.41	2.87 ± 0.65	17.77 ± 2.31	15.01 ± 10.25
		治疗后	107.98 ± 10.23*	1.69 ± 0.54*	16.81 ± 1.78	9.80 ± 6.44*
试验	42	治疗前	20.17 ± 3.64	2.85 ± 0.51	19.37 ± 1.93	18.00 ± 15.86
		治疗后	214.62 ± 11.65*△	0.69 ± 0.58*△	15.89 ± 2.01	6.88 ± 9.42*△

注：与本组治疗前比较，$^*P < 0.05$；与对照组治疗后比较，$^{\triangle}P < 0.05$

7 两组治疗前后血浆 Hs-CRP、HCY 及 Ang Ⅱ水平比较（表 6）

两组治疗后血浆 Hs-CRP 水平均明显下降，且试验组优于对照组，差异有统计学意义（$P < 0.05$）；两组血浆 HCY 水平均有不同程度的改善，但差异无统计学意义（$P > 0.05$）；两组血浆 Ang II 水平均有一定程度的下降，且试验组优于对照组，差异有统计学意义（$P < 0.05$）。

讨　论

高血压病属于中医学“眩晕”“头痛”“肝风”“肝阳”等范畴，研究表明[6-8]，肝肾阴虚、肝阳上亢证不仅是高血压病的主要证型，更是更年期女性高血压的主要证型，专家认为 JNC-7 提出的“高血压前期”多已有“肝阳偏亢”证候的表现[9]，清眩调压方是陈可冀院士针对肝肾阴虚，肝阳上亢证的病机特点，以清肝热、平肝阳、益肝肾为法，创立的治疗高血压的有效方剂。本研究结果显示清眩调压方对更年期女性高血压病有良好的临床疗效。

清眩调压方以苦丁茶散肝风、清头目、活血脉，天麻、钩藤平肝潜阳熄风为主，辅以杜仲补益肝肾，夜交藤搜风通络、养心安神，黄芩、桑叶、菊花清肝热、平肝阳，佐以牛膝祛瘀通络，引血下行以折其阳亢，鲜生地清热养阴以滋肾水，诸药合用，共奏益肝肾、清肝热、平肝阳之功。现代药理学研究表明，上述诸药其有效成分多有不同程度的扩血管、降压及抗炎作用。苦丁茶是我国南方的常用中草药，具有清热解毒、生津止渴、活血脉、提神醒脑等功效，其有效成分苦丁茶总皂甙有扩血管作用，可对抗去甲肾上腺素所致的血管收缩[10]。天麻的有效成分之一天麻素已被证明有镇痛、镇静及增加脑血流量，减少脑血流阻力的作用[11]；钩藤可通过直接或间接抑制血管运动中枢而引致周围血管扩张；杜仲可作用于血管平滑肌，使外周血管扩张，降低外周阻力；其中清热解毒类中药通过降血脂、拮抗内皮素、抑制平滑肌细胞增殖和抑制血小板聚集达到消炎的目的，因而具有防治动脉粥样硬化的功效[12]。

近年来，一些研究结果表明在高血压患者中，不仅血压平均值，而且血压变异的程度也独立并显著地与高血压引起的靶器官损害有关系[13,14]。清眩调压方合用培哚普利降低高血压患者血压变异性优于单用培哚普利组，提示中西药合用在降低血压变异性方面有优势，中西药合用除降压外，可能通过多环节、多途径，如影响交感、迷走活性，调整肾素—血管紧张素系统活性而改善血压情况。清眩调压方在改善高血压相关临床症状、提高患者生活质量方面较单纯西药降压有优势，提示了中医、中西医结合辨证治疗高血压病的优势所在。

血脂异常和高血压是一组相互关联的心血管疾病危险因素，本研究结果提示，清眩调压方有调节血脂代谢的作用，可能与组方中苦丁茶、桑叶和黄芩等的有效成分有降脂作用有关。本方滋补肝肾、平肝潜阳的功效，从整体上调整阴阳气血的平衡，使肾精得充，肝火得降，气血流通。

绝经后女性心脑血管病的发生率迅速上升，如果生育期女性由于其他原因切除双侧卵巢，又没有接受雌激素替代治疗也导致绝经女性冠心病发生率的明显上升[15]，这提示雌激素具有维持血管正常功能的作用。因此，推测绝经后女性脑血管病发生率上升是由于失去了内源性雌激素的保护作用。清眩调压方在与西药合用降压之外，能够升高围绝经期妇女的内源性雌激素水平，提示清眩调压方能够调整女性性激素水平，在辅助降压之外，减少心血管事件的发生。

有研究发现 Hs-CRP 浓度随着血压级别的增加而增加，在排除高血压的其他危险因素后，C 反应蛋白仍与原发性高血压病高度相关，提示炎症反应参与了原发性高血压的发生、发展[16]。清眩调压方组降低 Hs-CRP 的优势，可能与其组方中清热解毒类中药通过降血脂、拮抗内皮素、抑制平滑肌细胞增殖和抑制血小板聚集达到消炎的作用有关。肾素—血管紧张素—醛固酮系统（RAAS）在心血管活动调节中起着十分重要的作用，清眩调压方降低血浆 Ang Ⅱ水平，不只是抑制 Ang Ⅱ生成，这可能与其从多方面、多靶点抑制血管活性物质的生成、储存、传递和表达，更全面地抑制 RAAS 活性有关。总之，清眩调压方在临床运用中证明对更年期女性轻、中度高血压病患者具有良好的降压作用，能降低更年期女性高血压的血压变异性，改善患者更年期综合征症状、血脂代谢及血清 E：及血浆 Hs-CRP、Ang Ⅱ水平，以减少其心脑血管疾病的发病风险。现代研究认为血压达标足治疗高血压的基本目标，如何进一步防治其靶器官损害是治疗的关键。中医药的历史悠久，大力发掘传统医药的优势和特长，在平稳降压的同时减少患者的临床症状，改善生活质量，减少心脑血管疾病的发病风险，是中两医结合治疗高血压病的优势所在。清眩调压方是一个含有复杂成分的中药复方，经过临床验证疗效可靠，其作用机理可能与调节交感—迷走神经功能、神经 - 内分泌 - 免疫功能及抑制循环 RAAS 活性有关，使机体恢复自身功能，达到防病治病的目的。

参考文献

[1] 中华医学会心血管病分会. 心血管病治疗指南和建议[M]. 北京: 人民军医出版社, 2005: 279-281.

[2] 中华人民共和国卫生部制定颁布. 中药新药临床研究指导原则[S]. 北京: 中国医药科技出版社, 2002: 73-77.

[3] 俞瑾. 实用中西医结合妇产科学[M]. 北京: 北京医科大学中国协和医科大学联合出版社, 1997: 114.

[4] 刘元姣, 曹来英. 新编妇产科疾病诊疗学[M]. 北京: 人民卫生出版社, 2002: 1039-1040.

[5] 上官新红, 张维忠. 血压变异参数的正常参照值[J]. 国外医学心血管分册, 1997, 24(5): 35-37.

[6] 蔡光先, 朱克俭, 韩育明. 高血压病常见症候临床流行病学观察[J]. 中医杂志, 1999, 40(8): 492-493.

[7] 王清海, 李桂明, 李典鸿. 高血压病中医证型分布规律的临床研究[J]. 新中医, 2005, 37(11): 26-27.

[8] 任敏之, 符德玉, 颜乾麟. 高血压病患者中医证型与靶器官损害关系的临床研究[J]. 四川中医, 2006, 24(9): 47-48.

[9] 陈可冀, 马晓昌, 张京春. 关于美国新高血压指南(JNC-7)的积极意义[J]. 中西医结合心脑血管病杂志, 2003. 6(1): 311.

[10] 王志祺, 田育望, 杜方麓. 苦丁茶皂苷类物质对家兔离体胸主动脉条影响的实验研究[J]. 湖南中医学院学报, 2002, 22(2): 29-31.

[11] 何晶. 天麻素的药理作用及临床应用[J]. 天津药学, 2006, 18(5): 62-63.

[12] 范秀珍. 清热解毒类中药抗动脉粥样硬化作用机制的研究进展[J]. 中国动脉硬化杂志, 2004, (3): 246-248.

[13] Parati G, Ravagli A, Frattola A, et al. Blood pressure variability clinical implication and effects of anti-hypertensive treatment[J]. J Hypertens, 1994, 12(5): 35-40.

[14] Mancia G, Parati G, Bile G, et al. Assessment of long-term antihypertensive treatment by clinic and ambulatory blood pressure: data from the European Lacidipine Study on Atherosclerosis[J]. J Hypertens, 2007, 25(5): 1087-1094.

[15] 赵智深. 雌激素对女性心血管系统的保护作用[J]. 国外医学内科学分册, 1998, 25(9): 371-374.

[16] 高文静, 郝冰, 吴寿岭. C·反应蛋白与原发性高血压的关系研究[J]. 中国综合临床, 2005, 21(3): 209-211.

原载：陶丽丽，马晓昌，陈可冀．清眩调压方治疗更年期女性高血压病的临床研究 [J]. 中国中西医结合杂志，2009, 29(8): 680-684.

冠心病稳定期患者中医辨证与超敏 C 反应蛋白相关性研究

郑　峰　曲　丹　徐　浩　陈可冀

研究表明，冠脉内不稳定斑块（易损斑块）破裂引起急性血栓形成是触发心血管事件的病理基础[1]。炎症反应在冠脉粥样斑块的形成和破裂的过程中，扮演了重要的角色。超敏 C 反应蛋白（high sensitivity C-reactive protein，hs-CRP）作为炎症反应标记物，是不稳定斑块的一个敏感的预测指标[2]，并可独立预测冠心病患者临床不良心血管事件的发生[3]。冠心病中医辨证与 hs-CRP 的相关性研究已有报道[4,5,6,7]，但既往研究多为不稳定性心绞痛（UA）、急性心肌梗死（AMI）或冠心病住院患者，且样本数较少。本研究探讨了冠心病稳定期患者中医辨证与 hs-CRP 的相关性，现报告于下。

资料和方法

1 诊断标准

冠心病诊断标准：参照国际心脏病学会及世界卫生组织临床命名标准化联合专题组报告《缺血性心脏病的命名及诊断》制定标准[8]，并且选择性冠状动脉造影左主干狭窄 ≥ 30%，或其他血管狭窄 ≥ 50% 者。中医辨证标准：冠心病辨证分型标准参照中国中西医结合学会心血管专业委员会 1990 年 10 月修订的“冠心病中医辨证标准”[9]。血瘀证诊断、计分标准参照中国中西医结合学会活血化瘀专业委员会制定的血瘀证诊断标准[10]，血瘀证计分方法参照《活血化瘀研究与临床》[11] 进行评分。

2 纳入标准

经冠状动脉造影确诊的冠心病患者；临床表现为无症状、稳定劳累性心绞痛、其他类型心绞痛或急性冠脉综合征病程超过 1 个月病情稳定者；年龄 ≤ 75 岁；签署知情同意书。

3 排除标准

近 1 个月内有感染、发热、创伤、烧伤、手术史；活动性结核病或风湿免疫疾病患者；严重心衰患者，射血分数 < 35%；合并严重瓣膜疾病或心肌病；合并严重慢阻肺、肺心病或呼吸衰竭患者；已知的肾功能不全，男性血清肌酐 > 221 μmol/L，女性 > 177 μmol/L；已知的肝功能不全，基础肝酶检测 > 正常值的 3 倍或合并肝硬化；严重造血系统疾病；严重精神病患者；恶性肿瘤患者；脏器移植患者；患者的预期寿命 < 3 年。

4 临床资料

2007 年 9 月—2008 年 11 月，选择在中日友好医院经冠状动脉造影检查确诊的冠心病患者 346 例，在其冠心病症状稳定期统一进行临床信息采集，并取血测定 hs-CRP。346 例稳定期冠心病患者中，男 256

例，女90例；年龄32~75岁，平均（60.9±9.6）岁；有高血压病史225例（占65.0%），高脂血症病史261例（占75.4%），糖尿病病史121例（占35.0%），脑卒中病史46例（占13.3%），吸烟史203例（占58.7%）；中医辨证为痰浊140例（占40.5%），血瘀324例（占93.6%），气滞24例（占6.9%），寒凝1例（占0.3%），气虚189例，（占54.6%），阴虚67例（占19.4%），阳虚139例（占40.2%），无阳脱患者。

5 研究方法及观察指标

对入选的患者在病历报告表（CRF）中详细记录病史、症状、舌象、脉象和辨证分型。中医的辨证分标实证、本虚证，包括痰浊（偏热、偏寒）、血瘀、气滞、寒凝、气虚、阳虚、阴虚和阳脱等证候。舌象采用佳能IXUS860数码相机记录存档，中医的辨证分型由两名副主任医师以上级中西医结合心血管医师确认。hs-CRP采用免疫比浊度法测定，患者均于清晨空腹静脉采血，由中日友好医院化验室统一检测。

6 统计学方法

数据采用SPSS 13.0软件进行统计分析，计量资料用$\bar{x}\pm s$表示，两样本均数的比较采用*t*检验，方差不齐者用*t'*检验。多组间的比较用*One-wayANOVA*，方差齐性用*LSD*法，方差不齐时用*Tambane'sT2*法。相关性分析采用双变量相关分析（*Bivariate*），资料服从正态分布选择*pearson*相关系数。

结　果

1 患者性别、年龄及既往病史对hs-CRP水平影响的比较（表1）

346例冠心病稳定期患者中，女性hs-CRP水平略高于男性，但两组差异无统计学意义（$P>0.05$）；年龄≥60岁患者hs-CRP水平明显高于年龄＜60岁患者（$P<0.05$）；合并高血压病史、高脂血症病史、糖尿病病史、脑卒中病史及是否有吸烟史对hs-CRP水平未见显著影响（$P>0.05$）。

表1　患者性别、年龄及既往病史对hs-CRP水平影响的比较（$\bar{x}\pm s$）

项目		例数	hs-CRP（mg/L）	*P*值
性别	男性	256	1.94±1.94	0.086
	女性	90	2.36±2.07	
年龄	＜60岁	146	1.80±1.86	0.049
	≥60岁	200	2.23±2.05	
高血压病史	有	225	2.16±2.03	0.148
	无	121	1.84±1.88	
高脂血症病史	有	261	2.06±2.01	0.899
	无	85	2.03±1.89	
糖尿病史	有	121	2.22±2.06	0.251
	无	225	1.96±1.94	
脑卒中病史	有	46	2.17±1.91	0.660
	无	300	2.03±2.00	
吸烟史	有	203	2.07±1.99	0.860
	无	143	2.03±1.97	

2 患者不同证候对 hs-CRP 水平影响的比较（表 2）

346 例患者中根据是否具有某证候分为痰浊和非痰浊、血瘀和非血瘀、气滞和非气滞、寒凝和非寒凝、气虚（含阳虚）和非气虚、阳虚和非阳虚、阴虚和非阴虚 7 组，各组内 hs-CRP 水平比较差异均无统计学意义（$P > 0.05$）。

表 2　冠心病患者不同证候对 hs-CRP 水平影响的比较（$\bar{x} \pm s$）

项目	例数	hs-CRP（mg/L）	P 值
痰浊	140	2.08 ± 1.91	
非痰浊	206	2.03 ± 2.03	0.819
血瘀	324	2.07 ± 2.00	
非血瘀	22	1.77 ± 1.79	0.492
气滞	24	2.16 ± 2.09	
非气滞	322	2.04 ± 1.98	0.781
寒凝	1	2.60	
非寒凝	345	2.05 ± 1.98	
气虚	189	2.12 ± 1.97	
非气虚	157	1.96 ± 2.00	0.443
阳虚	139	2.05 ± 2.01	
非阳虚	207	2.05 ± 1.97	0.978
阴虚	67	2.25 ± 2.13	
非阴虚	279	2.00 ± 1.94	0.363

3 不同复合证型间 hs-CRP 水平的比较（表 3）

本组最常见的复合证型依次为气虚血瘀、阳虚血瘀、气虚血瘀痰浊、阳虚血瘀痰浊、气虚阴虚血瘀和血瘀痰浊，各复合证型间 hs-CRP 水平比较，差异无统计学意义（$P > 0.05$）。

表 3　冠心病患者不同复合证型间 hs-CRP 的比较（$\bar{x} \pm s$）

中医分型	例数	hs-CRP（mg/L）
气虚血瘀	56	2.02 ± 1.90
阳虚血瘀	49	1.89 ± 2.25
气虚血瘀痰浊	36	1.94 ± 2.24
阳虚血瘀痰浊	31	1.81 ± 1.31
气虚阴虚血瘀	20	2.03 ± 1.84
血瘀痰浊	18	1.70 ± 1.27

4 痰热与非痰热之间 hs-CRP 水平的比较（表 4）

为探讨冠心病稳定期患者辨证有无热象对 hs-CRP 水平的影响，我们对辨证痰热、非痰热患者进行了分析（按照本研究中医辨证标准仅痰浊辨证中明确提及热证）。346 例患者中辨证为痰热（痰浊偏热）94 例，非痰热者 252 例，痰热组 hs-CRP 水平较非痰热组有升高趋势，但差异无统计学意义（$P > 0.05$）。将非痰热患者进一步细分为阴虚（虚热）38 例和其他 214 例，结果 3 组间差异无统计学意义（$P > 0.05$），但痰热者较阴虚者有升高趋势。进一步分析有痰浊证 140 例（137 例合并血瘀）患者，其中偏热 94 例，偏寒

46 例，痰浊偏热组 hs-CRP 水平 [（2.32 ± 2.12）mg/L] 明显高于痰浊偏寒组 [（1.59 ± 1.27）mg/L]，两组比较差异有统计学意义（$P < 0.05$）。

表 4 痰热与非痰热之间 hs-CRP 水平的比较（$\bar{x} \pm s$）

证型		例数	hs-CRP（mg/L）	P 值
痰热（痰浊偏热）		94	2.32 ± 2.12	0.120
非痰热		252	1.95 ± 1.92	
痰热		94	2.32 ± 2.12	
非痰热	阴虚	38	1.83 ± 2.00	0.285
	其他	214	1.97 ± 1.91	
痰浊	偏热	94	2.32 ± 2.12	0.013
	偏寒	46	1.59 ± 1.27	

5 血瘀证计分与 hs-CRP 之间相关性

血瘀证计分与 hs-CRP 水平双变量相关分析显示，冠心病稳定期患者血瘀证计分与 hs-CRP 水平无明显相关性（person 相关系数为 0.069，P=0.203）。

讨 论

辨证论治是中医学的精髓，冠心病证型客观化的研究对于进一步认识证的实质、寻找辨证的客观依据、指导中医诊断和治疗有着积极意义。随着现代医学对冠心病研究的不断深入和诊断技术不断提高，探索冠心病证候实质及病因病机学说成为冠心病中医基础理论研究的热点。hs-CRP 作为炎症标记物之一，已证实是冠心病心血管事件的独立预测因子 [2,3]，受到广泛关注。冠心病中医辨证与 hs-CRP 的相关性研究已有报道 [4,5,6,7,8]，但既往研究多为 UA、AMI 或冠心病住院患者，hs-CRP 水平相对较高，反映的是急性期的炎症反应，受诊断和治疗因素影响较大，而且这些研究观察样本数较少。本研究探讨冠心病稳定期患者中医辨证与 hs-CRP 水平的相关性，以期为冠心病稳定状态早期识别高危患者提供线索。

对 346 例冠心病稳定期患者的证候分析发现，证候以血瘀证、气虚证、痰浊证居多，其中血瘀证高达 93.6%，高于文献报道水平，但和我们既往研究一致 [12]，这可能与本研究冠心病患者均为冠脉造影证实且绝大多数患者行介入或搭桥手术治疗有关；复合证型以气虚血瘀证、阳虚血瘀证和气虚血瘀痰浊证多见，尤其是阳虚血瘀证较其他研究为多，我们体会气虚、阳虚可能是冠心病介入治疗后患者本虚的主要特点，值得进一步研究。hs-CRP 水平检测结果发现，老年患者 hs-CRP 明显高于非老年患者；女性 hs-CRP 有高于男性的趋势，但差异无统计学意义；而患者是否有高血压病、糖尿病、高脂血症、脑卒中和吸烟史对血清 hs-CRP 水平未见显著影响。

既往基于 UA、AMI 及冠心病住院患者的研究结果显示，中医辨证实证患者、热证患者 hs-CRP 水平较高 [4-8]。本研究结果显示，冠心病稳定期患者各证候之间、常见复合证型之间 hs-CRP 水平均未见显著差异。在此基础上，我们探讨了辨证有无热象对 hs-CRP 水平的影响，由于本研究中医辨证标准仅痰浊辨证中明确提及热证，因此我们对辨证痰热、非痰热患者进行了分析，结果 346 例患者中辨证为痰热（痰浊偏热）94 例的 hs-CRP 水平较无痰热者有升高趋势，但无显著差异。进一步将非痰热患者细分为阴虚（虚热）38 例和其他 214 例，结果 3 组间比较差异亦无统计学意义，但痰热者较阴虚者有升高趋势。而通过分析有痰浊证 140 例患者（偏热 94 例，偏寒 46 例）发现，偏热组 hs-CRP 水平明显高于偏寒组，提示辨证实热者 hs-CRP 水平增高。血瘀证计分与 hs-CRP 水平双变量相关分析显示，冠心病稳定期患者血瘀证计分与 hs-CRP 水平无明显相关性。

中医学认为，冠心病为本虚标实之证，本虚为心之气、血、阴、阳亏虚，标实为血瘀、痰浊、寒凝、气滞，尤以血瘀为最常见。我们结合既往研究结果，首先提出“瘀毒致变与急性心血管事件”假说[13-16]，认为血瘀是贯穿于冠心病发展过程的中心环节，也是稳定期患者的基础病理状态。若瘀久化热、酿生毒邪，或从化为毒，在此基础上蕴毒骤发是稳定期冠心病发生急性心血管事件的主要病因和关键病理机转。hs-CRP 作为炎症标记物，可作为中医“毒”微观指标之一，本研究结果提示，血瘀严重程度并非转化为毒的必要条件，是否蕴热（多为实热）才是化毒的关键，为冠心病患者“蕴热化毒”这一病机提供了客观依据。在此基础上，我们将结合 hs-CRP 及临床终点事件随访进一步探索冠心病稳定期高危患者的病史、症状、体征、客观检测指标及证候特点，以期构建冠心病稳定期患者“瘀毒”临床表征，这对于冠心病稳定状态高危患者的早期识别和及早干预，无疑具有重要的意义。

参考文献

[1] Conti CR. Updated pathophysiologic concepts in un-stable coronary artery disease[J]. Am Heart J, 2001, 141(2Suppl): S12-14.

[2] Virmani R, Burke AP, Farb A, et al. Pathology of the vulnerable plaque[J]. J Am Coll Cardiol, 2006, 47(8Suppl): C13-18.

[3] Goldstein JA, Chandra HR, O'Neill WW. Relation of number of complex coronary lesions to serum C-reactive protein levels and major adverse cardiovascular events at one year[J]. Am J Cardiol, 2005, 96(1): 56-60.

[4] 杨徐杭, 汶医宁, 魏敏慧, 等. 冠心病中医辨证与血清C反应蛋白的相关性研究[J]. 中医药学刊, 2004, 22(9): 1649-1650.

[5] 林超, 郭进建, 林青, 等. 高敏C反应蛋白与不稳定型心绞痛中医证型相关性研究[J]. 中国中医急症, 2007, 16(10): 1221-1223.

[6] 易自刚, 王强, 张双旗. 急性冠脉综合征中医证型与IL-18、hs-CRP的相关性研究[J]. 江苏中医药, 2007, 39(12): 22-23.

[7] 商秀洋, 石洁. 冠心病中医辨证与血清高敏C反应蛋白的关系研究[J]. 现代中西医结合杂志, 2008, 17(6): 818-819.

[8] 陈灏珠主编. 实用内科学[M]. 第12版. 北京: 人民卫生出版社, 2005: 1472-1473.

[9] 中国中西医结合学会心血管专业委员会. 冠心病中医辨证标准[J]. 中国中西医结合杂志, 1991, 11(5): 257-258.

[10] 中国中西医结合学会活血化瘀专业委员会. 血瘀证诊断标准[J]. 中国中西医结合杂志, 1987, 7(3): 129-131.

[11] 陈可冀主编. 活血化瘀研究与临床. 北京: 北京医科大学中国协和医科大学联合出版社, 1993: 7-10.

[12] 徐浩, 鹿小燕, 陈可冀, 等. 血瘀证及其兼证与冠脉造影所示病变及介入治疗后再狭窄的相关性研究[J]. 中国中西医结合杂志, 2007, 27(1): 8-13.

[13] 周明学, 徐浩, 陈可冀, 等. 黄连提取物对ApoE基因敲除小鼠主动脉易损斑块Perilipin和PPAR-γ基因表达的影响[J]. 中国中西医结合杂志, 2008, 28(6): 532-536.

[14] 周明学, 徐浩, 陈可冀, 等. 活血解毒中药有效部位对ApoE基因敲除小鼠血脂和动脉粥样硬化斑块炎症反应的影响[J]. 中国中西医结合杂志, 2008, 28(2): 126-130.

[15] 徐浩. 活血解毒中药抗炎及稳定易损斑块的探索与思考[J]. 中国中西医结合杂志, 2008, 28(5): 393-394.

[16] 徐浩, 史大卓, 殷惠军, 等. “瘀毒致变”与急性心血管事件: 假说的提出与临床意义[J]. 中国中西医结合杂志, 2008, 28(10): 934-938.

原载：郑峰，曲丹，徐浩，陈可冀．冠心病稳定期患者中医辨证与超敏 C 反应蛋白相关性研究 [J]. 中国中西医结合杂志，2009, 29(6): 485-488.

冠心病血小板功能蛋白与证候相关性研究

李雪峰　蒋跃绒　吴彩凤　陈可冀　殷惠军

冠心病（Coronary artery disease，CAD）不同证型间在事件发生率、预后及转归方面有明显差异。临床研究发现，冠心病血瘀证不稳定性心绞痛和急性心肌梗死的发生率明显高于非血瘀证。血小板是冠心病血栓事件的中心病理环节[1]。据此推测，血小板功能蛋白在冠心病血瘀证、非血瘀证等不同证候的形成中扮演重要角色。为此，应用荧光差异显示二维凝胶电泳（two-dimensional Fluorescence Difference Gel Electrophoresis（2-D DIGE））技术和基质辅助激光解析/电离-飞行时间质谱（Matrix-assisted laserdesorption/ionization-time of flight-time of flightmass spectrometry，MALDI-TOF-TOF）等蛋白质组学研究先进技术[2]，就冠心病血小板功能蛋白与冠心病血瘀证、非血瘀证相关性进行研究，试图从血小板功能蛋白角度，对冠心病不同证候实质进行进行探索性研究。

方　法

1 临床资料

冠心病血瘀证住院患者22例，男19例，女3例，年龄46~74岁，平均年龄（60±14）岁；冠心病非血瘀证住院患者22例，男14例，女8例，年龄41~78岁，平均年龄（59.5±18.5）岁。病例来源北京安贞医院、西苑医院心血管内科住院患者。

1.1 入选病人的诊断分两步

第一必须先符合冠心病诊断标准：

1.1.1 西医诊断标准

① 1999年美国心脏病学会（ACC）/美国心脏协会（AHA）/美国医师学会及美国内科学会（ACP-ASIM）联合协定关于《慢性稳定型心绞痛诊疗指南》、《不稳定型心绞痛、无ST段抬高心肌梗死诊疗指南》。②经冠脉造影证实1支或1支以上冠脉主支直径狭窄≥50%。

第二，对上述入选病人，由两名高年资中西结合专业主治医师进行辨证分型，由一名中西医结合主任医师核查确认。

1.1.2 中医辨证分型标准

参考1986年中国中西医结合学会活血化瘀专业委员会制定血瘀证诊断标准。

1.1.3 排除标准

① 年龄在35岁以下、78岁以上的患者；②急性心肌梗死患者；③合并1型糖尿病、高血压病3级、高血压急症、心功能3级等患者；③过敏体质及对多种药物过敏者。

2 实验分组设计

冠心病血瘀证组22例，分4小组（B1、B2、B3、B4）。冠心病非血瘀证组22例，分4小组（C1、C2、C3、C4）。将每一个例血小板蛋白样本按小组等体积混合（以消除个体间差异），然后定量。血瘀证组和非血瘀证组各有4次重复（见表1）。

表 1　DIGE 上样设计

	Cy2	Cy3	Cy5
Gel 1	内标	B1	C1
Gel 2	内标	C2	B2
Gel 3	内标	B3	C3
Gel 4	内标	C4	B4

3 样本采集及制备

冠心病患者入院后，准备进行冠脉造影前，早晨空腹，用 BD 枸橼酸钠抗凝真空采血管采集 12 mL 空腹全血，将前两毫升弃用，余 10 mL 轻轻平置采血管，慢混匀。加入 0.7 mL ACD（枸橼酸钠 22.0 g、枸橼酸 8.0 g、glucose24.5 g，加水至 1 000 mL），轻轻混匀，在 900 rpm（69 *g*），离心 10 分钟，取上层富含血小板血浆（PRP）；在 PRP 中加入 PGI_2，轻轻混匀，在 3 000 rpm（966 *g*），离心 10 分钟，去上清，得 PLT 沉淀；洗涤 PLT。在 PLT 沉淀中加入 Hepes-Tyrode buffer（10 mM Hepes、137 mM NaCl、2.68 mM KCl、0.42 mM NaH_2PO_4、1.7 mM $MgCl_2$、11.9 mM $NaHCO_3$、5 mM glucose）[3,4]0.3 mL，加入 PGI_2，轻轻重悬 PLT，在 3 000 rpm（966 g），离心 10 分钟，去上清。重复 2 次。在洗涤 PLT 沉淀中加入 Hepes-Tyrode buffer，轻轻重悬 PLT，调 PLT 数至 $8\times10^8\sim1\times10^9$/mL，室温下孵育 20 分钟；上样在 12 000 rpm，离心 5 分钟，立即加入罗氏蛋白酶抑制剂（Complete protease inhibitor）20 μL，并投入液氮中冻存，备用。

4 样品的蛋白提取

将细胞溶于 lysis buffer 中（7 M 尿素，2 M 硫尿，4% CHAPS，30 mM Tris-HCl，pH8.6），提取后，各小组等体积 pool 到一起后定量。

5 DIGE 差异凝胶分析

将 Cy2，Cy3，Cy5 用 DMF 溶解成 1 nmol/μl 的母液，分装，−20 ℃保存；将荧光染料母液稀释成 400 pmol/μL；测样品蛋白溶液的 pH 值，用 30 mM Tris-HCl，或 50 mM NaOH 调 pH，使其 pH 在 8.0~9.0 之间；每一小组样本各 50 μg 蛋白，分别用 400 pmol Cy3 和 Cy5 标记，各小组分析样本等量混合作为内标用 Cy2 标记，标记量同上，混匀，标记反应需避光，冰上放置 30 min，然后用 1 μL 10 mM 赖氨酸终止反应，混匀，冰上放置 10 min；将每块胶需上样的小组（见表 1）蛋白样品，分别标记后混合，加入等体积的 2×sample buffer（7 M 尿素，2 M 硫脲，4% CHAPS，2% IPG Buffer，2% DTT），再加入水化液（7 M 尿素，2 M 硫脲，4% CHAPS，1% IPG Buffer，0.5% DTT）补足体积至 450 μL；等电聚焦及 SDS PAGE 电泳（均避光）。等电聚焦程序（略）。SDS PAGE 参数：12% SDS-PAGE 凝胶，电泳参数 3W/gel，时间 13 h。图像扫描及差异分析用 Typhoon9410 扫描仪在 488 nm，532 nm，633 nm 波长分别对 Cy2，Cy3，Cy5 荧光染料标记的 DIGE 图像进行扫描。获取的各胶图导入 DeCyder 2D version 6.5 software，DeCyder 2D™ 软件是一个自动化图像分析系统，它能对 Ettan DIGE 系统凝胶图像进行蛋白点检测、定量、匹配以及分析。胶内差异分析—同一张胶的一组图象上的蛋白点识别和定量。生物学差异分析—不同胶的多张图像进行匹配，提供不同组之间的差异蛋白表达水平的统计分析数据（单因素方差分析）。

取 *T* 检测值 $P<0.05$，差异倍数大于 1.5 倍的结果，进行差异分析。

6 制备胶

加大蛋白上样量，1 mg/ 胶，进行二维凝胶电泳，并用考马斯亮蓝染色，得制备胶。扫描后胶图与

DeCyder 2D version 6.5 software 分析得到的 DIGE 差异点图进行匹配，确定制备胶上对应的蛋白差异点位置，切胶。

7 质谱分析

进行胶内蛋白质酶解后，将从蛋白质差异点抽提所得的肽段通过 MALDI-TOF-TOF 质谱仪进行分析，获取蛋白样品的肽质量指纹图谱（Peptide Mass Fingerprinting，PMF）和二级质谱。

7.1 胶内酶解

方法：将切割蛋白差异点对应胶粒置于 Eppendorf 管中，将切取的胶粒冻干，加入测序级胰蛋白酶溶液（SIGMA 公司，浓度：0.1 mg/mL），于 37 ℃水浴酶解 16 个小时，以 TFA 水溶液提取酶解肽段，提取液 0.5 μL 点于质谱仪的靶上，基质：α- 氰基 -4- 羟基 - 肉桂酸（SIGMA 公司）溶液，溶于 0.1% TFA+50% ACN 水中，浓度：5 mg/mL。

7.2 质谱分析

质谱仪：美国 ABI-4800 型反射式基质辅助激光解吸附飞行时间串联质谱（MALDI-TOF-TOF）。扫描方式：反射式；扫描范围：700-4000Da；激光能量：MS 4800 MSMS 5600。

7.3 数据库检索

GPS 软件在 ipi-human 数据库中搜库，进行匹配，获得蛋白质的相关信息。检索参数：GPS 软件检索；误差 MS 0.3Da；MSMS 0.2Da。数据库：人的数据库 IPI HUMAN 3.23；数据取舍标准；取蛋白质打分大于 64 分，置信水平在 95%以上。

结　果

研究中，取 T 检测值 $P < 0.05$，差异倍数大于 1.5 倍的结果，进行差异分析。筛选出 45 个差异蛋白点（见图 2）。又根据每个点的三维图、等电点、分子量和在胶上实际位置对应信息匹配程度，确定 23 个点，切胶。质谱未鉴定出 9 个差异点。成功鉴定 14 个（见表 2、3）。去除四个冗余，找到 10 个有可靠数据支撑的血小板差异表达功能蛋白点。冠心病血瘀证组比对照组，血小板功能蛋白有 2 个：cDNA FLJ53327（Gelsolin）、cDNA FLJ43573 fis（clone RECTM2001691，highly similar to Actin，cytop）表达增多；8 个：Isoform 2 of Integrin alpha-IIb、FGG 50 kDa protein、A26C1B ANKRD26-like、Actin-cytoplasmic 1、Actin-cytoplasmic 2、cDNA FLJ52842（highly similar to Actin，cytoplasmic 1）、Fibrinogen beta chain、Keratin type I（cytoskeletal 10）表达减少。

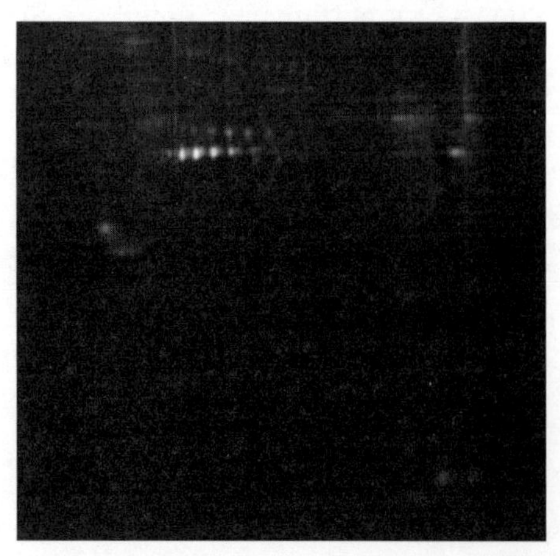

图1　冠心病血瘀证组和非血瘀证组的DIGE胶图

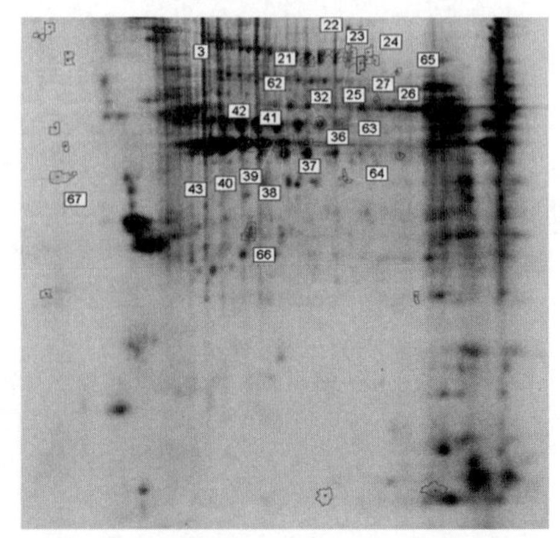

图2　DeCyder 2D分析后，获取差异表达蛋白胶图

FGB Fibrinogen beta chain，即 Fibrinogen β 验证成功，在冠心病血瘀证组比非血瘀证组表达低，非血瘀证组是血瘀证组的 1.78 倍。

表 2　冠心病血瘀证组和非血瘀证组血小板差异蛋白搜库鉴定成功结果

Accession No.	Protein Name	Protein MW	Protein	Protein	Protein Score C.I.%	Total Ion Score	Total Ion C.I.%	Spot number
IPI00218628	Gene_Symbol=ITGA2B Isoform 2 of Integrin alpha-IIb	109518.5	5.17	751	100	651	100	3
IPI00877792	Gene_Symbol=FGG 50 kDa protein	50290.4	5.71	141	100	62	99.929	32
IPI00739539	Gene_Symbol=A26C1B ANKRD26-like	121292.7	5.86	170	100	143	100	36
IPI00894365	Gene_Symbol=ACTB cDNA FLJ52842，	39200.5	5.4	321	100	252	100	37
IPI00021439	Gene_Symbol=ACTB Actin，cytoplasmic 1	41709.7	5.29	445	100	330	100	38
IPI00021439	Tax_Id=9606 Gene_Symbol=ACTB Actin，cytoplasmic 1	41709.7	5.29	342	100	274	100	39
IPI00021439	Gene_Symbol=ACTB Actin，cytoplasmic 1	41709.7	5.29	440	100	379	100	40
IPI00021440	Gene_Symbol=ACTG1 Actin，cytoplasmic 2	41765.8	5.31	602	100	480	100	41
IPI00021439	Gene_Symbol=ACTB Actin，cytoplasmic 1	41709.7	5.29	588	100	478	100	42
IPI00894365	Gene_Symbol=ACTB cDNA FLJ52842，highly similar to Actin，cytoplasmic 1	39200.5	5.4	442	100	326	100	43
IPI00794523	Tax_Id=9606 Gene_Symbol=ACTG1 cDNA FLJ43573 fis，clone RECTM2001691，highly similar to Actin，cytop	28193	5.2	236	100	189	100	66
IPI00298497	Gene_Symbol=FGB Fibrinogen beta chain	55892.3	8.54	80	99.924	59	99.867	63
IPI00009865	Gene_Symbol=KRT10 Keratin，type I cytoskeletal 10	59474.9	5.13	141	100	56	99.903	23
IPI00796316	Gene_Symbol=GSN cDNA FLJ53327，highly similar to Gelsolin	77741.1	5.47	83	99.958	40	95.153	62

注：蛋白编号斜体加下划线的是冗余

表 3　冠心病血瘀证组和非血瘀证组血小板差异蛋白搜库未鉴定成功结果

Accession No.	Protein Name	Protein MW	Protein	Protein	Protein Score C.I.%	Total Ion Score	Total Ion C.I.%	Spot number
IPI00009865	Gene_Symbol=KRT10 Keratin，type I cytoskeletal 10	59474.9	5.13	74	99.695	15	0	24
IPI00892570	Gene_Symbol=LOC100128443 Protein	7487.8	9.92	57	84.529	20	0	22
IPI00744232	Gene_Symbol=GPRIN1 Isoform 2 of G protein-regulated inducer of neurite outgrowth 1	80869.6	8.74	55	77.926			64
IPI00455745	Gene_Symbol=LOC100133788 similar to SMT3B protein	10807.3	6.73	50	16.077			26
IPI00477421	Gene_Symbol=LRMP Isoform 2 of Lymphoid-restricted membrane protein	56164.2	5.44	45	0	34	54.229	21
IPI00894448	Gene_Symbol=RAD50 cDNA FLJ75532，highly similar to Homo sapiens RAD50 homolog（S.cerev	71631.4	8.59	43	0			65
IPI00892570	Gene_Symbol=LOC100128443 Protein	7487.8	9.92	42	0			27
IPI00876949	Gene_Symbol=- Putative uncharacterized	6667.3	9.3	41	0	23	0	25
IPI00219381	Tax_Id=9606 Gene_Symbol=NDUFA2 NADH dehydrogenase [ubiquinone]1 alpha subcomplex subunit 2	10914.8	9.62	35	0			67

讨 论

中医学辨证论治的思维模式决定了证候研究在中医药现代化研究中的核心地位。

证候，作为疾病发生发展中某一阶段病理本质的概括，可看作是与遗传因素有关的、在环境因素影响下的基因、蛋白表达随时空变化而有选择性差异的结果，既与致病因素的性质、强弱有关，更与患者个体的体质因素有关，即中医所谓同病异证、异病同证。证作为机体对致病因素作出反应后所处的一种功能状态，与蛋白表达水平之间存在着内在的联系。因此，深入研究这些蛋白或编码这些蛋白的基因在不同证型下的表达情况，有助于进一步在分子水平揭示证的实质。

充分利用基因组、蛋白质组学的研究成果和新技术新方法，结合中医药理论，必将有利于“证的实质”这一中医药现代化关键科学问题的最终阐明。

血瘀证是冠心病最常见的证型，临床研究发现，冠心病血瘀证不稳定性心绞痛和急性心肌梗死的发生率明显高于其他证型。而血小板是冠心病血栓事件的中心病理环节。据此我们推测血小板的功能状态和冠心病不同证候存在明显相关性。为此，本研究将冠脉造影阳性病例按中医诊断标准分为血瘀证、非血瘀证两组，应用DIGE和MALDI-TOF-TOF，对两组血小板功能蛋白表达水平进行差异分析。初步发现10个冠心病血瘀证与非血瘀证之间血小板差异表达功能蛋白点。冠心病血瘀证组比对照组，血小板功能蛋白有2个表达增多：cDNA FLJ53327（Gelsolin）、cDNA FLJ43573 fis（clone RECTM2001691，highly similar to Actin，cytop）；有8个表达减少：Isoform 2 of Integrin alpha-IIb、FGG 50 kDa protein、A26C1B ANKRD26-like、Actin-cytoplasmic 1、Actin-cytoplasmic 2、cDNA FLJ52842（highly similar to Actin，cytoplasmic 1）、Fibrinogen beta chain（Fibrinogen β）、Keratin type I（cytoskeletal 10）。在鉴定成功差异蛋白点中，选择研究较为深入的IPI00298497 Fibrinogen beta chain即Fibrinogen β进行Western-Blotting验证。在12个患者血小板蛋白样本中，均看到有较高的表达。

纤维蛋白原（Fibrinogen，Fg）是凝血因子。椭球体，由三对多肽链（一对α链、一对β链、一对γ链）以二硫键连接成的二聚物，在肝脏中合成后进入血浆，以溶解形式存在。在凝血酶作用下，纤维蛋白原分子中的两条α链和两条β链每条都有一个肽键断裂，结果形成纤维蛋白单体，并同时释放出两对小分子的纤维蛋白多肽（即纤维蛋白多肽A和B）。在纤维蛋白酶和Ca^{2+}的作用下，不同的纤维蛋白分子的α链之间形成交键，使纤维蛋白转变为最终的不溶性的纤维蛋白多聚体，参与形成血凝块。“血小板膜结合Fg的测量可作为判定血小板聚集活性的早期指标”[5]。有研究发现急性心肌梗死和不稳定性心绞痛患者血小板膜结合Fg量和活化血小板百分比均显著高于稳定性心绞痛患者和健康人，血小板聚集性增强[6]。血浆Fg升高是冠心病的独立危险因素[7]。冠心病患者β纤维蛋白原基因启动子区βHind Ⅲ多态性与血浆纤维蛋白原浓度间存在显著正相关（r=0.7，$P<0.001$），以非βHind Ⅲ酶切位点缺失的CT、CC基因型血浆纤维蛋白原浓度明显增高（$P<0.01$）。提示：βHind Ⅲ多态性可能是冠心病患者动脉血栓形成的主要原因之一[8]。血浆Fibrinogen β基因多态性与血浆Fibrinogen浓度呈正相关。本次实验结果却发现血小板在发生活化、聚集前结合的纤维蛋白原中Fibrinogen β链，在冠心病血瘀证比非血瘀证低，间接说明血小板结合纤维蛋白原少。说明冠心病血瘀证血小板在发生活化并聚集前，可结合纤维蛋白原容量低，在高的血浆纤维蛋白原水平环境下，更易发生活化而聚集成血栓，导致事件发生。这也许就是冠心病血瘀证患者事件发生率高的一个原因。当然，此结论有待新发现其他差异标志功能蛋白验证后的再认识。

10个差异蛋白点里除Isoform 2 of Integrin alpha-IIb、FGG 50 kDa protein、A26C1B ANKRD26-like、Fibrinogen beta chain等4个差异点外，6个是血小板骨架蛋白或者类似物。它们均与血小板骨架蛋白构形变化及其功能发挥有关。这种结果与实验中筛选差异蛋白时，执行的标准—较高差异倍数、血小板中较高骨架蛋白含量[9,10]有关。这种策略保证了所得结果的可靠性。但也使一些反映血小板功能变化，甚至也许是重要的变化，但因蛋白表达差异量小，而被排除在外。不过，血小板骨架蛋白在血小板活化过程中扮演着重要角色，在以往的研究中，人们更多的将重点放在了血小板的膜受体上。骨架蛋白的解聚和聚合，直接调控着血小板在受到诱导剂的刺激后的活化，是否进一步放大或停止，如通过控制OCS的功能发挥、α

颗粒分泌，调控血小板活化进程。在血小板活化中，随 Ca^{2+} 的参与，Gelsolin 通过切断 Actin filaments，增加 Barbed ends，调控血小板骨架蛋白的重构 [11]，导致血小板变形，参与血栓形成。而 Gelsolin 在冠心病血瘀证中的表达明显高于非血瘀证，反映了血瘀证比非血瘀证有更多血小板处于完全活化前状态。

Actin-cytoplasmic 1、Actin-cytoplasmic 2、cDNA FLJ52842（highly similar to Actin，cytoplasmic 1）、Keratin type I（cytoskeletal 10）等 4 个血小板骨架蛋白或类似蛋白（可能为骨架蛋白的修饰产物）和 FGG 50 kDa protein、A26C1B ANKRD26-like 两个在非血瘀证中的高表达，我们有理由推测冠心病非血瘀证较之血瘀证，有更完善的血小板活化调控机制。

综上所述，血小板功能蛋白在冠心病血瘀证和非血瘀证中可能有不同的活化调控机制，使血小板对外部环境中的各种刺激有不同的响应，从而也影响着冠心病不同证候的发生发展，出现不同的疾病转归。具体机制有待我们进一步一一深入研究。

参考文献

[1] Valentin F, Robert AO, Richard AW, et al. Hurst's the heart, 12th Edition[M]. The McGraw-Hill Companies, 2008.

[2] Richard J. Simpson. Proteins and proteomics: A Laboratory Manual[M]. Cold Spring Harbor Laboratory Press, 2003.

[3] Garcia A, Prabhakar S, Brock CJ, et al. Extensive analysis of the human platelet proteome by two-dimensional gel electrophoresis and mass spectrometry[J]. Proteomics, 2004, 4: 656-668.

[4] Marcus K, Immler D, SternbergerJ, Meyer HE. Identification of platelet proteins separated by two-dimensional gel electrophoresis and analyzed by matrix assisted laser desorption/ionization-time of flight-mass spectrometry and detection of tyrosine-phosphorylated proteins[J]. Electrophoresis, 2000, 21: 2622-2636.

[5] Peerschke EIB. The platelets fibrinogen receptor[J]. Semin Haematol, 1985, 25: 241.

[6] 武艺, 左连富, 曹雪笠, 等. 冠心病患者血小板膜结合纤维蛋白原的免疫荧光定量研究[J]. 中华心血管病杂志, 1996, 24(3): 200-202.

[7] 张国平, 张连英, 蒋耀昌, 等. 纤维蛋白原与冠心病关系的研究[J]. 中国慢性病预防与控制, 2002, 10(2): 52-54.

[8] 黄浩, 周希江, 王帆, 等. 冠心病患者血浆纤维蛋白原β-148C/T基因多态性的研究[J]. 华中科技大学学报(医学版)2002, 31(6): 626-628.

[9] Nachmias V. Cytoskeleton of human platelets, at rest and after spreading[J]. J Cell Biol, 1980, 86: 795-802.

[10] Nachmias VT, Yoshida KI. The cytoskeleton of the blood platelet: A dynamic structure[J]. Adv Cell Biol, 1988, 2: 181-211.

[11] Lind SE, Janmey PA, Herbert T, et al. Interaction of actin with profiling and gelsolin during platelet activation[J]. Blood, 1986, 68: 321a.

原载：李雪峰，蒋跃绒，吴彩凤，陈可冀，殷惠军. 冠心病血小板功能蛋白与证候相关性研究 [J]. 中国分子心脏病学杂志，2009, 9(6): 326-331.

冠心病差异基因表达谱的构建及目标基因的功能分析

殷惠军 马晓娟 蒋跃绒 史大卓 陈可冀

冠心病的发生涉及脂质代谢障碍，血管内皮细胞损伤，单核细胞迁移并分化为巨噬细胞，平滑肌细胞从中膜迁移至内膜并增殖，泡沫细胞的形成，细胞坏死和脂质沉积等许多过程。大量研究表明，炎症反应与冠心病的发生，尤其是不稳定斑块的形成与发展及血栓的形成关系密切[1]，而炎症介导冠心病的分子靶标及其作用的病理环节尚有待研究。

随着人类基因图谱的日益完善和后基因组研究的进展，世界正进入一个以生物信息为重要内容的生命科学时代，疾病基因组学逐渐成为国际医学界的重要研究方向。遗传流行病学研究表明，遗传因素在冠心病的发生发展中起着至关重要的作用[2]，故从分子生物学角度研究冠心病病因，可为冠心病的预防和治疗提供新的途径。

本研究以基因芯片技术为主要研究手段，构建冠心病相关差异基因表达谱，并运用实时荧光定量逆转录聚合酶链反应法对目标基因进行鉴定。并进一步通过临床血清学实验验证所筛选的目标基因与疾病的相关性，并对目标基因进行功能分析，以探讨其作用机制。

材料与方法

1 芯片实验

本实验选用 Affymetrix 公司的 Human Genome U133 Plus 2.0 芯片，该芯片一共有 54614 个探针组，分析 47000 个转录本和变异体，其中包括了可能的 38500 个已知基因；并在正式基因芯片杂交实验前选用 affymetrix 芯片系列中的质控芯片 Test3，进行样本检测。

1.1 临床资料

病例来源于北京西苑医院门诊及住院病人，冠心病组入选标准参照世界卫生组织临床命名标准化联合专题组报告《缺血性心脏病的命名及诊断》：经选择性冠状动脉造影术证实至少有 1 处狭窄 ＞ 50%以上者[3]，16 例。正常对照组均为本研究室人员及本院职工查体者，经病史调查，体检、血常规、肝功能、胸透、心电图等检查，排除精神及重大躯体疾病，本人及家庭无精神病史者，8 例。以上入选对象，均为无血缘关系汉族人，年龄在 35~75 岁之间，告知实验内容及目的并签署知情同意书。该研究符合赫尔辛基宣言，不违背医学伦理道德。

1.2 探针制备及芯片杂交

每例受试者采血 2 mL，用淋巴细胞分离液法分离白细胞，按 Trizol（Trizol Reagent，Invitrogen Life Technologies，P/N 15596-018）一步法抽提总 RNA，采用 NucleoSpin® RNA Clean-up（MN，740.948.10）试剂盒进行过柱纯化，GeneChip IVT Labeling Kit 进行生物素标记，凝胶电泳和紫外分光光度计进行定性和定量检测，并进一步将探针片断化。片断后的探针先与质控芯片 Test3 进行杂交，确认探针质量可靠后再与 U133 Plus 2.0 芯片进行杂交，在杂交炉（Affymetrix Hybridization Oven 640）中 45 ℃杂交 16 h，然后于 Affymetrix Fluidics Station 450 工作站中洗脱、染色，再用 Affymetrix GeneChip Scanner 3000 进行探针阵列扫描。

1.3 数据处理和生物信息学分析

芯片扫描后，用 Affymetrix genechip operating software version 1.4 进行信号值提取、归一化处理及芯片间比较分析，根据 ratio 值筛选冠心病相关差异基因。通过 http：//www.gosurfer.org 网站进行基因本体论（ Gene Ontology，GO ）分析 [4]，找到每一个差异基因的分子功能、生物学途径和细胞组件，结合疾病病理生理过程和文献研究，筛选冠心病相关的目标基因。通过 http：//www.biorag.org 网站找到差异基因所在通路，并利用超几何分布统计学方法 [5-6] 分析通路结果，通过 P 值（ $P < 0.05$ ）来判断 pathway 显著性，筛选有意义的目标通路。

2 实时荧光定量 RT-PCR 鉴定

基于芯片结果，结合疾病病理生理过程和文献研究，进一步回归临床，筛选冠心病相关的 6 个目标基因，并用实时荧光定量逆转录聚合酶链反应（ reverse transcription polymerase chain reaction，RT-PCR ）法对目标基因进行验证，以排除基因芯片实验的假阳性。

3 临床验证

筛选冠心病患者 30 例和健康对照者（诊断标准同前）40 例为研究对象，采用双抗体夹心 ABC-ELISA 法检测目标基因 IL-8 的血清浓度，以验证目标基因与疾病的相关性。

4 目标基因 IL-8 功能分析

立足于基因芯片筛选和临床验证结果，选择与冠心病密切相关的目标基因 IL-8 作为诱导因素，研究炎症因子对血小板活化的影响，并对其作用机制进行初步探讨。以 12 例健康自愿者为研究对象，采取静脉全血 10 ml，制备富血小板血浆（ platelet rich plasma，PRP ），将 PRP 分装到 12 个 1.5 ml 离心管中。①血小板聚集率（ platelet aggregation percentage，PAP ）：1-4 号分别用低（ 50 ng/ml ）、中（ 100 ng/ml ）、高（ 150 ng/ml ）三个浓度的 IL-8（美国 Peprotech ）和生理盐水（ normal saline，NS ）温浴（ IADPS 组、IADPM 组、IADPH 组、NADP 组 ）后加 ADP 测 PAP；5-8 号用 IL-8、ADP（ 美国 Chrono-log ）、IL-8+ADP、NS 直接作诱导剂（ ADP 组、IL-8 组、ADP+IL-8 组、NS 组 ）测 PAP。PAP 用比浊法测定。②血小板活性：9-12 号用三个浓度（同上）的 IL-8 和 NS 温浴后（ IL-8AS 组、IL-8AM 组、IL-8AH 组、NSA 组），流式细胞术测其血小板 CD62p 表达（美国 Becton Dickinson 试剂盒）。③显微镜观察血小板聚集情况：对各组测完聚集率的样品（ 1-8 号）和 PRP 使用细胞离心机进行制片，在光学显微镜下观察不同处理情况下血小板的聚集情况。

5 统计学分析

采用 SPSS 分析软件进行统计分析，计数资料用卡方检验，计量资料用 t 检验，P 值 < 0.05 被认为具有统计学意义。

结　果

1 芯片实验

1.1 一般临床资料

入选对象中，年龄、性别、吸烟及饮酒情况经统计学分析，各组之间无显著性差异，具有可比性（ $P > 0.05$ ）。见表 1。

表 1　各组临床资料比较

特性	冠心病组	正常对照组	*P*
例数	16	8	—
年龄	57.38 ± 7.22	52.25 ± 11.16	0.19
性别（男 / 女）	16/2	7/1	1.00
吸烟 %	31.25	25.00	1.00
饮酒 %	43.75	37.50	1.00

1.2 芯片质控及扫描结果（图 1–3）

RNA 样品电泳条带清晰，28S 比 18S rRNA 条带亮度接近 2 ∶ 1，紫外分光光度计检测 RNA 260 和 280nm 波长的吸光度（absorbance，A），A_{260}/A_{280}=1.8～2.1，质量符合表达谱芯片实验要求。Test3 芯片与探针杂交扫描结果显示，芯片正中"+"清晰可见，外围连线清楚，明暗交替规律，进一步通过信号分析发现管家基因均表达，说明 RNA 样品质量可靠。U133 Plus 2.0 芯片与探针杂交扫描结果显示，芯片中上部清晰呈现阵列的名称"GeneChip HG-U133 Plus 2"，平均背景值与噪音值均在正常范围，管家基因 β-actin 和 GAPDH（磷酸甘油醛脱氢酶）3' 端与 5' 端信号比值符合标准，芯片质控良好。

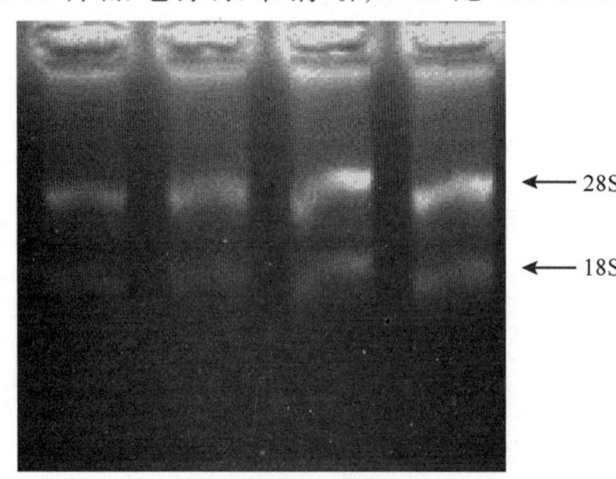

图1　冠心病组RNA电泳结果

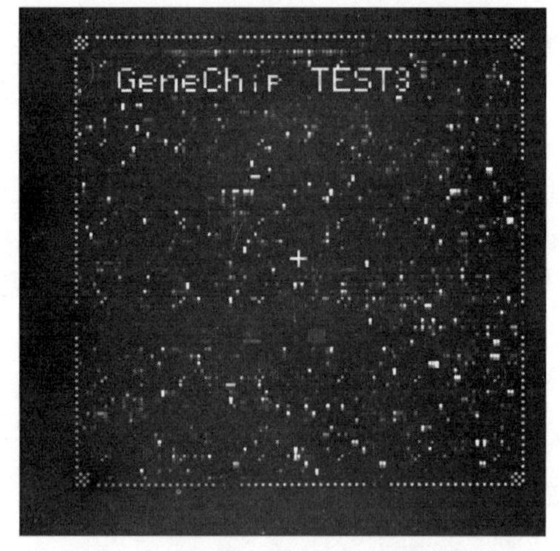

图2　冠心病组探针与检测芯片杂交扫描结果

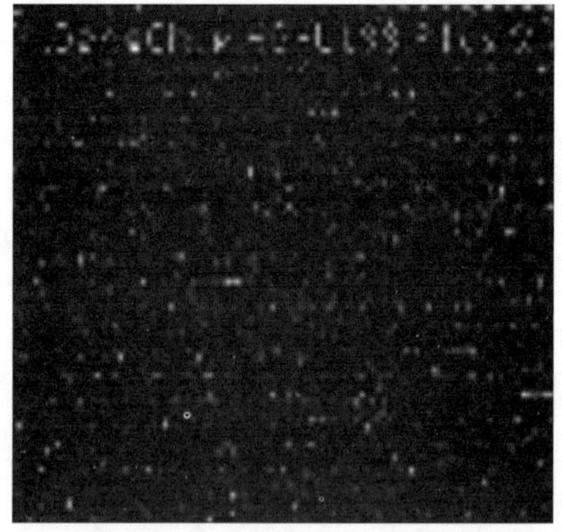
图3　冠心病组全基因组芯片扫描结果截图

1.3 芯片结果分析（表 2、表 3）

通过差异基因筛选，与冠心病相关的差异基因共有 107 个，其中上调 48 个，下调 59 个。冠心病相关差异基因涉及炎症免疫、细胞周期、信号转导、凋亡、细胞黏附、细胞活动、细胞结构、发育、应激反应、转录调控、转运、代谢等多个方面，通过 GO 和 pathway 分析发现炎症免疫相关基因具有比例和显著性优势。冠心病相关的 107 个差异基因中分子功能和生物学途径涉及炎症免疫反应的有 14 个，占 13.1%（表 2）。pathway 显著性分析发现，冠心病相关有意义通路共 15 个，其中有 4 个涉及炎症和免疫反应（表 3）。

表 2　冠心病相关涉及炎症免疫的差异基因

基因号	基因名称	Fold change [a)]
AF043337	白介素 8	2.46
NM_000570	免疫球蛋白 IgG 结晶片段受体 IIIa	3.64
BC020691	前 B 细胞克隆增强因子 1	2.44
X00452	主要组织相溶性复合体 IIα1	3
AA994334	B 细胞慢性淋巴细胞性白血病 10	2.35
AF400602	C 型凝集素结构域家族 7 A	2.29
NM_012445	脊椎蛋白 2，细胞外基质蛋白	-2.13
AW007751	T 细胞受体 α	-2.08
NM_000647	趋化因子受体 2	-2.34
BF110792	肿瘤蛋白 D52	-2.03
AI092511	二肽基肽酶 4	-2.37
AU145682	前 B 细胞因子	-2.54
NM_002261	杀伤细胞凝集素样受体亚家族 C 3	-2.5
AF211977	白细胞受体簇 10	-2.62

a)：fold change 值为实验样品与对照样品的基因转录产物表达比值

表 3　冠心病相关涉及炎症免疫的有意义通路

通路	基因芯片识别基因数（个）	差异基因数（个）	P
B 细胞受体信号	63	12	$P < 0.001$
自然杀伤细胞介导的细胞毒作用	131	18	$P < 0.001$
T 细胞受体信号通路	93	13	$P < 0.05$
免疫球蛋白 IgG 结晶片段高亲和受体信号	75	10	$P < 0.05$

2 目标基因鉴定（图 4）

基于芯片结果，结合疾病病理生理过程和文献研究，进一步回归临床，筛选冠心病相关的目标基因，共为 6 个目标基因：PRKCB1（蛋白激酶 C，β1）、IL-8（白介素 8）、HLA-DQB1（主要组织相溶性复合体 IIβ1）、FCGR3A（免疫球蛋白 IgG 结晶片段受体 IIIa）、FOLR3（叶酸受体 γ3）、PTGDS（前列腺素 D2 合成酶）。对目标基因进行 RT-PCR 鉴定，结果显示：6 个目标基因的差异倍数与基因芯片检测结果不完全相同，但变化方向均一致（图 4），证明基因芯片结果准确可靠。

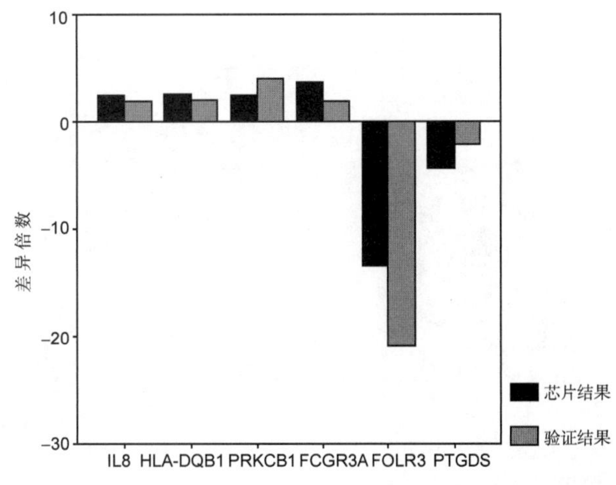

图4　基因芯片检测结果与实时荧光定量RT-PCR验证结果的比较

3 临床验证（表 4，图 5）

入选对象中，年龄、性别经统计学分析，冠心病组和健康对照组无显著性差异（$P>0.05$），具有可比性（表 4）；而冠心病组血清 IL-8 水平显著高于健康对照组（$P<0.05$），说明了炎症因子 IL-8 与冠心病的临床相关性（图 5）。

表 4　两组临床资料比较

	冠心病组	健康对照组	*P*
例数（n）	30	40	—
年龄（y）	58.50 ± 8.16	54.73 ± 10.64	0.11
男性 n（%）	17（56.7%）	14（35.0%）	0.71

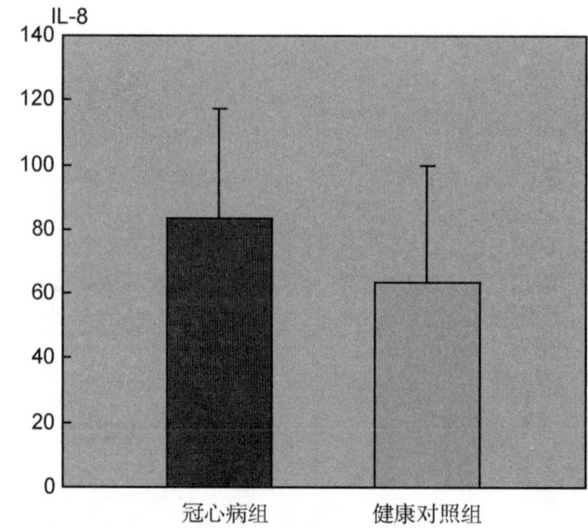

注：冠心病组IL-8浓度为（83.21 ± 34.33）pg/mL，健康对照组IL-8浓度为（63.34 ± 36.36）pg/mL，与健康对照组比较，$^{*}P<0.05$

图5　冠心病组与健康对照组IL-8水平比较

4 目标基因 IL-8 对血小板活化的作用

4.1 血小板聚集率（图 6、7）

IADPS 组、IADPM 组和 IADPH 组分别用三个不同剂量 IL-8 温浴后 PAP 显著高于 NS 温浴 NADP 组（$P<0.05$），而三组 PAP 之间无显著性差异（$P>0.05$）。

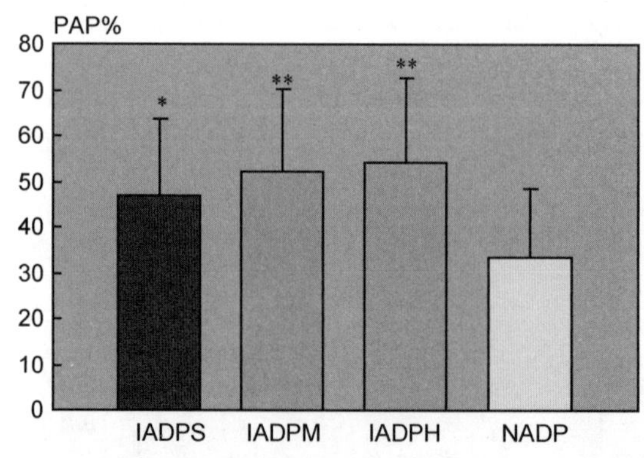

注：IADPS组PAP为46.92 ± 16.78%，IADPM组PAP为52.27 ± 17.74%，IADPH组PAP为54.30 ± 18.18%，NADP组PAP为33.30 ± 15.19%，与NADP组比较$^{*}P<0.05$，$^{**}P<0.01$

图6　温浴处理后各组PAP

分别用 ADP 和 IL-8 做诱导剂，两组 PAP 之间无显著性差异（$P > 0.05$），但两组 PAP 均显著高于 NS 组（$P < 0.01$），而以 ADP+IL-8 作为诱导剂组 PAP 则明显高于 ADP 组、IL-8 组和 NS 组（$P < 0.01$）。

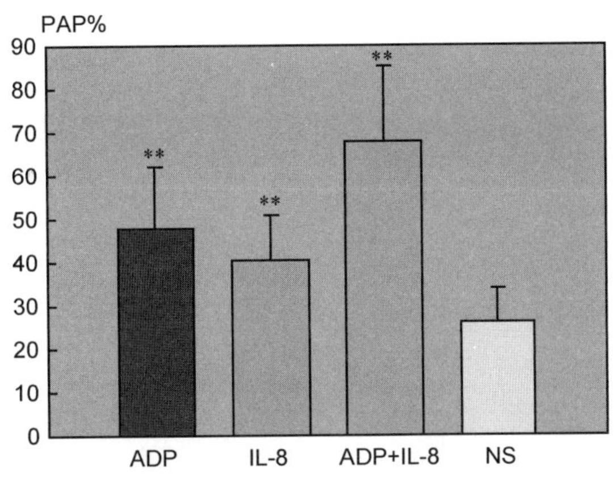

注：ADP组PAP为47.61 ± 14.42%，IL-8组PAP为40.49 ± 10.55%，ADP+IL-8组PAP为67.68 ± 17.55%，NS组PAP为25.91 ± 8.05%，与NS组比较$^{**}P < 0.01$，与ADP组比较$^{\#}P > 0.05$，$^{\triangle}P < 0.01$

图7　直接诱导的各组PAP

4.2 血小板 CD62p 表达（图 8）

低量 IL-8 温浴 IL-8AS 组 CD62p 平均荧光强度（Mean Fluorescent Intensity，MFI）显著高于 NS 温浴 NSA 组及中量 IL-8 温浴 IL-8AM 组和高量 IL-8 温浴 IL-8AH 组（$P < 0.01$），IL-8AM 组和 IL-8AH 组 CD62p MFI 有高于 NSA 组的趋势，但是差异无统计学意义（$P > 0.05$）。

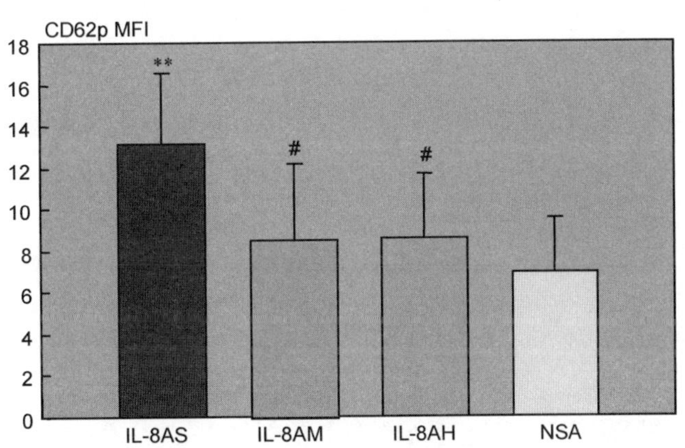

注：CD62p MFI值IL-8AS组为13.09 ± 3.45，IL-8AM组为8.57 ± 3.55，IL-8AH组为8.61 ± 3.07，NSA组为6.95 ± 2.57，与NSA组比较$^{\#}P > 0.05$，$^{**}P < 0.01$

图8　各组CD62p MFI比较

4.3 显微镜观察血小板聚集情况（图 9）

瑞氏染色血片观察不同处理组血小板聚集情况。未处理 PRP 组血小板呈点状散在分布；单纯 NS 处理组血小板较 PRP 组密集，多数血小板还呈散在分布状态；单纯 IL-8 处理组血小板有轻度聚集现象，可见血小板聚集体，但聚集体较小，散在分布血小板明显减少；所有 ADP 处理组均可见明显聚集现象，血小板聚集体均匀、紧密且体积较大。

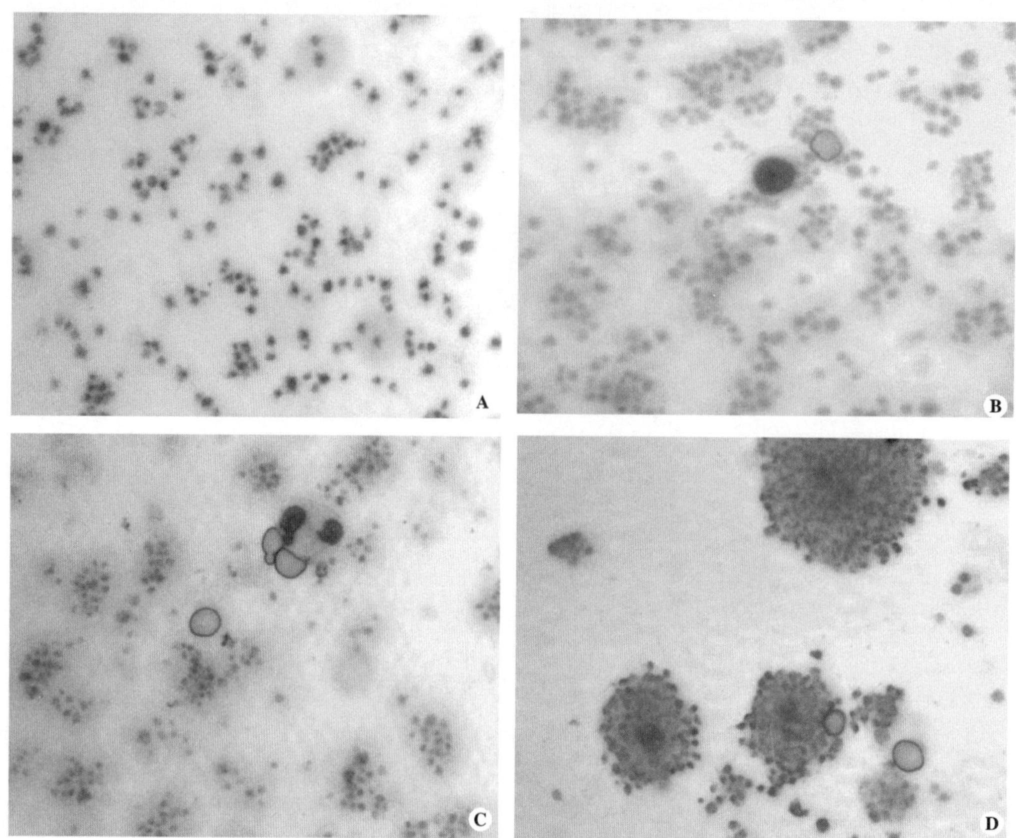

注：瑞氏染色，在光学显微镜下观察各组血小板聚集情况，原始放大倍数400x。A为PRP组，B为单纯NS处理组，C为单纯IL-8处理组，D为ADP处理组

图9 不同处理组血小板聚集情况

本部分结果显示：IL-8对血小板聚集率有一定影响，存在增强ADP诱导作用的趋势，但其作用不随剂量增加而增加；小量IL-8与阴性对照相比较而言明显增加血小板活化标志物CD62p活性；显微镜下形态学观察，IL-8可使血小板聚集，但聚集程度没有ADP处理组明显。

讨 论

本实验以全基因组芯片为主要研究手段，筛查冠心病患者和健康对照者的差异表达基因，通过对冠心病相关差异基因的功能和通路分析，发现冠心病在分子水平与炎症免疫反应具有密切相关性。传统认为冠心病的主要病理机制为冠状动脉粥样硬化和冠脉痉挛，但是近年来，在冠心病的发病过程中尤其是在急性冠脉综合征中，炎症作为一种促进因素越来越得到重视[7]。炎症反应不仅促进了AS发生，而且参与了不稳定性斑块形成、斑块破裂、继发冠状动脉痉挛及血栓形成等病理过程，激活的炎性细胞在冠心病的发生发展中起着重要作用[8]。调查显示，仅有14%急性冠脉事件存在70%以上的冠状动脉狭窄，而越来越多的研究表明，冠状动脉粥样硬化斑块内的炎症反应促使冠状动脉内不稳定斑块的形成和破裂，并在此基础上发生细胞成分的活化且介导血栓的形成，是大多数急性冠脉综合征发生的主要原因[9]。作为炎症启动因素的免疫反应，其在动脉粥样硬化发生和冠心病进展中发挥着不可忽视的作用[10]，本研究发现，B细胞受体信号通路和T细胞受体信号通路均与冠心病显著相关，说明体液免疫和细胞免疫介导了冠心病的发病。

IL-8主要由单核吞噬细胞、中性粒细胞和血管内皮细胞合成，是一种具有内源性白细胞趋化性和活化性作用的碱基-肝素结合性蛋白质[11]。本研究通过临床实验证明了目标基因IL-8血清水平与冠心病的相关性。研究表明[12]，IL-8不仅具有中性粒细胞的活化和趋化作用，而且介导了T淋巴细胞的定向迁移，而中性粒细胞和T淋巴细胞在炎症和动脉粥样硬化形成过程中都发挥着重要的作用。在动脉粥样硬化过程中，IL-8除了具有血管新生活性外，还可能具有内皮细胞和平滑肌细胞的趋化和促有丝分裂的作用，与冠状动脉粥样硬化的形成具有一定相关性[13]。

正常血小板活化是体内生理性止血的必需步骤，而病理性血小板活化则与血栓性疾病密切相关。动脉血栓形成的基础病变是动脉粥样硬化，血小板在受损血管内膜下的黏附和聚集是血栓形成的重要启动因素之一[14]，而血小板在破溃斑块上的黏附聚集作用在动脉血栓形成中发挥了“扳机”作用，同时血小板作为炎症介质的来源，炎症触发的血小板活化也是动脉血栓形成的关键步骤[15]。动脉粥样硬化斑块破裂处炎症反应与血小板的激活及其相互介导是导致急性冠脉综合征等心脑血管事件的重要病理基础[16]。近年来炎症因子激活血小板的机制研究也有了初步进展，如对肿瘤坏死因子（tumor necrosis factor-a，TNF-α）的研究显示[17-18]：TNF-α 可放大血小板对胶原的反应，是血小板通过花生四烯酸通路活化的触动因子，这一效应可以被 TNF-α 受体拮抗剂所抑制；TNF-α 超家族成员 CD40 与可溶性 CD40L 结合可使血小板表面 CD62P 表达增加，同时使血小板形态发生典型的活化改变，在血小板活化、血栓形成和炎症反应中起重要作用。

本实验的血小板聚集率、CD62p 活性、血小板聚集形态学研究结果均表明：IL-8 具有激活血小板的作用，对血小板的黏附、聚集、释放功能均有一定程度的影响，提示 IL-8 可能通过影响血小板活化程度而介导了冠心病的发病过程，而 IL-8 的作用机制及通路尚有待进一步研究。

参考文献

[1] Malpartida F, Vivancos R, Urbano C, et al. Inflammation and plaque instability[J]. Arch Cardiol Mex, 2007, 77(l4): 16-22.

[2] Candore G, Balistreri CR, Caruso M, et al. Pharmacogenomics: a tool to prevent and cure coronary heart disease[J]. Curr Pharm Des, 2007, 13(36): 3726-3734.

[3] 徐浩, 鹿小燕, 陈可冀, 等. 血瘀证及其兼证与冠脉造影所示病变及介入治疗后再狭窄的相关性研究[J]. 中国中西医结合杂志, 2007, 27(1): 8-13.

[4] Zhong S, Storch KF, Lipan O, et al. GoSurfer: a graphical interactive tool for comparative analysis of large gene sets in Gene Ontology space[J]. Appl Bioinformatics, 2004, 3(4): 261-264.

[5] Wu J, Mao X, Cai T, et al. KOBAS server: a web-based platform for automated annotation and pathway identification[J]. Nucleic Acids Res, 2006, 34(1): 720-724.

[6] Mao X, Cai T, Olyarchuk J G, et al. Automated genome annotation and pathway identification using the KEGG Orthology(KO)as a controlled vocabulary[J]. Bioinformatics, 2005, 21(15): 3787-3793.

[7] Brunetti ND, Correale M, Pellegrino PL, et al. Acute phase proteins in patients with acute coronary syndrome: Correlations with diagnosis, clinical features, and angiographic findings[J]. Eur J Intern Med, 2007, 18(2): 109-117.

[8] Napoleão P, Santos M C, Selas M, et al. Variations in inflammatory markers in acute myocardial infarction: a longitudinal study[J]. Rev Port Cardiol, 2007, 26(12): 1357-1363.

[9] Davies MJ. The pathophysiology of acute coronary syndromes[J]. Heart, 2000, 83(3): 361-366.

[10] Wick G, Knoflach M, Xu Q. Autoimmune and inflammatory mechanisms in atherosclerosis[J]. Annu Rev Immunol, 2004, 22: 361-403.

[11] Qi X, Li J, Gu J, et al. Plasma levels of IL-8 predict early complications in patients with coronary heart disease after percutaneous coronary intervention[J]. Jpn Heart J, 2003, 44(4): 451-461.

[12] Poddar R, Sivasubramanian N, DiBello P M, et al. Homocysteine induces expression and secretion of monocyte chemoattractant protein-1 and interleukin-8 in human aortic endothelial cells implications for vascular disease[J]. Circulation, 2001, 103(22): 2717-2723.

[13] Simonini A, Moscucci M, Muller DW, et al. IL-8 is an angiogenic factor in human coronary atherectomy tissue[J]. Circulation, 2000, 101(13): 1519-1526.

[14] Jackson SP, Schoenwaelder S M. Antiplatelet therapy: in search of the ‘magic bullet'[J]. Nat Rev Drug Discov, 2003, 2(10): 775-789.

[15] Davì G, Patrono C. Platelet activation and atherothrombosis[J]. N Engl J Med, 2007, 357(24): 2482-2494.

[16] Michael RF, David FM. Unstable angina and non-ST elevation MI: IIb or not IIb? The evidence points to a better long-term outcome[J]. J Crit Illness, 2002, 17(2): 52-65.

[17] Pignatelli P, De Biase L, Lenti L, et al. Tumor necrosis factor-alpha as trigger of platelet activation in patients with heart failure[J]. Blood, 2005, 106(6): 1992-1994

[18] Inwald DP, McDowall A, Peters MJ, et al. CD40 is constitutively expressed on platelets and provides a novel mechanism for platelet activation[J]. Circ Res, 2003, 92(9): 1041-1048.

原载：殷惠军，马晓娟，蒋跃绒，史大卓，陈可冀．冠心病差异基因表达谱的构建及目标基因的功能分析 [J]. 科学通报，2009, 54(3): 354-359.

生脉注射液对急性心肌梗死病死率影响的系统评价

高铸烨　郭春雨　史大卓　陈可冀　徐　浩　吴泰相

据美国 2004 年统计，美国每年近 90 万人患急性心肌梗死（AMI），42%的 AMI 患者在 1 年内死亡，其中半数死亡发生在发病后到达医院急诊室之前[1]。有关统计资料表明，我国心血管病发病率和病死率呈逐年上升趋势：1984—1997 年，34~75 岁人群冠心病病死率和冠心病急性临床事件平均以每年 1.7%的速度递增[2]。CPACS 研究表明，我国心血管病的危险因素呈明显增长态势，每年新发心肌梗死 50 万人，现患心肌梗死 200 万人[3]。AMI 已成为威胁人民健康的主要疾病，如何有效预防 AMI 的并发症，减少其病死率，成为公共卫生事业中的一个重大问题。生脉注射液是中医古方生脉散经现代方法提取有效成分制成的针剂，主药为红参、麦冬、五味子提取物组成，具有益气养阴、复脉固脱的作用，是中医临床治疗 AMI 的益气养阴类的代表药物。现代药理研究证明，生脉注射液干预 AMI 有改善心肌组织灌注、抑制心肌 Na^+-K^+-ATP 酶活性、提高心肌抗缺氧能力、抗心律失常等作用[4]；临床研究表明，生脉注射液干预 AMI 有降低心血管事件发生、改善患者心功能、提高患者生活质量等效果[5,6]。自 1995 年生脉注射液被中国卫生部列为首批急诊科（室）必备用药后，各级医院广泛使用。本研究旨在利用系统评价方法，严格评价和分析生脉注射液对急性心肌梗死病死率的影响，为临床合理用药提供依据。

资料与方法

1 纳入和排除标准

1.1 设计类型

随机对照试验（RCT）或半随机对照试验。

1.2 研究对象

纳入的患者符合国际公认的 AMI 诊断标准，急性心肌梗死 28 天以内，排除合并严重肝肾功能不全以及终末期肿瘤患者。

1.3 干预措施

使用生脉注射液或生脉注射液联合其他药物（如生脉注射液合黄芪注射液、多巴胺等）进行干预，疗程大于或等于 7 天。

1.4 结局指标

病死率。

2 检索策略

2.1 检索数据库

计算机检索 Cochrane 数据库（2007 年第 3 期）、循证医学领域的临床试验注册数据库及 PubMed（1980—2007）、EMBASE（1979—2007.4）、OVID（1979—2007.4）、中国生物医学文献光盘数据库

（CBM，1979~2007.4）、中国学术期刊全文数据库（CNKI，1980~2007.4）、中文科技期刊数据库（VIP，1989—2007.4）；手工检索国内心血管疾病会议论文集的目标文献，文献语种限为中文和英文。

2.2 检索策略

英文数据库：#1myocardial infarction*（Mesh explore），#2 shengmai*（Mesh explore），#3 sengmai*（Mesh explore），#4（#2 or#3），#5（#1 and#4）。中文数据库：#1 心肌梗死，急性 *（Mesh explore），#2 生脉 *（Mesh explore），#3（#1 and#2）。

3 质量评价方法

3.1 资料提取

首先阅读文章题目，对相关文献再阅读摘要，如为 RCT 或半随机对照试验则阅读全文，两名评价者根据纳入标准对文献进行分类评价，不同意见通过第三方参与讨论解决。资料提取表包括作者、研究对象、样本数、人口学特征、方法学评价、干预措施、结局指标、疗效评价标准。

3.2 文献的质量评价

两名作者独立评估纳入研究偏倚的危险性，按照 Cochrane Reviewer 7 s Handbook 4.2.6 质量标准[7]和吴泰相等[8]所描述的随机分组方法评估纳入研究的偏倚危险性。

（1）随机分配方法（选择性偏倚的评估）：A 为选择性偏倚可能性低：纳入患者之前采用计算机法、随机数字表法或掷骰子、抛硬币、抽签法等方法产生随机序列被认为是充分的随机。B 为选择性偏倚中度可能性：仅提到采用随机分配，但未描述产生随机序列的方法。C 为选择性偏倚高度可能性：如采用交替分配或按住院号、生日、日期等半随机方法进行分配。

（2）隐蔽分组（选择性偏倚的评估）：随机分组的实施者可为课题设计者、统计师或药房工作人员，他们不知道谁将成为受试对象，并且不能参与纳入受试对象和以后的试验过程。判断标准为以下 3 级：A 为选择性偏倚可能性低：产生随机序列者不参与纳入受试对象，并采用密封、不透光的信封保管随机分配方案；B 为选择性偏倚中度可能性：只提到采用信封隐藏分配方案，但无隐蔽分组的具体细节，如由不参与纳入患者的人员产生分配序列等；C 为选择性偏倚高度可能性：如产生分配序列的人参与纳入患者，或分配序列未妥善保管等。

（3）盲法（实施偏倚和测量偏倚的评估）：为实施偏倚和测量偏倚可能性低：对受试对象、治疗提供人员、结果测量人员实施盲法是避免测量偏倚的关键措施，采用阳性药物对照者采用双模拟、采用安慰剂单模拟者为最佳盲法措施。B 为实施偏倚和测量偏倚中等可能性：提到盲法，但未交代实施盲法的具体方法。C 为实施偏倚和测量偏倚高度可能性：未采用盲法。对病死率的报告不要求实施盲法。

（4）损耗性偏倚的评估：A 为低可能性：失访率 / 剔除率 / 退出率低于 10%，发生损耗性偏倚的可能性最小；B 为中度可能性：失访率 / 剔除率 / 退出率大于 10%，存在损耗性偏倚的中度可能性；C 为高度可能性：失访率 / 剔除率 / 退出率大于 20%，存在损耗性偏倚的高度可能性。

基于以上 4 项标准将纳入研究资料分为 3 个质量等级：A 级（低度偏倚）：即以上 4 项评价指标均为充分，表明存在相应偏倚的可能性很小。B 级（中度偏倚）：4 项评价指标中有一项或一项以上为不清楚，表明存在相应偏倚的中度可能性。C 级（高度偏倚）：4 项评价指标中有一项或一项以上指标为不充分或未使用，表明存在相应偏倚的高度可能性。

4 数据分析

采用 RevMan4.2.9 软件进行统计分析。计量资料采用权重的均数差，计数资料采用相对危险度（RR），两者均以 95%可信区间（confidence interval，CI）表示，并进行同质性检验，合并分析采用随机效应模型，采用敏感性分析检验结果的可靠性，方法为比较随机效应模型与固定效应模型结果的差异，如固定效应模型不能逆转随机效应模型结果，则结果的可靠性较高。潜在的发表偏倚采用倒漏斗图（funnel plot）分析。

结　果

1 纳入研究资料的基本情况

初筛检出相关文献 289 篇，全部为中文文献，排除非临床研究及重复文献 241 篇。初筛通过阅读摘要或全文，确定是否符合入选标准，纳入 4 个试验[9-12]（表 1）。研究的地点全部在中国。文献全部从 CNKI 获得。纳入试验总病例数 376 例，治疗组 196 例，对照组 180 例，研究时间 l0～15 天，4 个试验[9-12]。开始治疗前均作了基线可比性检验，显示两组年龄、性别、病情轻重程度、梗死部位差异均无统计学意义，1 个试验[11]描述了合并病情况，2 个试验分别就 AMI 合并泵衰竭[9]和低血压[12]进行了研究。

2 干预措施

对照组全部为西医常规治疗，治疗组全部为在西医常规治疗基础上加用生脉注射液。仅有 1 个研究[10]依据中医辨证进行治疗。

3 纳入研究的结果测量

指标 4 个研究均报告了死亡情况，全部为近期（30 天内）病死率。

4 纳入研究的方法学质量评估

全部研究均提及“随机”，但仅写了“随机分组”或“随机分配”或“随机分为”，没有说明随机的产生方法、以及是否进行隐蔽分组；1 个研究[10]提到了“单盲”，但未具体描述，其余研究未使用盲法。全部研究质量均评价为 C 级。1 个研究[10]进行了 1 个月的随访。1 个研究[9]报告了药物的不良反应。没有 1 篇文献提到样本含量的估算。因此，所有研究均有选择性偏倚的高度可能性。

5 病死率

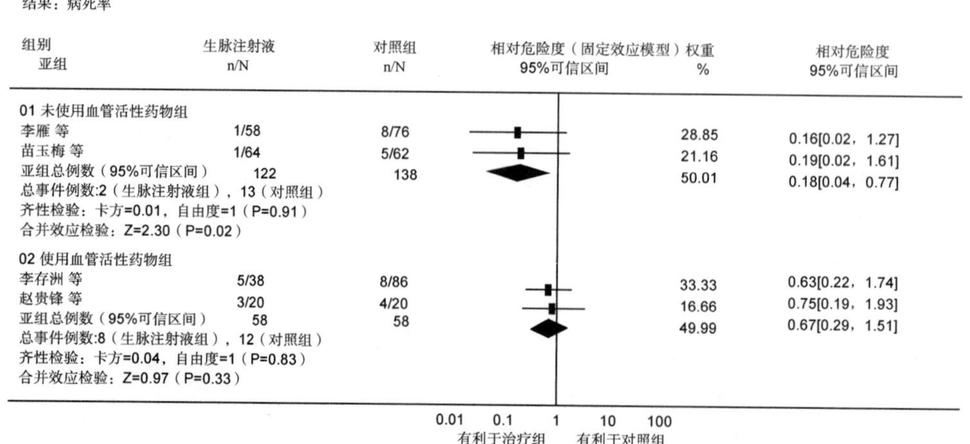

图1　AMI病死率的Meta分析

Meta 分析显示（图 1），按照不同治疗方案（其中两个研究在常规治疗基础上使用了血管活性药物多巴酚丁胺或多巴胺，另两个研究未使用血管活性药物）进行分析。使用血管活性药物的生脉注射液治疗组降低病死率趋势不明显 [RR：0.67，95% CI（0.29，1.51）]，P=0.33；而仅加用生脉注射液的治疗较对照组病死率降低 [RR：0.18，95% CI（0.04，0.77）]，P=0.02。

表 1　纳入研究资料的基本情况

研究	随机分配	隐蔽分组	盲法	依从性	治疗组	对照组	随访情况	基线	质量等级	样本量（治疗/对照）
李存洲 2003[9]	提及随机但未描述具体方法	未提及	未提及	好	常规治疗基础上，加生脉注射液 60 mL 和多巴酚丁胺 100 mg，每天 2~3 次，15 天为 1 个疗程	常规治疗基础上，加多巴酚丁胺 100 mg，每天 2~3 次，15 天为 1 个疗程	未随访	相似	C	38/38
李雁 2004[10]	提及随机单位描述具体方法	未提及	提及单盲，但未描述	好	常规治疗基础上，加生脉注射液 20 mL 和丹参注射液 20 mL，每天 2~3 次，14 天为 1 个疗程	常规治疗	随访 1 月，无失访	相似	C	58/76
苗玉梅 2005[11]	提及随机单位描述具体方法	未提及	未提及	好	常规治疗基础上，加生脉注射液 60 mL，每天 1 次，10~15 天为 1 个疗程	常规治疗	未随访	相似	C	64/62
赵贵锋 2005[12]	提及随机单位描述具体方法	未提及	未提及	好	常规治疗基础上，加生脉注射液 60 mL 和多巴胺，每天 1 次，10 天为 1 个疗程	常规治疗基础上，加多巴胺，每天 1 次，10 天为 1 个疗程	未随访	相似	C	20/20

6 敏感性分析

比较随机效应模型与固定效应模型，两者结果一致，说明结果稳定。

7 发表偏倚分析

因纳入研究文献太少，未分析发表偏倚。

8 安全性

研究中治疗组和对照组均无不良反应报道。

讨　论

本系统评价所纳入的文献均为中文文献，实施地均在中国，未发现其他国家和其他语种的研究。本评价所纳入的 4 个研究虽然在研究方法陈述中用了“随机”的文字描述，但在具体的实施方法时，或按照患者入院时间的先后顺序进行分组，或按照患者所住的病床床号进行分组，或者是按照患者的病案号进行分组，而且纳入的研究均未采用隐蔽分组，也未实施真正的盲法，没有一个试验采用完全随机双盲对照设计。均为低质量研究，质量评定均为 c 级，不排除存在选择性偏倚、实施偏倚和测量性偏倚的可能性。但由于本研究只分析病死率，不考虑测量性偏倚的影响。

本系统评价发现，常规治疗联用生脉注射液能显著降低 AMI 病死率 [从 9.4%（13/138）降为 1.6%

（2/122）]，而与血管活性药物联用，病死率降低的趋势无统计学意义。此结果可能是由于存在选择性偏倚所致，因李雁2004[10]两组纳入病例数明显不平衡（58/76），反映出其随机分组的方法可能有误；另一方面，加用血管活性药物的患者多有泵衰竭及低血压表现，而泵衰竭又是AMI住院死亡的主要原因，因此，这种病死率可能更多归因于病情本身。既往研究已经证明[13-15]，生脉散能够提高射血分数，增加心搏出量，同时降低外周阻力，改善微循环，提高心肌的耐缺氧能力，且其疗效与给药途径、剂量大小有关。这种药理特性不同于血管活性药物（如多巴胺、多巴酚丁胺等）在增加心输出量的同时，也增加外周阻力和心肌耗氧。因此，联用生脉注射液治疗AMI的时机、用量用法也许是一个值得进一步深入探讨的问题。

近年来，基于对AMI的相关研究结果，中华医学会心血管病分会、美国心脏病学会和美国心脏学会（ACC/AHA）相继制订和修订了AMI治疗指南；尤其是2001年我国急性心肌梗死诊断和治疗指南的发布，AMI溶栓、冠脉搭桥、介入治疗等再灌注技术得以普及，AMI的诊断和治疗取得了长足进展，AMI的病死率也有所下降，当介入治疗作为AMI主要再灌注手段而普及时，对加用生脉注射液围手术期（包括介入治疗）干预AMI仍缺少研究。

在进一步研究中，生脉注射液的适应证型也可能是一个需要考虑的问题，虽然前期研究显示生脉注射液等益气活血类中药可以减轻心肌梗死后的心室重构[16]，而且可以双向调节血压[15]。但中医药学强调辨证论治和整体观，纳入的患者是否为生脉注射液的适应证型可能也是影响疗效、造成病死率差异的原因。

根据当前证据，常规治疗联用生脉注射液可以降低AMI病死率，但使用血管活性药物的生脉注射液治疗组降低病死率的趋势不明显。因此，有必要对使用血管活性药物治疗AMI时是否加用生脉注射液以及加用的时机、方法进行进一步研究。由于纳入研究的试验的质量较低，从本系统评价获得的证据强度不高，有待更多高质量研究加以验证。

参考文献

[1] American Heart Association. Heart Disease and Stroke. Statistics-2004 update[J]. In Dallas, Texas: American Heart Association, 2004.

[2] Critchley Julia, Liu Jing, Zhao Dong, Wei Wang, Capewell Simon. Explaining the increase in coronary heart disease mortality in Beijing between 1984 and 1999[J]. Circulation(Baltimore), 2004, 110: 1236-1244.

[3] Chen J, Zhao D. Predicting coronary heart disease deaths in Beijing in 2010: Potential effects of risk factor trends[J]. Eur J Epidemiol, 2006, 21(suppl): 36.

[4] 陈可冀, 李连达, 翁维良, 等. 血瘀证与活血化瘀研究[J]. 中西医结合心脑血管病杂志, 2005, 3(1): 1-2.

[5] 史大卓, 徐丽林, 徐浩. 急性心肌梗死血运重建后的中医药防治研究[J]. 中医杂志, 2003, 44(7): 488-490.

[6] 刘红旭. 北京市地区中医医院400例急性心肌梗死患者住院治疗状况初步分析[C]. 第二届中日韩血瘀证及活血化瘀研究学术大会论文集. 1899: 53-59.

[7] Higgins JPT, Green S, ed. Cochrane Handbook for Systematic Reviews of Interventions Version 4. 2. 6 [updated September 2006][M]. The Cochrane Collaboration, 2006.

[8] 吴泰相, 刘关键. 隐蔽分组(分配隐藏)和盲法的概念、实施与报告[J]. 中国循证医学杂志, 2007, 7(3): 222-225.

[9] 李存洲, 朱贵祥. 生脉注射液联合多巴酚丁胺治疗急性心肌梗死泵衰竭临床观察[J]. 中国中医急症, 2003, 12(5): 429-429.

[10] 李雁, 陈立新, 刘清泉. 黄芪、生脉注射液与复方丹参注射液合用治疗急性心肌梗死99例[J]. 中医杂志, 2004, 45(1): 45-45.

[11] 苗玉梅, 陈凤玲, 马明辉. 生脉注射液对尿激酶溶栓治疗急性心肌梗死再灌注损伤的防治研讨[J]. 中国厂矿医学, 2005, 18(4): 363-364.

[12] 赵贵锋, 葛德元. 生脉注射液联用多巴胺治疗急性心肌梗死性低血压的疗效观察[J]. 中国中西医结合急救杂志, 2005, 12(2): 105-107.

[13] 董泉珍, 陈可冀. 生脉散治疗急性心肌梗死的研究述评[J]. 中西医结合杂志, 1983(01): 52-55.

[14] ZHANG YC, CHEN RM, LV BJ, RONG YZ. Effect of Shengmai Injection(生脉注射液)on Cardiac Function and Inflammatory Reaction in Patients with Acute Coronary Syndrome[J]. Chinese Journal of Integrative Medicine, 2008(02): 107-110.

[15] 董延芬, 庄红, 周仪洁, 李秋艳, 辛莉. 生脉注射液对血压的影响[J]. 辽宁中医杂志, 2004, 31(9): 753-753.

[16] 宋启刚, 杜武勋, 刘梅, 刘长玉, 朱林平, 朱明丹, 冯利民. 益气活血中药对心肌梗死后心室重构影响的Meta分析[J]. 辽宁中医杂志, 2008, 35(3): 323-325.

原载：高铸烨，郭春雨，史大卓，陈可冀，徐浩，吴泰相．生脉注射液对急性心肌梗死病死率影响的系统评价[J]. 中国中西医结合杂志，2008, 28(12): 1069-1073.

赤芍 801 治疗非 ST 段抬高急性冠状动脉综合征的临床观察

蒋跃绒　殷惠军　李立志　陈可远　陈可冀

不稳定性心绞痛（unstable angina，UA）和急性非 ST 段抬高心肌梗死（non-ST-elevation acute myocardial infarction，NSTEMI），统称为非 ST 段抬高急性冠状动脉综合征，两者发病的病理生理基础相似，即冠状动脉粥样硬化斑块破裂，血小板黏附、聚集和释放，凝血系统激活形成血栓，同时可伴血管痉挛，引起血管腔明显狭窄或不完全闭塞[1]。大约 15% ~20%的 UA 将发展为急性心肌梗死（AMI），重视 UA 防治是降低冠心病病死率的关键。既往研究证明注射用赤芍 801 治疗冠心病心绞痛有较好疗效[2]。本研究进一步观察其治疗 UA 和 NSTMI 的疗效及可能作用机制。

资料与方法

1 临床资料

入选的 55 例为 2004 年 4 月 -2005 年 3 月在西苑医院心内科住院的 UA/NSTEMI 患者，均符合 2000 年美国心脏病学会（ACC）/ 美国心脏病协会（AHA）制定的 UA/NSTEMI 诊断和治疗指南中的诊断标准[3]，年龄 35~75 岁，入组前均签署知情同意书。除外以下情况：①有急性感染、手术、创伤、恶性肿瘤、全身免疫性疾病等病史；②严重肝、肾疾病；③严重高血压病而血压未控制；④糖尿病而血糖长期未控制在理想范围内；⑤急性透壁性心肌梗死；⑥准备行冠状动脉介入或搭桥手术；⑦已参加其他临床试验。用 SAS6.12 统计软件生成随机数字表，按计算机产生的随机化号码将患者分为两组：赤芍 801 治疗组（简称治疗组）和丹参粉针对照组（简称对照组）。治疗组 27 例，男 14 例，女 13 例；平均年龄（68.03 ± 9.83）岁；合并高血压病 21 例，糖尿病 4 例，高脂血症 7 例，陈旧心肌梗死 3 例，吸烟者（10 支 /d）7 例；收缩压（140.00 ± 18.32）mmHg，舒张压（82.51 ± 11.25）mmHg；心率（69.67 ± 9.62）次 /min；初发劳力性心绞痛 2 例，恶化劳力性心绞痛 15 例，自发性心绞痛 1 例，混合型心绞痛 7 例，NSTEMI3 例；Braunwald 危险度分层：低危 6 例，中危 10 例，高危 10 例。对照组 28 例，男 17 例，女 11 例；平均年龄（68.00 ± 7.92）岁；合并高血压病 24 例，糖尿病 6 例，高脂血症 6 例，陈旧心肌梗死 3 例，吸烟者（10 支 /d）9 例；收缩压（142.46 ± 25.52）mmHg，舒张压（82.21 ± 11.82）mmHg；心率（77.96 ± 12.91）次 /min；初发劳力性心绞痛 3 例，恶化劳力性心绞痛 14 例，自发性心绞痛 4 例，混合型心绞痛 6 例，NSTEMI 1 例；Braunwald 危险度分层：低危 9 例，中危 8 例，高危 11 例。两组患者在一般资料、心绞痛危险度分层和合并用药等方面差异均无统计学意义（$P > 0.05$）。

2 方法

2.1 治疗方法

治疗组：注射用赤芍 801（福建力捷迅制药有限公司生产，批号：H3502188，60 mg/ 支）180 mg 溶于 250 mL 生理盐水中，缓慢静脉滴注，每天 1 次，连用 14 天。对照组：丹参粉针（哈药集团中药二厂生产，批号：210970093）800 mg 溶于 250 mL 生理盐水中，缓慢静脉滴注，每天 1 次，连用 14 天。两组均接受西医标准药物治疗。若无禁忌症，两组皆于入选后长期口服阿司匹林 100 mg，每天 1 次，低分子肝素 5 000 IU 皮下注射，每 12 h 1 次，连用 7~10 天。根据病情选用β受体阻滞剂、硝酸酯类、钙拮抗剂或其他降血压、降血脂药物等。

2.2 观察指标和方法

①心绞痛发作次数：观察记录每天心绞痛发作次数。②硝酸甘油使用情况：入选后 2~14 d 是否舌下含服硝酸甘油及用量。③静息心电图：各导联 ST 段压低的总和（∑ST）；ST 段压低的导联数（NST）；T 波倒置的导联数（NT）。④血清高敏 C 反应蛋白（hs-CRP）测定：全部研究对象均于入院第 2 天清晨及治疗结束后第 2 天抽取空腹静脉血 2 mL，用酶联免疫吸附法（ELISA）测定 hsCRP 的含扯（试剂盒由 E&ELABsINC，USA 公司提供，LotNo：05022001），正常值＜8 mg/L。⑤血小板膜糖蛋白 GPIIb-IIIa 受体平均荧光强度（MFI）、CD62p 受体阳性率及 MFI 测定：全部研究对象分别于入院第 2 天及治疗结束后第 2 天清晨无菌抽取空腹静脉血 2 mL 于 CTAD 空采血管（由 BectonDickinson 公司生产）中，混匀。常规分离血小板，每份标本分为 2 管，每管含 1×10^6 细胞，其中第 1 管加入相应单抗 GPIIb-IIIa（CD41a）-FITC、CD62p-PE，第 2 管加入相应同型对照小鼠 lgGI-FITC、小鼠 lgGl-PE，充分混匀，避光室温孵育 30 min。PBS 洗涤细胞 1 次，去掉上清液。加 1% 多聚甲醇固定。流式细胞仪（型号：EPICSElite，美国 BeckmanCoulter 公司生产）测定，采取 CD41a/SSlog 设门方法，确定血小板，应用 EXP032 软件分析血小板 CD62p、CD41a 表达百分比和 MFI。GPIIb-IIIa（CD41a）-FITC 抗体、CD62p-PE 抗体及相应同型对照购自 BeckmanCoulter 公司。

2.3 疗效判定标准

参照《中药新药治疗胸痹的临床研究指导原则》[4] 制定的疗效评定标准进行评定，判定的主要项目为心绞痛发作情况、心电图改善情况。

心绞痛疗效标准：显效：同等负荷不引起心绞痛或心绞痛发作减少＞80%，硝酸甘油消耗量减少 80%，心电图恢复正常；有效：心绞痛发作及硝酸甘油消耗量减少 50% ~80% ST 段改善≥50%或 T 波恢复；无效：心绞痛发作及硝酸甘油消耗量减少＜50%，心电图无改善；加重：心绞痛发作次数、程度和持续时间加重，硝酸甘油消耗景增加。

心电图疗效标准：显效：静息心电图缺血改变恢复正常，次极量运动试验由阳性转阴性；改善：心电图缺血性 ST 段下降，治疗后回升＞0.5 mm，但未正常，或主要导联倒置 T 波变浅＞25%，或 T 波由平坦变为直立，或运动耐量上升 1 级；无效：未达上述标准；加重：静息心电图 ST 段较治疗前下移 0.5 mm，倒置 T 波加深＞25%，直立 T 波变为平坦，或平坦 T 波变为倒置。

2.4 观察终点和不良事件

①非致死性急性心肌梗死；②心脏性或非心脏性死亡；③药物治疗无法控制病情，需行紧急血运重建术；④严重出血。其中紧急血运重建为药物治疗不能满意控制心肌缺血发作者。严重出血指大量出血需输血或出血危及生命，如脑出血、腹膜后出血。住院至少 14 天，随访至治疗后 30 天。

3 统计学方法

采用 SPSS11.0 软件包进行统计学处理，计量资料以 $\bar{x}\pm s$ 表示，两组间比较采用独立样本 t 检验。计数资料采用 χ^2 检验。以 $P<0.05$ 为差异有统计学意义。

结 果

1 两组心绞痛疗效比较

治疗组 27 例，显效 7 例，有效 14 例，无效 6 例，总有效率 77.8%；对照组 28 例，显效 8 例，有效 13 例，无效 7 例，总有效率 75.0%。两组总有效率差异无统计学意义。两组用药期间平均胸痛发作次数、硝酸甘油使用情况差异亦无统计学意义。

2 两组心电图疗效比较

治疗组 27 例，显效 3 例，有效 18 例，无效 6 例，总有效率 77.8%；对照组 28 例，显效 4 例，有效 18 例，无效 6 例，总有效率 78.6%。两组比较差异无统计学意义（$P > 0.05$）。

3 两组血清 hs-CRP 水平比较（表 1）

两组患者治疗后血清 hs-CRP 水平均较治疗前明显降低（$P < 0.01$），治疗组较对照组血清 hs-CRP 有进一步下降的趋势，但差异无统计学意义（$P > 0.05$）。

表 1 两组患者血清 hs-CRP 水平比较 （$\bar{x} \pm s$）

组别	例数	时间	hs-CRP（mg/L）	hs-CRP 下降百分比（%）	hs-CRP 下降值（mg/L）
治疗	27	治疗前	7.53 ± 1.04	—	—
		治疗后	5.45 ± 2.05*	27.89 ± 15.49	2.07 ± 1.96
对照	28	治疗前	7.87 ± 1.13	—	—
		治疗后	6.13 ± 1.40*	22.12 ± 14.08	1.73 ± 1.12

注：与本组治疗前比较，*$P < 0.01$

4 两组血小板膜糖蛋白 GP IIb-IIIa 受体 MFI 及 CD62p 受体阳性率及 MFI 比较（表 2）

两组治疗前 GP IIb-IIIa 受体 MFI、CD62p 受体 MFI 差异无统计学意义，治疗组治疗后两项较治疗前均减低（$P < 0.01$），对照组治疗后 CD62p 受体阳性率较治疗前降低（$P < 0.05$）。治疗后治疗组 GP IIb-IIIa 受体 MFI 较对照组略有降低趋势，但差异无统计学意义（$P > 0.05$）。

表 2 两组血小板膜糖蛋白 GP IIb-IIIa 受体 MFI 及 CD62p 受体阳性率及 MFI 值比较 （$\bar{x} \pm s$）

组别	例数	时间	GPIIb-IIIa MFI	CD62p	
				阳性率（%）	MFI
治疗	27	治疗前	28.22 ± 22.41	30.50 ± 12.41	5.57 ± 2.93
		治疗后	10.66 ± 9.13**	24.30 ± 18.00	3.83 ± 1.99**
对照	28	治疗前	26.03 ± 25.44	31.23 ± 12.85	5.64 ± 3.78
		治疗后	14.89 ± 8.94	22.84 ± 10.84*	4.62 ± 1.92

注：与本组治疗前比较，*$P < 0.05$，**$P < 0.01$

5 两组随访

30 天终点事件和不良事件发生率比较随访 30 天时，治疗组和对照组各有 1 例因药物治疗无法控制病情，需行紧急血运重建术，对照组有 1 例死亡。两组均未发生严重出血事件因病例数较少，未进行统计学分析。

讨　论

急性冠状动脉综合征（ACS）的发病机制是由于冠状动脉粥样斑块破裂、血栓形成所引发。许多研究明确表明斑块炎症是造成粥样斑块不稳定的因素，动脉粥样硬化斑块的腐蚀（主要是由于斑块表面裸露，内皮下组织暴露），斑块破裂，与炎症密切相关[5,6]。Koenig 等[7]研究也表明，炎症反应既可促进冠状动脉粥样硬化的发生，又可致冠状动脉血栓形成甚至闭塞，冠状动脉粥样斑块内的炎症反应在急性冠状动脉血栓形成中起着重要作用。

Hs-CRP 是一种急性炎症时相反应蛋白。它不仅是炎症反应的标志物，也是动脉硬化的直接参与者。CRP 通过其受体细胞直接（浸润、聚集）或间接（产生细胞因子）作用，引起血管受损、冠心病患者 CRP 水平的升高提示病情不稳定[8-10]。CRP 是独立于肌钙蛋白之外的敏感的心血管病预测因子[11]。治疗性的降低 CRP 可能是治疗动脉粥样硬化的潜在靶点。有报道 LDL 血液分离术可明显降低高脂血症患者的 CRP 水平[12]。

CD62p 是一种主要的血小板 a 颗粒蛋白，对于促进血小板 - 白细胞相互作用和纤维蛋白聚集起关键作用，是血小板活化的重要标志物。GPIIb-IIIa 是主要的血小板黏附受体，是不同刺激物引起血小板聚集的最终共同通路。大量临床研究证实 GPIIb-IIIa 受体抑制剂是一类强有力的抗血小板药物，对于接受过冠脉介入治疗的患者很有益处[13]。

多项研究证实不稳定性心绞痛和急性心肌梗死患者血清 Hs-CRP 水平和血小板活化率明显高于稳定性心绞痛和非冠心患者[8,9]，降低炎标志物 Hs-CRP 水平及抗血小板治疗在 ACS 治疗中的重要性日益受到重视。赤芍 801 是由中药赤芍的活性成分没食子酸经酯化反应而成的单体药物，化学名为没食子酸丙酯（propylgallate），是美国 FDA 批准使用的药品和食品抗氧化剂。目前药理研究表明，赤芍 801 可特异地抑制花生四烯酸诱导的血小板聚集，也可抑制由脂氧酶通路介导的血小板聚集，同时具有改善微循环障碍、清除氧自由基及抗炎等作用，临床被广泛用于心脑血管病治疗[2,14,15]。本研究发现，在西医标准药物治疗的基础上加用注射用赤芍 801 或丹参粉针治后血清 Hs-CRP 均较治疗前明显降低（$P < 0.05$）。赤芍 801 组与丹参对照组比较，两组心绞痛和心电图疗效差异无统计学意义，前者有进一步降低血清 Hs-CRP 水平、GPIIb-IIIa MFI 及 CD62p MFI 的趋势。提示赤芍 801 在减轻不稳定性心绞痛和非 ST 段抬高急性心肌梗死患者炎症反应和血小板活化方面有一定作用。

大量证据表明他汀类药物可降低 CRP 水平，并降低冠心病患者病死率和急性心血管事件的发生率，与其具有独立于降脂作用之外的抗炎及保护内皮功能作用相关[9,16]。笔者在离体实验中证明赤芍 801 是炎症反应蛋白 COX-2 活性水平和蛋白水平的抑制剂[17]。因此，推测赤芍 801 有可能通过抑制炎症反应而降低冠心病患者的风险，但本研究仅为小样本的初步研究，尚待前瞻性、大样本、安慰剂对照的临床研究证实。

参考文献

[1] Grech ED, Ramsdale DR. Acute coronary syndrome: unstable angina and non-ST segment elevation myocardial infarction[J]. BMJ, 2003, 326(7401): 1259-1261.

[2] 左晓莉, 庄华彦. 赤芍801治疗冠心病心绞痛的临床观察[J]. 齐齐哈尔医学院学报, 2002, 23(1): 37.

[3] Braunwald E, Antman EM, Beasley JW, et al. ACC/AHA guidelines for the management of patients with unstable angina and non-ST-segment elevation myocardial infarction. A report of the American College of Cardiology/American Heart Association task force on practice guidelines(Committee on the Management of Patients with Unstable Angina)[J]. J Am Coll Cardiol, 2000, 36(3): 970-1062.

[4] 中华人民共和国卫生部. 中药新药临床研究指导原则[J]. 北京: 中国医药科技出版社, 1993: 141-441.

[5] Otake H, Shite J, Shinke T, et al. Relation between plasma adiponectin, high-sensitivity C-reactive protein, and coronary plaque components in patients with acute coronary syndrome[J]. Am J Cardiol, 2008, 101(1): 1-7.

[6] Apetrei E, Ciohanu-Jurcut R, Rugina M, et al. C-reactive protein, prothrombotic imbalance and endothelial dysfunction in acute coronary

syndromes without ST elevation[J]. Rom J Intern Med, 2004, 42(1): 95-102.

[7] Koenig W, Sund M, Frohlich M, et al. C-reactive protein, a sensitive marker of inflammation, predicts future risk of coronary heart disease in initially healthy middle-aged men: results from the MONICA(Monitoring Trends and Determinantsin Cardiovascular Disease)Augsburg Cohort Study, 1984 to I992[J]. Circulation, 1999, 99(2): 237-242.

[8] Nijm J, Wikhy A, Tompa A, et al. Circulating levels of proiflammatory cytokines and neutrophil-platelet aggregates in patients with coronary artery disease[J]. Am J Cardiol, 2005, 95(4): 452-456.

[9] Luo Y, Jiang D, Wen D, et al. Changes in serum interleukin-6 and high-sensitivity C-reactive protein levels in patients with acute coronary syndrome and their responses to simvastatin[J]. Heart Vessels 2004, 19(6): 257-262.

[10] Pasceri V, Willerson JT, Yeh ET. Directproinfl ammatory effect of C-reactive protein on human endothelial cells[J]. Circulation, 2000, 102(18): 2165-2168.

[11] Ursella S, Mazzone M, Portale G, et al. How to use the C-reactive protein in cardiac disease[J]? Minerva Cardioangiol, 2005, 53(1): 59-68.

[12] Otto C, Geiss HC, Empen K, et al. Long-term reduction of Creactive protein concentration by regular LDL apheresis[J]. Atherosclerosis, 2004, 174(1): 151-156.

[13] Silva MA, Donovan JL, Gandhi PJ, et al. Platelet inhibitorsin non-ST-segment elevation acute coronary syndromes and percutaneous coronary intervention: glycoprotein II b/III a inhibitors, clopidogrel, or both[J]? Vasc Health Risk Manag, 2006, 2(1): 39-48.

[14] 李昭, 刘晔, 王艳梅. 通脉酯注射剂治疗急性脑梗死临床研究[J]. 中国中西医结合急救杂志, 2002, 9(3): 171-173.

[15] 李静, 吴宝艳, 蒋跃绒, 等. 应用压电石英晶体生物传感器研究赤芍801与ET-1间的相互作用[J]. 中国中西医结合杂志2004, 24(8): 714-716.

[16] Stewart RA, White HD, Kirby AC, et al. White blood cell count predicts reduction in coronary heart disease mortality with pravastatin[J]. Circulation, 2005, 111(14): 1156-1762.

[17] 蒋跃绒, 殷惠军, 陈可冀. 赤芍801对小鼠巨噬细胞COX-1和COX-2活性、mRNA及蛋白表达的影响[J]. 中国药理学业报, 2006, 22(10): 1188-1193.

原载：赤芍 801 治疗非 ST 段抬高急性冠状动脉综合征的临床观察 [J]. 中国中西医结合杂志 , 2008, 28(9): 839-842.

用随机行走模型评价生脉注射液治疗冠心病的临床疗效

高铸烨　徐　浩　陈可冀　史大卓　李立志　周雪忠

辨证论治是中医临床诊疗的主要特色，证候是中医辨证和处方的基础，中医临证用药皆以中医理论为指导，二者密切结合，相互为用。经过几千年的实践和发展，中医药治疗疾病的有效性和安全性在现代医学飞速发展的今天仍不容置疑。近年来，传统中医药制剂（主要是中成药针剂）大量出现并在市场推广应用，在疾病防治中有较好作用。但同时存在辨证和治疗相脱节问题，按照西医辨病模式应用中成药已成为一种常见的中成药应用方法，这种只辨病不辨证的治疗可能是目前中医临床疗效欠佳及药物滥用的原因。自生脉注射液被国家卫生部列为首批急诊科（室）必备用药后，全国各级医院广泛使用。同时，在临床应用中也出现了辨证与不辨证用药的情况，这种现象是否摈弃了中医辨证论治的精髓，是否反映了中医药现代化的优势，有待研究。

中医临床数据是人体信息系统的动态、多维和随机样本反映。它以时间为变化因素，以动态随机过程为主线构建其数据空间，包括病程和医嘱用药等主要内容，其所含的信息是患者机体反应、医生思维过程和复杂干预手段的非线性互动过程，其变量关系不符合以独立同分布假设为基础的传统统计方法的前提，具有局部复杂相关性和涌现性等特点。而且，针对整体综合疗效评价的需要，中西医结合诊疗数据离散术语值（症状等描述性信息）和连续值（理化指标信息）并存，采用传统的统计方法研究，具有诸多先天限制。随机行走（random walk）的概念最早由 Pearson 于 1905 年提出并进行研究，旨在发现微观物质的运动轨迹[1]。随机行走模型（random walk model）模拟的是统计数学中提供“最可能状态”常用的数学模型。随机行走模型是集概率论和耗散结构理论于一体的探索事物运动规律的方法。它的基本思想是：给定空间中的一个粒子，它在空间中的移动矢量（包括方向和距离）是由跃迁概率的随机量所控制，由此可以模拟诸如自然界中的分子布朗运动以及电子在金属中的随机运动等复杂过程。经过百年来的探索和发展，现在已在生物医学[2]领域广泛应用。近年来，有学者[3]根据随机行走的指数定律对其结果进行解释评价，运用蒙特卡罗模拟结果作为标准来验证随机行走模型的正确性。亦有学者据此模型进行临床药理研究[4]。本文旨在通过研究临床复杂干预治疗方案中的幂律现象，基于长程时序模式，利用随机行走模型，对生脉注射液对证与不对证治疗冠心病进行临床疗效评价，尝试实现以药物为核心的临床疗效评价研究。

资料与方法

1 研究对象

2003 年 1 月 1 日—2006 年 9 月 30 日就诊于中国中医科学院西苑医院、中国中医科学院广安门医院、卫生部中日友好医院、北京中医药大学东方医院、北京中医药大学东直门医院、北京市中西医结合医院、北京中医医院、天津中医药大学第二附属医院和天津市中医医院心血管科的住院患者。所有入选患者数据来源于北京市科技计划重大项目“冠心病诊治规律及综合治疗方案研究”临床数据库。

2 入选标准

陈旧性心肌梗死，或急性心肌梗死（急性心肌梗死诊断标准参照中华医学会心血管病学分会公布的急性心肌梗死诊断和治疗指南，至少具备下列 3 条标准中的 2 条：缺血性胸痛临床病史；心电图 ST-T 动态演变；心肌损伤血清标记物浓度的动态改变[5]），或经冠状动脉造影检查至少有一支冠状动脉狭窄＞50%的患者；使用生脉注射液≥3 次（连续用药 3 d 及以上）的患者。

3 观察项目及指标

参考 2002 年卫生部颁布的《中药新药临床研究指导原则》[6]及西雅图心绞痛量表[7,8]制定冠心病主症计分表，分别在患者入院时、入院后（每周 2 次）和出院时由经过培训且通过一致性检验的心血管科主治医师观察记录。在进行模型分析时采用综合指标表示，即冠心病主证计分表的积分总和。

4 研究方法

采用现况研究，实时动态调查记录患者症状变化情况。将使用生脉注射液且同时证型是“气虚”、“阴虚”、“气阴两虚”、“气阴不足”、“阴亏”、“亡阴”和“亡阳”的患者设为对证治疗组；使用生脉注射液，但同时并不具备上述证型的患者列为不对证治疗组。

5 数据提取及处理

利用 SQL Server 管理工具从冠心病临床个体化诊疗数据库中将入选患者住院病历的全部数据进行提取、转换，建立新数据库。然后清理噪声数据，经过逻辑性检错，核查无误后锁定数据。

受 Peng 等[4]的随机行走模型建模思路启发，我们认为临床中疗效指标如症状体征、理化指标和一些量表指标的过程性变化反映了相应治疗方案的效果。但由于随机行走模型是一种新方法，且当前国内外研究领域在纵向综合疗效分析方面没有相应的可比较方法，因此，需将每次的冠心病主症计分表综合为一个评价指标后，再进行随机行走模型评价。

6 统计分析及数据挖掘

利用 SPSS12.0 软件进行统计分析，计数资料采用 χ^2 检验，计量资料用 $\bar{x} \pm s$ 表示，采用 t 检验；利用 ORACLE10g 工具实现随机行走模型评价。

结　果

1 患者基本情况

共计 570 例冠心病患者符合本研究需要，其中对证治疗组 273 例，不对证治疗组 297 例。治疗前，各组患者在性别、年龄以及合并心绞痛（angina pectoris，AP）、心律失常（cardiac arrhythmia，CA）、慢性心力衰竭（chronic heart failure，CHF）、糖尿病（diabetes mellitus，DM）、高脂血症（hyperlipidemia，HLP）、高血压（hypertension，HP）和陈旧性心肌梗死（old myocardial infarction，OMI）等方面，差异无统计学意义（$P > 0.05$）；但两组患者在合并急性心肌梗死（acute myocardial infarction，AMI）方面的差异有统计学意义（P=0.0288）。见表 1。

2 生脉注射液用量、疗程及合并用药情况

两组患者在生脉注射液用量、疗程及合并用药方面的差异无统计学意义（$P > 0.05$）。合并用药包括阿司匹林（aspirin，ASP）、转换酶抑制剂 / 血管紧张素受体阻滞剂（angiotensin-converting enzyme inhibitors/ angiotensin receptor blockers，ACEI/ARB）、钙通道拮抗剂（calcium channel blocker，CCB）、β- 受体阻滞剂（β-recept or blocker）和低分子肝素（low molecular heparin，LMH）。见表 2。

3 随机行走模型评价

基线资料分析显示，由于患者在合并 AMI 方面存在差异，故从不对证治疗组数据库中随机剔除 7 例 AMI 患者，使两组患者在性别、年龄以及合并症等方面，差异无统计学意义（P=0.0525），具有可比性，其中对证治疗组 273 例，不对证治疗组 290 例。治疗后，对证治疗组死亡 4 例（1.47%），不对证治疗组死亡 7 例（2.36%），两组比较，差异无统计学意义（P=0.4164）。

表 1　两组冠心病患者基本情况

组别	n	性别（男 / 女）	年龄（$\bar{x} \pm s$，岁）	AMI	AP	CA	CHF	DM	HLP	HP	OMI
不对证治疗	297	146/151	69.19 ± 10.95	83	122	82	67	72	32	199	48
对证治疗	273	139/134	70.74 ± 9.97	55*	114	99	61	82	29	150	60

注：与不对证治疗组比较，*$P < 0.05$

表 2　生脉注射液用量及合并用药

组别	n	生脉注射液		ASP	ACEI/ARB	CCB	β-receptor blocker	LMH
		剂量（$\bar{x} \pm s$，ml/d）	疗程（$\bar{x} \pm s$，day）					
不对证治疗	297	39.29 ± 16.25	8.44 ± 5.12	249	187	117	205	179
对证治疗	273	37.32 ± 14.84	7.81 ± 4.73	254	172	102	193	154

对证治疗组综合评价指标随机波动最大值 1472，行走步数 13617 次，行走正向增长率 0.1081，比值 9.25，随机波动幂律值 0.6742，综合评价指标的正向递增率 0.4706，综合评价指标记录次数 3 128。对证治疗组患者共有 3 128 次综合评价记录，患者好转或改善系数为 0.4706。临床意义在于患者综合指标每改善一分，需要行走 9.25 步，或者每正向行走一步，综合改善率为 10.81%，或在评价临床疗效时，以评价指标实测值乘以 0.4706 为期望改善值。见图 1。

不对证治疗组综合评价指标随机波动最大值 1030，行走数 14 588 次，行走正向长率 0.0706，比值 14.16，随机波动幂律值 0.6606，综合评价指标的正向递增率 0.3128，综合评价指标记录次数 3 293。不对证治疗组患者共有 3 293 次综合评价记录，患者好转或改善系数为 0.3128。临床意义在于患者综合标每改善一分，需要行走 14.16 步，或者每正向行走一步，综合改善率为 7.06%，或在评价临床疗效时，以评价指标实测值乘以 0.3128 为期望改善值。见图 1。

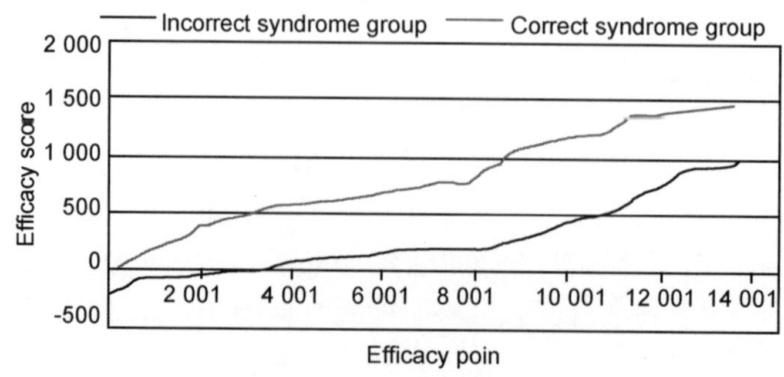

图1　生脉注射液随机行走模型评价

两样本的随机波动幂律值均大于 0.5，提示患者的主症计分变化和患者接受的干预措施存在长程关联，也就是说患者接受的治疗措施影响着患者主症的变化。生脉注射液对证治疗组在行走正向增长率、比值、综合评价指标递增率方面均优于生脉注射液不对证治疗组。反映了中医准确辨证施治的确切临床疗效。

讨　论

生脉注射液为临床常用的中药注射制剂，具有益气养阴之效。临床研究表明[9,10]，生脉注射液干预 AMI 有降低心血管事件发生，改善患者心功能，抗心律失常，提高患者生活质量等效果。本研究发现在使用生脉注射液治疗冠心病时，存在辨证与治疗用药脱节的现象，可能反映了临床用药时存在中药西用或者即病防变的临证思路。准确的辨证论治是中医药疗效优势发挥的关键。

临床研究中，资料的外部真实性和内部可靠性的提高，是临床流行病学和统计学专家期待解决的问题。中医学是数千年来基于临床经验总结的实证医学，中医疗效优势的体现除依靠准确的辨证论治外，还有待于适合中医临床疗效评价的方法。利用中医临床个体化诊疗数据库实时采集患者信息，在保证信息真实性（外部可信性）的前提下对患者的主症进行量化评价，在完成足够大的样本后，根据临床科研需要将随机、盲法、对照的方法应用于事实数据进行分析，是实践临床流行病学原则和循证理念的一种探索。但这种随机、盲法、对照也存在一些不足，如多大的样本量能够反映临床实际并具有统计学意义，对照组是否具有可比性等。虽然本研究利用统计学方法使分析样本达到了基线一致，但这种事后统计处理的合理性和可靠性如何仍有待探讨。另外，数据的冗余和噪声不利于统计分析，如果是较新的干预措施很难在短时间内完成评价。

随机行走模型的长程关联及数理概率论与人类疾病的发展规律类似，疾病的每一种症状都受患者自我感受能力、机体抗病能力和治疗措施等多种因素的影响[11]。本研究利用随机行走模型评价对证与不对证使用生脉注射液治疗冠心病的临床疗效，结果表明对证治疗组的疗效优于不对证治疗组，但这种评价方法是否合理及临床研究的可靠性如何，仍有待进一步验证。随机行走模型是否存在长程关联，其直接涵义为指标体系是否有效，这对中医临床中能否建立广泛认可有效的综合指标体系具有重要意义。在确认长程关联的基础上，可通过计算随机行走累计波动值和随机行走点的比值（我们称之为随机正向增率）来衡量疗效的好坏。两类不同样本的该比值差异是否具有统计学意义，则可通过常规的统计检验进行验证，若存在，则表明两种不同样本的治疗方案在疗效上具有统计学意义上的不同，否则，疗效差异无统计学意义。利用随机行走模型可以比较客观地评价慢性疾病临床干预的远期效果[12]。

通过以综合定性指标集（也可同时包括中医指标和西医理化指标）为基础构建随机行走模型，能够为中医临床的纵向综合疗效评价提供方法学基础。从随机行走纵向评价模型的构建过程可见，该方法对异常值不敏感，且对部分数据点的缺失具有鲁棒（稳健性）的处理能力。因此，利用生物信息学、统计学、临床流行病学和循证医学等方法，采用信息技术、网络技术、计算机和数据库技术等高新科技，建立基于临床实际的评价平台，对随机行走综合评价模型进行更加深入的研究，有望在中医临床上把相关的软硬指标进行有效的组织和提炼，并进行有中医临床特色的纵向综合疗效分析，从而体现并发掘中医临床疗效优势的内涵。

参考文献

[1] 吴大诚, 廖琦. 各种格点上的端点附壁随机行走[J]. 科学通报, 1997, (1): 102-105.

[2] SuchardMarc A. Stochastic models for horizontal gene transfer: taking a random walk through tree space[J]. Genetics(Print), 2005, 170(1): 419-431.

[3] Paul RK, Rosenberger WF, Flournoy N. Quantile estimation following non-parametric phase I clinical trials with ordinal response[J]. Statistics in medicine, 2004, 23(16): 2483-2495.

[4] Peng CK, Buldyrev SV, Goldberger AL, et al. Long-range correlations in nucleotide sequence [J]. Nature, 1992, 356(6365): 168-170.

[5] Society of Cardiology, Chinese Medical Association. Guidelines for the diagnosis and treatment of patients with acute myocardial infarction[J]. Zhonghua Xin Xue Guan Bing Za Zhi, 2001, 29(12): 710-725. Chinese.

[6] 卫生部药政司. 中药新药临床研究指导原则[M]. 北京: 中国医药科技出版社. 2002: 56-75.

[7] Spertus JA, Winder JA, Dewhurt TA, et al. Development and evaluation of the Seattle Angina Qustionnaire: a new functional status measure for coronary artery disease[J]. J Am Coll Cardiol, 1995, 25(2): 333-341.

[8] Spertus JA, Winder JA, Dewhur st TA, et al. Monitoring the quality of life in patients with coronary artery disease[J]. Am J Cardiol, 1994, 74(12): 1240-1244.

[9] 史大卓, 徐丽林, 徐浩. 急性心肌梗塞血运重建后的中医药防治研究[J]. 中医杂志, 2003, 44(7): 488-490.

[10] 汪顺银, 曹孙明, 彭刚, 温国华, 李勇, 邓卫国. 环磷酸腺苷联合生脉注射液治疗老年人窦性心动过缓的临床观察[J]. 中西医结合学报, 2003, 1(1): 8-8, 24.

[11] Plank MJ, Sleeman BD. A reinforced random walk model of tumour angiogenesis and anti-angiogenic strategies[J]. Math Med Biol, 2003, 20(2): 135-181.

[12] Xiong X, Tan M, Boyett JM. A sequential procedure for monitoring clinical trials against historical controls[J]. Stat Med, 2007, 26(7): 1497-1511.

原载：高铸烨，徐浩，陈可冀，史大卓，李立志，周雪忠. 用随机行走模型评价生脉注射液治疗冠心病的临床疗效 [J]. 中西医结合学报，2008, 6(9): 902-906.

1864 例老年冠心病患者诊疗状况及其预后的前瞻性研究

徐　浩　高铸烨　陈可冀

随着人口的老龄化，老年人冠心病发病率及心血管事件发生率逐渐增高。倘若相关危险因素减少，冠心病相关事件的发生率则明显减少，因此，老年人冠心病的二级预防尤为重要。我们对北京市和天津市 9 家三级甲等中医或中西医结合医院的 1864 例老年冠心病患者进行前瞻性研究，旨在为老年冠心病患者的二级预防提供依据。

资料与方法

1 对象

2003 年 1 月 1 日—2006 年 9 月 30 日在中国中医科学院西苑医院、中国中医科学院广安门医院、卫生部中日友好医院、北京中医药大学附属东方医院、北京中医药大学附属东直门医院、北京市中西医结合医院、北京中医医院、天津中医药大学第二附属医院、天津市中医医院心血管科的住院老年患者，年龄 60~98 岁，平均（72.2 ± 6.8）岁。入选标准：（1）有陈旧性心肌梗死病史；（2）入院诊断为急性心肌梗死（AMI）[1]；（3）冠状动脉造影检查至少有 1 支冠状动脉狭窄 ≥ 50%。以上 3 条具备 1 条即可入选。

2 方法

2.1 资料收集

采用统一设计的调查表，利用北京市科委重大项目支持的冠心病中医临床个体化诊疗研究数据平台，通过临床信息采集系统，由经过培训考核合格的临床研究人员实时采集患者的全部住院信息，并输入高度结构化的冠心病临床数据库，再由清华大学计算机学院对数据进行转换、提取、分析。中西医结合治疗定义为：住院期间使用中药（含中药注射剂、口服中成药及中药汤剂）≥ 7 d，且出院后中药累积使用时间 ≥ 3 个月。

2.2 随访

包括寄信和家庭、单位、亲属电话及门诊随访，直接询问患者或其亲属，获得有关信息并填写统一的随访调查表，然后录入数据库。

2.3 观察指标

人口学资料、一般临床特点、诊疗状况、出院转归及随访结局。终点指标（事件）包括心源性死亡、其他原因死亡、AMI、经皮冠状动脉介入术（PCI）或冠状动脉旁路移植术（CABG）。

2.4 评价方法

以相关指南作为是否达标的评价依据，包括中国 2001 年急性心肌梗死诊断和治疗指南[1]、1999 年和 2004 年中国高血压防治指南）[2-4] 及美国 2004 年国家胆固醇（TC）教育计划成人治疗专家组第 3 次指南（NCEP ATP III）[5]。

3 统计学方法

近似正态分布连续性变量统计描述为（$\bar{x} \pm s$），分别行 *Student t* 检验，非正态分布连续性变量统计描述为 *M*（*QR*），行两个相关样本秩和检验。分类变量的假设性检验使用 χ^2 检验。影响终点指标发生的相关因素使用 *Logistic* 回归分析。采用 SPSS 11.5 软件进行统计学分析。

结　果

1 一般资料

1864 例冠心病患者年龄 60~98 岁，平均（72.2 ± 6.8）岁，年龄＜75 岁的患者 1210 例（64.9%），≥75 岁的患者 654 例（35.1%）。其中男性 1113 例（59.7%），平均年龄（72.3 ± 6.8）岁，年龄＜75 岁的患者 713 例（64.1%），≥75 岁的患者 400 例（35.9%）。女性 751 例（40.3%），平均年龄（71.9 ± 6.8）岁，年龄＜75 岁的患者 497 例（66.2%），≥75 岁的患者 254 例（33.8%）。住院死亡 70 例（3.8%）。患者疾病亚型及并存疾病情况见表 1。

表 1　1864 例患者疾病亚型及并存疾病情况

疾病亚型	例数	并存病	例数
心功能不全	1111（59.6）	高血压	1327（71.2）
心绞痛	985（52.8）	糖尿病	638（34.2）
陈旧性心肌梗死	811（43.5）	脑血管疾病	378（20.3）
AMI	699（37.5）	高脂血症	328（17.6）
心律失常	540（29.0）	周围血管病	68（3.6）

注：（）内数据为百分构成比（%），表 2~4 同

2 血脂、血压达标情况

入院时在并存高脂血症的 328 例患者中，血脂水平达标率分别为 TC＜5.2 mmol/L 者占 74.1%（13 81 例），三酰甘油（TG）＜2.26 mmol/L 者占 32.9%（613 例），低密度脂蛋白胆固醇（LDL-C）＜2.6 mmol/L 者占 19.4%（362 例），高密度脂蛋白胆固醇（HDL-C）＞1.2 mmol/L 者占 87.8%（1637 例）；在并存高血压的 1327 例患者中，血压达标率为收缩压＜140 mmHg 者占 64.6%（857 例），舒张压＜90 mmHg 者占 84.7%（1124 例）。

3 治疗情况

老年冠心病患者常用治疗措施和药物依次是：硝酸酯类、抗血小板药、β 受体阻滞剂、血管紧张素转化酶抑制剂和血管紧张素受体拮抗剂（ACEI 和 ARB）抗凝类药、他汀类调脂药、利尿剂、钙拮抗剂、血运重建术（含 PCI 和 CABG）、洋地黄类强心药。冠心病不同亚型治疗措施和药物使用情况，见表 2。

表 2　冠心病不同亚型治疗措施和药物使用情况（例数）

疾病亚型	例数	硝酸酯类	抗血小板类	β受体阻滞剂	他汀类调脂药	抗凝药
心绞痛	985	957（97.2）	934（94.8）	746（75.7）	696（70.7）	673（68.3）
心功能不全	1111	1067（96.0）	985（88.7）	728（65.5）	643（57.9）	695（62.6）
AMI	699	671（96.0）	656（93.9）	492（70.4）	452（64.7）	552（79.0）
疾病亚型	例数	ACEI/ARB	钙拮抗剂	血管重建术	利尿剂	洋地黄类强心药
心绞痛	985	605（61.4）	509（51.7）	218（22.1）	309（31.4）	25（2.5）
心功能不全	1111	801（72.1）	453（40.8）	243（21.9）	710（63.9）	113（10.2）
AMI	699	550（78.7）	189（27.0）	258（37.0）	391（55.9）	12（1.7）

4 老年冠心病患者终点事件发生率的影响因素分析

1682 例患者完成随访观察，有 112 例失访，失访率为 6.0%，随访期间心原性死亡占 4.3%（72/1682），其他原因死亡 5 例（0.3%），AMI 9 例（0.5%），血运重建 15 例（0.8%）。

4.1 与终点事件相关的一般临床资料的单因素分析

①年龄与终点事件：例（13.9%）发生终点事件，与 < 75 岁 1210 例中 8 例（6.6%）患者发生终点事件比较，差异有统计学意义（χ^2=27.2，$P < 0.01$）；②性别与终点事件：1113 例男性患者中 97 例（8.7%）发生终点事件，751 例女性患者中 74 例（9.9%）发生终点事件，男女性别的终点事件发生率差异无统计学意义（χ^2=0.7，$P > 0.05$）；③疾病亚型及并存病与终点事件：终点事件发生率与 AMI、心功能不全、心绞痛、陈旧性心肌梗死、高脂血症、脑血管病有关（$P < 0.05$），见表 3。

表 3　终点事件与疾病亚型及并存病的单因素分析

疾病亚型	无疾病或并存病		有疾病或并存病		χ^2	P
	例数	发生事件例数	例数	发生事件例数		
AMI	1165	60（5.2）	699	111（15.9）	60.4	< 0.01
心功能不全	753	46（6.1）	1111	125（11.3）	14.2	< 0.01
心绞痛	879	114（13.0）	985	57（5.8）	28.8	< 0.01
陈旧性心肌梗死	1053	108（10.3）	811	63（7.8）	3.4	< 0.05
糖尿病	1226	107（8.7）	638	64（10.0）	0.9	> 0.05
高脂血症	1536	155（10.1）	328	16（4.9）	8.8	< 0.05
脑血管病	1486	127（8.6）	378	44（11.6）	3.5	< 0.05

4.2 终点事件发生率与各项治疗措施的单因素分析

将各类药物治疗及是否接受中西医结合治疗与终点事件发生率进行相关分析，ACEI 或 ARB、钙拮抗剂、抗凝药的应用未改变终点事件发生率。血运重建、他汀类降脂药、β受体阻滞剂、抗血小板药、硝酸酯类在单因素分析中均具有降低终点事件发生率的作用，而应用胰岛素治疗、中西医结合治疗在单因素分析中终点事件发生率升高，见表 4。

表 4　终点事件与治疗措施的单因素分析

治疗	使用		未使用		χ^2	*P*
	例数	发生事件例数	例数	发生事件例数		
中西医结合治疗	1268	129（10.2）	596	42（7.1）	4.8	＜0.05
血运重建	543	24（4.4）	1321	147（11.1）	20.8	＜0.01
ACEI/ARB	1275	116（9.1）	589	55（9.3）	0.03	＞0.05
β受体阻滞剂	1297	97（7.5）	567	74（13.1）	14.7	＜0.01
他汀类调脂药	1186	84（7.1）	678	87（12.8）	17.1	＜0.01
钙拮抗剂	771	62（8.0）	1093	109（10.0）	2.0	＞0.05
抗凝药	1219	111（9.1）	645	60（9.3）	0.2	＞0.05
抗血小板类	1704	23（1.4）	160	148（92.5）	5.7	＜0.05
硝酸酯类	1795	158（8.8）	69	13（18.8）	8.0	＜0.05
胰岛素	213	33（15.5）	1651	138（8.4）	11.5	＜0.05

4.3 终点事件发生率的 *Logistic* 多元逐步回归分析

将疾病亚型、并存疾病、治疗措施及患者一般资料进行 *Logistic* 多元逐步回归分析显示，可升高终点事件发生率的综合因素有（以危险度从高到低排序）诊断 AMI、心功能不全。可降低终点事件发生率的综合因素有（以危险度由低到高排序）他汀调脂药物治疗、无并存周围血管疾病、血运重建、中西医结合治疗、年龄＜75 岁。见表 5。

表 5　影响冠心病终点事件的多因素分析

影响因素	β	*P*	*ORExp*（*B*）	*OR*（95%*CI*）
AMI	1.008	0.002	2.740	0.185～0.646
心功能不全	0.687	0.02	1.988	1.113～3.550
他汀调脂类药物	-1.061	0.001	0.346	0.185～0.646
无合并周围血管疾病	-0.772	0.004	0.462	0.274～0.777
血运重建	-0.719	0.025	0.727	0.434～0.917
中西医结合治疗	-0.581	0.048	0.559	0.299～0.914
年龄＜75 岁	-0.463	0.016	0.629	0.431～0.918

讨　论

本研究为前瞻性研究，涉及北京市和天津市 9 所三级甲等中医或中西医结合医院，采用计算机数据库技术建立了临床科研一体化的研究平台，临床诊疗信息实时采集与动态随访相结合，研究人员全部为心血管专业中级以上职称者，故其结果能客观、准确地反映中医或中西医结合医院老年人冠心病的诊疗现状，对老年冠心病患者的二级预防具有一定临床指导意义。

年龄、性别特点：冠心病发病率和病死率随增龄而增加[6]。本研究结果表明，年龄最大者 98 岁，≥75 岁的病例占了全部病例的 35.1%。在 1864 例老年冠心病患者中，男性多于女性，但在终点事件方面两者差异无统计学意义。多因素分析显示，年龄仍是老年人冠心病终点事件发生的一个重要影响因素。

患者的临床特点：老年冠心病患者常并存多种疾病，本组中常见并存疾病依次为高血压、糖尿病、脑血管病、高脂血症和周围血管疾病。近期研究结果表明，中国急性冠状动脉综合征患者中并存糖尿病的比例为 20%左右[7]。提示随着我国近年经济的发展、人民生活方式的改变及医疗技术的进步，老年人群所患多因素疾病（如冠心病、高血压、糖尿病）的发病率也越来越高，且常集多种疾病于一体，使治疗难度明显增加，且由于所用药物种类繁多，药物间相互作用发生率也明显增加。

治疗措施：积极有效的治疗措施是减少老年冠心病患者终点事件发生的重要因素，随着循证实践的进一步深入，大量研究结果表明，PCI、CABG 等技术已成为有效的干预措施[8-10]，血运重建治疗能有效改善冠心病患者症状、降低急性冠状动脉综合征患者的病死率、减少随访心血管事件的发生。本研究结果显示，仅有 29.1%的老年冠心病患者接受了血运重建治疗，分析未能接受血运重建治疗的因有：高龄、CABG 手术史、充血性心力衰竭病史、糖尿病、肾功能衰竭及中医院设备限制等。大量研究结果表明，抗血小板制剂、β 受体阻滞剂和他汀类调脂药物等对冠心病的长期二级预防具有积极而肯定的疗效，并且其疗效不受患者其他情况（如年龄、性别等）的影响[11-23]。心脏后果预防评估研究（HOPE 也证实，ACEI 治疗心力衰竭、AMI、高血压，可降低心血管事件发生率[24-25]。本研究结果显示，中医或中西医结合医院老年冠心病的整体治疗模式和相关指南要求基本相似，抗血小板药物的使用较为理想（91.4%），单因素分析显示 160 例未用抗血小板药患者中高达 92.5%患者发生了终点事件，也提示抗血小板治疗在冠心病二级预防中的重要地位。对 ACEI 或 ARB、β 受体阻滞剂和他汀类调脂药物的使用情况尚欠理想。68.4%的患者接受了 ACEI 或 ARB 治疗，较指南尚有一定差距。69.6%的患者使用了 β 受体阻滞剂，分析显示，β 受体阻滞剂使用不足可能与心动过缓、血压过低、心功能明显受损、并存严重周围血管疾病等情况有关。他汀类调脂药物的使用仅占 63.6%，在目前“强化降脂”时代远未达到应有的程度，这一方面可能与满足于患者临床症状的改善、忽视调脂治疗的长期性、担心老年患者并存多种疾病、多种药物同时使用会增加调脂药不良反应等问题有关；另一方面可能存在对他汀类调脂药物治疗的成本效益评估不当，对调脂药可使老年人获益更大认识不足。分析这些问题可能与老年患者的个体化临床特点、医生对指南的认识不够、健康宣教不足、社会经济等因素有关。

终点事件：老年冠心病患者住院及 1 年随访终点事件发生相关影响因素分析显示，可升高终点事件发生率的因素有 AMI、心功能不全；可降低终点事件发生率的因素有他汀类调脂类药物治疗、无合并周围血管疾病、血运重建、中西医结合治疗、年龄＜75 岁。因随访时限较短，未观察到 ACEI 使终点事件发生率显著改变的作用。综合分析提示，老年 AMI 患者终点事件发生率高，血运重建及他汀类调脂类药物治疗有待加强；这与北京地区 2000-2001 年 AMI 住院治疗状况调查结果基本相似[26]。值得一提的是，中西医结合治疗作为相关因素有降低老年冠心病患者终点事件发生率的作用，与近年来提倡的多因素复杂干预理念是一致的，但是由于样本数有限，其具体的干预方案、干预时间及对不同亚型患者的干预效果仍有待进一步研究。多因素分析与单因素分析结果并不一致，结合资料我们考虑与接受中西医结合治疗患者病情偏重、年龄偏大、并存疾病较多等有关，多因素分析因为减少了混杂因素的影响显然更有说服力。

本研究结果显示，北京市和天津市三级甲等中医或中西医结合医院老年冠心病患者在血脂（TG、LDL-C）达标方面不足，AMI 患者血运重建有待加强，ACEI 和（或）ARB、β 受体阻滞剂和他汀类调脂药应用和相关指南的要求尚有一定差距，冠心病二级预防力度不够，规范地遵循相关指南从事医疗实践，加强对老年冠心病患者的健康宣教，多种危险因素共同控制、综合复杂干预是预防老年冠心病患者心血管事件的主要策略。

本课题临床病例观察及数据录入工作得到以下合作医院及研究人员的大力支持，分别为中国中医科学院西苑医院（涂秀华、史大卓、苗阳、徐风芹、李立志、李十红、张东）；中日友好医院（史载祥、黄力、杜金行、贾海忠、李春岩、文川、柳翼），中国中医科学院广安门医院（胡元会、冯玲、宋庆桥），北京中医药大学东直门医院（鲁卫星、刘玉庆）；北京中医药大学东方医院（林谦、霍艳明、农一兵）；首都庆科大学附属北京中医医院（刘红旭、李杨帆）；北京市中西医结合医院（吴红金、张晓宇）；天津中医药大学第二附属医院（杜武勋、冯利民、朱明丹）；天津市中医医院（樊瑞红、张持）。

参考文献

[1] 中华医学会心血管病学分会, 中华心血管病杂志编辑委员会, 中国循环杂志编辑委员会. 急性心肌梗死诊断和治疗指南[J]. 中华心血管病杂志, 2001, 29: 710-725.

[2] 中国高血压防治指南起草委员会. 中国高血压防治指南[J]. 高血压杂志, 2000, 8: 94-102.

[3] 中国高血压防治指南起草委员会. 中国高血压防治指南[J]. 高血压杂志, 2000, 8: 103-112.

[4] 中国高血压防治指南修订委员会. 2004中国高血压防治指南(实用本)[J]. 中华心血管病杂志, 2004, 32: 1060-1064.

[5] Coordinating Comittee of the National Cholesterol Education Program, Grundy SM, Clememan JI, et al. Implications of recent clinical trials for

the National Cholesterol Education Program Adult Treatment Panel III guidelines[J]. Arterioscler Thromb Vase Biol, 2004, 24: 149-161.
[6] 徐伟仙, 吕旌乔, 赵一鸣, 等. 首次急性心肌梗死住院患者老年人构成比10年变化趋势[J]. 中华老年医学杂志, 2007, 26: 85-88.
[7] 陈韵岱, 宋现涛, 吕树铮, 等. 糖尿病合并急性冠脉综合征患者的注册资料分析[J]. 中华糖尿病杂志, 2004, 12: 86-90.
[8] Wallentio L, Husted S, Kontny F, et al. Invasive compared with non-invasive treatment in unstable coronary artery disease, FRISC II prospective randomized multicentre study[J]. Lancet, 1999, 354: 708-715.
[9] Mehta SR, Cannon CP, Fox KA, et al. Routine vs selective invasive strategies in patients with acute coronary syndromes: a collaborative meta-analysis of randomized trials[J]. JAMA, 2005, 293: 2908-2917.
[10] Anderson JL, Adams CD, Antman EM, et al. ACC/AHA 2007 guidelines for the management of patients with unstable angina/non ST-segment elevation myocardial infarction: a report of the American College of Cardiology/American Heart Association Task Force on Practice Guidelines(Committee on the Management of Patients With Unstable Angina)[J]. J Am Coll Cardiol, 2007, 50: 1-157.
[11] Cannon CP, Weintraub WS, Demopoulos LA, et al. Comparlson of early mvaslve and conservative strategies in patients with unstable coronary syndromes treated with the glycoprotein IIb/IIIa inhibitor tirofiban[J]. N Engl J Med, 2001, 344: 1879-1887.
[12] The Clopidogrel in Unstable Angina to Prevent Recurrent Events Trial Investigators. Effects of clopidogrel in addition to aspirin in patients with acute coronary syndromes without ST-segment elevation[J]. N Engl J Med, 2001, 345: 494-502.
[13] Mehta SR, Yusuf S, Peters RJG, et al. Effects of pretreatment with clopidogrel and aspirin followed by long-term therapy in patients undergoing percutaneous coronary intervention, the PCI-CURE study[J]. Lancet, 2001, 358: 527-533.
[14] Chen ZM, Jiang LX, Chen YP, et al. Addition of clopidogrel to aspirin in 45852 patients with acute myocardial infarction, randomized placebo--controlled trial[J]. Lancet, 2005, 366: 1607-1621.
[15] Fox KA, Mehta SR, Peters R, et al. Benefits and risks of the combination of clopidogrel and aspirin in patients undergoing surgical revascularization for nonST-elevation acute coronary syndrome, the Clopidogrel in unstable angina to prevent recurrent ischemic events(CURE) Trial[J]. Circulation, 2004, 110: 1202-1208.
[16] Chen ZM, Pan HC, Chen YP, et al. Early intravenous then oral metoprolol in 45, 852 patients with acute myocardial infarction, randomized placebo-controlled trial[J]. Lancet, 2005, 366: 1622-1632.
[17] Fleisher LA, Beckman JA, Brown KA, et al. ACC/ AHA 2006 guideline update on perioperative cardiovascular evaluation for noncardiac surgery, focused update on perioperative beta-blocker therapy: a report of the American College of Cardiology/ American Heart Association Task Force on Practice Guidelines(Writing u: immittee to Update the 2002 Guidelines on Perioperative Cardiovascular Evaluation for Noncardiac Surgery)developed in collaboration with the American Society of Echocardiography, American Society of Nuclear Cardiology, Heart Rhythm Society, Society of Cardiovascular Anesthesiologists, Society for Cardiovascular Angiography and Interventions, and Society for Vascular Medicine and Biology[J]. J Am Coll Cardiol, 2006, 47: 2343-2355.
[18] Freemantle N, Cleland J, Young P, et al. β-blockade after myocardial infarction: Systematic review and meta regression analysis[J]. BMJ, 1999, 318: 1730-1737.
[19] DeLemos JA, Blazing MA, Wiviott SD, et al. Early intensive vs a delayed conservative simvastatin strategy in patients with acute coronary syndromes, phase Z of the A to Z trial[J]. JAMA, 2004, 292: 1307-1316.
[20] Cannon CP, Braunwald E, McCabe CH, et al. Intensive versus moderate lipid lowering with statins after acute coronary syndromes[J]. N Engl J Med, 2004, 350: 1495-1504.
[21] Briel M, Schwartz GG, Thompson PL, et al. Effects of early treatment with statins on short-term clinical outcomes in acute coronary syndromes, a meta-analysis of randomized controlled trials[J]. JAMA, 2006, 295: 2046-2056.
[22] 陆宗良, 杜保民, 武阳丰, 等. 血脂康对老年人冠心病二级预防的作用[J]. 中华老年医学杂志, 2005, 24: 805-808.
[23] The Heart Outcome Prevention Evaluation(HOPE)Study Investigator. Effects of an angiotensinconverting enzyme inhibitor ramipril on cardiovascular events in high-risk patients[J]. N Engl J Med, 2000, 342: 145-153.
[24] Braunwald E, Domans MJ, Fowler SE, et al. Angiotensin-converting-enzyme inhibition in stable coronary artery disease[J]. N Engl J Med, 2004, 351: 2058-2068.
[25] Dagenais GR, Pogue J, Fox K, et al. Angiotensinconverting-enzyme inhibitors in stable vascular disease without left ventricular systolic dysfunction or heart failure: a combined analysis of three trials[J]. Lancet, 2006, 368: 581-588.
[26] 王硕仁, 刘红旭, 赵冬, 等. 北京地区1242例急性心肌梗死患者住院治疗状况调查[J]. 中华流行病学杂志, 2006, 27: 991-995.

原载：徐浩，高铸烨，陈可冀．1864 例老年冠心病患者诊疗状况及其预后的前瞻性研究 [J]. 中华老年医学杂志，2008, 27(8): 617-622.

西洋参茎叶总皂苷对冠心病血糖异常患者胰岛素敏感性的影响

张 颖 陆 曙 刘育英 宋希新 陈可冀 殷惠军

胰岛素抵抗是联系多种代谢相关疾病（如冠心病、糖尿病、高血压、血脂异常、肥胖等）的共同病理生理基础，因此，寻求一种既能降糖又可调脂的药物对于冠心病合并血糖异常的防治极具意义。

前期研究证实：西洋参茎叶总皂苷（panax quinquefolius saponin，PQS）具有调脂降糖、改善心肌缺血、促血管新生、抑制炎性因子释放、降低心肌耗氧量、改善心室重构、抑制血小板聚集、抗凝等作用[1-4]。实验研究亦表明 PQS 可通过促进脂肪细胞胰岛素受体 β 亚单位、胰岛素受体底物 -1（insulin receptor substrates，IRS-1）酪氨酸磷酸化及蛋白激酶 B（protein kinase B，PKB）第 473 位丝氨酸磷酸化，促进胰岛素信号转导，从而促进脂肪细胞摄取利用葡萄糖，改善胰岛素抵抗（insulin resistance，IR）那么临床上它是否能够增加冠心病血糖异常患者对胰岛素的敏感性、改善糖脂代谢，从而发挥对冠心病的治疗作用呢？本研究将对这一疗效进行验证。

临床资料

1 诊断标准

冠心病心绞痛标准符合 WHO 冠心病心绞痛（包括稳定性心绞痛和不稳定性心绞痛）诊断标准[5，6]。中医证候诊断标准参考中国中西医结合学会心血管专业委员会制订的冠心病中医辨证标准[7]。

2 纳入标准

（1）符合冠心病心绞痛标准及中医证候诊断标准；（2）同时为血糖异常患者，即满足下列任何一项诊断：① 2 型糖尿病：空腹血糖（FPG）≥ 7.0 mmol/L；或糖耐量试验（OGTT）中服 75 g 葡萄糖后 2 h 血糖（2hPG）≥ 11.1 mmol/L；或随机血糖 ≥ 11.1 mmol/L；症状不典型者，临床诊断必须经另一天的重复试验所证实；②空腹血糖损害：6.1 mmol/L ≤ FPG < 7.0 mmol/L，糖耐最实验中 2hPG < 7.8 mmol/L；③糖耐量损害：FPG < 7.0 mmol/L，及糖耐量实验中 2hPG ≥ 7.8 mmol/L。以上均为静脉血浆测值；（3）年龄 18~70 岁。

3 排除标准

①经检查证实为冠心病急性心肌梗死及其他心脏疾病、重度神经官能症、更年期综合征、甲状腺功能亢进、颈椎病、胆源性心脏病、胃及食管反流等所致胸痛者；②重度心（III 度）、肺功能不全；③重度心律失常；④合并肝、肾、造血系统等严重原发性疾病者；⑤精神病患者；⑥妊娠或哺乳期妇女及过敏体质者；⑦因其他较重但又必须治疗的疾病（如血液病、恶性肿瘤等）而影响本试验的患者；⑧使用噻唑烷二酮类胰岛素增敏剂，或用胰岛素控制血糖者；⑨不能按规定服药，影响疗效判断或安全性判断者。

4 一般资料

84 例为 2005 年 5 月—2006 年 4 月在中国中医科学院西苑医院心内科、湖北省宜昌市中医院心内科、南京中医药大学附属无锡市中医院心内科冠心病心绞痛并血糖异常患者按计算机随机数字表法分为两组，西洋参茎叶总皂苷治疗组（简称 PQS 组）43 例，男 26 例，女 17 例；平均年龄（62.9 ± 12.0）岁；冠心病病程（5.0 ± 3.3）年；血糖异常病程（6.0 ± 3.9）年；其中劳力性心绞痛（31 例）分度[8]：轻、中重度各 7、13、11 例；非劳力性心绞痛（12 例）分度[7]：轻、中、重度各 1、7、4 例；不稳定性心绞痛（31 例）临床危险度分层[6]：低危、中危、高危：各 4、11、16 例；合并 2 型糖尿病者 34 例，空腹血糖损害者 7 例，糖耐量损害者 2 例。对照组（简称常规组）41 例，男 25 例，女 16 例；平均年龄（63.4 ± 10.5）岁；冠心病病程（5.0 ± 2.8）年；血糖异常病程（5.0 ± 2.9）年；其中劳力性心绞痛（26 例）分度：轻、中、重度各 7、8、11 例；非劳力性心绞痛（15 例）分度：轻、中、重度各 2、9、4 例；不稳定性心绞痛（31 例）分度：低危、中危、高危各 3、14、14 例；合并 2 型糖尿病者 26 例，空腹血糖害者 11 例，糖耐量损害者 4 例。两组在性别、年龄、病程、病情轻重、病情分类及合并症方面差异尤统计学意义，具有可比性。

方　法

1 治疗方法

两组患者均接受常规西药治疗，可根据病情选用降血压、降糖等药物，包括阿司匹林（阿司匹林肠溶片，每粒 0.1 g，拜耳医药保健有限公司生产）0.1 g，每日 1 次；消心痛（硝酸异山梨酯片，每粒 5 mg，北京双桥制药公司生产）10 mg，每日 3 次，和（或）合心爽（盐酸地尔硫片，每粒 30 mg，天津田边制药有限公司生产）15 mg，每日 2 次；蒙诺（福辛普利钠片，每粒 10 mg，中美上海施贵宝制药有限公司生产）5～10 mg 和（或）安搏维（厄贝沙坦片，每粒 0.15 g，赛诺菲安万特民生制药有限公司生产）0.15 g，每日 1 次；拜新同（硝苯地平控释片，每粒 30 mg，拜耳医药保健有限公司生产）30 mg，每日 1 次；盐酸二甲双胍肠溶片（盐酸二甲双胍，每粒 0.25 g，北京利龄恒泰药业有限公司生产）0.5 g，每日 3 次，和（或）拜糖平（阿卡波糖片，每粒 50 mg，拜耳医药保健有限公司生产）50～100 mg，每日 3 次，和（或）迪沙片（格列吡嗪片，2.5 mg，迪沙药业集团有限公司生产），每日 5～15 mg。PQS 组在常规西药治疗的同时加口服心悦胶囊（西洋参茎叶总皂苷，每粒 0.3 g，含西洋参茎叶总皂苷以人参皂苷 -Re 计为 50 mg，吉林省集安益盛药业股份有限公司生产，批号 050506）0.6 g，3 次 / 日，用药 4 周；常规组仅给予常规西药治疗，疗程 4 周。

2 观察指标和方法

2.1 FPG、空腹胰岛素（FINS）

全部研究对象分别于治疗前及治疗结束后清晨无菌抽取空腹静脉血检测 FPG、FINS。FPG 用己糖激酶法检测，试剂盒为中生北控生物股份有限公司生产的葡萄糖试剂盒，正常参考值范围 3.89～6.11 mmol/L。FINS 检测应用德国产 ROCHE ELECSYS 1010 全自动电化学发光免疫分析仪测定，试剂盒为罗氏公司生产，正常参考值范围 4.03～23.46 mIU/L。

2.2 胰岛素敏感指数（ISI）、稳态模型的胰岛素抵抗指数（Homa-IR）、稳态模型的 β 细胞功能（Homaβ）。

ISI=1/（FPGxFINS）；Homa-IR=（FPGxFINS）/22.5；Homa-β=20xFINS/（FPG-3.5）

2.3 血脂检测全

部研究对象分别于治疗前及治疗结束后清晨无菌抽取空腹静脉血检测血脂：总胆固醇（TC）、甘油三酯（TG）、低密度脂蛋白胆固醇（LDL-C）均用酶法测定，高密度脂蛋白胆固醇（HDLC）用直接法测定，试剂盒均由日本第一化学药品株式会社提供。

3 统计学方法

数据以 $\bar{x} \pm s$ 表示，采用 SPSS13.0 软件包进行统计学处理。对各组数据进行正态性检验和方差齐性检验，其中 FINS，Homa-IR、Homa-β、TC、TG，LDL-C 均为非正态分布，进行自然对数转换后进入统计。两组间比较采用独立样本 t 检验；多组间比较采用单因素方差分析，计数资料采用 c^2 检验，等级资料采用秩和检验。

结　果

1 两组治疗前后 FPG 及 FINS 比较（表 1）

两组治疗后 FPG 均较治疗前显著下降（$P < 0.01$）；虽 PQS 组 FPG 降低程度较常规组稍高，但无统计学意义（P=0.065）；两组治疗前后 FINS 水平均无明显变化（$P > 0.05$）。

表 1　两组治疗前后 FPG 及 FINS 比较（$\bar{x} \pm s$）

组别	例数	时间	FPG（mmol/L）	△ FPG（%）	FINS（mIU/L）
PQS	43	治疗前	8.01 ± 1.92	25.80 ± 12.72	1.99 ± 0.72
		治疗后	5.83 ± 1.27*		2.02 ± 0.65
常规	41	治疗前	7.65 ± 1.91	20.89 ± 12.17	1.82 ± 0.74
		治疗后	6.27 ± 1.46*		1.80 ± 0.68

注：与本组治疗前比较，$^*P < 0.01$；FINS 值为取对数后的值

2 两组治疗前后 ISI，Homa-IR 及 Homa-β 比较（表 2）

两组治疗后 ISI 水平虽均较治疗前有所增高、Homa-IR 有轻度降低，但均无统计学意义（$P > 0.05$）。且两组组间 ISI，Homa-IR 差异均无统计学意义。PQS 组治疗后 Homa-β 值较治疗前有显著增加（$P < 0.01$），并显著高于常规组治疗后的水平（$P < 0.05$）。

表 2　两组治疗前后 ISI、Homa-IR 及 Homa-β 比较（$\bar{x} \pm s$）

组别	例数	时间	ISI	Homa-IR	Homa-β
PQS	43	治疗前	0.0223 ± 0.0139	1.03 ± 0.49	3.48 ± 0.76
		治疗后	0.0286 ± 0.0173	0.86 ± 0.39	4.19 ± 0.79*△
常规	41	治疗前	0.0287 ± 0.0179	1.05 ± 0.57	3.48 ± 0.81
		治疗后	0.0337 ± 0.0209	1.02 ± 1.32	3.82 ± 0.77

注：与本组治疗前比较，$^*P < 0.01$；与常规组治疗后比较，$^{\triangle}P < 0.05$；Homa-IR 及 Homa-β 值为取对数后的值

3 两组治疗前后血脂指标比较（表 3）

PQS 组治疗后 TC、LDL-C 水平均较治疗前显著降低（$P < 0.05$），且治疗后 TC 水平显著低于常组

（$P < 0.05$）；PQS 组治疗前后 TG 和 HDL-C 差异均无统计学意义（$P > 0.05$）；常规组治疗前后 TC、LDL-C、TG 和 HDL-C 差异均有统计学意义（$P > 0.05$）。两组比较，治疗前后 TG、LDL-C、HDL-C 差异均无统计学意义。

表 3 两组治疗前后 TC、TG、LDL-C 及 HDL-C 比较（mmol/L，$\bar{x} \pm s$）

组别	例数	时间	TC	TG	LDL-C	HDL-C
PQS	43	治疗前	1.42±0.46	0.57±0.22	1.07±0.30	1.20±0.60
		治疗后	1.17±0.54*△	0.47±0.08	0.93±0.28*	1.19±0.38
常规	41	治疗前	1.41±0.44	0.54±0.25	1.10±0.35	1.38±0.55
		治疗后	1.42±0.49	0.58±0.24	1.05±0.40	1.35±0.59

注：与本组治疗前比较，*$P < 0.01$；与常规组治疗后比较，△$P < 0.05$；TC、TG、LDL-C 为取对数后的值

讨 论

西洋参味厚气薄，苦微甘寒气薄轻浮入肺，性甘入脾，味厚入肾，具有益气养阴、生津除烦之效，常用于气阴两虚证的治疗 PQS 是研究组从国产西洋参茎叶中提取的活性成分，其茎叶部总皂苷、氨基酸、无机元素含量明显高于根部。通过理化常数、衍生物制备、紫外、红外、核磁、质谱等光谱测定，确定了 8 种单体皂苷的化学结构，即人参皂苷 -Rb2、-Rb3、-Rd、-Re、Rg1、-F2、拟人参皂苷 -F11 和 RT5、本研究结果提示：在西药常规治疗的基础 L 加用 PQS 有可能改善冠心病血糖异常患者 B 细胞功能，但此结论尚需大样本观察以进一步验证此外在常规西药治疗的基础上加用 PQS、可显著降低冠心病血糖异常患者血 TC、LDL-C 水平，效果优于单纯西药治疗组。我们推测以上结果可能与西洋参“益气健脾、脾气健则痰湿去、气旺则血脉通和”的功效有关。

目前确定 IR 的金标准是正常血糖胰岛素钳夹技术，但该实验技术复杂、费用昂贵，不适用于大规模的临床研究，为此，国内外学者提出以简易的参数来估算机体 IR 状态，具中应用最为普遍的是 Homa-IR。国外研究表明，Homa-IR 与应用正常血糖胰岛素钳夹技术测定的胰岛素敏感指数的相关性达 0.79，国内学者的研究也证实 Homa-IR 与金标准测定的胰岛素敏感符合率达 83%。ISI 采用李光伟等引进的方法，为空腹血糖与空腹胰岛素乘积的倒数（1/FINS × FPG），此指标与钳夹技术亦显著相关，故本研究采用后两种方法。然而我们的研究发现：在增加胰岛素敏感性、改善 IR 方面，无论是常规西药治疗还是加用 PQS 均未得到阳性结果考虑可能与以下因素有关：①样本量不够大；②不同中医证型患者 IR 程度不同，且多种证型常相互掺杂，彼此可能存在相互影响；在冠心病血糖异常患者中，IFG，IGT 及 T2DM 三类患者 IR 的程度也不尽相同，以上因素均易致 ISI、Homa-IR、Homa-β 数值离散度偏大或呈非正态分布，最终影响统计结果。推测若增加样本量，针对某一中医证型、并限定观察对象 IR 程度，将会使观察结果更为均匀、便于统计；③用药时间偏短。IR 的形成是一个缓慢而长期的过程。国内外大量临床研究表明，许多冠心病在发病前就已存在相当长时间的 IR。本研究仅观察用药治疗 1 个月疗效，推测若延长用药时间，观察其远期疗效，则有可能得到阳性结果；④干扰因素太多。观察对象大多合并高血压、糖尿病，而许多降压药、降糖药均能间接影响机体对胰岛素的敏感性，研究中我们只能适当限定用药种类及用药剂量，选用不影响胰岛素敏感性或影响较小的药物，并限定用药剂量范围，排除使用具有明确胰岛素增敏作用的噻唑烷二酮类制剂和使用胰岛素患者。

总之，IR 是联系多种代谢相关疾病（如冠心病、糖尿病、高血压、血脂异常、肥胖等）的共同病理生理基础。故而在上述疾病的治疗中，仅仅像以往那样单一防治是不够的，应该摒弃头痛医头、脚痛医脚的医学模式，从多方面入手，如减肥、控制饮食、降低血糖、纠正脂代谢紊乱和高胰岛素血症等，抓住其共同的危险因素—改善胰岛索抵抗，一病多防，才能达到事半功倍的效果 . 降低疾病的发生率和病死率。

参考文献

[1] 殷惠军, 张颖, 蒋跃绒, 等. 西洋参叶总皂苷对急性心肌梗死大鼠心肌细胞凋亡及凋亡相关基因表达的影响[J]. 中国中西医结合杂志, 2005, 25(3): 232-235.

[2] 丁涛. 徐岂波. 孙晓歧. 等. 西洋参茎叶总皂苷对心肌缺血的保护作用[J]. 中药药理与临床, 2002, 18(4): 4-6.

[3] 睢大员, 于晓风, 曲纽春, 等. 西洋参叶20s-原人参二醇组皂苷对犬急性心肌梗死的保护作用作用[J]. 中国中医药杂志, 2001, 26(6): 416-419.

[4] 李浩, 崔玲, 周文泉, 等. 舒心素胶囊治疗冠心病心绞痛临床观察作用[J]. 中国中西医结合杂志, 1999, 19(11): 656-659.

[5] 国际心脏病学会和协会及世界卫生组织临床命名标准化联合专题组报告. 缺血性心脏病的命名及诊断标准[J]. 中华内科杂志, 1981, 20(4): 254.

[6] 中华医学会心血管病学分会. 中华心血管病杂志编委委员会. 不稳定性心绞痛诊断和治疗建议[J]. 中华心血管病杂志, 2000, 28(6): 409-412.

[7] 郑筱萸. 中药新药临床研究指导原则(试行)[M]. 北京: 中国医药科技出版社, 2002: 57-61.

[8] 高润森, 吴宁, 胡大一, 等. 心血管病治疗指南和建议[M]. 北京: 人民军医出版社, 2005: 2.

原载：张颖，陆曙，刘育英，宋希新，陈可冀，殷惠军．西洋参茎叶总皂苷对冠心病血糖异常患者胰岛素敏感性的影响 [J]. 中国中西医结合杂志，2007, 27(12): 1066-1069.

高血压与对氧磷酶基因多态性的关联研究

迟东升 靳凤霞 阮新民 吴焕林 陈秋雄 江 巍 王 侠 王云飞 陈可冀

研究发现高血压与体内某些酶的基因多态性有关[1]。高密度脂蛋白（HDL）有对抗动脉粥样硬化（AS）的性质，人类血浆对氧磷酶（PON）与HDL相连接，能阻止低密度脂蛋白（LDL）脂质过氧化物的形成[2]。本研究探讨PON_1 55 M/L 和PON_2 148A/G 基因多态性与高血压的关系。

资料与方法

1 研究对象

随机选取2005年8月—2006年8月入住广东省中医院心脏中心和广东省人民医院的广东地区汉族无血缘关系的高血压患者201例为高血压组，男92例，女109例，平均年龄（68.00±8.79）岁。符合JNCVI的高血压病诊断标准。排除冠心病、脑血管疾病和严重肝、肾疾病患者。同期选择健康体检者94例为对照组，男47例，女47例，平均年龄（66.36±6.45）岁。

2 方法

入选者空腹取静脉血5 mL，加0.85 mL ACD抗凝。2 mL全血用于DNA抽提，另外3 mL测量总超氧化物歧化酶（T-SOD）和丙二醛（MDA）等，以3 000 r/min离心10 min，分离上层血液，EP管分装后，−80 ℃冰箱保存备用。应用上海生工生物工程有限公司生产的UNIQ~10柱式临床样品基因组抽提试剂盒（SK1342），按其说明书上的方法提取基因组DNA。采用PCRRFLP方法进行PCR反应。用于PCR扩增的引物由上海生工公司合成。$PON_1$55 M/L和$PON_2$148A/G的引物合成方法，PCR反应和酶切方法见文献[3,4]。PON_1 55 M/LPCR反应完成后，在10 μL的PCR反应产物中加入RE 10X缓冲液2 μL、Acetylated BSA0.2 μL（10 μg/μL）、Hsp92 Ⅱ内切酶0.5 μL（10 U/μL，Promega，USA），灭菌去离子水7.3 μL，反应总体系为20 μL，置37 ℃恒温干浴锅温育4 h进行酶切。$PON_2$148A/GPCR反应完成后，在10 μL的PCR反应产物中加入10XNEB缓冲液2 μL、Fnu4HI酶0.5 μL（10 U/μl，New England BioLabs，USA），灭菌去离子水7.5 μL，反应总体系为20 μL，置37 ℃恒温干浴锅温育15 h进行酶切。酶切产物经3.5%琼脂糖凝胶电泳（含0.5 mg/L溴乙啶），电泳缓冲液为0.5X TBE，在80 V电压下电泳40 min后测基因型。

3 血浆PONJ SOD活性和MDA浓度测定

采用水解对氧磷生成对硝基酚的方法，在紫外分光光度仪412 nm处测定PON活性管与对照管吸亮度差值，查标准曲线获得血浆PON活性单位。采用南京建成生物工程研究所生产的试剂盒，按其说明书上的方法，分别在紫外分光亮度仪550 nm和532 nm处测定T-SOD活性和MDA浓度。

4 统计学方法

应用SPSS12.0统计软件，数据用$\bar{x}\pm s$表示。两组间比较采用独立样本t检验，相关性用双变量相关分析，多组间比较，计数资料采用 χ^2 检验，危险分层采用 *logistic* 回归分析。$P < 0.05$ 为差异有显著性意义。

结　果

1 基因型判定结果（图 1、2）

$PON_1$55MM 基因型个体显示 1 条 126 bp 长的 DNA 片段，$PON_1$55LL 基因型个体显示 1 条 170 bp 长的 DNA 片段，而 $PON_1$55LM 基因型个体则显示长度分别为 170 bp 和 126 bp 的 DNA 片段，本研究未发现 MM 基因型（图 1）。$PON_2$148AA 基因型个体显示 1 条 123 bp 长的 DNA 片段，$PON_2$148GG 基因型个体显示 1 条 153 bp 长的 DNA 片段，而 $PON_2$148AG 基因型个体则显示两条长度分别为 123 bp 和 153 bp 的 DNA 片段（图 2）。

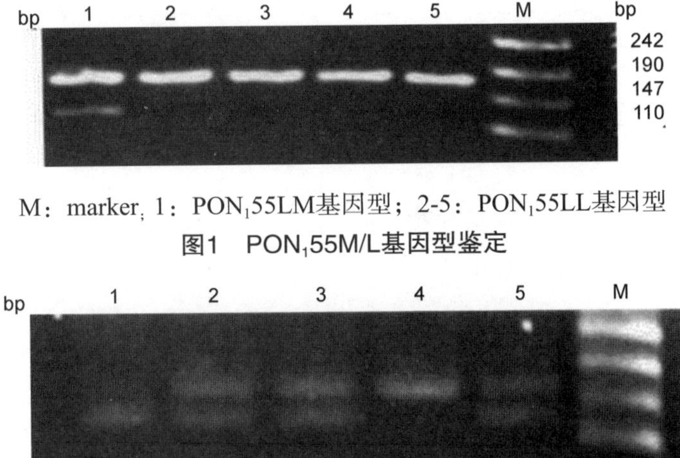

M：marker；1：$PON_1$55LM基因型；2-5：$PON_1$55LL基因型

图1　$PON_1$55M/L基因型鉴定

M：marker；1：$PON_2$148AA基因型；4：$PON_2$148GG基因型；2、3、5：$PON_2$148AG基因型

图2　$PON_2$148A/G基因型鉴定

2 两组的临床特征及 PON、SOD 活性、MDA 浓度比较（表 1）

两组年龄、性别无显著性差异；高血压组 PON、T-SOD 活性较对照组明显降低，而 MDA 浓度显著增高（$P < 0.01$）。收缩压、舒张压、空腹血糖、总胆固醇、LDL 与对照组比较，差异有显著性意义（$P < 0.05$，$P < 0.01$）。

表 1　两组临床特征、PON、SOD 活性、MDA 浓度比较（$\bar{x} \pm s$）

项目	对照组（94 例）	高血压组（201 例）
收缩压（mmHg）	118.36 ± 8.91	160.24 ± 16.30$^{\triangle}$
舒张压（mmHg）	74.21 ± 6.41	96.69 ± 12.53$^{\triangle}$
空腹血糖（mmol/L）	5.11 ± 1.42	6.01 ± 1.42$^{\triangle}$
总胆固醇（mmol/L）	4.80 ± 0.65	5.0I ± 1.11*
甘油三酯（mmol/L）	1.68 ± 1.18	1.87 ± 1.28
HDL（mmol/L）	1.15 ± 0.23	1.11 ± 0.35
LDL（mmol/L）	2.43 ± 0.50	3.02 ± 0.96$^{\triangle}$
体重指数（kg/m^2）	23.17 ± 2.53	23.72 ± 2.96
PON（$nmol \cdot min^{-1} \cdot ml^{-1}$）	461.11 ± 167.27	355.15 ± 111.51$^{\triangle}$
T-SOD（lU/L）	44.85 ± 22.80	18.71 ± 13.82$^{\triangle}$
MDA（μmol/L）	2.12 ± 0.55	2.58 ± 0.13$^{\triangle}$

注：与对照组比较，$^{*}P < 0.05$，$^{\triangle}P < 0.01$；1 mmHg=0.133kPa

3 两组 PON_1 55M/L 和 PON_2 148A/G 基因型分布和等位基因频率比较（表 2）

两组 $PON_1$55 M/L 和 $PON_2$148A/G 基因型分布情况符合 HardyWeifrberg 平衡，高血压组分别为（χ^2=3.30，0.05 和 χ^2=0.008，$P>0.90$）；对照组分别为（χ^2=0，$P>0.99$ 和 χ^2=1.72，$P>0.10$）；两组基因型分布和等位基因频率经 χ^2 检验具有显著性差异，$PON_1$55 M/L 基因多态性：高血压组 χ^2=22.77，$P<0.001$；对照组 χ^2=9.23，P=0.002。$PON_2$148A/G 基因多态性：高血压组 χ^2=9.78，P=0.008；对照组 χ^2=4.25，P=0.039。两组均未发现 $PON_1$55 MM 纯合子基因型。

表 2 两组 PON_1 55 M/L 和 PON_2 148 A/G 基因型分布和等位基因频率比较

组别	例数	$PON_1$55（%）			$PON_2$148（%）			PONi55		PON2148	
		LL	MM	LM	AA	GG	AG	L	M	A	G
对照组	94	93（98.9）	0（0）	1（1.1）	65（69.2）	5（5.3）	24（25.5）	0.99	0.01	0.82	0.18
高血压组	201	155（77.1）	0（0）	46（22.9）	100（49.8）	17（8.4）	84（41.8）	0.89	0.11	0.71	0.29

4 $PON_1$55M/L 和 $PON_2$148A/G 不同基因型及 PON、TSOD 活性、MDA 浓度、血压、血脂和血糖浓度的比较（表 3）

$PON_1$55LM 杂合子基因型 PON、T-SOD 活性较 LL 纯合子基因型明显降低，而收缩压和舒张压、总胆固醇、HDL、LDL 和空腹血糖浓度均显著升高；$PON_2$148AG 和 GG 基因型的 PON 活性较 AA 基因型者明显降低；AG 基因型的 T-SOD 活性明显降低，而收缩压、舒张压、LDL 和空腹血糖明显升高；GG 基因型的 MDA 显著升高（$P<0.05$）。

表 3 $PON_1$55 M/L 和 $PON_2$148A/G 不同基因型 PON、T-SOD 活性、MDA 浓度、血压、血脂和血糖浓度的比较（$\bar{x}\pm s$）

项目	$PON_1$55		$PON_2$148		
	55LL（248 例）	55LM（47 例）	148AA（138 例）	148AG（135 例）	148GG（22 例）
PON（$nmol\cdot min^{-1}\cdot ml^{-1}$）	405.79 ± 140.06	299.86 ± 106.22**	413.95 ± 149.17	377.95 ± 130.52$^{\#\blacktriangle}$	299.03 ± 96.76$^{\#\#}$
T-SOD（U/L）	28.64 ± 21.65	18.59 ± 15.13**	30.53 ± 22.57	22.64 ± 18.88$^{\#\#\blacktriangle}$	32.09 ± 19.38
MDA（μmol/L）	2.42 ± 0.73	2.50 ± 0.55	2.46 ± 0.82	2.34 ± 0.60$^{\triangle}$	2.86 ± 0.33$^{\#}$
收缩压（mmHg）	144.29 ± 24.54	160.64 ± 17.14**	141.67 ± 25.81	152.21 ± 22.39$^{\#\#}$	147.09 ± 18.08
舒张压（mmHg）	86.38 ± 10.76	106.11 ± 22.64**	84.58 ± 11.23	94.34 ± 17.73$^{\#\#}$	91.00 ± 8.82
总胆固醇（mmol/L）	4.81 ± 0.87	5.62 ± 1.30**	4.93 ± 1.23	5.04 ± 0.75$^{\triangle}$	4.44 ± 0.35$^{\#}$
甘油三酯（mmol/L）	1.86 ± 1.32	1.55 ± 0.70*	1.75 ± 1.25	1.91 ± 1.32	1.52 ± 0.59
HDL（mmol/L）	1.10 ± 0.29	1.28 ± 0.37**	1.11 ± 0.28	1.15 ± 0.36	1.05 ± 0.17
LDL（mmol/L）	2.68 ± 0.77	3.60 ± 1.07**	2.72 ± 1.10	2.94 ± 0.67$^{\#}$	2.79 ± 0.33
空腹血糖（mmol/L）	5.45 ± 1.24	7.18 ± 3.18**	5.42 ± 1.35	6.09 ± 2.22$^{\#\#}$	5.45 ± 1.02

注：与 55LL 比较，$^{*}P<0.05$，$^{**}P<0.01$；与 148AA 比较，$^{\#}P<0.05$，$^{\#\#}P<0.01$；与 148GG 比较，$^{\blacktriangle}P<0.05$，$^{\triangle}P<0.01$

5 相关分析

经双变量相关分析显示 $PON_1$55 M/L 基因型与收缩压和舒张压呈正相关（r=0.25，r=0.48，$P<0.01$）、与血浆 PON 和 T-SOD 呈负相关（$r=-0.28$，$r=-0.18$，$P<0.01$）；$PON_1$55 等位基因与收缩压和舒张压呈正相关（r=0.15，r=0.31，$P<0.05$，$P<0.01$）、与血浆 PON 呈负相关（$r=-0.16$，$P<0.01$）；$PON_2$148A/G 基因型与舒张压呈正相关（r=0.14，$P<0.05$）；$PON_2$148 等位基因与血浆 PON 呈负相关（$r=-0.12$，$P<0.05$）；血浆 PON 与 T-SOD 呈正相关（r=0.22，$P<0.01$），与收缩压、舒张压、MDA 和 LDL 呈负相

关（$r=-0.22$、$r=-0.34$，$r=-0.14$，$r=-0.19$，$P<0.05$，$P<0.01$）。经年龄、性别、LDL 和空腹血糖校正后，*logistic* 回归分析显示 $PON_1$55 M/L 基因型（*OR*=11.53，95% *CI* 1.4-89.75，*P*=0.019）和 $PON_2$148A/G 基因型（*OR*=1.60，95% *CI* 1.17-2.19，*P*=0.004）是高血压的危险因素。

讨 论

有报道 $PON_1$55 M/L 基因多态性是 55 位的蛋氨酸被亮氨酸取代；$PON_2$148A/G 基因多态性可引起 PON_2 的第 148 位氨基酸发生改变，由丙氨酸变为甘氨酸[2]。本研究结果显示高血压组患者 PON 和 TSOD 活性较对照组明显降低，而 MDA 浓度显著增高，提示高血压患者的抗氧化能力下降，脂质过氧化物生成增加。本研究相关分析显示血浆 PON 与 T-SOD 呈正相关，与收缩压、舒张压和 MDA 呈负相关；与 Uzun 等[5]的结果一致。提示 PON 活性与血压和体内抗氧化能力密切相关，其活性增高，体内的脂质过氧化物生成下降。

本研究结果显示，高血压组与对照组比较，$PON_1$55 M 等位基因频率和 $PON_2$148G 等位基因频率显著增多；$PON_1$55LM 杂合子基因型的 PON 和 T-SOD 活性较 LL 纯合子基因型明显降低，而收缩压和舒张压则显著升高；$PON_2$148AG 和 GG 基因型的 PON 活性较 AA 基因型者明显降低，GG 基因型的 MDA、AG 基因型的收缩压和舒张压则显著升高。相关分析显示 $PON_1$55 M/L 基因型和等位基因与收缩压和舒张压呈正相关；$PON_2$148A/G 基因多态性基因型与舒张压呈正相关。*logistic* 回归分析显示 $PON_1$55LM 基因型和 $PON_2$148GG/AG 基因型是高血压的危险因素。提示 $PON_1$55M 等位基因携带者和 $PON_2$148G 等位基因携带者易患高血压。其原因可能是由于 PON 和 SOD 分泌不足，氧自由基生成增加，氧化应激导致血管壁的损伤和动脉硬化。Fortunato 等[6]和 Paolisso 等[3]的研究证实 PON_1LL+ML 基因型与收缩压显著相关，与本研究结果一致。研究表明 PON_2 是在细胞水平发挥其抗氧化作用，与细胞内的一些抗氧化酶共同防止细胞氧化[7]；PON_2 缺陷小鼠的 AS 病变面积明显增大，是对照组的 2.7 倍[4]。此外，本研究结果显示 $PON_1$55LM 基因型的总胆固醇、LDL 和空腹血糖浓度较 LL 基因型明显升高；$PON_2$148AG 基因型的 LDL 和空腹血糖浓度也显著升高。这也从另一方面解释了 $PON_1$55M 等位基因携带者和 $PON_2$148G 等位基因携带者易患高血压的原因，可能是在氧化应激导致血管壁损伤的基础上，由于血脂和血糖增高而加速和促进动脉血管硬化的发生，血管硬化和血管痉挛使动脉外周阻力增加，血压升高。

PON 多态性影响 PON 活性[8]。本研究结果显示，$PON_1$55LM 基因型和 $PON_2$148AG/GG 基因型的 PON 活性较 LL 基因型和 AA 基因型者明显降低；提示 $PON_1$55M 等位基因同工酶和 $PON_2$148G 等位基因同工酶比 L 等位基因同工酶和 A 等位基因同工酶的活性减低。与相关报道一致[4, 6, 9]。因此推测 M 等位基因和 G 等位基因携带者易患高血压的原因可能与血浆 PON 活性下降有关。

本研究结果显示高血压患者血浆 PON 和 TSOD 活性明显降低，MDA 浓度显著升高；$PON_1$55 M/L 的 M 等位基因和 $PON_2$148A/G 的 G 等位基因是高血压的危险因素，这些等位基因携带者的血浆 PON 和 SOD 活性降低、血脂和血糖升高，因此更易患高血压。遗传因素在高血压的发生和发展中起一定作用，为高血压的基因诊断、疾病预防和基因治疗提供参考依据。

参考文献

[1] 马厚勋, 谢正祥, 牛永红, 等. 内皮源一氧化氮合酶基因单核苷酸多态性与高血压病相关性研究[J]. 中华老年心脑血管病杂志, 2005, 7: 239-241.

[2] 迟东升, 凌文华. 对氧磷酶及其基因多态性与动脉粥样硬化性心血管疾病[J]. 国外医学内科学分册, 2005, 32: 66-69.

[3] PaolissoG, Manzella D, Tagliamonte MR, et al. The BB paraoxonase genotype is associated with impaired brachial re activity after acute hypertriglyceridemia in healthy subjects [J]. J Clin Endocrinol Metab, 2001, 86: 1078-1082.

[4] Ng CJ, Bourquard N, Grijalva V, et al. Paraoxonase 2 deficiency aggravates atherosclerosis in mice despite lower apolipoprotein B containing lipoproteins: anti-atherogenic role for paraoxonase 2[J]. J Biol Chem, 2006, 281: 29491-29500.

[5] Uzun H, Karter Y, Ay din S, et al. Oxidative stress in white coat hypertension; role of paraoxonase[J]. J Hum Hypertens, 2004, 18: 523-528.

[6] Fortunato G, Rubba P, Panico S, et al. A paraoxonase gene polymorphism, PON 1(55), as an independent risk factor for increased carotid intima media thickness in middle aged women [J]. Atherosclerosis, 2003, 167: 141-148.

[7] Leus FR, Zwart M, Kastelein JJ, et al. PON2 gene variants are associated with clinical manifestations of cardiovascular disease in familial hypercholesterolemia patients[J]. Atherosclerosis, 2001, 154: 641-649.
[8] Voetsch B, Benke KS, Panhuysen Cl, et al. The combined effect of paraoxonase promoter and coding region polymor phisms on the risk of arterial ischemic stroke among young adults[J]. Arch Neurol, 2004, 61；351-356.
[9] Malin R, Jarvinen O, Sisto T, et al. Paraoxonase producing PON1 gene Met/Leu55 polymorphism is related to autopsy verified artery wall atherosclerosis [J]. Atherosclerosis, 2001, 157: 301-307.

原载：迟东升，靳凤霞，阮新民，吴焕林，陈秋雄，江巍，王侠，王云飞，陈可冀．高血压与对氧磷酶基因多态性的关联研究 [J]. 中华老年心脑血管病杂志，2007, 9(8): 525-528.

冠心病免疫相关基因组学的初步研究

马晓娟　陈可冀　殷惠军

动脉粥样硬化（atherosclerosis，AS）是冠心病（coronary heart disease，CHD）的病理基础，AS 是一种慢性炎性疾病，而越来越多的研究表明多种病理生理过程参与并促进了 AS 的发生和发展。本研究应用高通量的寡核苷酸芯片技术，在全基因组水平对经冠脉造影证实的冠心病患者和健康对照者的基因表达谱进行检测，旨在为 CHD 发生发展的病理机制的深入研究奠定一定分子生物学基础。

资料与方法

1 临床资料

参照 1979 年国际心脏病学会 / 美国心脏协会及 WHO 冠心病诊断标准：经选择性冠状动脉造影术判断至少有 1 处狭窄 50%以上者，入选冠心病组，病例来源于北京西苑医院门诊及住院病人。正常对照组为年龄、性别相匹配的健康个体，并经病史调查、体检、心电图及胸透等检查排除心血管疾病病史，均来自北京西苑医院体检中心查体者及本院职工查体者。

以上入选对象，均为无血缘关系汉族人，告知实验内容及目的并签署知情同意书。

2 芯片

本实验选用 Affymetrix 公司的 Human Genome U133 Plus 2.0 芯片，该芯片一共有 54 614 个探针组，分析 47000 个转录本和变异体，其中包括了可能的 38500 个已知基因；并在正式基因芯片杂交实验前选用 affymetrix 芯片系列中的质控芯片 Test3，进行检测，对样品 RNA 的质量及荧光标记量提前做一个判断，防止样品与全基因组芯片杂交时由于样品质量不好而造成的实验结果不可靠。

3 探针制备

每例受试者采血 4 mL，用淋巴细胞分离液法分离白细胞，按 Trizol（TRIzol Reagent，Invitrogen Life Technologies，P/N 15596-018）一步法抽提总 RNA，采用 NucleoSpin® RNA Clean-up（MN，740.948.10）试剂盒进行过柱纯化，GeneChip IVT Labeling Kit 进行生物素标记，凝胶电泳和紫外分光光度计进行定性和定量检测，并进一步将探针片断化。

4 芯片杂交、清洗、染色和扫描

片断后的探针先与质控芯片 Test3 进行杂交，确认探针质量可靠后再与 U133 Plus 2.0 芯片进行杂交，在杂交炉（Affymetrix Hybridization Oven 640）中 45 ℃杂交 16 h，然后于 Affymetrix Fluidics Station 450 工作站中洗脱、染色，再用 Affymetrix GeneChip Scanner3000 进行探针阵列扫描。

5 数据处理和生物信息学分析

芯片扫描后，用 Affymetrix genechip operating software version 1.4 进行信号值提取、归一化处理及芯片间比较分析，根据 ratio 值筛选差异基因。通过 http：//www.gosurfer.org 网站进行基因本体论（Gene Ontology，GO）分析[1]，找到每一个差异基因的分子功能、生物学途径和细胞组件，结合疾病病理生理过程进一步回归临床，筛选冠心病相关的差异基因。通过 http：//www.biorag.org 网站找到每一个差异基因所在通路，并利用超几何分布统计学方法[2-3]分析通路结果，通过 P（$P < 0.05$）来判断 pathway 显著性，筛选有意义的目标通路。

6 实时荧光定量 RT-PCR 验证

在差异基因中选择表达差异倍数（fold change）较大和较小的 6 条基因进行实时荧光定量 RT-PCR 验证。分别取冠心病组和健康对照组样本抽提总 RNA，经甲醛变性胶检测后，进一步进行基因组 DNA 消化，以特异引物进行反转录，确认不变的看家基因，然后对测试基因进行 PCR 扩增，通过看家基因归一化得到靶基因的变化趋势。6 条基因及其引物分别是：AA724722，上游 5’-GGGATTTGACCAGCAGGAAT-3’，下游 5’-TGGCACAGGCACATT GAAGTA-3’；AF043337，上游 5’-TGGCAGCCTTCCTGATTTCT -3’，下游 5’- TGCCTTC TCCACAACCCTCT-3’；NM_000804，上游 5’- AGCACCTTTGAGT CCTACTTCC -3’，下游 5’- GAATCAATAATCCCACGAGACG -3’；NM_000570，上游 5’-G AAACATAGAACT CAGAGCCAGA-3’，下游 5’- TTGCTTTGCTGTGAGGGAAT-3’；M61900，上游 5’-GCAGGA GAATGGCTACTCATCA -3’，下游 5’- GGAAGGTGGAGGTCAGGTTG-3’；M16276，上游 5’-TCTGTGATGCCTGCTTGTGC -3’，下游 5’-GGGTGGGGATGAAAGGAG AT-3’。

7 统计学分析

采用 SPSS 分析软件进行统计分析，计数资料用卡方检验，计量资料用单因素方差分析，$P < 0.05$ 被认为具有统计学意义。

结　果

1 临床结果（表 1）

经统计学分析，冠心病组与正常对照组之间年龄、性别、体重指数（BMI）、吸烟及饮酒史情况相匹配，没有统计学差异（$P > 0.05$）。

表 1　各组临床资料比较

特性	冠心病组（n=16）	正常对照组（n=8）
年龄*	67（48~71）	57（37~63）
性别（男 / 女）	7/1	7/1
BMI（Kg/m^2）	24.89 ± 2.48	24.73 ± 2.69
吸烟 %	31	25
饮酒 %	44	38

注：* 数据的表达用中位数（最小值～最大值）

2 实验结果（图 1、2）

RNA 样品电泳条带清晰，28S 比 18S rRNA 条带亮度接近 2 ∶ 1，紫外分光光度计检测 A_{260}/A_{280}=1.8-2.1，

质量符合表达谱芯片实验要求（见图 1）。检测芯片（Test 3 芯片）与探针杂交扫描结果显示，芯片正中“十”清晰可见，外围连线清楚，明暗交替规律，管家基因表达，说明 RNA 样品质量可靠（见图 2）。U133 Plus 2.0 芯片与探针杂交扫描结果显示，芯片中上部清晰呈现阵列的名称：GeneChip HG-U133 Plus 2，平均背景值与噪音值均在正常范围，管家基因 β-actin 和 GAPDH 3’ 端与 5’ 端信号比值符合标准，芯片质控良好。

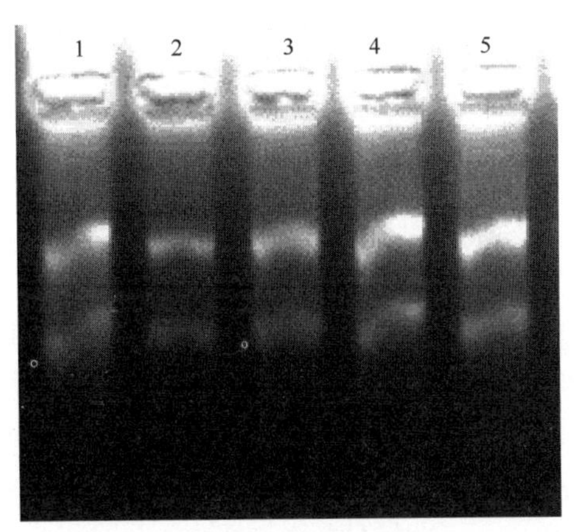

注：电泳条带清晰，28S比18S rRNA条带亮度接近2：1

图1　冠心病组RNA电泳结果

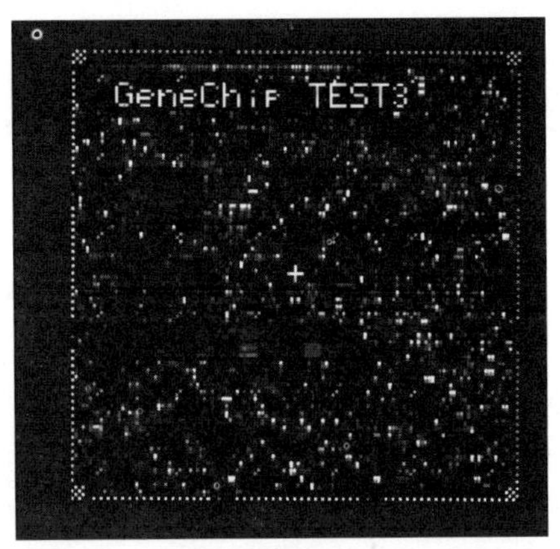

注：芯片上方“GeneChip TEST3”及正中“十”清晰可见，外围连线清楚，明暗交替规律

图2　冠心病组探针与检测芯片杂交扫描结果

3 差异基因（表 2）

按照差异基因的筛选原则，筛选与冠心病相关的差异基因。冠心病组与正常对照组相比较，差异基因共有 107 个，上调 48 个，下调 59 个。通过 GO 分析，发现分子功能和生物学途径涉及免疫反应的差异基因最多，共有 11 个，占 10.3%。

表 2　与冠心病相关参与免疫反应的差异基因

Gene ID	Gene Title	Fold change
NM_000570	CD16a // CD16b	3.64
BC020691	pre-B-cell colony enhancing factor 1	2.44
X00452	major histocompatibility complex，class II，DQ alpha 1	3
AA994334	B-cell CLL/lymphoma 10	2.35
AF400602	C-type lectin domain family 7，member A	2.29
NM_012445	spondin 2，extracellular matrix protein	-2.13
AW007751	T cell receptor alpha locus	-2.08
NM_000647	chemokine（C-C motif）receptor 2	-2.34
BF110792	Tumor protein D52	-2.03
AI092511	Dipeptidyl-peptidase 4	-2.37
AU145682	Early B-cell factor	-2.54

注：fold change 值为实验样品与对照样品的基因转录产物表达比值

4 通路分析

通过 KEGG Genes、GenMAPP Genes、Biocarta Genes 数据库[4]，查询冠心病相关差异基因的通路，并利用超几何分布法分析通路显著性，发现最有意义的两条通路均与免疫相关，它们分别是：B cell receptor signaling pathway（P=0.000181），在本通路能被芯片识别的 63 个基因中，有 12 个为与冠心病相关的差异基因；T cell receptor signaling pathway（P=0.002143），在本通路能被芯片识别的 93 个基因中，有 13 个为与冠心病相关的差异基因。

5 实时荧光定量 RT-PCR 结果

冠心病组与健康对照组相比较，6 个基因（AA724722、AF043337、NM_000804、NM_000570、M61900、M16276）的变化倍数与基因芯片检测结果不完全相同，但变化方向均一致，证明基因芯片结果是准确可靠的。

讨 论

冠心病是一种多因素疾病，有很多相关的危险因素，如高血压、高血脂、高血糖、吸烟、肥胖、相关家族史等等，大量研究已证实炎症在冠心病的发生发展中起着重要的作用，而作为炎症启动因素的免疫反应，其在动脉粥样硬化发生和冠心病进展中所发挥的作用日益受到关注。本研究发现，所筛选的与冠心病相关的差异基因和通路与免疫反应具有明显相关性，两条最显著的通路分别是：B 细胞受体信号通路和 T 细胞受体信号通路，说明体液免疫和细胞免疫均介导了冠心病的形成与发展。

体液免疫为 B 细胞介导的免疫，B 细胞受抗原刺激后活化、分化、增殖，形成浆细胞并分泌抗体，因为血浆或血清中的抗体发挥免疫效应，又称为抗体介导的免疫。

大量动物实验及临床研究发现，经冠脉造影证实的冠心病患者与正常对照组比较，免疫球蛋白量明显增加，且在心肌梗死组要明显高于不稳定型心绞痛组和稳定型心绞痛组，说明体液免疫不仅与冠心病的发生具有一定相关性，并介入了疾病的病程与发展。冠心病不仅是炎症性疾病，也是自身免疫性疾病，而目前研究最多的与 AS 相关的自身抗体是抗氧化低密度脂蛋白（oxidative LDL，ox-LDL）的抗体。

研究表明[5]血浆 ox-LDL 浓度的高低可提示患者 AS 的存在及严重程度，随着病变的加重，ox-LDL 的作用方式也可能进一步复杂化。高胆固醇血症[6]促使血液中的 LDL 进入内膜，在血液中 LDL 受保护不被氧化攻击，而在内膜中 LDL 则较容易被氧化修饰，形成 ox-LDL，在氧化过程中其自身结构发生明显改变，形成特异氧化表位，具有很强的免疫原性，可刺激机体产生 ox-LDL 抗体（oxidative LDL antibody，ox-LDL-ab），并进一步形成有 LDL 活性的免疫复合物（circulating immune complex，CIC），引起炎症因子释放和黏附分子表达，导致细胞侵袭黏附血管壁，CIC 还可通过与细胞表面的受体结合，从而进入单核 - 巨噬细胞内，使之转化为泡沫细胞，以上均促进 AS 的形成。George 等[7]认为，除了一些被证明的传统冠心病危险因素（高血压、肥胖、高血脂、糖尿病、吸烟、家族史等）以外，还有很多与冠心病发生发展相关的独立危险因子，如：ox-LDL-ab、衣原体肺炎、幽门螺杆菌、高半胱氨酸、C- 反应蛋白等等，并用虚拟神经网络数学模型方法对 81 例冠心病患者的相关危险因素进行了分析，结果显示预测冠状动脉粥样硬化涉及范围最好的指标是 ox-LDL-ab 滴度。冯忠军等[8]研究显示，CHD 患者 ox-LDL-Ab 水平高于正常对照组，且 AMI 组水平又高于不稳定心绞痛组和稳定心绞痛组，由于 AMI 组标本采自患者胸痛发作数小时内，所以，较高浓度的 ox-LDL-Ab 可能不仅仅反映了 AS 损伤已经加重，也反映出 AS 斑块呈现进行性恶化。

除此之外，AS 发生时[9]，主动脉及其各层组织的组成成分抗原性均显著增强，形成自身抗体，引起免疫系统激活。

细胞免疫是由 T 细胞介导的免疫，是以细胞浸润为主的炎症反应或 T 淋巴细胞直接杀伤靶细胞的特异性细胞毒作用为特点。

研究表明细胞免疫不仅参与了 AS 的早期形成，而且影响了 AS 斑块的稳定性。在正常动脉内膜没有 T 细胞，或者有少量静止的 T 细胞，而在 AS 的早期，T 细胞进入动脉壁，浸润动脉内膜，参与脂质条纹的形成。同时在 AS 的各个阶段 T 淋巴细胞都发挥了一定的作用，T 淋巴细胞刺激平滑肌细胞增殖和迁移，使其和巨噬细胞一起吞噬大量脂质形成泡沫细胞，并进一步合成大量结缔组织，从而使动脉粥样硬化斑块逐渐变大[10-11]。AS 早期脂质条纹中[12]，$CD8^{+}T$ 细胞占大多数并且免疫反应也主要是Ⅰ型 HLA 决定的，主要的抗原来自单纯疱疹病毒、巨细胞病毒及衣原体的感染；成熟的 AS 纤维斑块中含有大量的 $CD4^{+}T$ 细胞，主要对来自巨噬细胞、内皮细胞和其他抗原递呈细胞的Ⅱ型 HLA 产生免疫应答。$CD4^{+}T$ 细胞[13]在动脉粥样硬化形成起到了重要的作用：①获得性免疫缺乏小鼠脂质条纹损伤明显减少；②斑块损伤处有 $CD4^{+}T$ 细胞的聚集的；③ T 细胞的转移伴随 INF γ（interferon-γ）表达的增多。以上发现均与 $CD4^{+}T$ 细胞促进动脉粥样硬化形成相关，而 $CD4^+$ 辅助性 T 细胞（helper T cell，TH）在动脉壁中的局部作用起到了关键的作用。TH 细胞的激活导致了细胞因子的释放，并进一步活化 TH 细胞，使其增殖并分化成效应细胞，参与免疫反应，同时 TH 细胞对免疫反应具有一定的调节作用。TH 细胞可根据其分泌细胞因子的不同分为 TH1 和 TH2，TH1 细胞主要分泌 INFγ、IL-2、TNF-α、β，TH2 细胞主要分泌 IL-4、IL-5、IL-6、IL-10，在 AS 过程中主要是 TH1 发挥作用。研究表明 INFγ 与 AS 及其并发症都具有密切的关系，INFγ 是重要的免疫激活细胞因子，能够促进巨噬细胞活化和炎症反应，并能够在人体斑块内检出。血管平滑肌细胞（vascular smooth muscle cell，VSMC）的增殖是 AS 的一个主要特点，而 INFγ 可以刺激 VSMC 的增生，并使黏附分子 -1 和 MHC（major histocompatibility complex）Ⅱ抗原的表达增多；INFγ 可以通过抑制脂蛋白脂酶的合成而促使脂质在动脉粥样硬化损伤处的聚集，并可以通过影响细胞外基质的合成从而削弱斑块的纤维帽，导致动脉粥样硬化斑块的不稳定[14-16]。并有动物实验证明[17]，在 ApoE 缺陷小鼠中给予 INFγ 能够加速 AS 的发生，以上均表明 INF γ 与 AS 密切相关。同样 IL-2、TNF-α、β 等炎性细胞因子也通过其在血管的局部炎症等作用参与了 AS 的形成，可见细胞免疫主要通过一些细胞因子的作用介导冠心病的发生发展。

本项研究从基因水平阐释了免疫反应与 CHD 的相关性，说明体液免疫和细胞免疫均参与了 AS 的形成与发展。免疫反应不仅参与了 CHD 的发生，在一定程度上也影响了 CHD 的病理转归及预后，而 AS 中的免疫反应过程或通路尚有待深入研究，CHD 自身免疫机制的进一步阐明，将对 CHD 的有效预防和治疗提供重要的理论和实践依据。

参考文献

[1] Zhong S, Storch KF, Lipan O, et al. GoSurfer: a grahhical interactive tool for comparative analysis of large gene sets in Gene Ontology space[J]. Appl Bioinformatics, 2004, 3(4): 261-264.

[2] Shi YH, Zhu SW, Mao XZ, et al. Transcriptome Profiling, Molecular Biological, and Physiological Studies Reveal a Major Role for Ethylene in Cotton Fiber Cell Elongation[J]. The Plant Cell, 2006, 18(3): 651–664.

[3] Mao XZ, Cai T, Olyarchuk JG, et al. Automated genome annotation and pathway identification using the KEGG Orthology(KO)as a controlled vocabulary[J]. Bio-informatics, 2005, 21: 3787-3793.

[4] Mlecnik B, Scheideler M, Hackl H, et al. PathwayExplorer: web service for visualizing high-throughput expression data on biological pathways[J]. Nucleic Acids Res, 2005, 33(1): 633-637.

[5] Adams MR, Robinson J, Mccredic R, et al. Smooth muscle dysfunction occurs independently of impaired endothelium-dependent dilation in adults at risk of atherosclerosis[J]. Am Coll Cardiol, 1998, 32(8): 123-127.

[6] John MH, Goran KH, Kyra JB. Immunology of ischemic vascular disease: plaque to attack[J]. TRENDS in Immunology, 2005, 26: 550-556.

[7] George J, Ahmed A, Patnaik M, et al. The prediction of coronary atherosclerosis employing artificial neural networks[J]. Clin Cardiol, 2000, 23(6): 453-456.

[8] 冯忠军, 金玉怀, 戴华. 抗氧化低密度脂蛋白抗体与冠心病的关系[J]. 临床心血管病杂志, 2003, 19(10): 588-593.

[9] 顾耘. 动脉粥样硬化病因及免疫学研究现状[J]. 湖南中医杂志, 2004, 20(5): 60-61.

[10] Gerd S, Alexandra S, Gregor R. T-lymphocytes and Monocytes in Ahterogenesis[J]. Herz, 1998, 23(3): 168-177.

[11] 窦克非, 杨跃进. 冠心病的免疫学机制研究进展[J]. 中国循环杂志, 2003, 18(1): 73-75.

[12] 张宇辉, 覃秀川. 冠心病动脉粥样硬化的免疫机制[J]. 国外医学免疫学分册, 2000, 23(1): 53-57.

[13] Xinghua Z, Antonino N, Rima E, et al. Transfer of CD4+ T Cells Aggravates Atherosclerosis in Immunodeficient Apolipoprotein E Knockout Mice[J]. Circulation, 2000, 102: 2919-2922.

[14] S G Baidya, Q-T Zeng. Helper T cells and atherosclerosis: the cytokine web[J]. Postgrand Med J, 2005, 81: 746-752.

[15] 李在连, 冯永堂. 临床免疫学[M]. 北京: 科学出版社, 2002: 38.

[16] Inagaki Y, Yamagishi S, Amano S, et al. Interferon-gamma induced apoptosis and activation of THP-1 macrophages[J]. Life Sci, 2002, 71: 2499-2508.

[17] Whitman SC, Ravisankar P, Elam H, et al. Exogenous interferon-γ enhances atherosclerosis in apolipoprotein E $^{-/-}$ mice[J]. Am J Pathol, 2000, 157: 1819-1824.

原载：马晓娟，陈可冀，蒋跃绒，殷惠军．冠心病免疫相关基因组学的初步研究 [J]. 中国分子心脏病学杂志，2007, (5): 260-264.

芎芍胶囊干预冠心病介入治疗后再狭窄的研究

鹿小燕　史大卓　徐　浩　陈可冀　吕树铮

复杂冠状动脉介入（percut aneous coronary inter-vention，PCI）的开展，尤其是多支或复杂冠状动脉病变 PCI 的成功，使该技术在冠心病治疗领域得到了更为普及的应用，但其急性血管闭塞及术后血管再狭窄（restenosis，RS）在一定程度上限制了 PCI 的远期疗效。药物洗脱支架的应用是冠状动脉介入治疗领域的一个重大进展，在一定程度上降低了 RS 的发生，但增加了迟发支架血栓发生的风险，且有关药物相关的急性或迟发血管并发症尚需进一步评价。因此 RS 目前仍是冠心病介入治疗研究领域的一个热点问题。本研究在以往临床初步证明芎芍胶囊有预防 PCI 后 RS 的基础上，采用双盲、随机、安慰对照方法，进一步评价其干预 PCI 后 RS 的效果，为临床应用提供可靠的药效依据。

资料与方法

1 诊断标准

1.1 冠心病诊断标准

参考 WHO 缺血性心脏病的有关标准[1]。

1.2 血瘀证诊断标准

参照中国中西医结合学会活血化瘀专业委员会制定的血瘀证诊断标准[2]，并结合冠心病患者的发病特点，按文献[3]方法进行评分。症状（心绞痛）一项补加极重度心绞痛（包括急性心肌梗死）1 条，积分为 15 分。

1.3 中医辨证标准

参照中国中西医结合学会冠心病中医辨证标准[4]。

2 入选标准

年龄 30～79 岁，有心绞痛和（或）心肌缺血的客观证据，中医辨证属血瘀型（包括气虚血瘀等复合证型），近期冠状动脉造影证实冠状动脉有显著狭窄（＞50%），行 PCI 且冠脉内支架置入术成功的冠心病患者；或因急性心肌梗死行急诊介入治疗成功的患者。

3 排除标准

RS 病变或移植血管病变，严重左主干病变，严重心功能不全（EF＜35%）未控制的严重高血压，严重瓣膜性心脏病，胰岛素依赖型糖尿病，合并严重肝、肾、造血系统、神经系统等原发性疾病及精神病、恶性肿瘤患者，妊娠或哺乳期妇女，拒绝签署知情同意书，参加其他临床试验者。

4 一般资料

选择 2002 年 6 月—2004 年 4 月首都医科大学附属安贞医院心内科冠状动脉内支架置入术成功的患者 124 例，随机、双盲、平行安慰剂对照，按照病例脱落率不超过 20% 的原则，借助 SAS 统计分析系统产生受试者所接受处理（试验药和对照药）的随机安排，即列出药物流水编号所对应的治疗分配，按受试者的就诊顺序发给相应编号的药。

两组一般资料基本相似，具有可比性。参照 1988 年美国心脏病学会和美国心脏协会制定的冠状动脉病变分型标准[5,6]，进行两组冠状动脉造影所见情况比较：在冠脉病变支数、病变部位、病变类型、术前狭窄 ≥ 85%、置入不同支架个数、药物涂层支架个数方面，皆有可比性（$P > 0.05$）。见表 1。

表 1 两组患者临床资料比较 [例（%）]

	项目	实验组		对照组	P
一般资料	年龄（岁，$\bar{x} \pm s$）	58.94 ± 10.79		57.10 ± 9.81	0.3228
	男性	48（77.42）		48（77.42）	1.000
	吸烟史	38（61.29）		37（59.68）	0.854
	高血压病史	35（56.45）		31（50.00）	0.472
	高脂血症史	28（45.16）		22（35.48）	0.272
	糖尿病史	14（22.58）		13（20.97）	0.828
	术前心梗	24（38.71）		31（50.00）	0.206
西医诊断	UA	43（64.18）		36（53.73）	
	SA	2（2.99）		2（2.99）	
	AMI	18（26.87）		24（35.82）	0.646
	急诊介入	4（5.97）		5（7.46）	
冠造资料	病变支数	单支	23（37.10）	22（35.48）	
		双支	25（40.32）	27（43.55）	0.935
		三支	14（22.58）	13（20.97）	
	病变部位	LAD	44（38.60）	51（43.22）	
		LCX	35（30.70）	34（28.81）	0.656
		RCA	34（29.82）	30（25.42）	
		LM	1（0.88）	3（2.54）	
	病变类型	A	40（26.49）	28（17.39）	
		B1	61（40.40）	79（49.07）	0.065
		B2	27（17.88）	38（23.60）	
		C	23（15.23）	16（9.94）	
	术前狭窄	≥ 85%	85（55.92）	88（54.32）	0.776
		＜ 85%	67（44.08）	74（45.68）	
	置入支架数	1	26（41.94）	23（37.10）	
		2	24（38.71）	25（40.32）	
		3	5（8.06）	7（11.29）	0.955
		4	5（8.06）	6（9.68）	
		5	1（1.61）	1（1.61）	
		6	1（1.61）	0（0.00）	
	药物洗脱支架数		20	37	＞ 0.05

注：两组均为 62 例

5 研究方法

5.1 PTCA 及冠状动脉内支架置入术

采用股动脉路径按常规标准方法[7]进行。冠状动脉介入治疗成功的标准：术后即刻病变血管的直径狭窄百分数减少＞20%，而且残余狭窄＜50%。

5.2 药物治疗

术前、术中及术后常规应用阿司匹林 、噻氯吡啶、氯吡格雷、肝素、硝酸甘油、降脂药等药物。试验药物为芎芍胶囊，由川芎和赤芍的有效部位组成，试验药与对照安慰剂由北京国际生物制品研究所制备，外观及包装完全相同。试验组在西药常规治疗的基础上，于手术后当天加服芎芍胶囊；对照组在西药常规治疗的基础上，于手术后当天加服安慰剂，均为每次 2 粒（0.25 g/ 粒），每日 3 次，与西药间隔 0.5 h 后温开水送服，连续服用 6 个月。所有试验病例在试验期间不得合并使用其他中药汤剂和中成药制剂（鉴于目前尚无西药被证实有确切的干预 RS 作用，因此合并其他疾病者，可根据情况给予相应治疗）。

5.3 支架种类

本研究共观察 243 枚支架，包括普通支架和药物洗脱支架两种，其中普通支架 186 枚，型号为 Cordis BX SONIC、ACS Penta、Multi-linkPixel、Sorin T ECN IC、Lepu、Biodiv Ysio Sv、PC.OC 等，药物洗脱支架 57 枚，型号为 Cordis CYPHER。

5.4 观察内容

包括疗效性观测指标、安全性观测指标及患者的服药依从性等。术后 1 个月患者门诊复查血常规、肝肾功能、心电图，术后 3 个月电话随访。术后 6 个月行冠脉造影复查，对未能行冠脉造影复查的患者，推荐其做平板运动心电图检查和药物负荷心肌核素扫描检查，通过有无心肌缺血情况，间接判断有无 RS。

5.5 研究终点

基本研究终点为 RS，可分为造影 RS（angiographic restenosis）及临床 RS（clinical restenosis）。造影 RS 指 PCI 术后经冠状动脉造影证实的血管再次狭窄，通常较多使用的定义是介入治疗术后残余狭窄＜50%，随访时冠状动脉造影显示管腔直径狭窄≥50%。临床 RS 通常依据心绞痛复发、心肌负荷试验阳性、再次血运重建及心肌梗死、死亡诊断。所有患者冠状动脉造影复查前后光盘均由两位非试验的冠心病介入治疗专家盲法统一读盘，测量病变血管介入前、介入即刻及冠状动脉造影复查时的管腔直径，通过直径测算狭窄程度。所有数据由非试验专业人员统一进行录入，统计资料前进行一级开盲，分出 A 组、B 组；统计结束后，进行二级开盲，明确试验组与对照组。

6 统计学方法

采用 SAS6.12 统计软件进行统计，组间等级资料用 *Ridit* 检验，组内等级资料用 *Wilcoxon* 符号秩和检验。计数资料用 χ^2 检验，计量资料用 t 检验。对患者相关因素、手术操作相关因素及病变相关因素与术后 RS 发生关系进行多元回归分析和多元 *Logistic* 逐步回归分析。

结　果

1 两组患者术后冠状动脉造影随访结果比较

试验组有效病例 60 例，114 处病变，置入 120 枚支架。其中 29 例患者、57 枚支架进行了冠状动脉造影复查，平均冠造随访时间为（221.21 ± 69.71）天，7 例（24.1%）患者、8 枚（14.0%）支架内发生 RS，其中 4 例患者有新病变产生（3 例狭窄 > 70%，并进行了 PCI）。对照组有效病例 58 例，118 处病变，置入 123 枚支架。其中 33 例患者、69 枚支架进行了冠状动脉造影复查、平均冠造随访时间为（199.73 ± 68.38）天，16 例（48.5%）患者、29 枚（42.0%）支架发生 RS；其中 7 例患者有新病变产生（7 例狭窄均 > 70%，并进行了 PCI），3 例患者虽无 RS 形成，但支架内有不同程度的斑块形成。两组患者 RS 发生率和支架内 RS 率比较差异均有显著性（$P < 0.05$）。

2 冠状动脉造影病变血管直径和狭窄程度的比较

见表 2。两组患者介入前、介入后即刻管腔直径、窄程度差异均无显著性（$P > 0.05$）。复查病变血管管腔直径对照组与试验组比较管腔直径丢失明显增加（$P < 0.05$）。复查血管狭窄程度对照组与试验组比较狭窄程度明显升高（$P < 0.05$）。

表 2 冠状动脉造影病变血管直径和狭窄程度的变化（$\bar{x} \pm s$）

组别	例数	血管数	手术时间	最小管腔直径（mm）	狭窄程度（%）	残余狭窄（%）
试验	29	43	介入前	0.84 ± 0.55	71.00 ± 16.17	-
			介入后即刻	2.99 ± 0.58	-	16.77 ± 5.73
			冠脉复查	2.21 ± 0.85*	26.58 ± 20.72*	-
对照	33	54	介入前	0.91 ± 0.57	68.33 ± 17.12	-
			介入后即刻	2.79 ± 0.41	-	16.91 ± 5.79
			冠脉复查	1.72 ± 0.99	41.19 ± 30.92	-

注：与对照组同期比较，*$P < 0.05$

3 两组患者术后 6 个月复发心绞痛的比较

术后 6 个月随访，118 例有效病例中心绞痛复发 43 例，其中试验组 9 例（15.0%）患者复发心绞痛，51 例（85.0%）患者无症状或仅有胸闷或心前区不适。对照组 33 例（56.9%）患者复发心绞痛，其中 1 例被证实为急性心肌梗死，无症状或仅有胸闷或心前区不适者 25 例（43.1%）。两组比较差异有显著性（$P < 0.01$）。

4 两组患者术后 6 个月临床终点事件发生率比较

118 例有效病例进行了临床随访，两组患者均无死亡事件发生，试验组 60 例患者中，重复血管成形术 7 例，无心肌梗死及冠脉搭桥者；对照组 58 例患者中，病变血管的非致命性心肌梗死 1 例，重复血管成形术 14 例，需冠脉搭桥者 1 例。试验组主要临床事件发生率为 11.7%，对照组为 27.6%，试验组有降低趋势，已明显接近统计学差异水平（P=0.051）。

5 两组患者治疗前后血瘀证计分比较

两组患者治疗前血瘀证计分 [试验组（35.62 ± 6.85）分，对照组（37.35 ± 6.41）分] 差异无显著性（$P > 0.05$），治疗后（术后 6 个月）两组血瘀证计分 [试验组（18.63 ± 5.03）分，对照组（28.69 ± 6.26）分] 较治疗前均有下降（$P < 0.01$）。两组治疗后比较差异亦有显著性（$P < 0.01$）。

6 心绞痛复发和 RS 的关系

对心绞痛复发和 RS 进行了 Spearman 秩相关性检验，Spearman 秩相关系数为 0.49，$P<0.01$，表明二者之间存在相关性，RS 是心绞痛复发的原因。提示芎芍胶囊减少心绞痛的复发是通过降低 RS 实现的。

7 RS 相关因素多元回归分析

对年龄、性别、术前血瘀证计分、冠脉病变支数、冠脉病变部位（LAD、LCX、RCA）、支架直接置入、置入支架总数、药物涂层支架个数、术后血瘀证计分、冠造随访天数共 12 个变量与 RS 进行了 *Logistic* 多元回归分析，筛选出 3 个自变量：置入支架总数、药物涂层支架个数、术后血瘀证计分。表明 RS 的发生与置入支架总数、术后血瘀证计分呈正相关，与药物涂层支架个数呈负相关。

8 药物不良反应

研究过程中，有 1 例患者自诉服药后胃部不适，停药后症状仍存在，考虑可能为同时服用的西药所致，后患者自行停药，退出试验。其余患者未有药物不良反应报告。

讨　论

冠脉内支架 RS 是指冠脉内支架置入后冠脉管腔的减少，一般指支架边缘 5mm 以内的内膜新增殖病变，即被认定为“经支架治疗段”。如果造影显示该段血管腔径狭窄程度≥50%，即为支架 RS。通过冠脉造影可分为 4 种类型 [8]：支架内弥漫型（包括完全闭塞）、支架边缘型、支架内局限型、两支架联结处。计算药物洗脱支架（drug eluting stent）的 RS 率要考虑到边缘效应的影响，不仅要包括支架内（in-stent）的狭窄，而且要包括邻近支架入口及出口各 5mm 范围内血管段所发生的狭窄病变（即 in-segment），这样才能全面地反映洗脱支架的 RS 率，而不低估。因此支架 RS 并非通常意义上所认为的支架内局限型 RS 或支架内弥漫型 RS。本研究在随访过程中亦发现一部分支架 RS 属于边缘型，即在支架的近、远端发生了 RS。

冠心病介入治疗的患者，尽管存在不同的证型，但都具有一定的血瘀征象。血瘀证是发生 RS 的患者所表现出的一种基本的病理状态。芎芍胶囊与传统意义的方剂已有较大差别，属于有效部位的配伍，组方仍遵循中药的配伍原则，方中川芎能“上行头目，下调经水，中开郁结”，其性辛温，为血中之气药，具有祛风止痛、活血通脉、畅达气血之功效；赤芍通利血脉，其性苦微寒，两药配伍相须为用、寒温平调，祛瘀活血通脉功效更强。现代药理研究 [9] 表明，川芎和赤芍均具有扩张冠状动脉、改善心肌缺血缺氧、抑制血小板聚集及血栓形成、抑制 VSMC 增殖、抑制 ECM 堆积、保护血管内皮细胞功能等作用，可作用于 RS 形成的多个病理环节。“九五”期间的研究 [10-12] 亦表明芎芍胶囊可从整体器官、细胞、亚细胞及蛋白分子水平，通过调节 VSMC 增生相关基因和蛋白表达、诱导细胞凋亡、影响跨膜信号转导等 RS 形成的多种病理环节而发挥作用，其疗效优于血府逐瘀浓缩丸。提示活血化瘀中药有效部位制剂芎芍胶囊确能起到改善患者的血瘀状态，预防冠心病介入治疗后 RS 的作用。

本临床试验入选病例全部为支架置入术成功的患者，且冠脉造影随访率达到了 52.5%，更为客观地反映了在西药常规治疗基础上加用芎芍胶囊预防 RS、减少心绞痛复发的可靠性和有效性。RS 多元回归分析表明，PCI 后血瘀证计分与 RS 有相关性，即术后血瘀证计分低的患者发生 RS 的可能小，而芎芍胶囊可明显降低患者血瘀证计分。因此我们认为，血瘀证计分可作为衡量 RS 发生与否的参考指标，对临床冠心病介入治疗后患者提供参考和指导，如介入治疗后血瘀证计分高，可对此类患者采用活血化瘀中药进行早期干预，有望改善患者预后，预防和减少术后 RS 的发生，提高患者生活质量。

本研究后期由于药物洗脱支架的推广应用，也入选了一部分置入洗脱支架的患者，结果表明加用芎芍胶囊不仅可以减少普通支架 RS，同样也可以减少洗脱支架 RS。

国外药物洗脱支架临床试验[13,14]初步证明了 Cypher 支架的优越性，但临床试验的样本例数少，且通常是 PCI 理想病变，可能会过高地估计效果，RS 可能推迟而不是消失，同时迟发支架血栓发生的风险增加，后期还可能出现药物的毒性反应。而支架作为药物的载体尚有一些潜在的问题，由于支架的缘故，药物在血管壁的分布不可能是绝对均匀的，扩张后的支架不可能总是同心圆，也会影响剂量的均匀分布。如果置入两个支架，重叠部分的药物浓度就会明显增加。Rapamycin（雷帕霉素）对内皮的影响、局部应用的安全有效剂量和时间窗、Rapamycin 代谢衰减后 VSMC 增殖是否存在反跳现象、如何改进 Rapamycin 的涂层技术等都是亟待探讨的问题[15]。因此专家[16]认为需要更大样本，包括更多复杂病变如纤维钙化性病变、左主干病变、开口部病变、分叉病变、RS 病变及静脉旁路移植血管病变，更长时间的随访来证实 Cypher 支架的效果。

参考文献

[1] 陈灏珠主编. 内科学[M]. 第3版. 北京: 人民卫生出版社, 1995: 263-264.

[2] 中国中西医结合学会活血化瘀专业委员会. 血瘀证诊断标准[J]. 中西医结合杂志, 1987, 7(3): 129.

[3] 王阶. 血瘀证诊断标准的研究. 见: 活血化瘀研究与临床[M]. 北京: 北京医科大学中国协和医科大学联合出版社, 1993: 7.

[4] 中国中西医结合学会心血管病学会. 冠心病中医诊断标准[J]. 中西医结合杂志, 1991, 11(5): 257.

[5] Rayn TJ, Fax on DP, Gunnar RM, et al. Guidelines for per-cutaneous transluminal coronary angioplasty: A report of the American College of Cardiology American Heart Association Task Force on Assessment of Diagnostic and Therapeutic Cardiovascular Procedures(Subcommittee on Percutaneous Trans-luminal Coronary Angioplasty)[J]. J Am Coll Cardiol 1988, 12: 529.

[6] Ellis SG, Vandormael MG, Cowley MJ, et al. Coronary morphologic and clinical determinants of procedural outcome with ang ioplasty for multivessel coronary disease. Implications for patient selection[J]. Circulation, 1999, 82: 1193.

[7] 陈在嘉主编. 临床冠心病学[M]. 北京: 人民军医出版社, 1994: 345-351.

[8] 吕树铮, 陈韵岱. 冠脉介入诊治技巧及器械选择[M]. 北京: 人民卫生出版社, 2003: 306.

[9] 陈可冀主编. 活血化瘀药化学、药理与临床[M]. 济南: 山东科学技术出版社, 1995: 60-65, 78-100.

[10] 徐浩, 史大卓, 陈可冀, 等. 芎芍胶囊预防冠状动脉介入治疗后再狭窄的临床研究[J]. 中国中西医结合杂志, 2000, 20(7): 494-497.

[11] 徐浩, 史大卓, 陈可冀, 等. 芎芍胶囊对猪冠状动脉球囊损伤后血管重构的影响[J]. 中国中西医结合杂志, 2001, 21(8): 591-594.

[12] 徐浩, 史大卓, 陈可冀, 等. 用血清药理学方法观察芎芍胶囊对兔胸主动脉平滑肌细胞增殖凋亡的影响[J]. 中国中西医结合杂志, 2000, 20(10): 757-760.

[13] Degertekin M, Serruys PW, Foley DP, et al. Persistant inhibition of neointimal hyperplasia after sirolimus-eluting stent implantation: long term(up to 2 years)clinical, angiographic, and intravascular ultrasound follow-up[J]. Circulation, 2002, 106: 1610-1613.

[14] Morice MC, Serruys PW, Sousa JE, et al. A randomized comparison of a sirolimus-eluting stent with a standard stent for coronary revascularization[J]. N Engl J Med, 2002, 346: 1773-1780.

[15] Waksman R. Drug-eluting stents: from bench to bed[J]. Cardiovasc Radiat Med, 2002, 3(3-4): 226-241.

[16] Froeschl M, Olsen S, Ma X, et al. Current understanding of in-stent restenosis and the potential benefit of drug eluting stents[J]. Cur r Drug Targets Cardiovasc Haematol Disord, 2004, 4(1): 103-117.

原载：鹿小燕，史大卓，徐浩，陈可冀，吕树铮. 芎芍胶囊干预冠心病介入治疗后再狭窄的研究 [J]. 中国中西医结合杂志，2006, 26(1): 13-17.

AT1R 基因多态性与原发性高血压中医证型及降压中药疗效的关系

卢全生　雷　燕　陈可冀

血管紧张素（Angiotensin，Ang）是已知内源性升压物质中作用最强的激素之一，其作用主要通过血管紧张素 II（Ang II）与其 1 型受体（AT1R）结合而发挥。故 AT1R 基因是原发性高血压研究的重要候选基因，而 AT1R 基因多态性与高血压病的关系已成为研究的热点之一。本研究以 206 例汉族原发性高血压患者和 86 名汉族健康人为对象，用盐析法提取外周血白细胞 DNA，用 PCR 加上限制性酶切方法检测 AT1R 的 A1166C 位基因突变，观察 AT1R 基因 A1166C 多态性与中国汉族人高血压关系，并进一步观察其与高血压中医辨证分型和中药降压疗效的关系，以期在基因水平探索高血压病中医辨证分型及治疗的机理。

资料与方法

1 资料

1.1　研究对象

206 例汉族高血压病（EH）患者均来自北京市海淀区青龙桥 5 个社区，患者知情同意。除外继发性高血压、严重的糖尿病或冠心病患者以及肝、肾功能障碍者。高血压病诊断标准参照 1999 年中国高血压防治指南[1]，中医辨证分型参照《中药新药临床研究指导原则》[2]。

正常对照组 86 名均来自北京市海淀区青龙桥 5 个社区。入选者收缩压＜140 mmHg 和舒张压＜90 mmHg，无高血压家族史，临床及生化检查未发现有器质性疾病证据。

1.2 药物

清心胶囊主要由杜仲、钩藤、玄参、牡丹皮、莲子心组成，每粒 0.4 g（1 g 相当于生药 10 g），由中国中医研究院西苑医院药厂提供。卡托普利片 25 mg，上海普康药业有限公司生产，生产批号：0109031。

1.3 试剂及仪器

试剂：PCR 试剂及引物合成（上海生工生物工程公司），蛋白酶 E（华美公司），限制性内切酶 BusR Ⅰ（MBI Fermentas 公司），琼脂糖（西班牙 Hispanagar 公司），TaqDNA 聚合酶和 dNTP（北京鼎国公司），DNA Marker（大连宝生物工程公司），ET、CGRP、Ang Ⅱ 试剂盒（北京东亚放免试剂公司）。

仪器：低温离心机，美国 SORVA Ⅱ RC5C；扩增仪，5700 Sequence Detection System；水平电泳槽，Bio-RAD POWER/PAC 300；恒压恒流电泳仪，Bio-RAD POWER/PAC 300；紫外分析装置，Macro Vue Uvis-20 Hoefer；凝胶图像分析系统，Bio-RAD Gel Doc 1000。

2 方法

2.1 AT1R 基因多态性的检测

基因组脱氧核糖核酸（DNA）抽提，以及目的基因片段扩增及基因型的检测参考文献[3]，采用饱和盐析法提取外周血白细胞 DNA，采用多聚酶链式反应（PCR）结合限制性内切酶方法检测基因多态性。PCR 扩增所用的引物序列为：AT1 Sense：5'-GCAGCACTTCACTACCAAAT-GGGC-3'，AT1 Antisense：5'-CAGGACAAAAGCA-GGCTAGGGAAA-3'（上海生工生物工程公司合成）。反应总体积 10 μL，扩增程序：预变性 94 ℃，6 min；变性 94 ℃，1 min，退火 58 ℃，1 min，延伸 72 ℃，1 min，循环 30 次，最后延伸 72 ℃，7 min。扩增产物经限制性内切酶（BusR I）37 ℃酶解 16 h，酶解反应物用 3%琼脂糖凝胶电泳，EB 染色，紫外灯下检测并拍照。

2.2 临床表型观察

采用临床调查问卷，认真记录年龄、性别、心率、家族史、合并症、吸烟、饮酒、嗜盐等；测量血压（采用汞柱血压计）、身高、体重，并计算体重指数（BMI= 体重 / 身高 ^{2}）；进行中医辨证分型。检测血糖、血脂（采用自动生化分析仪测定）；血浆 ET、CGRP、AngII 水平测定采用放免试剂盒。

2.3 给药方法

应用 SAS 软件区组随机化方法，将 206 例 EH 患者随机分为清心胶囊组和卡托普利组，清心胶囊组患者口服清心胶囊 4 粒，每天 3 次；卡托普利组口服卡托普利 12.5 mg，每天 2 次，连续服药 12 周。

2.4 统计学方法

采用 SPSS10.0 统计软件处理。计量指标比较用 t 检验。基因型及基因频率比较用 χ^2 检验，所有数据均用均数 ± 标准差表示。

结　果

1 两组一般临床资料的比较

本试验 206 例 EH 患者中男性 60 例，女性 146 例，平均年龄（64.02 ± 8.04）岁，体重指数（BMI）为（26.17 ± 4.73）kg/m^2；86 名正常对照者中男性 32 名，女性 54 名，平均年龄（59.09 ± 8.02）岁，BMI 为（25.32 ± 3.50）kg/m^2，经统计学比较，两组在年龄和性别分布，以及体重指数、空腹血糖、血脂和血浆 Ang II、ET、CGRP 水平等方面差异均无显著性（$P > 0.05$），表明两组间具有可比性。

2 两组 AT1R 基因多态性的分布比较（图 1，表 1、2）

AT1R 基因多态性的 PCR 扩增产物长度为 255bp DNA，经 BusR I 酶切后分为 3 种基因型，即分别是 AA 基因型，凝胶分析显示为一条 255bp 大小的 DNA 条带；AC 基因型，显示两条大小分别为 255bp、231bp 的条带；CC 型，显示一条 231bp 大小的条带。见图 1。

EH 组和正常对照组 AT1R 基因型分布均符合 Hardy-Weinberg 平衡定律，表明所有研究对象来自同一个群体，具有本地区群体代表性。由于正常对照组无 CC 基因型，EH 组 2 例，故计算时归入 AC 基因型。比较 AT1R 基因型和等位基因在两组间的分布频率，结果显示，EH 组 AC 加 CC 基因型频率显著高于正常对照组（0.126 vs 0.047，$P < 0.05$），C1166 等位基因频率在 EH 组和正常对照组中分别是 0.068 和 0.023，经 χ^2 检验，差异有显著性（$P < 0.05$），A 等位基因的分布频率分别是 0.932 和 0.977，差异无显著性（$P > 0.05$）。

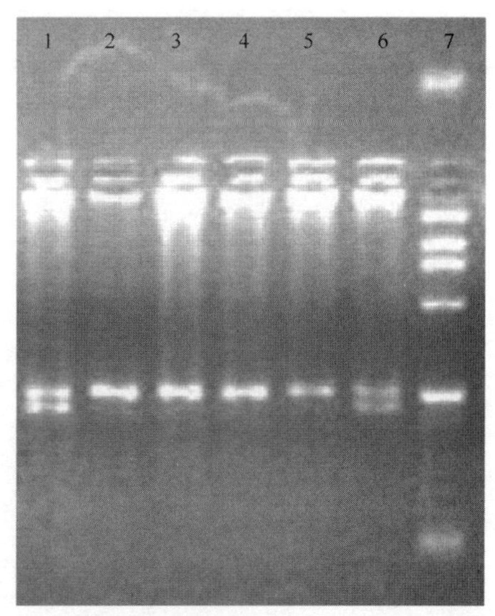

注：第1和6电泳道为AC基因型；第2～5电泳道为AA基因型；第7电泳道为DNA marker

图1　AT1R基因A1166C多态性凝胶电泳图

表 1　两组 AT1R 基因型及等位基因频率比较〔例（%）〕

组别	例数	基因型频率		等位基因型频率	
		AA	AC+CC	A	C
EH	206	180（0.874）	26（0.126）	384（0.932）	28（0.068）*
正常对照	86	82（0.953）	4（0.047）	168（0.977）	4（0.023）

注：与正常对照组比较，*$P < 0.05$

分别比较了两组男性和女性 AT1R 基因多态性的分布，结果显示，在 EH 组和正常对照组中，男性与女性 AT1R 基因型和等位基因分布频率差异均无显著性（$P > 0.05$）。

表 2　两组不同性别 AT1R 基因型及等位基因频率比较〔例（%）〕

组别	性别	例数	基因型频率		等位基因型频率	
			AA	AC+CC	A	C
EH	男	60	52（0.867）	8（0.133）	112（0.933）	8（0.067）
	女	146	128（0.877）	18（0.123）	272（0.932）	20（0.068）
正常对照	男	32	30（0.937）	2（0.063）	62（0.969）	2（0.031）
	女	54	52（0.963）	2（0.037）	106（0.981）	2（0.019）

3 AT1R 基因多态性与血压、血糖、血脂水平和血浆 Ang II、ET、CGRP 含量的比较（表 3）

在 EH 患者中，AA 基因型者与 AC+CC 基因型者之间的收缩压、舒张压、脉压（SBP、DBP、PP）差异无显著性（$P > 0.05$）；而心率和体重指数血糖、血脂水平、血中 Ang II、ET、CGRP 含量等差异亦无显著性（$P > 0.05$）。

表 3　AT1R 基因多态性与临床相关指标的比较（$\bar{x} \pm s$）

项目	AA（n=180）	AC+CC（n=26）
SBP（mmHg）	152.33 ± 19.43	154.33 ± 13.24
DBP（mmHg）	86.38 ± 12.94	84.33 ± 15.07
DBP（mmHg）	67.57 ± 15.41	69.44 ± 11.35
HR（bpm）	78.68 ± 8.90	76.67 ± 9.61
BMI（kg/m²）	25.78 ± 5.73	26.11 ± 3.87
Glu（mmol/L）	5.63 ± 1.83	6.34 ± 3.49
TC（mmol/L）	5.51 ± 1.20	5.75 ± 1.28
TG（mmol/L）	1.85 ± 1.22	2.03 ± 0.74
HDL-C（mmol/L）	1.26 ± 0.42	3.42 ± 1.17
VLDL-C（mmol/L）	0.87 ± 0.61	0.93 ± 0.35
Ang Ⅱ（ng/L）	14.81 ± 8.84	19.31 ± 11.51
ET（ng/L）	131.95 ± 18.95	122.97 ± 11.63
CGRP（ng/L）	77.93 ± 46.37	56.07 ± 29.18
ET/CGRP	2.60 ± 2.18	2.87 ± 1.69

4 AT1R 基因多态性与中医证型的相关分析（表 4）

AT1R 基因的 AA 基因型和 AC 加 CC 基因型在高血压病 3 种不同证型中的分布，经 χ^2 检验 P=0.497，差异无显著性。比较其等位基因 A 和 C 在辨证分型中的分布频率，差异亦无显著性（$P>0.05$）。

表 4　AT1R 基因型和等位基因在高血压病不同中医证型中的分布〔例（%）〕

项目		例数	阳亢型	痰湿型	阴阳两虚型
基因型	AA	180	134（0.74）	28（0.16）	18（0.10）
	AC+CC	26	22（0.84）	2（0.08）	2（0.08）
等位基因	A	384	288（0.75）	58（0.15）	38（0.10）
	C	28	24（0.86）	2（0.07）	2（0.07）

5 AT1R 基因多态性与清心胶囊及卡托普利疗效关系（表 5）

共 66 例阴虚阳亢型高血压患者完成 12 周的药物治疗，其中卡托普利组 32 例，清心胶囊组 34 例。不同治疗组基因型患者之间年龄、体重指数、血糖、血脂和血浆 Ang II、ET、CGRP 水平均无显著性（$P>0.05$）。

卡托普利组 AA 和 AC 基因型高血压患者血压基础值相近（$P>0.05$），AA 基因型患者治疗后 SBP、DBP、PP 较治疗前分别下降了 25.81、7.61、18.19 mmHg，与治疗前比较差异有显著性（$P<0.01$）。AC+CC 基因型患者治疗后的 SBP、DBP、PP 较治疗前分别下降了 25.67、11.67、14.00 mmHg，与治疗前比较，差异亦有显著性（$P<0.05$，$P<0.01$）。不同基因型患者降压幅度差别不显著。

清心胶囊组 AA 和 AC 基因型高血压患者血压基础值相近（$P>0.05$）。AA 基因型患者治疗后 SBP、DBP、PP 较治疗前分别下降了 21.40、10.77、14.40 mmHg，与治疗前比较，差异有显著性（$P<0.05$，$P<0.01$）。AC+CC 基因型患者治疗后的 SBP、DBP、PP 较治疗前分别下降了 30.71、9.57、21.14 mmHg，与治疗前比较，差异均有显著性（$P<0.05$，$P<0.01$）。不同基因型患者降压幅度差别不显著。

表 5　不同基因型 EH 患者卡托普利、清心胶囊治疗前后血压的比较（mmHg，$\bar{x}\pm s$）

组别	时间	AA 基因型			AA+AC 基因型		
		SBP	DBP	PP	SBP	DBP	PP
卡托普利	治疗前	156.65 ± 11.89（28）	87.26 ± 10.48（28）	69.39 ± 12.89（28）	149.00 ± 1.73（4）	88.33 ± 2.89（4）	60.67 ± 1.15（4）
	治疗后	130.84 ± 11.99（28）**	79.65 ± 8.68（28）**	51.19 ± 10.14（28）**	123.33 ± 2.89（4）**	76.67 ± 5.77（4）*	46.67 ± 2.89（4）*
清心胶囊	治疗前	157.00 ± 11.70（28）	89.32 ± 9.97（28）	70.68 ± 14.66（28）	155.00 ± 11.18（6）	91.71 ± 10.48（6）	63.29 ± 13.72（6）
	治疗后	135.60 ± 13.24（28）*	78.55 ± 8.86（28）**	56.28 ± 15.12（28）*	124.29 ± 12.39（6）**	82.14 ± 7.56（6）*	42.14 ± 12.54（6）**

注：与本组治疗前比较，$^*P<0.05$，$^{**}P<0.01$；（）内数据为例数

讨　论

长期以来，临床上就认识到不同的个体对同一种疾病的易感性存在着差异。而患同一种疾病的患者其临床表现、对治疗的反应及预后，不同个体间也存在着显著的差异。目前认为人类基因多态性（genopolymorphism）在阐明人体对疾病、药物的敏感性与耐受性、疾病临床表现的多样性（clinical phenotype diversity）以及治疗的反应性上都起着重要的作用。

人类 AT1R 基因定位于染色体 3q21-q25，并发现其 3 端非编码区 1166 处存在 A-C 碱基置换，且可能与原发性高血压相关[4]。1994 年 Bonnardeaux A 等[4]首先应用单链构象多态（SSCP）和等位基因特异的寡核苷酸探针（ASO）杂交技术发现 AT1R 基因 3 端非编码区存在 5 个多态性位点，即 573T/C、1166A/C、1878A/G、1062A/G、1517G/T，而其中仅 1166A/C 出现的频率在 EH 和健康人中差异显著，从此 AT1R 基因 A1166C 多态性作为新的遗传标记被广泛注目。本研究结果发现，EH 患者 AC+CC 基因型及 C 等位基因频率分别为 0.126 和 0.067，都明显高于正常对照组的 0.047 和 0.023，提示 AT1R 基因多态性与 EH 发生有关。由于高血压为多基因遗传病，呈遗传易感性与环境因素相结合的发病模型，基于人群研究的局限性，本研究得出的 AT1R 基因 A1166C 多态性与 EH 有关的结论，尚需扩大样本，并作进一步基因连锁分析。

本试验中各临床参数比较，结果发现，年龄、BMI、血压、血糖、血脂以及血浆 Ang II、ET、CGRP 水平在 AT1R 基因型间比较差异均无显著性（$P > 0.05$），提示 AT1R 基因多态性对 EH 及其并发症的影响作用可能并非通过糖脂代谢以及循环 RAS 等途径来完成的，与以往报道相一致[5]。AT1R 基因 A1166C 变异位于 3 端非编码区内，理论上不影响 AT1R 蛋白质编码过程，但如果与邻近有功能变异的染色体位置呈连锁不平衡，可能影响 AT1R 基因 mRNA 表达稳定性 引起 AT1R 数目、分布密度以及 AT1R 对 Ang II 亲和力等改变，增强 Ang II 反应性进而促进 EH 发生发展。

高血压病不同中医证型与基因多态性是否存在着关联？某一基因型是否对某一证型具有易感性？目前未见文献报道。本试验根据中医辨证分型标准，将 206 例高血压患者进行辨证分型，比较其基因型分型，结果发现，AT1R 不同基因型在各证型间分布差异无显著性（$P > 0.05$），提示 AT1R 基因型分布对中医辨证分型可能没有影响。但由于 C 等位基因在亚洲人群中分布频率较低，因此应进一步扩大样本量来证实。

近年来的研究表明，不同 AT1R 基因型患者对 ACEI 在降压、减轻动脉硬化等疗效上存在显著差异；AC 型者比 AA 型者效果好。1996 年 Benetos A 等[6]研究报道携带 C 等位基因的高血压患者应用血管紧张素转化酶（ACE）抑制剂卡托普利，颈动脉脉搏传导速度（PWV）下降幅度要比 AA 纯合子高 3 倍，而应用钙离子拮抗剂尼群地平治疗组中只有 AA 纯合子的 PWV 下降，说明不同 AT1R 基因型高血压患者对治疗的反应也有所不同。

本试验通过 ACEI 类卡托普利和中药制剂清心胶囊来观察不同基因型高血压患者对治疗的反应及疗效的差异。结果显示卡托普利和清心胶囊对不同基因型高血压患者均有一定的降压效应，各治疗组中 AA 和 AC 基因型高血压患者降压效果相仿，与是否携带 C1166 等位基因无关。

深入探讨 EH 患者 AT1R 基因多态性，对降压药物选择具有积极的意义，从而使治疗更加个体化，更有效，副反应更少，也为开发和研制新一代降压中药提供了一定的理论依据。

参考文献

[1] WHO/ISH. Guidelines for the management of hypertension [J]. J Hypertens, 1999；17: 151.

[2] 郑筱萸主编. 中药新药临床研究指导原则[M]. 北京: 中国医药科技出版社, 2002: 73-77.

[3] 柯晓刚, 林从容, 吴可贵, 等. 1型血管紧张素II受体基因多态性与高血压病及其并发症的关系[J]. 中华心血管病杂志, 2001；29(2): 121.

[4] Bonnardeaux A, Davies E, Jennem Aitre X, et al. Angiotensin II type 1 receptor gene polymorphism in the human essential hypertension [J]. Hypertension, 1994；24(1): 63-69.

[5] Ashavaid TF, Shalia KK, Nair KG, et al. ACE and AT1R gene polymorphism and hypertension in Indian population [J]. J Clin Lab Anal, 2000；14(5): 230-237.

[6] Benetos A, Gautier S, Richard S, et al. Influence of angiotensin converting enzyme and angiotensin II type1receptor gene polymorphisms on aortic stiffness in normotensive and hypertensive patients[J]. Circulation, 1996；94: 698-703.

原载：卢全生，雷燕，陈可冀 . AT1R 基因多态性与原发性高血压中医证型及降压中药疗效的关系 [J]. 中国中西医结合杂志，2005, 25(8): 682-686.

通心络胶囊干预急性心肌梗死早期血运重建后自发性改善的临床研究

尤士杰　陈可冀　杨跃进　高润霖　吴永健　张　健　王燕武　陈纪林

急性心肌梗死（acute myocardial infarction，AMI）血运重建（coronary revascularization，CVR）治疗（溶栓或介入）是挽救缺血心肌最有效的治疗方法。但冠脉成功再通后，约 1/3 的患者可并发再灌注损伤导致的无再流或慢血流等心肌缺血－再灌注损伤（IMRI）灌注不良现象[1,2]，不仅不能有效地恢复心肌细胞水平的有效再灌注，并可加重缺血心肌的损伤，还可随着缺血时间的延长导致顿抑或冬眠心肌细胞恢复缓慢，甚至凋亡、坏死而影响心肌细胞功能的恢复。因此，抑制 IMRI 是目前再灌注时代面临的主要问题，如果有效药物干预 IMRI，可能挽救更多的存活心肌细胞，将可能大大改善预后[3]。为了客观地评价药物干预治疗效果，有必要了解 AMI 早期再灌注治疗后心肌细胞自发改善过程和程度。

临床资料

1 一般资料

选自 2002 年 1 月— 2003 年 7 月间，阜外心血管病医院冠心病治疗中心收治的心电图 ST 段抬高的首次 AMI 并成功实施经皮冠脉介入治疗（PCI）或溶栓治疗的 112 例患者，按序列号分配随机分为两组。两组患者在性别、年龄、病史、梗死部位、血管再通时间和溶栓方面资料比较差异均无显著性（见表 1）。

表 1　两组患者一般资料

项目	干预组（60 例）	对照组（52 例）
男 / 女（例）	52/8	40/12
年龄（岁）	57.08 ± 11.04	58.74 ± 11.24
血管再通时间（h）	6.00 ± 2.26	6.12 ± 2.17
溶栓治疗（例）	18	14
介入治疗（例）	42	38
梗死冠脉（例）		
左前降支	28	31
左回旋支	7	6
右冠状动脉	25	15
冠脉病变情况（例）		
单支	19	28
双支	17	12
三支	24	12

方　法

1 治疗方法

两组患者均于溶栓或介入治疗后常规服用硝酸酯类制剂、β阻滞剂、肾素－血管紧张素转换酶抑制剂、抗血小板制剂。干预组除常规服上述药物以外，同时加服通心络胶囊（由人参、水蛭、全蝎、蜈蚣、蝉蜕、虫、赤芍和冰片等组成，每粒含生药量 0.38 g，河北以岭药业有限公司生产，批号 20000408），每次 4 粒，每日 3 次，连续服药 6 个月。

2 超声心动图检查

所有 AMI 患者于接受 PCI 或溶栓治疗后 12~24 h 内、第 7、14、30、90 和 180 天进行标准左心室长轴、短轴和心尖切面多普勒二维超声心动图（2DE）检查。

3 室壁节段性运动分析

室壁节段性运动分析依据美国 2DE 学会推荐的 16 节段半定量法对左心室室壁各节段的评分标准：正常或运动增强为 1 分，轻、中度减弱为 2 分，重度或运动消失为 3 分，矛盾运动为 4 分。根据评分，计算室壁节段运动评分指数（wall motion score index，WMSI）计算公式为：WMSI= 各节段得分之和 / 左室节段数。两个相邻异常节段有收缩运动改善（评分减少 ≥ 1）被视为有收缩功能改善。

4 左心室收缩功能测定

采集 2DE 图像心尖四腔和两腔切面，根据 Simpson 氏公式双平面面积 - 长度法，测量和计算左心室舒张末容积（LVEDV）和左心室整体收缩射血指数（LVEF）。

5 同位素心肌灌注显像和图像分析

于心肌梗死发生后 6 个月时与 2DE 同时检查心肌核素 - 单光子发射型计算机断层成像（SPECT）。在静息状态下静脉注射 ^{99m}Tc-MIBI SEPCT 显像检查，获取左心室水平长轴、垂直长轴和短轴，将左心室心肌按 16 节段方法实施记分统计，采用半定量对摄取图像进行评分，放射性摄取显像正常或增强为 0 分，放射性摄取轻度减低为 1 分，明显减低为 2 分，严重减低或缺失为 3 分。根据评分计算室壁节段放射性摄取指数，计算公式为：室壁节段放射性摄取指数 = 实际摄取分数 / 节段数。

6 冠状动脉 CVR 术后随访

所有患者于心肌梗死后完成 180 天（6 个月）的 2DE 随访，同时完成 SPECT 显像检查（其中治疗组 37 例，对照组 33 例）。

7 统计学方法

采用配对 t 检验和 χ^2 检验。

结　果

1 两组患者 2DE 与 SPECT 显像比较

CVR 术后 12~24 h 2DE 室壁节段 WMSI：干预组（1.7552）与对照组（1.7390）间比较差异无显著性；6 个月时治疗组 WMSI 降低 21.68%（1.3725），对照组下降 11.01%（1.5475），两组比较差异有显著性（$P<0.01$）。6 个月时心肌同位素摄取指数干预组（0.6075）较对照组（0.8781）显著降低（$P<0.05$）；两组患者的 2DE 室壁节段 WMSI 结果与 SPECT 结果有良好的相关性（ρ=0.87 和 0.76）。

2 两组患者 2DE 室壁运动各异常节段恢复率观察

对照组和干预组室壁运动异常节段数分别为 387 段（46.51%）和 447 段（45.56%），两组比较差异无显著性；CVR 后 7、14 和 30 天时，异常运动节段自发改善率干预组（分别为 11.9%、18.1% 和 18.8%）均比对照组（分别为 4.1%、8.3% 和 11.1%）为高（$P<0.05$）；90 天时两组恢复率水平相当（对照组为 14.8%，干预组为 13.8%）；180 天时对照组（15.0%）较干预组（6.5%）显著升高（$P<0.05$）；180 天时的室壁运动异常节段总恢复率干预组（70.0%）高于对照组（51.7%，$P<0.05$）。

3 两组患者 2DE LVEDV 测定结果（表 2）

LVEDV：心肌梗死 CVR 后的 24 h 内，两组比较差异无显著性；CVR 后 7 天时两组较 24 h 时均有显著增加（$P<0.05$），但两组间比较差异无显著性；14 和 30 天时干预组较 7 天时无显著增加，而对照组较 7 天时继续增加，且比干预组增加幅度大（$P<0.05$）；90 和 180 天时，干预组比 30 天时明显减小，已接近最初水平，而对照组改变不明显。

表 2　两组患者不同时间 2DE LVEDV 测定结果比较（mL，$\bar{x}\pm s$）

组别	例数	24 h	7 天	14 天	30 天	90 天	180 天
干预	60	138.17 ± 23.77	150.86 ± 21.91（9.4%）$^{\triangle}$	150.36 ± 26.24（9.4%）$^{*\triangle}$	150.71 ± 27.57（9.4%）$^{*\triangle}$	143.12 ± 29.95（3.6%）**	145.27 ± 27.93（5.1%）**
对照	52	146.43 ± 33.13	160.48 ± 24.54（9.6%）$^{\triangle}$	163.39 ± 24.68（11.8%）$^{\triangle}$	164.10 ± 27.11（12.3%）$^{\triangle}$	165.60 ± 30.92（13.7%）$^{\triangle}$	162.38 ± 32.65（11.7%）$^{\triangle}$

注：（ ）内为发病 24 h 时 LVEDV 增加的百分数；与对照组同期比较，$^{*}P<0.05$，$^{**}P<0.01$；与本组 24 h 比较，$^{\triangle}P<0.01$

4 两组患者 2DE LVEF 测定结果（表 3）

心肌梗死 CVR 后 12~24 h 时两组 LVEF 比较差异无显著性；CVR 后 7、14 和 30 天时两组间比较差异亦无显著性；90、180 天时，干预组不仅较 30 天时有显著恢复，也较同期的对照组有显著改善（$P<0.05$ 或 $P<0.01$），而对照组改变不明显。

表 3　两组患者不同时间 2DELVEF 测定结果比较（%，$\bar{x}\pm s$）

组别	例数	24 h	7 天	14 天	30 天	90 天	180 天
干预	60	53.32 ± 6.72	55.86 ± 7.70	55.34 ± 8.09	56.05 ± 8.84	58.27 ± 8.00$^{**\triangle}$	58.33 ± 8.00$^{*\triangle}$
对照	52	54.61 ± 7.63	52.88 ± 7.42	52.39 ± 8.00	53.35 ± 7.94	53.10 ± 7.78	53.82 ± 7.89

注：与对照组同期比较，$^{*}P<0.05$，$^{**}P<0.01$；与本组 24 h 比较，$^{\triangle}P<0.01$

讨　论

AMI 后尽快和有效地恢复缺血心肌细胞功能，缩小梗死范围，改善整体收缩功能，降低病死率，改善预后，贯穿着整个治疗过程。尽管溶栓和介入治疗是目前治疗 AMI 最有效的方法，但由于血运重建后存在缺血心肌再灌注损伤和微血管与心肌难以恢复功能障碍，而发生心肌细胞坏死、凋亡和心脏重构等，严重影响改善预后。虽然血运重建在一定时间内对心肌细胞功能恢复至关重要，但存活心肌细胞的恢复，不仅取决于心肌缺血时间的长短、冠脉侧支循环的存在和建立，而且还取决于再灌注损伤对微血管和心肌影响的程度。后者已成为目前介入和溶栓治疗后面临的又一重要课题。因此了解 AMI 再灌注后心肌自发性改善的过程和程度，可为今后评价药物干预治疗疗效提供有力证据。

目前识别存活心肌的方法很多，有价值的方法有：①心肌灌注显像对局部心肌灌注和细胞膜的完整性估测[4]；②心肌代谢显像对局部心肌代谢活性的检测；③多巴酚丁胺和（或）合用硝酸酯 2DE 对心肌收缩储备功能的检测[5]；④核磁共振显像对心肌代谢和局部功能的检测[6]。本研究于 CVR180 天（6 个月）时应用 SPECT 显像评价局部坏死心肌范围，结果不仅显示两组之间梗死范围差异有显著性，而且与本研究 2ED 结果有较好的相关性，因此本研究中的 2DE 评价心肌收缩储备功能恢复的结果是可靠和可信的。

我们早期的研究结果显示：AMI 患者 5~6 个月后其运动异常节段中自发改善率为 36%，略高于 Rogers 的 31%；实施溶栓和 PCI5~6 个月后，运动异常节段自发改善可达 56%[7]，不仅与本研究结果相近，也与 Elhendy 报道的结果相当[8]。随着 AMI 的深入研究，发现再灌注损伤对缺血心肌细胞功能恢复影响十分显著，不仅早期可以加重缺血心肌的坏死，而且可导致心室重构、心肌凋亡和心功能不全的发生，影响预后。

本研究连续观察 AMI 患者 CVR 后 2DE 的结果显示尽管有早期血运成功再通，但在自发改善的对照组中有 LVEDV 的增加、LVEF 的降低，即 LVEDV 在 90 天（3 个月）内呈持续性增加，7 天时即显著增加，90 天时达到高峰；运动异常节段自第 1 周（7 天）开始呈进行性恢复，3~6 个月时达到高峰。在用通心络干预中，LVEDV 在 1 个月（30 天）内呈持续增加，1 周（7 天）内增加显著，1 个月达到高峰，但增加程度低于对照组；运动异常节段也自第 1 周开始呈进行性恢复，恢复程度明显优于对照组，1~3 个月时达到高峰，明显早于对照组；虽整体收缩功能改善也明显落后于异常节段恢复时间，但明显早于对照组。可见干预后不仅 LVEDV、LVEF 和运动异常节段提前恢复，且改善水平显著高于对照组。6 个月后两组 LVEDV 和 LVESV 均有轻度增加，虽与前无显著差异，但提示心室重构在 6 个月后仍在发生，符合早期容量和压力导致的重构和晚期神经体液调节因素导致的心室重构发生的特点[2]，所不同的是通心络胶囊干预后重构程度较轻。血运重建后常规抗 AMI 药物治疗 6 个月，对照组中运动异常节段自发性改善为 51.68%，应用通心络胶囊干预治疗后运动异常节段总恢复率高达 70.0%。心室重构减轻，左心室的整体收缩功能改善明显。可见通心络胶囊对预防和治疗再灌注损伤，对保护和挽救缺血心肌和微血管功能是十分有益的。

有研究表明：具有益气活血化瘀、搜风解痉通络的通心络胶囊，可减少丙二醛（MDA）合成与释放，从而减少自由基生成，通过激活细胞内超氧化物歧化酶（SOD）的活性，加速氧自由基清除，从而具有抗氧化和保护氧自由基对缺血心肌损伤的作用[9]。通心络胶囊还增加一氧化氮合酶（NOS）的活性，从而增加 NO 的合成与释放，改善微血管舒张功能，同时可以减少内皮素（ET）的合成与释放，降低了微血管的紧张性，从而改善微血管的内皮功能，减少缺氧所致血管内皮细胞损伤和凋亡[10]。赵明中等[11]研究发现通心络胶囊干预后心肌坏死范围缩小，细胞凋亡指数下降，同时发现可下调心肌细胞 Bax 蛋白表达，并上调 Bcl-2 蛋白表达，表明其抑制心肌细胞凋亡作用可能与其参与调节凋亡相关基因的表达有一定关系，因此，AMI 早期血运重建后常规抗 AMI 的基础上合用通心络胶囊可提高自发改善的时间和水平可能与上述药理特点有关，尚需进一步研究证实。

参考文献

[1] Sakuma T, Leong-Poi H, Fisher NG, et al. Further insights into the no-reflow phenomenon after primary angioplasty in acute myocardial infarction: the role of microthromboemboli [J]. J Am Soc Echocardiog, 2003, 16(1): 15-21.

[2] Saitoh S, Onogi F, Aikawa K, et al. Multiple endothelial injury in epicardial coronary artery induces downstream microvascular spasm as w ell as remodeling partly via thromboxane A2[J]. Jam Coll Cardiol, 2001, 37(1): 308-315.

[3] 陈在嘉, 高润霖主编. 冠心病. [M]北京: 人民卫生出版社, 2002: 1034-1047.

[4] Bax JJ, Wijns W, Cornel JH, et al. Accuracy of currently avaliable technique for prediction of functional recovery after revascularization in patients with left ventricular dysfunction due to chronic artery disease: comparison of pooled data[J]. J A m Coll Cardiol, 1997, 30(6): 1451-1460.

[5] 胡奉环, 杨跃进, 尤士杰, 等. 不同小剂量多巴酚丁胺超声心动图试验识别急性心肌梗死存活心肌的对比研究[J]. 中华超声影像学杂志, 2000, 12(9): 517-520.

[6] Baer FM, Voth E, Schneider CA, et al. Comparison of low dose dobutamine-gradient-echo magnetic imaging and positron emission tomography with F18 fluorodeoxy glucos in patients with chronic coronary artery disease. A functional and morphological approach to the detection of residual myocardial viability[J]. Circulation, 1995, 91(4): 1006-1015.

[7] Rogers WJ, Hood WP Jr, Mantle JA, et al. Return of left ventricular function after reperfusion in patients with myocardial infarction: importance of subtotal stenosis or intact collateral[J]. Circulation, 1984, 69(2): 338 -349.

[8] Elhendy A, T rocino G, Salustri A, et al. Low-dose dobutamine echocardiography and rest-redistribution thallium-201 tomography in the assessment of spontaneous recovery of left ventricular function after recent myocardial infarction[J]. A m Hear t J, 1996, 131(6): 1088-1096.

[9] 施海峰, 赵海燕. 通心络对冠心病患者血浆内皮素及一氧化氮的影响[J]. 河北中医 2000, 22(12): 944-945.

[10] 赵明中, 高承梅, 张宇洋. 通心络胶囊对实验性心肌缺血再灌注损伤保护作用的实验研究[J]. 中国中医基础医学杂志, 2000, 6(1): 36-38.

[11] 赵明中, 高承梅, 张宇洋, 等. 通心络胶囊对缺血再灌注心肌细胞凋亡及相关基因蛋白表达的影响[J]. 中华心血管病杂志, 2000, 28(3): 206.

原载：尤士杰，陈可冀，杨跃进，高润霖，吴永健，张健，王燕武，陈纪林．通心络胶囊干预急性心肌梗死早期血运重建后自发性改善的临床研究 [J]. 中国中西医结合杂志，2005, 25(7): 604-607.

清心胶囊治疗轻中度高血压病的临床研究

雷　燕　卢全生　马晓昌　陈可冀

清心胶囊是针对高血压病阴虚阳亢、本虚标实证而设的一个中药复方，前期工作发现其有较好的降压作用，本研究采用随机对照双盲双模拟的试验方法，进一步观察清心胶囊的临床疗效，以冀寻找防治高血压病的有效方药。

资料与方法

1 病例来源

本课题所有病例均来自2001年3月－2003年1月在北京市海淀区青龙桥五个社区普查的高血压病患者。

2 诊断标准

高血压病诊断和分级标准参照1999年《WHO/ISH高血压治疗指南》[1]制定的标准。中医证候诊断标准参照《中药新药临床研究指导原则》[2]中制定的高血压病阴虚阳亢证标准。主证为：眩晕头痛，腰酸膝软，五心烦热；次证为：心悸，失眠，耳鸣，健忘，便干、舌红少苔，脉弦细而数。

中医症状轻重分级评分标准：主证根据病情轻、中、重的不同分别计2、4、6分，次证根据病情轻、中、重的不同分别计1、2、3分。

3 试验病例选择

纳入标准：凡符合高血压病诊断标准，高血压分级属1~2级者，中医辨证为阴虚阳亢证，年龄在40~80岁，签署知情同意书者。排除标准：除外继发性高血压；收缩压（SBP）≥180 mmHg或舒张压（DBP）≥100 mmHg者；合并有肝、脑、心、肾和造血系统严重原发疾病以及精神病患者，或正在参加其他临床试验的患者；以及对本药过敏者。剔除标准：不符合纳入标准，未按照规定服药，无法判断疗效，或者资料不全等影响疗效或安全性判断者。

4 临床资料（表1）

共入选合格病例98例，先进行社区高血压人群普查，符合高血压病入选标准者，单盲给予安慰剂治疗，并接受饮食和生活习惯的指导，经安慰剂洗脱2周后，将仍符合入选标准的98例患者纳入试验，应用SAS软件区组随机化方法，随机分为3组。其中清心胶囊（A）组34例，卡托普利（B）组32例，清心胶囊加卡托普利（C）组32例。3组患者年龄、性别、病程、体重指数、血压及分级的比较，差异无显著性（$P>0.05$），具有可比性。

表 1　各组临床资料（$\bar{x} \pm s$）

组别	性别（例）		年龄（岁）	病程（年）	体重指数	分级（例）		SBP（mmHg）	DBP（mmHg）
	男	女				1	2		
A	12	22	64.94 ± 7.13	10.28 ± 10.26	26.72 ± 3.58	18	16	156.56 ± 11.44	87.50 ± 11.16
B	9	23	62.78 ± 8.30	10.00 ± 12.10	26.44 ± 3.16	16	16	155.97 ± 11.56	87.35 ± 10.02
C	12	20	63.13 ± 8.59	12.72 ± 12.11	28.01 ± 3.77	11	21	160.44 ± 16.38	90.31 ± 10.74

5 研究方法

5.1 药物

清心胶囊：由本院药厂提供，每粒 0.4 g（1 g 相当于生药 10 g）。主要由杜仲、钩藤、玄参、牡丹皮、莲子心等药物组成。中药模拟剂：由西苑医院药厂提供，形状、大小、颜色、包装同清心胶囊。卡托普利片：每片 12.5 mg，上海普康药业有限公司生产，生产批号：0109031。西药模拟剂：由双鹤药业片剂车间制作，药片形状、大小、颜色、外包装等与卡托普利片同。

5.2 给药方法

A 组给予清心胶囊 4 粒，每天 3 次口服；西药校拟剂 1 片，每天 2 次口服。B 组给予卡托普利 1 片，每天 2 次口服；中药模拟剂 4 粒，每天 3 次口服。C 组给予清心胶囊 4 粒，每天 3 次口服，卡托普利 1 片，每天 2 次口服。4 周为 1 个疗程，连续观察 3 个疗程，每 4 周进行 1 次临床随访，治疗过程中出现的任何不适或症状均按不良反应加以记录。

5.3 观察指标及方法

分别于治疗前、治疗后 12 周逐项询问并作记录，其症状记分之和为该病例证候总积分值，包括临床症状及舌象、脉象的变化等。观察收缩压（SBP）、舒张压（DBP）、心率（HR）、脉压（PP）、心电图、血糖、血浆 Ang Ⅱ、ET、降钙素基因相关肽（calcitonin gene-related peptide，CGRP，药盒购自北京东亚免疫研究所）、药物不良反应等，并采用 SF-36 生存质量量表[3]进行生活质量评定。清心胶囊组分别于治疗前后各查 1 次 24 h 动态血压（ambulatory blood pressure，ABP），采用美国 Spacelabs Medical 公司生产的 9027-ABP 型动态血压记录仪测量。同时计算谷峰比值，谷峰比值 = 谷效应 / 峰效应，以 2 h 内血压降低的平均值最大者为峰效应，以治疗期上一次服药后、下一次服药前 1 h 的血压平均下降值为谷效应。

6 统计学方法

用 SPSS10.0 软件统计分析，计量资料用 *t* 检验、*ANOVA* 检验，计数资料用 χ^2 检验，等级资料用秩和检验。

结　果

1 疗效判定标准

参照《中药新药临床研究指导原则》[2]。

1.1 血压疗效判定标准

显效：①舒张压下降 10 mmHg，并达到正常范围；②舒张压虽未降至正常但已下降 20 mmHg。有效：①舒张压下降＜10 mmHg，但已达到正常范围；②舒张压较治疗前下降 10~19 mmHg，但未达到正常范围；③收缩压较治疗前下降值 30 mmHg。须具备其中一项。尤效：未达到以上标准者。

1.2 症状积分疗效评定标准

显效：临床症状、体征明显改善，证候积分减少 > 70%。有效：临床症状、体征均有好转，证候积分减少 30% ~70%。无效：临床症状、体征无明显改善，甚或加重，证候积分减少 < 30%。

1.3 单项症状疗效标准

显效：治疗后症状消失，或记分下降 2 个等级；有效：治疗后症状记分下降 1 个等级而未消失；无效：治疗后症状无变化或加重。

2 疗效

2.1 降压疗效比较

A 组、B 组、C 组显效率分别为 44.1%（15/34）、53.1%（17/32）、75.0%（24/32），总有效率分别为 82.4%（28/34）、87.5%（28/32）、93.8%（30/32），经秩和检验，χ^2=6.635，P=0.036，提示 C 组与 A 组间差异有显著性（$P < 0.05$），而 A 组和 B 组之间差异无显著性意义（$P > 0.05$）。

2.2 各组治疗前后 HR、SBP、DBP、PP 比较（表 2）

治疗后各组 HR、SBP、DBP、PP 均较治前下降，差异有显著性（$P < 0.01$），但组间比较差异无显著性（$P > 0.05$）。

表 2　各组治疗前后 HR、SBP、DBP 及 PP 比较（$\bar{x} \pm s$）

组别	例数	时间	HR（次 /min）	SBP（mmHg）	DBP（mmHg）	PP（mmHg）
A	34	治前	76.97 ± 8.59	156.56 ± 11.44	87.50 ± 11.16	69.06 ± 14.57
		治后	70.12 ± 7.73*	133.13 ± 13.71*	79.94 ± 9.45*	53.19 ± 15.58*
B	32	治前	80.13 ± 9.51	155.97 ± 11.56	87.35 ± 10.02	68.62 ± 12.55
		治后	71.12 ± 7.92*	130.18 ± 11.66*	79.38 ± 7.88*	50.79 ± 9.78*
C	32	治前	76.63 ± 10.36	160.44 ± 16.38	90.31 ± 10.74	70.13 ± 13.20
		治后	69.78 ± 8.24*	134.66 ± 12.78*	77.53 ± 9.36*	57.13 ± 11.81*

注：与本组治疗前比较，*$P < 0.01$

3 治疗前后动态血压的变化

观察了 A 组 32 例患者的动态血压，疗程 10 天。结果发现，治疗后 24 h、白昼（Day）和夜间（Night）的平均收缩压、平均舒张压平均动脉压（MAP）较治疗前均有所下降，但差异无显著性（$P >$ 0.05）；治疗后平均心率（MHR）差异无显著性，24 h 收缩压和舒张压负荷（即监测过程中收缩压 140 mmHg 和舒张压 90 mmHg 的次数百分率）较治疗前均减少，但差异无显著性（$P > 0.05$）。其谷峰比值为 53%。

4 各组症状疗效及症状积分的比较（表 3）

A 组、B 组、C 组症状改善总有效率分别为 91.2%（31/34）、68.8%（22/32）、93.8%（30/32），显效率分别为 55.9%（19/34）、46.9%（15/32）、50.0%（16/32），组间比较差异无显著性（$P > 0.05$）。对于主要症状疗效，C 组对头痛、腰膝酸软改善方面优于 B 组（$P < 0.05$），A 组对头痛的改善方面优于 B

组（$P < 0.05$）；各组治疗前症状积分相近（$P > 0.05$），治疗后与治疗前比较，各组均有所下降，差异有显著性（$P < 0.05$，$P < 0.01$）。在症状积分下降幅度方面，C 组 > A 组 > B 组，其中 C 组的下降幅度与 B 组比较，差异有显著性（$P < 0.05$）。

表 3　各组治疗前后症状积分的比较（$\bar{x} \pm s$）

组别	例数	症状积分		
		治疗前	治疗后	差值
A	34	19.94 ± 9.73	10.68 ± 9.16**	9.26 ± 12.36
B	32	14.19 ± 9.37	8.88 ± 10.33*	5.31 ± 12.76
C	32	17.88 ± 10.31	6.50 ± 7.25**	11.38 ± 10.98△

注：与本组治疗前比较，*$P < 0.05$，**$P < 0.01$；与 B 组比较，△$P < 0.05$

5 各组患者治疗前后生活质散积分的比较（表 4）

A 组和 C 组治疗后生理功能、社会功能、疼痛、生活质量总分等项目得分明显高于治疗前（$P < 0.05$，$P < 0.01$）；而卡托普利组治疗前后未出现显著性差异（$P > 0.05$）。组间比较，A 组在生活质量总分方面明显高于 B 组（$P < 0.05$）；C 组在生理功能方面也明显高于 B 组（$P < 0.05$）。结果表明在生活质量改善方面，C 组和 A 组优于 B 组。

表 4　各组治疗前后生活质量积分的比较（$\bar{x} \pm s$）

组别	例数	时间	生理功能	社会功能	疼痛	生活质量总分
A	34	治前	65.56 ± 22.50	77.78 ± 25.32	65.74 ± 30.34	514.13 ± 133.04
		治后	79.63 ± 17.37*	90.74 ± 15.70*	88.89 ± 12.66**	702.23 ± 97.21**△
B	32	治前	75.60 ± 17.99	78.00 ± 23.18	77.00 ± 22.73	534.02 ± 155.33
		治后	70.45 ± 25.30	84.09 ± 23.84	80.68 ± 20.31	620.40 ± 181.49
C	32	治前	69.78 ± 18.74	75.00 ± 25.00	63.04 ± 22.45	526.99 ± 135.43
		治后	83.82 ± 15.96△	91.18 ± 12.13**	88.24 ± 12.86**	681.49 ± 129.73*△

注：与本组治疗前比较，*$P < 0.05$，**$P < 0.01$；与治疗后 B 组比较，△$P < 0.05$

6 各组治疗前后血浆 Ang Ⅱ、ET、CGRP 的比较（表 5）

各组治疗后血浆 CGRP 水平较治前均明显增高，差异有显著性（$P < 0.05$，$P < 0.01$）；各组血浆 Ang Ⅱ、ET 在治疗后皆出现一定程度的下降，其中 A 组治疗后与治疗前比较，差异有显著性（$P < 0.05$）。

表 5　各组治疗前后血浆 Ang Ⅱ、ET、CGRP 比较（μg/L，$\bar{x} \pm s$）

组别	例数	时间	Ang Ⅱ	ET	CGRP
A	34	治前	18.00 ± 21.86	143.06 ± 20.14	73.75 ± 42.87
		治后	10.87 ± 9.75*	128.08 ± 18.56*	106.87 ± 32.97*
B	32	治前	15.29 ± 11.15	146.04 ± 19.57	68.82 ± 41.93
		治后	10.08 ± 6.56	135.58 ± 16.78	117.93 ± 49.79**
C	32	治前	15.38 ± 8.14	139.89 ± 22.47	79.94 ± 47.77
		治后	13.41 ± 17.21	132.32 ± 20.60	120.93 ± 54.35*

注：与本组治疗前比较，*$P < 0.05$，**$P < 0.01$

7 不良反应

治疗期间，A 组出现轻度腹泻 3 例，头昏、心悸、胸闷各 1 例；B 组出现干咳 6 例，胸闷 3 例，上腹不适 3 例；C 组干咳 3 例，胸闷 2 例，头昏 1 例，腹泻 2 例，但最后或自行缓解，或药物减量而缓解。

讨　论

高血压病属中医学“眩晕”“头痛”“肝风”“肝阳”等范畴，阴虚阳亢、本虚标实是高血压病的基本病机。流行病学调查表明，阴虚阳亢和肝阳上亢证型是高血压病早期的常见中医证型，多见于Ⅰ～Ⅱ级高血压病。因此，针对高血压病病机特点，以滋肾平肝、清心活血为法，创清心胶囊方。

清心胶囊由杜仲、玄参、钩藤、牡丹皮、莲子心等组成。方中杜仲性温味苦甘，入肝、肾经，功擅补益肝肾，补而不滞，故为君药；玄参，入肺、肾经，滋阴降火除烦利咽，为清补肾经之剂，既能滋肾助杜仲之补益肝肾之功，又能清热除烦，清除高血压之心肝火热之证；钩藤，入肝、心经，能清肝热、泄心火、平肝风、祛风痰，故与玄参同为臣药；牡丹皮，性辛苦味凉，入心、肝、肾经，其功擅清热凉血，和血消淤；莲子心，性寒味苦，入心经，有良好的清心祛热之效，与牡丹皮同用，共为佐使。诸药合用，标本兼治，共奏补益肝肾、平肝潜阳、清心活血之功。现代药理研究表明[4-7]，上述诸药或其有效成分有不同程度的降压作用，杜仲可作用于血管平滑肌，使外周血管扩张，外周阻力降低；玄参有扩张血管和中枢镇静作用；玄参水浸液、醇浸液和煎剂对麻醉犬、猫及兔等多种动物具有降压作用；钩藤可通过直接或间接抑制血管运动中枢而引起周围血管扩张；牡丹皮水煎剂静脉注射或口服，对实验性高血压犬或大鼠，皆有一定的降压作用，牡丹酚在急性动物实验中亦有降压效力；莲子心之生物碱如莲心碱和甲基莲心碱、异莲心碱可通过直接扩张血管平滑肌的作用，以及阻断 α 受体引起的内钙和外钙收缩反应，而产生降压效应。

由于症状反映了高血压病脏腑气血功能紊乱的本质，症状的改善和心、脑、肾等重要脏器血流供需关系的改善相关联，故从某种意义上来讲，症状的改善较之单纯的降压更具有实际意义。清心胶囊改善症状显效率为 5.9%，同时，清心胶囊加卡托普利组在减少症状积分方面显著优于卡托普利组，提示清心胶囊有较好的改善症状作用，而中西药合用疗效更佳，这是本方治疗高血压病的主要优势之一。

现代医学在评价降压药物疗效时，已越来越多地考虑到生活质量这个重要评价指标[8]。本研究结果表明，清心胶囊有明显的提高患者生活质量的作用。

Ang Ⅱ是肾素血管紧张素系统中关键性的血管活性肽，能引起血管收缩，肾脏水钠潴留，并有促生长激素样作用，刺激血管平滑肌细胞的 DNA 和蛋白质合成增加，促成血管硬化和动脉粥样硬化[9]。ET 可产生持久的浓度依赖和血管收缩效应，是与血管损伤有关疾病的共同致病因素[10]。CGRP 是迄今所知体内最强的舒血管物质，对心血管舒缩功能调节有着重要作用，是内源性 ET 拮抗剂[11]。研究表明，清心胶囊明显降低 Ang Ⅱ、ET 水平，促进 CGRP 分泌。从而推测纠正 ET、CGRP 的失调状态、抑制循环肾素血管紧张素系统活性可能是清心胶囊降压的重要机制之一。

总之，清心胶囊对于轻、中度高血压病患者具有良好的降压作用，同时，能显著改善患者临床症状，提高患者的生活质量。在试验过程中，清心胶囊组个别患者出现轻微的腹泻等症状，但都是暂时的，不用停药可自行缓解，表明清心胶囊的临床应用是安全有效的。

参考文献

[1] WHO/ISH. Guidelines for the management of hypertension[J]. J Hypertens, 1999, 17: 151.

[2] 郑筱黄主编. 中药新药临床研究指导原则[M]. 北京: 中国医药科技出版社, 2002: 73-77.

[3] Ware JE Jr, Sherbourne CD. The MOS 36-item short-form health survey(SF-36), I. Conceptual framework and item selection[J]. Med Care, 1992, 30(6): 473-483.

[4] 管淑玉, 苏薇薇. 杜仲化学成分与药理研究进展[J]. 中药材, 2003, 26(2): 124-129.

[5] 王浴生, 邓文龙, 薛春生主编. 中药药理与应用[M]. 北京: 人民卫生出版社, 1998: 390-391.
[6] 姜平. 高血压的基本病机与中药降压作用的研究[J]. 甘肃中医学院学报, 1996, (9): 48-51.
[7] 章灵华, 肖培根, 黄艺, 等. 丹皮酚的药理与临床研究进展[J]. 中国中西医结合杂志, 1996, 16(3): 187-190.
[8] Stamler J, Prineas RJ, Neaotn JD, et al. Background and design of the new U. S. trial on diet and drug treatment of "mild" hypertension(TOMHS)[J]. Am J Cardiol, 1987, 59(14): 51-60.
[9] Storth U, Unger T. The renin-angiotensin system and its receptors[J]. J Cardiovasc Pharmacol, 1999, 33(Suppl 1): 21-28.
[10] Masak T. The discovery, the present state, and the future prospects of endothelin[J]. J Cardivoasc Phamacol, 1989, 13(Suppl 5): 51-54.
[11] 谭敦勇. 降钙素基因相关肽拮抗内皮素生物效应的研究[J]. 中国病理生理杂志, 1993, 9(7): 653-657.

原载：雷燕，卢全生，马晓昌，陈可冀. 清心胶囊治疗轻中度高血压病的临床研究 [J]. 中国中西医结合杂志, 2005, 25(2): 114-118.

康欣胶囊对血管性痴呆患者血浆同型半胱氨酸及β-淀粉样蛋白的影响

蔡　晶　杜　建　黄俊山　林求诚　陈可冀

同型半胱氨酸（homocysteine，HCY）是一种含硫氨基酸，为蛋氨酸代谢的一个重要中间产物。近年来，随着对HCY代谢及其作用认识的深入，其在血管疾病中的作用日益得到重视。许多研究表明，HCY是心脑血管疾病的一个独立危险因素[1,2]。本研究通过观察血管性痴呆（vasculardementia，VD）患者外周血HCY含量变化，并结合β-淀粉样蛋白（β-amyloidprotein，β-Ap）、内皮素（ET）、一氧化氮（NO）等的变化，探讨康欣胶囊的治疗效果。

资料与方法

1 VD诊断标准

西医诊断标准采用美国精神病学会（APA）于1994年修订的《诊断和统计手册》（DSM-Ⅳ）的诊断标准[3]。

VD中医诊断标准根据中华人民共和国卫生部1993年颁布的《中药新药临床研究指导原则》中的“中药新药治疗痴呆的临床研究指导原则”[4]进行诊断。

智能状态选用简易智能评定量表（MMSE）进行评分，总分30分，根据教育程度不同，采用不同界限，大学≤23分，高中＜22分，初中＜21分，小学＜20分，文盲＜19分，为认知障碍；其中23~20分为轻度认知障碍，19~11分为中度认知障碍，＜10分为重度认知障碍[5]。生活自理能力通过日常生活功能量表（ADL）评分反映。ADL对“能否自己穿脱衣服”、“能否自己上下楼梯”等20个日常生活项目进行评分。每项1分为正常，2~4分为不同程度功能低下；总分20分为正常，＞20分为不同程度功能低下。

鉴别诊断主要是与老年性痴呆鉴别，采用Hachinski缺血指数量表，＜4分为老年性痴呆，＞7分为VD，所选病例均＞7分。

2 病例选择

入选标准：符合西医、中医诊断标准的VD患者，年龄≥45岁，且经颅脑CT或MRI检查证实具有下列其中一项者：（1）广泛或多发性病变：①大梗死灶（血栓或栓塞），②多发性皮质梗死，③多发性皮质出血，④进行性血管性白质脑病；（2）局灶性病变：额、枕、颞、丘脑、海马等部位梗死或出血，出血后软化灶。

排除标准：（1）VD终末期患者，（2）伴有严重神经缺损患者，如各种失语、失认、偏瘫等，（3）其他各种痴呆，（4）对本药过敏，（5）合并有肝、肾、心、造血系统、内分泌系统严重原发性疾病、精神病患者，（6）凡不符合纳入标准，未按规定用药无法判断疗效或资料不全影响疗效判断者。

所有病例的检查、评分均由两名受专门训练的医生共同确定，以保证纳入病例的准确。

3 一般资料

将63例患者按计算机随机数字表分为治疗组和对照组。治疗组33例，男21例，女12例；年龄59~80岁，平均（70.30±5.73）岁；受教育程度为大学5例，中专1例，高中9例，初中5例，小学5例，文盲8例，受教育时间平均（6.50±4.35）年；病程5~112个月，平均（53.66±36.89）个月；中医辨证分型：23例为肾虚血瘀，其余证型有气血两虚3例、肾阳虚4例、阴阳两虚3例；多发性腔隙性梗死17例，单一梗死12例，病变部位有：额叶、枕叶、颞叶、基底节、海马等部位，脑出血3例，其他脑血管病1例；伴有高血压者26例，糖尿病者7例，冠心病者15例，肺心病者3例。对照组30例，男15例，女15例；年龄56~80岁，平均（71.50±6.34）岁；受教育程度为大学1例，中专1例，高中9例，初中5例，小学9例，文盲5例，受教育时间平均（6.00±3.29）年；病程5~125个月，平均（48.75±45.49）个月；中医辨证分型：22例为肾虚血瘀，其余证型有气血两虚3例、肾阳虚3例、肾阴虚2例；多发性腔隙性梗死13例，单一梗死14例，脑出血3例；伴有高血压者24例，糖尿病者9例，冠心病者16例。所有病例均来源于福建屏西医院。另从同期老干部体检中选出健康老人30名，作为健康对照组，其中男20名，女10名，年龄60~80岁，平均（69.70±6.83）岁。经统计学检验，治疗组与对照组间年龄、性别、受教育程度、病情严重程度、中医证型、脑组织病变部位和并发症，以及两组与健康对照组间年龄、性别等资料比较差异无显著性，有可比性。

4 治疗方法

治疗组服用康欣胶囊（由女贞子、菟丝子、枸杞子、何首乌、黄精、黄芪、淫羊藿、当归、丹参、牡丹皮、菊花、山楂、酸枣仁组成，由福建屏山制药厂生产，批号900418，0.3 g/粒），每次3粒，每日3次口服，1个月为1个疗程，连服3个疗程。对照组服用喜得镇（由瑞士山德士药厂与天津华津制药厂合作生产，1 mg/片），每次2片，每日3次口服，疗程同治疗组。两组除以上治疗外，还给予基础治疗，如控制高血压（以钙离子拮抗剂、血管紧张素转化酶抑制剂为主）、降血糖、扩张冠状动脉、保护心肌等；在有炎症感染等急性病时，给予对症治疗，如抗生素的应用等。治疗期间绝对禁止服用其他对神经系统、认知功能有影响的药物，如安理申等。健康对照组未做任何处理，只检测相应数值作为对照。

5 观察项目及检测方法

中医症状积分由受过正规中医教育且具有主治医师以上职称者将患者中医辨证各证型的每一主要症状，分无、轻、中、重4级，分别记为0、1、2、3分。

实验室项目血浆HCY测定：采用酶联免疫法，药盒由深圳晶美生物技术公司提供，所用酶标仪为ELS-8008U型（日本）；血浆β-Ap测定：采用放射免疫法，药盒由天津九鼎生物技术公司提供，所用仪器为2000PS型全自动γ-计数仪（中国西安）；内皮素

（ET）测定：采用放射免疫法，药盒提供单位及仪器同β-Ap；一氧化氮（NO）测定：硝酸还原酶法，药盒提供单位同β-Ap，仪器采用紫外分光光度计（Du640型，日本）。

痴呆疗效判定标准依据《中药新药治疗痴呆的临床研究指导原则》[4]制定。基本控制：主要症状基本恢复，神志清楚，定向健全，回答切题，反应灵敏，生活自理，能进行一般性社会活动；显效：主要症状大部分恢复正常，定向基本健全，回答切题，反应一般，生活可以自理；有效：主要症状有所减轻或部分恢复正常，回答切题，生活基本自理，但反应仍迟钝，智力和人格仍有部分障碍；无效：主要症状无改变或病情加重。

中医证候疗效标准：以每位VD患者治疗前后各种证型积分的改变评价疗效，根据第二次全国中医、中西医结合老年医学研究协作组会议通过的《延缓衰老中药的筛选规程和临床观察规范》标准设定[6]。显效：治疗后症状积分与治疗前症状平均积分值比较下降＞50%；有效：症状积分值下降20%~50%；无

效：积分值下降＜20%

6 统计学处理

数据表示采用（$\bar{x} \pm s$），所有数据在 SPSS10.0 统计软件支持下进行显著性检验，组间比较采用 t 检验，计数资料组间比较采用 χ^2 检验，等级资料组间比较采用秩和检验，同组用药前后比较采用非参数配对 t 检验。

结 果

1 康欣胶囊对 VD 的治疗效果

治疗组基本控制 3 例，显效 4 例，有效 14 例，无效 12 例，总有效率 63.64%；对照组基本控制 2 例，显效 3 例，有效 12 例，无效 13 例，总有效率 56.67%。两组间经方差分析，差异无显著性（F=5.876，$P>0.05$），两药对 VD 的治疗作用大致相当。

2 康欣胶囊对 VD 中医证候的影响

治疗组显效 5 例，有效 20 例，无效 8 例，总有效率 75.76%；对照组显效 3 例，有效 13 例，无效 14 例，总有效率 53.33%。经方差分析，两组差异有显著性（F=12.774，$P<0.001$），康欣胶囊对 VD 中医证候的疗效优于对照西药。

3 康欣胶囊对 VD 患者中医症状积分、MMSE、ADL 量表评分的影响（表 1）

治疗组治疗后较治疗前中医症状积分显著好转（$P<0.01$），而对照组治疗前后差异无显著性（$P>0.05$）。治疗后两组 MMSE、ADL 量表评分均有显著好转（$P<0.01$），而组间治疗前、治疗后差异均无显著性（$P>0.05$）。

表 1 两组治疗前后中医症状积分、MMSE 及 ADL 评分变化情况（分，$\bar{x} \pm s$）

组别	例数	时间	中医症状积分	MMSE	ADL
治疗	33	疗前	39.56 ± 11.61	18.43 ± 3.88	47.94 ± 12.36
		疗后	24.73 ± 12.84*	22.63 ± 4.04*	37.60 ± 9.23*
对照	30	疗前	38.97 ± 9.79	17.50 ± 4.67	48.00 ± 15.77
		疗后	31.99 ± 13.45	21.86 ± 4.34*	38.28 ± 11.29*

注：与本组治疗前比较，*$P<0.01$

4 康欣胶囊对 VD 患者 HCY、β-Ap、ET、NO 的影响（表 2）

治疗前治疗组和对照组 VD 患者血浆 HCY、β-Ap、ET 水平显著高于健康对照组（$P<0.01$），治疗后较治疗前均有显著降低（$P<0.01$，$P<0.05$），HCY、ET 仍高于健康对照组（$P<0.01$）；β-Ap 水平与健康对照组差异无显著性；NO 治疗前两组均显著低于健康对照组（$P<0.01$），治疗后两组较本组治疗前均有显著升高（$P<0.01$）。

表 2 两组治疗前后 HCY、β-Ap、ET、NO 变化情况（$\bar{x} \pm s$）

组别	例数		HCY（μmol/L）	β-Ap（ng/L）	ET（ng/L）	NO（μmol/L）
治疗	33	疗前	$27.67 \pm 7.50^{\triangle\triangle}$	$2.50 \pm 1.29^{\triangle\triangle}$	$76.89 \pm 11.81^{\triangle\triangle}$	$35.36 \pm 7.30^{\triangle\triangle}$
		疗后	$20.35 \pm 6.94^{\triangle\triangle**}$	$1.75 \pm 0.77^{**}$	$59.41 \pm 8.41^{**\triangle}$	$59.87 \pm 11.17^{\triangle**}$
对照	30	疗前	$29.04 \pm 8.11^{\triangle\triangle}$	$2.24 \pm 1.16^{\triangle\triangle}$	$77.16 \pm 10.19^{\triangle\triangle}$	$33.10 \pm 7.55^{\triangle\triangle}$
		疗后	$23.69 \pm 8.54^{\triangle\triangle*}$	$1.57 \pm 0.87^{*}$	$58.84 \pm 9.82^{\triangle**}$	$61.04 \pm 12.74^{\triangle**}$
健康对照	30		9.72 ± 4.20	1.41 ± 0.74	50.20 ± 16.64	51.49 ± 16.83

注：与本组治疗前比较，$^{*}P < 0.05$，$^{**}P < 0.01$；与健康对照组比较，$^{\triangle}P < 0.05$，$^{\triangle\triangle}P < 0.01$

讨　论

中医学认为，血管性痴呆的发病与肾精不足、五脏亏虚、气血不足有密切关系。同时，由于脏气衰弱，气血运行无力，气滞则血瘀，气滞则水湿不化，停滞为痰。因此也与气滞、血瘀、痰阻有关[7]。康欣胶囊以补肾健脾、养血活血为立法，方中女贞子、菟丝子、枸杞子、何首乌、黄精补肾填精，淫羊藿温肾壮阳，取阴阳双补之意；黄芪健脾益气，补后天以养先天；当归养血活血，补中有活，既祛瘀血，又令诸补益药补而不腻。佐以丹参、丹皮、酸枣仁、菊花、山楂等药，既能活血化瘀、养血安神、清肝明目，又可制约药物炮制的温燥之性。药理研究表明，方中诸药多具有清除氧自由基、抗衰老、增强免疫力、抗动脉粥样硬化、降血脂、升压以及减轻脑缺氧、缺血后再灌注损伤等多种作用[8-11]。因此，诸药配合，补中有通，标本兼治，共奏补益脾肾、益智健脑、活血开窍之功。正如本研究结果所示，康欣胶囊对血管性痴呆的治疗效果与西药喜得镇相似，而对血管性痴呆中医证候的治疗效果优于对照西药。

HCY 又称高半胱氨酸，是蛋氨酸循环的重要中间产物。HCY 氧化过程中产生超氧化自由基、羟基自由基和过氧化氢，而这些物质是内皮细胞受损害的重要原因，亦是 HCY 损害血管的机制之一。HCY 可协同 ET、拮抗 NO，引起内皮损伤。国内外研究表明，脑梗死、冠心病等心脑血管病患者血浆 HCY 水平增高，阿尔茨海默病（Alzheimer Disease，AD）患者 HCY 水平也异常增高[12, 13]。β-Ap 及其前体蛋白（amyloid pre-cursor protein，APP）与 AD 的发生发展存在密切关系，β-Ap 的沉积被认为是 AD 特征性病理改变的基础。但也有研究表明，β-Ap 并不仅仅存在于 AD 的病理过程中，脑缺血损伤后 β-Ap 表达增多、代谢异常。进一步的研究发现，β-Ap 除对细胞具有直接毒性作用外，还可增强或放大各种伤害性刺激如低糖、兴奋性氨基酸、自由基等细胞损伤效应[14]。本研究表明，血管性痴呆患者血浆 HCY、β-Ap 水平显著高于同龄老人，可见 HCY、β-Ap 参与了脑血管损伤后神经系统高级功能丧失的病理过程。经康欣胶囊治疗后可有效降低患者血浆 HCY、β-Ap 水平，显示了康欣胶囊对血管性痴呆预防、治疗的有效影响，是一值得进一步深入研究的防治血管性痴呆的中药制剂。

参考文献

[1] Malinow MR. Plasma homocysteine and arterial occlusive disease: a minireview[J]. ClinChem, 1995, 41：173-176.

[2] Coull BM, Malinow MR, Beamer N, et al. Elevated plasma homocysteine concentration as a possible independent risk factor for stroke[J]. Stroke, 1990, 21：572-576.

[3] American Psychiatric Association. Diagnostic and statistical manual of mental disorders(DSM-Ⅳ)[M]. 4thed. WashingtonDC: American Psychiatric, 1994：143.

[4] 中华人民共和国卫生部. 中药新药临床研究指导原则[M]. 第2辑. 1993：206, 208.

[5] 张明园, 朱昌明主编. 精神科评定量表手册[M]. 长沙: 湖南科学技术出版社, 1993：351.

[6] 延缓衰老中药的筛选规程和临床观察规范[J]. 中西医结合杂志, 1986, 6(11)：683.

[7] 老年呆病的诊断、辨证分型及疗效评定标准[J]. 中医杂志, 1991, 32(2)：56-58.

[8] 赵美, 闻杰, 孙忠人. 女贞子对小鼠脑、肝过氧化脂质含量及肝SOD活性的影响[J]. 中医药学报, 1990, 18(6)：47-49.

[9] 郭军, 白书阁, 王玉民, 等. 菟丝子抗衰老作用的实验研究[J]. 中国老年学杂志, 1996, 16(1)：37-38.

[10] 邹丽波. 部分中药对动物学习记忆力功能的影响[J]. 中药药理与临床, 1990, 6(5)：7-10.

[11] 陈涉清, 马碧娜, 谢敏, 等. 当归、枸杞、黄精和竹节参总皂甙的实验研究——对小白鼠羟脯氨酸含量、耐缺氧和抗疲劳作用的影响[J]. 中药药理与临床, 1990, 6(3)：28-29.

[12] Rotland PH, Friggi A, Barlatier A, etal. Hyperhomo-cysteinemia induced vascular damage in the mini pig: Captopril-hydrochlorothiazide combination prevents elastic alterations[J]. Circulation, 1995, 91：1161-1174.

[13] Harpel PC, Zhang X, Borth W. Homocysteine and homo stasis: Pathogenic mechanisms predisposing to thrombosis[J]. JNu-tr, 1996, 126：1285s-1289s.

[14] Koistinaho J, Pyykonen I, Keinanen R, etal. Expression of beta-amyloid precursor protein mRNAs following transient focal ischemia[J]. Neuroreport, 1996, 7(15-17)：2727-2731.

原载：蔡晶，杜建，黄俊山，林求诚，陈可冀．康欣胶囊对血管性痴呆患者血浆同型半胱氨酸及 β- 淀粉样蛋白的影响 [J]. 中国中西医结合杂志，2003, 23(9): 664-667.

芎芍胶囊预防冠心病介入治疗后再狭窄研究

陈可冀　史大卓　徐　浩　马晓昌　徐凤芹

经皮冠状动脉腔内成形术（PTCA）后再狭窄（RS）仍然是限制其远期疗效的主要因素，其发病机制目前尚不完全清楚，但血管平滑肌细胞（SMC）的迁移和增殖、分泌大量细胞外基质所导致的内膜增厚以及病理性的血管重塑被认为是 RS 形成过程中的关键环节。我们既往的动物实验和临床研究表明，血府逐瘀浓缩丸（血管通）具有一定预防血管成形术后 RS 的作用。在此基础上，我们选择方中活血化瘀的代表药物川芎、赤芍，取其有效作用部位川芎总酚和赤芍总甙制成芎芍胶囊，在建立猪冠状动脉球囊损伤后 RS 动物模型及血管紧张素（ET）诱导兔胸主动脉 SMC 增殖模型的基础上，进一步观察该药预防 RS 的效果，并探讨其作用机制。

1 动物模型研究

选择中国农业大学培育的中国小型猪，随机分为 5 组，即对照组、普罗布考组、血管通组、芎芍胶囊小剂量和芎芍胶囊大剂量组。动物给予正常饮食，采用球囊扩张损伤猪冠状动脉左前降支（LAD）中段的方法建立 RS 模型，未损伤的左回旋支（LCx）作为正常对照。其中对照组不给予特殊药物治疗，普罗布考组（2 g/d）、血管通组（0.48 g/kg/d）、芎芍胶囊小剂量（0.02 g/kg/d）、芎芍胶囊大剂量组（0.04 g/kg/d）则于术前 2 天开始给药，持续至术后 4 周。在此基础上，术后 3 天取血，采用放射免疫方法测定动物血浆 GMP-140 水平，并对其与后期内膜增生的关系进行相关回归分析。术后 4 周，处死动物，从心脏上剥离 LAD 相应损伤节段，分别作 HE 染色、弹力纤维染色、胶原染色、天狼星红染色，普通光镜及偏振光显微镜观察内膜增生、管腔大小、内弹力板和外弹力板有无断裂，以及胶原的含量、类型和分布情况。并采用原位杂交、免疫组化及原位细胞凋亡方法对猪冠状动脉球囊损伤后内膜野生型 p53、c-myc、bcl-2、mRNA 和 PCNA、ERK2、胶原 I、突变型 p53 蛋白表达的变化，以及新生内膜中细胞凋亡的情况进行研究。电镜观察鉴定猪冠状动脉球囊损伤后新生内膜中的细胞类型，观察 SMC 从收缩型向合成型的转变及药物对其的影响。此外，将图像分析方法与冠脉造影结果相结合，观察猪冠状动脉球囊损伤后的血管重塑及药物对其的影响。体外研究中，分离正常兔胸主动脉，组织贴块法进行 SMC 培养，胰酶消化传代，0.1/μmol/L ET 诱导 SMC 增殖。另选择正常兔 8 只，每日分别给予芎芍胶囊小剂量（0.031 g/kg）、中剂量（0.062 g/kg）、大剂量（0.124 g/kg）、血管通（0.372 g/kg）、普罗布考小剂量（0.047 g/kg）、中剂量（0.094 g/kg）、大剂量（0.188 g/kg）及蒸馏水 10 天，制备含药血清。采用噻唑蓝（MTT）比色法、流式细胞术及琼脂糖凝胶电泳法观察各组含药血清对 SMC 增殖凋亡的影响。结果表明，球囊扩张损伤猪冠状动脉后 4 周，在损伤部位可形成明显的内膜增生和管腔狭窄，新生内膜的构成与文献报道一致；体外研究中，0.1 μmol/L ET 可诱导培养兔主动脉 SMC 明显增殖。证明本实验模型制作方法可靠。综合在体与体外研究结果，表明芎芍胶囊可抑制 SMC 的增殖和表型转变，通过影响 SMC 增殖相关基因蛋白表达和细胞跨膜信号转导诱导新生内膜中增生的细胞发生凋亡，对动脉损伤后内膜中细胞增殖水平进行调控；减少球囊损伤后新生内膜中的胶原沉积，使其排列趋于规则；抑制动脉损伤术后病理性血管重塑，从而起到抑制猪冠状动脉球囊损伤后内膜增厚、减少管腔丧失、预防 RS 形成的作用。

2 临床研究

本课题进一步观察该药预防冠状动脉介入治疗后RS的临床疗效。108例PTCA或/及支架植入术成功的冠心病患者，随机分为西药常规治疗组（对照组）55例和西药常规治疗加芎芍胶囊组（加中药组）53例。对患者术后6个月的冠脉造影及临床随访结果进行评价，并采用*Logistic*多元逐步回归方法分析冠造所示RS的相关因素。两组患者共有42人复查冠状动脉造影，其中加中药组18人，再狭窄7人；对照组24人，再狭窄17人，两组对比再狭窄发生率有显著性差异（$P<0.05$）。加中药组53例中，13例复发心绞痛（无急性心肌梗死）；对照组55人，27例心绞痛复发（其中6例证实为急性心肌梗死），加中药组心绞痛复发率显著低于对照组（$P<0.05$）。加中药组主要临床终点事件（死亡、靶血管非致命性心肌梗死及重复血管成形术或冠脉搭桥）的发生率为18.8%，对照组为40%，两组有显著性差异（$P<0.05$）。血瘀证积分治疗前两组对比无显著差异（$P>0.05$）；治疗后血瘀证积分加中药组（9.40±8.08）较对照组（14.55±9.38）有显著差异（$P<0.01$）。治疗前后两组患者血瘀证积分差值亦有显著性差异（$P<0.01$），加中药组明显优于对照组。Logistic多元逐步回归方法分析冠造所示再狭窄相关因素的结果表明，术前血瘀证积分、手术前后血瘀证积分的差值及术前血糖水平是冠造所示RS与否的重要影响因素。通过以上研究我们认为，血瘀证的轻重程度是冠状动脉介入治疗后再狭窄发生与否的重要影响因素，芎芍胶囊可明显降低冠状动脉介入治疗后的再狭窄率和再狭窄指数，减少心绞痛复发及临床终点事件发生率，改善患者的血瘀状态。

3 其他基础研究

本课题对芎芍胶囊进行了系统的药学、药代动力学、一般药理学、毒理学研究，并进行芎芍胶囊治疗冠心病心绞痛以及抗心肌缺血的临床及实验研究。药学研究中，进行了正交设计优选工艺的实验研究，确定了最佳工艺条件。经三批中试生产，对制备工艺进行的考察表明两种有效部位及芎芍胶囊工艺可靠，质量稳定。确定了相应的质量标准，经过三批原料的检测结果证实其能真实反映出样品内在质量的稳定性及可靠性。初步稳定性实验及加速考察实验结果均符合质量标准规定。药代动力学研究中建立芎芍胶囊中主要成分芍药甙（PF）和阿魏酸（FA）血清药物浓度的高效液相色谱（HPLC）测定方法学，测定犬一次灌胃芎芍胶囊的PF和FA血清经时药物浓度，拟合药代动力学模型及药代参数，为临床合理用药提供了实验依据，为芎芍胶囊进一步的临床药理研究奠定了基础。对昆明小鼠、Wistar大鼠和健康杂种犬的一般药理学实验证明，芎芍胶囊对三种动物的各项生命体征和神经活动均无明显影响。毒理学研究包括芎芍胶囊小鼠最大耐受量实验、大鼠最大耐受量实验、皮下注射LD50测定、Wistar大鼠长期毒性实验、Beagle犬长期毒性实验均提示芎芍胶囊无明显毒副作用，用于临床是安全的。抗结扎犬冠状动脉心肌缺血的研究表明，芎芍胶囊可明显减轻结扎冠状动脉犬心肌缺血程度、范围，缩小其心肌梗死面积，增加冠状动脉血流量和心搏出量，降低心肌肌酸磷酸激酶（CK）、乳酸脱氢酶（LDH）和门冬氨酸氨基转移酶（AST）的活性，并有一定保护结扎冠状动脉犬心脏收缩和舒张功能的作用。对60例冠心病（CHD）心绞痛患者的研究表明，加芎芍胶囊组心绞痛疗效和心电图疗效均明显高于西药常规治疗组，芎芍胶囊还可明显减少硝酸甘油消耗量，改善患者胸闷、心悸等自觉症状和唇暗、舌有瘀斑、脉涩等瘀血体征，改善患者的血液流变学指标和血脂水平。在临床用药过程中，芎芍胶囊未发现任何毒副作用。连续用药，耐受性良好。

原载：陈可冀，史大卓，徐浩，马晓昌，徐凤芹．芎芍胶囊预防冠心病介入治疗后再狭窄研究[J].医学研究通讯，2002, 31(8): 21-22.

血府逐瘀浓缩丸对不稳定性心绞痛患者血小板活化分子表达的影响

雷　燕　陈可冀　许勇钢　刘剑刚　李中文

我们研究采用全血法流式细胞术观察血小板活化因子 CD62P 和 CD41/CD45 在不稳定性心绞痛（unstable angina apectoris，UAP）患者中的表达和中药复方（血府逐瘀浓缩丸）对其影响，旨在探讨血小板活化在 UAP 中的意义，以及阐明本方抗血小板活化的分子机制。

1 资料与方法

选择 2000 年 9—12 月在我科住院治疗的 UAP 患者 45 例，男 22 例，女 23 例，年龄 58~79 岁，平均 66 岁，符合 2000 年第 6 期《中华心血管病杂志》刊出的 UAP 诊断标准，平均病程（5 ± 3.5）年，均给予血府逐瘀浓缩丸（含桃仁、红花、当归、生地黄、川芎、赤芍、牛膝、桔梗、柴胡、枳壳、甘草等药）。由厦门中药厂研制（批号 970902），口服，每次 6 g（相当含生药量 18 g）、3 次 /d，2 周为 1 个疗程。同时给予鲁南欣康（单硝酸异山梨酯片）20 mg、2 次 /d 和 / 或地尔硫卓 15 mg、2 次 /d 等西药常规治疗。选择 10 名同龄健康人作为正常对照组（经体检、心电图、胸部 X 线和血生化检查均未发现异常，无心脑血管及血液系统疾病），近 1 周内未服用任何影响血小板功能的药物。两组间年龄、性别无显著性差异。UAP 组于疼痛发作后 8 h 内和末次给药后 1.5 h 抽静脉血，枸橼酸钠抗凝，取 100 μL 全血，加入新鲜配制的 1% 多聚甲醛（pH7.2）1 mL 中止反应，12 h 内上流式细胞仪检测。人 CD62P 和 CD4l/CD45 荧光标记抗体购自美国 BD 公司。数据以均数 ± 标准差表示，应用 STATA4.0 统计软件，采用配对 t 检验和成组资料 t 检验。

2 结果

结果表明，UAP 患者血小板活化因子 CD62P 和 CD41/CD45 的表达量分别为 24.22 ± 7.92 和 25.89 ± 8.10，显著高于对照组的 15.29 ± 3.82 和 19.83 ± 6.10（$P < 0.05$），经给予血府逐瘀浓缩丸治疗 2 周后，CD62P 的表达量降至 20.42 ± 8.01，与治疗前比较差异有显著性意义（$P < 0.05$）；CD41/CD45 也有下降的趋势，但差异无显著性意义（$P > 0.05$）。

3 讨论

CD62P 也称血小板 α 颗粒膜蛋白，为活化血小板的分子标志物，测定其表达能客观地判定血小板活化程度；CD41 为血小板膜糖蛋白Ⅱ b/ Ⅲ a 受体的亚基，可特异性鉴别血小板群；CD45 又称白细胞共同抗原，为鉴定白细胞的分子标志，应用双标记技术可以观察活化血小板与白细胞的结合情况。

我们观察到在 UAP 患者中，不仅表现出 CD62P 的明显上升，而且血小板与白细胞结合物 CD41/CD45 也有增多趋势。提示在 UAP 时，不仅激活血小板，而且激活白细胞，激活的白细胞通过黏附分子介导与血小板的黏附。表明病变严重的 UAP 患者中存在较高的血小板活化状态，且活化血小板与白细胞的黏附增多。因此推测二者的表达在 UAP 中发挥着重要作用。

血府逐瘀浓缩丸即血府逐瘀汤的丸制剂，是经典的活血化瘀代表方，本研究证实，该方有抗血小板激活的作用，可以部分改善 UAP 患者的血小板活化状态，从而有利于减轻心肌损伤，改善预后。推测血府逐瘀浓缩丸降低 CD62P 和 CD41/CD45 的表达可能是本方抗血小板活化的分子机制，也是该方活血化瘀作用的主要机制之一。

原载：雷燕，陈可冀，许勇钢，刘剑刚，李中文．血府逐瘀浓缩丸对不稳定性心绞痛患者血小板活化分子表达的影响 [J]. 中华老年心脑血管病杂志，2002, 4(4): 246.

消瘀片对颈动脉粥样硬化患者颈动脉血流参数和形态学的影响

谢梅林　顾振纶　钟　蓓　陈可冀

消瘀片为丹参水提物和山楂醇提物按一定比例混合制成的纯中药制剂，具有较好的调节血脂[1,2]和消退动脉粥样硬化[3,4]的作用。1997年9月—1999年1月，我们应用彩色多普勒超声技术，经北京市建工医院观察了服用消瘀片24周后，颈动脉粥样硬化患者的颈动脉血流参数和形态学的变化。

资料与方法

1 临床资料

选择20例经颈动脉超声诊断为颈动脉粥样硬化的患者，入选标准为超声诊断颈动脉管腔内膜局部增厚超过内膜线1 mm，能坚持服药24周，具备临床随访条件的70岁以下患者：淘汰标准为：颈动脉超声显示管腔内斑块严重导致血流阻塞，或完全无斑块形成，不能坚持服药，不具备临床随访条件以及年龄在70岁以上者。将患者按随机数字表随机分为消瘀片治疗组10例和山楂精降脂片组10例。消瘀片组男性7例，女性3例，年龄51~63岁，平均60.5岁：其中冠心病患者7例，脑梗死患者3例，合并糖尿病者3例，合并高血压患者3例。山楂精降脂片组男性9例，女性1例，年龄54~64岁，平均60.6岁：其中冠心病患者7例，脑梗死患者2例，脑动脉硬化症1例，合并糖尿病者4例，合并高血压者8例。两组患者在性别、年龄、病史和颈动脉粥样硬化程度等方面基本相似，具有可比性。

2 治疗方法

消瘀片组：给予消瘀片（太平保健药业蛇口有限公司提供，每片350 mg，相当于生药量丹参2 g，山楂1.5 g）治疗，每次服用3~4片，每日3次。山楂精降脂片组：给予山楂精降脂片（福建省三明制药厂产品，每片含山楂提取物60 mg）治疗，每次服用2片，每日3次。两组疗程均为24周。

3 观察项目及方法

服药前和服药24周后采用美中互利公司生产的超声心动检测仪（A CSON-128型）分别测定颈总、颈内和颈外动脉的血管管腔直径、内膜厚度、收缩期峰值血流速度（SV）、舒张期峰值血流速度（DV）、阻力指数（RI）和搏动指数（PI）。

4 毒副反应观察

在治疗开始前，治疗第6、12、24周后均检查患者血、尿、便常规，肝、肾功能，并记录是否出现其他不良反应。

5 统计学方法

自身治疗前后用配对比较 t 检验，组间计量资料用均数比较 t 检验。

结 果

1 消瘀片对颈动脉血流参数和形态学的影响（表 1）

经消瘀片治疗 24 周后，患者颈总动脉、颈内动脉和颈外动脉的 SV、DV 和 PI 均有不同程度的增加，RI 降低，双侧颈总动脉内膜厚度减少，与治疗前比较差异有显著性（$P < 0.05$，$P < 0.01$）。山楂精降脂片治疗后颈总动脉、颈内动脉和颈外动脉的 SV、DV、RI 和 PI 也有类似变化，但不如消瘀片组明显，两组治疗后比较，颈总动脉 RI，颈内动脉 SV（右）、DV、RI（左）、PI（左）差异有显著性（$P < 0.05$，$P < 0.01$）。

表 1 两组患者治疗前后颈动脉超声形态学和流态学比较（n=10，$\bar{x} \pm s$）

组别				血管腔直径（mm）	内膜厚度（mm）	SV（m/s）	DV（m/s）	RI（%）	PI（%）
消瘀片	颈总动脉	治疗前	右	8.04 ± 0.90	0.44 ± 0.11	0.71 ± 0.28	0.16 ± 0.12	78.8 ± 4.5	202.4 ± 36.1
			左	8.22 ± 0.72	0.52 ± 0.19	0.79 ± 0.22	0.18 ± 0.09	78.4 ± 7.3	210.0 ± 82.8
		治疗后	右	8.04 ± 0.90	0.36 ± 0.09*	0.75 ± 0.29*	0.19 ± 0.07*	74.1 ± 5.2$^{*\triangle\triangle}$	207.6 ± 36.8**
			左	8.22 ± 0.72	0.42 ± 0.13*	0.83 ± 0.27*	0.21 ± 0.09**	75.2 ± 5.9$^{**\triangle\triangle}$	215.6 ± 85.7**
	颈内动脉	治疗前	右	6.12 ± 0.34	0.40 ± 0.17	0.80 ± 0.33	0.23 ± 0.07	67.6 ± 8.9	132.9 ± 32.0
			左	5.14 ± 0.90	0.36 ± 0.09	0.67 ± 0.20	0.20 ± 0.06	66.4 ± 8.5	128.7 ± 32.6
		治疗后	右	6.12 ± 0.34	0.36 ± 0.13	0.87 ± 0.37$^{*\triangle}$	0.25 ± 0.06$^{*\triangle}$	64.2 ± 8.5*	136.8 ± 33.3**
			左	5.14 ± 0.90	0.34 ± 0.09	0.71 ± 0.22**	0.25 ± 0.07$^{*\triangle}$	63.4 ± 6.8$^{**\triangle\triangle}$	133.2 ± 32.8$^{**\triangle\triangle}$
	颈外动脉	治疗前	右	4.76 ± 0.66	0.36 ± 0.19	0.88 ± 0.15	0.13 ± 0.04	83.2 ± 5.4	244.0 ± 34.0
			左	4.50 ± 0.35	0.36 ± 0.13	0.84 ± 0.12	0.12 ± 0.04	86.4 ± 5.2	259.6 ± 92.9
		治疗后	右	4.76 ± 0.66	0.34 ± 0.15	0.97 ± 0.21*	0.17 ± 0.05*	81.5 ± 5.4*	248.4 ± 32.6*
			左	4.50 ± 0.35	0.36 ± 0.13	0.89 ± 0.24*	0.16 ± 0.05**	83.7 ± 5.1*	265.6 ± 105.1**
山楂精降脂片	颈总动脉	治疗前	右	8.62 ± 0.93	0.47 ± 0.19	0.69 ± 0.16	0.12 ± 0.02	83.4 ± 4.1	228.2 ± 57.4
			左	8.35 ± 0.49	0.48 ± 0.24	0.71 ± 0.19	0.14 ± 0.04	83.0 ± 3.4	250.0 ± 106.2
		治疗后	右	8.62 ± 0.93	0.47 ± 0.19	0.71 ± 0.16*	0.14 ± 0.03**	81.7 ± 3.4*	230.6 ± 57.2**
			左	8.35 ± 0.49	0.48 ± 0.24	0.73 ± 0.20**	0.15 ± 0.05*	81.4 ± 2.9	252.8 ± 102.7**
	颈内动脉	治疗前	右	5.40 ± 1.19	0.33 ± 0.10	0.59 ± 0.28	0.16 ± 0.07	72.7 ± 10.8	161.0 ± 36.8
			左	5.22 ± 0.95	0.35 ± 0.05	0.76 ± 0.27	0.15 ± 0.04	76.0 ± 10.8	202.2 ± 72.5
		治疗后	右	5.40 ± 1.19	0.33 ± 0.10	0.56 ± 0.17**	0.18 ± 0.07	71.2 ± 10.6*	163.2 ± 37.3**
			左	5.22 ± 0.95	0.35 ± 0.05	0.78 ± 0.27**	0.18 ± 0.05*	74.6 ± 9.4	205.2 ± 71.9**
	颈外动脉	治疗前	右	5.17 ± 1.24	0.37 ± 0.10	1.01 ± 0.39	0.16 ± 0.07	84.3 ± 7.1	287.0 ± 89.2
			左	4.72 ± 0.54	0.37 ± 0.08	1.23 ± 0.84	0.16 ± 0.06	82.9 ± 7.3	237.5 ± 49.9
		治疗后	右	5.17 ± 1.24	0.37 ± 0.10	0.97 ± 0.57*	0.19 ± 0.07**	83.0 ± 7.2*	289.2 ± 88.4*
			左	4.72 ± 0.54	0.38 ± 0.08	1.25 ± 0.85*	0.19 ± 0.07**	80.9 ± 6.9*	240.3 ± 48.2

注：与本组治疗前同部位比较，$^{*}P < 0.05$，$^{*}P < 0.01$；与山楂精降脂片组同部位治疗后比较，$^{\triangle}P < 0.05$，$^{\triangle\triangle}P < 0.01$

2 毒副反应

治疗前后患者的血、尿、便常规，肝、肾功能检查结果差异无显著性（$P > 0.05$），服用消瘀片患者无 1 例出现皮疹与其他不良反应。

讨论

现代中医学研究表明，血瘀证的实质与循环系统血液黏滞性增高、凝血活性增高、血小板功能异常、纤维蛋白原亢进等有关[5]。而动脉粥样硬化与脂质代谢异常，血小板黏附、聚集、释放许多生物活性因子，血栓形成及血管平滑肌细胞增生等有关。中医学认为动脉粥样硬化的病理改变与血瘀关系十分密切。丹参为常用活血化瘀中药，具有活血化瘀、养血安神之效。现代药理研究证明，丹参中的有效成分丹参素具有扩张血管、抑制血小板聚集和释放 tXA2 以及血栓形成，抑制细胞内胆固醇合成等作用[6,7]。山楂的主要有效部位山楂黄酮具有调整脂质代谢、抗脂质过氧化等作用[8,9]。本研究以丹参和山楂的有效成分丹参素和山楂黄酮组成消瘀片，重用丹参为君，以活血化瘀，调和血脉，清解血分邪热、瘀热，辅以山楂消积滞、祛瘀通脉。两者相合，具有活血化瘀、调和血脉、消积化滞之效。我们研究已经证明，消瘀片具有较好的调整血脂和消退动脉粥样硬化的作用[1-4]。本研究结果证明服用消瘀 24 周后，患者颈动脉的 DV 和 PI 增加，而 RI 下降，尤其对颈内动脉的作用更为显著，与山楂精降脂片组治疗后部分测定值比较，差异有显著性（$P < 0.05$，$P < 0.01$），提示消瘀片可明显改善颈动脉粥样硬化患者颈动脉血流。在服用消瘀片后，SV 也升高，SV 与动脉血管局部的重度狭窄及循环血液的流变性有关。结合本研究的其他血流参数变化，我们推测 SV 的升高与消瘀片改善了血液流变性有关。

参考文献

[1] 谢梅林, 顾振纶, 陈可冀, 等. 消瘀片降血脂作用研究[J]. 中草药, 1998, 29(3): 178-181.

[2] 谢梅林, 顾振纶, 陈可冀, 等. 消瘀片对实验性高血脂兔的治疗作用研究[J]. 中国现代应用药学, 1998, 15(6): 15-18.

[3] 谢梅林, 顾振纶, 陈可冀, 等. 消瘀片消退兔腹主动脉粥样斑块的研究[J]. 中国老年学杂志, 2000, 20(6): 359-361.

[4] 谢梅林, 顾振纶, 钟蓓, 等. 消瘀片治疗颈动脉粥样硬化的疗效观察[J]. 中成药, 1999, 21(10): 515-518.

[5] 陈可冀, 张之南, 梁子钧, 等主编. 血瘀证与活血化瘀研究[M]. 上海: 上海科学技术出版社, 1990: 368-387.

[6] 孙锡明, 蔡海江, 宋素云, 等. 丹参素的新的药理作用[J]. 中草药, 1991, 22(1): 22-23.

[7] 顾杨洪, 张彩英, 黄桂秋, 等. 丹参和丹参素对牛内皮细胞抗凝和纤溶功能的影响[J]. 上海第二医科大学学报, 1990, 10(3): 208-211.

[8] 褚衍芳, 黄文兴. 山楂核醇提取物对鹌鹑血清和动脉壁胆固醇水平的影响[J]. 中草药, 1988, 19(1): 25-27.

[9] 阎道广, 周玫, 陈暖, 等. 槲皮素、芦丁和BHt对低密度脂蛋白氧化修饰的抑制效应[J]. 第一军医大学学报, 1995, 15(1): 24-26.

原载：谢梅林，顾振纶，钟蓓，陈可冀．消瘀片对颈动脉粥样硬化患者颈动脉血流参数和形态学的影响 [J]. 中国中西医结合杂志，2002, 22(2): 98-100.

川芎汤与冠心Ⅱ号吸收入人血清中阿魏酸的血药浓度－时间曲线

任　平　黄　熙　陈可冀　张　莉　王骊丽　马晓昌

复方药效成分动力学假说[1-3]的核心是研究方剂配伍对吸收入体内血药浓度及其药动学参数的影响。我室以前的研究[4]表明川芎配伍丹参后吸收入大鼠血清中的川芎嗪浓度下降，配伍芍药后在健康人血清中阿魏酸（FA）浓度降低，文献[5]也表明甘草配芍药，可使大鼠血清中甘草次酸浓度升高。这些均给复方药效成分动力学假说提供了证据。但至今未见经典名方的临床血药浓度测定。因此不知道名方中配伍对血药浓度的影响状况。作者选择冠心Ⅱ号并与川芎汤做比较，进行该方面研究。

资料与方法

1 研究对象

健康自愿者 11 例分为 2 组：川芎汤组 6 例，4 男 2 女，年龄 17~38 岁（29 ± 7 岁），体重 50.0~72.5 kg（58 ± 11）kg。冠心Ⅱ号组，为 5 例，3 男 2 女，年龄 17~38 岁（28 ± 8）岁，体重 50.0~72.5 kg（55 ± 9）kg。两组的血压、心率和脉搏均正常，无心、肝、肾和胃肠道等疾患，服药前 14 h 未饮含酒精类饮料，未吸烟，受试期间正常饮水。

2 方法药物及其来源

阿魏酸（FA）、内标香豆精、川芎、芍药、丹参、红花和降香来源均同文献 [1]。汤液煎煮方法：冠心Ⅱ号采用文献的分煎方法[1]。川芎汤一味药的煎煮方法同冠心Ⅱ号中的川芎。冠心Ⅱ号中川芎、芍药、红花、降香和丹参的比例为 1：1：1：1：2。冠心Ⅱ号汤的最后浓度为 3 kg/L。血清中方剂来源的 FA 的样品预处理方法、标准曲线、回收率、精密度和最低检测限同文献 [1]。中药剂量设计：川芎汤为 1 g/kg，而冠心Ⅱ号剂量比文献 [1] 中大一倍，即 6 g/kg 服用。服药次序：受试者空腹 14 h 后首先服川芎汤进行测定，3 d 后口服冠心Ⅱ号汤。服药时间均为上午 08：00~09：00 点。测度仪器同文献 [1]。

3 统计学方法

采用成对资料 t 检验和梯形规则方法，对 FA 的血药浓度及其 AUC（area under concentration，血药浓度－时间曲线下面积，反映药物体内生物利用度的最好指标）值进行统计学分析。

结　果

口服川芎汤和冠心Ⅱ号后血清中 FA 的血药浓度无明显差异（$P > 0.05$），如图 1 所示。

用梯形规则法求得川芎汤与冠心Ⅱ号中 FA 的 AUC 值分别为 15 735 ± 7 064 和 15 886 ± 8 062 $\mu g \cdot L^{-1} \cdot min$，其最高和最低的个体间差异分别为 3~8 倍。

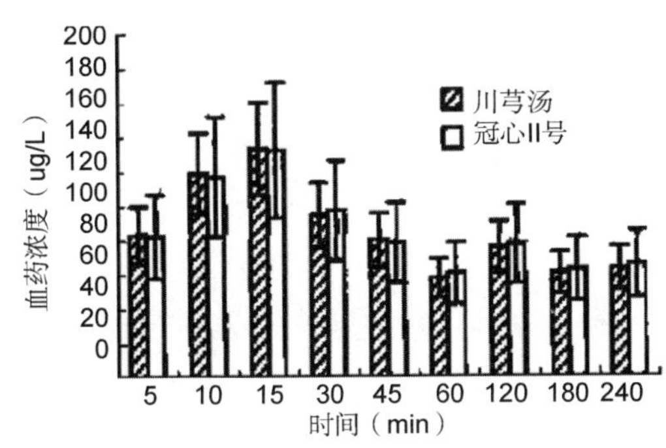

图1　健康人1次口服川芎汤、冠心Ⅱ号后血清中阿魏酸浓度时间变化

讨　论

川芎与其他某一味中药配伍常组成药对。当配伍丹参在大鼠应用时，吸收入血清中的川芎嗪浓度及其AUC均降低[4]；当配伍芍药在健康人应用时，其血清中FA也明显下降。这些结果虽然给假说的定义提供了证据[5]，但降低的结果有些出于作者预料。因此作者将这一研究思路扩大到多味药的名方。结果（FA的血药浓度曲线和AUC值）说明，当川芎配伍了芍药、红花、降香和丹参时，其在人体血清中的FA浓度及其AUC值并不降低，表明在冠心Ⅱ号中川芎配伍芍药、红花、降香和丹参等并不影响体内FA的血药浓度及其生物利用度，给该名方优良的组合提供了初步依据。但详细的配伍组合，如除川芎外的四药中药物量和不同组合，对FA的影响，对其他吸收入血清成分的影响，及其与疗效的关系，均值得进一步研究。

本实验中药物采用的分煎，说明上述配伍引起的FA血药浓度及其AUC的变化主要发生在体内。图1说明健康人口服两种川芎复方后全部出现了血清中FA浓度时间曲线的双峰。预示着机体对方剂进入体内多成分的独特处置作用。其机制与肠–肝循环、肠–肠循环和胃–肠循环有关，其第二峰主要由于上述器官间循环导致FA的重吸收。究竟是哪一种循环所致，值得进一步研究。有意思的是FA单体药物服用后其血药时间曲线并不出现双峰，更进一步说明与方剂的多成分有关。研究是哪一种成分造成双峰，具有重要的理论与实践意义。

本实验中方剂在人血清FA浓度、AUC的个体差异很大，进一步支持需要进行方剂治疗药物监测[1]，并实施可能的个体化定量用药方案。

参考文献

[1] 黄熙, 陈可冀, 任平, 等. 高效液相色谱直接测定沸水浴处 理人血清中冠心Ⅱ号来源的阿魏酸[J]. 中国中西医结合杂志, 1999, 19(2): 71.

[2] 黄熙, 陈可冀, 任平, 等. 复方效应成分动力学“新假说”: 科学证据、要素及意义[J]. 中国中药杂志, 1997, 22(4): 250.

[3] Huang X, Jiang YP, W en AD, et al. Is it possible to study the pharmacokinetics of chemical component of decoction? [J]. Chin J Integr Med, 1995, 1(4): 297.

[4] 黄熙, 夏天, 任平, 等. 川芎伍用丹参煎剂对川芎嗪药物动 力学的影响[J]. 中国中西医结合杂志, 1994, 14(5): 288.

[5] 寺泽捷年. 甘草次酸体内代谢研究Ⅱ-大鼠体内代谢[J]. 国外医学中医中药分册, 1987, 9(2): 31.

原载：任平，黄熙，陈可冀，张莉，王骊丽，马晓昌．川芎汤与冠心Ⅱ号吸收入人血清中阿魏酸的血药浓度–时间曲线[J]. 心脏杂志, 2000, 12(4): 253-254.

精制血府胶囊治疗冠心病心绞痛 30 例临床观察

王　伟　马晓昌　汪晓芳　史大卓　陈可冀

本研究在以往临床观察与实验研究的基础上，进一步研究精制血府胶囊抗心肌缺血的临床疗效及部分机制，为揭示中医理气活血法的实质提供依据。

临床资料

1 病证诊断标准

冠心病心绞痛的诊断根据 1979 年 WHO 制定的《缺血性心脏病的命名及诊断标准》[1]，共 91 例，随机单盲法分为 3 组。其中精制血府胶囊组 30 例，血府逐瘀胶囊组 34 例，常规治疗组 27 例，所有入选病例均为住院患者，疗效全过程观察均在病房完成。各观察组停用其他中药（观察药除外）2 周后入选，且基础西药一致。根据卫生部 1993 年制定的中药新药治疗胸痹（冠心病心绞痛）的临床研究指导原则[2]，确定中医证型和冠心病心绞痛轻重分级标准。中医证型分为：心血瘀阻、痰浊壅塞、气阴两虚、心肾阴虚、阴寒凝滞、阳气虚衰 6 型，本研究中全部病例均为前 3 种证型。

2 各组病例临床资料

精制血府胶囊组：男 20 例，女 10 例，平均年龄 58.7 ± 8.9 岁，平均病程 6.7 ± 6.9 年。心血瘀阻型 17 例，气阴两虚型 3 例，痰浊壅塞型 10 例。初发劳累型心绞痛 4 例，稳定劳累型心绞痛 20 例，恶化劳累型心绞痛 3 例，自发型心绞痛 3 例。心绞痛轻度者 27 例，心绞痛中度者 3 例。血府逐瘀胶囊组：男 22 例，女 12 例，平均年龄 56.9 ± 9.4 岁，平均病程 5.7 ± 5.9 年。心血瘀阻型 19 例，气阴两虚型 4 例，痰浊壅塞型 11 例。初发劳累型心绞痛 4 例，稳定劳累型心绞痛 22 例，恶化劳累型心绞痛 4 例，自发型心绞痛 4 例。心绞痛轻度者 29 例，心绞痛中度者 5 例，常规治疗组：男 18 例，女 9 例，平均年龄 59.2 ± 6.7 岁，平均病程 6.9 ± 6.3 年。心血瘀阻型 15 例，气阴两虚型 3 例，痰浊壅塞型 9 例。初发劳累型心绞痛 3 例，稳定劳累型心绞痛 18 例，恶化劳累型心绞痛 3 例，自发型心绞痛 3 例。心绞痛轻度者 24 例，心绞痛中度者 3 例。各组患者性别、年龄、病程、心绞痛类型、心绞痛轻重分级、中医证型构成等，差异均无显著意义，3 组患者均无重度高血压、心律失常、糖尿病等合并症，具有可比性（$P > 0.05$）。

3 冠心病轻重分级标准

①轻度：有较典型的心绞痛发作，但疼痛不重，有时需含硝酸甘油。②中度：每天有数次较典型的心绞痛发作，每次持续数分钟至 10 分钟，一般都需口含硝酸甘油。③较重度：每天有多次典型心绞痛发作，因而影响日常生活活动，每次发作持续时间较长，需多次口含硝酸甘油。④重度：疼痛发作次数及程度，均比较重度为重。

4 治疗及观察方法

4.1 治疗方法

精制血府胶囊、血府逐瘀胶囊均由西苑医院中药制剂室提供（每粒胶囊相当于生药量分别为 5 g、9 g），口服给药，每日 3 次，每次 3 粒，疗程为 4 周。常规西药治疗组：以常规西药治疗为主，不使用任何中药，疗程为 4 周。精制血府胶囊组和血府逐瘀胶囊组均在与常规治疗组相同处理的基础上分别加用该两种药物。

4.2 观察方法

每周观察 1 次，了解临床症状、体征、舌象、脉象及有关反应，心率、血压等一般体格检查项目，并做详细记录，服药前后做两次血、尿、便常规化验及心、肝、肾功能检查。每两周做常规 12 导联心电图检查，服药前后共做心电图 3 次。血浆内皮素（ET-1）和降钙素基因相关肽（cGRP）按照试剂盒（均由中国人民解放军总医院东亚免疫技术研究所提供）的说明书做放射免疫测定。

结　果

1 疗效评定标准

按 1993 年卫生部制定并颁布的中药新药临床研究指导原则进行。疗效评定指标主要为心绞痛、心电图[2]。心绞痛症状疗效评定标准按轻度中度分别评定。轻度：显效：症状消失或基本消失。有效：疼痛发作次数、程度及持续时间有明显减轻。无效：症状基本与治疗前相同。加重：疼痛发作次数、程度及持续时间有所加重（或达到“中度”、“较重度”的标准）。中度：显效：症状消失或基本消失。有效：症状减轻到“轻度”的标准。无效：症状基本与治疗前相同。加重：疼痛发作次数、程度及持续时间有所加重（或达到“较重度”的标准）。心电图疗效评定标准：显效：心电图恢复到“大致正常”或达到“正常心电图”。有效：ST 段降低，以治疗后回升 0.05mV 以上，但未达正常水平，在主要导联倒置 T 波变浅（达 25%以上者）；或 T 波由平坦变为直立，房室或室内传导阻滞改善者。无效：心电图基本与治疗前相同。加重 ST 段较治疗前降低 0.05mV 以上，在主要导联倒置 T 波加深（达 25%以上），或直立 T 波变平坦，平坦 T 波变倒置，以及出现异位心律。房室传导阻滞或室内传导阻滞。

2 3 组心绞痛临床疗效比较（表 1）

精制血府胶囊组、血府逐瘀胶囊组、常规治疗组的总有效率分别为 96.7%，73.5%，70.4%，前两组比较差异有显著性（$P<0.05$）；后两组比较无显著意义（$P>0.05$），精制血府胶囊组与常规治疗组比较差异有显著性（$P<0.01$），精制血府胶囊抑制心绞痛作用优于其他两组。

表 1　3 组心绞痛疗效比较

分组	例数	显效例（%）	有效例（%）	无效例（%）	加重例（%）
精制血府胶囊组	30	14（46.7）	15（50）	1（3.3）	0
血府逐瘀胶囊组	34	10（29.4）	15（44.1）	8（23.5）	1（3）
常规治疗组	27	4（14.8）	15（55.6）	6（22.2）	2（7.4）

3 3 组心电图疗效比较（表 2）

精制血府胶囊组、血府逐瘀胶囊组、常规治疗组的总有效率分别为 73.3%，41.2%，37.0%，前两组比较有显著意义（$P<0.05$）；后两组比较无显著意义（$P>0.05$）。精制血府胶囊组与血府逐瘀胶囊组比较有显著意义（$P<0.01$）。提示精制血府胶囊组改善缺血心电图的效果优于其他两组。

表 2　3 组心电图比较

分组	例数	显效例（%）	有效例（%）	无效例（%）	加重例（%）
精制血府胶囊组	30	4（13.3）	18（60）	8（26.7）	0
血府逐瘀胶囊组	34	3（8.8）	11（32.4）	18（52.9）	2（5.9）
常规治疗组	27	2（7.4）	8（29.6）	16（59.3）	1（3.7）

4 3 组治疗前后 ET-l、cGRP 比较（表 3、4）

治疗后精制血府胶囊组 ET-1 显著降低（$P<0.05$），3 组 cGRP 升高（$P<0.01$）。精制血府胶囊组 ET-1 下降幅度与血府逐瘀胶囊组比较有显著意义（$P<0.05$），精制血府胶囊组与常规治疗组比较有极显著意义（$P<0.01$）；精制血府胶囊组、血府逐瘀胶囊组 cGRP 升高幅度与常规治疗组比较均有显著意义（$P<0.01$）。提示精制血府胶囊可明显降低冠心病心绞痛患者血清 ET-1 水平，升高 cGRP 水平，血府逐瘀胶囊亦可明显升高 cGRP 水平。

表 3　3 组治疗前后 ET-l、cGRP 比较（pg/ml，$\bar{x}\pm s$）

分组	例数	ET-1		cGRP	
		治疗前	治疗后	治疗前	治疗后
精制血府胶囊组	23	85.09±37.56	61.1±41.02*	58.64±19.30	88.87±20.41**
血府逐瘀胶囊组	20	89.42±34.02	78.18±30.17	61.24±17.81	90.01±23.73**
常规治疗组	19	81.71±26.87	73.73±27.84	60.37±16.04	80.79±15.09**

与本组治疗前比较，*$P<0.05$，**$P<0.01$

表 4　3 组治疗前后 ET-1，cGRP 差值的比较（pg/ml，$\bar{x}\pm s$）

分组	例数	ET-1	cGRP
精制血府胶囊组	23	18.68 ± 13.97	30.23 ± 11.39△
血府逐瘀胶囊组	20	11.24 ± 5.44*	28.77 ± 6.97△
常规治疗组	19	7.98 ± 7.08**	20.42 ± 4.78

与精制血府胶囊组比较，*$P<0.05$，**$P<0.01$；与常规治疗组比较，△$P<0.01$

5 副反应比较

用药期间，着重观察是否出现头痛、头胀、恶心等症状，3 组均无上述反应。

讨　论

血府逐瘀汤是清代王清任《医林改错》中的重要方剂，具有理气活血的功效，是中医治疗气滞血瘀之胸痹的常用方剂，而冠心病常归属于中医“胸痹”、“心痛”等范畴。经多年临床实践证明，该方治疗冠心病心绞痛有良好的疗效，近年来实验研究亦证明，该方可明显改善冠心病患者血液流变性的高、凝、黏、聚状态，抑制血小板聚集，防止血栓形成，抑制动脉粥样硬化[3]。但对其抗心肌缺血的研究尚少。本研究的结果表明，血府逐瘀胶囊（血府逐瘀汤原方）与其化裁方精制血府胶囊均有明显的抗心肌缺血作用，且后者优于前者。精制血府胶囊是由原方化裁后，由赤芍、川芎、枳壳等 6 味药组成，且各味药的剂量与各药比例与原方完全相同，保留原方理气活血的核心药物。显示出较原方好的疗效，说明古方的构成不一定是行使其抗心肌缺血核心功效的最佳形式，有进一步简化和优选的必要，这对于降低成本研制高效小复方，以及深入开展中医方剂、治则的理论研究均有重要意义。

内皮素（ET）是作用强而持久的缩血管活性多肽[4]。其主要的生物学效应有：收缩血管平滑肌，促进细胞增殖[5]；抑制肾素释放，加强去甲肾上腺素、血管紧张素I、精氨酸血管加压素等缩血管作用[6]，对心脏功能有抑制作用。降钙素基因相关肽（cGRP）是一种扩张血管的活性多肽，可导致血压下降，对微血管有强烈的舒张作用。可有效防治心、脑、肝、肾等组织的缺血再灌注损伤，对心肌缺血有明显的保护作用，增加心肌收缩力和心排血量，阻止或减少心律失常的发生[7]，cGRP可明显降低血浆ET的含量[8]，可显著拮抗ET的升压、增加血管阻力、促进平滑肌细胞增殖、心肌损伤等作用。本研究结果显示，冠心病心绞痛患者血浆cGRP水平与病情轻重有一定关系，精制血府胶囊与血府逐瘀胶囊可明显升高血浆cGRP水平（$P < 0.01$），同时取得明显的临床疗效；精制血府胶囊可显著降低血浆ET水平（$P < 0.05$）。提示精制血府胶囊治疗冠心病心绞痛取效与其降低血浆ET水平，升高血浆cGRP水平有关，详细机理值得进一步研究：

参考文献

[1] 钱学贤主编. 现代冠心病监护治疗学[M]. 北京: 人民军医出版社, 1993: 75-80.

[2] 中华人民共和国卫生部. 中药新药临床研究指导原则[M]. 1993: 第一辑: 41-45.

[3] 刘西华, 戴西湖. 血府逐瘀汤在近代医学中的应用[J]. 福建中医药, 1988, 19: 58-61.

[4] Haynes WG, Webb DJ. The endothelin family of peptides i Local hormones with diverse roles in health and disease[J]. Clin Sci, 1993, 84(5): 485-492.

[5] Giaid A Yanagisawa M, langleben D et al. Expression of endothelin -1 in the lungs of patients with pulmonary hypertension[J]. N Engl J Med, 1993, 328(24): 1732-1739.

[6] Rae GA, Trybulec Mde Nucci G, et al. Endothelin —1 releases eicosanoids from rabbit isolated perfused kidney and spleen[J]. J Cardiovasc Pharmacol, 1989, 13(5): 89-92.

[7] 周毅. 心钠素受体研究进展[J]. 国外医学・病理生理科学与临床分册, 1989, 3: 123-126.

[8] 谭敦勇. 降钙素基因相关肽拮抗内皮素生物效应的研究[J]. 中国病理生理杂志, 1993, 9(5): 653-656.

原载：王伟，马晓昌，汪晓芳，史大卓，陈可冀. 精制血府胶囊治疗冠心病心绞痛30例临床观察[J]. 中国医药学报，2000, 41(4): 17-19.

基础研究

川芎嗪对动脉粥样硬化小鼠血管新生的影响

袁　蓉　陈　敏　信琪琪　马晓晶　施伟丽　陈可冀　丛伟红

动脉粥样硬化（atherosclerosis，AS）斑块破裂是急性冠状动脉综合征发生的最主要始动环节，而血管新生是斑块不稳定和斑块破裂的关键因素[1,2]。血管内皮生长因子（vascular endothelial growth factor，VEGF）可促进内皮细胞增殖、迁移、成管，促进血管新生，从而引起 AS 斑块出血甚至破裂[3,4]。因此，抑制斑块内血管新生可能是治疗 AS 的一个新方向[5]。

川芎嗪（Tetramethylpyrazine，TMP）可减轻脂质代谢紊乱，改善 AS[6,7]，而 TMP 对 AS 模型小鼠血管新生的作用尚未有研究，其作用靶点也尚未明确。网络药理学可分析药物化学成分、靶点、疾病、功能等层面的内容，构建相关网络，筛选主要靶点[8]。本研究通过网络药理学构建 TMP- 靶点 - 血管新生蛋白质相互作用网络，筛选 TMP 作用于血管新生的主要靶点，以载脂蛋白 E 基因敲除（Apolipoprotein $E^{-/-}$，$ApoE^{-/-}$）小鼠为研究对象，观察 TMP 对 AS 模型小鼠血脂、斑块的作用及其对血管新生相关靶点的影响，以初步阐明作用机制。

材料与方法

1 动物和饲料

SPF 级雄性 C57BL/6J 小鼠 6 只，$ApoE^{-/-}$ 小鼠 18 只，2 月龄，体重 20~25 g，购自北京维通利华实验动物技术有限公司，合格证 SCXK（京）2016-0006。于西苑医院实验中心 SPF 级动物房饲养，自由摄食饮水。高脂饲料购自北京科澳协力饲料有限公司，含有 21% 猪油、0.15% 胆固醇。实验操作符合《北京市实验动物福利伦理审查指南》《北京市实验动物管理条例》[9] 的要求。

2 药物

盐酸 TMP（批号：KM0513CA14），100 mg，上海源叶生物科技有限公司，辛伐他汀（批号：M035962），20 mg/ 片，杭州默沙东制药有限公司。

3 试剂与仪器

试剂：小鼠 VEGF 的酶联免疫吸附检测（enzyme-linked immuno sorbent assay，ELISA）试剂盒（杭州联科生物公司，28380334），蛋白酶抑制剂 cocktail（Roche，04693116001），BCA 蛋白检测试剂盒（cwbiotech，02912E），VEGF 受体 2（VEGF receptor2，VEGFR2）抗体（CST，2478S），缺氧诱导因子 -1α（hypoxia-inducible factor-1α，HIF-1α）抗体（CST，36169S），HIF-2α 抗体（Abcam，ab199），肿瘤坏死因子 -α（tumor necrosis factor，TNF-α）抗体（Proteintech，60291-1-IG），囊性纤维跨膜转导调控因子（Cystic Fibrosis Transmembrane Conductance Regulator，Cftr）抗体（Proteintech，20738-1-AP），山羊抗兔 IgG（H+L）HRP（Jackson，111-035-003），血管性血友病因子（von willebrand factor，vWF）（Servicebio，GB11020），CD31 抗体（Servicebio，GB12063），aliexa fluor488 标记山羊抗兔（Servicebio，

GB25303），CY3 标记山羊抗小鼠（Servicebio，GB21301），4’，6- 二脒基 -2- 苯基吲哚（4’，6-diamidino-2-phenylindole，DAPI）（Servicebio，G1012），ECL 发光液（Millipore，WBKLS0500），牛血清白蛋白（Servicebio，G5001）。仪器：全自动多功能酶标仪（Thermo），凝胶成像及分析系统 Chemi Doc XRS（Bio-Rad），离心机（BECKMAN COULTER），荧光显微镜（NIKON ECLIPSE C1）。

4 AS 模型建立

$ApoE^{-/-}$ 小鼠高脂饲料喂养 3 个月建立 AS 模型，即模型组，C57BL/6J 小鼠喂养普通饲料作为正常组。

5 分组给药

喂养 2 个月后开始给药，同时继续给予高脂饲料至 3 个月，随机分为正常组、模型组、TMP 组、辛伐他汀组，每组 6 只。正常组和模型组腹腔注射生理盐水，TMP 组依据前期实验和文献报道 [10] 给予 5 mg/kg/d，辛伐他汀组按临床等效剂量给予 2.5 mg/kg/d，连续给药 1 个月。

6 血脂检测

3 个月后各组小鼠用 4% 水合氯醛麻醉后，心脏取血，3 000 r/min，离心 10 min，分离上清，用全自动生化分析仪检测血清总胆固醇（total cholesterol，TC），甘油三酯（triglyceride，TG），高密度脂蛋白（high density lipoprotein cholesterol，HDL-C）、低密度脂蛋白（low density lipoprotein cholesterol，LDL-C）、极低密度脂蛋白（very low-density lipoprotein，VLDL-C）。

7 HE 染色观察

冰上打开胸腔，剪取主动脉根部约 1 cm，予以常规处理，脱水、浸蜡、包埋，然后进行 HE 染色，显微镜下观察主动脉组织形态和斑块面积，用 Image-Pro Plus 6.0 软件测定 AS 斑块面积（plaque area，PA）和血管管腔面积（vascular lumen area，LA），并计算其比值（PA/LA）。

8 免疫荧光

切片用多聚甲醛固定 10 min，于 PBS 中洗涤 5 min × 3 次，切片用抗原修复缓冲液修复，重复洗涤；切片干后滴加 BSA 封闭 30 min，加一抗（CD31、vWF）于湿盒内 4 ℃孵育过夜；重复洗涤甩干后，滴加荧光二抗，避光室温孵育 50 min；重复洗涤甩干后 DAPI 复染核，避光室温孵育 10 min；重复洗涤甩干后用抗荧光淬灭封片剂封片，于荧光显微镜下采集图像，用 ImageJ 检测积分光密度值（integral optical density，IOD）。

9 ELISA 检测

按照试剂盒说明书操作，用酶标仪检测 VEGF 水平，测定 450 nm 最大吸收波长和 570 nm 波长下的 OD 值，校准后的光密度（optical density，OD）值为两者差值。根据 OD 值用 Ascent Software for Multiskan MMK3 软件生成标准曲线，计算出样本浓度。

10 网络药理学筛选靶点

利用 TCMSP、Swiss target prediction、STITCH、Batman 等数据库对 TMP 进行靶点预测，利用 TTD、

Omim 等数据库对血管新生进行靶点预测，利用 CytoScape 软件建立 TMP 靶点蛋白质相互作用（Protein-Protein Interaction，PPI）网络、血管新生靶点 PPI 网络，构建两者靶点的 PPI 交集网络，并对靶点拓扑筛选，筛选出 TMP 作用于血管新生的主要靶点。

11 Western Blot 检测

检测筛选出的靶点的蛋白表达，取出冻存的组织 30 mg 加入 RIPA 裂解液，电动匀浆器 30 000 r/min 匀浆 10 min，4 ℃ 13 000 r/min 离心 20 min，取上清按照 BCA 蛋白定量试剂盒说明测定蛋白浓度，统一蛋白浓度，加入 5× 蛋白样品缓冲液，95 ℃煮 5 min。配制 10% 分离胶，经 SDS-PAGE 电泳，浓缩胶恒压 90 V 约 20 min；分离胶恒压 120 V，通过预染蛋白 marker 来确定停止时间。300 mA 恒流 60 min 转移至 PVDF 膜上，然后用 5% BSA-TBST 封闭膜，水平摇床孵育 1 h，分别放于一抗稀释液中 4 ℃水平摇床孵育过夜。次日，TBST 洗 10 min×3 次，再将膜放于山羊抗兔 IgG（H+L）HRP 中室温孵育 40 min，TBST 洗 10 min×3 次，ECL 显影，胶片曝光，用软件 Gel Image ststem ver.4.00（tanon，China）对图像进行灰度分析。

12 统计分析

用单因素方差分析（*ANOVA*）比较各组数据的差异，$P \leqslant 0.05$ 为差异有统计学意义。所有数据均采用 SPSS 17.0 软件进行分析，以 $\bar{x} \pm s$ 表示。

结　果

1 TMP 对 $ApoE^{-/-}$ 小鼠血脂水平的影响（表 1）

与正常组比较，模型组小鼠 TC、TG、LDL、VLDL 水平均升高，HDL 降低（$P < 0.05$）；与模型组比较，TMP 和辛伐他汀可显著降低小鼠 TG 水平（$P < 0.05$），而对其他指标没有显著影响。

表 1　TMP 对 $ApoE^{-/-}$ 小鼠血脂的影响（$\bar{x} \pm s$，n=6，mmol/L）

组别	TC	TG	HDL-C	LDL-C	VLDL-C
正常	1.82 ± 0.34	0.52 ± 0.23	1.22 ± 0.23	0.11 ± 0.05	0.49 ± 0.12
模型	22.67 ± 4.20*	0.89 ± 0.23*	0.59 ± 0.10*	4.25 ± 3.19*	17.53 ± 2.74*
TMP	21.98 ± 3.23	0.38 ± 0.16△	0.57 ± 0.15	2.97 ± 1.63	18.44 ± 2.30
辛伐他汀	24.55 ± 1.71	0.54 ± 0.22△	0.56 ± 0.10	5.23 ± 1.81	18.76 ± 0.49

注：与正常组比较，*$P < 0.05$；与模型组比较，△$P < 0.05$

2 TMP 对 $ApoE^{-/-}$ 小鼠主动脉形态及斑块的影响（图 1）

正常组小鼠主动脉壁厚薄均匀，无斑块形成，模型组小鼠主动脉血管粗细不均，斑块形成明显；与模型组比较，TMP 和辛伐他汀均可显著降低 PA/LA（$P < 0.05$），减小斑块面积。

3 TMP 对 $ApoE^{-/-}$ 小鼠 CD31、vWF 表达的影响（图 2）

正常组主动脉荧光强度均匀，与正常组比较，模型组主动脉斑块 CD31、vWF 表达增强，TMP 和辛伐他汀均可显著降低 CD31 表达（$P < 0.05$），对 vWF 的作用不显著。可见，TMP 和辛伐他汀均可降低斑块内新生血管密度，对成熟血管无显著影响。

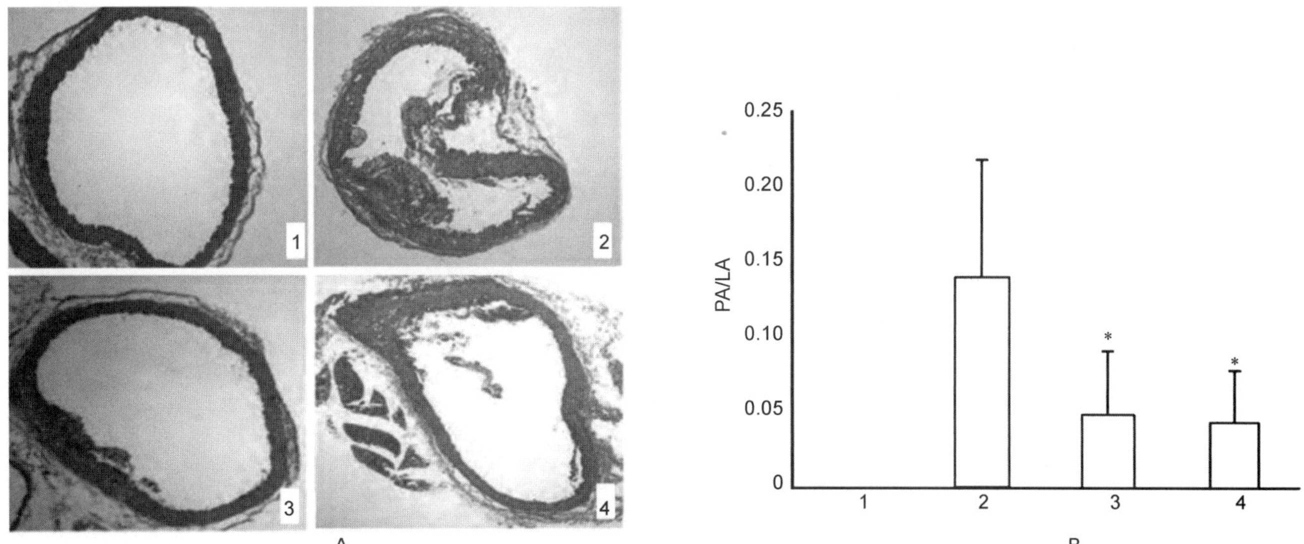

注：A.HE染色观察主动脉形态和斑块（×10）；B.斑块面积（PA）和管腔面积（LA）的比值统计。1.正常组；2.模型组；3.TMP组；4.辛伐他汀组，下图同；与模型组比较，$^{*}P<0.05$

图1　TMP对ApoE$^{-/-}$小鼠主动脉形态和斑块面积的影响

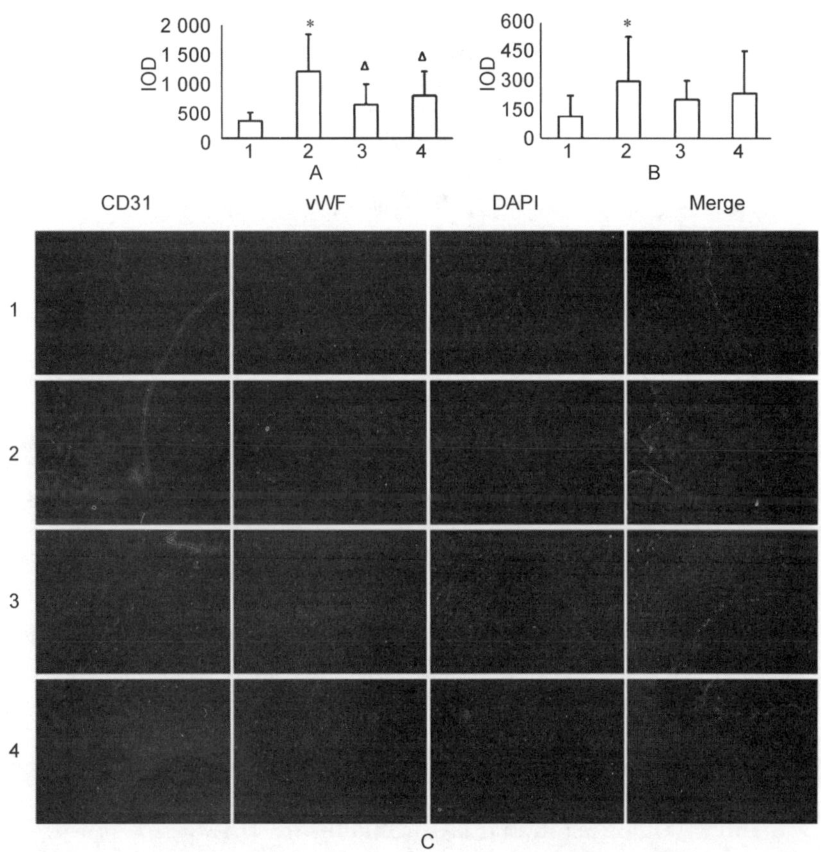

注：A. CD31的荧光强度值；B. vWF的荧光强度值；C. 免疫荧光染色观察CD31、vWF的表达（×20）；与正常组比较，$^{*}P<0.05$；与模型组比较，$^{\triangle}P<0.05$

图2　TMP对ApoE$^{-/-}$小鼠CD31、vWF表达的影响

4 TMP 对 ApoE$^{-/-}$ 小鼠血清 VEGF 表达的影响（图 3）

各组小鼠血清 VEGF 水平没有显著性差异。

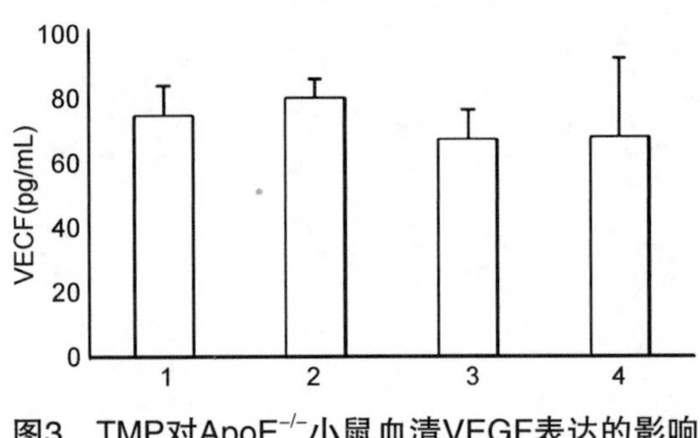

图3 TMP对ApoE$^{-/-}$小鼠血清VEGF表达的影响

5 TMP 抗血管新生主要靶点拓扑筛选（图 4）

通过数据库预测获得 TMP 靶点网络（图 4A）、TMP 靶点 PPI 网络（图 4B），血管新生靶点 PPI 网络（图 4C），TMP- 血管新生靶点 PPI 核心网络拓扑筛选结果（图 4D），筛选出 TMP 可能作用于血管新生的主要靶点：KDR、HIF-1A、Epas1、TNF、Cftr，对应的蛋白分别是 VEGFR2、HIF-1α、HIF-2α、TNF-α、Cftr，进行后续蛋白验证。

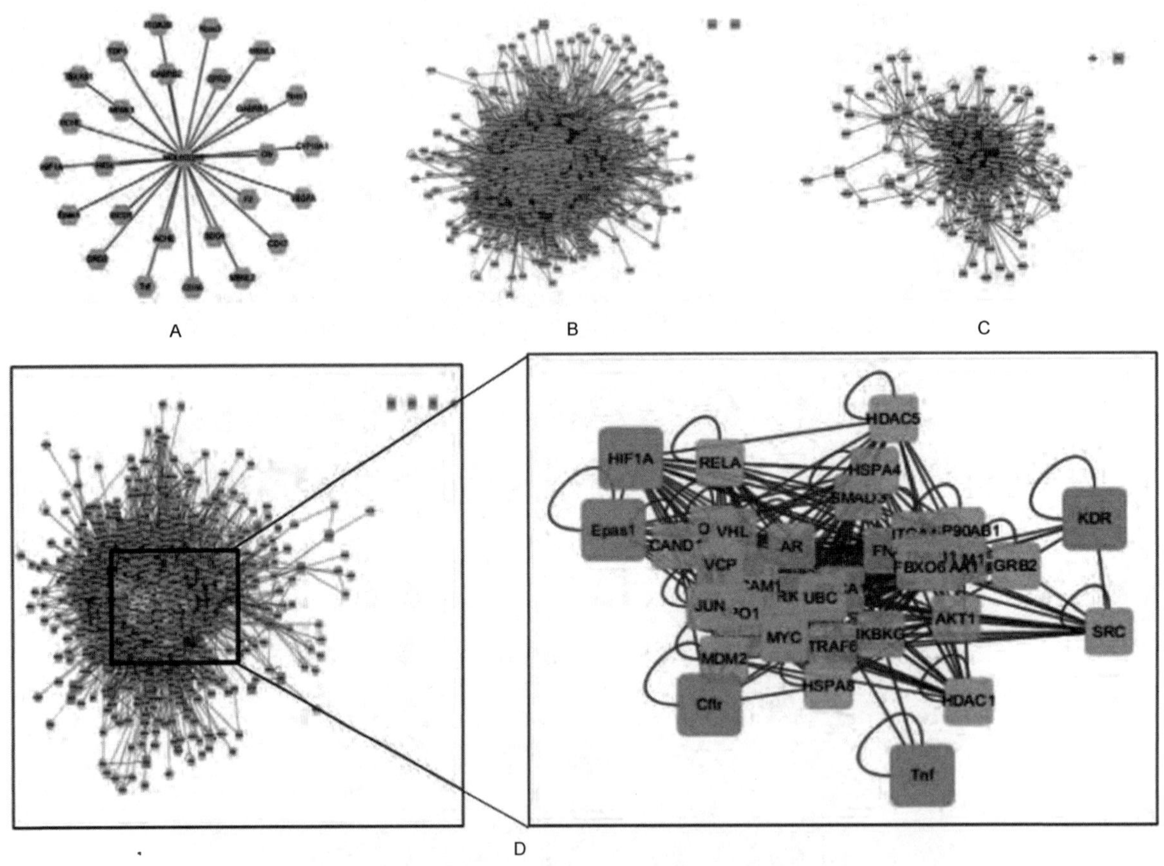

注：A.TMP靶点网络；B.TMP靶点PPI网络；C.血管新生靶点PPI网络；D.TMP-血管新生靶点PPI核心网络拓扑筛选

图4 TMP、血管新生主要靶点筛选

6 TMP 对 ApoE$^{-/-}$ 小鼠血管新生靶点蛋白表达的影响（图 5）

与正常组比较，模型组 VEGFR2、HIF-1α、TNF-α 显著升高（$P < 0.05$），HIF-2α、Cftr 有降低的趋势，但差异均无统计学意义；与模型组比较，TMP 显著降低 VEGFR2 表达（$P < 0.05$），对 HIF-1α、HIF-2α、TNF-α 表达无显著影响，有升高 Cftr 的趋势，但差异均无统计学意义；辛伐他汀显著降低 HIF-1α 表

达（$P < 0.05$），对 VEGFR2、HIF-2α、TNF-α 表达无显著影响，有升高 Cftr 的趋势，但差异均无统计学意义。可见，TMP 可能通过抑制 VEGFR2 而抑制斑块内血管新生，辛伐他汀可能通过抑制 HIF-1α 而抑制斑块内血管新生，从而发挥抗 AS 的作用。

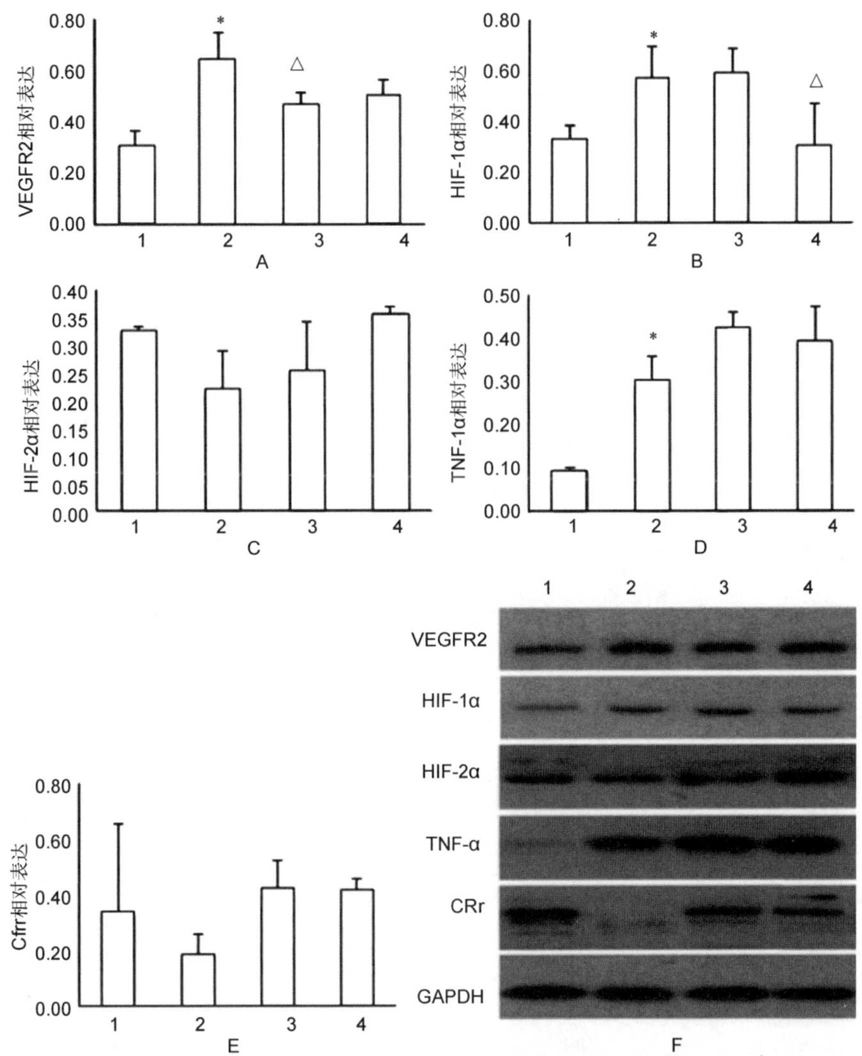

注：A.VEGFR2；B.HIF-1α；C.HIF-2α；D.TNF-α；E.Cftr；F.免疫印迹法测定VEGFR2、HIF-1α、HIF-2α、TNF-α、Cftr表达。与正常组比较，$^{*}P < 0.05$；与模型组比较，$^{\triangle}P < 0.05$

图5　TMP对ApoE$^{-/-}$小鼠血管新生相关靶点蛋白表达的影响

讨　论

血管新生可导致 AS 斑块不稳定，而抑制血管新生可能有稳定 AS 斑块的作用[3]。本研究发现 ApoE$^{-/-}$ 小鼠血脂升高，CD31、vWF、VEGFR2、HIF-1α 和 TNF-α 表达升高，斑块内新生血管密度增多，斑块面积增大；TMP 可降低 TG 水平，降低 CD31、VEGFR2 表达，抑制斑块内血管新生，减小斑块面积，可能有稳定斑块的作用，其机制可能与抑制预测靶点之一 VEGFR2 表达有关。

本研究发现 TMP 可降低 TG 水平，但未显著影响其他血脂指标，可能是由于给药时间较短，未来研究可侧重评价长期给药的影响。研究以免疫荧光染色标记 CD31 和 vWF 等特异性标记物评价血管新生情况[11]，发现 AS 模型小鼠斑块内新生血管密度增加，TMP 可降低 CD31 表达，而对成熟血管标记物 vWF 无显著影响，提示 TMP 可能抑制斑块内血管新生而对成熟血管影响不显著。另外，TMP 对血清 VEGF 水平没有显著影响，可能由于药物的分布与病理变化的部位、药物浓度等有关，TMP 对其他部位血管新生的影响不显著，从而避免抗血管新生治疗带来的副作用[12]，未来可进一步检测主动脉、心脏等组织中 VEGF 的表达。

通过网络药理学筛选 TMP 作用于血管新生的主要靶点，结合动物实验进行蛋白水平验证，为 TMP 治疗 AS 的作用机制研究提供新的思路。VEGFR2 在血管新生中占有重要地位，VEGFR2 增高可显著促进斑块内血管新生，导致斑块不稳定[13]，本研究发现 TMP 可能通过抑制 VEGFR2 表达而抑制血管新生，进一步证实了 VEGFR2 在 TMP 抗 AS 中发挥着重要作用；HIF-1α 和 HIF-2α 在缺氧状态下增加，HIF-1α 在所有的有核细胞中表达，HIF-2α 在特定的细胞中表达，大量研究已证实 HIF-1α 增加可促进血管新生，加重 AS[14]，而辛伐他汀可能通过抑制 HIF-1α 表达而抑制血管新生，与 TMP 的作用机制略有差别；TNF-α 在 AS 炎症和血管新生中均有重要作用[15]，TMP 和辛伐他汀对 TNF-α 没有显著影响，可能由于给药时间较短，且两者未通过 TNF-α 调节血管新生；Cftr 功能紊乱会使上皮 VEGF 的合成增加，促进血管新生，进而导致血管重塑[16]。TMP 和辛伐他汀有升高 Cftr 表达的趋势，可能有改善 Cftr 功能的作用，未来将进一步研究。

本研究对 TMP 干预 AS 模型小鼠血管新生的作用及机制进行探讨，初步证实 TMP 可能通过调节 VEGFR2 而发挥抑制血管新生、稳定斑块的作用，部分阐明了 TMP 改善 AS 的分子机制。未来需进一步开展相关通路研究、药物对不同部位血管新生的研究等，从而为 TMP 治疗 AS 提供更多的数据支持。

参考文献

[1] Naito R, Miyauchi K, Daida H, et al. Impact of total risk management on coronary plaque regression in diabetic patients with acute coronary syndrome[J]. J Atheroscler Thromb, 2016, 23(8): 922-931.

[2] Bentzon JF, Otsuka F, Virmani R, et al. Mechanisms of plaque formation and rupture[J]. Circ Res, 2014, 114(12): 1852-1866.

[3] Camaré C, Pucelle M, Nègre-Salvayre A, et al. Angiogenesis in the atherosclerotic plaque[J]. Redox Biol, 2017, 12(C): 18-34.

[4] Sluimer JC, Gasc JM, van Wanroij JL, et al. Hypoxia, hypoxia-inducible transcription factor, and macrophages in human atherosclerotic plaques are correlated with intraplaque angiogenesis[J]. J Am Coll Cardiol, 2008, 51(13): 1258-1265.

[5] Wu W, Li X, Zuo G, et al. The role of angiogenesis in coronary artery disease: a double-edged sword: intraplaque angiogenesis in physiopathology and therapeutic angiogenesis for treatment[J]. Curr Pharm Des, 2018, 24(4): 451-464.

[6] Wang GF, Shi CG, Sun MZ, et al. Tetramethylpyrazine attenuates atherosclerosis development and protects endothelial cells from ox-LDL[J]. Cardiovasc Drugs Ther, 2013, 27(3): 199-210.

[7] Zhang Y, Ren P, Kang Q et al. Effect of tetramethylpyrazine on atherosclerosis and SCAP/SREBP-1c signaling pathway in apoE-/-mice fed with a high-fat diet[J]. Evid Based Complement Alternat Med, 2017, 2017: 3121989.

[8] 赵芳卿, 翟菲, 项荣武, 等. 网络药理学研究态势的可视化分析[J]. 中华中医药杂志, 2018, 33(7): 3099-3103.

[9] 北京市人大常委会. 北京市实验动物管理条例[Z]. 2004-12-02.

[10] Jiang B, Huang C, Chen X F, et al. Tetramethylpyrazine produces antidepressant-like effects in mice through promotion of BDNF signaling pathway[J]. Int J Neuropsychopharmacol[J], 2015, 18(8): 1-13.

[11] Comerota AJ, Oostra C, Fayad Z, et al. A histological and functional description of the tissue causing chronic postthrombotic venous obstruction[J]. Thromb Res, 2015, 135(5): 882-887.

[12] Yuan R, Shi WL, Xin QQ, et al. Holistic regulation of angiogenesis with Chinese herbal medicines as a new option for coronary artery disease[J]. Evid Based Complement Alternat Med, 2018, 2018: 3725962.

[13] Mao Y, Liu X, Song Y, et al. VEGF-A/VEGFR-2 and FGF-2/FGFR-1 but not PDGF-BB/PDGFR-β play important roles in promoting immature and inflammatory intraplaque angiogenesis[J]. PLoS One, 2018, 13(8): e0201395.

[14] Lim CS, Kiriakidis S, Sandison A, et al. Hypoxia-inducible factor pathway and diseases of the vascular wall[J]. J Vasc Surg, 2013, 58(1): 219-230.

[15] Yang HL, Chang HC, Lin SW, et al. Antrodia salmonea inhibits TNF-α-induced angiogenesis and atherogenesis in human endothelial cells through the down-regulation of NF-κB and up-regulation of Nrf2 signaling pathways[J]. J Ethnopharmacol, 2014, 151(1): 394-406.

[16] Martin C, Coolen N, Wu Y, et al. CFTR dysfunction induces vascular endothelial growth factor synthesis in airway epithelium[J]. Eur Respir J, 2013, 42(6): 1553-1562.

原载：袁蓉，陈敏，信琪琪，马晓晶，施伟丽，陈可冀，丛伟红．川芎嗪对动脉粥样硬化小鼠血管新生的影响 [J]. 中华中医药杂志，2019, 34(5): 2250-2254.

银杏叶提取物预处理对 2 型糖尿病大鼠心肌梗死后心血管保护效应研究

刘 玥 刘艳飞 田晋帆 付长庚 陈可冀

冠心病合并 2 型糖尿病患者，并存心血管危险因素多，冠状动脉病变严重且弥漫。糖尿病心肌梗死后 5 年随访死亡率高达 50%，是非糖尿病的 2 倍[1]。胰岛素抵抗导致系统炎症反应是糖尿病患者发生粥样硬化斑块的重要机理之一，改善胰岛素抵抗能够有效降低粥样硬化斑块的进展[2-3]。探索具有明确机制的既能够改善胰岛素抵抗又能对抗心肌缺血的中药制剂成为近年来中西医结合心血管研究领域的热点，具有重要的临床应用价值[4]。

中药银杏（*Ginkgo biloba* L.）的叶、果均具有较高的药用价值，中药银杏制剂的基础研究与临床应用在国际上越来越受到重视，近 10 年来中药银杏制剂的研究重点主要是银杏酮酯，临床用于治疗冠心病心绞痛、脑动脉硬化及眩晕等心脑血管疾病，显示出较好的临床疗效，但具体的作用机制尚不明确[5,6]。

本研究以中药银杏叶提取物银杏酮酯为干预药物，观察其预处理对 2 型糖尿病大鼠心肌梗死后血小板活化及炎症反应的干预效应并探讨其作用机制，为其临床扩大应用提供实验证据。

材料与方法

1 药物与试剂

银杏酮酯（EGb）滴丸：主要成分为银杏黄酮与银杏内酯，10 mg/ 丸，购自北京汉典制药公司（批号：121105）；盐酸二甲双胍：500 mg/ 片，购自拜耳制药公司，批号：120714；链脲佐菌素（STZ）：购自美国 Amersco 公司，货号：N407。

2 动物和饲料

清洁级 SD 大鼠，10 周龄，雄性，体质量 200~240 g，共 100 只，由北京维通利华实验动物技术公司提供，生产许可证号：SCXK（京）2012 — 0001。所有 SD 大鼠饲养于 SPF 级标准环境，自由进水、进食，12 h 光照周期，室温 18~25 ℃，相对湿度 5% ~60%。高脂饲料由中国医学科学院实验动物研究所加工提供（配方：7%胆固醇、0.5%牛胆酸钠、10%猪油、5%蛋黄粉及 77.5%基础饲料）。基础饲料由北京维通利华公司提供。通过中国中医科学院西苑医院实验动物伦理审核。

3 动物分组、造模及干预方法

3.1 2 型糖尿病大鼠模型制备[7]

将所有大鼠适应性喂养 1 周后按照随机数字表法随机选取 10 只作为正常组，剩余 90 只设为造模组，分别给予常规饲料饲养和高脂饲料喂养。高脂喂养 8 周后，造模组大鼠给予腹腔注射链脲佐菌素（35 mg/kg）1 次，正常组大鼠腹腔注射相同体积的枸橼酸 - 枸橼酸钠缓冲液。72 h 后，造模组大鼠禁食 8 h 后采尾血检测空腹血糖水平，选取空腹血糖大于 11.1 mmol/L 者判定 2 型糖尿病大鼠造模成功。将造模成功大鼠随机分为 5 组，每组 12 只，进行灌胃，连续 4 周，具体见表 1。

表 1　大鼠分组及给药方法

序号	组别	n	给药剂量	给药时间
1	正常	10	等量无菌水	4 周
2	假手术	12	等量无菌水	4 周
3	模型	12	等量无菌水	4 周
4	二甲双胍 *	12	二甲双胍 100 mg · $kg^{-1}d^{-1}$	4 周
5	银杏酮酯低剂量 **	12	银杏酮酯 200 mg · $kg^{-1}d^{-1}$	4 周
6	银杏酮酯高剂量 ***	12	银杏酮酯 400 mg · $kg^{-1}d^{-1}$	4 周

注：* 相当于临床剂量 2 倍；** 相当于临床剂量 2 倍；*** 相当于临床剂量 4 倍

3.2 心肌梗死大鼠模型的制备 [8]

灌胃 4 周期间，第 2 — 6 组继续饲以高脂饲料，灌胃 4 周后，末次灌胃 2 h 时后参考文献 [8] 中报道的方法结扎前降支复制急性心肌缺血状态。其中假手术组大鼠只穿线不结扎，其余操作同上。

4 检测指标及方法

前降支结扎 3 h 后腹主动脉取血，每只大鼠共采集全血 10 mL，其中 6 mL 用 3.8% 枸橼酸钠（PH7.4）1 ： 9 抗凝，于室温下 150 × g 离心 10 min，提取上层富血小板血浆（PRP），分装待测；余液再以 800 × g 离心 10 min，提取贫血小板血浆（PPP），分装待测；其余 4 mL 血样，使用装有促凝剂的采血管采集，800 × g 离心 10 min，分离血清，分装待测。

4.1 糖代谢水平的检测

空腹血糖（FBG）及随机血糖采用罗氏快速血糖仪检测；血清胰岛素水平（fasting serum lisulin，FINS）采用胰岛素放射免疫测定试剂盒，按照说明书的步骤测定；胰岛素敏感指数（insulin sensitive index，ISI）按照李光伟法计算，ISI=1/FBG × FINS，因其为非正态分布，统计分析时取其自然对数；胰岛素抵抗指数（IRI）采用稳态模型（HOMA-IR）法（IRI=FBG × FINS/22.5）。

4.2 血脂代谢水平的检测

TC、TG、HDL-C 及 LDL-C 采用全自动生化测试仪测定。

4.3 血清心肌损伤、血小板活化指标的检测

用双抗体夹心 ABC-ELISA 法，分别按照各自 ELISA 试剂盒说明，检测大鼠血浆中 P- 选择素的含量以及血清中 CK-MB、cTnI 的含量。

4.4 血清炎症因子的检测

采用 ELISA 方法检测各组大鼠血清 TNF-α、IL-6 及 IL-1 的水平。

4.5 肌钙蛋白清除系统相关指标的检测

采用 ELISA 方法检测各组大鼠富血小板血浆及贫血小板血浆中凝溶胶蛋白（gelsolin）水平，同时检测血清维生素 D 结合蛋白（DBP）及血清肌动蛋白微丝（F-actin）水平。

5 统计学方法

计量资料用 $\bar{x} \pm s$ 表示，多组间计量资料比较采用方差分析 *LSD* 检验。在控制组间影响的情况下，各因素之间采用 Partial 过程进行偏相关性分析。数据采用 SPSS13.0 统计软件分析，$P < 0.05$ 为差异有统计学意义。

结 果

1 各组大鼠一般状态比较

整个动物实验期间，复制 2 型糖尿病大鼠过程中无大鼠死亡，根据空腹血糖结果模型成功率 80%左右，其中 3 只空腹血糖过高的大鼠（空腹血糖大于 30 mmol/L ）予以剔除。复制急性心肌缺血过程中，各组大鼠死亡情况见表 2，各组死亡只数差异无统计学意义（ $P > 0.05$ ）。

2 各组大鼠糖代谢指标比较（表 2 ）

与正常组比较，模型组及假手术组大鼠 FBG、FINS、IRI 升高（ $P < 0.01$ ），ISI 降低（ $P < 0.01$ ）。与模型组比较，各给药组 FBG、FINS、IRI 降低（ $P < 0.01$，$P < 0.05$ ），ISI 升高（ $P < 0.01$，$P < 0.05$ ）。

表 2 各组大鼠 FBG、FINS、ISI 及 IRI 比较（ $\bar{x} \pm s$ ）

组别	*n*	FBG（mmol/L）	FINS（μIU/mL）	ISI	IRI
正常	10	4.8 ± 0.3	8.1 ± 0.9	-3.66 ± 0.09	1.81 ± 0.38
假手术	8	14.9 ± 1.2*	19.1 ± 0.8*	-5.68 ± 0.17*	13.18 ± 1.3*
模型	7	15.1 ± 1.5*	18.4 ± 1.9*	-5.72 ± 0.21*	12.86 ± 0.9*
二甲双胍	9	9.6 ± 1.2△△	12.76 ± 2.3△△	-4.41 ± 0.09△	5.85 ± 0.2△
银杏酮酯低剂量	8	13.3 ± 1.3△	15.81 ± 1.3△	-5.38 ± 0.11△	9.66 ± 1.1△
银杏酮酯高剂量	9	13.6 ± 0.9△	15.32 ± 1.2△	-5.09 ± 0.15△	9.24 ± 0.7△

注：与正常组比较，*$P < 0.01$；与模型组比较，△$P < 0.05$，△△$P < 0.01$

3 各组大鼠血脂水平比较（表 3 ）

与正常组比较，模型组及假手术组大鼠 TG、TC、LDL-C 升高（ $P < 0.01$ ），HDL-C 降低（ $P < 0.01$ ）。与模型组比较，各给药组 TG、TC、LDL-C 降低（ $P < 0.01$ ），HDL-C 升高（ $P < 0.05$ ）。

表 3 各组大鼠血脂水平比较（ $\bar{x} \pm s$ ）

组别	*n*	TG（mmol/L）	TC（mmol/L）	HDL-C（mmol/L）	LDL-C（mmol/L）
正常	10	0.61 ± 0.09	1.38 ± 0.09	1.88 ± 0.13	0.54 ± 0.04
假手术	8	1.38 ± 0.27*	2.83 ± 0.15*	0.74 ± 0.16*	1.91 ± 0.13*
模型	7	1.41 ± 0.19*	2.72 ± 0.18*	0.81 ± 0.12*	2.01 ± 0.18*
二甲双胍	9	0.98 ± 0.02△	1.62 ± 0.22△	1.11 ± 0.08△	1.21 ± 0.09△
银杏酮酯低剂量	8	1.19 ± 0.12△	2.11 ± 0.75△	0.97 ± 0.13△	1.55 ± 0.19△
银杏酮酯高剂量	9	1.01 ± 0.05△	1.99 ± 1.3△	1.06 ± 0.08△	1.40 ± 0.11△

注：与正常组比较，*$P < 0.01$；与模型组比较，△$P < 0.05$

4 各组大鼠 CK-MB 及 cTnI 比较（表 4）

与正常组比较，模型组及假手术组 CK-MB 及 CTnI 升高（$P < 0.01$）；与假手术组比较，模型组 CK-MB 及 cTnI 升高（$P < 0.01$）；与模型组比较，各给药组 CK-MB 及 CTnI 降低（$P < 0.05$），二甲双胍组与 EGb 各剂量组无明显差异。

表 4 各组大鼠 CK-MB 及 cTnI 比较（$\bar{x} \pm s$）

组别	n	CK-MB（ng/mL）	cTnI（pg/mL）
正常	10	0.074 ± 0.042	0.172 ± 0.018
假手术	8	0.283 ± 0.065*	10.02 ± 1.99*
模型	7	0.412 ± 0.029△	16.34 ± 3.1△
二甲双胍	9	0.362 ± 0.018▲	14.72 ± 2.03▲
银杏酮酯低剂量	8	0.339 ± 0.014▲	13.88 ± 2.19▲
银杏酮酯高剂量	9	0.317 ± 0.028▲	13.59 ± 1.96▲

注：与正常组比较，*$P < 0.01$；与假手术组比较，△$P < 0.05$；与模型组比较，▲$P < 0.05$

5 各组大鼠 IL-6、TNF-α、IL-1 及 P- 选择素比较（表 5）

与正常组比较，假手术组与模型组血清 IL-6、TNF-α、IL-1 及 P- 选择素水平升高（$P < 0.01$）；与假手术组比较，模型组血清 IL-6 及 P- 选择素升高（$P < 0.05$ 或 $P < 0.01$）；与模型组比较，各给药组血清 IL-6、TNF-α、IL-1 及 P- 选择素水平降低（$P < 0.05$），二甲双胍组与 EGb 各剂量组无明显差异。

表 5 各组大鼠 IL-6、TNF-α、IL-1 及 P- 选择素比较（$\bar{x} \pm s$）

组别	n	IL-6（pg/mL）	TNF-α（pg/mL）	IL-1（pg/mL）	P- 选择素（ng/mL）
正常	10	101.36 ± 14.53	19.86 ± 3.57	39.64 ± 9.12	3.15 ± 0.18
假手术	8	180.59 ± 20.47**	47.14 ± 8.25**	72.29 ± 11.26**	12.77 ± 3.98**
模型	7	192.28 ± 19.89**△	42.98 ± 7.63**	71.82 ± 13.48**	18.95 ± 2.64**△
二甲双胍	9	140.52 ± 18.66▲	29.26 ± 7.11▲	49.56 ± 9.53▲	13.43 ± 3.12▲
银杏酮酯低剂量	8	143.85 ± 16.98▲	31.87 ± 6.37▲	53.29 ± 11.03▲	14.66 ± 2.83▲
银杏酮酯高剂量	9	135.79 ± 22.63▲	30.12 ± 4.93▲	51.06 ± 8.15▲	13.91 ± 3.08▲

注：与正常组比较，*$P < 0.05$，**$P < 0.01$；与假手术组比较，△$P < 0.051$；与模型组比较，▲$P < 0.05$

6 各组大鼠循环肌钙蛋白清除系统相关指标比较（表 6）

与正常组比较，模型组与假手术组 gelsolin 在 PRP 中升高而在 PPP 中降低（$P < 0.01$），F-actin 升高（$P < 0.01$），DBP 降低（$P < 0.01$）；与假手术组比较，模型组 gelsolin 在 PRP 中升高（$P < 0.01$）而在 PPP 中降低（$P < 0.01$），F-actin 升高（$P < 0.05$），DBP 降低（$P < 0.05$）。与模型组比较，EGb 组 gelsolin（PRP）、F-actin 降低（$P < 0.05$），gelsolin（PPP）、DBP 升高（$P < 0.05$）。

表 6　各组大鼠血清肌动蛋白清除系统相关指标比较（$\bar{x} \pm s$）

组别	n	gelsolin（PRP）（μg/mL）	gelsolin（PPP）（μg/mL）	维生素 D 结合蛋白（ng/mL）	肌动蛋白微丝（ng/mL）
正常	10	641.99 ± 50.18	660.52 ± 55.96	88.62 ± 4.83	3.82 ± 0.17
假手术	8	712.52 ± 52.12*	498.13 ± 48.64*	71.03 ± 5.86*	5.08 ± 0.24*
模型	7	750.05 ± 60.38*△△	408.51 ± 42.53*△△	68.82 ± 6.41*△	6.01 ± 0.68*△
二甲双胍	9	731.27 ± 59.82	422.36 ± 50.29	65.99 ± 7.28	5.91 ± 0.39
银杏酮酯低剂量	8	660.12 ± 40.87▲	598.69 ± 61.33▲	79.72 ± 7.22▲	5.01 ± 0.25▲
银杏酮酯高剂量	9	643.84 ± 46.73▲	609.42 ± 70.11▲	81.36 ± 6.15▲	4.76 ± 0.61▲

注：与正常组比较，*$P < 0.01$；与假手术组比较，△$P < 0.05$，△△$P < 0.01$；与模型组比较，▲$P < 0.05$

讨　论

近六十年来，国内外医药学家对银杏的有效成分、质量标准及新型制剂的研究不断明确、优化，至今中药银杏提取物（Extract of Ginkgo biloba，EGb）已发展到第五代，从第四代银杏制剂开始对其所含有效成分进行定量，其含有≥24%的黄酮醇苷类，≥6%的萜类内酯，即所谓的“24+6”制剂（亦称为GBE30），并将毒性致敏成分银杏酸的含量控制到了10ppm以下，EGb761即是第四代银杏制剂的代表，此质量标准目前已成为银杏提取物的国际标准。我国自主研发、具有独立知识产权的类似EGb761的新型银杏制剂—银杏酮酯GBE50（银杏总黄酮含量达44%以上，银杏内酯达6%以上），银杏酸含量控制在5 μg/g以下，被广泛应用于心脑血管疾病的临床治疗。

本研究发现，大鼠经过8周高脂喂养，诱发出胰岛素抵抗，再腹腔注射小剂量链脲佐菌素（35 mg/kg）后模型大鼠的空腹血糖明显升高。4周后对模型大鼠进行前降支结扎复制2型糖尿病大鼠心肌梗死模型，发现该模型呈现以下病理生理特点：FINS及IRI明显升高，ISI明显下降，脂质代谢紊乱（TG、TC及LDL-C明显升高而HDL-C显著降低），血清炎症因子（IL-1、IL-6及TNF-α）水平明显升高，血小板活化指标P-选择素含量上升，血清心肌损伤标志物（CK-MB及cTnI）含量明显升高，而血浆肌钙蛋白清除系统（EASS）的相关指标（gelsolin、F-actin及DBP）呈现不同的分布：gelsolin含量在模型大鼠的富血小板血浆中明显升高，而在贫血小板血浆中明显降低，与其他学者研究报道一致[9]；模型大鼠血浆F-actin含量显著升高，而血浆DBP含量明显降低。综上可知，建立的2型糖尿病心肌梗死模型大鼠具有高血糖、高胰岛素血症、脂质代谢异常、血小板活化及炎症反应增强，同时发现在模型大鼠血浆中肌动蛋白清除系统活性被明显抑制。

研究发现，EGb（400 mg/kg及200 mg/kg）灌胃4周后可以明显降低模型大鼠的空腹血糖、空腹胰岛素水平，提高胰岛素敏感指数，降低胰岛素抵抗指数，改善胰岛素抵抗，与其他学者研究结论一致[10]。同时发现，EGb能够明显改善模型大鼠的脂质代谢紊乱程度，降低TG、TC及LDL-C水平，提高HDL-C水平，表现出对脂质代谢紊乱具有很好的调节效果。在炎症因子方面，EGb也可以明显降低血清炎症因子水平，起到一定的抗炎作用。

梗死后心肌组织释放大量F-actin入血对内皮细胞及微血管产生毒害作用，而血浆中存在肌动蛋白清除系统，其中血浆gelsolin能够切割过多的F-actin，使其解聚成单体G-actin，DBP和G-actin结合形成复合物，通过肝脏内皮网状系统清除而阻止这种细胞毒效应[11-14]。本研究发现，EGb预处理4周后，能够明显减轻大鼠前降支结扎带来的心肌缺血损伤，降低血清心肌损伤标志物的水平，降低血小板活化水平。同时，能够明显降低循环中F-actin含量，升高血浆gelsolin及DBP含量，同时降低血小板gelsolin含量，而既往研究发[15]现血小板活化程度与EASS的抑制呈现正相关，即血小板活化程度越高，EASS的抑制程度越高。推测EGb的抗炎、抗血小板活化与激活EASS的活性密切相关。值得注意的是，本研究发现EGb具有改善糖代谢的作用，并未在db/db小鼠上进一步验证，同时对于作用机制的探讨还不够深入，未来值得深入研究。

综上所述，本研究通过实验研究发现，银杏叶提取物（银杏酮酯）具有降糖、调脂、抗炎及改善胰岛素抵抗的作用，预处理能够减轻因急性心肌缺血带来的心肌损伤，其心血管保护效应可能与激活肌动蛋白清除系统的活性密切相关。

参考文献

[1] Yu Xu, Limin Wang, Jiang He, et al. Prevalence and control of diabetes in chinese adults[J]. JAMA, 2013, 310(9): 948-959.

[2] An X, Yu D, Zhang R, et al. Insulin resistance predicts progression of denovo atherosclerotic plaques in patients with coronary heart disease: a one-year follow-up study[J]. Cardiovasc Diabetol, 2012, 18, 11: 71.

[3] Janus A, Szahidewicz-Krupska E, Mazur G, et al. Insulin resistance and endothelial dysfunction constitute a common therapeutic target in cardiometabolic disorders[J]. Mediators Inflamm, 2016, 2016: 3634948.

[4] 信琪琪, 刘玥, 杨琳, 等. 中药银杏制剂与糖尿病治疗: 作用机制与临床应用[J]. 中国中药杂志, 2014, 39(23): 37-43.

[5] 郭明, 刘玥, 许琳, 等. 中药银杏制剂的心血管效应: 机制与展望[J]. 中国科学生命科学, 2014, 44(6): 543-550

[6] Tian J, Liu Y, Chen K. *Ginkgo biloba* extract in vascular protection: molecular mechanisms and clinical applications[J]. Current Vascular Pharmacology, 2017, doi: 10. 2174157016111566617071309554 5.

[7] 杨架林, 李果, 刘优萍, 等. 长期高脂饮食加小剂量链脲佐菌素建立人类普通2型糖尿病大鼠模型的研究[J]. 中国实验动物学报, 2003, 11(3): 138-141.

[8] Sun M, Dawood F, Wen WH, et al. Excessive tumor necrosis factor activation after infarction contributes to susceptibility of myocardial rupture and left ventricular dysfunction[J]. Circulation, 2004, 110(20): 3221-3228.

[9] Khatri N, Sagar A, Peddada N, et al. Plasma gelsolin levels decrease in diabetic state and increase upon treatment with F-actin depolymerizing versions of gelsolin[J]. J Diabetes Res, 2014, 2014: 152075.

[10] Daye Cheng, Bin Liang, Yunhui Li. Antihyperglycemic effect of *Ginkgo biloba* extract in streptozotocin-induced diabetes in rats[J]. BioMed Research International, 2013, 2013(339): 162724

[11] Lee WM, Galbraith RM. The extracellular actin-scavenger system and actin toxicity[J]. N Engl J Med, 1992, 326(20): 1335-1341.

[12] Carol A. Vasconcellos, Stuart E. Lind. Coordinated inhibition of actin-induced platelet aggregation by plasma gelsolin and vitamin d-binding protein[J]. Blood, 1997, 82(12): 3648-3657.

[13] Suhler E, Lin W, Yin HL, et al. Decreased plasma gelsolin concentrations in acute liver failure, myocardial infarction, septic shock, and myonecrosis[J]. Crit Care Med, 1997, 25(4): 594-598.

[14] Silacci P, Mazzolai L, Gauci C, et al. Gelsolin superfamily proteins: key regulators of cellular functions[J]. Cell Mol Life Sci, 2004, 61: 2614-2623.

[15] Liu Y, Yin H, Jiang Y, et al. Correlation between platelet gelsolin and platelet activation level in acute myocardial infarction rats and intervention effect of effective components of *Chuanxiong Rhizome* and *Red Peony Root*[J]. Evid Based Complementary Alternat Med, 2013, 2013: 985746.

原载：刘玥，刘艳飞，田晋帆，付长庚，陈可冀．银杏叶提取物预处理对 2 型糖尿病大鼠心肌梗死后心血管保护效应研究 [J]. 中国中西医结合杂志，2017, 37(9): 1100-1104.

高血压状态下长期使用葛根素对大鼠血生化影响的实验研究

施伟丽　徐　浩　丛伟红　陈可冀

葛根素是从中药葛根中提取的一种单一成分，广泛用于冠心病、心绞痛、高血压、缺血性脑血管病等，并取得较好的疗效，但临床也有一些不良反应出现，最常见的不良反应是急性血管内溶血和对肝肾功的影响。高血压状态下机体的生理病理有其自己的特征，为了解葛根素对高压状态下血生化的影响，本实验以自发性高血压大鼠为模型，观察长期使用葛根素对 SHR 血细胞、胆红素、肝肾功能的影响，以期为葛根素临床用药提供参考。

材　料

1 动物

9 周龄京东 SPF 级 WKY 雄性大鼠 10 只，SPF 级自发性高血压雄性大鼠 SHR45 只，购自北京维通利华实验动物技术有限公司，动物合格证号：11400700158084，许可证号：SCXK（京）：2012-0001。饲养于西苑医院 SPF 级动物房，适应性饲养 1 周后随机分为 5 组，对照组（WKY）10 只，模型组 15 只，氯沙坦组 10 只、葛根素高剂量组 10 只、葛根素常规剂量组 10 只。

2 药物

氯沙坦钾片（100 mg/ 片）由杭州默沙东制药有限公司提供，生产批号：L016172；注射用葛根素冻干粉剂（0.2 g/ 瓶）由山东瑞阳制药有限公司提供，生产批号：16041418。

3 耗材及仪器

2 mL EDTA K3 采血管，生产批号 D160433W；5 mL 血清促凝管（Z），生产批号 A16013WC，由西苑医院提供；全自动血液分析仪（日本东亚 SYSMEX 株式会 Sysmex XE-5000）、全自动生化分析仪（瑞士罗氏公司 Cobas8000）由西苑医院检验科提供。

实验方法

1 给药方法

对照组、模型组每天予生理盐水 1 mL 生理盐水腹腔注射，氯沙坦钾片组按 31.5 mg/kg/d 灌胃，高剂量葛根素组按 80 mg/kg/d 腹腔注射，常规剂量组给药剂量 40 mg/kg/d，给药 10 周。

2 观察指标

2.1 大鼠体质量及一般情况观察

各组大鼠每周称量体重一次，观察各组大鼠体重变化，每天给药时观察大鼠精神状态、活动情况及毛色。

2.2 大鼠溶血指标检测

实验结束后腹主动脉采血，检测血浆红细胞数量、红细胞压积、平均红细胞体积、红细胞分布宽度；血红蛋白量、平均血红蛋白含量、平均血红蛋白浓度；血清直接、间接胆红素及总胆红素水平（因检验前剔除了凝固的血样，故血常规相关指标的样品数量与生化指标不一致）。

2.3 大鼠肝肾功能指标检测

肝功能指标：天门冬氨酸氨基转移酶、丙氨酸氨基转移酶、γ 谷氨酰转肽酶；肾功能指标：肌酐、尿酸、尿素、尿素氮。

3 数据统计方法

采用 SPSS20.0 对数据进行分析，计量资料以 $\bar{x} \pm s$ 表示，方差齐时组间比较采用单因素方差分析，方差不齐时用秩和检验，$P < 0.05$ 为差异有统计学意义。

结　果

1 大鼠一般情况及体重观察（表 1）

对照组大鼠比较安静，喜睡，胆小易惊，毛色发黄；模型组大鼠易受外界影响，活跃，毛色发白，给药组与模型组比较未见明显不同；对照组体重较模型组显著升高（$P < 0.05$ 或 $P < 0.01$），药物组各组间体重比较差异无统计学意义（$P > 0.05$）。

表 1　各组大鼠每周体质量变化（g，$\bar{x} \pm s$）

给药周数	对照组（n=10）	模型组（n=15）	氯沙坦钾组（n=10）	葛根素组（80 mg/kg/d，n=10）	葛根素（40 mg/kg/d，n=10）
0w	229.75 ± 6.00	223.44 ± 7.86	226.80 ± 5.63	227.50 ± 7.78	225.7 ± 8.11
1w	252.10 ± 4.95	242.93 ± 12.41*	237.82 ± 8.74	248.00 ± 8.54	246.9 ± 10.09
2w	259.20 ± 7.96	252.33 ± 12.20	249.90 ± 9.59	254.30 ± 11.4	257.8 ± 10.17
3w	259.20 ± 7.96	252.33 ± 12.20*	249.90 ± 9.59	254.30 ± 11.4	257.8 ± 10.17
4w	272.70 ± 8.35	259.07 ± 13.33**	256.70 ± 12.55	261.6 ± 13.92	266.2 ± 12.66
5w	286.89 ± 7.80	267.87 ± 14.45**	266.50 ± 13.02	260.2 ± 12.04	273.5 ± 14.29
6w	290.10 ± 7.94	271.21 ± 16.22**	265.90 ± 12.73	260.1 ± 11.69	276.4 ± 16.78
7w	299.00 ± 8.92	278.00 ± 16.25**	275.40 ± 13.82	269.4 ± 16.06	285.9 ± 19.39
8w	310.10 ± 8.61	290.00 ± 19.01*	287.00 ± 13.26	284.1 ± 17.57	302.6 ± 19.61
9w	318.40 ± 9.55	300.27 ± 19.24*	302.10 ± 17.35	295.3 ± 18.49	317.4 ± 17.60
10w	334.80 ± 8.92	308.87 ± 20.18**	313.10 ± 19.28	302.7 ± 19.75	324.6 ± 13.80

注：与对照组比较，$^{*}P < 0.05$，$^{**}P < 0.01$

2 葛根素对 SHR 溶血指标的影响（表 2–4）

红细胞数量、形态变化及胆红素水平是间接反映溶血状态的常用指标，与对照组比较，模型组红细胞数量、红细胞平均体积显著升高（$P<0.01$）；葛根素大剂量、常规剂量组红细胞数量、红细胞压积与模型组比较明显降低（$P<0.05$ 或 $P<0.01$）；氯沙坦钾组红细胞各项指标与模型组比较差异无显著性（$P>0.05$）；模型组血红蛋白、平均血红蛋白浓度与对照组比较无显著性（$P>0.05$），但均有升高趋势；葛根素大常规剂量组血红蛋白较模型组显著降低（$P<0.05$），氯沙坦钾组血红蛋白各项指标与模型组比较差异无显著性（$P>0.05$）；各组间胆红素指标比较，差异均无统计学意义（$P>0.05$）。

表 2 葛根素对 SHR 红细胞的影响（$\bar{x}\pm s$）

组别	n	红细胞计数（10^{12}/L）	红细胞压积（L/L）	红细胞平均体积（fl）	红细胞分布宽度（%）
对照组	7	7.909 ± 0.24	0.373 ± 0.01	47.214 ± 1.24	16.829 ± 1.96
模型组	14	8.574 ± 0.26**	0.375 ± 0.01	43.764 ± 1.86**	20.4 ± 4.84
氯沙坦钾组	7	8.483 ± 0.35	0.372 ± 0.01	43.914 ± 1.55	18.8 ± 2.43
葛根素（80 mg/kg/d）	7	8.174 ± 0.4△	0.356 ± 0.01△△	43.657 ± 1.6	22.5 ± 6.61
葛根素（40 mg/kg/d）	9	8.213 ± 0.48△	0.362 ± 0.02△	44.044 ± 1.11	22.022 ± 5.83

注：与对照组比较，$^{**}P<0.01$；与模型组比较，$^{\triangle}P<0.05$，$^{\triangle\triangle}P<0.01$

表 3 葛根素对血红蛋白相关指标的影响（$\bar{x}\pm s$）

	n	血红蛋白（g/L）	平均血红蛋白含量（pg）	平均血红蛋白浓度（g/L）
对照组	7	127.571 ± 4.79	16.129 ± 0.21	341.571 ± 8.56
模型组	14	130.286 ± 3.17	15.2 ± 0.33**	347.786 ± 9.31
氯沙坦钾组	7	130.714 ± 3.9	15.414 ± 0.25	351.571 ± 7.52
葛根素（80 mg/kg/d）	7	124.286 ± 5.62△○	15.229 ± 0.13	348.714 ± 11.94
葛根素（40 mg/kg/d）	9	124.556 ± 8.17△○	15.156 ± 0.22	344.333 ± 7.23

注：与对照组比较，$^{**}P<0.01$；与模型组比较，$^{\triangle}P<0.05$；与氯沙坦钾组比较，$^{\circ}P<0.05$

表 4 葛根素对胆红素的影响（$\bar{x}\pm s$）

组别	n	间接胆红素（μmmol/L）	直接胆红素（μmmol/L）	总胆红素（μmmol/L）
对照组	10	0.390 ± 0.25	0.50 ± 0.32	0.89 ± 0.47
模型组	15	0.339 ± 0.26	0.661 ± 0.36	1.00 ± 0.51
氯沙坦钾组	10	0.290 ± 0.24	0.720 ± 0.30	1.01 ± 0.39
葛根素（80 mg/kg/d）	10	0.410 ± 0.26	0.670 ± 0.30	1.08 ± 0.48
葛根素（40 mg/kg/d）	10	0.340 ± 0.26	0.640 ± 0.34	0.98 ± 0.40

3 葛根素对 SHR 肝功能的影响（表 5）

模型组 AST、ALT 与对照组比较均明显升高（$P<0.01$）；与模型组比较，氯沙坦钾组 AST、ALT 显著降低（$P<0.05$、$P<0.01$）；葛根素常规剂量组 AST 较模型组明显降低（$P<0.05$）；葛根素高剂量 AST、ALT 与模型组比较差异无显著性（$P>0.05$）；各组间 GGT 较模型组差异无统计学意义（$P>0.05$），但药物组与模型组比较有下降趋势。

表 5　葛根素对肝功能的影响（$\bar{x}\pm s$）

组别	n	AST（U/L）	ALT（U/L）	GGT（U/L）
对照组	10	121.76 ± 15.98	36.46 ± 4.05	0.70 ± 0.31
模型组	15	227.66 ± 32.49**	48.26 ± 3.66**	1.00 ± 0.78
氯沙坦钾组	10	196.30 ± 40.83△	42.38 ± 4.32△△	0.80 ± 0.38
葛根素（80 mg/kg/d）	10	211.91 ± 44.18	47.02 ± 6.24○	0.64 ± 0.46
葛根素（40 mg/kg/d）	10	200.40 ± 32.85△	46.10 ± 5.93	0.63 ± 0.59

注：AST 天门冬氨酸氨基转移酶、ALT 丙氨酸氨基转移酶、GGT γ 谷氨酰转肽酶；与对照组比较，*$P<0.05$，**$P<0.01$；与模型组比较，△$P<0.05$，△△$P<0.01$；与氯沙坦钾组比较，○$P<0.05$

4 葛根素对 SHR 肾功的影响（表 6）

与对照组比较，模型组尿酸、尿素、尿素氮明显升高（$P<0.01$），血肌酐水平显著降低（$P<0.01$）；与模型组比较，葛根素组各项指标差异无显著性（$P>0.05$），但有下降趋势；氯沙坦钾组尿素、尿素氮水平较模型组明显降低（$P<0.05$）。

表 6　葛根素对肾功能的影响（$\bar{x}\pm s$）

组别	n	肌酐（μmol/L）	尿酸（μmol/L）	尿素（mmol/L）	尿素氮（mg/dL）
对照组	10	37.40 ± 3.10	26.10 ± 2.42	5.94 ± 0.45	16.63 ± 1.25
模型组	15	28.47 ± 3.74**	70.07 ± 34.45**	8.61 ± 0.96**	24.12 ± 2.70**
氯沙坦钾组	10	28.30 ± 2.58	58.20 ± 27.49	7.38 ± 0.83△	20.66 ± 2.32△
葛根素（80 mg/kg/d）	10	28.00 ± 5.23	59.10 ± 24.30	7.64 ± 1.67	21.39 ± 4.68
葛根素（40 mg/kg/d）	10	27.40 ± 2.63	47.30 ± 19.14	8.07 ± 1.02	22.60 ± 2.84

注：与对照组比较，*$P<0.05$，**$P<0.01$；与模型组比较，△$P<0.05$

讨　论

葛根素是从中药葛根中提取的主要成分，有降低心肌耗氧量、减慢心率、抗氧化应激、保护内皮等功能[1]，在冠心病、心肌缺血再灌注损伤、缺血性脑卒中、高血压病、老年性痴呆等心脑血管疾病的治疗中取得较好的疗效。同时葛根素的不良反应也不容忽视，其中最重要的是急性血管内溶血及对肝肾功能的损伤。临床高血压具有潜伏期长、病因复杂、迁延不愈等特点，本实验以自发性高血压大鼠为模型，给药 10 周，观察了葛根素注射液对大鼠外周血红细胞、血红蛋白、血清胆红素这三个溶血指标的影响，同时检测了肝肾功能相关的指标。葛根素水溶性、脂溶性均较差，口服生物利用度低，静脉注射是临床常用给药方式，但由于大鼠自身特征，静脉不宜给药，参考文献后予腹腔注射给药[2,3]。

本实验中葛根素大、常规剂量组与模型组比较，红细胞数量、红细胞压积、血红蛋白含量减少，猜测有两种可能，其一可能与葛根素溶血反应相关，葛根素致血管内少量红细胞溶解，使红细胞数量、压积及血红蛋白减少，但本实验中葛根素虽然降低了红细胞数量、红细胞压积、血红蛋白含量，但胆红素、平均血红蛋白浓度、平均血红蛋白含量与模型组比较均无明显改变，即葛根素组的溶血指标没有出现趋势一致的显著变化。另一种可能是葛根素的药效作用使红细胞数量、红细胞压积、血红蛋白含量减少。冯冰等[4-8]研究证明红细胞与高血压密切相关，红细胞结构和功能的改变促进高血压的发生发展，如红细胞变形能力的降低，红细胞数量、黏度增加，红细胞增宽，红细胞膜黏弹性改变可损伤内皮功能，促进外周血管阻力增加，从而升高血压，同时因有效红细胞数量减少，血红蛋白代偿性增加。本实验中模型组红细胞计数较正常对照组明显升高，红细胞分布宽度、血红蛋白较对照组有升高趋势，提示红细胞形态改变参与了高血压的发生，与冯冰等的研究相符。葛根素治疗其他疾病的药理研究也提示葛根素能降低红细胞黏度、改变红细胞变形能力、减少在病理状态下代偿性升高的血红蛋白[9-11]。我们也应认识到临床葛根素注射液致溶血的不良反应确实存在，但目前机制仍不清楚。有学者认为葛根素注射液引起的溶血反应可能是因不溶性微粒引起的，或与葛根素原料中的异黄酮或三甲氧基葛根素有关[12,13]，也可能与其辅料相关，因葛根素水溶性和脂溶性较差，医用丙二醇是葛根素最常用溶媒，孙露等[14]认为葛根素和丙二醇可能增加对方所致溶血概率。此外制剂生产厂家、研究对象以及给药方式等也可能是葛根素导致溶血反应的原因。

另外本实验中SHR体重明显低于其对照品系WKY组，而药物组对大鼠体重没有影响；同时模型组肝功能、肾功能指标也较对照组升高，提示随着血压的升高，模型组肝肾功出现损伤，而氯沙坦、葛根素组降低肝肾功能相关指标，提示葛根素能保护肝肾功能，这与付荣国等[15-17]研究的葛根素对肾脏的保护作用及刘娟等[18-20]研究的葛根素保护肝功能的作用一致。但本实验中药物对肝肾功能的保护作用源于药物本身还是依赖于药物降压后的效果尚待深入研究。那么分析文献中报道的临床中使用葛根素后出现肝肾损伤的案例可能与患者体质本身差异、伴随其他疾病或者联合使用其他药物有关，尤其对已经发生肝、肾功损伤的个体应谨慎用药。

综上本实验数据提示长期高血压状态下大鼠的肝肾功会出现损伤，红细胞相关指标发生异常，葛根素长期腹腔注射能改善高血压大鼠的、肝肾功能，调节红细胞水平。本实验中葛根素未发现明显的不良反应事件，以上数据仅为葛根素在高血压病的临床应用提供参考。

参考文献

[1] Zhou Y, Zhang H, Peng C. Puerarin: a review of pharmacological effects[J]. Phytother Res, 2014, 28(7): 961-975.

[2] Li W, Zhao W, Wu Q, et al. Puerarin improves diabetic Aorta injury by inhibiting NADPH oxidase-derived oxidative stress in STZ-induced diabetic rats[J]. J Diabetes Res, 2016, 2016: 8541520.

[3] Zou Z J, Liu Z H, Gong M J, et al. Intervention effects of puerarin on blood stasis in rats revealed by a ^{1}H NMR-based metabonomic approach[J]. Phytomedicine, 2015, 22(3): 333-343.

[4] 李偲偲, 胡元会, 魏艺, 等. 老年高血压病人舒张压与血红蛋白、红细胞比容的相关性分析[J]. 中西医结合心脑血管病杂志, 2016, 14(9): 936-939.

[5] 冯兵, 何作云, 丁秋华, 等. 高血压病红细胞流变特性改变及卡普托利干预[J]. 中国血液流变学杂志, 1994, 4(3): 7-10.

[6] Chien S. The Benjamin W. Zweifach Award Lecture. Blood cell deformability and interactions: from molecules to micromechanics and microcirculation[J]. Microvasc Res, 1992, 44(3): 243-254.

[7] 王佳洁, 匡泽民, 王绿娅, 等. 红细胞分布宽度与高血压靶器官损害研究进展[J]. 现代生物医学进展, 2016, 16(5): 998-1000.

[8] Plasenzotti R, Stoiber B, Posch M, et al. Red blood cell deformability and aggregation behaviour in different animal species[J]. Clin Hemorheol Micro, 2004, 31(2): 105.

[9] 龚志刚, 石向群, 卢普连. 葛根素对运动大鼠血液流变及运动能力的影响[J]. 中国康复医学杂志, 2012, 27(7): 639-642.

[10] 梅建华, 胡昌盛. 葛根素注射液与复方丹参注射液治疗不稳定型心绞痛的疗效比较[J]. 医药导报, 2007, 26(4): 375-377.

[11] 邵邻相. 葛根素对游泳训练小鼠红细胞和血红蛋白升高的消退作用[J]. 体育科学, 2005, 25(02): 70-72.

[12] Zhang H, Yang X. Profiling and quantification of isoflavone-C-glycosides impurities in puerarin injection by liquid chromatography coupled to ESI-ion trap mass spectrometry[J]. J Pharmaceut Biomed, 2009, 49(3): 843-847.

[13] 邓培媛, 张力. 葛根素注射液上市后安全性监测的探索(二)——不良反应信号的发现与监管[J]. 中国药物警戒, 2008, 5(4): 208-211.

[14] 孙露, 丁选胜, 张东蕾. 丙二醇对葛根素溶血率影响的研究[J]. 南京中医药大学学报, 2012, 28(6): 570-573.

[15] 付荣国, 马力群, 薛荣亮, 等. 葛根素注射液对大鼠短暂肾缺血-再灌注损伤的保护作用[J]. 中国中西医结合急救杂志, 2002, 9(4): 194-196.

[16] 金婉冰. 葛根素对庆大霉素致大鼠肾毒性的保护作用[J]. 中国临床药理学与治疗学, 2013, 18(8): 864-867.

[17] 朱永红, 顾振纶, 金小红. 葛根素对糖尿病大鼠肾脏的保护作用[J]. 交通医学, 2011, 25(4): 333-336.

[18] 杨晓敏, 张天娇, 许可嘉, 等. 葛根素、大豆素、槲皮素及芦丁对CCl-4诱导小鼠急性肝损伤保护作用的比较研究[J]. 世界科学技术-中医药现代化, 2015, 17(10): 2024-2028.

[19] 郝原青, 郭晓雪, 丁雅珊, 等. 葛根素对大鼠酒精性肝纤维化的干预作用以及对肝星状细胞增殖活化的影响[J]. 天津中医药大学学报, 2016, 35(2): 132-135.

[20] 刘娟, 郭宇, 胡孟洋, 等. 葛根素固体脂质纳米粒抗肝损伤作用研究[J]. 中国现代应用药学, 2016, 33(9): 1102-1106.

原载：施伟丽，徐浩，丛伟红，陈可冀．高血压状态下长期使用葛根素对大鼠血生化影响的实验研究[J]. 中西医结合心脑血管病杂志，2017, 15(6): 676-680.

松龄血脉康胶囊对大鼠主动脉高血压相关基因表达的影响

施伟丽　王　燕　信琪琪　徐　磊　滕传震　丛伟红　陈可冀

高血压病是以血压升高为主要临床特征的综合征，迄今依旧是心血管疾病死亡的重要原因之一。松龄血脉康胶囊由葛根、鲜松叶、珍珠层粉组成，具有平肝潜阳、镇心安神的功效，临床用于高血压、高血脂的治疗，并取得一定疗效[1-2]。已有研究发现，松龄血脉康可降低自发性高血压大鼠（spontaneously hypertensive rat，SHR）血浆中血管紧张素Ⅱ（angiotensin Ⅱ，Ang Ⅱ）、醛固酮含量及肝脏血管紧张素转换酶、血管紧张素Ⅱ一型受体 mRNA 的表达水平，提示松龄血脉康可能通过影响肾素 - 血管紧张素 - 醛固酮水平调控血压[3]；也有研究显示，松龄血脉康可能通过激活 PI3K/Akt 信号通路，维持自发性高血压大鼠心脏正常的收缩和舒张功能[4]。但目前有关松龄血脉康降压作用分子机制的研究尚不深入。本文以 qPCR 阵列技术对高血压相关基因进行筛选研究，以期为阐明松龄血脉康降压作用的分子机制和临床应用提供更多可靠依据。

材料与方法

1 实验动物

SPF 级 9 周龄雄性自发性高血压大鼠（SHR）40 只，9 周龄雄性 wistar kyoto 大鼠（WKY）10 只，购自北京维通利华实验动物有限公司，合格证书号 SYXK（京）2012-0012，饲养于中国中医科学院西苑医院 SPF 级动物房，自由取食及饮水，12 小时明暗交替控制（光照时间 8：00-20：00）。

2 实验药物及试剂

氯沙坦钾片由杭州默沙东制药有限公司提供（批号 L016172）；松龄血康胶囊由成都康弘有限公司提供（批号 160216），组成成分：鲜松叶、葛根、珍珠层粉；RNA 提取试剂盒（Roche：11667165001），All-in-One ™ First-Strand cDNA 合成试剂盒（GeneCopoeia：AORT-0050），All-in-OneTM qPCR Mix（GeneCopoeia：AOPR-0200），All-in-OneTM qPCR 引物（GeneCopoeia）。

3 实验仪器

智能无创鼠尾压测量仪（日本：BP98AWU），全自动生化分析仪（日本日立公司：7600），脱水机（武汉俊杰电子有限公司：JJ-12J），包埋机（武汉俊杰电子有限公司：JB-P5），病理切片机（上海徕卡仪器有限公司：RM2016），冻台（武汉俊杰电子有限公司：JB-L5），组织摊片机（浙江省金华市科迪仪器设备有限公司：KD-P），烤箱（上海慧泰仪器制造有限公司：DHG-9140A），正置光学显微镜（日本尼康：ECLIPSE CI），成像系统（日本尼康：DS-U3），NanoDrop® Lite 紫外分光光度计（美国赛默飞），LightCycler480 PCR 仪（美国罗氏）。

4 分组及给药方法

40 只 9 周龄雄性 SHR 大鼠适应性饲养 1 周后，随机分为 4 组（模型组、氯沙坦钾组、高剂量和常规剂量松龄血脉康组），每组 10 只，以 WKY 大鼠为正常对照组。氯沙坦钾片研磨后按每天 31.5 mg·kg^{-1} 灌胃给药，高剂量松龄血脉康组以每天 1 g·kg^{-1} 灌胃，常规剂量松龄血脉康组以每天 0.5 g·kg^{-1} 灌胃，模型组及正常对照组给予等体积生理盐水，给药 9 周。

5 血压测定与样本采集

每周检测大鼠尾动脉血压，每次检测重复 3 次，取其平均值；腹主动脉采血，西苑医院检验科检测大鼠血浆中 Ang Ⅱ水平；取材胸主动脉用于 HE 染色及 qPCR 阵列检测。

6 病理组织学检测

胸主动脉用福尔马林固定、石蜡包埋、切片后用 HE 染色，观察主动脉病理形态变化。

7 qPCR 阵列检测

提取组织 RNA 后用 All-in-One first-strand cDNA synthesis kit 将 RNA 逆转录为 cDNA；混合 cDNA 模板和 All-in-OneTM qPCR mix，将混合液滴入孔中；在 Real-time PCR 仪中进行反应；运用 GeneCopoeia 的网上数据分析工具分析数据。

8 所得差异基因的网络分析

结合 String（http：//www.string-db.org）和 KEGG Pathway（http：//www.genome.jp/kegg/pathway.html）数据库对所得基因进行网络分析。

9 数据统计方法

采用 SPSS20.0 对数据进行分析，所有数据以 $\bar{x} \pm s$ 表示，方差齐时组间比较采用单因素方差分析，方差不齐时用秩和检验，$P < 0.05$ 为有统计学意义。

结　果

1 松龄血脉康对自发性高血压大鼠血压的影响

松龄血脉康对自发性高血压大鼠收缩压的影响（表 1）

给药 1 周后，氯沙坦钾组收缩压、舒张压较模型组显著性降低（$P < 0.01$），5 周后高剂量松龄血脉康组收缩压、舒张压逐渐降低，且较模型组降低明显（$P < 0.05$），给药 9 周后氯沙坦钾组、高剂量松龄血脉康组收缩压、舒张压较模型组均显著下降，且高剂量松龄血脉康收缩压与氯沙坦钾组比较无明显差异（$P > 0.05$）。

表 1　松龄血脉康对自发性高血压大鼠血压的影响（$\bar{x} \pm s$，mmHg）

组别	*n*	血压	第 0 周	第 1 周	第 2 周	第 3 周	第 4 周
对照	10	SBP	98.38 ± 13.95	110.74 ± 18.32	112.52 ± 17.99	114.29 ± 9.79	110.37 ± 9.75
		DBP	65.96 ± 8.50	69.58 ± 18.30	70.29 ± 20.94	75.21 ± 6.33	74.53 ± 11.21
模型	10	SBP	136.10 ± 15.01*	147.55 ± 9.26*	150.84 ± 8.69*	157.56 ± 7.26*	156.26 ± 10.11*
		DBP	104.62 ± 14.43*	105.49 ± 10.65*	109.10 ± 11.49*	115.87 ± 10.75*	109.13 ± 15.35*
氯沙坦	10	SBP	140.27 ± 6.46	127.25 ± 12.16$^{\triangle\triangle}$	144.73 ± 10.13	141.76 ± 13.64$^{\triangle\triangle}$	142.83 ± 11.43$^{\triangle\triangle}$
		DBP	108.46 ± 9.79	83.06 ± 14.90$^{\triangle\triangle}$	102.91 ± 8.37	102.59 ± 16.72$^{\triangle\triangle}$	104.07 ± 8.48
松龄血脉康高剂量	10	SBP	143.11 ± 10.82	141.69 ± 12.88$^{\blacktriangle\blacktriangle}$	149.46 ± 12.77	147.38 ± 10.43$^{\triangle}$	151.64 ± 13.88$^{\blacktriangle}$
		DBP	101.09 ± 10.57	100.33 ± 18.01$^{\blacktriangle\blacktriangle}$	104.02 ± 13.11	104.01 ± 15.73$^{\triangle}$	109.98 ± 20.84
松龄血脉康常规剂量	10	SBP	130.31 ± 18.52	139.09 ± 13.76$^{\blacktriangle}$	151.29 ± 7.09	148.52 ± 13.61$^{\triangle}$	155.61 ± 10.71$^{\blacktriangle\blacktriangle}$
		DBP	100.85 ± 11.69	94.24 ± 13.01$^{\triangle\blacktriangle}$	107.51 ± 7.99	103.11 ± 12.51$^{\triangle\triangle}$	114.57 ± 14.65
组别	*n*	血压	第 5 周	第 6 周	第 7 周	第 8 周	第 9 周
对照	10	SBP	119.78 ± 10.08	106.21 ± 17.02	107.58 ± 12.78	109.27 ± 13.78	109.94 ± 14.48
		DBP	77.08 ± 13.31	70.46 ± 12.95	72.92 ± 9.51	71.69 ± 12.10	76.00 ± 12.42
模型	10	SBP	161.06 ± 5.91*	158.40 ± 5.40*	161.27 ± 7.56*	163.24 ± 3.95*	164.61 ± 6.55*
		DBP	118.82 ± 14.88*	113.40 ± 11.81*	118.73 ± 9.85*	120.47 ± 10.26*	117.21 ± 15.06*
氯沙坦	10	SBP	136.17 ± 16.27$^{\triangle\triangle}$	143.13 ± 9.75$^{\triangle}$	148.61 ± 10.97$^{\triangle\triangle}$	145.01 ± 13.22$^{\triangle\triangle}$	144.90 ± 16.27$^{\triangle\triangle}$
		DBP	98.05 ± 15.85$^{\triangle\triangle}$	101.73 ± 19.87	106.18 ± 12.78$^{\triangle\triangle}$	100.02 ± 13.27$^{\triangle\triangle}$	103.26 ± 14.93$^{\triangle\triangle}$
松龄血脉康高剂量	10	SBP	149.23 ± 12.67$^{\triangle}$	140.33 ± 21.57$^{\triangle}$	150.36 ± 6.86$^{\triangle\triangle}$	148.48 ± 10.50$^{\triangle\triangle}$	149.99 ± 13.31$^{\triangle\triangle}$
		DBP	105.85 ± 15.27$^{\triangle}$	99.33 ± 20.64$^{\triangle}$	108.27 ± 9.55$^{\triangle}$	106.67 ± 14.22$^{\triangle\triangle}$	107.86 ± 17.31$^{\triangle}$
松龄血脉康常规剂量	10	SBP	145.84 ± 14.54$^{\triangle\triangle}$	140.29 ± 20.32$^{\triangle}$	151.95 ± 14.15$^{\triangle}$	153.60 ± 12.44$^{\triangle}$	154.24 ± 9.27$^{\triangle\blacktriangle}$
		DBP	98.46 ± 17.00$^{\triangle\triangle}$	102.67 ± 20.17	106.33 ± 15.41$^{\triangle\triangle}$	113.23 ± 15.03$^{\blacktriangle\blacktriangle}$	118.90 ± 13.77$^{\blacktriangle\blacktriangle}$

注：SBP: 收缩压，DBP: 舒张压；与对照组比较，$^{*}P < 0.01$；与模型组比较，$^{\triangle}P < 0.05$，$^{\triangle\triangle}P < 0.01$；与氯沙坦钾组比较，$^{\blacktriangle}P < 0.05$，$^{\blacktriangle\blacktriangle}P < 0.01$

2 松龄血脉康对自发性高血压大鼠主动脉病理形态影响（图 1）

从 A 组图中可看出，模型组大鼠主动脉壁厚薄不一，而对照组和药物组主动脉壁厚度相对均匀；从 B 组图中可以看出，模型组主动脉壁厚度较对照组明显增加，给药组厚度较模型有降低。

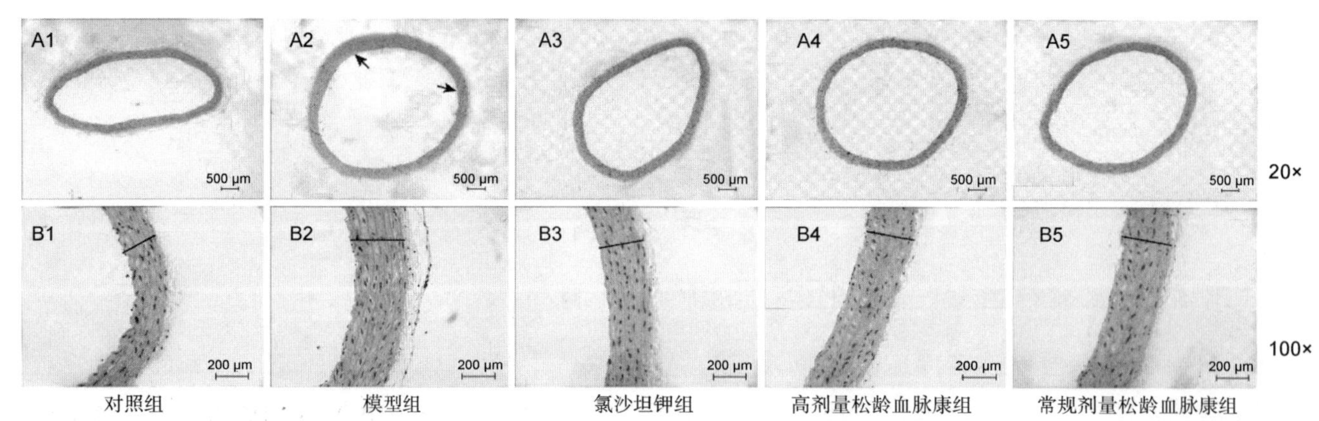

注：“”所示为模型组主动脉壁厚薄不一，“”表示主动脉内中膜厚度

图1　松龄血脉康对自发性高血压大鼠主动脉病理形态影响

3 松龄血脉康对自发性高血压大鼠血浆 Ang Ⅱ 的影响（图 2）

高剂量松龄血脉康组 Ang Ⅱ 水平较模型组明显降低（$P < 0.01$），且与氯沙坦钾组比较降低显著

（$P<0.01$）；氯沙坦钾组 Ang Ⅱ水平较模型组未见明显差异，但有升高趋势，可能与氯沙坦钾与血管紧张素抢占组织中 Ang Ⅱ受体，使更多的 Ang Ⅱ游离至血液中有关。

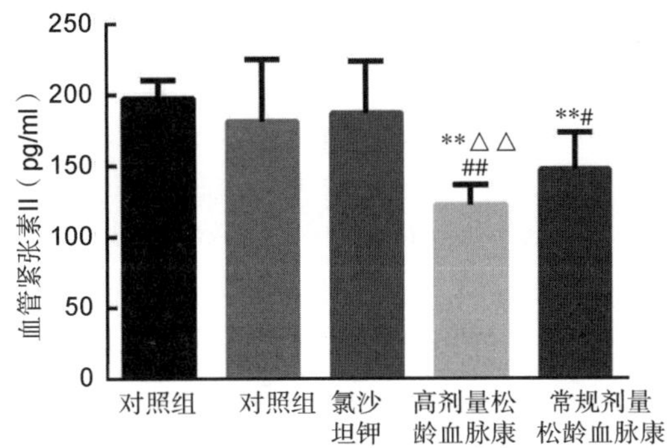

注：与对照组比较，**$P<0.01$；与模型组比较△△$P<0.01$；与氯沙坦钾组比较，#$P<0.05$，##$P<0.01$，n=10

图2　松龄血脉康对自发性高血压大鼠血浆Ang Ⅱ的影响

4 高血压差异表达基因筛选（表 2，图 3、4）

以模型组与对照组、高剂量组松龄血脉康与模型组进行对照比较，分析、筛选高血压差异表达基因[5]。本实验中，以高剂量组松龄血脉康与模型组比较，共得到表达有变化基因 53 个，其中上调 22 个，下调因子 31 个，上调基因中差异倍数 ≥ 1.5 的有 12 个，下调基因中差异倍数 ≥ 1.5 的有 16 个；以模型组与对照组比较，共得到 59 个有变化的基因，其中上调基因 28 个，下调基因 31 个；上调基因中差异倍数 ≥ 1.5 的有 19 个，下调基因中差异倍数 ≥ 1.5 的有 20 个。

继而对高剂量松龄血脉康组与模型组比较、模型组与对照组比较结果中的基因按下述条件进行二次筛选：①同时存在；②基因差异倍数 ≥ 1.5；③调控趋势相反，最终得到 12 个差异基因。其中，Clic5、Gch1、Prkg2、Adrb1、Gucy1b3、Mylk2 在松龄血脉康与模型组的比较结果中上调，而在模型组与对照组的比较结果中下调；相反，Mas1、Npy1r、Acta2、Mylk、Prkg1、Pde5a 在松龄血脉康与模型组结果中下调，而在模型组与对照组的比较结果中上调。

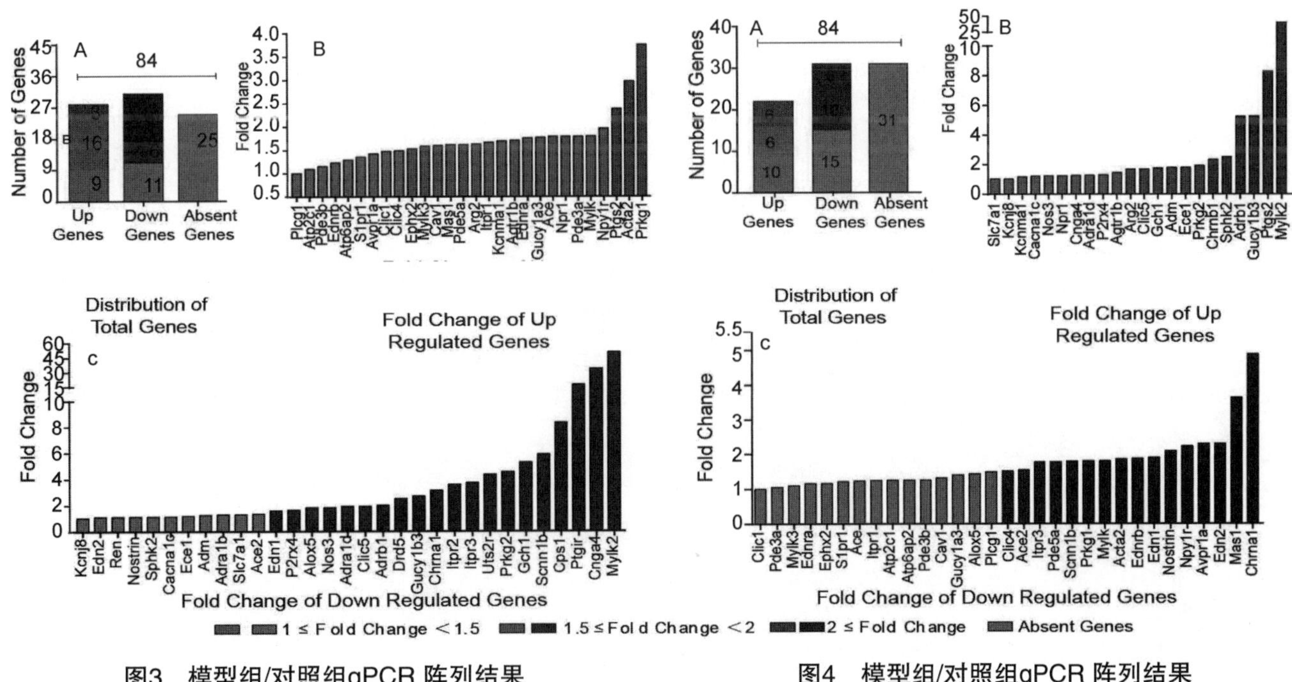

图3　模型组/对照组qPCR 阵列结果　　**图4　模型组/对照组qPCR 阵列结果**

表 2　高剂量松龄血脉康组与模型组、模型组与对照组比较所得差异基因

基因名称	松龄 vs 模型		模型 vs 对照		高血压相关生物过程
	趋势	倍数	趋势	倍数	
Clic5	up	1.69	down	1.92	Ion Transport
Gch1	up	1.75	down	5.26	Vasodilation/Blood Pressure Regulation/Nitric Oxide Metabolism
Prkg2	up	1.93	down	4.55	Cyclic-GMP Synthesis & Signaling
Adrb1	up	5.24	down	2	Smooth Muscle Contraction/Vasodilation
Gucy1b3	up	5.28	down	2.7	Nitric Oxide Signaling/Cyclic-GMP Synthesis & Signaling
Mylk2	up	40.17	down	50	Myosin Light Chain Kinases
Mas1	down	3.63	up	1.62	Renin-Angiotensin System
Npy1r	down	2.23	up	1.96	Blood Pressure Regulation/Vasodilation
Acta2	down	1.86	up	2.97	Smooth Muscle Contraction/Blood Pressure Regulation
Mylk	down	1.81	up	1.8	Myosin Light Chain Kinases
Prkg1	down	1.8	up	3.75	Cyclic-GMP Synthesis & Signaling
Pde5a	down	1.78	up	1.62	Vasodilation/Hypoxia Response

5 松龄血脉康调控高血压相关差异表达基因的网络分析结果（图 5）

磷酸二酯酶 5a（phosphodiesterase 5A，Pde5a）、环磷酸鸟苷酸依赖的 1 型蛋白激酶（protein kinase，cGMP-dependent，type II，Prkg1）、Prkg2、鸟苷酸环化酶可溶性蛋白亚基 1β3（guanylate cyclase 1 soluble subunit beta 3，Gucy1b3）关系密切，各基因间存在相互作用。String 的 KEGG pathway 分析结果提示，cGMP-PKG 通路（map 号 04022）在被筛选的相关信号通路中处于核心位置，且上述 4 个基因均参与了该通路的活化。

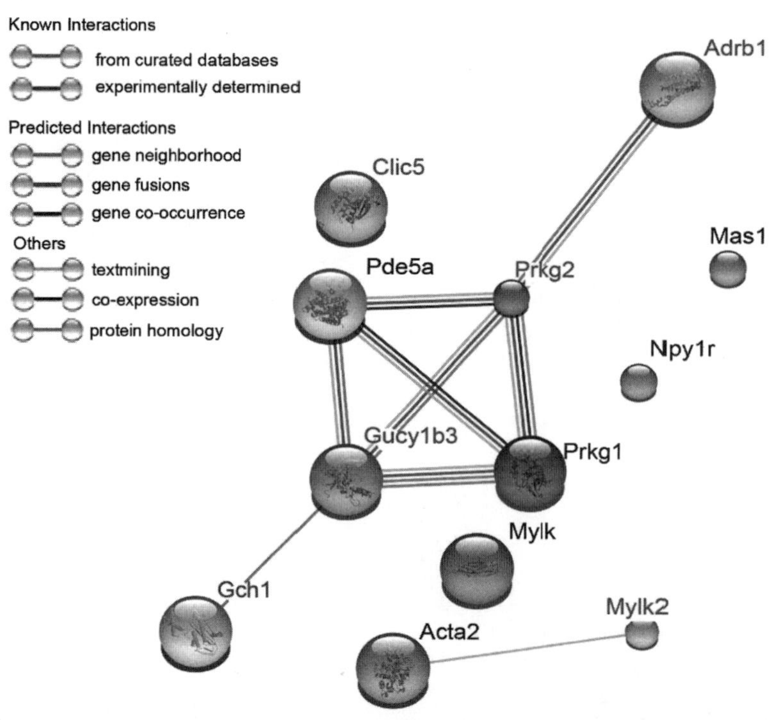

注：灰色字母表示高剂量松龄血脉康组上调的基因，黑色字表示下调的基因

图5　松龄血脉康调控差异基因的网络分析

讨　论

松龄血脉康是在“血脉同治”理论的指导下组成的复方，由葛根、鲜松叶、珍珠层粉组成，具有平肝潜阳、镇心安神的功效，其中鲜松叶是松龄血脉康的君药，其性温，味苦，归心、肝、脾经，国内外对松叶的化学成分研究主要集中在挥发油、木脂素、黄酮类、原花青素、莽草酸等化合物，药理研究表明松叶有抗氧化、抗菌、调节血脂、抗衰老等作用[5-7]。葛根为方中臣药，甘平，性凉，主入阳明经，能升举清阳，化浊调脂，《本草纲目》载其：“散郁火”。葛根素是从中药葛根中提取的具有异黄酮结构的单体化合物，广泛用于心脑血管疾病的治疗，能调节肾素－血管紧张素－醛固酮系统相关活性物质生成、抗氧化应激、抑制组织纤维化、增加胰岛素敏感性、调节血脂、保护内皮[8-9]。松龄血脉康胶囊另一主要成分珍珠层粉是珍珠母去掉中、外层，保留珍珠层研制而成的细粉，其性寒，味甘、咸，入心、肝经，与鲜松叶配伍增强其平肝潜阳、镇心安神的作用。依“血脉同治”的治疗理念，高血压病患者同时存在脉的病变和血的病变，而脉的病变主要体现在血管内皮损伤、血管平滑肌功能异常等[10]，故本研究以自发性高血压大鼠主动脉为对象，探讨松龄血脉康对血压调控的可能分子机制。

环磷酸鸟苷（cGMP）是一种普遍存在的细胞内第二信使，介导大量的生理过程，在心血管系统中 cGMP 信号对疾病发生发展有重要调节作用，尤其对血管平滑肌和心肌功能至关重要。cGMP 水平的升高，是 NO 多种生物效应的分子基础，如松弛血管平滑肌、抑制血小板聚集[11-12]。而 cGMP 是 Gucy1b3（又名 sGC）催化一氧化氮（nitric oxide，NO）的产物，同时 cGMP 活性受磷酸二酯酶（PDEs）的影响，PDEs 具有水解胞内第二信使的功能。PDE5 选择性地作用于 cGMP，cGMP 被 PDE5 水解转化为 5-GMP 而失活。研究结果表明，松龄血脉康组 Gucy1b3 显著上调，而 PDE5a 水平降低，提示松龄血脉康可能通过增加 Gucy1b3 活性、抑制 PDE5a 活性而增加 cGMP 的生物利用度，最终发挥保护主动脉舒张功能的作用。

cGMP 通路下游的另一因子 PRKG（又名 PKG）在血压调节中也发挥重要作用。多项研究显示，PKG1 基因是高血压的易感基因，可通过增加细胞内 Ca^{2+} 浓度调节血管张力，影响血压[13-14]。研究[10]发现，血管平滑肌细胞长时间接触硝基血管扩张剂、cGMP 或 cAMP 类似物，将可能抑制 PKG mRNA 及其蛋白的表达[15]。同样，在探讨 cGMP 干预心肌细胞功能和内皮型一氧化氮合酶（endothelial nitric oxidative stress，eNOS）干预转基因小鼠主动脉功能的研究中，PKG 的水平均降低[16, 17]，推测 cGMP 的增加可能导致 PKG 水平降低，从而降低血压。本研究中 PKG1 RNA 水平明显降低，提示松龄血脉康可能通过降低 PKG1 RNA 水平调节主动脉的收缩功能。研究同时发现，与 PKG1 水平降低相反，PKG2 mRNA 的水平显著上调，但由于目前 PKG2 在高血压中的研究较少，PKG2 水平的变化是否对血压产生影响以及产生何种影响，尚需进一步研究。此外，本研究证实，松龄血脉康能显著降低大鼠血浆中 Ang Ⅱ水平，与已报道的实验结果一致[3]，提示松龄血脉康的降压作用可能与调节肾素－血管紧张素－醛固酮系统有关。

综上，松龄血脉康胶囊能平稳降低自发性高血压大鼠的血压，利用 qPCR 阵列技术和网络药理分析，对松龄血脉康胶囊调控的高血压相关基因进行了筛选，发现松龄血脉康可能通过调节 cGMP-PKG 通路 Gucy1b3、PKG1、PDE5a 等基因表达而调控大鼠血压，明确了松龄血脉康降压的分子机制，为临床松龄血脉康胶囊的应用提供依据。同时，我们也注意到，Gucy1b3、PDE5、PKG 与 NO 代谢密切相关，而 NO 是调控氧化应激的重要分子，因此松龄血脉康是否对高血压状态下大鼠氧化应激损伤有保护作用，将是我们后续研究的内容。

参考文献

[1] Yang XC, Xiong XJ, Yang GY, et al. Songling Xuemaikang Capsule for primary hypertension: A systematic review of randomized controlled trials[J]. Chin J Integr Med, 2015, 21(4): 312-320.

[2] 董珍宇, 高颖, 吴圣贤. 基于真实世界的松龄血脉康胶囊治疗原发性高血压研究[J]. 中西医结合心脑血管病杂志, 2013, 11(3): 274-275.

[3] 柳威, 王娟, 赵英强. 松龄血脉康胶囊对自发性高血压大鼠RAAS系统的调控机制研究[J]. 中华中医药杂志, 2015, 30(04): 1322-1324.

[4] 李杰, 柳威, 赵英强. 松龄血脉康胶囊对自发性高血压大鼠PI3K/Akt信号通路的调节机制探讨[J]. 湖南中医杂志, 2013, 29(7): 112-115.

[5] Feng S, Zeng W, Luo F, et al. Antibacterial activity of organic acids in aqueous extracts from pine needles(Pinus massoniana Lamb.)[J]. Food Science and Biotechnology, 2010, 19(1): 35-41.

[6] 郑晓珂, 王小兰, 冯卫生. 松针提取物对去卵巢大鼠肝脏脂质的影响[J]. 时珍国医国药, 2010, 21(2): 368-370.

[7] 单红梅, 朱玉宝, 李从阳, 等. 马尾松针抗衰老机制的研究[J]. 辽宁中医学院学报, 2006, 8(1): 91-92.

[8] Zhou Y, Zhang H, Peng C. Puerarin: A Review of Pharmacological Effects[J]. Phytother Res, 2014, 28(7): 961-975.

[9] Zhang Z, Lam TN, Zuo Z. Radix Puerariae: an overview of its chemistry, pharmacology, pharmacokinetics, and clinical use[J]. J Clin Pharmacol, 2013, 53(8): 787-811.

[10] 高学敏, 张德芹, 陈可冀, 等. 松龄血脉康胶囊"血脉同治"组方理论探析[J]. 中西医结合心脑血管病杂志, 2015, 13(6): 708-710.

[11] Palmer RM, Ferrige AG, Moncada S. Nitric oxide release accounts for the biological activity of endothelium-derived relaxing factor[J]. Nature, 1987, 327(6122): 524-526.

[12] Sabino JP, Bombarda G, Da SC, et al. Role of the spinal cord NO/cGMP pathway in the control of arterial pressure and heart rate[J]. Pflugers Arch, 2011, 461(1): 23-28.

[13] Friese RS, Altshuler AE, Zhang K, et al. MicroRNA-22 and promoter motif polymorphisms at the Chga locus in genetic hypertension: functional and therapeutic implications for gene expression and the pathogenesis of hypertension[J]. Hum Mol Genet, 2013, 22(18): 3624-3640.

[14] Sabbagh A, Luisi P, Castelli EC, et al. Worldwide genetic variation at the 3' untranslated region of the HLA-G gene: balancing selection influencing genetic diversity[J]. Genes Immun, 2014, 15(2): 95-106.

[15] Soff GA, Cornwell TL, Cundiff DL, et al. Smooth muscle cell expression of type I cyclic GMP-dependent protein kinase is suppressed by continuous exposure to nitrovasodilators, theophylline, cyclic GMP, and cyclic AMP[J]. J Clin Invest, 1997, 100(10): 2580-2587.

[16] Wollert KC, Fiedler B, Gambaryan S, et al. Gene transfer of cGMP-dependent protein kinase I enhances the antihypertrophic effects of nitric oxide in cardiomyocytes[J]. Hypertension, 2002, 39(1): 87-92.

[17] Yamashita T, Kawashima S, Ohashi Y, et al. Mechanisms of reduced nitric oxide/cGMP-mediated vasorelaxation in transgenic mice overexpressing endothelial nitric oxide synthase[J]. Hypertension, 2000, 36(1): 97-102.

原载：施伟丽，王燕，信琪琪，徐磊，滕传震，丛伟红，陈可冀．松龄血脉康胶囊对大鼠主动脉高血压相关基因表达的影响 [J]. 中国中医基础医学杂志，2017, 23(5): 634-637.

非缺氧条件下血府逐瘀汤促内皮细胞血管形成中 bFGF 作用的实验研究

高 冬 张静思 胡雅琼 林 凡 王一铮 宋 军 陈可冀

鉴于血管新生在缺血性疾病的治疗和预后中发挥重要作用，使之成为该领域药物筛选的靶标[1]，研究血管新生还有助于推动治疗性血管新生临床应用的发展[2]。血府逐瘀汤是临床上治疗缺血性疾病行之有效的经典方，前期研究表明该方剂具有显著的促血管新生作用[3-6]，但其机制不甚明了。内皮细胞管腔形成是血管新生的重要步骤和具体表现，本实验以血管内皮细胞 ECV304 为模型，运用血清药理学方法，研究血府逐瘀汤对内皮细胞管腔形成的影响及其对碱性成纤维细胞生长因子（basicfibroblastgrowthfactor，bFGF）的作用，为药物治疗缺血性疾病提供初步的实验依据和机制探讨。

材料与方法

1 动物

SD 大鼠 12 只，6 周龄，体重（150 ± 20）g，雌雄各半，由上海斯莱克实验动物有限责任公司提供（No.0037614），由福建中医药大学实验动物中心 [许可证号：SYXK（闽）2009-0001] 饲养。

2 细胞株

血管内皮细胞株 ECV304 购于武汉大学中国典型培养物保藏中心，细胞序列号：GDC023。

3 药物制备

血府逐瘀汤（组成：当归 9 g 生地 9 g 桃仁 12 g 红花 9 g 枳壳 6 g 赤芍 6 g 柴胡 3 g 甘草 3 g 桔梗 4.5 g 川芎 4.5 g 牛膝 9 g），由福建中西医结合研究院提供。该方水煎两次，煎液过滤，混合后加热浓缩至每毫升含生药量 1.3 g，4 ℃保存备用。

4 试剂及仪器

戊巴比妥钠（美国 Sigma 公司），M199 培养基（美国 GIBCO 公司），Trizol 引物（美国 Invitrogen 公司），In Vitro Angiogenesis Assay Kit（ECM625，美国 Millipore 公司），人 bFGF ELSIA 试剂盒（上海森雄科技实业有限公司），RevertaidTMFirstStrandcDNA Synthesis 试剂盒和 recombinantTaq 酶（立陶宛 Fermentas 公司），IX70 倒置相差显微镜及数码摄像装置（日本 Olympus 公司），PE9600 基因扩增仪（美国 PE 公司），PowerPacBasic 电泳仪、GlDocXR 加凝胶成像系统及配套软件 QuantityOne（美国 Bio-Rad 公司）。

5 方法

5.1 含药血清制备

将大鼠随机分为药物组和空白对照组，每组 6 只，参照人和动物间用药剂量的换算（人剂量 × 大鼠换算系数），分别采用 13 g/kg 剂量（相当于临床口服剂量 10 倍）的药物和等量生理盐水灌胃，2 次 / 天，连续灌胃 7 天，于第 8 天灌胃 2 h 后 3%戊巴比妥钠麻醉、腹主动脉取血，静置 1 h 后，4 000 r/min 离心 30 min 分离血清，经 56 ℃灭活 30 min 后，0.22 μm 过滤除菌，置 −20 ℃保存。

5.2 细胞培养及含药血清处理

内皮细胞株 ECV304 采用含 5% FBS 的 M199 培养液于 37 ℃、5% CO_2 条件下培养，生长汇合后经同步化处理，以 2.5×10^5 个 /mL 的密度接种，随机分成药物组和空白组，待细胞贴壁后分别换含 1.25%、2.50%、5.00%血府逐瘀汤含药血清和空白血清的培养液，继续培养 48 h 开展各项实验。

5.3 成血管能力实验

参考 InVitro Angiogenesis Assay 试剂盒说明书进行。于 4 ℃预冷的 96 孔培养板中铺匀 50 μL 混合好的 ECM atrix solution。37 ℃放置 2 h 凝固后，每孔分别接种 150 μL，各组细胞 10^4 个，培养 12 h 后高倍视野（200 ×）随机计算 6 个视野下形成的管腔个数。

5.4 上清液中 bFGF 浓度检测

取各组细胞培养上清液，采用酶联免疫法，参照试剂盒说明书步骤检测 bFGF 的含量。

5.5 RT–PCR 检测 bFGF 表达

采用 Trizol 试剂提取各组细胞总 RNA，取 RNA1 μg 参照试剂盒说明书进行逆转录反应。引物序列（表 1）由 PrimerPremier5.0 设计，并经 BLAST 验证。反应体系为 10 × Taqbuffer5 μL，10 mmol/LdNTP 1 μL，25 mmol/LMgCl23 μL，10 μmol/L 的上下游引物各 1.5 μL，cDNA2 μL，1 U/μL 的 Taq 聚合酶 1 μL，灭菌超纯水补至 50 μL。94 ℃预变性 3 s，变性 30 s、58 ℃退火 30 s、72 ℃延伸 45 s，共 35 个循环，72 ℃补齐 10 min 后电泳检测。应用凝胶成像分析系统拍照并进行电泳条带光密度分析，靶基因与内参条带的光密度参数之比作为该基因 mRNA 的表达水平参数。

表 1　引物序列

名称	引物序列	产物长度
bFGF	5’-GGCTGTACTGCAAAAACG-3’	288bp
	5’-GTGCCACATACCAACTGG-3’	
β-actin	5’-ATCATGTTTGGGACCTTCAACA-3’	318bp
	5’-CATCTCTTGCTCGAAGTCCA-3	

6 统计学方法

采用 SPSS16.0 统计软件进行分析，组间比较采用 t 检验，$P < 0.05$ 为差异有统计学意义。

结　果

1 不同浓度含药血清对成血管能力的影响（表 2，图 1）

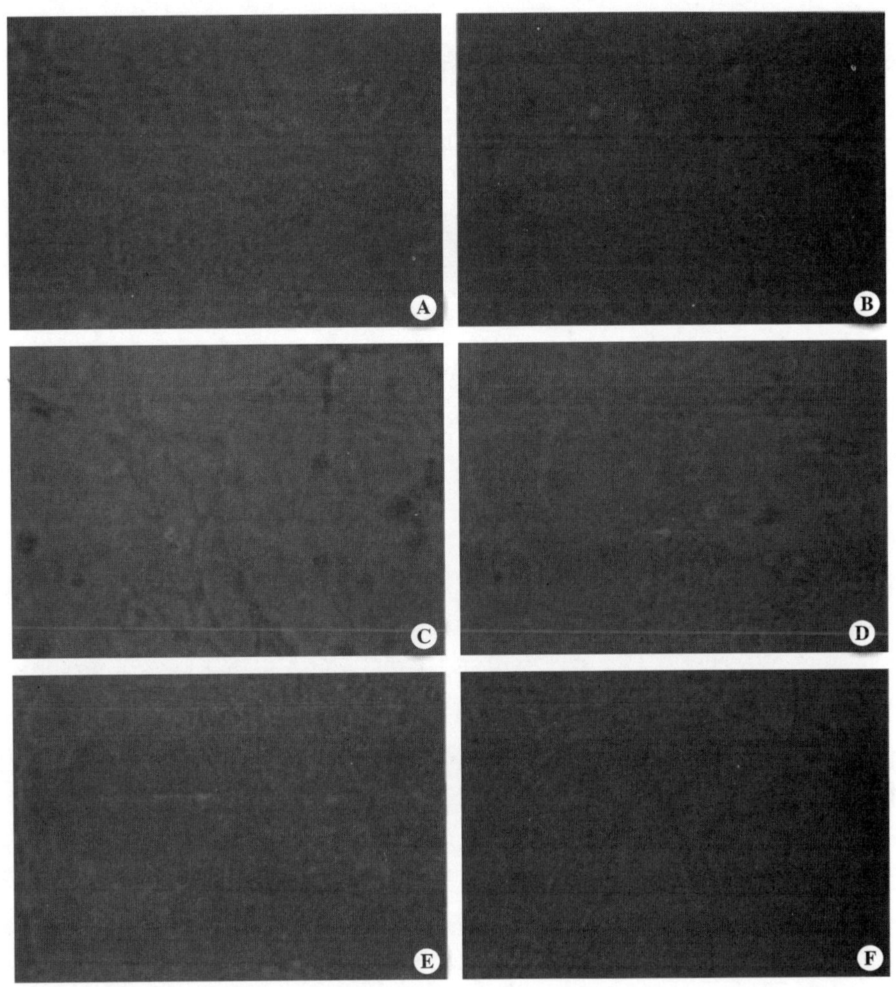

注：A-C分别为1.25%、2.50%、5.00%含药血清组；D~F分别为1.25%、2.50%、5.00%空白血清组

图1　不同浓度含药血清影响成血管的结果（×200）

体外成血管检测的结果显示，与同浓度空白血清组比较，1.25%、2.50%、5.00%浓度含药血清组的体外成血管数量明显增多，差异有统计学意义（$P < 0.01$）。从所形成的管腔形态来看，1.25%、2.50%含药血清组所形成的管腔形态较规整，部分管腔壁较厚。

2 不同浓度含药血清对上清液中 bFGF 浓度的影响（表 2）

与同浓度空白血清组比较，1.25%、2.50%、5.00%含药血清组均能提高上清液中 bFGF 的浓度（$P < 0.01$）。

表 2　不同浓度含药血清对血管形成及 bFGF 表达的影响比较（$\bar{x} \pm s$）

分组	n	血清含量（%）	管腔数量（个）	bFGF 浓度（pg/mL）	bFGF 表达灰度值（$\times 10^{-1}$）
含药血清	6	1.25	15.83 ± 1.72*	170.00 ± 14.32*	0.55 ± 0.03*
	6	2.50	18.83 ± 1.47*	198.67 ± 19.91*	0.57 ± 0.02*
	6	5.00	16.17 ± 2.79*	173.67 ± 13.14*	0.59 ± 0.03*
空白血清	6	1.25	7.00 ± 2.83	83.83 ± 7.28	0.44 ± 0.03
	6	2.50	11.33 ± 2.66	49.67 ± 3.39	0.41 ± 0.01
	6	5.00	4.17 ± 1.94	101.50 ± 8.60	0.42 ± 0.02

注：与同浓度空白血清组比较，*$P < 0.01$

3 不同浓度含药血清对内皮细胞 bFGF 转录的影响（表 2，图 2）

与同浓度空白血清组比较，1.25%、2.50%、5.00%含药血清组的条带较亮，灰度值统计结果表明，1.25%、2.50%、5.00%含药血清可提高 bF-GF 的转录水平（$P < 0.01$）。

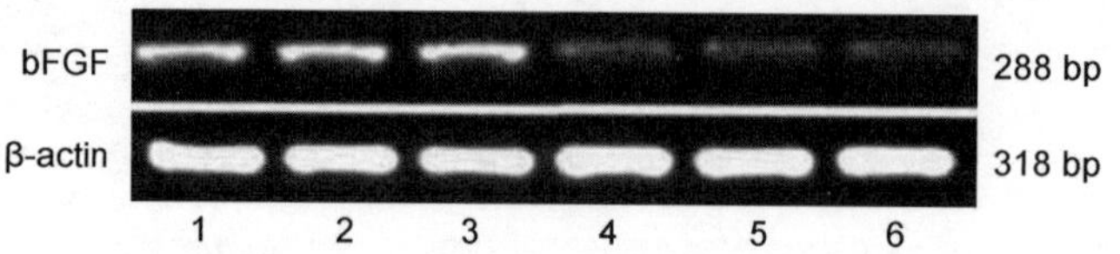

注：1—3分别为1.25%、2.50%、5.00%含药血清组；4—6分别为1.25%、2.50%、5.00%空白血清组

图2　不同浓度含药血清影响bFGF转录的RT-PCR结果

讨　论

体外培养的内皮细胞在合适的细胞外基质环境下均可形成管腔样结构，因此管腔形成实验已成为体外研究血管新生的常用方法[7]。本研究结果表明，1.25%、2.50%、5.00% 3 种浓度的含药血清均能明显提高血管管腔数量，且从所形成的管腔形态来看，尤以两个较低浓度的药物诱导形成的效果为佳，说明血府逐瘀汤具有显著的促血管新生作用，与本项目组以鸡胚绒毛尿囊膜和内皮祖细胞为模型的实验结论相一致[3,5]。虽然有实验结果显示血府逐瘀汤通过抑制内皮细胞增殖和迁移，具有抑制血管新生的作用[8]，但该实验中表现出显著抑制作用的含药血清浓度≥10%，均高于本实验所采用的药物浓度，与本实验结果并不矛盾。上述有关血府逐瘀汤影响血管新生的研究结果，提示较低浓度的血府逐瘀汤具有显著的促内皮细胞血管新生作用，而高浓度的药物抑制血管新生，体现出中医药独特的双向调控特点。

血管新生受到多种正向和负向因子的调节，组成复杂的调控体系[9]，其中 bFGF 作为最有效的促血管生长因子之一[10]，在治疗性血管新生领域具有较大的探索价值和应用前景[11,12]。细胞内合成的 bFGF 通过自分泌和旁分泌到细胞外，与靶细胞上的受体结合发挥作用。本实验结果显示低、中、高三种浓度的含药血清均能显著提高 bFGF 的表达和胞外水平，表明药物促血管形成的作用与 bFGF 这个正向调控因子直接相关。由于血府逐瘀汤同时还可影响其他血管新生调控因子的表达[13]，故其促血管新生机制呈多途径、多靶点的现象，但各调控因子之间是否具有相互作用以及具体的作用机制，尚需要进一步的实验加以明确。

活血化瘀是中医所独有的治法之一，具有“活血化瘀，去瘀生新”作用的血府逐瘀汤作为代表方剂，广泛适用于各类气滞血瘀证的治疗。祛瘀是血瘀证治疗之首要，唐容川在《血证论》中阐述了“旧血不去，新血断然不生”的论点，强调祛瘀生新的作用。按现代医学的观点，“血瘀”除静止之血外，还包括一切由血循环障碍所致的各种病变，因此血瘀证与局部缺血缺氧直接相关。针对这个认识，现代药理在整体水平上探讨血府逐瘀汤的药效机制时，可以检索到的大量研究采用缺血动物模型；在细胞水平则采用缺氧条件培养细胞以模拟病症环境[14,15]。本项目组曾在下肢缺血大鼠中发现，血府逐瘀汤可促进损伤修复时肉芽组织的血管生长[6]，该模型属于血瘀证范畴，部分体现出药物“去瘀生新”的作用。而本项目组前期内皮祖细胞动员所采用的正常 SD 大鼠[4]和经典的鸡胚绒毛尿囊膜[3]这两个整体模型，不属于中医学“血瘀证”的范畴，加上内皮祖细胞[5]和包括本实验在内的血管内皮细胞[13]两个细胞模型的体外培养条件，氧含量均在正常范围，在这些非缺血缺氧条件下药物都有促血管新生的作用，提示除了经典的“祛瘀生新”以外，药物还存在“活血生新”的功效。活血即可生新，是本项目组系列实验结果最引人注目的发现，提示活血化瘀药物在临床应用上不仅适用于血瘀证患者，我们希望能有越来越多的实验结果，为进一步扩大血府逐瘀汤的应用，乃至于活血化瘀理论认识，进而为扩大其临床适用范围提供更坚实的实验依据。

参考文献

[1] Folkman J. Angiogenesis: an organizing principle for drug discovery[J]. Nat Rev Drug Discov, 2007, 6(4): 273-286.

[2] TongersJ, Roncalli JG, Losordo DW. Therapeutic angiogenesis for critical limb ischemia: microvascular therapies coming of age[J]. Circulation, 2008, 118(1): 9-16.

[3] 高冬, 宋军, 胡娟, 等. 活血化瘀中药对鸡胚绒毛尿囊膜血管生成的影响[J]. 中国中西医结合杂志, 2005, 25(10): 912-915.

[4] 高冬, 吴立娅, 焦雨欢, 等. 血府逐瘀汤动员骨髓内皮祖细胞的因素分析[J]. 中医杂志, 2010, 51(5): 457-459.

[5] Gao D, Wu LY, Jiao YH, et al. Effect of XuefuZhuyu Decoctionon in vitro endothelial progenitor cell tube formation[J]. Chin J Integr Med, 2010, 16(1): 50-53.

[6] 高冬, 焦雨欢, 武一曼, 等. 血府逐瘀汤诱导内皮祖细胞参与缺血区血管新生的实验研究[J]. 中国中西医结合杂志, 2012, 32(2): 239-243.

[7] Folkman J, Haudenschild C. Angiogenesis in vitro[J]. Nature, 1980, 288(5791): 551-556.

[8] 丁志山, 高承贤, 程东庆, 等. 血府逐瘀汤对牛内皮细胞增殖和迁移的影响[J]. 中成药, 2003, 25(5): 423-424.

[9] Hanahan D, Folkman J. Patterns and emerging mechanisms of the angiogenic switch during tumorigenesis[J]. Cell, 1996, 86(3): 353-364.

[10] Murakami M, Simons M. Fibroblast growth factor regulation of neovascularization[J]. Curr Opin Hematol, 2008, 15(3): 215-220.

[11] Sedighiani F, Nikol S. Gene therapy in vascular disease[J]. Surgeon, 2011, 9(6): 326-335.

[12] Nakajima H, Sakakibara Y, Tambara K, et al. Therapeutic angiogenesis by the controlled release of basic fibroblast growth factor for ischemic limb and heart injury: toward safety and minimal invasiveness[J]. J Artif Organs, 2004, 7(2): 58-61.

[13] 高冬, 陈文元, 吴立娅, 等. 血府逐瘀汤诱导内皮细胞促血管新生的基因调控研究[J]. 中国中西医结合杂志, 2010, 30(2): 153-156.

[14] 沃兴德, 丁志山, 吉瑞瑞, 等. 血府逐瘀汤对缺氧诱导心肌凋亡的干预作用研究[J]. 中医药学刊, 2002, 20(11): 6-7.

[15] 徐粟, 丁志山, 楼兰花, 等. 血府逐瘀汤对缺氧条件下肺动脉平滑肌细胞增殖及培养液中 NO 水平的影响[J]. 中草药, 2007, 37(9): 1379-1381.

原载：高冬，张静思，胡雅琼，林凡，王一铮，宋军，陈可冀．非缺氧条件下血府逐瘀汤促内皮细胞血管形成中 bFGF 作用的实验研究 [J]. 中国中西医结合杂志，2013, 33(5): 623-626.

血府逐瘀汤诱导内皮祖细胞参与缺血区血管新生的实验研究

高　冬　焦雨欢　武一曼　林　凡　陈　岩　逯　波　宋　军　陈可冀

内皮祖细胞（endothelial progenitor cells，EPCs）是由中胚层前体血液血管干细胞分化而来的一类能循环、增殖并分化为血管内皮的细胞，它的数量和功能与局部血供直接相关，自 2000 年首次通过移植人 EPCs 以增加裸鼠缺血后肢血流量和毛细血管密度，减少肢体坏死损伤后，诸多研究通过各种途径肯定了 EPCs 在肢体缺血性疾病中的应用价值[1]。本课题组前期工作表明血府逐瘀汤具有动员 EPCs，提高其增殖、分化和生成血管的能力[2-7]，初步从 EPCs 的角度部分阐述了药物促血管新生的作用机制[8]，本实验在上述离体实验研究基础上，通过建立大鼠下肢缺血模型，探讨血府逐瘀汤诱导 EPCs 参与缺血区血管新生的作用，为药物在修复缺血损伤的作用提供在体实验依据。

材料与方法

1 动物

清洁级 SD（Sprague-Dawley）大鼠 90 只，体重（250 ± 20）g，雌雄各半，由上海斯莱克实验动物有限责任公司提供[许可证号：SYXK（沪）0073141]，经福建中医药大学实验动物中心清洁级动物房饲养，自由饮水，普通饲料喂养。

2 药物及试剂

血府逐瘀汤组成：当归 9 g　生地 9 g　桃仁 12 g　红花 9 g　枳壳 6 g　赤芍 6 g　柴胡 3 g　甘草 6 g　桔梗 4.5 g　川芎 4.5 g　牛膝 9 g，购自福建中医药研究院。该方水煎两次，煎液过滤，混合后加热浓缩至含生药量 1.3 g /mL，4 ℃保存备用。

DMEM 培养液、0.25%胰蛋白酶购于 Hyclone 公司；胎牛血清购于 PAA 公司；重组人血管内皮生长因子（VEGF）、重组人成纤维碱性生长因子（bFGF）购于 Peprotech 公司；牛脑垂体提取物（BPE）购于 GIBCO 公司，包埋剂 OCT 购于迈新公司。

3 仪器

AIRTECH 超净工作台，Heraeus 二氧化碳培养箱，OlympusIX70 倒置相差显微镜及数码摄像装置，Nikon ECLIPSE T5100 倒置显微镜，YT-7FB 生物组织烤片机（湖北省孝感市亚光医用电子技术有限公司生产），LS-2055 石蜡切片机（沈阳龙首电子仪器有限公司生产）。

4 方法

4.1 EPCs 的分离与标记

采用密度梯度离心法[3]分离大鼠骨髓 EPCs 并培养，于培养第 4 天加入终浓度 5 mg/mL 的 DAPI 荧光标记 EPCs 过夜。

4.2 下肢缺血大鼠模型制作

将大鼠用2%戊巴比妥钠 45 mg/kg 麻醉，在完全肌松状态下，沿腹股沟方向切开皮肤，分离肌层剥离出股动脉，固定并于动脉分支近心端处结扎，用 5 号注射器将无菌生理盐水配制的 4%白及微球栓塞剂悬液 0.4 mL 推入股动脉远心端后，做无菌外科缝合。

4.3 分组及给药方法

术后第 2 天，尾静脉注射 DAPI 标记的 EPCs2×10^6 个进入模型鼠体内，随后将大鼠随机分为血府逐瘀汤高剂量组（简称高剂量组）、常规剂量组和生理盐水对照组（简称生理盐水组）共 3 组，每组 30 只，雌雄各半。常规剂量组大鼠给药剂量为正常成人给药量的 6 倍，相当于饮片量 7.8 g/（kg · d），高剂量组给药剂量为常规剂量组的两倍，即 15.6 g/（kg · d）；对照组按 20 mL/（kg · d）给予生理盐水，2 次 / 天。

4.4 样品取材处理

分别在第 3、7 天给药 2 h 后，以过量戊巴比妥钠安乐处死大鼠每组各 10 只，分离血清于 −20 ℃保存待测，并取材坏死部位内收肌和腓肠肌，于 −80 ℃冷冻保存，取材坏死端皮肤肉芽组织及部分肌肉组织于固定液中常温保存。继续灌胃并观察各组剩余大鼠缺血下肢至 30 天，取材组织并于固定液中常温保存。

4.5 荧光表达量的检测

常规制备肌肉组织冰冻切片，于荧光显微镜下观察并拍照，每个样本随机选取同一倍数 6 个视野，以麦克奥迪数码医学图像分析系统分析各视野的荧光强度，取其均数作为该样本的荧光强度。

4.6 病理观察及血管计数

取皮肤肉芽和肌肉组织，常规制备病理切片，HE 染色后于倒置显微镜下观察并拍照，每个样本在 400 倍下随机选取 6 个视野计数血管，以均值作为该样本的血管数。

4.7 NO 检测

采用硝酸还原酶法检测，具体步骤参照试剂盒说明书。

4.8 统计学方法

采用 SPSS17.0 软件包进行数据处理，计量资料以 $\bar{x} \pm s$ 表示，3 组间比较采用 F 检验，以 $P < 0.05$ 为差异有统计学意义

结　果

1 药物对内皮祖细胞迁移的影响（图 1，表 1）

将 DAPI 荧光标记的 EPCs 经尾静脉注射移植到模型鼠体内，可在大鼠下肢缺血肌肉组织观察到 DAPI 蓝色荧光，阴性对照移植不标记 EPCs 的冰冻切片看不到荧光（图 1），说明通过 DAPI 标记追踪内皮祖细胞迁移至缺血区的设计是可行的。进一步荧光分析结果显示（表 1），给药第 3 天，高剂量组荧光强度明显高于常规剂量组与生理盐水组（$P < 0.01$）；给药第 7 天血药浓度稳定时，由于荧光衰减出现各组荧光强度均小于 3 天组的现象，但高剂量组及常规剂量组均高于生理盐水组（$P < 0.05$，$P < 0.01$），且高剂量组优于常规剂量组（$P < 0.01$），表明药物能促进 EPCs 向缺血组织迁移，且与药物浓度正相关。

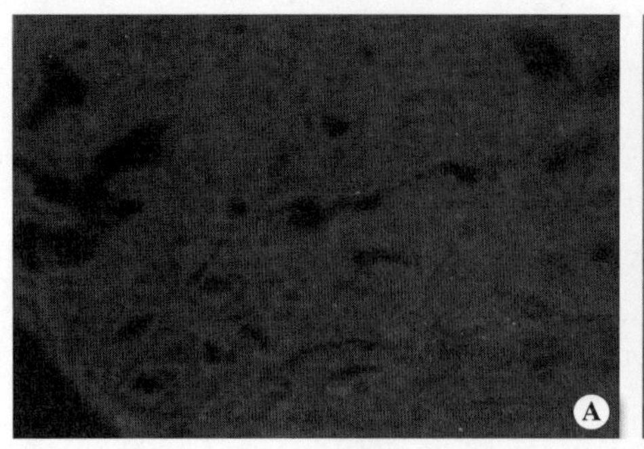

注：A：无DAPI标记；B：DAPI标记

图1　DAPI荧光观察结果（×100）

表 1　3 组缺血坏死肌肉组织冰冻切片荧光表达结果比较（$\bar{x}\pm s$）

组别	n	荧光强度（a.u.）	
		3 天	7 天
生理盐水	10	0.3823 ± 0.0748	0.2324 ± 0.04135
常规剂量	10	0.4038 ± 0.04595	0.2831 ± 0.04353*
高剂量	10	0.5889 ± 0.07488**△	0.3536 ± 0.07386**△

注：与生理盐水组比较，*$P<0.05$，**$P<0.01$；与常规剂量组比较，△$P<0.01$

2 药物对缺血坏死区血管新生的影响（表 2，图 2）

灌胃给药第 3 天，肉芽组织内有大量由单层或多层扁平内皮细胞增生形成的毛细血管（图 2 箭头所示），内皮细胞核呈梭形，毛细血管腔内或可见红细胞，血管周围可有梭形成纤维细胞。计数血管结果显示（表 2），灌胃给药第 3 天高剂量组血管个数明显多于常规剂量组和生理盐水组（$P<0.01$），灌胃给药第 7 天两个剂量药物组肉芽组织血管个数均显著多于生理盐水组（$P<0.01$），且高剂量组优于常规剂量组（$P<0.05$）。但肌肉组织血管计数各组间比较，差异无统计学意义。灌胃给药 30 天，各组微小血管已融合成数量有限的大血管，无计数意义。

表 2　各组大鼠肉芽及肌肉组织血管计数比较（个，$\bar{x}\pm s$）

组别	n	血管计数		
		3 天肉芽组织	7 天肉芽组织	7 天肌肉组织
生理盐水	10	11.4167±0.78341	12.4667±0.71742	8.4723±3.28197
常规剂量	10	12.8500±0.77557	16.9833±1.39032*	13.5834±6.85384
高剂量	10	20.2667±1.39248*△△	22.3000±1.33329*△	8.5833±6.86920

注：与生理盐水组比较，*$P<0.01$；与常规剂量组比较，△$P<0.05$，△△$P<0.01$

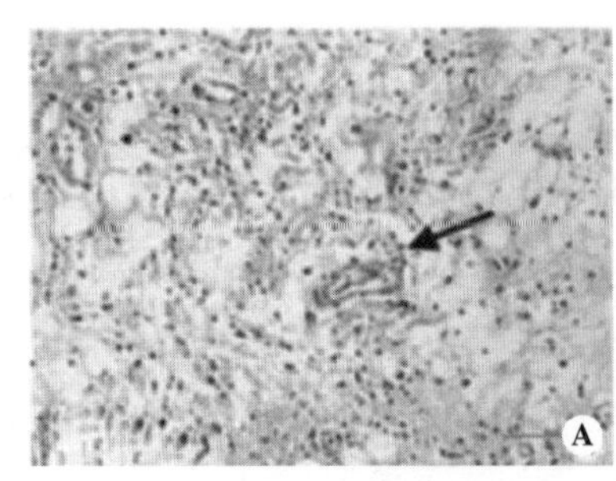
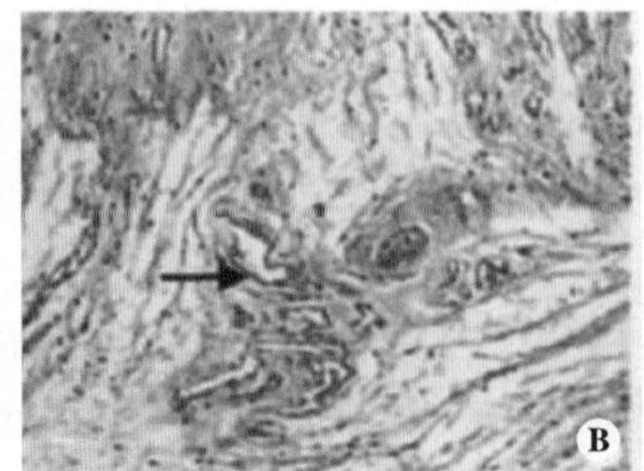
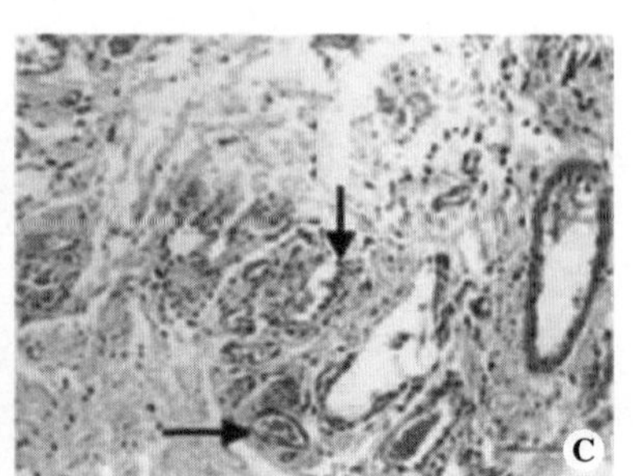

注：A生理盐水组；B常规剂量组；C高剂量组；下图同；箭头：新生血管

图2　3组灌胃给药3天肉芽组织病理结果（HE，×200）

3 药物改善缺血坏死的病理观察

3.1 大体观察（图 3）

术后给药第 3 天，各组造模侧下肢外观差别不明显，均表现为炎症早期肿胀、肢端坏死甚至脱落，局部解剖可观察到内收肌肿胀明显，或有脂肪性病变。灌胃给药第 7 天两个剂量药物组坏死情况稳定，不再恶化，而生理盐水组追踪至术后第 10 天仍可观察到坏死末端脱落情况。灌胃给药第 30 天局部解剖可见生理盐水组明显萎缩，而高剂量组坏死侧皮下血供丰富，内收肌红润，较丰满，常规剂量组肌肉虽显萎缩，但亦较生理盐水组丰满。

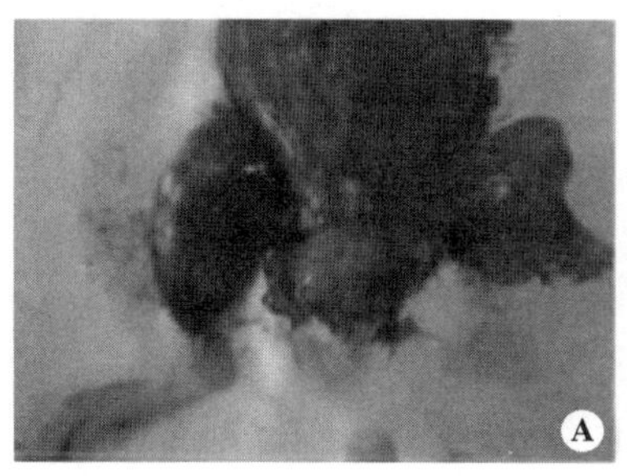

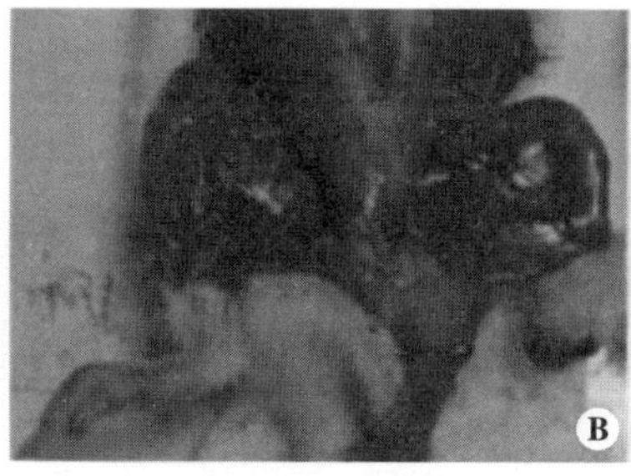

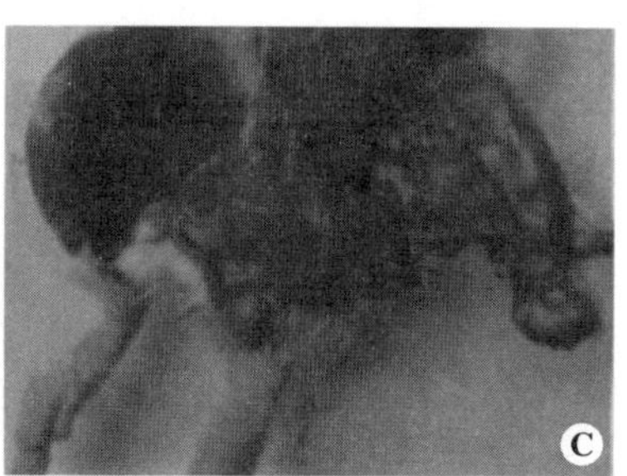

注：左侧为对照组；右侧为造模组

图3 3组灌胃给药30天大体观察结果

3.2 病理观察（图 4、5）

造模后 3 天缺血区域开始肉芽组织增生修复，各组镜下（图 2）可见由内皮细胞增生形成的实性细胞索及扩张的微血管，在微血管周围有新生的成纤维细胞，还可见渗出液及炎性细胞。造模后 7 天肌肉组织病理切片显示（图 4），各组均处于坏死修复期，生理盐水组坏死表现最为明显，可见组织崩解，肌间性坏死；虽然两个药物组肉芽修复均较明显，但肌纹理仍显紊乱，其中常规剂量组可见大量组织间炎性渗出，而高剂量组炎症细胞减少，肌间渗出液部分已被吸收；造模后 30 天各组坏死情况已不明显，镜检结果（图 5）显示，生理盐水组可见肌肉组织断裂，间隙增大，纹理紊乱，出现骨骼肌萎缩的镜下观；药物组大多数样本均表现为修复后期的瘢痕组织，但常规剂量组肌纹理紊乱，高剂量组肌纹理清晰，表明药物具有修复缺血损伤的功效，以高剂量尤为显著。

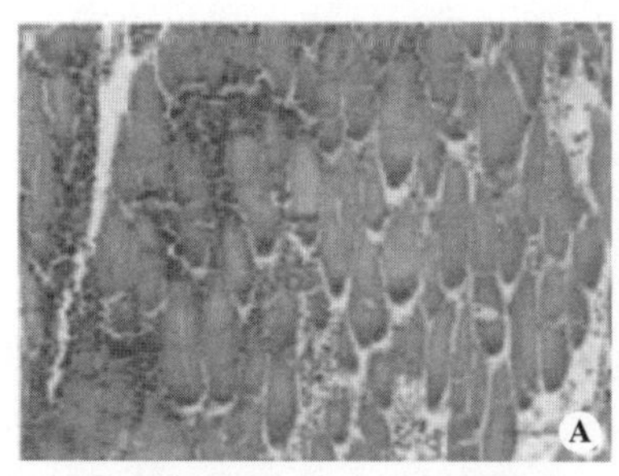

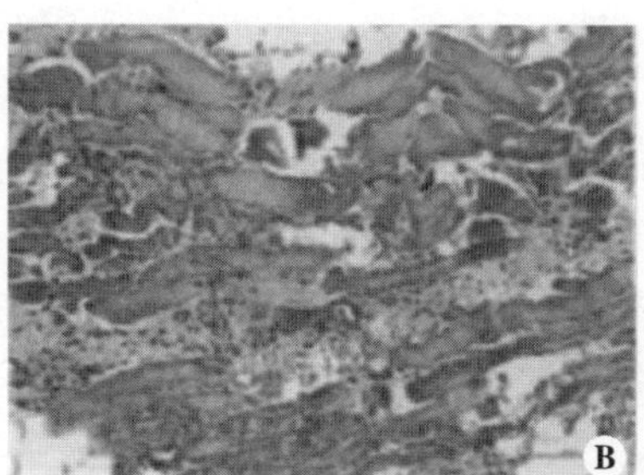

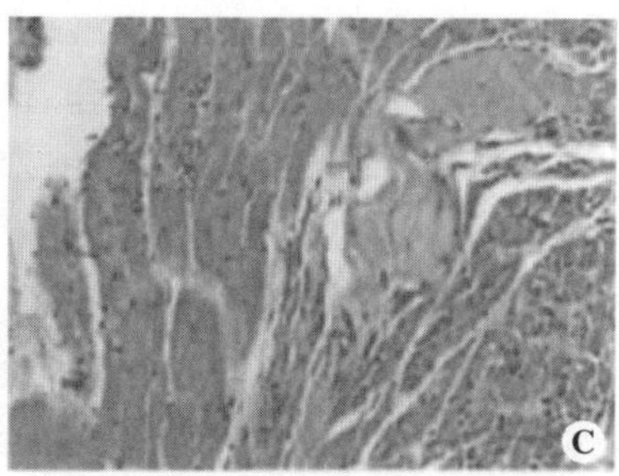

图4 3组灌胃7天肌肉组织病理结果（HE，×200）

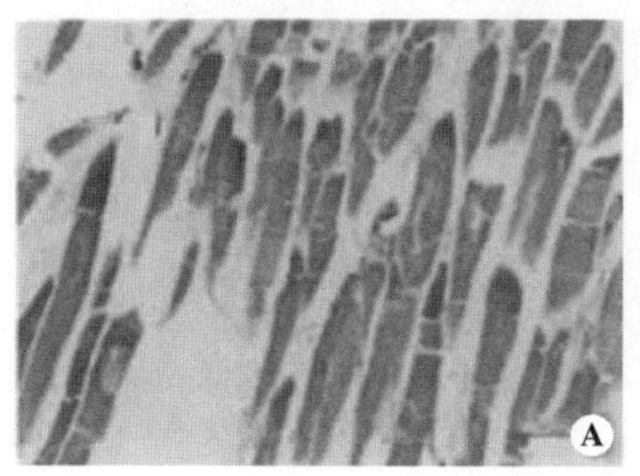

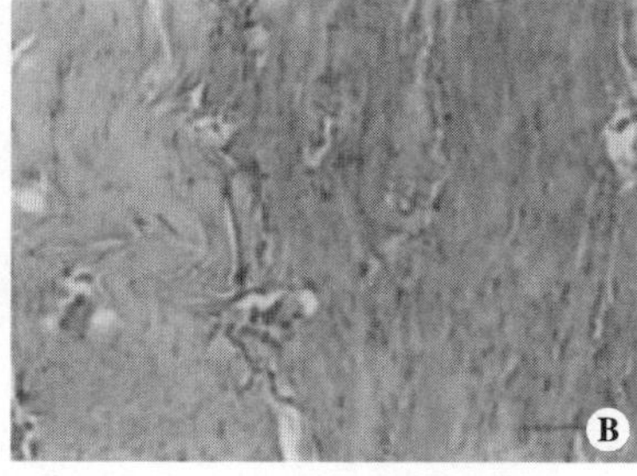

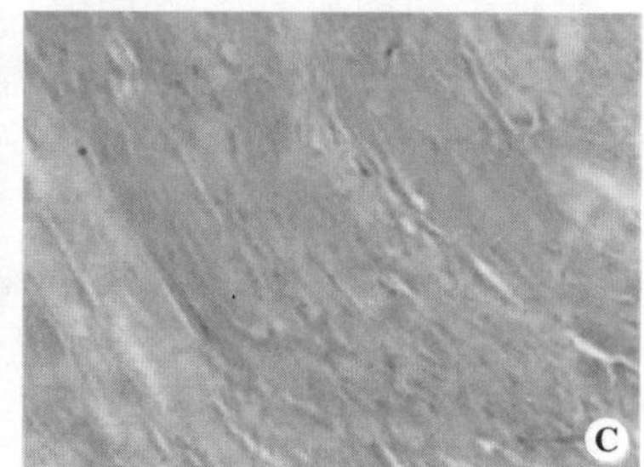

图5 3组灌胃30天肌肉组织病理结果（HE，×200）

4 药物对诱导迁移信号 NO 的影响（表 3）

灌胃给药第 3 天和 7 天两个药物剂量组 NO 水平均明显高于生理盐水组（$P < 0.05$，$P < 0.01$）。随着给药时间延长到 7 天，除高剂量组 NO 含量呈升高趋势外，其余两组别均呈下降趋势，且高剂量组明显高于常规剂量组（$P < 0.05$），说明血药浓度稳定情况下，血清 NO 水平与药物浓度正相关。

表 3　各组血清 NO 含量比较（$\bar{x} \pm s$）

组别	n	NO 含量（μmol/L）	
		3 天	7 天
生理盐水	10	112.2283 ± 8.5340	85.3261 ± 29.8694
常规剂量	10	209.5109 ± 89.7752*	169.8370 ± 36.4958**
高剂量	10	174.7283 ± 60.6466*	232.3370 ± 64.1364**△

注：与生理盐水组比较，*$P < 0.05$，**$P < 0.01$；与常规剂量组比较，△$P < 0.05$

讨　论

缺血损伤修复的关键在于及早建立血供，由于肌肉组织修复为瘢痕性修复，始于富含新生毛细血管的肉芽组织，在损伤后 2~3 天开始出现，随着时间推移至 1 周，肉芽组织逐渐成熟转变为瘢痕组织，这一生长特性使肉芽组织成为观察组织修复过程中血管生长的最佳样本。本项目于肉芽组织开始形成的第 3 天和开始消失的第 7 天两个时相点分别取材进行观察，发现高剂量组的血管数明显多于常规剂量组和生理盐水组，虽然灌胃给药 7 天对缺血区肌肉组织血管数量没有显著影响，但从灌胃给药 30 天后生理盐水组大鼠内收肌和股直肌明显萎缩这一现象，提示高剂量药物通过促血管新生，增加皮下侧支循环，改善缺血区域血供，从而实现修复肌肉组织缺血损伤的作用。有报道 [9-11] 从血府逐瘀汤改善血液流变学及血液动力学、抗自由基损伤、抑制心肌酶释放、减少心肌细胞凋亡等角度研究药物对心肌缺血再灌注损伤所具有保护作用，靠结扎等类似方法建立的缺血再灌注模型属于短暂性缺血，而本实验所采用的栓塞剂造模模拟长期慢性缺血，从生理盐水组在造模 30 天后出现肌肉萎缩这一现象得到印证，因此本实验结果立足于药物促血管新生现象，部分说明血府逐瘀汤修复缺血损伤的作用机制，为活血化瘀经典方血府逐瘀汤临床治疗缺血性疾病疗效显著提供进一步的实验依据和理论支撑。

为了解药物诱导迁移的具体作用机制，本实验选择在动员 EPCs，提高循环 EPCs 数量方面起到至关重要作用的血管舒张因子 NO 和血管内皮生长因子 VEGF 为切入点，虽然本实验各组血清 NO 水平均明显高于前期结果报道 [2,7]，但前期工作基于正常大鼠，而本实验结果是在缺血大鼠模型上获得的，说明缺血本身即可造成 NO 水平的提高，而两个给药时相点 NO 水平显著高于生理盐水组这个现象，与前期报道药物具有升高 NO 水平的结论相一致，结合相应的荧光表达和肉芽组织血管生长情况，表明血府逐瘀汤诱导 EPCs 迁移至缺血区，促进血管新生进而修复缺血损伤过程中，NO 可能是发挥关键作用的调控因素之一。特别值得一提的是，本实验没有给出各组血清 VEGF 的具体数据，主要因为给药 7 天血药浓度稳定时，反复实验都无法检出各组大鼠血清中极其微量的 VEGF，该现象与正常大鼠趋势 [2] 不符，是否提示药物抑制 VEGF 在缺血损伤修复中发挥作用或其他具体原因尚有待深究。另一方面，影响 EPCs 参与血管新生的调控因子众多，药物作用是否存在其他靶点还需要大量实验研究。

参考文献

[1] Kalka C, Masuda H, Takahashi T, et al. Transplantation of ex vivo expanded endothelial progenitor cells for therapeutic neovascularization[J]. Proc Natl Acad Sci USA, 2000, 97(7): 3422-3427.

[2] 高冬, 吴立娅, 焦雨欢, 等. 血府逐瘀汤动员骨髓内皮祖细胞的因素分析[J]. 中医杂志, 2010, 51(5): 457-459.

[3] 高冬, 吴立娅, 焦雨欢, 等. 血府逐瘀汤对内皮祖细胞功能的影响[J]. 中药材, 2010, 33(7): 1129-1132.

[4] Gao D, Wu LY, Jiao YH, et al. The effect of Xuefu Zhuyu Decoction on in vitro endothelial progenitor cell tube formation[J]. Chin J Integr Med,

2010, 16(1): 50-53.
[5] 高冬, 吴立娅, 焦雨欢, 等. 血府逐瘀汤影响内皮祖细胞分化的实验研究[J]. 中医基础理论杂志, 2009, 15(12): 917-919.
[6] 高冬, 吴立娅, 焦雨欢, 等. VEGF及受体在血府逐瘀汤影响内皮祖细胞功能中的作用研究[J]. 中国实验方剂学, 2010, 16(11): 104-107.
[7] 高冬, 林薇, 郑良朴, 等. 血府逐淤瘀汤动员大鼠骨髓内皮祖细胞的实验研究[J]. 中西医结合心脑血管病杂志, 2007, 5(9): 829-831.
[8] 高冬, 宋军, 胡娟, 等. 活血化瘀中药对鸡胚绒毛尿囊膜血管生成的影响[J]. 中国中西医结合杂志, 2005, 25(10): 912-915.
[9] 唐丹丽, 刘寨华, 张华敏, 等. 血府逐瘀汤对大鼠心肌缺血再灌注损伤的保护作用[J]. 中国中药杂志, 2010, 35(22): 3077-3079.
[10] 邓冰湘, 谭达全, 张秋雁, 等. 血府逐瘀汤对急性心肌缺血大鼠的保护作用[J]. 中国中医药信息杂志, 2005, 12(4): 38-39.
[11] 王大安, 蔺志华. 血府逐瘀汤干预急性心肌缺血心肌细胞凋亡与Bcl22、Bax表达的实验研究[J]. 中西医结合心脑血管病杂志, 2009, 7(1): 44-45.

原载：高冬，焦雨欢，武一曼，林凡，陈岩，逯波，宋军，陈可冀．血府逐瘀汤诱导内皮祖细胞参与缺血区血管新生的实验研究 [J]. 中国中西医结合杂志 , 2012, 32(2): 224-228.

活血解毒中药含药血清对氧化低密度脂蛋白诱导的内皮细胞损伤和凋亡的影响

缪　宇　蒋跃绒　杨　琳　夏城东　张　璐　吴彩凤　史大卓　殷惠军　陈可冀

心脑血管血栓性疾病是严重危害人类健康的常见疾病，动脉粥样硬化（atherosclerosis，AS）作为心脑血管疾病的主要病理基础受到人们的高度关注。大量研究认为血管内皮细胞损伤及其功能异常是 AS 形成的始动环节[1]。本研究根据血栓性疾病内皮损伤的机制，利用氧化低密度脂蛋白（oxidized low-density lipoprotein，ox-LDL）为刺激物诱导内皮细胞损伤模型，从氧化损伤和凋亡方面观察内皮 细胞损伤后病理生理改变，比较活血化瘀和活血解毒治法作用环节和靶点的差异，从细胞损伤角度阐释“瘀毒”病因相互联系的科学内涵。

材料与方法

1 实验材料

1.1 实验动物

Wistar 大鼠 32 只，体质量（200 ± 20）g，SPF 级，雌雄各半，由中国医学科学院医学实验动物研究所提供，动物质量合格证明号为 SCXK（京）2005-0013。大鼠自由饮水，在室温 23～25 ℃，湿度 50%～70%的环境饲养，光照 12 h，黑暗 12 h。

1.2 药物与试剂

芎芍胶囊由川芎、赤芍的有效部位川芎总酚和赤芍总苷组成，每粒 0.25 g，每克提取物分别含芍药苷＞112 mg，阿魏酸＞14 mg，总酚酸＞136 mg，由大连化学物理研究所提供，批号为 070929；黄连胶囊每粒 0.25 g，由湖北香连药业有限责任公司生产，批号为 070502，文号为国药准字 Z19983042；辛伐他汀，每片 40 mg，杭州默沙东制药有限公司生产，批号为 07432。

达尔伯克改良伊格尔培养基（Dulbecco modified Eagle medium，DMEM）(低糖型）和优级 胎牛血清购自美国 HyClone 公司；表皮细胞生长因子（epidermal growth factor，EGF）、胰酶、胶原酶 I 和四 氮唑蓝（methyl thiazolyl tetrazolium，MTT）均购自美国 Sigma 公司；ox-LDL 购自中国医学科学院基础医学研究所生化室，浓度 1.5 mg/mL，以硫代巴比妥酸 反应法测定丙二醛（malondialdehyde，MDA）含量来 确定其氧化修饰程度，MDA 值 24.9nmol/L；超氧化物歧化酶（superoxide dismutase，SOD）测试盒和 MDA 测定试剂盒均购自南京建成生物工程研究所；乳酸脱氢酶（lactate dehydrogenase，LDH）试剂盒购自北京北化康泰临床试剂有限公司；Annexin V 异硫氰酸荧光素（fluorescein isothiocyanate，FITC）/ 碘化丙啶（propidium iodide，PI）凋亡检测试剂盒购自美国 BD-Pharmingen 公司。健康产妇脐带取自北京海淀区妇幼保健医院。

2 实验方法

2.1 含药血清的制备

取正常大鼠 32 只，随机分为空白对照组、阳性对照（辛伐他汀）组、活血（芎芍胶囊）组和活血解毒

（芎芍胶囊加黄连胶囊）组，每组 8 只。根据临床成人剂量，按体表面积比等效剂量法折算大鼠用量，阳性对照组、活血组和活血解毒组大鼠分别按辛伐他汀 1.8 mg/kg、芎芍胶囊 0.135 g/kg、芎芍胶囊和黄连胶囊各 0.135 g/kg 的 剂量给药，药物均用蒸馏水稀释后，按 10 mL/kg 体 质量灌胃，每日 1 次，连续 7 d。空白对照组予等体积蒸馏水作对照。末次给药后 1 h，无菌条件下经 腹主动脉取血，4 ℃静置 1 h，900 × g 离心 15 min，分离含药血清。将同组大鼠含药血清混匀，56 ℃水浴 30 min 灭活血清，微孔滤膜过滤除菌，冻存管分装，−70 ℃备用。

2.2 人脐静脉内皮细胞的分离、培养与鉴定

人脐静脉内皮细胞（human umbilical vein endothelial cell，HUVEC）的分离与培养参照文献方法[2]。无菌条件下收集健康产妇正常分娩的新生儿脐带，胶原酶消化法收集细胞，5% CO_2、37 ℃条件下用含 20%胎牛血清、10 ng/ml EGF，40 μU/mL 胰岛素，40 U/mL 肝素，2 mmol/L 谷氨酰胺，50 U/mL 青霉素，50 μg/mL 链霉素，1 mmol/L 丙酮酸钠的全 DMEM 培养。实验用第 3 代细胞。倒置相差显微镜下观察细胞形态，并采用免疫组织化学法进行 VI 因子表达鉴定。

2.3 实验分组

将人脐静脉内皮细胞随机分为 5 组：空白对照组、ox-LDL 对照组、辛伐他汀含药血清组、活血药含药血清组和活血解毒药含药血清组。Ox-LDL 对照组加入刺激剂 ox-LDL（终浓度 100 μg/L）和 10%空白大鼠血清，活血药物血清组、活血解毒药物血清组和辛伐他汀含药血清组分别加入相应的 10%含药血清，并同时加入 ox-LDL（终浓度 100 μg/L），空白对照组仅加入等量的空白大鼠血清，共孵育 24 h。

2.4 MTT 法检测细胞增殖

将对数生长期的 细胞以 1×10^4 个 /mL 的密度接种于 96 孔板，继续 培养至细胞基本融合后，按上述分组方法加入相应试剂，每组 4 个复孔，继续孵育 24 h。每孔加入 5 mg/mL MTT 10 μL，37 ℃、5% CO_2 孵育 4 h；弃上清，每孔加入 150 μL 二甲基亚砜；震荡摇匀 10 min；用 Tecan Sunrise 酶联免疫检测仪（奥地利）在波长 492 nm 处测定吸光度值。

2.5 LDH 释放测定

取细胞培养上清液及细胞冻融裂解液（−20 ℃ /37 ℃反复冻融 3 次）分别测定乳酸脱氢酶活性，按试剂盒说明书进行操作。LDH 漏出率 =[细胞培养上清液 LDH 活性八细胞培养上清液 LDH 活性十细胞裂解液 LDH 活性）] × 100%。每组 4 个复孔。

2.6 细胞 SOD 活性和 MDA 含量测定

细胞于 −20 ℃ /37 ℃反复冻融 3 次，取冻融细胞裂解液，按照试剂盒说明书测定细胞内 SOD 活性，按照 MDA 试剂盒说明书，硫代巴比妥酸法测定细胞 MDA 含量，细胞蛋白质定量采用 Lowry 法。每组 8 个复孔。

2.7 内皮细胞凋亡检测

采用 Annexin V-FITC/PI 双染试剂盒进行凋亡检测。收集脱落和仍贴壁的细胞，冰磷酸盐缓冲液（phosphate-buffered saline，PBS）洗 2 次，100 μL 结 合 缓 冲 液（10 mmol/L Hepes pH 7.4，140 mmol/L NaCl，2.5 mmol/L $CaCl_2$）重悬细胞，加入 Annexin V-FITC 和 PI 室温下避光 15 min，最后用 400 μL 结合缓冲液终止反应，进行流式细胞仪分析。凋亡时细胞膜磷脂的不对称性丧失，原位于质膜内侧的磷脂酰丝氨酸暴露于外侧，与 Annexin V 结合呈绿 色荧光（FITC 呈绿色），而 PI 则能使坏死细胞标记上红色荧光。因此，将细胞用两种染料同时染色后，可以检测出非凋亡的活细胞（Annexin V 阴性 /PI 阴性）、早期凋亡细胞（Annexin V 阳性 /PI 阴性）及 晚期凋亡和坏死细胞（Annexin V 阳性 /PI 阳性），计算凋亡细胞比率。每组 5 复孔。

3 统计学方法

所得实验数据以 $\bar{x} \pm s$ 表示，采用 SPSS for Windows 11.0 统计软件包进行统计学处理。计量资料多组间比较采用单因素方差分析，多组间两两比较采用 *LSD-t* 检验。

结　果

1 对 HUVEC 形态的影响（图 1）

在倒置相差显微镜下观察到空白对照组内皮细胞呈梭形或多角形，细 胞形态饱满，数目较多，排列密集；ox-LDL 对照组 细胞数目显著减少，排列疏松，胞内颗粒物质增多；各含药血清组细胞状态介于空白对照组和 ox-LDL 对照组之间，以辛伐他汀含药血清组最为接近空白对照组。见图 1。

图1　各组人脐静脉内皮细胞形态特征（×100）

2 对 HUVEC 活力的影响（表 1）

与空白对照组相比，ox-LDL 对照组 HUVEC 吸光度值明显减少（$P < 0.05$）；与 ox-LDL 对照组比较，活血药物血清、活血解毒药物血清及辛伐他汀含药血清组吸光度值明显增加（$P < 0.05$，$P < 0.01$）；各用药组间比较，差异无统计学意义。见表 1。

表 1　各组人脐静脉内皮细胞活力（$\bar{x} \pm s$）

Group	*n*	Optical density value
空白对照	4	0.21 ± 0.04
ox-LDL 对照	4	0.17 ± 0.02*
10% simvastatin-containing serum	4	0.25 ± 0.04$^{\triangle\triangle}$
10% XS-containing serum	4	0.22 ± 0.03$^{\triangle}$
10% XSHL-containing serum	4	0.26 ± 0.03$^{*\triangle\triangle}$

注：与空白对照组比较，$^{*}P < 0.05$，$^{**}P < 0.01$；与 OX-LDL 对照组比较，$^{\triangle}P < 0.05$，$^{\triangle\triangle}P < 0.01$ XS：Xiongshao capsule；XSHL：Xiongshao capsule plus Huanlian capsule，下表同

3 对 HUVEC LDH 释放的影响（表 2）

与空白对照组相比，ox-LDL 对照组 HUVEC 上清液中 LDH 活性明显增加（$P < 0.05$）；与 ox-LDL 对照组比较，活血药物血清组、活血解毒药物血清组及辛伐他汀药物血清组细胞上清液中 LDH 活性下降，但差异无统计学意义。各组 LDH 漏出率比较，差异无统计学意义。见表 2。

表 2　各组人脐静脉内皮细胞 LDH 释放（$\bar{x} \pm s$）

Group	n	Intracellular LDH（U/mL）	Supernatant LDH（U/mL）	LDH leakage（%）
空白对照	4	2.32 ± 0.80	16.05 ± 6.09	87 ± 1
Ox-LDL 对照	4	3.51 ± 0.77	24.40 ± 3.58*	87 ± 3
10 % simvastatin-containing serum simsisimsimvastatin-containing serum	4	2.37 ± 0.87	18.16 ± 6.12	88 ± 2
10% XS-containing serum	4	2.53 ± 1.07	20.17 ± 6.14	89 ± 16
10% XSHL-containing serum	4	2.48 ± 0.29	18.00 ± 2.57	88 ± 1

LDH：lactate dehydrogenase

4 对细胞 SOD 活性和 MDA 含量的影响（表 3）

与空白对照组相比，ox-LDL 对照组 HUVEC 细胞裂解液 SOD 活性下降（$P < 0.01$），MDA 含量明显升高（$P < 0.01$）；活血中药和辛伐他汀药物血清均可逆转 ox-LDL 诱导的 HUVEC SOD 活性下降和 MDA 含量增多（$P < 0.01$，$P < 0.05$），活血解毒中药含药血清作用不明显。活血解毒药物血清组 SOD 活性和 MDA 含量与活血药物血清组比较差异无统计学意义。

表 3　各组人脐静脉内皮细胞 SOD 活性和 MDA 含量（$\bar{x} \pm s$）

Group	n	SOD（U/mg）	MDA（nmol/mg）
空白对照	8	45.99 ± 5.66	21，16 ± 6.84
Ox-LDL 对照	8	21.59 ± 6.10**	35.05 ± 4.89**
10% simvastatin-containing serum	8	48.22 ± 6.53 △△	24.39 ± 8.89 △△
10% XS-containing serum	8	34.64 ± 11.53* △	28.19 ± 8.02 △ *
10% XSHL-containing serum	8	29.19 ± 6.25**	30.50 ± 3.48**

SOD：superoxide dismutase；MDA：malondialdehyde

5 对 ox-LDL 刺激的 HUVEC 凋亡的影响（表 4）

与空白对照组相比，ox-LDL 对照组 HUVEC 早期凋亡细胞（Annexin V 阳性 /PI 阴性）及晚期凋亡和坏死细胞（Annexin V 阳性 /PI 阳性）比率明显增加（$P < 0.01$，$P < 0.05$）；活血、活血解毒中药血清及辛伐他汀含药血清孵育 24 h 后，ox-LDL 诱导的 HUVEC 早期凋亡率明显下降（$P < 0.05$），各药物血清治疗组晚期凋亡率变化不明显。

表 4　各组人脐静脉内皮细胞凋亡情况（$\bar{x} \pm s$，%）

Group	n	Annexin V^+/PI^-	Annexin V^+/PI^+
空白对照	5	1.86±1.82	1.04±1.60
Ox-LDL 对照	5	7.60+1.93**	4.46±2.54*
10% simvastatin-containing serum simsimsimvastatin-containing serum	5	4.22±1.32△	3.60±2.78
10% XS-containing serum	5	4.88±1.17*△	3.94±2.15
10% XSHL-containing serum	5	4.90±0.53*△	4.26±2.02*

讨　论

血管内皮细胞极易受到血液及其周围有害因素的影响而发生结构和机能的改变，引起内皮细胞损伤。ox-LDL 作为最重要的致粥样硬化因子，具有细胞毒性作用，与血凝素样氧化低密度脂蛋白受体 1（lectin-like oxidized LDL receptor，LOX-1）特异性结合后，可激活内皮细胞合成和分泌大量黏附分子，加速单核细胞与活化的内皮细胞间的黏附、聚集，并迁移至内皮下形成泡沫细胞，是 AS 的早期主要事件 [3]。

本研究结果显示，与空白对照组比较，100 μg/L ox-LDL 刺激 24 h 后，HUVEC 活力下降，细胞上清液中 LDH 生成增加，细胞内 SOD 活性下降，而细胞 MDA 含量明显增加，提示该实验条件下 ox-LDL 对 HUVEC 产生了氧化损伤。MDA 是脂质过氧化的代谢产物，其水平的高低可反映脂质过氧化损伤的程度。SOD 作为自由基清除剂，广泛地存在于生物体组织内，能催化超氧阴离子等自由基，发生歧化反应，阻止自由基的连锁反应。LDH 是一种细胞内的糖酵解酶，广泛存在于细胞浆内。当细胞破坏或细胞膜通透性增加时，LDH 水平明显增高，可反映细胞或细胞膜损伤的程度。培养液中 LDH 的活力明显增强，意味着 LDH 从细胞中漏出增多。细胞凋亡也参与了动脉粥样硬化的进程 [3]。作为氧自由基的携带者，0X-LDL 是否诱导血管内皮细胞的凋亡依赖于氧化的程度 [4]。Ox-LDL 诱发的内皮细胞凋亡与其降低线粒体呼吸链多种酶活性和增加活性氧生成有关，这些效应促进了高胆固醇和氧化应激状态下的血管损伤和动脉硬化，LOX-1 介导了 ox-LDL 诱发的细胞凋亡 [5]。本研究也发现，ox-LDL 孵育 24 h 可使 HUVEC Annexin V^+/PI^-、Annexin V^+/PI^+ 比率均明显增加。Annexin V^+/PI^- 反映早期凋亡，细胞包膜完整；Annexin V^+/PI^+ 反映细胞晚期凋亡和坏死。但本方法不能区分经凋亡途径死亡的细胞和经坏死途径死亡的细胞，两者均表现为 Annexin V^+/PI^+[6]。本研究结果表明，ox-LDL 刺激 24 h 后，细胞早期凋亡、晚期凋亡和坏死细胞均明显增加。

传统中医认为 AS 为本虚标实之证，本虚多为气虚，标实则以血瘀、痰浊、气滞多见。现代中医理论多从痰、瘀、毒来解释其病机。AS 过程中的一系 列炎症变化如淋巴细胞、巨噬细胞等炎症细胞浸润，炎症反应标志物、炎症介质水平增高等与毒邪致病学说有关。毒邪致病后，脏腑气机失调，津凝为痰，血聚为瘀，痰、瘀、毒三者相互促生，导致 AS 的发生 [7]。因此，本研究采用 ox-LDL 诱导的内皮细胞损伤模型，模拟血栓性疾病“瘀毒互结”的病理基础，并比较传统活血化瘀中药和活血化瘀解毒中药治疗作用的差异。

芎芍胶囊是在传统活血化瘀名方血府逐瘀汤基础上，反复精简、提取有效部位，优化配比而成的有效组分配伍制剂，由川芎总酚和赤芍总苷配伍而成，是我院治疗冠心病的有效经验方。黄连味苦性寒，归心、脾、胃、肝、胆、大肠经，具有清热燥湿，泻火解毒的功效，始载于《神农本草经》，列为上品。黄连胶囊由黄连加工而成，具有解毒清热的作用。与直接采用中药粗制剂进行体外实验相比，以相应的含药血清为研究对象，不仅可有效克服制剂理化性质对实验结果产生的干扰，且其实验条件更接近于药物在体内产生效应的内环境，得到的结果也更加可信 [8]。本研究分别使用芎芍胶囊、芎芍胶囊联用黄连胶囊的含药血清作为干预药物，结果显示，单纯活血药物血清和活血解毒药物血清均可改善 ox-LDL 诱导的 HUVEC 活力下降和早期凋亡增加。活血中药含药血清可明显逆转 ox-LDL 诱导的 HUVEC SOD 活性下降和 MDA 含量增多，活血解毒与活血中药药物血清比较，差异无统计学意义。说明在抗内皮细胞氧化损伤和早期凋亡方面，活血解毒中药配伍与单纯活血中药作用相似，也提示早期细胞凋亡可能不是中药解毒作用的敏感指标。

参考文献

[1] Sima AV, Stancu CS, Simionescu M. Vascular endothelium in atherosclerosis[J]. Cell Tissue Res, 2009, 335(1): 191-203.

[2] Jiang YR, Chen KJ, Xu YG, Yang XH, et al. Effects of propyl gallate on adhesion of polymorphonuclear leukocytes to human endothelial cells induced by tumor necrosis factor alpha[J]. Chin J Integr Med, 2009, 15(1): 47-53.

[3] Vannini N, Pfeffer U, Lorusso G, et al. Endothelial cell aging and apoptosis in prevention and disease: E-selectin expression and modulation as a model[J]. Curr Pharm Des, 2008, 14(3): 221-225.

[4] Roy Chowdhury SK, Sangle GV, Xie X, et al. Effects of extensively oxidized low-density lipoprotein on mitochondrial function and reactive oxygen species in porcine aortic endothelial cells[J]. Am J Physiol Endocrinol Metab, 2010, 298(1): e89-e98.

[5] Lu J, Yang JH, Burns AR, et al. Mediation of electronegative low-density lipoprotein signaling by LOX-1: a possible mechanism of endothelial apoptosis[J]. Circ Res, 2009, 104(5): 619-627.

[6] Homburg CH, de Haas M, von dem Borne AE, et al. Human neutrophils lose their surface Fc gamma RIII and acquire Annexin V binding sites during apoptosis in vitro[J]. Blood, 1995, 85(2): 532-540.

[7] 范砚超, 张国平, 唐明, 等. 从毒论治动脉粥样硬化初探[J]. 山东中医杂志, 2004, 23(5): 261-263.

[8] 徐海波, 吴清和. 中药血清药理学研究进展[J]. 湖南中医药导报, 1999, 5(8): 11-14.

原载：缪宇，蒋跃绒，杨琳，夏城东，张璐，吴彩凤，史大卓，殷惠军，陈可冀．活血解毒中药含药血清对氧化低密度脂蛋白诱导的内皮细胞损伤和凋亡的影响 [J]. 中西医结合学报，2011, 9(5): 539-545.

芎芍胶囊联合缺血后适应对大鼠缺血/再灌注心肌MCP-1及TNF-α的影响

张大武　张　蕾　刘剑刚　王承龙　史大卓　陈可冀

大量实验和小样本临床研究[1,2]表明，缺血后适应（ischemic postconditioning，IPoC）能减少心肌梗死面积和心肌损伤标志物的水平，保护缺血再灌注（ischemic reperfusion，I/R）损伤心肌，这为临床改善急性心肌梗死早期再灌注治疗后患者的心脏功能提供了依据。芎芍胶囊（Xiongshao Capsule，XSC）由川芎总酚和赤芍总苷组成，在改善冠心病患者心绞痛症状、血液流变学以及抑制炎症反应等方面有较好疗效[3,4]。本实验研究采用芎芍胶囊预处理联合IPoC干预再灌注损伤大鼠心肌，观察芎芍胶囊是否有增强IPoC保护I/R心肌的作用，并从心肌组织炎性细胞因子单核细胞趋化蛋白-1（monocyte chemoattractant protein-1，MCP-1）、肿瘤坏死因子-α（tumor necrosis factor-α，TNF-α）水平和炎性细胞浸润方面探索作用机制。

材料与方法

1 材料

1.1 动物

Spragu-Dawley（SD）大鼠，清洁级，75只，雌雄兼用，体重180~200 g，由北京维通利华实验动物技术有限公司提供，合格证号：SCXK（京）2007-0001。适应性饲养3天后进行实验。

1.2 药物

XSC由川芎、赤芍的有效部位川芎总酚和赤芍总苷组成，0.25 g/粒，北京国际生物制品研究所提供，批号：200094；福辛普利钠片，10 mg/粒，中美上海施贵宝制药有限公司生产，批号：0804087。

1.3 试剂

肌钙蛋白T（cardiac troponin T，cTnT）试剂盒由美国RapidBio Lab公司生产，北京莱博特利生物医学科技公司提供，批号：08060502；肌酸激酶同工酶（creatine kinase-MB，CK-MB）试剂盒由北京中生北控生物科技股份有限公司提供，批号：070181；MCP-1、TNF-α酶联免疫吸附测定（enzyme-linked immunosorbant assay，ELISA）试剂盒，由美国R&D公司生产；考马斯亮蓝蛋白测定试剂盒，由南京建成科技有限公司生产，批号：090828；氯化硝基四氮唑兰（nitro blue tetrazolium chloride，NBT），由美国R&D公司生产。

1.4 仪器

ECG-6511型心电图机，上海光电仪器有限公司生产；DW-2000型动物人工呼吸机，上海嘉鹏科技有限公司；Multiskan MK3型酶标仪，荷兰雷勃生物医学有限公司；7020型全自动生化仪，日本日立公司；DpxView Pro型显微彩色图像处理系统，丹麦DeltaPix公司。

2 方法

2.1 分组及用药方法

大鼠随机分为 5 组，每组 15 只，即假手术组：开胸冠状动脉前降支下置线不结扎。I/R 组：结扎冠状动脉前降支 30 min，持续灌注 1 h。IPoC 组：结扎冠状动脉前降支 30 min，然后给予 3 次 10 s 再灌注 / 缺血循环，再持续灌注 1 h。福辛普利钠加 IPoC 组：福辛普利钠，每天 0.9 mg/kg，用等量蒸馏水稀释后灌胃，建立 I/R 模型，过程中给予 IPoC 干预。XSC 加 IPoC 组：芎芍胶囊每天 0.135 g/kg，方法同福辛普利钠加 IPoC 组。假手术组、I/R 组和 IPoC 组每天均给予等量生理盐水灌胃，所有动物均灌胃 14 天，于末次灌胃 2 h 后手术。

2.2 大鼠 I/R 模型制作及标本采集

20% 氨基甲酸乙酯（6 mL/kg）腹腔麻醉大鼠，仰卧位固定于解剖台上，记录 2 导联心电图。颈部、胸骨左侧、腹部消毒，并剪毛备用。剪开颈部皮肤，暴露气管并插管，连接动物呼吸机（潮气量 3 mL/100 g 体重，呼吸频率为 50 次 /min）沿胸骨左缘 3~4 肋间开胸，暴露心脏，剪开心包膜，左冠状动脉前降支上 1/3 处穿 3/0 缝合线，缝合线两端共穿过一直径为 1.5mm 的硅胶软管，拉线推管，蚊式止血钳固定以阻断前降支血流。结扎后 2 导联心电图示 ST 段明显抬高或 T 波高尖，结扎线下左室前壁呈暗红色为结扎成功。30 min 后松开蚊式止血钳放松缝合线以恢复冠状动脉血流，给予再灌注 60 min。后适应操作是在结扎 30 min 结束后，立即给予 3 次 10 s 的再灌注 / 缺血循环，松开蚊式止血钳放松缝合线为再灌注，拉线推管用止血钳夹紧硅胶管为缺血。完全打开缝合线再灌注 60 min，然后腹主动脉取血并分离血清，取出大鼠心脏生理盐水冲洗干净后，每组按随机数字表检测心肌组织指标，5 只做 NBT 染色测量大鼠左室心梗面积，5 只 −80 ℃冰箱保存用于组织 ELISA 检测，5 只 10% 中性甲醛溶液中保存用于苏木精和伊红（hematoxylin and eosin，HE）染色。实验中假手术组因灌胃死亡 1 只，I/R 组造模中死亡 4 只，其余 3 组死亡各 2 只，后均予相应补充。

2.3 血清 CK–MB 和 cTnT 的含量测定

采用 7020 型全自动生化仪测定。

2.4 左心室梗死面积的测量

将取下的大鼠心脏用生理盐水冲洗干净，滤纸吸除多余水分，均匀切成 5 片，放入 NBT 染色液中，置于 37 ℃水箱中温浴，温浴过程中观察心肌组织颜色，当非梗死区变成蓝色，梗死区为红色后，取出放置在滤纸上 Canon IXUS 90IS 数码相机微距拍摄后，使用 DpxView Pro 型显微彩色图像处理系统计算出左心室梗死面积（%），用心肌梗死面积 / 左室面积 ×100% 表示。

2.5 HE 染色观察心肌组织浸润的炎性细胞数

心肌组织用 10% 中性甲醛液固定后，石蜡包埋。连续切片厚约 5 μm，放置于多聚赖氨酸防脱处理过的载玻片上，进行常规脱蜡，HE 染色，脱水、透明、封片后在光学显微镜（×400 倍）下观察，每张切片随机选取 3 个连续的视野，根据文献 [5] 将 3 个视野中浸润的炎性细胞（单核 / 巨噬细胞和淋巴细胞）数量求和，得出 3 个视野总的浸润细胞数。

2.6 ELISA 检测心肌组织细胞因子表达

每组 5 只心脏，取前降支结扎线下 2 mm 至心尖部左室缺血心肌组织 100 mg，加入 2 mL 低温生理盐水（0 ℃），T18 高速分散机匀浆后，离心取上清液，于 −80 ℃保存待测。所有标本均采用 ELISA 法检测，操作过程严格按说明书操作程序进行。同时用考马斯亮蓝蛋白测定法检测每个组织标本的蛋白含量，得出数值后，将每毫升匀浆液中的细胞因子含量换算成每毫克蛋白中的细胞因子含量。

2.7 统计学方法

所有数据以 $\bar{x} \pm s$ 表示，使用 SPSS14.0 进行统计学分析。多组间比较采用单因素方差分析，组间两两比较采用 *LSD* 法，相关性采用 *Pearson* 相关分析。$P < 0.05$ 表示差异有统计学意义。

结　果

1 各组大鼠血清心肌损伤标志物和心肌梗死面积比较（表 1）

与假手术组比较，I/R 组心肌损伤标志物 CK-MB 和 cTnT 及左心室梗死面积均显著升高（$P < 0.01$）；与 I/R 组比较，IPoC 组、福辛普利钠加 IPoC 组及 XSC 加 IPoC 组 CK-MB 和 cTnT 及左心室梗死面积显著降低（$P < 0.01$）；与 IPoC 组比较，福辛普利钠加 IPoC 组、XSC 加 IPoC 组能进一步降低减轻心肌细胞 CK-MB 的释放及左心室梗死面积，差异均有统计学意义（$P < 0.05$）。

表 1　各组大鼠血清心肌损伤标志物和心肌梗死面积比较（$\bar{x} \pm s$）

组别	CK-MB（IU/L）	cTNT（ng/mL）	左室梗死面积（%）
假手术	693.64 ± 114.85（14）	0.015 ± 0.01（14）	0
I/R	1635.30 ± 229.20（11）*	4.41 ± 0.93（11）*	35.28 ± 3.85（5）*
IPoC	1222.39 ± 188.16（13）△	2.53 ± 0.51（13）△	21.02 ± 2.29（5）△
福辛普利钠加 IPoC	1047.61 ± 223.13（13）△▲	2.36 ± 0.96（13）△	17.17 ± 3.12（5）△▲
XSC 加 IPoC	1043.00 ± 231.50（13）△▲	2.18 ± 0.58（13）△	16.01 ± 3.26（5）△▲

注：与假手术组比较，*$P < 0.01$；与 I/R 组比较，△$P < 0.01$；与 IPoC 组比较，▲$P < 0.05$，▲▲$P < 0.01$；( ) 内数据为样本数

2 各组大鼠心肌组织 MCP-1 及 TNF-α 水平比较（表 2）

与假手术组比较，I/R 组心肌组织炎性细胞因子 MCP-1 及 TNF-α 含量显著增高（$P < 0.01$）；与 I/R 组比较，IPoC 干预能显著降低心肌 MCP-1 及 TNF-α 水平（$P < 0.05$，$P < 0.01$）；在此基础上，芎芍胶囊能进一步降低 IPoC 心肌 MCP-1 及 TNF-α 含量（$P < 0.05$，$P < 0.01$）。

表 2　各组大鼠心肌 MCP-1 及 TNF-α 水平比较（pg/mg，$\bar{x} \pm s$）

组别	*n*	MCP-1	TNF-α
假手术	5	12.60 ± 3.68	3.00 ± 0.19
I/R	5	39.27 ± 7.55**	6.55 ± 0.30**
IPoC	5	29.97 ± 2.29△	4.71 ± 0.27△△
福辛普利钠加 IPoC	5	25.50 ± 4.50△△	4.21 ± 0.32△△▲▲
XSC 加 IPoC	5	21.12 ± 8.27△△▲	4.11 ± 0.16△△▲▲

注：与假手术组比较，**$P < 0.01$；与 I/R 组比较，△$P < 0.05$，△△$P < 0.01$；与 IPoC 组比较，▲$P < 0.05$，▲▲$P < 0.01$

表 3　各组大鼠缺血心肌组织炎性细胞浸润情况比较（$\bar{x} \pm s$）

组别	*n*	浸润细胞数（个）
假手术	5	7.00 ± 2.73
I/R	5	43.40 ± 11.13*
IPoC	5	24.80 ± 4.44△
福辛普利钠加 IPoC	5	22.60 ± 4.88△
XSC 加 IPoC	5	16.00 ± 3.24△▲

注：与假手术组比较，*$P < 0.01$；与 I/R 组比较，△$P < 0.01$；与 IPoC 组比较，▲$P < 0.05$

3　各组大鼠缺血心肌组织炎性细胞的浸润情况比较及与MCP-1的相关性分析（表3，图1、2）

HE 染色结果显示，与假手术组比较，I/R 组浸润的炎性细胞数显著增加（$P < 0.01$）；与 I/R 组比较，IPoC 组浸润细胞数显著降低（$P < 0.01$）；与 IPoC 组比较，XSC 加 IPoC 组炎性细胞的浸润进一步减少（$P < 0.01$）。对 I/R 组和 IPoC 组两组大鼠心肌 MCP-1 含量与浸润细胞数进行相关性分析，表明两组均呈显著正相关（$r1$=0.966，$r2$=0.998，P=0.01）。

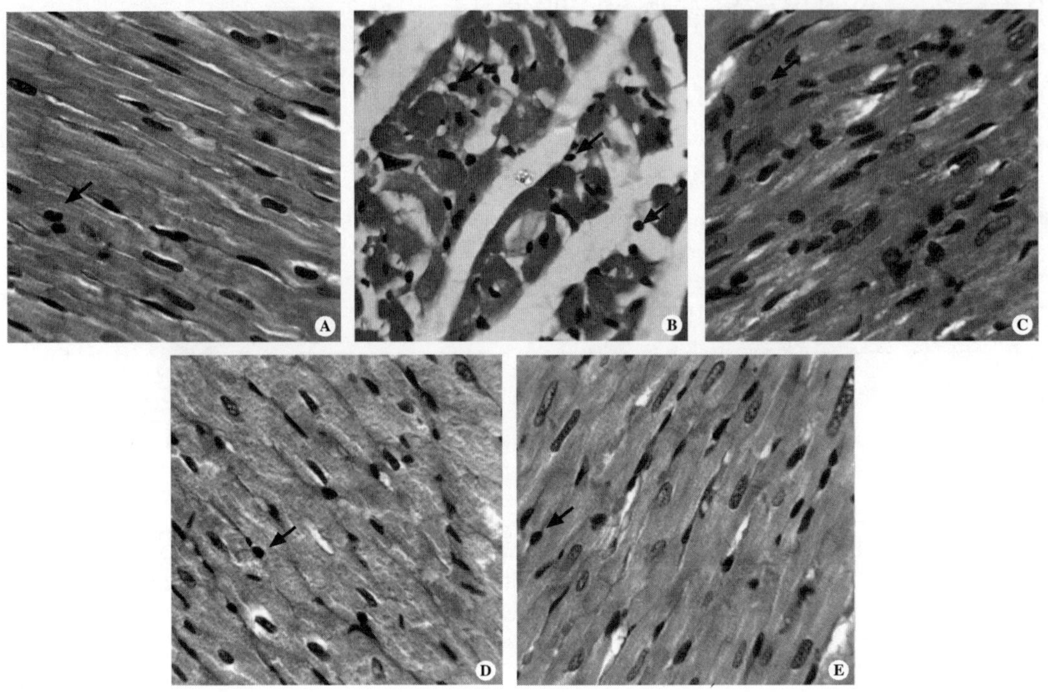

注：A为假手术组；B为I/R组；C为IPoC组；D为福辛普利钠加IPoC组；E为XSC加IPoC组；黑色箭头所示为浸润细胞，其中单核细胞为卵圆形，细胞表面不规则，细胞核长呈马蹄形，或具浅的凹陷，含有1～2个小的核仁；淋巴细胞多为圆形或椭圆形，核仁大而明显，核内异染色质为主，故核呈致密影

图1　各组大鼠缺血心肌组织浸润细胞数的变化（HE染色，×400）

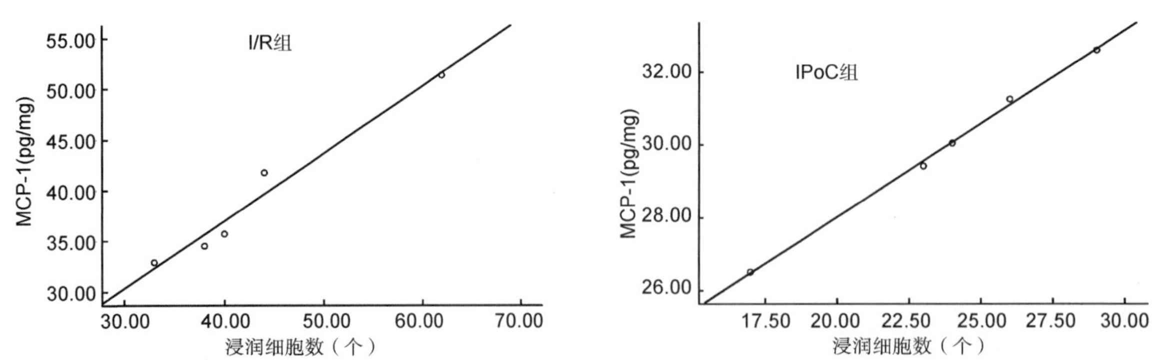

图2　I/R组及IPoC组大鼠心肌MCP-1含量与浸润细胞数的相关性分析

讨　论

2003 年，Zhao ZQ 等[6]研究发现，将开胸的犬冠状动脉结扎 60 min 后予以重复开通 30 s、再结扎 30 s，连续 3 次循环，然后恢复冠状动脉血流，结果较未予 IPoC 处理的心脏降低了 40%的梗死面积，这种机械性辅助治疗方法即 IPoC。本实验研究表明，IPoC 能够减轻 I/R 心肌损伤标志物 CK-MB 和 cTnT

的释放，减小心肌梗死的范围，与既往研究报道[2]相符。同时本研究也显示芎芍胶囊预处理能进一步减小IPoC大鼠心肌梗死面积，降低血清CK-MB的含量，表明芎芍胶囊能更好地保护IPoC心肌免于I/R的损伤。

MCP-1是趋化因子家族成员之一，心肌缺血再灌注时MCP-1表达增加，趋化和激活单核/巨噬细胞、T淋巴细胞、嗜碱性细胞和自然杀伤细胞等免疫细胞，引发一系列的炎症反应，加重心肌的损伤。有研究表明，将MCP-1特异性受体CC类趋化因子受体（CCR2）基因敲除后，小鼠缺血再灌注心肌炎性细胞浸润显著降低，心肌梗死面积缩小[7]。同样，转染家兔MCP-1抑制剂7ND基因抑制MCP-1活性后，再建立心肌I/R损伤家兔模型，结果显示心肌炎性细胞浸润减少，促炎性细胞因子TNF-α和IL-1β水平降低，家兔心脏功能明显改善，表明抑制MCP-1活性是保护I/R心肌的重要环节之一[5]。本实验研究观察缺血再灌注后心肌中浸润细胞，主要以淋巴细胞和单核/巨噬细胞为主，且随着MCP-1表达增加，炎性细胞的浸润也明显增加。给予IPoC干预后，MCP-1含量和炎性细胞浸润均显著降低。相关性分析显示，两者呈显著正相关，表明在缺血再灌注过程中心肌中炎性细胞浸润与MCP-1水平密切相关。

Herskowits A等[8]和Formigli L等[9]研究表明，I/R损伤中浸润的单核/巨噬细胞是心肌组织内炎性细胞因子的主要来源，促炎性细胞因子TNF-α主要由单核/巨噬细胞产生，在再灌注早期即大量表达，血管内皮细胞、血管平滑肌细胞和心肌细胞在再灌注损伤后也产生TNF-α，大量产生的TNF-α可抑制心肌收缩力和加速缺血心肌细胞的凋亡[10]。同时，TNF-α可以启动激活转录因子NF-kappaB的信号通路，使单核/巨噬细胞进一步激活，并分泌包括TNF-α在内的多种促炎性细胞因子，引发细胞因子级联反应，导致炎症反应的扩大。本实验研究显示，IPo C能够降低心肌组织MCP-1和TNF-α含量，这可能是其保护I/R损伤心肌的机制之一。IPoC基础上应用芎芍胶囊干预能进一步降低心肌组织MCP-1、TNF-α水平和炎性细胞浸润，表明芎芍胶囊增加IPoC对I/R心肌的保护作用与抑制缺血再灌注心肌MCP-1、TNF-α含量和炎性细胞浸润有关。

芎芍胶囊是在传统活血化瘀代表方剂血府逐瘀汤的基础上，采用其主要药物川芎、赤芍的有效部位川芎总酚和赤芍总苷制成。现代药理研究表明，川芎和赤芍具有扩张冠状动脉、改善心肌缺血缺氧、抑制血小板聚集及血栓形成、减弱氧化应激和炎症反应等作用[11-13]。本实验研究显示芎芍胶囊能更好地保护IPoC心肌免于I/R的损伤，这为血运重建时代应用活血化瘀药物治疗急性心肌梗死提供了实验依据。

参考文献

[1] Thibault H, Piot C, Staat P, et al. Long-Term Benefit of Postconditioning[J]. Circulation, 2008, 117(8): 1037-1044.

[2] Dow J, Bhandari A, Kloner RA. The mechanism by which ischemic postconditioning reduces reperfusion arrhythmias in rats remains elusive[J]. J Cardiovasc Pharmacol Ther, 2009, 14(2): 99-103.

[3] 徐凤芹, 陈可远, 马晓昌, 等. 芎芍胶囊治疗冠心病心绞痛的临床观察[J]. 中国中西医结合杂志, 2003, 23(1): 16-18.

[4] 徐浩, 文川, 陈可冀, 等. 川芎、赤芍及其有效部位配伍对载脂蛋白E基因缺陷小鼠动脉粥样硬化斑块稳定性影响的研究[J]. 中国中西医结合杂志, 2007, 27(6): 513-518.

[5] Kajihara N, Morita S, Nishida T, et al. Transfection with a dominant-negative inhibitor of monocyte chemoattractant protein-1 gene improves cardiac function after 6 hours of cold preservation[J]. Circulation, 2003, 108(Suppl 1): II213-II218.

[6] Zhao ZQ, Corvera JS, Halkos ME, et al. Inhibition of myocardial injury by ischemic postconditioning during reperfusion: comparison with ischemic preconditioning[J]. Am J Physiol Heart Circ Physiol, 2003, 285(2): H579-H588.

[7] Hayasaki T, Kaikita K, Okuma T, et al. CC chemokine receptor-2 deficiency attenuates oxidative stress and infarct size caused by myocardial ischemia-reperfusion in mice[J]. Circ J, 2006, 70(3): 342-351.

[8] Herskowits A, Choi S, Ansari AA, et al. Cytokine mRNA expression in postischemic/reperfused myocardium[J]. Am J Pathol, 1995, 146(2): 419-428.

[9] Formigli L, Manneschi LI, Nediani C, et al. Are macrophages involved in early myocardial reperfusion injury? [J]. Ann Thorac Surg, 2001, 71(5): 1596-1602.

[10] Frangogiannis N G. The immune system and cardiac repair[J]. Pharmacol Res, 2008, 58(2): 88-111.

[11] 王艳萍, 李文兰, 范玉奇. 川芎嗪药理作用的研究进展[J]. 药品评价, 2006, 3(2): 144-146.

[12] 梁日欣, 肖永庆, 高伟. 川芎内酯A预处理对大鼠离体心脏缺血再灌注损伤的保护作用[J]. 中药药理与临床, 2004, 20(6): 1-3.

[13] 阮金兰, 赵钟祥, 曾庆忠, 等. 赤芍化学成分和药理作用的研究进展[J]. 中国药理学通报, 2003, 19(9): 965-970.

原载：张大武，张蕾，刘剑刚，王承龙，史大卓，陈可冀．芎芍胶囊联合缺血后适应对大鼠缺血/再灌注心肌MCP-1及TNF-α的影响[J]. 中国中西医结合杂志，2010, 30(12): 1279-1283.

LC-ESI-MS^n 法鉴定心悦胶囊中西洋参皂苷类成分

杨　琳　缪　宇　殷惠军　史大卓　陈可冀

心悦胶囊是以西洋参茎叶总皂苷（Panax quinquefolius saponin，PQS）为原料药的上市中药制剂，具有益气养阴、和血之功效，临床用于气阴两虚冠心病心绞痛患者的治疗，具有较好的疗效[1]。PQS 是从五加科植物西洋参的茎和叶中提取得到的皂苷成分，主要为人参皂苷类物质，包括达玛烷型（dammarane）[又分为原人参二醇型（protopanaxadiol）和原人参三醇型（protopanaxatriol）]、齐墩果烷型（oleanane）和奥克悌隆型（ocotillol）3 种类型的皂苷[2]。虽然已往对西洋参茎叶中提取的皂苷类成分进行了研究[3]，但临床常用药心悦胶囊的具体组成成分和药效物质目前并不清楚。为了深入探讨心悦胶囊的作用机制，有必要对其成分进行系统的研究。

目前关于人参皂苷类成分的分析方法主要有 HPLC-DAD[4]、HPLC-ELSD[5] 和 LC-MS[6] 等，其中 LC-MS 技术集液相的高效分离和质谱的高灵敏度、定性专属性强的特点，在该领域中尤为多用。在人参皂苷的 LC-MS 分析测定中，APCI 源[7] 和 ESI 源[3,6,8] 是两种常见的离子源，而以 LC-ESI-MS 正离子检测模式的报道最多。人参皂苷类尤其是原人参二醇型和原人参三醇型皂苷在 ESI-MS 正离子检测模式下易同时形成 $[M+H]^+$ 和 $[M+Na]^+$ 峰，这就降低了二级质谱分析时母离子的浓度，在一定程度上降低分析的灵敏度。本实验采用 LC-ESI-MS^n 负离子检测模式，对中成药心悦胶囊中的人参皂苷类成分进行了系统的分析，流动相采用乙腈 - 水系统，获得了较好的分析效果。

材料与方法

1 仪器和材料

Finnigan LCQ Classic 离子阱液相色谱 - 质谱联用仪（美国 Thermo-Finnigan 公司），包括 Finnigan SpectraSystem P4000 泵；Xcalibre 2.0 数据处理系统；Millipore-Biocel 超纯水处理系统。

甲醇、乙腈为色谱纯（美国 Fisher 公司）；水为自制超纯水（18.2 MΨ）。心悦胶囊由吉林益盛药业股份有限公司提供；人参皂苷 Rg1、Re 和拟人参皂苷 F11（pseudoginsenoside F11）对照品购自中国药品生物制品检定所，人参皂苷 Rb2、Rb3、Rc、Rd、Rg3、Rg2、F2 购自天津一方科技有限公司，质量分数均大于 98 %。

2 样品制备

2.1 供试品溶液的制备

取心悦胶囊 3 粒，取内容物混匀。精密称取内容物 300.0 mg（相当于 1 粒胶囊内容物的量），加甲醇 15 mL，密封，室温浸泡 15 min，超声提取 30 min 后，离心（10 000 r/min）6 min，分取上清液。精密吸取该上清液 10 μL，置 10 mL 量瓶中，加甲醇至刻度，摇匀，取适量，离心（10 000 r/min）6 min，上清液作为供试品溶液。

2.2 空白对照溶液的制备

精密称取心悦胶囊辅料 241.2 mg（相当于 1 粒胶囊的辅料量），加甲醇 15 mL，按“1.2.1”项下方法操作，得空白对照溶液。

2.3 人参皂苷混合对照品溶液的制备

分别精密称取人参皂苷 Rb2、Rb3、Rc、Rd、Re、Rg1、Rg2、Rg3、F2 和拟人参皂苷 F11 适量，加甲醇制成 200 μg/mL 的对照品溶液，分别精密吸取各对照品溶液 25 μL，置 10 mL 量瓶中，加甲醇至刻度，摇匀，取适量，离心（10 000 r/min）6 min，上清液作为人参皂苷混合对照品溶液（相当于各对照品的质量浓度为 500 ng/mL）。

3 色谱与质谱条件

3.1 液相色谱条件

色谱柱为 Waters symmetry C18（100 mm × 2.1 mm，3.5 μm）；流动相为 A：乙腈，B：20 % 乙腈 - 水，梯度洗脱程序：0~4 min，0~13 % A；3~14 min，13 % ~15% A；14~24 min，15 % ~30 % A；24~27 min，30% ~31% A；27~37 min，31 % ~42 % A；37~50 min，42% ~88% A；50~60 min，88% A。体积流量：0.3 mL/min；柱温：室温；进样量：10 μL。

3.2 质谱条件

ESI 源，负离子检测模式。扫描范围：m/z 300~2000。离子阱条件为喷雾电压：3.5 kV；壳气（N2）：4.137 × 105 Pa；辅助气（He）：6.895 × 10Pa；离子传输管温度：250 ℃；离子传输管电压：−35 V；套管镜头电压：−15V。

结　果

1 人参皂苷 Rd（A）、人参皂苷 Re（B）和拟人参皂苷 F11（C）的负离子质谱（图 1）

电喷雾电离（ESI）属于软电离，人参皂苷类成分在 ESI 源作用下，不发生结构裂解而给出准分子离子峰，从而得到化合物相应的相对分子质量信息。ESI-MS^n 能够得到化合物的多级裂解质谱，为化合物的结构解析提供丰富的信息。人参皂苷类成分的多级质谱裂解规律表明，在碰撞能的作用下，人参皂苷主要发生糖苷键的断裂，质谱给出失去一个或多个糖的次级苷和苷元的碎片离子。西洋参中的皂苷类成分依据其母核的不同，裂解形成的皂苷元主要为原人参二醇、原人参三醇和奥克悌隆醇，在 ESI（负离子）检测模式下分别给出 m/z 459、475 和 491 的特征苷元碎片离子，这些离子可以作为皂苷类型鉴定的有利证据。图 1 分别给出了人参皂苷 Rd（原人参二醇型）、Re（原人参三醇型）和拟人参皂苷 F11（奥克悌隆型）的 MS 谱图。

2 样品的 LC-MS 分析（图 2）

取“2 样品制备”项下的空白、供试品及对照品溶液，按照上述液相和质谱条件分别进行 LC-MS 分析，得到各样品的总离子流色谱图（TIC），见图 2。与空白对照溶液相比，心悦胶囊供试品溶液的 TIC 谱图中出现了 16 个明显的色谱峰，按照出峰的先后顺序将其标示为 1~16，保留时间见表 1。在 TIC 中，谱峰 1 给出 m/z 945 和 799 的 $[M-H]^-$ 准分子离子峰，谱峰 12 给出 m/z 765、783 的 $[M-H]^-$ 准分子离子峰，谱峰 2~11 和 13~16 依次给出 m/z 799、783、783、1077、1077、1077、945、915、915、765、783、783、765 和 765 的 $[M-H]^-$ 准分子离子峰。初步推断心悦胶囊中含有 18 个主要单体成分。

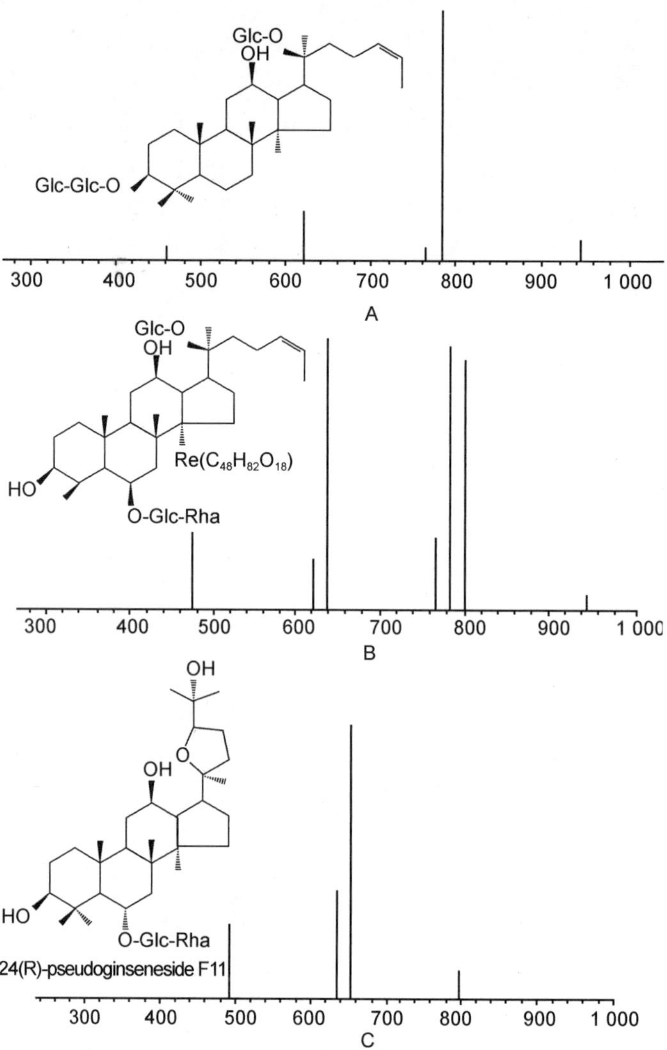

图1　人参皂苷Rd（A）、人参皂苷Re（B）和拟人参皂苷F11（C）的负离子质谱

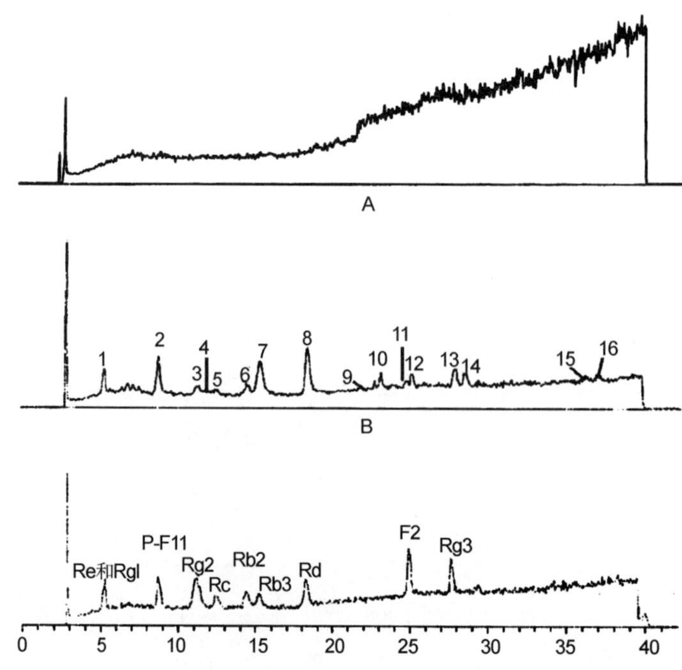

图2　空白（A）、心悦胶囊（B）和人参皂苷对照品混合物（C）在负离子模式下的总离子流色谱图

3 样品的 LC-MS^2 及 LC-MS^3 分析（表 1）

为了确定各化合物的结构，对各准分子离子进行了 MS^2，甚至 MS^3 裂解分析，表 1 中列出了各化合物 MS^2 碎片离子。

表 1　化合物 1～18 在 ESI 负离子检测模式中的 MS 光谱数据

编号	tR/min	化合物	[M-H]-（m/z）	MS2（m/z）（%）
1	5.27	人参皂苷 Re	945	945（8）, 799（96）, 783（100）, 765（32）, 637（94）, 619（20）, 475（38）
		人参皂苷 Rg1	799	799（28）, 637（100）, 475（18）
2	8.74	拟人参皂苷 F11	799	799（18）, 653（100）, 635（38）, 491（22）
3	11.21	G-Rg2	783	783（18）, 637（100）, 619（34）, 475（70）
4	11.81	G-Rg2 isomer	783	783（28）, 637（100）, 619（28）, 475（64）
5	12.37	G-Rc	1077	945（100）, 915（70）
6	14.38	Rb2	1077	1077（60）, 945（100）, 915（96）, 783（68）, 765（20）
7	15.2	Rb3	1077	1077（22）, 945（100）, 915（32）, 783（66）, 765（14）, 621（6）, 603（4）, 459（6）
8	18.23	G-Rd	945	945（14）, 783（100）, 765（6）, 621（20）, 459（6）
9	22.61	gypenoside IX	915	915（22）, 783（100）, 765（4）, 753（8）, 621（24）, 603（2）, 459（4）
10	23.02	gypenoside IX isomer	915	915（2）, 783（100）, 765（2）, 753（2）, 621（32）, 459（4）
11	24.62	G-Rg6	765	765（10）, 619（100）, 601（32）, 457（2）
12	24.99	G-Rg6 isomer	765	765（6）, 619（100）, 601（24）
		G-F2	783	783（10）, 621（100）, 459（26）
13	27.73	G-Rg3	783	783（24）, 621（100）, 459（38）
14	28.36	G-Rg3 isomer	783	783（24）, 621（100）, 459（44）
15	35.88	Rk1	765	765（22）, 603（100）
16	36.61	Rg5	765	765（22）, 603（100）

保留时间为 5.27 min 的谱峰 1，给出 $[M-H]^-$ 为 m/z 945 和 799 的准分子离子峰，表明谱峰 1 可能包含 2 个化合物。对 m/z 945 的 $[M-H]^-$ 准分子离子进行 MS 裂解分析，质谱给出了 m/z 799、783、765、637、619、475 的碎片离子；m/z 799 为母离子 m/z 945 失去 1 个脱水的鼠李糖基产生的碎片离子 $[M-(Rha-H_2O)-H]^-$，m/z 783 为 m/z 945 失去 1 个脱水的葡萄糖基得到的碎片离子 $[M-(Glc-H_2O)-H]^-$，m/z 765 为母离子失去 1 个脱水的葡萄糖基后再失去 1 个水得到的碎片离子 $[M-(Glc-H_2O)-H_2O-H]^-$，m/z 637 为母离子失去 1 个脱水的鼠李糖基和 1 个脱水的葡萄糖基产生的碎片离子 $[M-(Rha-H_2O)-(Glc-H_2O)-H]^-$，m/z 619 对应于母离子失去 1 个脱水的鼠李糖基和 1 个脱水的葡萄糖基后再失去 1 个水产生的碎片离子 $[M-(Rha-H_2O)-(Glc-H_2O)-H_2O-H]^-$，m/z 475 对应于 m/z 945 失去 1 个脱水的鼠李糖基和 2 个脱水的葡萄糖基后生成的碎片离子 $[M-(Rha-H_2O)-2(Glc-H_2O)-H]^-$，m/z 475 碎片离子的产生说明该人参皂苷为原人参三醇型皂苷。综合上述分析，m/z 945 的 $[M-H]^-$ 峰代表相对分子质量为 946、结构中含有 1 个鼠李糖和 2 个葡萄糖的原人参三醇型皂苷，这与文献报道的人参皂苷 Re 的质谱数据相同[7-8]。经与人参皂苷 Re 对照品质谱图（图 1-B）及 LC 保留时间（图 2-C）比较，确定该化合物为人参皂苷 Re（G-Re）。

对谱峰 1 中 $[M-H]^-$ 为 m/z 799 的准分子离子进行 MS^2 裂解分析，质谱给出了 m/z 637、475 的碎片离子峰，分别对应于 $[M-(Glc-H_2O)-H]^-$ 和 $[M-2(Glc-H_2O)-H]^-$，说明该化合物为原人参三醇型皂苷，结构中含有 2 个葡萄糖，这与人参皂苷 Rg1 的结构相符[7-8]。采用人参皂苷 Rg1 对照品在相同条件下进行分析，结果与该化合物的 LC 保留时间及质谱数据一致，故鉴定该化合物为人参皂苷 Rg1（G-Rg1）。

保留时间为 8.74 min，$[M-H]^-$ 准分子离子为 m/z 799 的谱峰 2，MS 谱图给出 m/z 653、635、491 的

碎片离子，分别对应于 [M-（Rha -H_2O）-H]⁻、[M-（Rha-H_2O）-H_2O-H]⁻ 和 [M-（Rha-H_2O）-（Glc-H_2O）-H]⁻，说明化合物结构中含有 1 个鼠李糖和 1 个葡萄糖，而 m/z 491 碎片的生成说明该化合物为奥克悌隆醇型皂苷。经与拟人参皂苷 F11 对照品质谱图（图 2-C）及 LC 保留时间比较，确定该化合物为拟人参皂苷 F11（P-F11）。

保留时间为 11.21 和 11.81 min 的谱峰 3 和 4 均给出 m/z783 的 [M-H]⁻ 峰，MS 谱图也均给出 m/z637、619 和 475 的碎片离子，见表 1，说明谱峰 3 和 4 代表的化合物互为同分异构体。m/z637 的碎片离子为母离子 m/z783 失去 1 个脱水的鼠李糖基产生的碎片离子，该离子进一步脱去 1 个 H2O 后产生 m/z619 的碎片离子。m/z475 的碎片离子为母离子 m/z783 失去 1 个脱水的鼠李糖基和 1 个脱水的葡萄糖基产生的碎片离子，该离子的产生说明谱峰 3 和 4 代表的化合物均为原人参三醇型皂苷。综上所述，谱峰 3 和 4 代表相对分子质量为 784、结构中含有 1 个鼠李糖和 1 个葡萄糖的原人参三醇型皂苷。查阅相关文献，迄今为止，从西洋参（包含根、茎、叶、花、果实）中发现的人参皂苷类化合物相对分子质量为 784 的仅有 4 种，分别为人参皂苷 Rg2、G-F2、20（S）-Rg3 和 20（R）-Rg3[9-10]，后 3 者均属于原人参二醇型皂苷，仅有人参皂苷 Rg2 属于原人参三醇型皂苷，且结构中含有 1 个葡萄糖和 1 个鼠李糖。采用人参皂苷 Rg2 对照品进行分析比较，结果 G-Rg2 的 LC 保留时间及质谱数据与谱峰 3 一致，故鉴定谱峰 3 为人参皂苷 Rg2（G-Rg2）。谱峰 4 与谱峰 3 的 MS 谱图极为相似，且 LC 保留时间非常接近，无法完全分离，与文献 [11] 比较，初步推测谱峰 4 为人参皂苷 Rg2 的异构体 20（R）-ginsenosideRg2（G-Rg2isomer），结构有待于进一步确证。

保留时间为 12.37、14.38 和 15.20 min 的谱峰 5、6 和 7，均给出 m/z1077 的 [M-H]⁻ 峰，是互为同分异构体的 3 个化合物。谱峰 5 的 MS 谱图中碎片离子信号强度非常低，仅给出 m/z945 和 915 的碎片离子，未能得到苷元的离子信息。m/z945 为母离子失去 1 个脱水的五碳糖基（Ara 或 Xyl）后生成的碎片离子，m/z915 为母离子失去 1 个脱水的葡萄糖基所得到的碎片离子，数据说明该化合物分子中至少含有 1 个五碳糖和 1 个葡萄糖。谱峰 6 的 MS2 谱图给出 m/z945、915、783 和 765，分别对应于碎片离子 [M-（Ara/Xyl-H_2O）-H]⁻、[M-（Glc-H_2O）-H]⁻、[M-（Ara/Xyl-H_2O）-（Glc-H_2O）-H]⁻ 和 [M-（Ara/Xyl-H_2O）-（Glc-H_2O）-H_2O-H]⁻，说明该化合物是相对分子质量为 1078，结构中含有 1 个五碳糖和至少 1 个葡萄糖的皂苷，但 MS 谱图未能得到苷元信息。谱峰 7 的 MS2 谱图给出 m/z945、915、783、765、621、603 和 459，分别对应于碎片离子 [M-（Ara/Xyl-H_2O）-H]⁻、[M-（Glc-H_2O）-H]⁻、[M-（Ara/Xyl-H_2O）-（Glc-H_2O）-H]⁻，[M-（Ara/Xyl-H_2O）-（Glc-H_2O）-H_2O-H]⁻，[M-（Ara/Xyl-H_2O）-2（Glc-H_2O）-H]⁻、[M-（Ara/Xyl-H_2O）-2（Glc-H_2O）-H_2O-H]⁻ 和 [M-（Ara/Xyl-H_2O）-3（Glc-H_2O）-H]⁻，m/z459 的苷元离子碎片的生成，说明该化合物为原人参二醇型皂苷，谱峰 7 代表相对分子质量为 1078、结构中含有 1 个五碳糖和 3 个葡萄糖的原人参二醇型皂苷。虽然谱峰 5、6 和 7 的质谱数据相似，但由于它们的 LC 保留时间不同，它们的极性不同。与文献比较 [3,7]，推测谱峰 5、6 和 7 分别为人参皂苷 Rc、Rb2 和 Rb3。采用人参皂苷 Rc、Rb2 和 Rb3 对照品相同条件下进行分析（见图 2-C），数据与推测结果一致。谱峰 5、6 和 7 分别为人参皂苷 Rc（G-Rc）、Rb2（G-Rb2）和 Rb3（G-Rb3）。

保留时间为 18.23 min 的谱峰 8，准分子离子峰 [M-H]⁻ 为 m/z945，MS 谱图给出 m/z783、765、621 和 459 的碎片离子，分别对应于碎片离子 [M-（Glc-H_2O）-H]⁻、[M-（Glc-H_2O）-H_2O-H]⁻、[M-2（Glc-H_2O）-H]⁻ 和 [M-3（Glc-H_2O）-H]⁻，说明该化合物为相对分子质量为 946，结构中含有 3 个葡萄糖的原人参二醇型皂苷。经与文献比较 [7]，推测其为人参皂苷 Rd。采用 Rd 对照品对照，质谱数据及 LC 保留时间与该化合物一致，鉴定谱峰 8 为人参皂苷 Rd（ginsenoside Rd）。

保留时间为 22.61 和 23.02 min 的谱峰 9 和 10，LC-MS 谱图给出 m/z915 的 [M-H]⁻ 峰，MS 谱图均给出 m/z783、765、753、621、603 和 459 的碎片离子，分别对应于母离子失去 1 个脱水的五碳糖基、失去 1 个脱水的五碳糖基和 1 个水、失去 1 个脱水的葡萄糖、失去 1 个脱水的五碳糖和 1 个脱水的葡萄糖、失去 1 个脱水的五碳糖和 1 个脱水的葡萄糖后再失去 1 个水、失去 1 个脱水的五碳糖和 2 个脱水的葡萄糖基产生的碎片离子，说明它们均为结构中含有 1 个五碳糖和 2 个葡萄糖的原人参二醇型皂苷。经与文献对照 [12]，推测谱峰 9 和 10 为 gypenosideIX 和 gypenosideIX 的异构体。

保留时间为 24.62 min 的谱峰 11，LC-MS 谱图给出 m/z765 的 $[M-H]^-$ 峰。谱峰 11 的 MS 谱图给出 m/z619、601 和 457 的碎片离子，分别对应于碎片离子 $[M-(Rha-H_2O)-H]^-$、$[M-(Rha-H_2O)-H_2O-H]^-$、$[M-(Rha-H_2O)-(Glc-H_2O)-H]^-$，说明化合物结构中含有 1 个鼠李糖和 1 个葡萄糖，m/z457 的碎片离子的产生，说明该化合物的母核比原人参二醇多 1 个不饱和度。为了进一步确证母核的碎片离子，对二级质谱中产生的 m/z619$[M-(Rha-H_2O)-H]^-$ 进行了 MS^3 裂解分析，并证实 m/z619 进一步裂解后的子离子为 m/z457。综合目前关于西洋参的化学成分研究结果，推测该化合物为人参皂苷 Rg6（G-Rg6）[8,13]。

保留时间为 24.99 min 的谱峰 12，LC-MS 谱图给出 m/z765 和 783 的 $[M-H]^-$ 峰，该谱峰中包含 2 个未分开的化合物。对 m/z765 的准分子离子进行二级 MS 分析，结果 MS 谱图给出 m/z619 和 601 的碎片离子，质谱数据与 G-Rg6 相似，以 m/z619 为二级母离子对其进行 MS3 裂解分析，但未得到满意的子离子碎片。与文献对照 [11]，推测谱峰 12 为 G-Rg6 的同分异构体（G-Rg6isomer），结构有待于进一步确定。

对谱峰 12 中 $[M-H]^-$ 为 m/z783 的化合物进行 MS2 分析，在碰撞能的作用下，m/z783 给出了 m/z621$[M-(Glc-H_2O)-H]^-$ 和 m/z459$[M-2(Glc-H_2O)-H]^-$ 碎片离子，说明该化合物为结构中含有 2 个葡萄糖的原人参二醇型皂苷。目前关于西洋参化学成分的研究表明 [8-9]，符合该质谱裂解规律的人参皂苷有 20（S）-Rg3、20（R）-Rg3 和 G-F23 种，但这 3 种成分的极性不同，人参皂苷 F2 的极性较小 [9]，通过分析比较，初步推测谱峰 12 中 m/z783 的化合物可能为人参皂苷 F2。采用人参皂苷 F2 对照品在相同条件下进行分析，结果表明 G-F2 与该化合物的 LC 保留时间及质谱数据一致，鉴定该化合物为人参皂苷 F2（G-F2）。

保留时间为 27.73 和 28.36 min 的谱峰 13 和 14，准分子离子 $[M-H]^-$ 均为 m/z783，相应的 MS 谱图均给出 m/z621$[M-(Glc-H_2O)-H]^-$ 和 459$[M-2(Glc-H_2O)-H]^-$ 碎片离子，质谱裂解规律均与 G-F2 相同，经与文献比较 [7,8,14]，推测这两个化合物分别为 20（S）-G-Rg3 和 20（R）-G-Rg3。采用 20（S）-G-Rg3 对照品进行比较，20（S）-G-Rg3 与谱峰 13 代表的化合物的 LC 保留时间及 MS 谱图数据一致，故鉴定 13 为 20（S）-G-Rg3。谱峰 14 为其异构体 20（R）-Gg3。

保留时间为 35.88 和 36.61 min 的谱峰 15 和 16 均给出 m/z765 的 $[M-H]^-$ 准分子离子，它们的 MS2 谱图均仅给出 m/z603$[M-(Glc-H_2O)-H]^-$ 碎片离子，说明化合物结构中均含有 1 个葡萄糖，与文献 [11] 对照，初步推测其分别为人参皂苷 Rk1（G-Rk1）和 Rg5（G-Rg5）。由于化合物在样品中的量较低，未能得到满意的 MS3 谱图数据，这两个化合物的结构有待于进一步的确定。

讨　论

本实验首次采用 LC-MS^n 联用技术分析了中成药心悦胶囊中主要的皂苷类成分。通过与胶囊辅料提取物的总离子流谱图比较，发现了胶囊提取物中的 18 个主要的皂苷类成分，与文献报道的质谱数据和液相保留时间比较，将其依次鉴定为 G-Re、G-Rg1、P-F11、G-Rg2、G-Rg2isomer、G-Rc、G-Rb2、G-Rb3、G-Rd、gypenosideIX、gypenoside IX isomer、G-Rg6、G-Rg6 isomer、G-F2、20（S）-G-Rg3、20（R）-G-Rg3、G-Rk1 和 G-Rg5，并采用 G-Re、G-Rg1、P-F11 等 10 个对照品对相应的成分进行了确证。本实验发现的这 18 个皂苷类成分为心悦胶囊的主要组成成分。

心悦胶囊中的皂苷类成分以原人参二醇型皂苷居多，包括 G-Rd、G-Rb2、G-Rb3、G-Rg3、G-Rg3 isomer、G-F2、gypenoside IX 和 gypenoside IX isomer，而 G-Rd、G-Rb3、G-Rb2 和奥克梯隆型皂苷 P-F11 在胶囊中的量相对较高，推测它们为心悦胶囊的主要药效物质。人参皂苷 Rb1 在胶囊中的量相对较少，未能给出理想的 LC-M 及 MS^2 谱图，这与文献报道的“G-Rb1 在西洋参茎、叶中的含量低”的结果一致 [4]。

本研究建立了心悦胶囊中主要皂苷类成分的快速、准确的 LC-MSn 分析方法，首次阐明了胶囊中的主要皂苷类成分的结构，为心悦胶囊的药效物质基础研究提供了科学依据。

参考文献

[1] 王苏平. 二类新药产自废弃西洋参茎叶[J]. 中国社区医师, 2005, 7(21): 83.

[2] 梦祥颖, 任跃英, 李向高, 等. 西洋参中皂苷类成分的研究综述[J]. 特产研究, 2001, (3): 43-47.

[3] Ligor T, Ludw iczuk A, Wol ski T, et al. Isolation and determination of ginsenosides in American Ginseng leaves and root extracts by LC-MS[J]. Anal Bioanal Chem, 2005, 383: 1098-1105.

[4] 许传莲, 郑毅男, 崔淑玉, 等. RP-HPLC 法测定西洋参茎叶中6 种人参皂苷的含量[J]. 吉林农业大学学报, 2002, 24(3): 50-52.

[5] 赵岩, 刘金平, 卢丹, 等. 反相高效液相色谱-蒸发光散射检测法测定西洋参和西洋红参中人参皂苷的含量[J]. 时珍国医国药, 2006, 17(10): 1956-1958.

[6] Wan X M, Sakum a T, As afu-Adjaye E, et al. Determination of ginsenosides in plant extracts from panaxginseng and Panaxquinquefolius L. by LC/MS/MS[J]. Analy Chem, 1999, 71(8): 1579-1584.

[7] Ma X Q, Xiao H B, Liang X M. Identification of ginsenosides in Panax quinquefolium by LC-MS[J]. Chromatographia, 2006, 64(1-2): 31-36.

[8] 张海江, 蔡小军, 程翼宇. 高效液相色谱-电喷雾质谱法鉴别人参、西洋参和三七的皂苷提取物[J]. 中国药学杂志, 2006, 41(5): 391-394.

[9] Bes so H, Kasai R, Wei JX, et al. Further studies on dammarane-saponins of American ginseng, root s of Panaxquinquefolium L[J]. Chem P harm Bull, 1982, 30(12): 4534-4538.

[10] 李亚萍, 郝秀华, 李铣. 西洋参果中配糖体成分的研究[J]. 中草药, 1999, 30(8): 563-565.

[11] 王占良, 王弘, 陈世忠. 高效液相色谱-二极管阵列检测/质谱法分析生脉饮煎剂中的人参皂苷类成分[J]. 色谱, 2006, 24(4): 325-330.

[12] 王金辉, 李铣. 加拿大产西洋参茎叶的化学研究(Ⅰ)十一种三萜皂苷的分离和鉴定[J]. 中国药物化学杂志, 1997, 7(2): 130-132.

[13] Dou DQ, Li W, Guo N, et al. Ginsenoside Rg8, a new dammarane-type triterpenoid saponin from roots of Panax quinquefolium[J]. Chem Pharm Bull, 2006, 54(5): 751-753.

[14] 苏健, 李海舟, 杨崇仁. 吉林产西洋参的皂苷成分研究[J]. 中国中药杂志, 2003, 28(9): 830-833.

原载：杨琳，缪宇，殷惠军，史大卓，陈可冀．LC-ESI-MS^n 法鉴定心悦胶囊中西洋参皂苷类成分 [J]. 中草药，2010, 41(12): 1942-1947.

人参和三七提取物在血管生成信号通路上作用靶点的实验研究

田 伟 雷 燕 杜雪君 朱凌群 陈可冀

前期的研究证实益气活血中药人参和三七提取物可以促进人脐静脉内皮细胞（HUVEC）的增殖，并且促进血管生成信号通路上 VEGFR-2、Ras、MAPK 蛋白表达[1]。但不清楚中药可能作用的环节和靶点，本研究通过逐级信号阻断的办法，同时加入中药提取物进行干预，观察血管生成下游信号蛋白的表达变化，旨在探究中药提取物在此过程中的作用环节及可能的作用靶点。

材料与方法

1 细胞

人脐静脉内皮细胞二代（HUVEC-2C，箱号：C-023-5C，批号：4C0218），购自 Cascade Biologics 公司。

2 药物

人参提取物（批号：0609089）和三七提取物（批号：0612051）购自广东一方制药有限公司。

3 试剂及仪器

VEGFR-2 抑制剂：SU5416：1，3-Dihydro-3-[（3，5-dimethyl-1H-pyrrol-2-yl）methylene]-^{2}H-indol-2-one；分子式：$C_{15}H_{14}N_2O$；分子量：238.28。Ras 抑制剂：FPP：3，7，11-Trimethyl-2，6，10-dodecatrien-1-yl pyrophosphate ammonium salt；分子式：$C_{15}H_{37}N_3O_7P_2$；分子量：433.42。抑制剂均购自美国 Sigma 公司。Wellscan MK3 型全自动酶标仪，芬兰 Labsystems Dragon 公司生产；3K30 型高速冷冻离心机，德国 Sigma 公司生产；BioRAD IQ5 型荧光定量 PCR 仪，美国 BioRAD 生产。

4 方法

4.1 中药提取物制备方法

人参水溶后按吸附树脂层析法提得，三七采用水煎提取和阳离子树脂吸附法分离获得。按 2 ∶ 1（人参：三七）配比，用时用完全培养基（M200+LSGS）配成所需浓度，经 0.22 μm 微孔滤膜过滤除菌，分装，4 ℃保存。

4.2 分组方法

实验用细胞分为 6 组，即：空白对照 I 组（以完全培养基 M200 加 LSGS 作为对照，不加入 SU5416

和中药）、SU5416 组（IC_{50} 的 SU5416：0.04 μmol/L[2]）、SU5416 加中药组（IC_{50} 的 SU5416 加生药人参 8/3 mg/mL，生药三七 4/3 mg/mL[1]），以上 3 组检测下游蛋白 Ras 及 MAPK 表达；以及空白对照Ⅱ组（以完全培养基 M200 加 LSGS 作为对照，不加入 FPP 和中药）、FPP 组（IC_{50} 的 FPP：0.1 μmol/L[3-5]）、FPP 加中药组（IC_{50} 的 FPP 加生药人参 8/3 mg/mL，生药三七 4/3 mg/mL[1]），以上 3 组仅检测下游蛋白 MAPK 表达 .HUVEC 以 1×10^5 个 /mL 密度接种于 75 cm^2 培养瓶中，在 37 ℃，5% CO_2 培养箱培养。接种 24 h 后按实验分组加入 SU5416、FPP 和中药，再培养 36 h 后分别收集细胞。

4.3 Ras、MAPK 蛋白的检测

采用蛋白免疫印迹（Western blot）法。分别收集细胞，加入蛋白提取液并反复吹打，置冰上 15 min，4 ℃，12 000 r/min 离心 10 min，转移上清至新的 EP 管中。BCA 法测定蛋白浓度。取各蛋白样品 20 μL，加入蛋白样品缓冲液变性后将蛋白样品加入 15%（Ras、MAPK）十二烷基磺酸钠（SDS）- 聚丙烯酰胺凝胶中电泳，直至蓝色条带泳出分离胶底部。采用电转移法将蛋白质从 SDS- 聚丙烯酰胺凝胶转移至硝酸纤维素膜，转膜成功后，以 5%脱脂牛奶 TBS-T 液体封闭硝酸纤维素膜上的非特异蛋白位点，按 1 ∶ 400 比例加入兔抗人 Ras 多克隆抗体 5 μL；1 ∶ 800 比例加入兔抗人 MAPK 单克隆抗体 5 μL，4 ℃过夜。次日经过洗膜，加入 1 ∶ 3 000 稀释的二抗，再洗膜后，杂交膜显色反应按照 ECL 试剂盒的说明进行，采用数字扫描成像系统分析特异条带的强度。每组实验均重复 3 次。

4.4 统计学方法

采用 SPSS 13.3 统计软件，Western blot 数据用 $\bar{x}\pm s$ 表示，进行 *One-way ANOVA* 分析。

结 果

1 加入 VEGFR-2 信号转导蛋白抑制剂 SU5416 对下游 Ras 蛋白的影响（图 1，表 1）

各组均有不同程度的 Ras 蛋白表达，SU5416 组 Ras 蛋白表达较空白对照 I 组有明显下降（$P<0.01$），而 SU5416 加中药组 Ras 蛋白表达较 SU5416 组明显上升（$P<0.05$）。表明 VEGFR-2 信号转导蛋白抑制剂 SU5416 可以抑制 VEGFR-2 的信号转导，从而下调下游信号蛋白 Ras 的表达；中药可以通过作用于 Ras 蛋白而促进 HUVEC 的增殖。

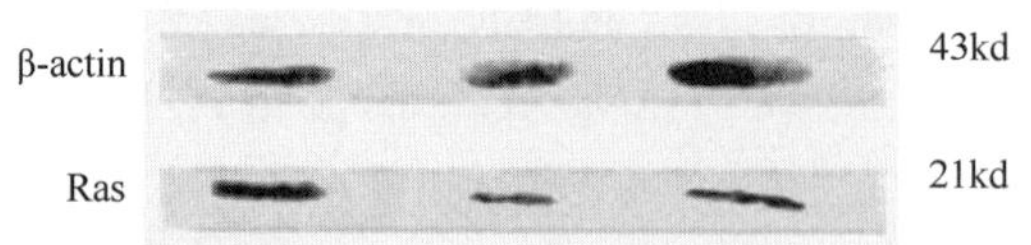

注：A：空白对照I组；B：SU5416组；C：SU5416加中药组

图1 各组Ras蛋白表达条带

2 加入 VEGFR-2 信号转导蛋白抑制剂 SU5416 对下游 MAPK 蛋白的影响（图 2，表 1）

各组均有不同程度的 MAPK 蛋白表达，SU5416 组 MAPK 蛋白表达较空白对照 I 组明显降低（$P<0.05$），而 SU5416 加中药组 MAPK 蛋白表达较 SU5416 组明显增加（$P<0.01$）。表明 VEGFR-2 信号转导蛋白抑制剂 SU5416 可以通过抑制 VEGFR-2 的信号转导来抑制下游信号蛋白 MAPK 蛋白的表达；中药可以促进 HUVEC MAPK 蛋白的表达。

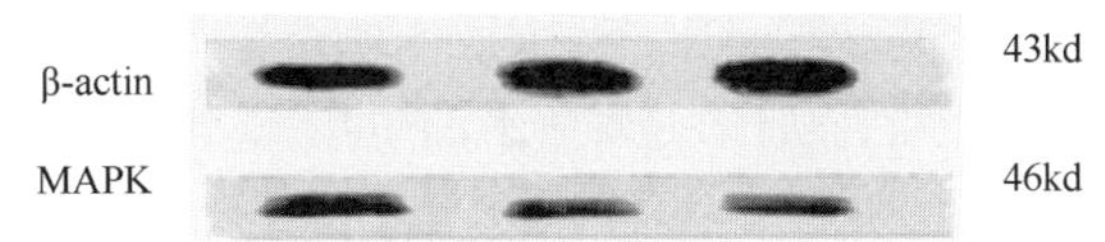

注：A：空白对照I组；B：SU5416组；C：SU5416加中药组

图2　各组MAPK蛋白表达条带

3 加入 Ras 信号转导蛋白抑制剂 FPP 对下游 MAPK 蛋白的影响（图 3，表 1）

各组均有不同程度的 MAPK 蛋白表达，空白对照组Ⅱ组的 MAPK 蛋白表达明显高于其他两组，加入 Ras 信号转导蛋白抑制剂 FPP 组，MAPK 蛋白表达较空白对照Ⅱ组明显降低（$P < 0.01$），而 FPP 加中药组下游蛋白 MAPK 蛋白表达较 FPP 组明显增加（$P < 0.05$），说明中药作用于 HUVEC 后促进了 MAPK 蛋白的表达。

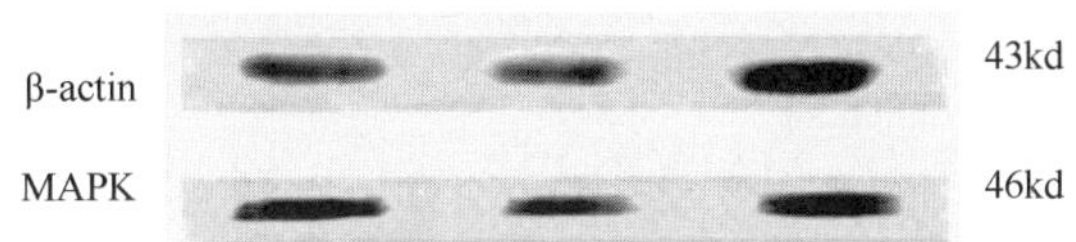

注：A：空白对照Ⅱ组：B：FPP组；C：FPP加中药组

图3　各组MAPK蛋白表达条带

表 1　各组蛋白免疫印迹杂交信号强度灰度平均值比较（$\bar{x} \pm s$）

组别	n	Ras/β-actin	MAPK/β-actin
空白对照Ⅰ	3	$0.26 \pm 0.07^{\triangle\triangle}$	$0.40 \pm 0.02^{\triangle}$
SU5416	3	0.13 ± 0.02	0.27 ± 0.04
SU5416 加中药	3	$0.21 \pm 0.05^{\triangle}$	$0.35 \pm 0.02^{\triangle\triangle}$
空白对照Ⅱ	3	—	$0.38 \pm 0.11^{**}$
FPP	3	—	0.22 ± 0.02
FPP 加中药	3	—	$0.33 \pm 0.06^{*}$

注：与 FPP 组比较，$^{*}P < 0.05$，$^{**}P < 0.01$；与 SU5416 组比较，$^{\triangle}P < 0.05$，$^{\triangle\triangle}P < 0.01$

讨　论

VEGFR-2 是一种受体酪氨酸激酶（RPTK），它结合信号分子后，形成二聚体，并发生自磷酸化而活化，活化的 RPTK 激活 Ras，由活化的 Ras 引起蛋白激酶的磷酸化级联反应。Ras 信号途径是一种很常见的细胞分子信号传导途径，也是受体型酪氨酸蛋白激酶（TPK）信号转递中的主要成员。Ras 蛋白是膜结合型蛋白，它活化的第一步就是法尼基化，即法尼基转移酶（FTase）将法尼基焦磷酸中的法尼基基团转移至 Ras 蛋白的 CAAX（C：半胱氨酸；A：脂肪族氨基酸；X：任何氨基酸）的半胱氨酸残基上[6]。FPP 和 Ras 蛋白均为 FTase 的底物，所以 FPP 可以竞争性抑制法尼基转移酶，从而抑制 Ras 信号蛋白的传导[7]。Ras 蛋白与 Raf 的 N 端结构域结合并使其激活，Raf 是丝氨酸 / 苏氨酸（Ser/Thr）蛋白激酶（又称 MAPKKK），活化的 Raf 结合并磷酸化另一种蛋白激酶 MAPKK，使其活化。MAPKK 又激活有丝分裂原活化蛋白激酶（mitogen-activated protein kinase，MAPK），MAPK 属丝氨酸 / 苏氨酸残激酶。活化的 MAPK 进入细胞核，可使许多转录因子活化，促使基因表达的增加，进而促进细胞的增殖和分化。SU5416 是新合成的血管内皮生长因子受体（VEGFR-2/Flk-1/KDR）酪氨酸激酶的抑制剂[5]。实验表明

SU5416 可抑制依赖于血管表皮生长因子刺激的血管内皮细胞增殖[8]，能阻断来自细胞外血管生长刺激信号和已激活信号的转化通路，有效地抑制血管表皮生长因子的活性，从而抑制血管内皮细胞的生长。大量的文献报道主要集中在 SU5416 抑制肿瘤的生长和转移[9-10]。

本实验利用 SU5416 可以阻断 VEGFR-2（KDR）酪氨酸激酶的作用，加入 IC_{50} 的 SU5416，对血管生成信号通路进行阻断。在实验中仅加入 IC_{50} 的 SU5416 主要是防止大剂量的 SU5416 可能过分抑制细胞生长，甚至导致细胞的凋亡或死亡。本实验结果表明，IC_{50} 的 SU5416 部分阻断血管生成通路上的 VEGFR-2 后，下游 Ras 和 MAPK 蛋白的表达较空白组下降，说明 VEGFR-2 在血管生成这个过程中的确影响到信号通路的下游蛋白。

用 IC_{50} 的 SU5416 部分阻断 VEGFR-2 后，下游 Ras 和 MAPK 蛋白表达明显下降，运用益气活血中药人参和三七提取物干预后，两个蛋白表达有明显上升，提示 SU5416 可以阻断血管生成信号通路上的 VEGFR-2，也表明在 IC_{50} 的 SU5416 部分阻断 VEGFR-2 的条件下，中药可以直接作用在 Ras 蛋白这一信号靶点上，并促进信号蛋白 Ras 的表达，但还暂不能肯定中药是否可以直接作用于 MAPK 上，因为上游信号蛋白 Ras 的表达增加或活化，均有可能引发信号的级联反应，促使下游信号蛋白 MAPK 的增加。因此，进行了下一步实验，加入 IC_{50} 的 FPP 部分阻断 Ras 后，同时加入中药进行干预，观察其下游 MAPK 蛋白表达的变化。

用 IC_{50} 的 FPP 部分阻断 Ras 后，下游 MAPK 蛋白表达较空白对照组Ⅱ有明显下降，加入益气活血中药人参和三七提取物干预后下游信号蛋白 MAPK 表达有明显上升，提示 FPP 可以阻断血管生成信号通路上的 Ras，而中药可以直接作用在 MAPK 蛋白这一信号靶点上。

综上，本实验表明，益气活血中药人参和三七提取物促进 HUVEC 增殖，最终达到促血管新生作用，主要是影响了 VEGFR-2-Ras-MAPK 这一血管生成信号通路，而中药的有效作用靶点可能正是 VEGFR-2、Ras、MAPK 这三个关键的信号蛋白。这为研究中药复方的作用环节及作用靶标提供了科学依据。

参考文献

[1] 田伟, 雷燕, 朱凌群, 等. 人参、三七组方对Ras相关信号蛋白的影响[J]. 中国中西医结合杂志, 2009, 29(9): 802-805.
[2] 屈凌波, 郭宗儒. 法尼基转移酶抑制剂的研究进展[J]. 中国药物化学杂志, 1998, 8(4): 305-310.
[3] Woodward, Julia KL, Coleman, et al. Preclinical evidence for the effect of bisphosphonates and cytotoxic drugs on tumor cell invasion[J]. Anticancer Drugs, 2005, 16(1): 11-19.
[4] Mendel DB, Laird AD, Smolich BD, et al. Development of SU5146, a selective small molecule inhibitor of VEGF receptor tyrosine kinase activity, as an anti-angiogenesis agent[J]. Anticancer Drug Des, 2000, 15(1)29-41.
[5] Lannuzel M, Lamothe M, Schambel P, et al. From pure FPP to mixed FPP and CAAX competitive inhibitors of farnesyl protein transferase[J]. Bioorg Med Chem Lett, 2003, 13(8): 1459-1462.
[6] 黄文林, 朱孝峰. 信号转导[M]. 北京: 人民卫生出版社, 2005: 70-75.
[7] Fong TA, Shawver LK, Sun L, et al. SU5146 is a potent and selective inhibitor of the vascular endothelial growth factor receptor(Flk-1/KDR)that inhibits tyrosine kinase catalysis, tumor vascularization, and growth of multiple tumor types[J]. Cancer Res, 1999, 59(1): 99-106.
[8] 侍立志, 王兆春, 陈紫平, 等. 血管生成抑制剂 SU5416 对大鼠胰腺癌生长和转移的抑制作用[J]. 中华普通外科杂志, 2004, 19(7): 404-407.
[9] 张国锋, 王元和, 王强, 等. SU5416 抑制胃癌生长和肝转移的实验研究[J]. 中华消化杂志, 2002, 22(4): 213-215.
[10] 李万成, 刘维佳, 李艳萍, 等. 血管内皮生长因子受体抑制剂 SU5416 对小鼠肺间质纤维化的影响[J]. 中国呼吸与危重监护杂志, 2007, 6(1): 55-58.

原载：田伟，雷燕，杜雪君，朱凌群，陈可冀．人参和三七提取物在血管生成信号通路上作用靶点的实验研究 [J]. 中国中西医结合杂志，2010, 30(8): 857-860.

福辛普利钠预处理结合缺血后适应对大鼠心肌缺血再灌注损伤的保护作用

张大武　张　蕾　刘剑刚　王承龙　史大卓　陈可冀

尽早给予急性心肌梗死患者再灌注治疗是挽救濒死心肌、恢复心脏功能最为有效的治疗方法，但再灌注损伤却减弱了早期再灌注带来的益处。再灌注损伤的诸多因素，如活性氧产生、多形核中性粒细胞聚集、钙超载和血管内皮功能受损等，在再灌注开始几分钟内即可发生，导致严重的心肌组织损伤和功能障碍。2003 年，Zhao 等 [1] 提出了缺血后适应（ischemic postconditioning，IPoC）的概念，研究发现结扎犬冠状动脉前降支 60 min，恢复持续冠状动脉血流灌注前给予反复几次短暂缺血可明显减轻再灌注损伤。此后多项研究证实，后适应对大鼠、兔、猪等动物心肌缺血再灌注（ischemic reperfusion，I/R）损伤有相似的心肌保护作用 [2, 3]。药物预处理对 I/R 损伤心肌的保护也有较多报道，其中血管紧张素转化酶抑制剂（ACEI）对 I/R 心肌的保护作用尤为突出 [4]，但 ACEI 预处理是否具有增加 IPoC 对 I/R 损伤心肌的保护作用，尚未见报道。本实验观察 ACEI 类药物福辛普利钠预处理结合 IPoC 对再灌注损伤心肌的保护作用，并从氧化应激及促炎性细胞因子水平研究其作用机制。

材料与方法

1 实验动物

Sprague-Dawley 大鼠，清洁级，63 只，雌雄不拘，体重 180~200 g，由北京维通利华实验动物技术有限公司提供，合格证号：SCXK（京）2007 — 0001。适应性饲养 3 d 后进行实验，动物自由摄水，室温控制 23~25 ℃，湿度为 50% ~70%，光照 12 h，黑暗 12 h。

2 药物和试剂

福辛普利钠片（商品名：蒙诺），10 mg/ 粒，批号：0804087，中美上海施贵宝制药有限公司生产。肌钙蛋白 T（cTnT）试剂盒由美国 RapidBio Lab 公司生产，北京莱博特利生物医学科 技公司提供，批号：08060502。肌酸激酶同工酶（CK-MB）试剂盒由北京中生北控生物科技股份有限公司提供，批号：070181。白细胞介素 -1β（IL-1β）白细胞介素 -6（IL-6）、肿瘤坏死因子 -α（TNF-α）放射免疫试剂盒，由北京北方生物技术公司生产。超氧化物歧化酶（SOD）试剂盒，批号：090310，丙二醛（MDA）试剂盒，批号：090312，由南京建成科技有限公司生产。氯化硝基四氮唑蓝（NBT，由美国 Amresco 公司生产）。IL-1β、IL-6 和 TNF-a 酶联免疫吸附测定（ELISA）试剂盒，由美国 R&D 公司生产。考马斯亮蓝蛋白测定试剂盒，由南京建成科技有限公司生产，批号：090828。

3 实验仪器

心电图机，型号：ECG — 6511，上海光电仪器有限公司生产。动物人工呼吸机，型号：DW — 2000，上海嘉鹏科技有限公司。Ultra Turrax T18 高速分散机，德国 IKA 公司。7020 型全自动生化仪，日本日立公司。Multiskan 型酶标仪，荷兰雷勃生物医学有限公司。Dpx View Pro 型显微彩色图像处理系统，丹麦 DeltaPix 公司。

4 动物分组及用药

大鼠随机分为 4 组，每组 15 只：①假手术组：开胸冠状动脉前降支下置线不结扎。② I/R 组：冠状动脉前降支结扎 30 min，再灌注 1 h，建立 I/R 损伤模型。③ IPoC 组：建立 I/R 模型中予以 3 次 10 s 的再灌注 / 缺血循环。④福辛普利钠 +IPoC 组，福辛普利钠，0.9 mg · kg^{-1} · d^{-1}，用等量蒸馏水稀释后灌胃 14 d，于末次灌胃 2 h 后建立 I/R 模型，过程中给予 IPoC 干预。各组（除福辛普利钠 +IPoC 组外）均给予等量生理盐水灌胃 14 d。

5 大鼠 I/R 模型的建立及标本采集

大鼠以 20%氨基甲酸乙酯（乌拉坦）6 mL/kg 腹腔麻醉，置于解剖台上仰卧位固定，记录Ⅱ导联心电图。颈部、胸骨左侧、腹部消毒，并剪毛备皮。剪开颈部皮肤，暴露气管并插管，连接动物呼吸机（潮气量 3 mL/100 g 体重，呼吸频率为 60 次 /min），沿胸骨左缘 3~4 肋间开胸，暴露心脏，剪开心包膜，在左心耳的下缘、肺动脉圆锥的左缘之间穿刺进针，围绕左冠状动脉前降支上 1/3 处穿 3-0 缝合线，缝合线两端穿过一直径为 1.5 mm 的硅胶软管，拉线推管，蚊式止血钳固定以阻断左冠状动脉血流。结扎后Ⅱ导联心电图示 ST 段明显抬高或 T 波高尖，结扎线下左心室前壁呈暗红色为结扎成功。30 min 后松开蚊式止血钳放松缝合线，恢复冠状动脉血流再灌注 60 min。后适应操作在结扎 30 min 结束后，立即给予 3 次 10 s 的再灌注 / 缺血循环（松开蚊式止血钳放松缝合线为再灌注，拉线推管用止血钳夹紧硅胶管为缺血）。完全松开缝合线再灌注 60 min 结束后，腹主动脉取血并分离血清，取出大鼠心脏生理盐水冲洗干净后，每组 5 只心脏做 NBT 染色测量大鼠左心室心肌梗死面积，另 5 只心脏快速放入液氮中，然后移入 −80 ℃冰箱保存用于组织 EUISA 检测。灌胃和造模过程中，大鼠死亡 9 只，共有 51 只大鼠进入实验。

6 血清学检测指标

全自动生化仪测定 CK-MB 和 cTnT 的水平，放射免疫法测定 IL-1β、IL-6 和 TNF-α 水平，比色法测定 SOD 含量，硫代巴比妥酸法测定 MDA 含量。

7 左心室梗死面积测量

将取下的大鼠心脏用生理盐水冲洗干净，滤纸吸除多余水分，均匀切成 5 片，放入 NBT 染色液中，置于 37 ℃水箱中温浴 5 min，温浴过程中观察心肌组织颜色，当非梗死区显示蓝色，梗死区为红色时，取出放置在滤纸上，用 Canon IXUS 90IS 数码相机微距拍摄后，使用 DpxView Pro 型显微彩色图像处理系统计算出左心室梗死面积（%），用心肌梗死面积 / 左心室面积 ×100%表示。

8 心肌组织细胞因子水平的检测

每组 5 只心脏，取前降支结扎线下 2 mm 至心尖部左心室缺血心肌组织 100 mg 放加入 2 mL。低温生理盐水（0 ℃），T18 高速分散机匀浆后，离心取上清液，于 −80 ℃保存待测。所有标本均采用 ELISA 法检测，操作过程严格按说明书操作程序进行。同时用考马斯亮蓝蛋白测定法检测每个组织标本的蛋白含量，得出数值后，将每毫升匀浆液中的细胞因子含量换算成每毫克蛋白中的细胞因子含量。

9 统计学分析

所有数据以 $\bar{x} \pm s$ 表示，使用 SPSS 14.0 软件进行统计学分析。单因素方差分析各组别之间的差异，组间两两比较采用 LSD 法，$P < 0.05$ 为差异有统计学意义。

结　果

1 各组大鼠血清心肌损伤标志物和左心室梗死范围（表 1，图 1）

HR 组、IPoC 组以及福辛普利钠 +IPoC 组心肌损伤标志物 CK-MB 和 cTnT 水平均高于假手术组（P 均 < 0.01）。IPoC 组 CK-MB 和 cTnT 水平均低于 I/R 组（P 均 < 0.01）。福辛普利钠 +IPoC 组 CK-MB 水平低于 IPoC 组（$P < 0.05$）。I/R 组左心室心肌梗死面积为（35.28 ± 3.85）%，IPoC 组为（21.02 ± 2.29）%组（$P < 0.01$）。福辛普利钠 +IPoC 组为（17.17 ± 3.12）%，进一步小于 IPoC 组，$P < 0.05$。

表 1　各组大鼠心肌损伤标志物水平（$\bar{x} \pm s$）

组别	鼠数（只）	CK-MB（IU/L）	cTNT（ng/ml）
假手术	14	693.64 ± 114.85	0.02 ± 0.01
I/R	11	1635.30 ± 229.20[a]	4.41 ± 0.93[a]
IPoC	13	1222.39 ± 188.16[b]	2.53 ± 0.51[b]
福辛普利钠 +IPoC	13	1047.61 ± 223.13[bc]	2.36 ± 0.96[b]

注：与假手术组比较，[a]$P < 0.01$；与 I/R 组比较，[b]$P < 0.01$；与 IPoC 组比较，[c]$P < 0.05$

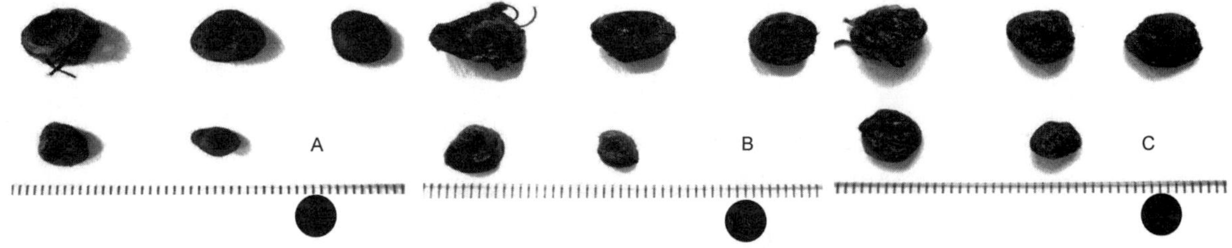

1A：I/R组，1B：IPoC组。1C：福辛普利钠+IPoC组；心脏由心底到心尖等分为5层，从左至右，从上而下顺序依次排列

图1　各组大鼠心肌梗死面积大体观

2 各组大鼠血清 SOD 和 MDA 含量（表 2）

I/R 组血清 SOD 含量显著低于假手术组（$P < 0.05$），MDA 含量显著高于假手术组（$P < 0.01$）。IPoC 组 SOD 含量明显高于 I/R 组，MDA 含量低于 I/R 组（$P < 0.01$）。福辛普利钠 +IPoC 组 SOD 含量显著高于 IPoC 组（$P < 0.05$）。

表 2　各组大鼠血清 SOD 和 MDA 含量（$\bar{x} \pm s$）

组别	鼠数（只）	SOD（ng/ml）	MDA（nmol/ml）
假手术	14	48.55 ± 6.24	7.45 ± 0.84
I/R	11	37.85 ± 6.54[a]	9.01 ± 0.60[b]
IPoC	13	53.23 ± 7.73[c]	8.17 ± 0.59[c]
福辛普利钠 +IPoC	13	61.26 ± 8.63[cd]	8.10 ± 0.56[c]

注：与假手术组比较，[a]$P < 0.05$，[b]$P < 0.01$；与 I/R 组比较，[c]$P < 0.01$；与 IPoC 组比较，[d]$P < 0.05$

3 各组大鼠血清 IL-1β、IL-6 和 TNF-α 含量（表 3）

I/R 组血清促炎性细胞因子 IL-1β、IL-6 和 TNF-α 水平均显著低于 I/R 组（$P < 0.05$，$P < 0.01$）。福辛

普利钠 +IPoC 组血清 IL-6 与水平进一步低于 IPoC 组（$P < 0.05$）。

表 3　各组大鼠血清 IL-1β、IL-6 和 TNF- 仪含量（$\bar{x} \pm s$）

组别	鼠数（只）	IL-1β（ng/ml）	IL-6（pg/ml）	TNF-α（ng/ml）
假手术	14	0.31 ± 0.87	129.33 ± 31.7	1.48 ± 0.91
I/R	11	0.55 ± 0.13[a]	288.31 ± 45.53[a]	2.73 ± 0.42[a]
IPoC	13	0.44 ± 0.09[b]	243.13 ± 37.68[b]	1.78 ± 0.73[c]
福辛普利钠 +IPoC	13	0.43 ± 0.15[b]	201.88 ± 59.67[cd]	1.70 ± 0.58[c]

注：与假手术组比较，[a]$P < 0.01$；与 I/R 组比较，[b]$P < 0.05$，[c]$P < 0.01$；与 IPoC 组比较，[d]$P < 0.05$

4 各组大鼠缺血心肌组织 IL-1β、IL-6 和 TNF-α 水平（表 4）

I/R 组缺血心肌细胞因子 IL-1β、IL-6 和 TNF-α 水平均高于假手术组（P 均＜0.01）。IPoC 组 IL-1β、IL-6 和 TNF-α 水平均低于 I/R 组（$P < 0.05$ 或 0.01）。福辛普利钠 +IPoC 组组织 TNF-α 水平进一步低于 IPoC 组（$P < 0.01$）。

表 4　各组大鼠心肌 IL-1β、IL-6 和 TNF-α 水平（pg/mg，$\bar{x} \pm s$）

组别	鼠数（只）	IL-1β（pg/mg）	IL-6（pg/mg）	TNF-α（pg/mg）
假手术	5	14.57 ± 3.72	14.10 ± 1.23	3.00 ± 0.19
I/R	5	44.61 ± 7.70[a]	24.78 ± 3.47[a]	6.55 ± 0.30[a]
IPoC	5	33.67 ± 7.59[b]	20.57 ± 1.95[b]	4.71 ± 0.27[c]
福辛普利钠 +IPoC	5	24.88 ± 7.13[b]	19.17 ± 2.44[c]	4.21 ± 0.32[cd]

注：与假手术组比较，[a]$P < 0.01$；与 I/R 组比较，[b]$P < 0.05$，[c]$P < 0.01$；与 IPoC 比较，[d]$P < 0.01$

讨　论

IPoC 能减轻再灌注氧化应激损伤[1]，减少线粒体钙超载、减缓凋亡细胞的死亡[5]，激活再灌注损伤抢救激酶通路、线粒体 ATP 敏感钾离子通道和抑制线粒体渗透孔道的开放等[6-7]，进而减少心肌梗死面积，改善心脏功能。本实验也证实 IPoC 能减少 I/R 大鼠心肌梗死面积和心肌损伤标志物的释放。联合药物治疗是否能加强 IPoC 保护 I/R 心肌的作用，是本实验研究的关键所在。

在药物干预 I/R 损伤中，大量研究表明 ACEI 有保护心肌免于 I/R 损伤的作用[4,8-9]。Dogan 等[8]报道给荷兰猪灌胃赖诺普利，I/R 心肌损伤减轻，保护了心脏功能。ACEI 保护 I/R 心肌的机制可能与减少 I/R 过程中大量产生的血管紧张素Ⅱ对心肌的损害有关[9]。ACEI 还可使缓激肽生成增多，分解减少，促进前列腺素 I_2 和 NO 生成，用缓激肽受体拮抗剂后，ACEI 抑制再灌注心肌凋亡和减少心肌梗死面积的作用明显减弱[10]。我们的实验研究发现，福辛普利钠预先治疗，可加强 IPoC 保护 I/R 大鼠心肌的作用，较单纯 IPoC 进一步减少心肌损伤标志物 CK-MB 的释放和缩小心肌梗死面积。

氧化应激和早期炎症反应是心肌再灌注损伤的两个主要病理机制，再灌注过程中大量氧自由基和活性氧的产生可直接损伤心肌细胞，它们与组成细胞的脂质、蛋白质及核酸等直接反应，导致细胞原结构、功能改变，引起细胞损伤和死亡[11]。SOD 是一类广泛存在于生物体内的金属酶，它可清除生物体内在利用氧的过程中产生的超氧离子。MDA 是生物膜发生脂质过氧化的重要产物，其含量是衡量氧自由基对细胞损害的标志之一。本实验表明，IPoC 能显著提高心肌 I/R 后血清 SOD 含量，降低血清 MDA 水平，福辛普利钠预处理结合 IPoC，能进一步升高 SOD 含量，增加机体对超氧负离子的清除，保护心肌细胞，表明福辛普利钠预处理能提高 IPoC 抑制再灌注时氧化应激反应对心肌的损害。

再灌注过程中，氧化应激与早期炎症反应的触发有着密切的关系[12]。Kin 等[13]发现在心肌 I/R 前给予抗氧化剂 N- 乙酰半胱氨酸可明显抑制超氧化物自由基的生成，减少血浆 MDA 的产生和 TNF-α 的释放。促炎性细胞因子 IL-1β、IL-6 和 TNF-α 在 I/R 过程中被大量释放后又可进一步诱导细胞因子的级联反应，上调黏附分子和炎症趋化因子，加速中性粒细胞和单核细胞浸润心肌组织，激活的中性粒细胞和巨噬细胞可引起呼吸爆发，释放大量的氧自由基，导致心肌收缩力减弱和心肌细胞凋亡等不可逆性心肌损伤[14-15]。本实验研究发现，IPoC显著降低血清MDA水平和升高血清SOD含量，抑制了促炎性细胞因子IL-1β、IL-6和TNF-α的释放，这种对氧化应激和炎性细胞因子的抑制作用与Kin等[13]报道一致。IPoC抑制炎症反应是通过抑制氧化应激诱导的早期炎症反应，还是直接抑制炎性细胞因子的释放，有待进一步深入研究。实验中也发现，福辛普利钠+IPoC组中血清IL-6和心肌组织TNF-α的水平较IPoC组更低，表明福辛普利钠预处理能增强IPoC抑制I/R心肌的早期炎症反应。

急性心肌梗死早期再灌注治疗，辅以IPoC的方法，能够保护心肌免于I/R损伤，但IPoC能否改善急性心肌梗死早期再灌注治疗后患者近远期预后，尚需大规模临床研究证实。炎症反应贯穿在心肌梗死发生发展的全过程，抑制早期的炎症反应对保护心肌，改善长期预后有重要作用[16]。本实验中福辛普利钠预处理结合IPoC可以显著减少I/R大鼠心肌梗死面积和心肌损伤标志物的释放，升高血清SOD含量，抑制血清IL-6和心肌组织TNF-α的水平，表明福辛普利钠预处理增强IPoC对I/R心肌的保护作用可能与抑制氧化应激和早期炎症反应有关。因此，福辛普利钠预处理与IPoC的联合应用，可能为临床上改善急性心肌梗死早期再灌注治疗后患者的长期预后提供一个重要的干预手段，尤其是对于患有急性心肌梗死高危因素诸如高血压病、糖尿病等的患者，ACEI类药物的应用，可能为急性心肌梗死的临床防治开辟一条新的途径。

参考文献

[1] Zhao ZQ, Corvera JS, Halkos ME, et al. Inhibition of myocardial injury by ischemic postconditioning during reperfusion: comparison with ischemic preconditioning[J]. Am J Physiol Heart Circ Physiol, 2003, 285(2): H579-H588.

[2] Fujita M, Asanuma H, Hirata A, et al. Prolonged transient acidosis during early reperfusion contributes to the cardioprotective effects of postconditioning[J]. Am J Physiol Heart Circ Physiol, 2007, 292(4): H2004-H2008.

[3] Liu XH, Zhang ZY, Sun S, et al. ischemic postconditioning protects myocardium from ischemia/reperfusion injury through attenuating endoplasmic reticulum stress[J]. Shock, 2008, 30(4): 422-427.

[4] Ozer MK, Sahna E, Birincioglu M, et al. Effects of captopril and losartan on myocardial ischemia-reperfusion induced arrhythmias and necrosis in rats[J]. Pharmacol Res, 2002, 45(4): 257-263.

[5] Sun HY, Wang NP, Kerendi F, et al. Hypoxic postconditioning reduces cardiomyocyte loss by inhibiting ROS generation and intracellular $Ca2^+$ overload[J]. Am J Physiol, 2005, 288(4): H1900-H1908.

[6] Dow J, Bhandari A, Kloner RA. The mechanism by which ischemic postconditioning reduces reperfusion arrhythmias in rats remains elusive[J]. J Cardiovasc Pharmacol Ther, 2009, 14(2): 99-103.

[7] 张健发, 马依彤, 杨毅宁, 等. 再灌注损伤抢救激酶对小鼠缺血后适应心肌再灌注损伤中的减轻作用[J]. 中华心血管病杂志, 2008, 36(2): 161-166.

[8] Doğan R, Farsak B, Isbir S, et al. Protective effect of lisinopril against ischemia-reperfusion injury in isolated guinea pig hearts[J]. Cardiovasc Surg(Torino), 2001, 42(1): 43-48.

[9] Li K, Chen X. Protective effects of captopril and enalapril on myocardial ischemia and reperfusion damage of rat[J]. J Mol Cell Cardiol, 1987, 19(9): 909-915.

[10] Wang LX, Ideishi M, Yahiro E, et al. Mechanism of the cardioprotective effect of inhibition of the renin-angiotensin system on ischemia/reperfusion-induced myocardial injury[J]. Hypertens Res, 2001, 24(2): 179-187.

[11] Dhalla NS, Elmoselhi AB, Hata T, et al. Status of myocardial antioxidants in ischemia–reperfusion injury[J]. Cardiovasc Res, 2000, 47(3): 446-456.

[12] Wong CH, Crack PJ. Modulation of neuro-inflammation and vascular response by oxidative stress following cerebral ischemia-reperfusion injury[J]. Curr Med Chem, 2008, 15(1): 1-14.

[13] Kin H, Wang NP, Mykytenko J, et al. Inhibition of myocardial apoptosis by postconditioning is associated with attenuation of oxidative stress-mediated nuclear factor-kappa B translocation and TNF alpha release[J]. Shock, 2008；29(6): 761-768.

[14] Finkel MS, Oddis CV, Jacob TD, et al. Negative inotropic effects of cytokines on the heart mediated by nitric oxide[J]. Science, 1992, 257(5068): 387-389.

[15] Engel D, Peshock R, Armstong RC, et al. Cardiac myocyte apoptosis provokes adverse cardiac remodeling in transgenic mice with targeted TNF overexpression[J]. Am J Physiol Heart Circ Physiol, 2004, 287(3): H1303-H1311.

[16] Frangogiannis N G. The immune system and cardiac repair[J]. Pharmacol Res, 2008, 58(2): 88–111.

原载：张大武，张蕾，刘剑刚等．福辛普利钠预处理结合缺血后适应对大鼠心肌缺血再灌注损伤的保护作用[J]. 中华心血管病杂志，2010, 38(7): 633-637.

益气活血中药联合缺血后适应保护缺血再灌注大鼠心肌损伤的机制

张大武 张 蕾 刘剑刚 王承龙 史大卓 陈可冀

益气活血（replenishing qi to activate blood，RQAB）是目前中医治疗急性心肌梗死（acute myocardial infarction，AMI）的主要治法。20 世纪 70 年代，中国中医科学院西苑医院联合北京 4 家医院在西医常规治疗的基础上采用益气活血法治疗 AMI，证明具有降低住院死亡率和并发症发生率的作用 [1]；近年来研究表明，益气活血中药治疗心肌梗死后再灌注损伤有促进缺血心肌血管新生、抑制炎症反应、改善 AMI 后心肌缺血和能量代谢的作用，对心肌缺血再灌注（ischemia-reperfusion，I/R）损伤的多个病理环节有调控作用 [2,3]。

缺血后适应（ischemic postconditioning，IPoC）由 Zhao 等 [1] 在 2003 年提出，在恢复组织血流灌注前给予反复几次短暂的再灌注 / 缺血循环，可明显减轻再灌注损伤导致的心肌组织损伤和功能障碍；继后的实验和小样本临床研究 [5,6] 皆证明 IPoC 能减小心肌梗死面积，改善 AMI 早期再灌注治疗患者的心脏功能。益气活血中药能否增加后适应对 I/R 损伤心肌的保护作用，目前尚无研究报道。本研究采用益气中药心悦胶囊（西洋参茎叶总皂苷）和活血化瘀中药芎芍胶囊（川芎总酚和赤芍总苷）体现益气活血的效用，进行益气活血中药联合缺血后适应保护缺血 / 再灌注大鼠心肌的疗效观察和机制研究。

材料与方法

1 实验动物

SD 大鼠，清洁级，75 只，雌雄兼用，体质量 180～200 g，由北京维通利华实验动物技术有限公司提供，动物许可证号为 SCXKC（京）2007-0001。适应性饲养 3 d 后进行实验，大鼠自由摄水，室温控制在 23～25 ℃，湿度为 50% ～70%，光照 12 比黑暗 12 h。

2 药物和试剂

芎芍胶囊，由川芎、赤芍的有效部位川芎总酚和赤芍总苷组成，0.25 g/ 粒，每克药粉约合生药 30 g，由北京国际生物制品研究所提供，批号为 200094；心悦胶囊，0.3 g/ 粒，主要成分是西洋参茎叶总皂苷（50 mg/ 粒），由吉林省集安益盛药业股份有限公司提供，批准文号为国药准字 220030073；福辛普利钠（fosinopril sodium），10 mg/ 粒，批号为 0804087，中美上海施贵宝制药有限公司生产。心肌肌钙蛋白 T（cardiac troponin T，cTnT）试剂盒，由美国 RapidBio Lab 公司生产，批号为 08060502；肌酸激酶同工酶 MB（creatinekinase-MB，CK-MB）试剂盒，由北京中生北控生物科技股份有限公司生产，批号为 070181；白细胞介素培（interleukin-1β，IL-1β）、白细胞介素 6（interleukin-6，IL-6）酶联免疫吸附测定（enzyme-linked immunosorban tassay，ELISA）试剂盒，由美国 RD 公司生产；考马斯亮蓝蛋白测定试剂盒，由南京建成科技有限公司生产，批号为 090828；氯化硝基四氮嗤蓝（nitroblue tetrazolium chloride，NBT），由美国 R&D（R&D systems）公司生产；Toll 样受体 2（Toll-like receptor 2，TLR2）抗体试剂盒和 Toll 样受体 4（Toll-like receptor 4，TLR4）抗体试剂盒，由北京博奥森生物技术有限公司生产；浓缩型二氨基联苯胺试剂盒和免疫组织化学试剂盒，由北京中杉金桥生物技术有限公司生产。

3 实验仪器

ECG-6511 型心电图机、上海光电仪器有限公司；DW-2000 型动物人工呼吸机，上海嘉鹏科技有限公司；Multiskan MK3 型酶标仪，荷兰雷勃生物医学有限公司；SN-682 型 γ 计数器，上海核福光仪器有限公司；7020 型全自动生化仪，日本日立公司；OpxView Pro 型显微彩色图像处理系统，丹麦 DeltaPix 公司；Image-Pro Plus 6.0 图像分析系统，美国 Media Cybernetics 公司。

4 动物分组及用药

大鼠随机分为 5 组，每组 15 只。假手术组开胸后冠状动脉前降支下置线不结扎；I/R 组予结扎冠状动脉前降支 30 min 后，持续灌注 1 h；IPoC 组结扎 30 min，然后给予 3 次 10 s 再灌注 - 缺血循环，再持续灌注 1 h；福辛普利钠 +IPoC 组，福辛普利钠根据成人剂量，折合成大鼠剂量 0.9 mg/（kg · d），建立 I/R 模型，过程中给予 IPoC 干预；益气活血 +IPoC 组，将成人剂量折合成大鼠剂量，心悦胶囊 0.162 g/（kg · d）+ 芎芍胶囊 0.135 g/（kg · d），药物均用蒸馏水稀释后，按 10 mL/kg 体质量灌胃。假手术组、I/R 组和 IPoC 组每日均给予等量的蒸馏水灌胃，所有大鼠均灌胃 14 d，于末次灌胃后 2 h 实施手术。

5 大鼠心肌 I/R 模型制作及标本采集

大鼠 20% 氨基甲酸乙酯（乌拉坦，6 mL/kg）腹腔麻醉，将已麻醉的大鼠置于解剖台上，仰卧位固定，记录 II 导联心电图。颈部、胸骨左侧、腹部消毒，并剪毛备用。剪开颈部皮肤，暴露气管并插管，连接动物呼吸机（潮气量 30 mL/kg 体质量，呼吸频率为 50 次 /min），沿胸骨左缘 3~4 肋间开胸，暴露心脏，剪开心包膜，左冠状动脉前降支上 1/3 处穿 3/0 缝合线，缝合线两端共穿过一直径为 1.5mm 的硅胶软管，拉线推管，蚊式止血钳固定以阻断前降支血流。结扎后行 Ⅱ 导联心电图示 ST 段明显抬高或 T 波高尖，结扎线下左室前壁呈暗红色为结扎成功。30 min 后松开蚊式止血钳放松缝合线，以恢复冠状动脉血流，给予再灌注 60 min。IPoC 操作是在结扎 30 min 结束后，立即给予 3 次 10 s 的再灌注缺血循环，松开蚊式止血钳放松缝合线为再灌注，拉线推管用止血钳夹紧硅胶管为缺血，共 60 s[7]。之后完全打开缝合线再灌注 60 min，然后腹主动脉取血并分离血清，取出大鼠心脏，生理盐水冲洗干净后，每组按随机数字表选取大鼠，用于检测心肌组织指标。5 只做 NBT 染色测最大鼠左心室心肌梗死面积，5 只 −80 ℃冰箱保存用于组织 ELISA 检测，5 只 10% 中性甲醛溶液中保存用于免疫组织化学检测。实验中假手术组因灌胃死亡 1 只，I/R 组造模中死亡 4 只，其余 3 组死亡各 2 只，后均予相应补充。

6 血清 CK-MB 活性和 cTnT 含量测定

比色法测定血清 CK-MB 活性和 cTnT 的含量。

7 心肌梗死面积的测量

将取下的大鼠心脏用生理盐水冲洗干净，滤纸吸除多余水分，以房室沟为平行线，均匀切成 5 片，放入 NBT 染色液中，置于 37 ℃水箱中温浴。温浴过程中观察心肌组织颜色，当非梗死区变成蓝色，梗死区为红色后，取出放置在滤纸上 Canon IXUS 90IS 数码相机微距拍摄后，使用 DpxView Pro 型显微彩色图像处理系统计算出心肌切片中横切面上总的左室梗死面积（%）。计算公式为左心室心肌梗死面积 / 左心室面积 ×100%。

8 免疫组织化学法检测心肌组织 TLR 蛋白表达

心肌标本用 10% 中性缓冲甲醛液固定 18 h。脱水、透明、浸蜡、石蜡包埋，连续切片约 5 μm 厚。捞片于多聚赖氨酸防脱处理过的载玻片上。根据链霉亲和素 - 生物素 - 过氧化物酶复合物（SABC）试剂盒说明书操作，大鼠心肌切片常规脱蜡，封闭内源性过氧化物酶，10% 正常山羊血清封闭。分别滴加一抗 TLR2 抗体（1 ：200）和 TLR4 抗体（1 ：800），37 ℃孵育 1 h，PBS 冲洗；滴加二抗生物素化山羊抗小鼠 IgG，室温 20 min，PBS 溶液冲洗；滴加 SABC 复合物，室温 20 min，PBS 溶液冲洗；二氨基联苯胺 -H_2O_2 显色，苏木素轻度复染；乙醇脱水、透明、中性胶封片，选取同批染色切片进行光学显微镜下观察。每张切片随机选取 3 个不重叠的视野（×200），每只共计 15 个视野，以心肌炎症部位的胞浆染成棕褐色为阳性细胞标志，采用 Image-Pro Plus 6.0 图像分析系统测定每只动物心肌组织 TLR-2、4 阳性细胞的积分光密度（integral optical density，IOD）值，以 IOD 值反映组织切片中相应阳性物质的表达程度。

9 ELISA 法检测心肌组织 IL-1β 和 IL-6 表达

每组 5 只心脏，取前降支结扎线下 2 mm 至心尖部左心室缺血心肌组织 100 mg，加入 2 mL 低温生理盐水（0 ℃），T18 高速分散机匀浆后，离心取上清液，于 −80 ℃保存待测。所有标本 ELISA 检测的操作过程严格按说明书操作程序进行。同时用考马斯亮蓝蛋白测定试剂盒检测每个标本的蛋白含量，得出数值后，将每毫升匀浆液中的细胞因子含量换算成每毫克心肌蛋白中的细胞因子含量。

10 统计学方法

所有计量资料数据以 $\bar{x} \pm s$ 表示，使用 SPSS14.0 进行统计学分析。单因素方差分析法分析各组别之间的差异，组间两两比较采用 *LSD-t* 法，$P < 0.05$ 表示差异有统计学意义。

结　果

1 各组大鼠血清心肌损伤标志物和心肌梗死范围（表 1）

与假手术组比较，各组血清心肌损伤标志物 CK-MB 活性和 cTnT 含量均显著升高（$P < 0.01$）；与 I/R 组比较，IPoC 组血清 CK-MB 活性和 cTnT 含量显著降低（$P < 0.01$）；与单纯 IPoC 比较，福辛普利钠和益气活血药在 IPoC 前预处理可减少大鼠血清中 CK-MB 活性（$P < 0.05$，$P < 0.01$），但对血清中 cTnT 含量无明显影响。

表 1　各组大鼠血清 CK-MB 活性和 cTnT 含量（$\bar{x} \pm s$）

组别	*n*	CK-MB（IU/L）	cTNT（ng/mL）
Sham-operated	14	693.64 ± 114.85	0.015 ± 0.01
I/R	11	1 635.30 ± 229.20**	4.41 ± 0.93**
IPoC	13	1 222.39 ± 188.16**△△	2.53 ± 0.51**△△
Fosinopril sodium plus IPoC	13	1 047.61 ± 223.13**△△▲	2.36 ± 0.96**△△
NQABC plus IPoC	13	967.10 ± 222.99**△△▲▲	2.34 ± 0.60**△△

注：**$P < 0.01$，*vs* sham-operated group；△△$P < 0.01$，*vs* I/R group；▲$P < 0.05$，▲▲$P < 0.01$，*vs* IPoC group

I/R 组左心室梗死面积为（35.28 ±3.85）%，IPoC 组左心室梗死面积减少到（21.02 ± 2.29）%，两组梗死面积比较，差异有统计学意义（$P < 0.01$）；与 IPoC 组比较，福辛普利钠 +IPoC 组和益气活血 +IPoC 组心肌梗死范围进一步缩小（$P < 0.05$，$P < 0.01$），分别为（17.17 ± 3.12）% 和（15.53 ± 3.02）%。益气

活血 +IPoC 组心肌梗死范围虽较福辛普利钠 +IPoC 组有所降低，但差异无统计学意义。见图 1。

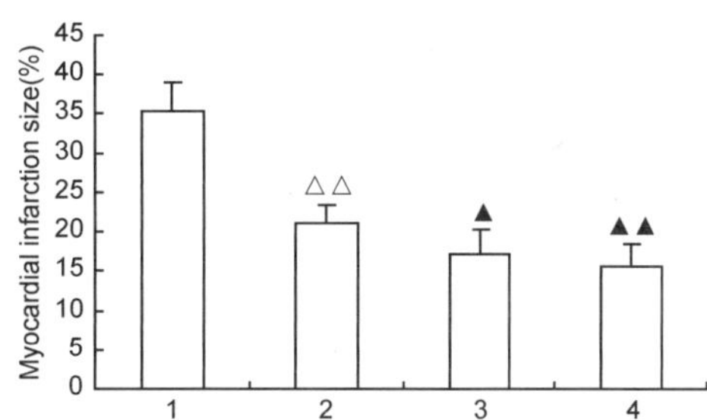

注：1：I/R group（n=5）；2：IPoC group（n=5）；3：Fosinopril sodium+IpoC group（n=5）；4：NQABC+IPoC group（n=5）.Data were represent as $\bar{x} \pm s$.△△$P < 0.01$，*vs* I/R group；▲$P < 0.05$，▲▲$P < 0.01$，*vs* IPoC group

图1　各组大鼠心肌梗死范围变化

2 各组大鼠心肌组织 TLR2、4 的表达（表 2，图 2、3）

假手术组可见少量棕褐色颗粒，I/R 组心肌内棕褐色颗粒明显增多。与假手术组比较，各组心肌组织 TLR2、4 的表达均有显著升高（$P < 0.05$，$P < 0.01$）；与 I/R 组比较，各组大鼠心肌组织 TLR2、4 表达显著降低（$P < 0.01$）；与 IPoC 比较，益气活血 +IPoC 能进一步抑制 TLR2、4 表达（$P < 0.01$），福辛普利钠 +IPoC 虽能降低 TLR2、4 表达，但差异无统计学意义；与福辛普利钠 +IPoC 比较，益气活血 +IPoC 能进一步抑制 TLR2、4 表达（$P < 0.01$，$P < 0.05$）。

表 2　各组大鼠心肌 TLR2、4 表达水平变化（$\bar{x} \pm s$）

Group	*n*	TLR2	TLR4
Sham-operated	5	4 763.99 ± 694.09	5 166.78 ± 1 487.01
I/R	5	2 3452.49 ± 4 817.16**	23 306.79 ± 5 268.56**
IpoC	5	14 362.93 ± 3 223.33** △△	13 336.19 ± 3 274.79** △△
Fosinopril sodium+IpoC	5	12 699.40 ± 2 167.25** △△	11 843.54 ± 2 312.79** △△
NQABC+IPoC	5	7 725.51 ± 1 558.97* △△▲▲□□	8 802.69 ± 2 879.51** △△▲▲□

注：*$P < 0.05$，**$P < 0.01$，*vs* sham-operated group；△△$P < 0.01$，*vs* I/R group；▲▲$P < 0.01$，*vs* IPoC group；□$P < 0.05$，□□$P < 0.01$，*vs* Fosinopril sodium+IPoC group

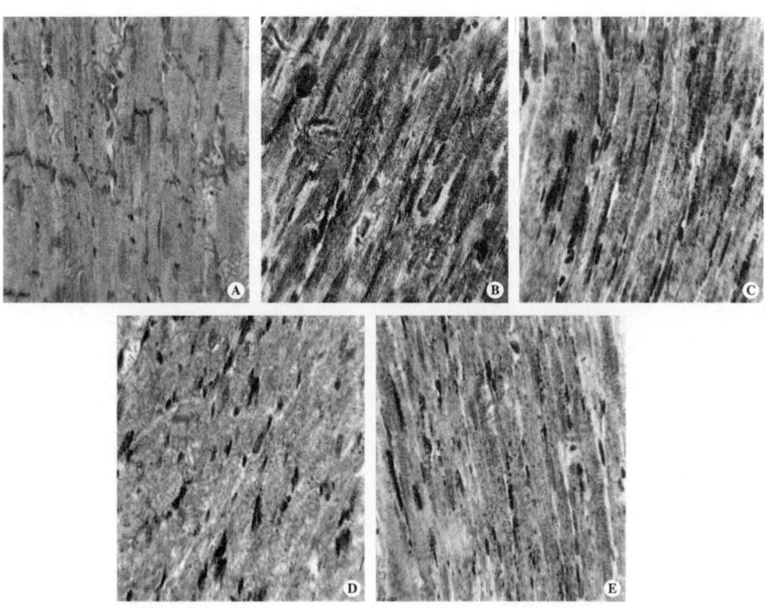

注：A：sham-operated group；B：I/R group；C：IPoC group；D：Fosinopril sodium+IPoC group；E：NQABC+IPo

图2　免疫组织化学法检测各组大鼠心肌TLR2表达（光学显微镜，×200）

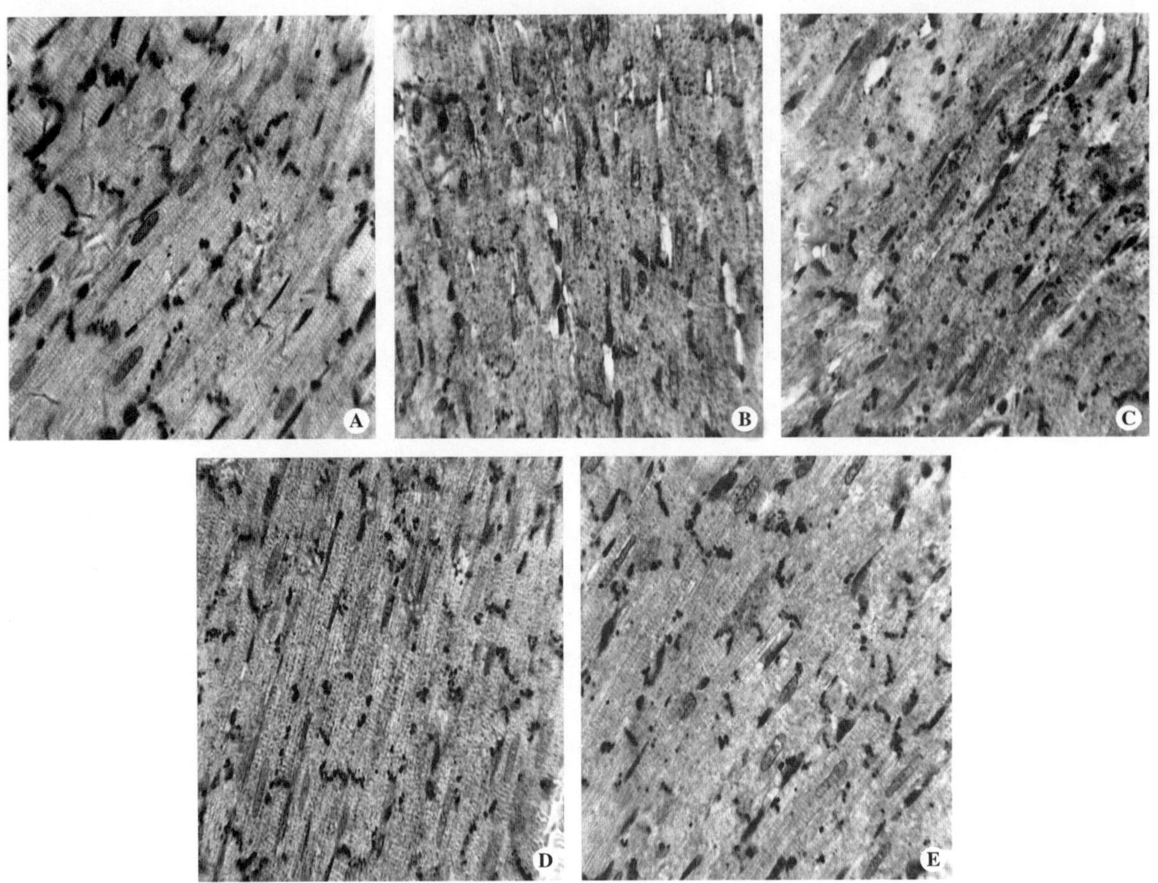

注：A：sham-operated group；B：I/R group；C：IPoC group；D：Fosinopril sodium+IPoC group；E：NQABC+IPoC

图3　免疫组织化学法检测各组大鼠心肌TLR4表达（光学显微镜，×200）

3 各组大鼠心肌组织 IL–1β 和 IL–6 水平

与假手术组比较，I/R 组、IPoC 组和福辛普利钠 +IPoC 组大鼠心肌组织促炎性细胞因子 IL-1β 和 IL-6 含量均显著增高（$P < 0.05$，$P < 0.01$），益气活血 +IPoC 组 IL-1β 含量也显著升高（$P < 0.05$），IL-6 含量虽有升高，但差异无统计学意义；与 I/R 组比较，各干预组 IL-1β 和 IL-6 含量显著降低（$P < 0.05$，$P < 0.01$）；与 IPoC 比较，益气活血 +IPoC 能进一步降低 IL-1β 和 IL-6 含量（$P < 0.05$），而福辛普利钠 +IPoC 干预后 IL-1β 和 IL-6 含量虽有所降低，但差异无统计学意义。见表 3。

表 3　各组大鼠心肌 IL–1β 和 IL–6 含量（$\bar{x} \pm s$，pg/mg）

Group	n	IL-1β	IL-6
Sham-operated	5	14.57 ± 3.72	14.10 ± 1.23
I/R	5	44.61 ± 7.70**	24.78 ± 3.47**
IPoC	5	33.67 ± 7.59$^{**\triangle}$	20.57 ± 1.95$^{**\triangle}$
Fosinopril sodium+IPoC	5	24.88 ± 7.13$^{*\triangle}$	19.17 ± 2.44$^{**\triangle\triangle}$
NQABC+IPoC	5	24.33 ± 6.14$^{*\triangle\triangle\blacktriangle}$	16.78 ± 1.39$^{\triangle\triangle\blacktriangle}$

注：$^{*}P < 0.05$，$^{**}P < 0.01$，*vs* sham-operated group；$^{\triangle}P < 0.05$，$^{\triangle\triangle}P < 0.01$，*vs* I/R group；$^{\blacktriangle}P < 0.05$，*vs* IPoC group

讨　论

心肌 IPoC 是指在恢复持续冠状动脉血流灌注前给予反复几次短暂再灌注 / 缺血循环的一种机械性辅助

治疗方法，这种方法已被大量实验研究和小样本临床研究证实可以减小心肌梗死面积，保护 I/R 心肌[5-6]。本实验发现，IPoC 能减轻 I/R 心肌损伤标志物 CK-MB 活性和 cTnT 的水平，在缩小心肌梗死范围方面，与既往研究结果[4]相符。在此基础上我们发现，益气活血中药预处理则能进一步减少 IPoC 处理后大鼠的心肌梗死面积，降低血清 CK-MB 活性，表明益气活血中药联合 IPoC 能更好地保护再灌注损伤心肌。以往尚未见有相关报道，这为临床应用益气活血法治疗心肌梗死提供了实验依据。

局部和全身的炎症反应是心肌 I/R 损伤的重要机制之一，严重影响了心肌梗死后心脏功能的恢复。在 I/R 过程中，免疫反应被诱导活化，其中 TLR 介导的炎症信号通路日益受到重视。TLR 是一组 I 型跨膜受体，通过与内、外源性配体结合，激发天然免疫和获得性免疫应答，启动与免疫和炎症相关的细胞因子 IL-1β、IL-6 等基因的转录和蛋白的表达[8]。有研究发现，I/R 过程中 TLR4 的表达在再灌注 1 h 达高峰，并与其下游炎性细胞因子 IL-1β、IL-6 等细胞因子的水平呈正相关[9]。本实验研究发现，心肌 I/R 后心肌组织 TLR4 表达增加，IL-1β 和 IL-6 水平升高，与文献报道[9,10]一致。

近年来研究表明，缺血后适应保护 I/R 损伤心肌的作用主要与减轻再灌注氧化应激损伤[4]，减少线粒体钙超载[11]，改善内皮功能[4]，激活再灌注损伤保护激酶通路，开放线粒体 ATP 敏感钾离子通道和抑制线粒体渗透孔道的开放[6]等机制有关，其保护作用是否与抑制 TLR2、4 的表达有关，目前尚无研究报道。有研究将小鼠 TLR4 基因敲除后建立心肌 I/R 损伤模型，发现其与同种野生型小鼠相比心肌梗死范围减少，炎症反应减轻，心肌梗死后的不良重塑改善[12,13]。Sakata 等[14]同样也发现 TLR2 缺陷小鼠遭受心肌 I/R 损伤后左心室舒张末压较同种野生型小鼠下降，促炎性细胞因子 IL-1β 水平降低。还有研究发现，给予 TLR4 的抑制剂 eritoran 干预后，I/R 后心肌梗死面积减少，心肌组织核转录因子 KB 和促炎性细胞因子 IL-1β、IL-6 和 TNF-α 水平降低[10]。以上研究均表明抑制 TLR2、4 的表达，可保护 I/R 损伤心肌。我们的实验研究发现，IPoC 干预再灌注损伤大鼠心肌后 TLR2、4 表达降低，心肌内 IL-1β 和 IL-6 含量也下降，表明 IPoC 抑制 TLR2、4 的表达可能是其保护 I/R 心肌的一个重要途径。给予益气活血中药预处理后，TLR2、4 的表达进一步降低，心肌内 IL-1β 和 IL-6 含量也有显著下降，表明益气活血联合 IPoC 能更好地抑制 TLR2、4 的表达和促进炎性细胞因子的分泌。

芎芍胶囊由活血化瘀代表药物川芎、赤芍的有效作用部位川芎总酚和赤芍总苷制成。现代药理研究表明，川芎总酚和赤芍总苷具有改善心肌缺血缺氧、抑制血小板聚集及血栓形成、保护血管内皮功能和抑制炎症反应等作用[15,16]。心悦胶囊由西洋参茎叶中提取的西洋参茎叶总皂苷组成，主要含有人参二醇组及人参三醇组，具有抗心肌缺血、改善心肌能量代谢和促进血管新生等作用[17,18]。本实验采用西洋参茎叶总皂苷联合芎芍胶囊体现中医益气活血的效用，在 IPoC 的基础上进行 2 周预处理，可减少 I/R 大鼠心肌梗死面积，降低血清 CK-MB 活性，其机制可能与降低 I/R 心肌 TLR2、4 以及炎性细胞因子 IL-1β、IL-6 的表达有关。应用血管紧张素转化酶抑制剂类药物福辛普利钠作为阳性对照药物，发现益气活血中药与福辛普利钠有着基本相似的保护 I/R 心肌作用，但益气活血中药在抑制 TLR 表达方面的优势更加明显，在一定程度上表明益气活血代表药物心悦胶囊联合芎芍胶囊具有更好的保护 I/R 损伤心肌的作用。

本实验研究观察了益气活血中药（心悦胶囊和芎芍胶囊）对 IPoC 后 I/R 大鼠心肌损伤的作用，未分别对益气和活血中药进行研究，它们在 I/R 损伤方面作用机制有何不同，两者联合是否具有协同作用，皆有待于进一步研究。

参考文献

[1] 中国中医研究院西苑医院内科, 东直门医院内科, 广安门医院内科, 北京宣武医院内科. 以“抗心梗合剂”为主治疗急性心肌梗死118例疗效分析[J]. 中华内科杂志, 1976, 1(4): 212-215.

[2] 侯霄雷, 李白翎, 赵雷, 等. 血府逐瘀胶囊对急性心肌梗死再灌注后心肌及内皮素-1、一氧化氮/一氧化氮合酶体系影响的实验研究[J]. 中西医结合学报, 2008, 6(4): 381-386.

[3] 贺运河, 古继红, 陈光贤, 等. 益气活血法对大鼠心肌缺血再灌注损伤保护作用的实验研究[J]. 中西医结合心脑血管病杂志, 2007, 5(8): 707-708.

[4] Zhao ZQ, Corvera JS, Halkos ME, et al. Inhibition of myocardial injury by ischemic postconditioning during reperfusion: comparison with ischemic preconditioning[J]. Am J Physiol Heart Circ Physiol, 2003, 285(2): H579-H588.

[5] Thibault H, Piot C, Staat P, et al. Long-Term Benefit of Postconditioning[J]. Circulation, 2008, 117(8): 1037-1044.
[6] Dow J, Bhandari A, Kloner RA. The mechanism by which ischemic postconditioning reduces reperfusion arrhythmias in rats remains elusive[J]. J Cardiovasc Pharmacol Ther, 2009, 14(2): 99-103.
[7] Zatta AJ, Kin H, Lee G, et al. Infarct-sparing effect of myocardial postconditioning is dependent on protein kinase C signalling[J]. Cardiovasc Res, 2006, 70(2): 315-324.
[8] Boyd JH, Mathur S, Wang Y, et al. Toll-like receptor stimulation in cardiomyoctes decreases contractility and initiates an NF-kappaB dependent inflammatory response[J]. Cardiovasc Res, 2006, 72(3): 384-393.
[9] Yang J, Yang J, Ding JW, et al. Sequential expression of TLR4 and its effects on the myocardium of rats with myocardial ischemia-reperfusion injury[J]. Inflammation, 2008, 31(5): 304-312.
[10] Shimamoto A, Chong AJ, Yada M, et al. Inhibition of Toll-like receptor 4 with eritoran attenuates myocardial ischemia-reperfusion injury[J]. Circulation, 2006, 114(1): I270-I274.
[11] Sun HY, Wang NP, Kerendi F, et al. Hypoxic postconditioning reduces cardiomyocyte loss by inhibiting ROS generation and intracellular Ca2+ overload[J]. Am J Physiol, 2005, 288(4): H1900-H1908.
[12] Oyama J, Blais C Jr, Liu X, et al. Reduced myocardial ischemiareperfusion injury in toll-like receptor 4-deficient mice[J]. Circulation, 2004, 109(6): 784-789.
[13] Riad A, Jager S, Sobirey M, et al. Toll-like receptor-4 modulates survival by induction of left ventricular remodeling after myocardial infarction in mice[J]. J Immunol, 2008, 180(10): 6954-6961.
[14] Sakata Y, Dong JW, Vallejo JG, et al. Toll-like receptor 2 modulates left ventricular function following ischemia-reperfusion injury[J]. Am J Physiol Heart Circ Physiol, 2007, 292(1): H503-H509.
[15] 李立志, 刘剑刚, 马鲁波, 等. 芎芍胶囊对兔动脉粥样硬化模型脂质代谢及血小板聚集的影响[J]. 中国中西医结合杂志. 2008；28(12): 1100-1103.
[16] 阮金兰, 赵钟祥, 曾庆忠, 等. 赤芍化学成分和药理作用的研究进展[J]. 中国药理学通报, 2003, 19(9): 965-970.
[17] 丁涛, 徐惠波, 孙晓波, 等. 西洋参茎叶总皂苷对心肌缺血的保护作用[J]. 中药药理与临床, 2002, 18(4): 14-16.
[18] 王承龙, 史大卓, 殷惠军, 等. 西洋参茎叶总皂苷对急性心肌梗死大鼠心肌VEGF、bFGF表达及血管新生的影响[J]. 中国中西医结合杂志, 2007, 27(4): 331-334.

原载：张大武，张蕾，刘剑刚，王承龙，史大卓，陈可冀．益气活血中药联合缺血后适应保护缺血再灌注大鼠心肌损伤的机制 [J]. 中西医结合学报，2010, 8(5): 465-471.

益气养阴与解毒活血中药对心肌梗死后大鼠早期心室重构心肌 NF-κB 和 PPAR-γ mRNA 表达的影响

徐　伟　刘剑刚　王承龙　陈可冀

急性心肌梗死（AMI）后心室重构（VR）的发生发展与神经内分泌、细胞因子系统激活等有关。AMI后的VR与预后密切相关，其刺激因素除了缺血缺氧、心室壁张力过高和神经内分泌激素的过度激活外，还有炎症因子的参与。核因子-κB（NF-κB）是近年研究发现的重要核转录因子，在炎症反应中通过表达炎症介质、黏附分子和生物酶等起作用；而过氧化物酶增殖体激活受体（PPARs）中受体-γ（PPAR-γ）是一类由配体调节的核激素受体，研究表明PPAR-γ激动剂能抑制细胞炎症反应及细胞凋亡等发挥保护作用[1-2]。既往炎症反应与AMI后心室重构及药物干预研究较少，前期研究表明，益气活血法对动物早期AMI后VR有明显减轻作用[3]，故从AMI后心肌组织NF-κB和PPAR-γ变化探讨中医益气养阴活血和解毒活血组分对VR的影响及可能的作用机制。

材料与方法

1 动物

8周龄雄性Wistar大鼠，清洁级，60只，体重200~220 g，由北京维通利华实验动物技术有限公司提供，合格证号：SCXK（京）2007-0001。

2 药物

生脉胶囊（红参总皂苷、麦冬多糖、五味子总素），0.3 g/粒，正大青春宝制药有限公司生产（批号：0803004）；复方川芎胶囊（川芎嗪、阿魏酸），0.37 g/粒，山东凤凰制药股份有限公司生产（批号：0802205）；黄连提取物（黄连生物碱），每克相当于6.25 g生药，由北京同仁堂制药有限公司提供。培哚普利片（培哚普利叔丁胺盐），4 mg/片，由施维雅（天津）制药有限公司生产提供（批号：Batch7M0434）。

3 试剂

白介素-1β（IL-1β）、白介素-6（IL-6）放射免疫试剂盒由解放军总医院放射免疫技术研究所提供；超敏C-反应蛋白（hs-CRP）试剂盒由美国E&ELabs公司生产（批号：03111403）。焦炭酸二乙酯（DEPC）购自美国Sigma公司；兔抗人NF-κB抗体试剂盒，兔抗人PPAR-γ抗体试剂盒，由北京博奥森生物技术有限公司提供；辣根生物素标记的山羊抗兔IgG为北京中杉金桥生物技术有限公司提供。TaqDNA聚合酶为美国Promega公司产品；RNA提取剂（Trizol）为Gibco/BRL公司产品；反转录-聚合酶链反应（RT-PCR）试剂盒、RNA酶抑制剂（40U/μL）均为日本TaKaPa公司产品；扩增mRNA引物序列由上海生物工程公司合成。

4 实验仪器

MultiskanMK3 型半自动酶标仪，由荷兰雷勃生物医学有限公司生产；SN-682 型 γ 计数器，由上海核福光仪器有限公司生产；BHEC 型显微镜 - 微机彩色图像处理系统，美国冷泉公司生产；UV-120-02 型紫外分光光度计，上海光学仪器有限公司生产；UV-VI 型紫外透射分析仪，北京智源通生物技术研究所；Techgene 型基因扩增仪，英国 LabwayScienceDevelopment 公司；DUR530DNA/ 蛋白型检测仪，美国 BECKMAN 公司生产；VDS 型凝胶成像分析系统，美国 PharmaciaBiotech 公司生产。

5 动物造模方法

动物称重，采用乙醚麻醉。消毒皮肤，经左侧剪开皮肤，于 3~4 肋间钝性分离肌肉组织，开胸快速挤出心脏，于前降支下约 1~2 mm 处结扎左冠状动脉前降支，造成 AMI 模型，然后迅速将心脏放回胸腔，随即缝合。动物稳定后记录标准肢导联Ⅱ导（纸速 50 mm/s）心电图，ST 段弓背抬高示 AMI 形成。术后给予青霉素 4 万单位，连续 3 d。假手术组除不结扎冠状动脉外，其余操作同模型组。

6 动物分组与用药

造模成功的大鼠随机分为 5 组，每组 10 只，造模后第 2 天灌胃同等体积药物，连续 4 周。假手术组，常规饲养，只穿刺不结扎，喂等量水；模型对照组，喂等量水；阳性药物对照组，灌胃培哚普利片 0.36 mg/（kg · d）；益气养阴活血组，灌胃生脉胶囊 0.24 g/（kg · d）和复方川芎胶囊 0.40 g/（kg · d）；解毒活血组，灌胃复方川芎胶囊 0.40 g/（kg · d）和黄连生物碱 0.16 g/（kg · d）。另设 10 只正常大鼠作为空白对照组，灌胃等量水。实验过程中因灌胃、结扎部位过高、出血过多等原因，各组大鼠均有死亡：正常组 1 只，假手术组 2 只，模型组 3 只，益气养阴活血组 1 只，解毒活血组 1 只。动物实验过程中严格遵守动物伦理学要求。

7 左室重量指数及血清炎症指标测定

灌胃 4 周后，大鼠经腹腔注射 20% 氨基甲基乙酯溶液（7 mL/kg）麻醉，腹主动脉取血，按测定指标不同（参照试剂盒说明）加用抗凝剂。无菌条件下快速剥离心脏组织，生理盐水冲洗，滤纸吸干；沿房室交界处剪去左右心房及大血管，去除右心室游离壁，称取余下的左心室重量，记录大鼠心脏和左心室重量，计算左室重量指数（LVMI），即左心室重量（mg）占大鼠体重（g）的比例。另外，每组随机取 6 只缺血区组织迅速放于液氮中冷冻保存，进行分子生物学测定。IL-1β、IL-6 测定用放射免疫法，hs-CRP 检测用酶联免疫（ELISA）法。

8 RT-PCR 法检测大鼠心肌组织 PPAR-γ 和 NF-κBmRNA 的表达

心肌组织复溶后进行匀浆，分别加入 Trizol1.5 mL，反复吹吸使组织溶于 Trizol 中。进行 RT-PCR 测定。引物序列由上海生物工程公司合成，选用 β-Actin 作为内参对照。上游为 5'-AACACCCCAGC-CATGTACG3'，下游为 5'-CGCTCAGGAGGAGCAAT-GA3'。大鼠心肌组织 NF-κBp65mRNA 基因引物，上游为 5'-AAGATCAATGGCTACACAGG3'，下游为 5'-CCTCAATGTCTTCTTTCTGC3'；大鼠心肌组织 PPAR-γmRNA 基因引物，上游为 5'-GACCACTC-CCACTCCTTTGA-3'，下游为 5'-CGACATTCAATTGC-CATGAG-3'。PCR 反应体系 50 μL，其中含提取 RNA2 μL、10×Buffer5 μL、25 mmol/L MgCl223 μL、Taq 酶 2.5U、2.5 mmol/L 核苷酸（Nucleo-tide，dNTP）4 μL、10 μmoL/L 引物各 2 μL。组织匀浆，加入 Trizol 1.5 mL，反复吹吸使组织溶于 Trizol 中，取 0.5 mL 上述液体于 1.5 mL 离心管中；加 0.125 mL 氯仿，震

荡混匀 15 min，室温放置 3 min；40 ℃ 12 000 r/m 离心 15 min；取上清，并转移入另 1 只离心管；加入 0.25 mL 异丙醇，室温放置 10 min；4 ℃ 12 000 r/m 离心 5 min；去上清，加入 1 mL75%乙醇；4 ℃ 7 500 r/min 离心 5 min。弃上清，室温干燥 10 min；加 DEPC 水溶解 RNA，电泳鉴定 RNA 条带。PCR 反应条件为 65 ℃变性 RNA：加入 2.0 μL10×MOPS，3.5 μL 甲醛，10 μL 甲酰胺，混匀；取 40~60 μg（4.5 μL）总 RNA，65 ℃变性 15 min，冰上冷却 2 min；加入 2.0 μL 上样缓冲液，混匀；50 V 预电泳 5 min，上样；待染料全部进入凝胶后，电压降为 40 V，10 min 混合 1 次电泳缓冲液，使电泳液两端的离子浓度趋于一致；待溴酚兰泳动到凝胶底部，停止电泳，照相。

9 统计方法

用 SPSS 软件处理数据，计量资料以均数 ± 标准差（$\bar{x} \pm s$）表示。对各组数据指标进行正态性检验和方差齐性检验，多组间比较采用单因素方差分析；方差齐时采用 q 检验（*Student-Newman-Keuls*），方差不齐采用使用 *Dunnett's* 法进行多重比较，不符合正态分布采用 *Wilcoxon* 秩检验。假设检验统一使用双侧检验，给出检验统计量及其对应的 *P* 值，*P*＜0.05 为有显著的统计学差异。

结　果

1 各组大鼠左心室重量及 LVMI 的变化（表 1）

大鼠造模 4 周后，模型组大鼠的左心室重量增加明显，LVMI 也有增加，和假手术组比较有显著差异（*P*＜0.01，*P*＜0.05）。灌胃不同药物后，培哚普利组、益气养阴活血组、解毒活血组大鼠的左心室重量和 LVMI 均不同的降低，和模型组比较有显著差异（*P*＜0.01，*P*＜0.05），各给药组之间比较无显著差异（*P*＞0.05）。

表 1　各组大鼠左心室重量及 LVMI 的比较（$\bar{x} \pm s$）

组别	*n*	左室重量 LVweight（mg）	左室重量指数 LVMI
正常	9	744.44 ± 42.46	2.55 ± 0.13
假手术	8	857.50 ± 51.48	2.69 ± 0.22
模型	7	1018.57 ± 108.85**	3.32 ± 0.66*
培哚普利	10	706.00 ± 115.30▲▲	2.55 ± 0.34▲▲
益气养阴活血	9	881.11 ± 127.81▲	2.91 ± 0.23▲
解毒活血	9	846.67 ± 149.33▲▲	2.81 ± 0.43▲
F		9.396	4.915
P		0.000	0.001

注：与假手术组比较，**P*＜0.05***P*＜0.01；与模型组比较，▲*P*＜0.05，▲▲*P*＜0.01

2 各组大鼠血清炎症因子 IL-1β、IL-6、hs-CRP 含量的变化（表 2）

造模 4 周后，模型组的大鼠血清 IL-6 明显升高，和假手术组比较有显著差异（*P*＜0.05），模型组的血清 IL-1β 和 hs-CRP 含量和假手术组比较无显著变化。给药 4 周后，解毒活血组 IL-6 水平显著下降，和模型组比较有显著差异（*P*＜0.05），和益气养阴活血组比较亦有显著差异（*P*＜0.05）。

表 2　各组大鼠血清 IL-1β、IL-6、hs-CRP 含量的比较（$\bar{x} \pm s$）

组别	n	IL-1β（μg/L）	IL-6（ng/L）	hs-CRP（mg/L）
正常组	9	0.41 ± 0.08	255.71 ± 91.40	2.59 ± 0.59
假手术组	8	0.27 ± 0.06	297.72 ± 122.75	2.51 ± 0.78
模型组	7	0.32 ± 0.07	327.12 ± 66.97*	2.71 ± 1.30
培哚普利组	10	0.34 ± 0.07	166.56 ± 61.31▲	1.87 ± 0.29▲
益气养阴活血组	9	0.44 ± 0.22	387.64 ± 136.29	2.30 ± 0.49
解毒活血组	9	0.37 ± 0.11	223.88 ± 30.91▲	2.09 ± 0.75
F		2.251	6.281	1.600
P		0.065	0.000	0.180

注：与假手术组比较，*$P < 0.05$；与模型组比较，△$P < 0.05$

3 各组大鼠心肌组织 PPAR-γ 和 NF-κB mRNA 的表达（图 2、3，表 3）

对 Trizol 提取的细胞总 RNA 进行跑胶鉴定，电泳后呈现出明显的 RNA 条带特征，可观察到：28S 条带和 18S 条带，证明 RNA 提取成功，可以满足进行 RT-PCR 的要求，见图 1。在后续实验中，首先用分光光度计将 RNA 定量，然后再进行 RT-PCR 实验。

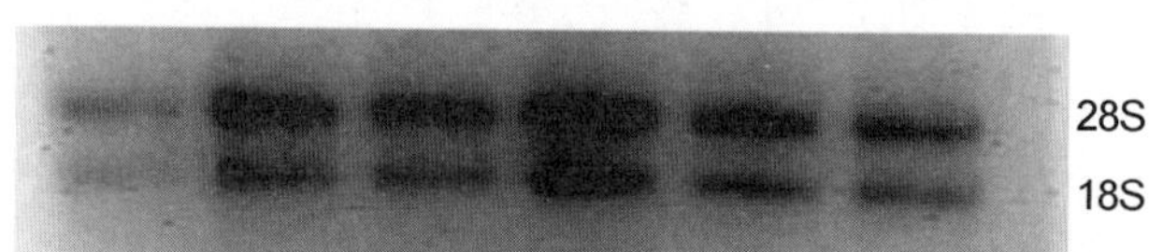

图1　Trizol提取的细胞总RNA电泳图

心肌组织 NF-κBmRNA 的 RT-PCR 结果表明，造模 4 周后，大鼠心肌组织的 PPAR-γ 和 NF-κBmRNA 的表达均显著升高，和假手术组比较有显著差异（$P < 0.01$）。益气养阴活血组、解毒活血组均有不同程度降低，和模型组比较有显著差异（$P < 0.05$，$P < 0.01$），其中对 PPAR-γmRNA 表达降低的幅度，解毒活血组大于益气养阴活血组，两组比较有显著差异（$P < 0.05$）。

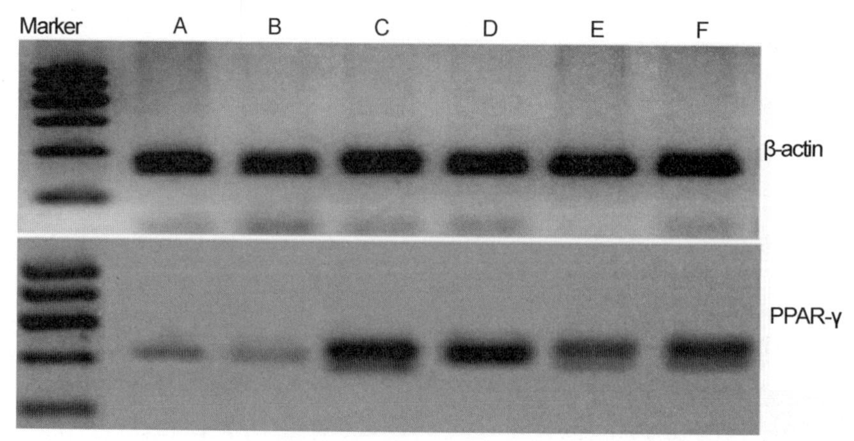

注：A正常组；B假手术组；C模型组；D培哚普利组；E益气养阴活血组；F解毒活血组

图2　PPAR-γ受体mRNA的RT-PCR扩增产物电泳图

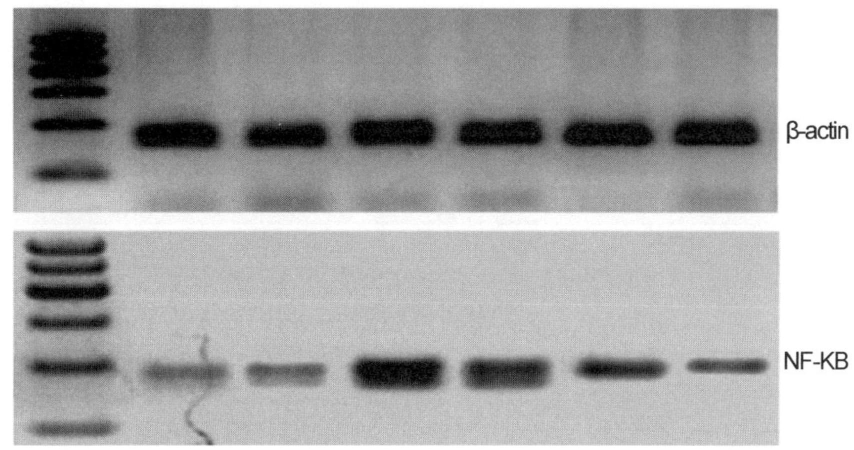

注：A正常组；B假手术组；C模型组；D培哚普利组；E益气养阴活血组；F解毒活血组

图3　NF-κB受体mRNA的RT-PCR扩增产物电泳图

表 3　各组大鼠心肌 PPAR-γ 和 NF-κBp65mRNA 的表达比较（$\bar{x} \pm s$）

组别	n	PPAR-γ	IL-6（ng/L）
正常组	6	0.18 ± 0.06	0.37 ± 0.08
假手术组	6	0.22 ± 0.10	0.51 ± 0.12
模型组	6	2.66 ± 0.39**	1.66 ± 0.08**
培哚普利组	6	1.35 ± 0.09▲	1.22 ± 0.17▲
益气养阴活血组	6	1.42 ± 0.14▲	0.86 ± 0.11▲
解毒活血组	6	0.65 ± 0.14▲▲	0.82 ± 0.14▲
F		5.261	6.486
P		0.01	0.000

注：与假手术组比较，**$P < 0.01$；与模型组比较，▲$P < 0.05$，▲▲$P < 0.01$

讨　论

AMI 属于中医“真心痛”“厥心痛”的范畴。其病机为本虚标实，临床常用的治法有益气养阴、活血化瘀等[4]。细胞因子如肿瘤坏死因子-α（TNF-α）、IL-1β、IL-6 在心肌缺血损伤后即出现，在 AMI 早期，心肌内细胞因子在梗死区及非梗死区中表达明显增加[5]。因此研究中医治疗 AMI 的常用治法并配伍解毒中药对 AMI 后 VR 和炎症因子的影响，有利于挖掘更有效的临床治疗思路和方法。从病理形态看，各药物组对 VR 均有明显的改善作用。与模型组相比，益气养阴活血组和解毒活血组间 IL-1β、hs-CRP 差异不显著，可能与这些早期升高的炎症因子水平已处于下降阶段有关；4 周时，解毒活血组 IL-6 显著降低；培哚普利对 IL-6、hs-CRP 有一定的抑制作用。

PPARS 是一类由配体激活的核转录因子超家族成员，能调节细胞增殖和炎症反应如细胞因子的表达，减轻左室重构和心力衰竭的发展[6, 7]。NF-κB 能激活 TNF-α、基质金属蛋白酶（MMPS）的蛋白合成和基因表达，促进心肌基质胶原纤维降解及心肌纤维化，参与 VR[8]。实验中益气养阴活血与解毒活血中药均可使 NF-κBmRNA 的表达显著降低，减少促炎因子的合成，改善左室重构；还可以明显降低 PPAR-γ mRNA 表达，解毒活血组降低幅度明显大于益气养阴活血组。实验结果 PPAR-γ 的变化与部分文献报道不同，原因可能是炎症因子一方面导致心脏代偿性重构，也可能导致急性心脏破裂或心力衰竭。PPAR-γ mRNA 表达减少，可能与反馈性防止过分抑制有关[9-10]。生脉胶囊由红参总皂苷、麦冬多糖、五味子总素组成，现代研究表明人参皂苷 Rbl 可抑制 Ang Ⅱ 诱导细胞肥大[11]；麦冬多糖可以抗心肌缺血，增加心肌血流量，减少心肌细胞的受损[12]；五味子乙素具有明显的清除自由基和抑制脂质过氧化作用[13]。而川芎嗪具有扩张冠状动脉，抑制血栓素 A_2 的生成和活性，抗脂质过氧化等功能[14]；阿魏酸具有抑制巨噬细胞活化、抑制花生四烯酸（AA）代谢等药理作用[15]。黄连生物碱对大鼠心肌肥厚亦有预防作用[16]。实验表明川芎、当归、黄连配伍的活血解毒中药组分和生脉胶囊、川芎、当归组成的益气活血中药组分，均能抑制 AMI 后大鼠缺血心肌 NF-κB 和 PPAR-γ mRNA 表达。活血解毒与益气活血中药组分可能通过不同途径减轻大鼠 AMI 后炎症因子的表达，从而抑制心室重构，而活血解毒中药组分在改善某些炎性指标方面好于益气活血中药组分，值得今后进一步深入研究。

参考文献

[1] GRIPO, JANCIAUSKIENES, LINDGRENS. Atorvastatin activates PPAR-gamma and attenuates the inflammatory response in human monocytes[J]. Inflamm Res, 2002, 51(2): 58-62.

[2] TAKATAY, KITAMIY, YANGZH, et al. Vascular inflammation is negatively autoregulated by interaction between CCAAT/enhancer binding protein delta and peroxisome proliferator activated receptor-gamma[J]. Circ Res, 2002, 91(5): 373-374.

[3] 史大卓, 马鲁波, 刘剑刚, 等. 复方芪丹液对中国小型猪急性心肌梗死后早期心室重构的影响[J]. 中国中西医结合杂志, 2005, 28(1): 43-46.

[4] 吴伟, 李荣, 李建功, 等. 益气养阴活血法联合不同溶栓剂治疗急性心肌梗死60例[J]. 辽宁中医杂志, 2006, 33(11): 1454-1455.

[5] DETENA, VOLZHC, BRIESTW, et al. Cardiac cytokine expression is up regulated in the acute phase after myocardial infarction. Experimental studies in rats[J]. Cardiovasc Res, 2002, 55(2): 329-340.

[6] SHIOMIT, TSUTSUIH, HAYASHIDANIS, et al. Pioglitazone, a peroxisome proliferator-activated receptor-gamma agonis, tattenuates left ventricular remodeling and failure after experimental myocardial infarction[J]. Circulation, 2002, 106(24): 3126-3132.

[7] YAMAMOTOK, OHKIR, LEERT, et al. Peroxisome proliferator-Activated receptor gamma activators in hibit cardiac hypertrophy in cardiac myocytes[J]. Circulation, 2001, 104(14): 1670-1675.

[8] BRADHAM WS, MOEG, WENDTKA, et al. TNF-α and Myocardial matrix metal oproteinases in heart failure relationship to LV remodeling[J]. Am JP hysiol heart Circ Physiol, 2002, 97(4): 12746-12751.

[9] SUZUKIG, KHANALS, RASTOQIS, et al. Long-term pharma cological activation of PPAR-γ does not prevent left Ventricular remodeling in dogs with advanced heart failure[J]. Cardiovasc Drugs Ther, 2007, 21(1): 29-36.

[10] MUDALIARS, HENRYRR. New oral therapies for type2 diabetes mellitus: the glitazones or insulin sensitizers[J]. Ann Rev Med, 2001, 52: 239-257.

[11] 陈小文, 黄燮南, 吴芹. 人参皂苷Rbl抑制AngII诱导的心肌细胞肥大[J]. 遵义医学院学报, 2008, 31(5): 457-460.

[12] 周跃华, 徐德生, 冯怡, 等. 麦冬提取物对小鼠心肌营养血流量的影响[J]. 中国实验方剂学杂志, 2003, 9(1): 22.

[13] 李海涛, 胡刚. 五味子醇甲抑制6羟基多巴胺诱导PC12细胞凋亡的研究[J]. 南京中医药大学学报, 2004, 20(2): 96-98.

[14] 陈可冀, 张之南, 梁子钧, 等. 血瘀证与活血化瘀研究[M]. 上海: 上海科学技术出版社, 1988: 311-313.

[15] HOU YZ, YANG J, ZHAO GR. Ferulic acid inhibits vascular smooth muscle cell proliferation induced by angiotensin II[J]. European Journal of Pharmacology, 2004, 499: 85.

[16] 吴庆玲, 周祖玉, 徐建国. 黄连素对异丙肾上腺素诱导的大鼠心肌肥厚的影响[J]. 现代中西医结合杂志, 2008, 17(13): 1956-1958.

原载：徐伟，刘剑刚，王承龙等．益气养阴与解毒活血中药对心肌梗死后大鼠早期心室重构心肌 NF-κB 和 PPAR-γ mRNA 表达的影响 [J]. 北京中医药大学学报，2010, 33(5): 333-338.

人参、三七提取物对 Ras 相关信号蛋白的影响

田 伟 雷 燕 朱凌群 陈可冀

细胞信号通路是细胞应答内外环境信息，经信号网络整合作用调节基因表达及细胞的增殖、分化、发育的途径。细胞的增殖、分化主要与有丝分裂原活化蛋白激酶（mitogen-activated protein kinase，MAPK）途径有关。Ras 是调节细胞生长的重要转导蛋白，通过 Ras-Raf-MAPK 最后产生级联反应。治疗性血管生成是指通过促血管再生因子使缺血部分的侧支循环增加来改善功能，已经成为治疗缺血性疾病的新疗法，近年来研究显示益气活血中药在促血管新生领域前景广阔[1,2]。本研究拟观察人参、三七提取物对血管内皮细胞血管生成信号蛋白的作用，以阐明益气活血中药人参、三七提取物促血管生成信号转导途径。

材料与方法

1 仪器

Wellscan MK3 型全自动酶标仪，芬兰 Labsystems Dragon 公司生产；3K30 型高速冷冻离心机，德国 Sigma 公司生产；BIORAD IQ5 型荧光定量 PCR 仪，美国 BIORAD 生产。

2 试剂与药物

人脐静脉内皮细胞二代（HUVEC-2C，箱号：C-023-5C，批号：4C0218），购自 Cascade Biologics 公司。人参（批号：0609089）和三七颗粒剂（批号：0612051）购自广东一方制药有限公司。碱性成纤维生长因子（basic fibrin growth factor，bFGF）购自珠海亿胜生物制药有限公司，产品批号：20070301。

3 中药制备

人参水溶后按吸附树脂层析法提取得，三七采用水煎提取和阳离子树脂吸附法分离获得。按 2 ∶ 1（人参：三七）配比，用时用完全培养基（M200+LSGS）配成所需浓度，经 0.22 μm 微孔滤膜过滤除菌，分装，4 ℃保存。

4 实验分组

实验用细胞分为 5 组：空白对照组，以完全培养基 M200+LSGS 作为对照；bFGF 组（320 U/mL）；中药小剂量组（1 mg/mL，含生药人参 0.667 mg/mL，生药三七 0.333 mg/mL）；中药中剂量组 2 mg/mL（小剂量组的 2 倍）；中药大剂量组 4 mg/mL（小剂量组的 4 倍）。

5 VEGFR-2、Ras 及 MAPK 蛋白的检测

采用 Western Blot 法。分别收集细胞，加入蛋白提取液并反复吹打，置冰上 15 min，4 ℃ 12 000 r/min 离心 10 min，转移上清至新的 EP 管中。BCA 法测定蛋白浓度。取各蛋白样品 20 μL，加入蛋白样品缓冲液

变性后将蛋白样品加入 7.5%（VEGFR-2）和 15%（Ras、MAPK）十二烷基磺酸钠（SDS）- 聚丙烯酰胺凝胶中电泳，直至蓝色条带泳出分离胶底部。采用电转移法将蛋白质从 SDS- 聚丙烯酰胺凝胶转移至硝酸纤维素膜，转膜成功后，以 5%脱脂牛奶 TBS-T 液体封闭硝酸纤维素膜上的非特异蛋白位点，按 1 ∶ 200 比例加入兔抗人 VEGFR-2 单克隆抗体 20 μL；1 ∶ 400 比例加入兔抗人 Ras 多克隆抗体 5 μL；1 ∶ 800 比例加入兔抗人 MAPK 单克隆抗体 5 μL，4 ℃过夜。次日经过洗膜，加入 1 ∶ 3 000 稀释的二抗，再洗膜后，杂交膜显色反应按照 ECL 试剂盒的说明进行，采用数字扫描成像系统分析特异条带的强度。每组实验均重复 3 次。

6 统计学方法

Western Blot 数据的统计方法采用 SPSS 13.0 统计软件，数据用 $\bar{x} \pm s$ 表示，进行 *One-way ANOVA* 分析。

结　果

1 各组 HUVEC VEGFR-2 蛋白表达比较（图 1，表 1）

各组均有不同程度的 VEGFR-2 蛋白表达，其中中药大剂量组及阳性药对照组（bFGF）VEGFR-2 蛋白表达明显增加，与空白组比较差异有统计学意义（$P < 0.05$），而中药中、小剂量组表达较弱。说明中药大剂量组作用于 HUVEC 后促进了 VEGFR-2 蛋白的表达。

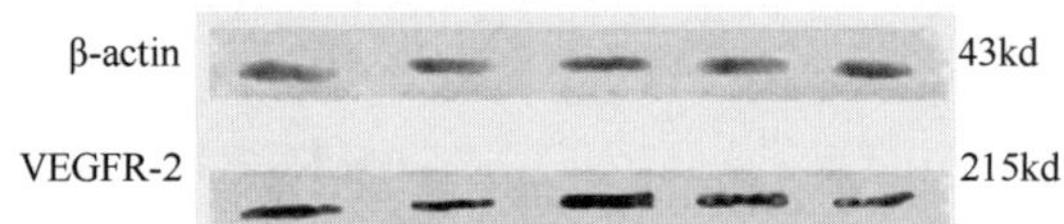

注：A为空白组；B为bFGF组；C为中药大剂量组；D为中药中剂量组；E为中药小剂量组

图1　各组HUVEC VEGFR-2蛋白表达比较

2 各组 HUVEC Ras 蛋白表达比较（图 2，表 1）

各组均有不同程度的 Ras 蛋白表达，其中中药大、小剂量组与 bFGF 组表达最为明显，与空白组比较差异有统计学意义（$P < 0.05$，$P < 0.01$），而中药中剂量组表达较弱。表明中药大、小剂量组均可促进 HUVEC 中 Ras 蛋白的表达。

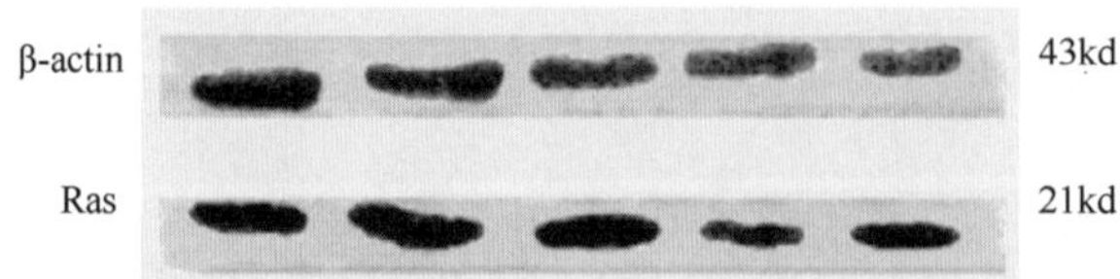

注：A为空白组；B为bFGF组；C为中药大剂量组；D为中药中剂量组；E为中药小剂量组

图2　各组HUVEC Ras蛋白表达比较

3 各组 HUVEC MAPK 蛋白表达比较（图 3，表 1）

各组均有不同程度的 MAPK 蛋白表达，其中 bFGF 组与中药小剂量组 MAPK 蛋白表达明显，与空白组比较差异有统计学意义（$P < 0.05$，$P < 0.01$），而中药大、中剂量组表达较弱。说明中药小剂量组作用于 HUVEC 后促进了 MAPK 蛋白的表达。

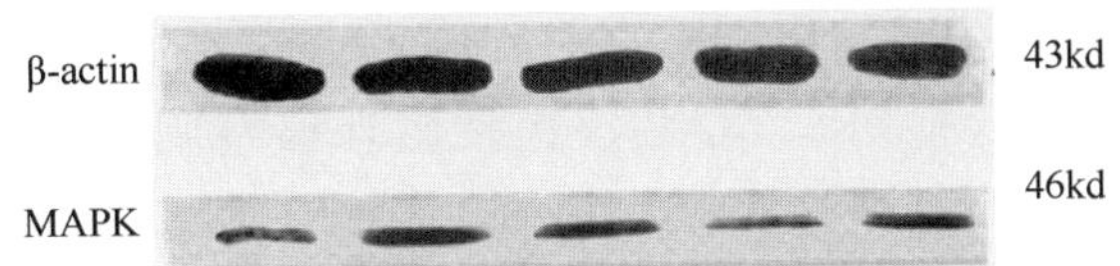

注：A为空白组；B为bFGF组；C为中药大剂量组；D为中药中剂量组；E为中药小剂量组

图3 各组MAPK蛋白表达比较

表1 各组蛋白免疫印迹杂交信号强度灰度平均值比较（n=3，$\bar{x} \pm s$）

组别	VEGFR-2/b-actin	Ras/b-actin	MAPK/b-actin
空白	1.58 ± 0.10	0.28 ± 0.00	0.38 ± 0.11
bFGF	2.11 ± 0.21*	0.42 ± 0.02*	0.58 ± 0.21**
中药大剂量	2.07 ± 0.19*	0.53 ± 0.24**	0.45 ± 0.30
中药中剂量	1.48 ± 0.17	0.34 ± 0.03	0.38 ± 0.22
中药小剂量	1.39 ± 0.26	0.49 ± 0.03**	0.48 ± 0.14*

注：与空白组比较，$^{*}P < 0.05$，$^{**}P < 0.01$

讨　论

血管新生是指在原有的血管基础上又产生新的血管。血管新生是一个复杂的过程，新血管形成和调控过程包括内皮细胞的增生和迁移、蛋白溶解酶表达调控、细胞外基质破裂重建和内皮管腔形成的形态发育过程。本实验以人脐静脉内皮细胞为载体，研究中药对血管生成中关键蛋白的作用。

血管内皮生长因子（vascular endothelium growth factor，VEGF）是一类多功能生长因子，由多种细胞分泌，并通过旁分泌机制作用于受体而发挥作用[3]。VEGF与细胞表面的受体（VEGFR）结合，通过激活酪氨酸激酶信号转导途径发挥功能，其最明显的生物学效应是促使内皮细胞有丝分裂，诱导血管内皮细胞增殖和迁徙。VEGF的生物学活性主要是通过两个酪氨酸受体所介导的[4,5,6]，即VEGFR-1（fms-like tyrosine kinase，Flt-1）及VEGFR-2（kinase insert domain -containing receptor/fetal liver kinase，KDR/Flk-1）。VEGFR-1表达主要与鼠胚胎时期血管形成和伤口愈合有关，较少涉及内皮细胞增殖。VEGFR-2是VEGF的主要功能受体，主要分布于内皮细胞表面，VEGF对内皮细胞的促存活、增殖、分化等作用都是由VEGFR-2介导的。Brekken等[7]发现VEGR-2在VEGF所诱导的血管生成和血管通透性中起主要作用，单独使用KDR的抑制剂，就能阻断VEGF和bFGF所诱导的血管生成。

VEGF刺激内皮细胞DNA合成的作用，主要是通过VEGFR-2有效激活细胞外信号调节激酶（external-signal regulated kinase，ERK）。ERK的激活必须依赖Ras的激活，其通路可能是VEGF通过多种途径（包括PKC）激活Ras。Novo等[8]研究指出，Ras能被VEGF激活，且是HUVEC迁移、增殖及血管形成所必需的。ras基因可通过直接控制VEGF基因的转录，强效刺激血管内皮生长因子的表达[9]。Ras蛋白为膜结合型的二磷酸鸟苷（GDP）/三磷酸鸟苷（GTP）结合蛋白，定位于细胞膜内侧。Ras蛋白与GDP结合的为失活型，与GTP结合的是激活型，在上述两种不同构象之间来回转换，所以Ras的功能可视为分子开关。在酪氨酸激酶相关受体的信号转导过程中，生长因子结合蛋白通过Src同源区2结构域（Src-homology domain 2，SH2）与上游蛋白的磷酸化酪氨酸残基特异性结合，并通过Src同源区3结构域（Src-homology domain 3，SH3）与鸟苷酸交换因子（G-nucleotide exchange factor，GEF）蛋白Sos形成复合物，Sos蛋白是Ras的鸟苷酸解离刺激因子（GDS），此复合物可使GDP-Ras转化为激活型的GTP-Ras[10]。

当Ras活化后，可使MAPKK的丝/苏氨酸残基磷酸化，从而活化了MAPKK，MAPKs（MAPK家族）是一组Ser/Thr蛋白激酶，大多数蛋白激酶处于非激活状态，当特定的上游激酶信号诱导其活性时被激活。MAPK则与之不同，需要对其临近的苏氨酸和酪氨酸残基双位点磷酸化才能使酶具有活性，其磷酸化是由MAPKK（MAP激酶的激酶，MEK/MKK）双位点特异性蛋白激酶来完成的[11]。这种双特异性的磷酸化就保证了 MAPK 不被其他蛋白激酶磷酸化，一直保持钝化状态，直至 MAPKK 活化后才能使 MAPK 活化，所以 MAPKK 唯一的底物就是 MAPK。MAPKs 包括胞外信号调节激酶（extracellular signal-regulated kinase，ERK），Jun 氨基末端激酶（Jun N-terminal kinase，JNK）和 p38，这 3 种激酶能活化 3 条信号传导路径，都参与各种细胞外刺激的信号传导[12]。

本实验通过益气活血中药干预，观察其对血管生成信号通路中信号蛋白 VEGFR-2、Ras 及 MAPK 表达的影响。细胞生长因子首先要与受体结合才能产生生物学效应，所以检测细胞中的 VEGFR-2 的含量变化。结果表明，中药大剂量组 VEGFR-2 蛋白表达明显增加，与空白组比较，差异有统计学意义，说明中药大剂量促进了 VEGFR-2 蛋白的表达。信号由胞外传至胞内，另一个关键的信号蛋白 Ras 起着中继的作用，Western Blot 结果表明，中药大、小剂量组的 Ras 蛋白表达量较空白组明显增高，说明中药的确作用在信号通路的 Ras 蛋白上，促进 Ras 蛋白的表达。这可能与中药干预后，激活胞膜上的 VEGFR-2，受体上磷酸化的酪氨酸又与位于胞膜上的生长因子受体结合蛋白 2（growth factor receptor-bound protein 2，Grb2）的 SH2 结构域相结合，而 Grb2 的 SH3 结构域则同时与鸟苷酸交换因子 Sos 结合，后者使小分子鸟苷酸结合蛋白 Ras 的 GDP 解离而结合 GTP，使 GDP-Ras 转化为激活型的 GTP-Ras，从而产生促进细胞增殖的生物学效应。从下游信号蛋白 MAPK 的表达中，bFGF 及中药小剂量均促进 MAPK 的表达，与空白组比较，差异有统计学意义。不难看出，益气活血中药对上游 Ras 蛋白和下游信号 MAPK 蛋白的表达均有上调作用。

因此推论，益气活血中药人参、三七提取物可促进血管生成，其机制可能是通过促进血管生成信号通路上关键的信号蛋白 VEGFR-2、Ras 及 MAPK 的表达来影响细胞的增殖和分化。

参考文献

[1] 雷燕, 王军辉, 陈可冀. 黄芪、当归配伍后促鸡胚绒毛尿囊膜血管生成的药效比较研究[J]. 中国中药杂志, 2003, 28(9): 876-878.

[2] 雷燕, 王培利, 林燕林, 等. 当归补血汤煎剂对实验性心肌梗死衰老大鼠缺血心肌的促血管生成作用[J]. 中国中医基础医学杂志, 2005, 11(12): 892-894.

[3] Ferrara N, Gerber HP, LeCouter J. The biology of VEGF and its receptors[J]. Nat Med, 2003, 9(6): 669-676.

[4] Valdes G, Erices R, Chacon C, et al. Angiogenic, hyperpermeability and vasodilator network in utero-placental units along pregnancy in the guinea-pig(Cavia porcellus)[J]. Reprod Biol Endocrinol, 2008, 27(6): 13.

[5] La DS, Belzile J, Bready JV, et al. Novel 2, 3-dihydro-1, 4-benzoxazines as potent and orally bioavailable inhibitors of tumor-driven angiogenesis[J]. J Med Chem, 2008, 51(6): 1695-1705.

[6] Weiss MM, Harmange JC, Polverino AJ, et al. Evaluation of a series of naphthamides as potent, orally active vascular endothelial growth factor receptor-2 tyrosine kinase inhibitors[J]. J Med Chem, 2008, 51(6): 1668-1680.

[7] Hata Y, Miura M, Nakao S, et al. Antiangiogenic properties of fasudil, a potent Rho-Kinase inhibitor[J]. Jpn J Ophthalmol, 2008, 52(1): 16-23.

[8] Novo E, Cannito S, Zamara E, et al. Proangiogenic cytokines as hypoxia-dependent factors stimulating migration of human hepatic stellate cells[J]. Am J Pathol, 2007, 170(6): 1942-1953.

[9] 鲁敏, 陈建斌. 丝裂原活化蛋白激酶信号通路与白血病的关系[J]. 医学综述, 2005, 11(3): 214-216.

[10] Bhattacharya R, Kwon J, Wang E, et al. Src homology 2(SH2)domain containing protein tyrosinephosphatase-1(SHP-1)dephosphorylates VEGF receptor-2 and attenuates endothelial DNA synthesis, but not migration[J]. J Mol Signal, 2008, 31(3): 8.

[11] Yang YH, Wang Y, Lam KS. Suppression of the Raf/MEK/ERK signaling cascade and inhibition of angiogenesis by the carboxyl terminus of angiopoietin-like protein 4[J]. Arterioscler Thromb Vasc Biol, 2008, 28(5): 835-840.

[12] 许宝青, 李继喜, 龚兴国. 促分裂原活化蛋白激酶磷酸酶[J]. 细胞生物学杂志, 2005, 27(4): 387-390.

原载：田伟，雷燕，朱凌群，陈可冀．人参、三七提取物对 Ras 相关信号蛋白的影响 [J]. 中国中西医结合杂志，2009, 29(9): 802-805.

决明子和山楂组分配伍对兔肝细胞膜高密度脂蛋白受体活性的影响

马　路　江梦溪　刘剑刚　史大卓　陈可冀　苗明三

由决明子和山楂配伍，是我们临床治疗高脂血症的常用药对，有研究表明决明子和山楂降脂的有效组分为决明子蒽醌苷与山楂总三萜酸 [1,2]。二者配比可加强其降脂作用 [3]。为进一步提高疗效，探讨其作用机制，本研究采用均匀设计法，以决明子蒽醌苷与山楂总三萜酸不同剂量配比对实验性高脂血症兔血清 LDL-C 的影响作为观察指标。安排两因素五水平的实验，筛选两者之间的最佳剂量配比关系。在此基础上，进一步研究其对肝细胞膜 HDLR 的影响。

材料与方法

1 药物及试剂

山楂为蔷薇科植物山里红（*Crataegus pinnatifida* Bge.var.*major* N.E.Br.）的成熟果实、决明子为豆科植物决明（*Cassia obtusifolial* L.）的干燥成熟种子。由河南中医学院药学院苗明三教授鉴定。取山楂粗粉，乙醇提取二次，合并滤液，浓缩浸膏。干燥得棕红色固体。醋酸乙酯温浸，回收醋酸乙酯，固体继用醋酸乙酯热回流提取，醋酸乙酯减压回收，干燥即得山楂总三萜酸。决明子粗粉用 90% 的乙醇热回流提取总蒽醌，提取 3 次，合并 3 次滤液，再用氯仿萃取游离蒽醌，利用蒽醌苷与 Pb^{2+} 形成的络合物在一定 pH 下能沉淀析出而加以分离，通 H_2S 脱铅，重结晶即得决明子蒽醌苷。临用前用蒸馏水配制所需浓度。胆固醇标准品（上海生物制品研究所提供）；（上海试剂一厂，闪烁纯）；HDL 抗血清（上海生物制品研究所）。血脂康（北大维信生物科技有限公司），胆固醇为白色结晶（南京生物化学制药厂）。猪油系市售产品。LDL-C 测定试剂盒，由北京利德曼生化技术有限公司提供。^{125}I-NaI，北京原子能科学院产品。牛血清白蛋白（BSA），电泳纯（中国科学院生物物理所）。聚乙二醇（PEG），Mr =6000，分析纯，日本进口分装。

2 实验动物

新西兰兔，体重为（2.0~2.5）kg，由北京实验动物中心（北京维通利华实验动物技术有限公司）提供，合格证号：SCXK（京）（2002）-0003。

3 有效组分配比的均匀设计方案

根据均匀设计法，以血清 LDL-C 为考察指标，选用 U_5（5^4）均匀设计表，根据稳定性、优良性、均匀性准则选用相应的使用表，结合药对在临床的使用剂量、比例及各味药的实际提取率，起效时间，以及我们的预试结果，设置剂量组（见表 1）。决明子蒽醌苷与山楂总三萜酸两因素各取 5 个剂量水平。决明子蒽醌苷的剂量折合药典常规给药量（9~15 g 决明子 /d）为 0.67~1.11 g/d，换算成兔为 55.8~92.5 mg · kg^{-1} · d^{-1}，中间剂量为 74.15 mg · kg^{-1} · d^{-1}，在该剂量上下，以 3.16 的公比选取 5 个剂量（7.426，23.465，74.150，234.314，740.432 mg · kg^{-1}）。山楂总三萜酸的剂量折合药典常规给药量（9~12 g 山楂 /d）为 0.63~0.84 g/d，换算成兔为

52.5～70 mg・kg^{-1}・d^{-1}，中间剂量为 61.25 mg・kg^{-1}・d^{-1}，在该剂量上下，以 3.16 的公比选取 5 个剂量（6.134，19.383，61.250，193.55，611.618 mg・kg^{-1}）。按均匀设计二因素五水平实验表的安排进行有关实验。

表 1　均匀设计 U_5（5^4）二因素五水平表

组别	决明子蒽醌苷		山楂总三萜酸		剂量比
	剂量（mg・kg^{-1}）	对数剂量	剂量（mg・kg^{-1}）	对数剂量	决明子蒽醌苷 / 山楂总三萜酸
组方 1	7.426	0.87	19.383	1.29	0.38 ：1
组方 2	23.465	1.37	193.55	2.29	0.12 ：1
组方 3	74.150	1.87	6.134	0.79	1 ：0.08
组方 4	234.314	2.37	61.250	1.79	1 ：0.26
组方 5	740.432	2.87	611.618	2.79	1 ：0.82

4 有效组分最佳配比的筛选

选用健康雄性新西兰兔 42 只，观察 1 周后，空腹耳缘静脉取血，免疫比浊法测定给高脂饲料前血清 LDL-C 的含量，然后随机分 7 组，每组 6 只分笼喂养。各组（组方 1、组方 2、组方 3、组方 4、组方 5）给予决明子蒽醌苷与山楂总三萜酸的不同剂量配比（均匀设计法确定比例）灌胃，实验开始喂高脂饲料（胆固醇 0.5 g・kg^{-1}・d^{-1}，猪油 0.5 mL・kg^{-1}・d^{-1}），待高脂血症形成（2 周）后，2 周后开始给不同剂量配比组方药物并继续给同量高脂 4 周，4 周后高脂喂养剂量减半；上述各组兔实验全程自由饮水，连续给药 6 周，从兔耳缘静脉取血，测定血清 LDL-C。将各组血清 LDL-C 值输入计算机，计算出最佳理论剂量配比。高脂模型组（模型组）：实验开始喂高脂饲料（胆固醇 0.5 g・kg^{-1}・d^{-1}，猪油 0.5 mL・kg^{-1}・d^{-1}），待高脂血症形成（2 周）后，继续给同量高脂 4 周，4 周后高脂喂养剂量减半；血脂康组：给高脂和喂养方法同高血脂模型组，2 周后加血脂康（42.25 mg・kg^{-1}・d^{-1} 以人常规服用剂量换算成兔的用药剂量）灌胃。

5 筛选结果验证

根据均匀设计获得的理论结果，结合临床用药剂量，在该剂量上下，以 3.16 为公比，再选取两个剂量，作为最佳理论剂量配比的小剂量组和大剂量组。选用健康雄性新西兰兔 54 只，观察 1 周后，空腹耳缘静脉取血，按试剂盒说明书方法测定给高脂饲料前血清 LDL-C 的含量，然后随机分 9 组，每组 6 只分笼喂养。正常对照组（正常组）：实验全程喂正常饲料，2 周后蒸馏水灌胃；高脂模型组（模型组）：造模方法同上；血脂康组：给药方法及剂量同上。原药对煎剂组（原药对组）：给高脂和喂养方法同高血脂模型组，2 周后给原药对煎剂（相当于生药 619.7 mg・kg^{-1}・d^{-1}）灌胃。决明子蒽醌苷组（蒽醌苷组）：给高脂和喂养方法同高血脂模型组，2 周后加决明子蒽醌苷（74.15 mg・kg^{-1}・d^{-1}）灌胃。山楂总三萜酸组（三萜酸组）：给高脂和喂养方法同高血脂模型组，2 周后给山楂总三萜酸（61.25 mg・kg^{-1}・d^{-1}）灌胃。最佳理论剂量配比分 3 组（大剂量组、中剂量组、小剂量组）：高脂和喂养方法同高血脂模型组，2 周后决明子蒽醌苷与山楂总三萜酸按照最佳理论剂量配比进行组方，分别以 268.71 mg・kg^{-1}・d^{-1}（大剂量组）、85.04 mg・kg^{-1}・d^{-1}（中剂量组）、26.91 mg・kg^{-1}・d^{-1}（小剂量组）灌胃。上述各组兔实验全程自由饮水，连续给药 6 周，从兔耳缘静脉取血，测定血清 LDL-C。

6 兔肝细胞膜的制备

各组动物剖杀前 14～16 h 禁食，由腹主动脉插管放血处死后，立即取新鲜肝脏，按蔗糖密度梯度超速离心法[4]制备肝细胞膜，分装后于 −70 ℃保存备用。膜产率为（1.0～1.5）mg・g^{-1} 湿肝组织，与肝匀浆比较，纯化肝细胞膜 5’- 核苷酸酶活性提高 7～10 倍。

7 兔不含载脂蛋白 E 高密度脂蛋白 3（不含 apoE-HDL_3）的制备及标记

一次性密度梯度超速离心法[5]分离人血浆脂蛋白。d =（1.120~1.175）g·mL^{-1} 的 HDL_3 组分，参照 Weisgraber[6] 等的方法，利用 Heparin-Sepharose CL-6B（Pharmacia 公司产品）亲合层析制备不含 apoE 的 HDL3，经 SDS- 聚丙烯酰胺（SDS-PAGE）鉴定不含 apoE。采用 IC1 法[7]对分离纯化的不含 apoE 的 HDL_3 进行 ^{125}I 标记，所得不含 apoE 的 ^{125}I-HDL_3，比放为 172 cmp·ng^{-1}，游离碘及脂质标记率分别小于 1% 和 2%。脂蛋白及膜蛋白均采用 Markwell[8] 等的方法测定蛋白质浓度。

8 肝细胞膜高密度脂蛋白受体活性测定

按张林华等[9]方法进行，将纯化肝细胞膜与 ^{125}I-HDL_3 反应后，分离与肝细胞膜结合的 ^{125}I-HDL_3 和游离 ^{125}I-HDL_3，对结合 ^{125}I-HDL_3 进行放射性计数。最后经 Scatchard 作图求出兔肝细胞膜与 HDL_3 结合的 Bmax 值和 Kd 值。

9 统计学方法

所有数据用均数 ± 标准差（$\bar{x} \pm s$）表示，采用 SPSS for Window 10.0 软件包进行方差分析及 q 检验。均匀设计用华西医科大学药学院编写的软件。

结　果

1 有效组分最佳配比的筛选结果（表 2）

组方 3、组方 4、组方 5 与组方 1 相比，统计学有显著性差异（P 均＜0.01），组方 3、组方 4、组方 5 之间，统计学无显著性差异（P 均＞0.05）；与组方 2 相比，统计学有显著性差异（P 均＜0.01）。将决明子、山楂有效组分不同配比组方进行实验的结果输入计算机，用华西医科大学药学院电算室编制的均匀设计软件进行处理分析，结果如下：Y= −0.810553+0.007734X1+1.471309X2。R=0.95 F=9.11 回归方程有显著性意义。

理论最佳取值：X1=0.869994 ≈ 0.87　X2=1.28999 ≈ 1.29。

将对数剂量 0.87 与 1.29 换算成实际剂量为：7.413 mg·kg^{-1} 与 19.498 mg·kg^{-1}，两者之比为 1 ∶ 2.63。

从回归方程可看出实验结果与决明子蒽醌苷（X1）、山楂总三萜酸（X2）二者在一定取值范围内的比例关系密切。从均匀设计分析结果可得出两个因素之间的相互作用对高血脂兔血清 LDL-C 的影响；上述理论优化的结果：决明子蒽醌苷为 7.413 mg·kg^{-1}、山楂总三萜酸为 19.498 mg·kg^{-1} 对血清 TC 作用最佳，应是理论上的理想处方配比。在该剂量上下，以 3.16 为公比，再选取两个剂量，将此理论优化配方进行实验验证。

表 2　不同剂量配比组方对高血脂兔血清胆固醇的影响（$\bar{x} \pm s$）

组别	剂量（mg·kg^{-1}）	LDL-C（mmol·L^{-1}）
组方 1	7.426+19.383	5.378 ± 0.683
组方 2	23.465+193.55	7.215 ± 0.827
组方 3	74.150+6.134	1.129 ± 0.456 2), 3)
组方 4	234.314+61.250	2.213 ± 0.632 2), 3)
组方 5	740.432+611.618	2.227 ± 0.612 2), 3)
模型	-	8.432 ± 0.793 1)
正常	-	0.774 ± 0.181

注：与正常组比较 1) P＜0.01；与组方 1 比较 2) P＜0.01；与组方 2 比较 3) P＜0.01

2 最佳配比组方对高血脂兔血清 LDL-C 的影响（表 3）

本实验模型组动物血清 LDL-C 明显高于正常对照组（$P < 0.01$），表明喂高脂饲料兔已形成了高脂模型。在喂高脂的同时，给药 6 周，各用药组均有降低血清 LDL-C 的作用，与高脂模型组相比较，统计学有显著性差异（$P < 0.05$ 或 $P < 0.01$）；单用决明子蒽醌苷或山楂总三萜酸，与原药对煎剂组相比，统计学无显著性差异（$P > 0.05$）；在本实验中，单用决明子蒽醌苷、单用山楂总三萜酸及原药对煎剂组降低血清 LDL-C 的作用均不及血脂康作用明显（$P < 0.01$）。将两有效组分适当配伍可起到增效作用，可明显降低高血脂兔血清 LDL-C，配比组与原药对煎剂组相比，统计学有显著性差异（$P < 0.01$），与血脂康组相比，统计学差异无显著性（$P > 0.05$）。优化配方代入方程预测值为 1.090 与配比组中剂量的实验值 1.112 ± 0.337 相近。证实结果可靠；配比组大剂量与配比组中剂量相比，作用有增强的趋势，但统计学差异无显著性（$P > 0.05$），量效关系可能已达平台期。配比组大剂量、配比组中剂量与配比组小剂量相比，统计学有显著性差异（$P < 0.01$）。

表 3　最佳配比组方及原药对配伍对高血脂兔血清 LDL-C 的影响（$\bar{x} \pm s$）

组别	剂量（$mg \cdot kg^{-1}$）	LDL-C（$mmol \cdot L^{-1}$）
配比组大剂量	85.04	0.906±0.213 3),5),6)
配比组中剂量	26.91	1.112±0.337 3),5),6)
配比组小剂量	8.52	7.236±0.612
蒽醌苷	74.15	6.238±0.537 2),4)
三萜酸	61.25	6.374±0.535 2),4)
原药对	619.7	4.318±0.527 3),4)
血脂康	42.25	1.878±0.426 3)
模型	-	7.526±0.593 1)
正常	-	0.769±0.165

注：与正常组比较 1)$P < 0.01$；与模型组比较 2)$P < 0.05$，3)$P < 0.01$；与血脂康组比较 4)$P < 0.01$；与原药对煎剂组比较 5)$P < 0.01$；与配比组小剂量比较 6)$P < 0.01$

3 最佳配比中剂量对肝细胞膜 HDLR 活性的影响（表 4）

模型组兔肝细胞膜 HDLR 的最大结合 Bmax 值有所增加，与正常对照组相比有增高的趋势，但统计学无显著性差异（$P > 0.05$）；配比组与模型组及正常对照组相比，Bmax 值差异有显著性意义（$P < 0.05$，$P < 0.01$）。3 组之间 Kd 值的差异无显著性意义（$P > 0.05$）。表明有效组分的适当配伍可使兔肝细胞膜 HDLR 呈现以受体数目增加为特征的活性增高。

表 4　最佳比例组方家兔肝细胞膜 HDLR 的最大结合值和解离常数值（$\bar{x} \pm s$）

组别	剂量（$mg \cdot kg^{-1}$）	Bmax（$mg \cdot kg^{-1}$）	Kd（$mg \cdot L^{-1}$）
配比	26.91	793.25 ± 196.19 1),2)	52.93 ± 6.34
模型	-	525.23 ± 152.70	48.86 ± 6.31
正常	-	439.73 ± 130.43	53.47 ± 6.94

注：与正常组比较 1) $P < 0.01$；与模型组比较 2) $P < 0.05$

讨　论

高脂血症、动脉粥样硬化（AS）已成为危害人类生命健康的主要疾病。脂质代谢紊乱是 AS 发病的重要原因之一，尤其是 LDL-C 的升高。降低升高的血脂，可延缓或减轻 AS 的发生和发展，甚至可促进已有病变消退[10,11]。而高密度脂蛋白（HDL）具有对抗 AS，促进 AS 逆转或消退的作用。研究发现 HDL 参与胆固醇逆向转运（RCT），将外周组织（包括动脉壁）细胞中的胆固醇转运至肝脏进行转化和排泄[12]。肝脏可通过肝细胞 HDLR 摄取血液中的 HDL[13]。高脂血症、AS 属于中医“痰证”、“瘀证”及“脉痹”范畴。常常“血瘀”、“肝火”、“痰热”、“阴虚”交织。决明子与山楂是临床治疗高脂血症、动脉粥样硬化的常用药物，决明子清肝泻浊，山楂消积化瘀，两药组成药对，共奏清肝热、祛痰浊、消积滞、化瘀血之功。有研究表明：决明子蒽醌苷可能是通过减少外源性脂质的吸收及增加排泄而降低血脂的[14,1]。山楂总三萜酸和熊果酸对实验性小鼠高血脂有明显的降血清 TC 和 TG 作用，提高血清中 $HDL\text{-}C_1$、$HDL_2\text{-}C_1$、$HDL_3\text{-}C$ 浓度水平，其作用可能是通过提高血清中 HDL 及亚组分浓度，增加胆固醇的排泄而实现的[2]。本实验采用均匀设计法，选取 LDL-C 为考察指标，在不增加实验次数（水平数）的基础上，为了涵盖可能有效的剂量水平，药物剂量选择常用的较大数值 3.16 作为公比，并转化为对数剂量以便于统计，筛选出决明子蒽醌苷与山楂总三萜酸降低高血脂兔血清 LDL-C 的最佳配伍比例，并观察其对肝细胞膜 HDLR 活性的影响。结果显示：最佳配比降低高血脂兔血清 LDL-C 的作用明显强于单一组分及原药对配伍。高脂饲养 8 周的家兔，其肝细胞膜 HDLR 呈现 Kd 值减小，Bmax 值增加的趋势，表明高胆固醇饲养能使动物肝细胞膜 HDLR 结合活性升高，呈上升调节，与文献报道相符[15,16]。家兔在高脂饲养的同时给以适当比例配伍的决明子蒽醌苷与山楂总三萜酸，肝细胞膜 HDLR 的 Kd 值与正常对照组无明显差别，但 Bmax 值显著增加（$P < 0.01$），表明可使高脂饲养的模型动物肝细胞膜 HDLR 呈现以受体数目显著增加为特征的受体结合活性升高，因而使肝脏通过 HDLR 经 RCT 途径摄取胆固醇的能力增强。本次筛选实验的结果用华西医科大学药学院电算室编制的均匀设计软件进行处理，给出的一次多元线性回归方程虽有显著性意义，但从回归方程相关系数看，并不十分理想，如果采用二次含有交互项的回归方程，可能更合理，提示：任何软件都不是完美无缺的，在运用均匀设计安排实验和进行处理分析时，要注意统计软件的选择。

参考文献

[1] 李续娥, 郭宝江. 决明子蛋白质和蒽醌苷对高脂血症大鼠血脂的影响[J]. 中国中药杂志, 2002, 27(5): 374-376.

[2] 李贵海, 孙敬勇, 张希林, 等. 山楂降血脂有效成分的实验研究[J]. 中草药, 2002, 33(1): 50-52.

[3] 黎海彬, 方昆阳, 吕翠婷, 等. 决明子、山楂提取物不同配比降血脂作用的研究[J]. 中药材, 2007, 30(5): 573-575.

[4] Ray TK. A modified method of the isolation of the plasma membrane from rat liver[J]. Biochim Biophys Acta, 1970, 196(1): 1-8.

[5] 张林华, 刘秉文. 一次性密度梯度超速离心分离人血清脂蛋白[J]. 生物化学与生物物理学报, 1989, 21(4): 257-260.

[6] Weisgraber KH, Mahley RW. Subfractionation of human high density lipoproteins by heparin-sepharose affinity chromatography[J]. J Lipid Res, 1980, 21(3): 316-325.

[7] Bilheimer DW, Eisenberg S, Levy RI. The metabolism of very low density lipoproteins I Preliminary in vitro and in vivo observations[J]. Biochim Biophys Acta, 1972, 260(2): 212-225.

[8] M arkwell MK, Haas SM, Bieber LL, et al. A modification of the lowry procedure to simplify protein determination in membrane and lipoprotein samples[J]. Anal Biochem, 1978, 87(1): 206-210.

[9] 张林华, 刘秉文, 蓝天鹤. 大鼠肝细胞膜高密度脂蛋白受体的研究[J]. 生物化学与生物物理进展, 1991, 18(1): 42-46.

[10] Meyer JW, Schultz JS, O'Donnell JC, et al. Patterns and effectiveness of lipid-lowering therapies in a managed care environment[J]. Value Health, 2005, 8(5): 601-612.

[11] Himbergen TM, van-Tits LJ, Voorbij HA, et al. The effect of statin therapy on plasma high-density lipoprotein cholesterol levels is modified by paraoxonase-1 in patients with familial hypercholesterolaemia[J]. J Intern Med, 2005, 25(5): 442-449.

[12] Pagler TA, Rhode S, Neuhofer A, et al. SR-BI-mediated high density lipoprotein(HDL)endocytosis leads to HDL resecretion facilitating cholesterol efflux[J]. J Biol Chem, 2006, 281(16): 11193-11204.

[13] Nakagawa TY, Hirano K, Tsujii K, et al. Human scavenger receptor class B type I is expressed with cell-specific fashion in both initial and terminal site of reverse cholesterol transport[J]. Atherosclerosis, 2005, 183(1): 75-83.

[14] Bermudez PV, Souki A, Cano PC, et al. Ciprofibrate treatment decreases non-high density lipoprotein cholesterol and triglycerides and increases high density lipoprotein cholesterol in patients with Frederickson type IV dyslipidemia phenotype[J]. Am J Ther, 2007, 14(2): 213-220.

[15] Birjmohun RS, van-Leuven SI, Levels JH, et al. High-density lipoprotein attenuates inflammation and coagulation response on endotoxin challenge in humans[J]. Arterioscler Thromb Vasc Biol, 2007, 27(5): 1153-1158.

[16] Chan ES, Zhang H, Fernandez P, et al. Effect of cyclooxygenase inhibition on cholesterol efflux proteins and atheromatous foam cell transformation in THP-1 human macrophages: a possible mechanism for increased cardiovascular risk[J]. Arthritis Res Ther, 2007, 9(1): R4.

原载：马路，江梦溪，刘剑刚，史大卓，陈可冀，苗明三．决明子和山楂组分配伍对兔肝细胞膜高密度脂蛋白受体活性的影响 [J]. 中国实验方剂学杂志，2009, 15(1): 24-28.

芎芍胶囊对兔动脉粥样硬化模型脂质代谢及血小板聚集的影响

李立志　刘剑刚　马鲁波　鹿小燕　徐　浩　徐凤芹　史大卓　陈可冀

在与动脉粥样硬化（atheroselerosis，AS）有关的诸多危险因素中，高脂血症被认为是主要危险因素之一。资料表明，血浆总胆固醇（total cholesterol，TC）、甘油三酯（triglyceride，TG）以及低密度脂蛋白胆固醇（low density lipoprotein cholesterol，LDL-C）能促进 AS 的发生发展，而高密度脂蛋白（high density lipoprotein cholesterol HDL-C）则对其具有延缓作用[1,2]。积极降低 TC、TG，尤其是 LDL-C，可使部分 AS 斑块消退或延缓斑块病变进展及抗血栓形成，从而显著降低心脑血管病的发病率和病死率[3]。除高脂血症外，血小板聚集、活化也被认为是 AS 重要的始动因素之一。现代药理研究证实，川芎、赤芍均具有降低 TC、TG、LDL-C 等作用[4]，我们以往在临床研究中亦发现芎芍胶囊具有一定的降血脂、抑制血小板黏附与聚集，改善心肌供血等作用[5]，本研究即观察芎芍胶囊对 AS 兔血脂水平及血小板功能的影响，进一步探索芎芍胶囊抗 AS 的作用机制。

材料与方法

1 动物

纯种新西兰大耳白兔 80 只，雌雄各半，2.0~2.5 kg（由北京通利试验动物养殖场提供，许可证编号：京第 024 号总 069 号），分笼饲养，经 1 周检疫期及动物室基础饲料适应性喂养后进行实验。

2 药物

芎芍胶囊：由传统活血化瘀中药川芎、赤芍的有效部位川芎总酚和赤芍总苷组成，每粒 0.25 g，北京国际生物制品研究所提供，批号：200109；普罗布考片：每片 0.25 g，河北承德市制药厂生产，批号：020412。

3 试剂及仪器

高脂饲料由 10%猪油，2%胆固醇，88%基础饲料组成。胆固醇为白色结晶粉末，由北京微生物培养基制品厂生产，批号：010406；基础饲料由北京科澳协力饲料有限公司生产，许可证编号：京动（2000）第 015 号；猪油系市售产品。注射用青霉素钠，每支 80 万 U，为华北制药股份有限公司生产（批号：X0004312）。BHEC 型显微镜 - 微机彩色图像处理系统为北京惠中公司产品。4F・Forgarty 导管为英国 BASTER 公司产品。血清胆固醇试剂盒，批号：020615，甘油三酯试剂盒，批号：020528，均由北京中生生物工程高技术公司生产；HDL-C 试剂盒，批号：020316，LDL-C 试剂盒，批号：020307，由北京利德曼生化技术有限公司生产；二磷酸腺苷（ADP），0.2 mmoL/L，由美国 Biopool International 公司生产，批号：704N01。RA 一型全自动生化分析仪为美国 TECHNICON 公司产品。LBY-NJ2 血小板聚集仪为北京普利生公司产品。

4 造模及分组方法

兔腹主动脉 AS 造模方法见文献 [6]。70 只动物均手术成功，术后随机分为 7 组，每组 10 只，即模型 3 天组（A 组）、2 周组（B 组）、6 周组（C 组）：术后喂食高脂饲料，观察时间分别为 3 天、2 周、6 周，不给予特殊药物治疗；单纯内皮损伤组（D 组）：术后只喂食普通饲料，不喂食高脂饲料及任何药物；普罗布考组（E 组）：在高脂饲料中拌入普罗布考 0.0316 g/（kg·d）；芎芍胶囊小剂量组（F 组）：在高脂饲料中拌入芎芍胶囊 0.24 g/（kg·d）；芎芍胶囊大剂量组（G 组）：在高脂饲料中拌入芎芍胶囊 0.48 g/（kg·d），观察时间均为 6 周。另 10 只兔为假手术组（N 组），只分离结扎股动脉，不拉伤腹主动脉内皮，普通饲料喂食 6 周。每次给药均由专人观察证实动物服用。

5 兔血清脂质及血小板功能测定方法

5.1 血脂测定

动物处死前心脏抽血测定血脂（包括 TC、TG、HDL-C、LDL-C）水平，分离血清，在全自动生化分析仪上采用 CHODPAP 法测定血清 TC 浓度，用 GPO-PAP 法测定血清 TG 浓度，用低密度比浊法测定血清 LDL-C 浓度，用直接测定法测定血清 HDL-C 浓度。

5.2 血小板聚集率测定

术后 3 天及实验结束时心脏取血，采用比浊法测定 5 min 内血小板最大聚集率（mPAGR）。ADP 为诱导剂，最终浓度为 0.2 mmol/L。

6 统计学方法

计量资料以 $\bar{x} \pm s$ 表示，组间比较采用 SPSS10.0 软件用单因素方差分析，组内治疗前后比较采用配对 t 检验。

结　果

1 各组血脂水平测定结果比较（表 1）

D 组及 N 组血脂水平比较差异无统计学意义（$P > 0.05$）。A 组 TC、LDL-C 水平术后 3 天即开始升高，A、B、C 3 组 TC、LDL-C 水平与 N 组比较，差异均有统计学意义（$P < 0.05$，$P < 0.01$）；G、E 组 TC、LDL-C 均明显降低，与 C 组比较，差异亦有统计学意义（$P < 0.05$）；各用药组均能降低 LDL-C/HDL-C 比值，尤以 G 组明显（$P < 0.01$）；E、F、G 各用药组均有一定的降低 TG 趋势，但无统计学意义（$P > 0.05$）；G 组尚有升高 HDL-C 的趋势，E 组变化不明显。G 组可明显降低致动脉粥样硬化指数 AI（TC/HDL-C），与 C、E 组比较，差异有统计学意义（$P < 0.05$）。

表 1　各组血脂水平测定结果比较（mmol/L，$\bar{x} \pm s$）

组别	n	TC	TG	LDL-C	HDL-C	LDL-C/HDL-C	AI
N	10	$1.93 \pm 0.48^{\triangle\triangle}$	$0.66 \pm 0.20^{\triangle\triangle}$	$0.33 \pm 0.08^{\triangle\triangle}$	$1.17 \pm 0.27^{\triangle\triangle}$	$0.29 \pm 0.07^{\triangle\triangle}$	$0.65 \pm 0.13^{\triangle\triangle}$
D	10	$2.94 \pm 1.29^{\triangle\triangle}$	$1.44 \pm 0.86^{\triangle\triangle}$	$0.45 \pm 0.11^{\triangle\triangle}$	$1.04 \pm 0.13^{\triangle\triangle}$	$0.44 \pm 0.13^{\triangle\triangle}$	$1.80 \pm 1.12^{\triangle\triangle}$
A	10	$12.48 \pm 6.22^{**\triangle\triangle}$	$1.66 \pm 1.57^{\triangle\triangle}$	$4.15 \pm 3.11^{*\triangle\triangle}$	2.13 ± 0.74	$1.76 \pm 0.83^{*}$	$4.69 \pm 1.57^{*}$
B	10	$21.34 \pm 14.61^{**\triangle\triangle}$	$2.92 \pm 3.22^{\triangle}$	$6.12 \pm 3.99^{**\triangle\triangle}$	$3.70 \pm 0.96^{*\triangle\triangle}$	$1.95 \pm 0.67^{*}$	$4.99 \pm 1.89^{*}$
C	10	$32.70 \pm 14.61^{**}$	$4.82 \pm 2.40^{**}$	$11.91 \pm 6.16^{**}$	$5.52 \pm 1.45^{*}$	$2.38 \pm 1.28^{*}$	$5.19 \pm 2.71^{*\blacktriangle}$
E	10	$24.30 \pm 8.53^{**\triangle}$	$3.68 \pm 1.68^{**}$	$7.89 \pm 3.80^{**\triangle}$	$5.96 \pm 3.06^{*}$	$1.53 \pm 0.46^{*\triangle}$	$4.96 \pm 4.59^{*\blacktriangle}$
F	10	$31.34 \pm 11.58^{**}$	$3.33 \pm 2.80^{**}$	$8.89 \pm 4.43^{**}$	$6.18 \pm 2.98^{*}$	$1.45 \pm 0.46^{*\triangle}$	$4.57 \pm 1.79^{*}$
G	10	$24.17 \pm 9.86^{**\triangle}$	$3.43 \pm 2.01^{**}$	$8.20 \pm 3.13^{**\triangle}$	$6.75 \pm 1.99^{**}$	$1.25 \pm 0.61^{*\triangle\triangle}$	$2.64 \pm 1.53^{\triangle}$

注：与 N 组比较，$^{*}P < 0.05$，$^{**}P < 0.01$；与 C 组比较，$^{\triangle}P < 0.05$，$^{\triangle\triangle}P < 0.01$；与 G 组比较，$^{\blacktriangle}P < 0.05$，$^{\blacktriangle\blacktriangle}P < 0.01$；下表同

2 各组血小板聚集变化比较（表 2）

内皮损伤后 3 天 A、B、C 组及 D 组 mPAGR 即明显升高，与 N 组比较，差异均有统计学意义（$P < 0.01$）；A、B、C 3 组与 D 组比较，差异无统计学意义（$P > 0.05$）；与 C 组比较，G 组可明显降低术后 3 天 mPAGR，差异有统计学意义（$P < 0.05$），而 E 组和 F 组均无统计学意义（$P > 0.05$）；G、E 组均可降低术后 6 周 mPAGR（$P < 0.05$，$P < 0.01$），以 G 组作用更为显著。

表 2　各组血小板聚集变化比较（%，$\bar{x} \pm s$）

组别	n	mPAGR	
		内皮损伤后 3 天	实验结束后
N	10	52.97 ± 14.85	44.55 ± 10.46
D	10	62.27 ± 10.00**	48.79 ± 18.35
A	10	64.09 ± 21.29**	63.09 ± 21.29
B	10	66.04 ± 26.54**	68.82 ± 19.27
C	10	63.93 ± 12.40**	59.25 ± 14.92
E	10	58.57 ± 12.33	44.13 ± 15.88 △
F	10	56.87 ± 15.28	21.15 ± 14.09
G	10	46.75 ± 19.59 △	40.04 ± 9.31 △△

讨　论

AS 发病机制复杂，但 AS 病变的特征性变化之一就是脂质含量增多，脂质代谢异常及脂质浸润，这已为许多学者公认。已有众多资料证明，高脂血症，特别是 TC、LDL-C 增高、HDL-C 降低，是冠心病最主要的独立危险因素之一，也是冠心病患者冠状动脉事件增加的主要危险因素 [7,8]，而降低 TC 或 LDL-C 对降低冠心病的发病率、病死率、心血管事件、脑卒中以及总死亡率，延缓或逆转冠状动脉、颈动脉 AS 的进程等均有肯定的效果 [9-11]。

近年来的大量流行病学调查资料表明，高甘油三酯血症也是冠心病、AS 的独立危险因素 [12]，高 TG 血症主要通过产生小而密的低密度脂蛋白（sLDL）、降低 HDL-C、促进凝血以及影响脂蛋白的氧化修饰等途径促进 AS 形成。

本研究结果显示，动物单纯内皮损伤后喂食普通饲料并不造成高脂血症，而喂食高脂饲料 3 天 TC、LDL-C、TG 即开始升高，随时间延长而更加显著，与假手术组比较差异显著，6 周时，TC、TG、LDL-C 均达最高水平，动脉内膜亦明显比单纯内皮损伤组增厚，说明高脂饮食可造成高脂血症，并促进 AS 的发生发展。芎芍胶囊大剂量组可明显降低 TC、LDL-C，使 LDL-C/HDL-C 比值下降，降低 AI，并有升高 HDL-C 的趋势，从而起到抑制 AS 发生和发展的作用。

此外，血栓形成也是 AS 发生的重要机制之一。血小板分泌的血小板源性细胞生长因子（PDGF）可促进 SMC 迁移、增殖，在 AS 发展过程中起着十分重要的作用 [13]。研究发现，高脂血症患者的血浆 β- 血小板球蛋白及血小板因子 4 含量增加，血小板聚集性增强，表明高脂血症患者的血小板活化加强。与血脂正常者在同样的血管壁损伤处形成的血栓相比，高胆固醇血症患者在血管壁损伤处形成的血栓增加，且血栓形成量与血浆 LDL-C 含量的高低有关 [14]。体外实验证实，高胆固醇血症患者血小板比正常人血小板对促聚集剂更敏感。LDL-C 能增加 ADP 诱导的纤维蛋白原与血小板的结合，其增强作用与 LDL 之间呈剂量依赖关系，通过这种增强作用，LDL 能加快血小板的聚集 [15]，而氧化修饰的 LDL 还能抑制内皮细胞和血小板 NOS 活性，促进内皮细胞 ET 的表达和直接灭活 NO 等，增加血小板聚集 [16]。本研究显示，内皮损伤后 3 天各未用药组血小板最大聚集率即明显升高，芎芍胶囊大剂量可明显降低术后 3 天血小板最大聚集率，提示术后早期血小板处于激活状态，芎芍胶囊大剂量可抑制术后早期的血小板活化。术后 2 周、6 周血小板最大聚集率仍明显高于假手术组，提示内皮损伤后血小板处于持续激活状态。我们既往研究亦发现，芎芍胶囊可降低颈动脉粥样硬化患者外周血 ET-1 及提高 NO/ET-1，有改善血管活性因子及内皮依赖性血管舒张功能的作用[17]。本研究提示芎芍胶囊大剂量、普罗布考均可明显抑制术后 6 周时的血小板聚集，以芎芍胶囊大剂量作用明显，提示可在内皮损伤后 6 周内持续发挥抑制血小板聚集的作用，这可能是其抑制内膜增殖的作用机制之一。本实验中单纯内皮损伤组 6 周时血小板最大聚集率较高脂血症模型组有降低趋势，提示血脂升高与血小板聚集有一定相关性，未达到统计学差异可能与样本数和观察时间有关。本实验还观察到，内皮损伤后 3 天，假手术组血小板聚集率亦升高，6 周后有所降低，这可能是由于假手术对机体产生一定的刺激，使血小板激活，聚集率增高所致。

参考文献

[1] Dahlof B, Sever PS, Pouher NR, et al. Prevention of coronary and stroke events with atorvastatin in hypertensive patients who have average or lower-than-average cholesterol concentrations, in the Anglo. Scandinavian Cardiac Outcomes Trial-Lipid Lowering Arm(ASCOT-LLA): a multicentre randomized controlled trial[J]. Lancet, 2003, 361: 1149-1158.

[2] Baigent C, Keech A, Kearney PM, et al. Efficacy and safety of cholesterol-lowering treatment: prospective meta-analysis of data from 90, 056 participants in 14 randomized trials of statins[J]. Lancet, 2005, 366: 1267-1278.

[3] 钱学贤, 戴玉华, 孔华宇. 现代心血管病学[J]. 北京: 人民军医出版社, 1999: 818-834.

[4] 梁日欣, 黄璐琦, 刘菊福, 等. 药对川芎和赤芍对高脂血症大鼠降脂、抗氧化及血管内皮细胞功能的实验观察[J]. 中国实验方剂学杂志, 2002, 8(1): 43-45.

[5] 徐凤芹, 陈可远, 马晓昌, 等. 芎芍胶囊治疗冠心病心绞痛的临床观察[J]. 中国中西医结合杂志, 2003, 23(1): 16-18.

[6] 徐凤芹, 徐浩, 刘剑刚, 等. 芎芍胶囊对兔实验性动脉粥样硬化血管重构的影响[J]. 中国中西医结合杂志, 2004, 24(4): 331-335.

[7] Holmes L. Analysis of randomized trials evaluating the effect of cholesterol reduction on total mortality and coronary heart disease incidence[J]. Circulation, 1990, 8(6): 1916-1924.

[8] Stengard JH, Pekkanen J, Ehnhol MC, et al. Genotypes with the apolipoprotein epsilon 4 allele are predictors of coronary heart disease mortality in a longitudinal study of elderly Finnishmen[J]. Hum Genet 1996, 97(5): 677-684.

[9] 徐成斌. 当代血脂异常的药物治疗[J]. 中华内科杂志, 1999, 38(7): 497.

[10] Scandinavian Simvastatin Survival Study Group. Randomized trial of cholesterol lowering in 4, 444 patients with coronary heart disease: the Scandinavian Simvastatin Survival Study(4S)[J]. Lancet, 1994, 344(8934): 1383-1389.

[11] The Long-Term Intervention with Pravastatin in lschemic Heart Disease(LIPID)Study Group. Prevention of cardiovascular events and death with pravastatin in patients with coronary heart disease and a broad range of initial cholesterol levels[J]. N Engl J Med, 1998, 339(19): 1349-1357.

[12] Austin MA. Epidemiology of hypertriglyceridemia and cardiovascular disease[J]. Am J Cardiol, 1999, 83(9B): 13F.

[13] 蔡海江. 动脉粥样硬化的基础与临床[J]. 南京: 江苏科学技术出版社, 1996: 161-163.

[14] Lacoste L, Lain JY, Hung J, et al. Hyperlipidemia and coronary disease: correlation of the increased thrombogenic potential with cholesterol reduction[J]. Circulation, 1995, 92(11): 3172-3177.

[15] Nofer JL, Tepel M, Kehrel B, et al. Low-density lipoproteins inhibit the Na^+/H^+ antiport in human platelets. A novel mechanism enhancing platelet activity in hypercholesterolemia[J]. Circulation, 1997, 95(6): 1370-1377.

[16] 田应印, 吴葆杰. 氧化型低密度脂蛋白与血栓形成[J]. 中国动脉硬化杂志, 2000, 8(5): 279-282.

[17] Xu FQ, Li LZ, Xu H, et al. Effect of Xiongshao Capsule on the function of vascular endothelium of patients with cervical atherosclerosis[J]. Chin J Integ Med, 2004, 10(1): 14-18.

原载：李立志，刘剑刚，马鲁波，鹿小燕，徐浩，徐凤芹，史大卓，陈可冀．芎芍胶囊对兔动脉粥样硬化模型脂质代谢及血小板聚集的影响 [J]. 中国中西医结合杂志，2008, 28(12): 1100-1103.

几种活血解毒中药有效部位对 ApoE 基因敲除小鼠主动脉粥样斑块稳定性的影响

周明学 徐 浩 陈可冀 潘 琳 文 川 郭艳茹

易损斑块的破裂合并血栓形成是造成心血管急性临床事件的最重要病理基础[1]。大量研究表明，斑块的稳定性主要取决于斑块的内部成分[2]，而与斑块的大小、多少、位置及管腔狭窄程度无关。我们在既往研究中证实活血中药酒大黄具有良好的稳定易损斑块的作用，效果优于其他常用活血中药组，其机制与抑制炎症反应有关[3,4]，由于大黄是兼有活血和解毒作用的常用中药，现代药理研究表明清热解毒中药多具有抗炎效应，而抑制炎症反应又是稳定易损斑块的重要机制[5,6]，因此，探讨活血、解毒、活血解毒中药在稳定斑块方面的作用差别，对于该领域的药物研发具有重要意义。为此，我们拟从形态学角度研究活血、解毒、活血解毒中药有效部位三七总皂苷、黄连提取物、虎杖提取物、大黄醇提取物对 ApoE 基因敲除小鼠主动脉粥样硬化斑块稳定性的影响。

材料与方法

1 动物

6～8 周龄 ApoE 基因敲除小鼠（品系 C57BL/6J，北京大学实验动物中心自美国 Jackson 实验室引进并培育）80 只，均为雄性，体重 18~20 g，饲养条件为 2 级，室温保持在 22~24 ℃，相对湿度 50%，光照时间 7：00-19：00。

2 药物

虎杖提取物由湖南省洪江华光生物有限责任公司提供，批号为 20050601；大黄醇提物及黄连提取物均由西安奥晶科技发展有限公司提供，批号分别为 050841、050910，血塞通片（三七总皂苷）由云南特安呐制药股份有限公司提供，批号为 050118，辛伐他汀商品名舒降之，由杭州默沙东制药有限公司出品，批号为 P1196。

3 试剂与仪器

小鼠来源Ⅰ抗 α-actin 购自 NeoMarkers，Ⅱ抗为通用型Ⅱ抗，购自 SantCruz；采用 Image-ProPlus 醇提物对 ApoE 基因敲除小鼠主动脉粥样硬化斑块稳定性的影响。Version5.0（IPP）图像分析软件。

4 模型制备

饲以含脂肪 21%（wt/wt）、胆固醇 0.15%（wt/wt）的高脂饲料[7]（[^{60}Co γ] 灭菌照射处理），13 周后，随机处死 4 只，取主动脉根部，HE 染色观察基础动脉粥样硬化程度，随机分组后再继续喂养 13 周，并同时给予药物治疗。

5 方法

5.1 分组及给药方法

小鼠喂养 13 周后，随机处死 4 只，取主动脉根部，HE 染色普通光镜下观察，确定动脉粥样硬化形成后，其余小鼠随机分为 7 组：正常组 10 只，虎杖提取物治疗组、大黄醇提物治疗组、黄连提取物治疗组、三七总皂苷治疗组、辛伐他汀治疗组、模型组各 11 只。根据成人每日用药临床推荐的常用剂量：虎杖提取物治疗组 0.25 g/kg、大黄醇提物治疗组及黄连提取物治疗组均为 0.1 g/kg、三七总皂苷治疗组 0.005 g/kg、辛伐他汀治疗组 0.0001 g/kg。按体重系数比折算成小鼠用量 [8]：虎杖提取物治疗组 2252.5 mg/kg、大黄醇提物及黄连提取物治疗组均为 9.01 mg/kg、三七总皂苷治疗组 45.05 mg/kg、辛伐他汀治疗组 9.01 mg/kg。药物溶于蒸馏水，灌胃给药，每天 1 次，继续喂养 13 周。处死全部小鼠，无菌条件下取出心脏及主动脉，10%甲醛固定。

5.2 标本处理

给药 13 周后动物处死，无菌条件下取出心脏和主动脉，10%甲醛固定，脱水，常规石蜡包埋，小鼠心底部横断面连续切片。按 Suzuki 等 [9] 确立的方法，每只小鼠的主动脉根部取 4 个相同的切面，分别是：①升主动脉最近端横截面，切面形态呈圆形；②主动脉瓣附着部位，并有冠状动脉开口；③主动脉瓣起始横截面；④主动脉瓣完全出现并汇合在一起。每隔 100 μm 连续取 6 张切片，切片厚 5 μm，相邻的 3 个切面分别进行 HE 染色、Movat 染色和 α-actin 免疫组化染色。

5.3 特殊病理染色

改良的 Movat 五色套染法参考文献 [10] 并略加改进，最终的染色结果为：细胞核及弹力纤维为黑色；基质和黏蛋白为蓝色；胶原纤维为黄色；平滑肌为红色；泡沫细胞为淡紫色。

5.4 α-actin 组化染色

防脱处理的切片脱蜡至水，0.3% H_2O_2 室温 15 min 灭活内源性过氧化物酶；滴加 I 抗（1 ∶ 300 稀释）4 ℃过夜；滴加通用型Ⅱ抗，室温孵育 1~2 h；DAB 显色。

5.5 观测指标 HE 染色

主要观察斑块内细胞外脂质成分（主要是胆固醇结晶和胆固醇酯），Movat 染色主要观察斑块内泡沫细胞、胶原成分以及纤维帽埋藏情况。埋藏纤维帽的特点是富含平滑肌性成分和弹性蛋白成分，并通常有大量的泡沫细胞覆盖 [7]。采用 IPP5.0 图像分析软件测量并计算细胞外脂质、泡沫细胞、胶原成分各自占斑块面积的百分比，埋藏纤维帽数目以及纤维帽 / 斑块表层比值，并用免疫组化染色半定量观察斑块内平滑肌细胞的阳性面积，最后采用易损指数 [11]（细胞外脂质成分 + 泡沫细胞 / 平滑肌细胞胶原成分）综合评价药物对小鼠主动脉斑块稳定性的影响。每个样本取 4 个切面的平均值。

6 统计学处理

数据用均数 ± 标准差（$\bar{x} \pm s$）表示，组间比较用单因素方差分析，对于组间斑块内埋藏纤维帽数目比较，采用 *Kruskal-WalisH* 检验和 *Mann-Whitney* 检验。

结　果

1 模型组小鼠主动脉粥样硬化病理结构变化的观察（图 1）

HE 染色显示模型组主动脉根部可看到明显的 AS 斑块，表面有大量泡沫细胞覆盖，胆固醇酯及胆固醇结晶明显增多，纤维帽较薄，脂质侵蚀，钙化，外膜有大量炎细胞浸润，显示出易损斑块特征，见图1A。Movat 染色显示模型组斑块内胶原成分明显减少，可见大量的淡紫色泡沫细胞，部分斑块纤维帽被泡沫细胞埋藏，见图 1B，血管中膜结构严重破坏。血管扩张性重塑，主动脉内膜弥漫性增厚。内部成分的影响

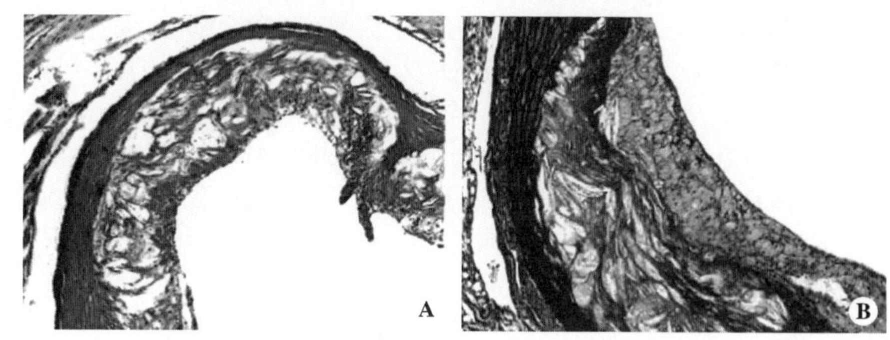

注：A：对照组在高脂喂养小鼠主动脉血管中形成易损斑块26周（HE染色，×100）；B：由红色箭头指示的许多泡沫细胞覆盖的埋藏纤维帽对照组（Movat染色，×100）

图1 高脂喂养26周ApoE基因缺陷小鼠主动脉斑块的病理形态

2 各药物治疗对 ApoE 基因敲除小鼠主动脉易损斑块内部成分的影响（图 2–6）

在临床推荐剂量上，虎杖提取物、大黄醇提物、三七总皂苷及黄连提取物治疗组斑块内细胞外脂质成分均明显减少，与模型组比较有显著差异（$P<0.05$，$P<0.01$）；各给药组斑块内泡沫细胞成分与模型组比较差异无显（$P>0.05$）。而对于斑块内纤维肌性成分，虎杖提取物、大黄醇提物、三七总皂苷及黄连提取物治疗组斑块内胶原纤维成分均明显增加，与模型组比较有显著差异（$P<0.05$，$P<0.01$）；大黄醇提物组斑块内平滑肌细胞成分亦明显增加，与模型组比较有显著差异（$P<0.01$）。

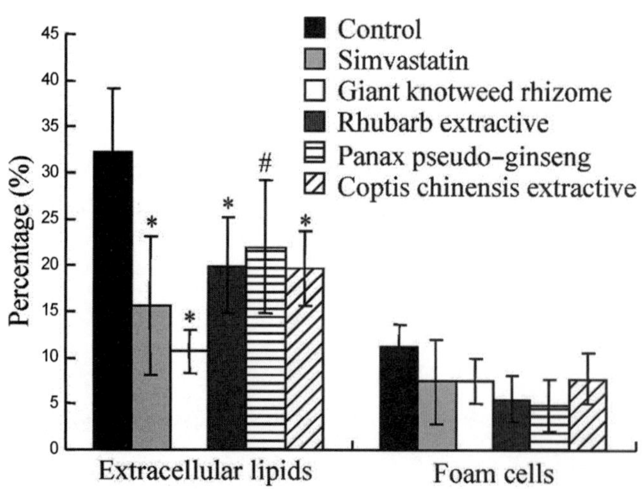

注：各组小鼠主动脉斑块中细胞外脂质和泡沫细胞的百分比。$\bar{x}\pm s$。n=11。与对照组相比$^{*}P<0.01$，$^{\#}P<0.05$

图2 各组小鼠主动脉斑块内细胞外脂质和泡沫细胞占斑块面积的百分比比较

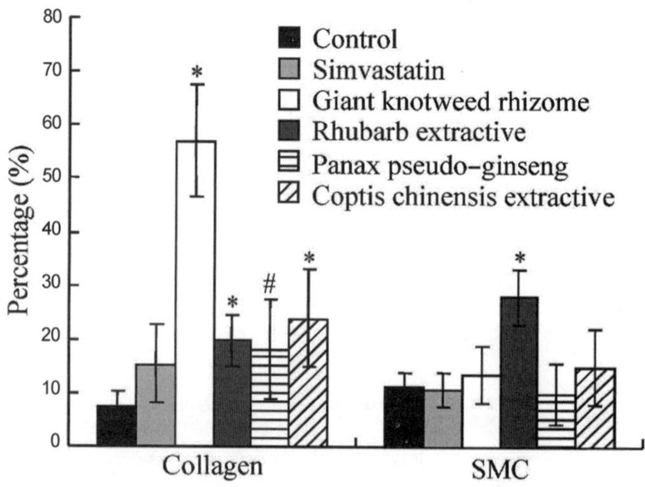

注：各组小鼠主动脉斑块内胶原和平滑肌细胞占斑块面积的百分比。$\bar{x}\pm s$。n=11。与对照组相比，$^{\#}P<0.05$，$^{*}P<0.01$

图3 各组小鼠主动脉斑块内胶原和平滑肌细胞占斑块面积的百分比比较

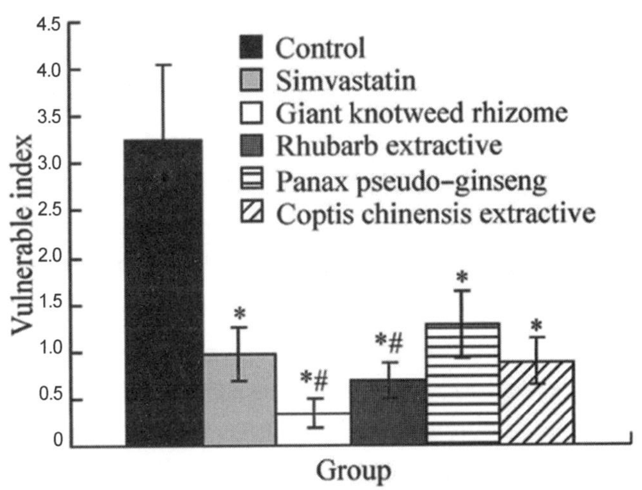

注：各组小鼠主动脉斑块易损指数改善情况比较。$\bar{x}\pm s$。n=11。与对照组相比，$^{*}P<0.01$；与三七总皂苷组和黄连提取物组相比，$^{*}P<0.01$

图4　各组小鼠主动脉斑块易损指数改善情况比较

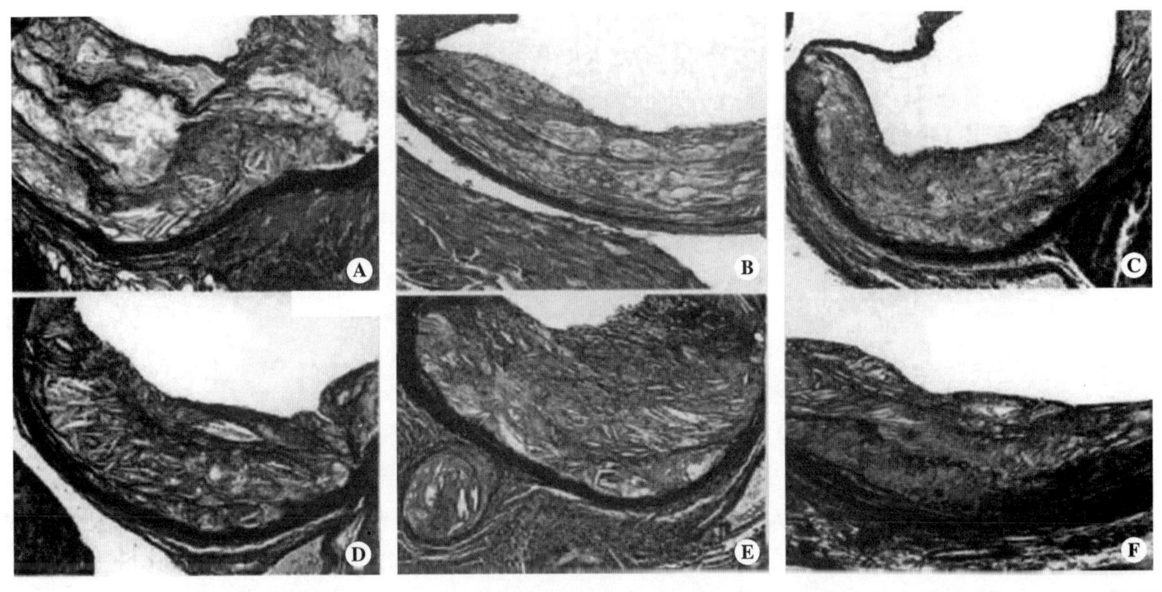

注：给药13周后各给药组斑块内部成分情况。（Movat染色，×100），A：对照组；B：辛伐他汀组；C：虎杖提取物组；D：大黄醇提物组；E：黄连提取物组；F：三七总皂苷组

图5　给药13周后各给药组斑块内部成分的改善情况比较

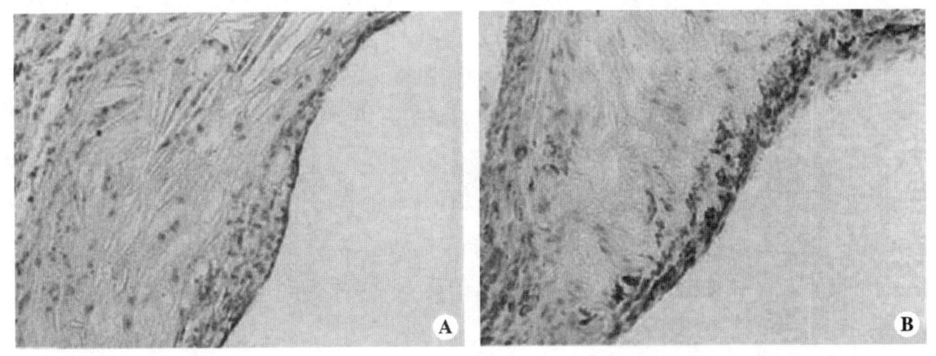

注：给药13周后大黄醇提取物组和对照组斑块内平滑肌细胞成分（α-actin 免疫组化染色，×200）。A：对照组；B：大黄醇提物组

图6　给药13周后大黄醇提取物斑块内平滑肌细胞成分与模型组比较

3 各组药物对 ApoE 基因敲除小鼠主动脉易损斑块纤维帽的影响（表 1）

与模型组比较，辛伐他汀及虎杖提取物、大黄醇提物、黄连提取物治疗组纤维帽与斑块表层比值显著增加（$P < 0.05$，$P < 0.01$）；各给药组之间在减少埋藏纤维帽数目方面具有显著差别（$P < 0.05$）。其中，虎杖提取物和黄连提取物组的斑块内埋藏纤维帽数目与模型组比较明显减少（$P < 0.05$，$P < 0.01$）。

表 1　各组药物对小鼠斑块内埋藏纤维帽的数目及纤维帽占斑块表层的比值比较（%，$\bar{x} \pm s$，n=11）

组别	纤维帽 / 斑块表面	埋藏纤维帽
对照	0.48 ± 0.15	0.46 ± 0.34
辛伐他汀	0.79 ± 0.16**	0.14 ± 0.24
虎杖提取物	0.78 ± 0.08**	0.03 ± 0.08**
大黄醇提物	0.63 ± 0.06*	0.32 ± 0.35
三七总皂苷	0.60 ± 0.13*	0.14 ± 0.24
黄连提取物	0.63 ± 0.09	0.13 ± 0.27*

注：与对照组相比，*$P < 0.05$，**$P < 0.01$

4 各组药物对 ApoE 基因敲除小鼠主动脉斑块稳定性的综合评价（图 4）

与模型组相比，虎杖提取物、大黄醇提物、三七总皂苷及黄连提取物治疗组小鼠主动脉斑块易损指数均显著降低（$P < 0.01$），其中以虎杖提取物治疗组降低最为显著（$P < 0.01$），其次为大黄醇提物治疗组、辛伐他汀治疗组。虎杖提取物治疗组和大黄醇提物治疗组易损指数的降低与三七总皂苷和黄连提取物治疗组比较亦有显著差异（$P < 0.05$）。

讨　论

在既往研究中，我们发现酒大黄具有明显的稳定动脉粥样硬化斑块的作用，效果优于其他常用活血中药组，其机制可能与抑制炎症反应有关[3,4]。酒大黄，是兼有活血和解毒作用的常用中药，现代药理研究也表明清热解毒中药多具有抗炎的类效应，而炎症反应贯穿于动脉粥样硬化起始、进展及斑块破裂血栓形成的全过程，是斑块不稳定发生破裂的中心环节[12]。因此，我们提出了“活血解毒 - 抑制炎症反应 - 稳定斑块”的假说[13]，并在此基础上，深入研究活血、解毒、活血解毒中药有效部位 ApoE 基因敲除小鼠主动脉粥样硬化斑块稳定性的影响。

大量研究表明：斑块的稳定性对于防止斑块破裂及急性冠脉事件至关重要[14,15]。而它主要取决于斑块内组织成分以及纤维帽的状态[16]。巨噬细胞和泡沫细胞常出现在纤维帽破裂部位[17,18]，两者分泌基质金属蛋白酶（MMPs）和 γ - 干扰素。MMPs 可分解胶原纤维，γ - 干扰素可抑制胶原合成、促进平滑肌细胞凋亡，最终使斑块纤维帽变薄。此外，巨噬细胞吞噬脂质后转化成泡沫细胞，而巨噬细胞源性泡沫细胞的不断聚集、坏死可使斑块内细胞外脂质不断增多，脂质核心变大，使斑块稳定性降低。因此，将脂质成分（泡沫细胞和细胞外脂质）与纤维肌性成分（平滑肌细胞和胶原纤维）共同作为衡量斑块的“易损指数”，可作为反映斑块易损性的更为客观、全面的评价指标。我们的研究结果表明：活血、解毒及活血解毒中药有效部位三七总皂苷、黄连提取物、虎杖提取物、大黄醇提物在临床推荐剂量上均可通过改善斑块内部成分来稳定易损斑块，但兼有活血和解毒作用的中药有效部位效果明显优于单纯活血或解毒组。其中以虎杖提取物组降低最为显著，其次为大黄醇提物组、辛伐他汀组。

斑块内埋藏的纤维帽代表已愈合的斑块破裂。正如人的冠状动脉，斑块的急性破裂可以愈合并将纤维帽埋藏[19,20]，埋藏纤维帽常出现在斑块破裂发生相对频繁的部位，并伴有纤维蛋白沉积，而纤维蛋白沉积是斑块破裂的另一重要特征[7]。所以埋藏纤维帽可作为评价斑块易损的一项指标。由于易损斑块纤维帽厚度不均，且常常不足以覆盖斑块表层，所以我们认为纤维帽 / 斑块表层比值，可间接反映斑块纤维帽的修复能力，测量它比测纤维帽厚度更为客观准确。我们的研究结果显示：虎杖提取物、大黄醇提物、黄连提取物均可增加纤维帽与斑块表层比值，但仍以活血解毒有效部位效果最显著，这说明活血解毒组在修复纤维帽能力方面仍优于单纯活血组或解毒组；在减少斑块埋藏纤维帽数目方面，虎杖提取物的作用表现得最为突出，其次为黄连提取物。这说明在减少斑块破裂的发生频率方面，活血解毒药物组虎杖提取物依然表现出较强的优势。

现代研究表明活血化瘀中药可通过调节血脂代谢、保护血管内皮细胞、调节与血栓形成有关的细胞因子、黏附因子等途径增加斑块稳定性干预急性冠脉综合征，而清热解毒中药又多具有抗炎的类效应，从而稳定易损斑块，防止斑块破裂出血继发血栓形成。那么兼有活血和解毒作用的中药是否有更具优势的综合效应是一个值得深入探讨的课题。我们的研究表明，无论是在改善易损斑块内部成分的作用方面，还是在修复斑块纤维帽的能力方面，活血解毒中药虎杖提取物及大黄醇提物组，均优于单纯活血中药三七总皂苷和单纯解毒中药黄连提取物组。综合评价药物稳定易损斑块的作用，上述药物组表现出的趋势是活血解毒中药＞清热解毒中药＞活血化瘀中药，这说明活血解毒中药具有更好的稳定易损斑块的作用。因此，深入研究活血解毒中药有效部位干预易损斑块的具体环节，并在此基础上进一步筛选出优化配伍组合和配比关系，开发有效药物，对于进一步提高稳定斑块作用、减少临床急性心血管事件的发生无疑具有重要意义。

参考文献

[1] Naghavi M, Libby P, Falk E, et al. From vulnerable plaque to vulnerable patient: a call for new definition and risk assessment strategies: part Ⅰ[J]. Circulation, 2003, 108(14): 1664-1672.

[2] Ambrose JA, Eulogio EM. A new paradigm for plaque stabilization[J]. Circulation, 2002, 105(16): 2000-2004。

[3] 文川, 徐浩, 黄启福, 等. 活血中药对ApoE缺陷小鼠血脂及动脉粥样硬化斑块炎症反应的影响[J]. 中国中西医结合杂志, 2005, 25(4): 345-348.

[4] 文川, 徐浩, 黄启福, 等. 几种活血中药对ApoE缺陷小鼠动脉粥样硬化斑块的影响[J]. 中国病理生理杂志, 2005, 21(5): 864-867.

[5] 王利津, 徐强. 黄连解毒汤的抗炎作用机理研究[J]. 中国中药杂志, 2000, 25(8): 493-496.

[6] 杨永宗. 动脉粥样硬化性心血管病基础与临床[M]. 北京: 科学出版社, 2004. 578.

[7] Johnson J, Carson K, Williams H, et al. Plaque rupture after short periods of fat feeding in the apolipoprotein E-knockout mouse: model characterization and effects of pravastatin treatment[J]. Circulation, 2005, 111(23): 1422-1430.

[8] 许淑云, 卞如濂, 陈修. 药理实验方法学[M]. 第3版. 北京: 人民卫生出版社, 2002: 202-204.

[9] Suzuki H, Kurihara Y, Takeya M, et al. A role for macrophage scavenger receptors in atherosclerosis and susceptibility to infection[J]. Nature, 1997, 386(6622): 292-296.

[10] 李莉, 翟同均, 陈融, 等. Movat五色套染法的改进及应用[J]. 临床与实验病理学杂志, 2002, 18(6): 660-662.

[11] Masashi S, Takashi I, Yasuhiko H, et al. Fibromuscular cap composition is important for the stability of established atherosclerotic plaques in mature WHHL rabbits treated with statins[J]. Atherosclerosis, 2001, 157(1): 75-84.

[12] Ross R. Atherosclerosis: an inflammatory disease[J]. NEnglJMed, 1999, 340(2): 115-126.

[13] 周明学, 徐浩. 不稳定斑块的中医药治疗概况[J]. 中国中西医结合杂志, 2006, 26(5): 472-474.

[14] Libby P. Molecular bases of the acute coronary syndromes[J]. Circulation, 1995, 91(7): 2844-2850.

[15] Davies MJ. Stability and instability: two faces of coronary atherosclerosis[J]. Circulation, 1996, 94(8): 2013-2020.

[16] Lee RT, Libby P. The unstable atheroma[J]. Arterioscler Thromb Vasc Biol, 1997, 17(10): 1859-1867.

[17] anderWal AC, Becker AE, vanderLoos CM, et al. Site of intimal rupture or erosion of thrombosed coronary atherosclerotic plaques is characterized by an inflammatory process irrespective of the dominant plaque morphology[J]. Circulation, 1994, 89(3): 36-44.

[18] Amento EP, Ehsani N, Palmer H, et al. Cytokines positively and negatively regulate interstitial collagen gene expression in human vascular smooth muscle cells[J]. ArterioscIerThromb, 1991, 11(25): 1223-1230.

[19] Mann J, Davies MJ. Mechanisms of progress in native coronary artery disease: role of healed plaque disruption[J]. Heart, 1999, 82(9): 265-268.

[20] Burke AP, Kolodgie FD, Farb A, et al. Healed plaque ruptures and sudden coronary death[J]. Circulation, 2001, 103(5): 934-940.

原载：周明学，徐浩，陈可冀，潘琳，文川，郭艳茹．几种活血解毒中药有效部位对 ApoE 基因敲除小鼠主动脉粥样斑块稳定性的影响 [J]. 中国病理生理杂志，2008, 24(11): 2097-2102.

活血、益气、化痰中药对 ApoE 基因敲除小鼠主动脉粥样硬化斑块稳定性的影响

周明学　徐　浩　陈可冀　潘　琳　郭艳茹　文　川

动脉粥样硬化（AS）易损斑块的破裂合并血栓形成是造成心血管急性临床事件的重要病理基础[1]。大量研究表明，斑块的稳定性主要取决于斑块的内部成分[2]，而与斑块的大小、多少、位置及其所导致的管腔狭窄程度无关。活血、益气、化痰是临床上中医治疗冠心病的常用治法，这三种治法的代表性药物对 AS 斑块稳定性的作用差异少见报道，为此，我们拟从形态学角度观察活血（丹参酮）、益气（西洋参茎叶总皂苷）、化痰（栝蒌提取物）中药提取物 ApoE 基因敲除小鼠 AS 斑块稳定性的影响。

材　料

1 动物

6~8 周龄 ApoE 基因敲除小鼠 [品系 C57BL/6J，北京大学实验动物中心自美国 Jackson 实验室引进并培育，动物生产许可证号：SCXK（京）2002-0001]60 只，均为雄性，体重 18~20 g，饲养条件为 2 级，室温保持在 22~24 ℃，相对湿度 50%，光照时间 7：00~19：00

2 药物与试剂

栝蒌提取物由西安奥晶科技发展有限公司提供，批号为 051019，丹参酮胶囊由河北兴隆希力药业有限公司提供，批号为 20050616，心悦胶囊（即西洋参茎叶总皂苷）由吉林省集安益盛药业股份有限公司提供，批号为 20050330，辛伐他汀（商品名舒降之）由杭州默沙东制药有限公司出品，批号为 P1196；小鼠一抗 a-actin，购自 NeoMarkers 公司；二抗为通用型二抗，购自 Dako 公司。

3 仪器与软件

日本 OlympusBM-2 和 51 光学显微镜；美国 Image-Pro Plus Version5.0（IPP）图像分析软件。

方　法

1 动物模型的建立

给小鼠饲以含脂肪 21%（wt/wt）胆固醇、0.15%（wt/wt）的高脂饲料[3]（$^{60}Co\ \gamma$ 灭菌照射处理），13 周后，随机处死 4 只，取主动脉根部，HE 染色观察基础 AS 硬化程度，随机分组后再继续喂养 13 周，并同时予药物治疗。

2 动物分组及给药方法

确定AS形成后，其余小鼠随机分为6组：模型组、辛伐他汀组、正常组、栝蒌提取物组、丹参酮组、西洋参总皂苷组，每组各11只。根据成人每日用药临床推荐的常用剂量：辛伐他汀组0.0001 g/kg，栝蒌提取物组0.5 g/kg，丹参酮组0.067 g/kg，西洋参总皂苷组0.03 g/kg，按体重系数比折算成小鼠用量[4]：辛伐他汀组9.01 mg/kg，栝蒌提取物组4.505 g/kg，丹参酮组0.60 g/kg，西洋参总皂苷组0.27 g/kg，药物溶于蒸馏水，灌胃给药，每日1次，继续喂养13周。处死全部小鼠，无菌条件下取出心脏及主动脉，10%甲醛固定。

3 标本处理

给药13周后动物处死，无菌条件下取出心脏和主动脉，10%甲醛固定，脱水，常规石蜡包埋，小鼠心底部横断面连续切片。按Suzuki等[5]的方法，每只小鼠的主动脉根部取4个相同的切面，分别是：①升主动脉最近端横截面，切面形态呈圆形；②主动脉瓣附着部位，并有冠状动脉开口；③主动脉瓣起始横截面；④主动脉瓣完全出现并汇合在一起每隔100 μm连续取6张切片，切片厚5 μm，相邻的3个切面分别进行HE染色、Movat染色和α-actin组化染色。

4 特殊病理染色

改良的Movat五色套染法参考文献[6]并略加改进，最终的染色结果为：细胞核及弹力纤维 - 黑色；基质和黏蛋白 - 蓝色；胶原纤维 - 黄色；平滑肌 - 红色；泡沫细胞 - 淡紫色。

5 α-actin组化染色

防脱处理的切片脱蜡至水，0.3% H_2O_2室温15分钟灭活内源性过氧化物酶；滴加一抗（1 ∶ 300稀释）4 ℃过夜；滴加通用型二抗，室温孵育1~2 h；TAB显色。

6 检测指标

HE染色主要观察斑块内细胞外脂质成分（主要是胆固醇结晶和胆固醇酯），Movat染色主要观察斑块内泡沫细胞、胶原成分以及纤维帽埋藏情况。埋藏纤维帽的特点是富含平滑肌性成分和弹性蛋白成分，并通常有大量的泡沫细胞覆盖[7]。采用美国IPP5.0图像分析软件测量并计算细胞外脂质、泡沫细胞、胶原成分各自占斑块面积的百分比，埋藏纤维帽数目以及纤维帽长度 / 斑块内膜比值，并用免疫组化染色半定量观察斑块内平滑肌细胞的阳性面积，最后采用易损指数[8]（细胞外脂质成分 + 泡沫细胞 / 平滑肌细胞 + 胶原成分）综合评价药物对小鼠主动脉斑块稳定性的影响。计算时每个样本取4个切面的平均值。

7 统计学方法

所有计量数据均用$\bar{x} \pm s$表示，采用SPSS 11.5统计学软件组间比较用单因素方差分析，对于组间斑块内埋藏纤维帽数目（不连续数据）比较，采用*Kmskal-Wallis H*检验和*Mann-Whitney*检验

结　果

1 模型组小鼠主动脉AS病理结构变化的观察

HE染色显示，模型组主动脉根部可看到明显的AS斑块，表面有大量泡沫细胞覆盖，胆固醇酯及

胆固醇结晶明显增多，纤维帽较薄，脂质侵蚀，钙化，外膜有大量炎细胞浸润，显示出易损斑块特征。Movat 染色显示模型组斑块内胶原成分明显减少，可见大量的淡紫色巨噬细胞源性泡沫细胞，部分斑块纤维帽被泡沫细胞埋藏，血管中膜结构严重破坏、血管扩张性重塑，主动脉内膜弥漫性增厚。

2 各组药物对 ApoE 基因敲除小鼠主动脉易损斑块内部成分的影响（图 1、2）

在临床推荐剂量上，给药 13 周后各药物组斑块内细胞外脂质成分均明显减少，与模型组比较差异有统计学意义（$P < 0.05$，$P < 0.01$），其中以西洋参总皂苷组减少最为显著（$P < 0.01$）；各给药组斑块内泡沫细胞成分与模型组比较差异无统计学意义（$P > 0.05$）。而对于斑块内纤维肌性成分，各组斑块内胶原纤维成分均明显增加，与模型组比较差异有统计学意义（$P < 0.05$，$P < 0.01$），以栝蒌提取物组增加最为显著；而各给药组斑块内平滑肌细胞成分与模型组比较差异无统计学意义（$P > 0.05$）。

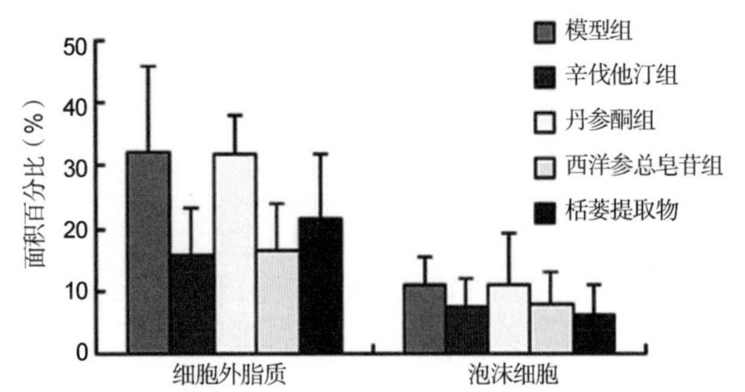

图1　给药后各组小鼠主动脉斑块内脂质成分面积的比较

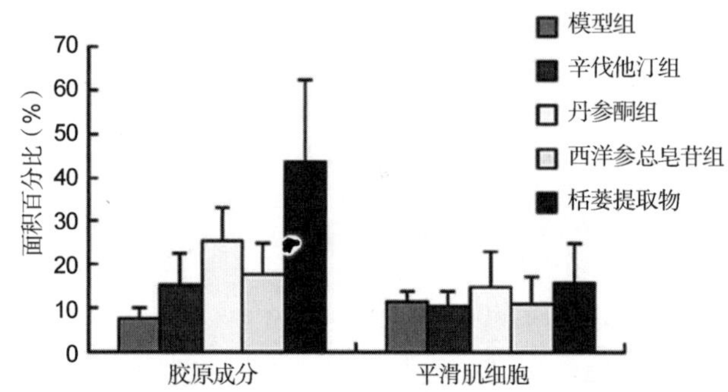

图2　给药后各组小鼠主动脉斑块内纤维肌性成分面积的比较

3 各组药物对 ApoE 基因敲除小鼠主动脉易损斑块纤维帽的影响（表 1）

与模型组比较，13 周后辛伐他汀组及栝蒌提取物组、丹参酮组、西洋参总皂苷组的纤维帽与斑块内膜比显著增加（$P < 0.05$ 或 $P < 0.01$）；栝蒌提取物组的斑块内埋藏纤维帽数目与模型组比较明显减少（$P < 0.01$）。

表 1　各组小鼠埋藏纤维帽的数目及纤维帽占斑块内膜比值的比较（$\bar{x} \pm s$）

组别	n	纤维帽长度 / 斑块内膜	埋藏纤维帽平均数目
模型	11	0.48 ± 0.15	0.46 ± 0.34
辛伐他汀	11	0.79 ± 0.16**	0.14 ± 0.24
丹参酮	11	0.65 ± 0.14*	0.36 ± 0.38
西洋参总皂苷	11	0.64 ± 0.14*	0.19 ± 0.21
栝蒌提取物	11	0.88 ± 0.13**	0.06 ± 0.11**

4 对各组药物 ApoE 基因敲除小鼠主动脉斑块稳定性的综合评价（图 3）

与模型组比较，给药 13 周后，丹参酮组、西洋参茎叶总皂苷组和栝蒌提取物组的小鼠动脉斑块易损指数均有不同程度的降低（$P < 0.05$，$P < 0.01$），组间比较差异无统计学意义（$P > 0.05$）。

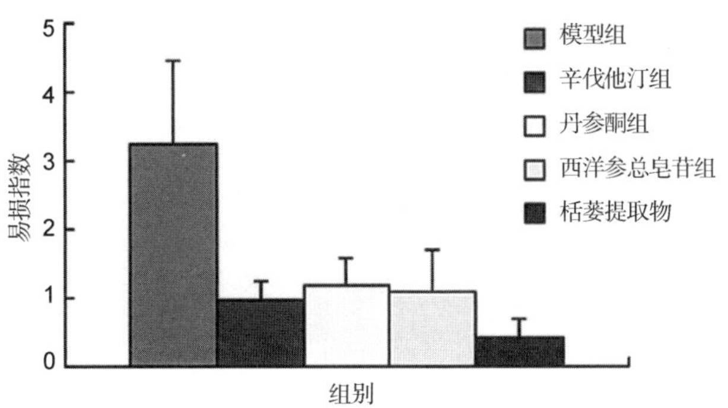

图3 给药后各组小鼠主动脉斑块易损指数的比较

讨 论

大量研究表明，斑块的稳定性对于防止斑块破裂及急性冠脉事件至关重要[9,10]，而它主要取决于斑块内组织成分以及纤维帽的状态[11]。巨噬细胞和泡沫细胞常出现在纤维帽破裂部位[12,13]，二者分泌基质金属蛋白酶（MMPs）和 γ 干扰素。MMPs 可分解胶原纤维，γ 干扰素可抑制胶原合成，促进平滑肌细胞凋亡，最终使斑块纤维帽变薄。此外，巨噬细胞吞噬脂质后转化成泡沫细胞，而巨噬细胞源性泡沫细胞的不断聚集坏死，可使斑块内细胞外脂质不断增多，脂质核心变大，使斑块稳定性降低。因此，将脂质成分（泡沫细胞和细胞外脂质）与纤维肌性成分（平滑肌细胞和胶原纤维）共同作为衡量斑块的“易损指数”，可作为反映斑块易损性的更为客观、全面的评价指标。研究结果表明，活血、益气、化痰中药有效成分丹参酮、西洋参茎叶总皂苷、栝蒌提取物在临床推荐剂量上均可通过改善斑块内部成分来稳定易损斑块，3 组药物主要是通过减少斑块内细胞外脂质成分和增加斑块内胶原成分来起到稳定易损 AS 斑块的作用，作用强度有所不同，差异无统计学意义。

斑块内埋藏的纤维帽可代表已愈合的斑块破裂。正如人的冠状动脉，斑块的急性破裂可以愈合并将纤维帽埋藏[14,15]，埋藏纤维帽常出现在斑块破裂发生相对频繁的部位，并伴有纤维蛋白沉积，而纤维蛋白沉积是斑块破裂的另一重要特征[7]。所以埋藏纤维帽数目可作为评价斑块易损的一项指标。由于易损斑块纤维帽厚度不均，且常常不足以覆盖斑块内膜，所以纤维帽长度 / 斑块内膜长度比值，可间接反映斑块纤维帽的修复能力。研究结果显示，栝蒌提取物、丹参酮、西洋参总皂苷均可增加纤维帽与斑块内膜比值，但在减少斑块埋藏纤维帽数目方面，栝蒌提取物的作用表现得较为突出，这说明在减少既往斑块破裂次数方面，化痰中药组栝蒌提取物表现出较强优势。

现代药理研究表明，栝蒌提取物、丹参酮、西洋参茎叶总皂苷均具有程度不同的扩张冠脉血管、保护缺血心肌改善微循环、抗 AS 抗心律失常等作用[16-18]，但它们是否对不稳定动脉粥样斑块具有干预作用还未见相关报道本实验研究通过对比临床推荐剂量下的活血、益气、豁痰中药有效成分丹参酮、西洋参茎叶总皂苷、栝蒌提取物对 ApoE 基因敲除小鼠主 AS 斑块稳定性的作用，得出结论：无论是在改善易损斑块内部成分的作用方面，还是在修复斑块纤维帽的能力方面，上述 3 种中药有效成分均表现出较好的作用，其具体作用强度有所不同。化痰中药栝蒌提取物在减少斑块破裂次数方面可能更有优势。在此基础上，深入研究活血、益气、化痰中药有效成分干预易损斑块的具体环节，进而优化配伍组合，对于进一步提高稳定斑块作用，减少临床急性心血管事件的发生无疑具有重要意义。

参考文献

[1] Naghavi M, Libby P, Falk E, et al. From vulnerable plaque to vulnerable patient a call for new definitions and risk assessment strategies: part 1[J]. Circulation, 2003, 108(14): 1664-1672.

[2] Ambrose JA, Martinez EE. A new Paradigm for plaque stabilization[J]. Circulation, 2002, 105(16): 2000-2004.

[3] Shah PK, Nilsson J, Kaul S, et al. Effects of recombinant apolipoprotein A-I(Milano)on aortic atherosclerosis in apolipoprotein E-deficient mice[J]. Circulation, 1998, 97(8): 780-785.

[4] 餘叔云, 卞如濂, 陈修. 药理实验方法学[J]. 3版. 北京: 人民卫生出版社, 2002: 202-204.
[5] Suzuki H, Kurihara Y, Takeya M, et al. A role for macrophage scavenger receptors in atherosclerosis and susceptibility to infection[J]. Nature, 1997, 386(6622): 292-296.
[6] 捧莉, 翟同均, 陈融, 等. Movat五色套染法的改进及应用[J]. 临床与实验病理学杂志, 2002, 18(6): 661.
[7] Johnson J, Carson K, Williams H, et al. Plaque rupture after short periods of fat feeding in the apolipoprotein E-knockout mouse model characterization and effects of pravastatin treatment[J]. Circulation, 2005, 111(11): 1422-1430.
[8] Shiomi M, Ito T, Hirouchi Y, et al. Fibromuscular cap composition is important for the stability of established atherosclerotic plaques in mature WHHL rabbits treated with statins[J]. Atherosclerosis, 2001, 157(1): 75-84.
[9] Libby P. Molecular bases of the acute coronary syndromes[J]. Circulation, 1995, 91(11): 2844-2850.
[10] Davies MJ. Stability and instability two faces of coronary atherosclerosis[J]. Circulation, 1996, 94(8): 2013-2020.
[11] Lee RT, Libby P. The unstable atheroma[J]. Arterioscler Thromb Vase Biol, 1997, 17(10): 1859-1867.
[12] van der Wal AC, Becker AE, van der Loos CM, et al. Site of intimal rupture or erosion of thrombosed coronary atherosclerotic plaques is characterized by an inflammatory process irrespective of the dominant plaque morphology[J]. Circulation, 1994, 89(1): 36-44.
[13] Amento EP, Ehsani N, Palmer H, et al. Cytokines and growth factors positively and negatively regulate interstitial collagen gene expression in human vascular smooth muscle cells[J]. Arterioscler Thromb, 1991, 11(5): 1223-1230.
[14] Mann J, Davies MJ. Mechanisms of progression in native coronary artery disease role of healed plaque disruption[J]. Heart, 1999, 82(3): 265-268.
[15] Burke AP, Kolodgie FD, Farb A, et al. Healed plaque ruptures and sudden coronary death[J]. Circulation, 2001, 103(7): 934-940.
[16] 屠婕红, 余菁, 陈伟光. 栝蒌的化学成分和药理作用研究概况[J]. 中国药师, 2004, 18(7): 121-124.
[17] 吴杲, 何招兵, 吴汉斌. 丹参酮的药理作用研究进展[J]. 现代中西医结合杂志, 2005, 14(10): 1382-1385.
[18] 王承龙, 殷惠军, 史大卓, 等. 西洋参茎叶皂苷心血管药理研究概述[J]. 中药新药与临床药理, 2006, 17(1): 76-78.

原载：周明学，徐浩，陈可冀，潘琳，郭艳茹，文川．活血、益气、化痰中药对 ApoE 基因敲除小鼠主动脉粥样硬化斑块稳定性的影响 [J]. 中医杂志，2008, 49(11): 1024-1027.

赤芍 801 对急性心肌梗死大鼠血清炎症因子及缺血心肌 COX-2、ICAM-1 蛋白表达的影响

蒋跃绒　殷惠军　刘　颖　陈可冀

长期以来人们认为缺血心肌炎症因子的释放可促进心肌损伤和功能不良的加重。最近对于炎症相关蛋白 COX-2 在心肌缺血中的作用则有正反两方面报道。有研究认为心肌缺血后 COX-2 表达及活性上调，对于预适应晚期的心肌顿抑和心肌梗死具有保护作用[1,2]；有研究则认为在啮齿类动物的急性心肌梗死模型中，选择性 COX-2 抑制剂可以改善心功能[3]。赤芍 801 是由中药赤芍的活性成分没食子酸经酯化反应而成的单体药物，化学名为没食子酸丙酯（Propyl Gallate，PrG）。PrG 是美国 FDA 批准使用的药品和食品抗氧化剂，具有抑制脂氧酶活性、改善微循环碍、清除氧自由基及抗炎等作用，并因可抑制花生四烯酸转化为环内氧化物，阻断血栓素 A_2（TXA_2）的形成而成为治疗心脑血管疾病的有效药物[4,5]。本实验在既往证明赤芍 801 体外可抑制炎症相关蛋白 COX-2 活性[4]的基础上，建立急性心肌梗死大鼠（AMI）模型，观察赤芍 801 对 AMI 大鼠血清炎症因子及缺血心肌 COX-2、ICAM-1 蛋白表达的影响。

材料与方法

1 材料

1.1 实验动物

雄性 Wistar 大鼠，体重（200 ± 420）g，SPF 级，由中国科学院遗传与发育生物学研究所动物中心提供，合格证号：SCK 京 2002-0006。

1.2 药物与试剂

赤芍 801 由福建力捷迅制药提供，60 mg/ 支，批号 030505；阿司匹林肠溶片由石家庄神威药业股份有限公司提供，25 mg/ 片。IL-1β、TNF-a 放免检测试剂盒由解放军总医院科技开发中心放免研究所提供；COX-2 山羊多克隆抗体 IgG（Lot No.K1703）、ICAM-l 山羊多克隆抗体 IgG 购自 Santa Cruz 公司。二抗及 DAB 显色试剂盒购自北京中山生物技术有限公司。

2 方法

2.1 AMI 大鼠模型建立

大鼠予 20% 乌拉坦（0.5 mL/100 g）腹腔注射麻醉。左正中旁切开皮肤，逐层分离皮下组织、肌肉，打开胸腔，剪开心包膜，挤压出心脏，在左心耳与肺动脉圆锥间用眼科缝针穿线结扎冠脉左前降支（于分支起点处约 1~2 mm）。然后迅速将心脏复位，挤出胸腔内空气，关闭胸腔。以上手术均在严格无菌条件下进行。以标准肢体导联Ⅱ（纸速 50 mm/s）心电图 ST 段弓背抬高示 AMI 形成。术后腹腔内注射青霉素钠 4×10^4 U/d，连续用 3 天。

2.2 实验分组

造模成功的大鼠随机分为：模型组（10 只，常规饲养）；PrG 大剂量组（10 只，80 mg · kg^{-1} · d^{-1}，腹腔注射）；PrG 小剂量组（10 只，40 mg · kg^{-1} · d^{-1}，腹腔注射）和阿司匹林对照组（10 只，25 mg · kg^{-1} · d^{-1}，灌胃），另设正常对照组（10 只，常规饲养）和假手术组（10 只，常规饲养）。PrG 大、小剂量组于造模后 30 min 开始连续腹腔注射给药，阿司匹林对照组于造模后 30 min 开始连续灌胃给药，正常对照组、假手术组和模型组以等体积生理盐水注射，每天 1 次，共 7 天。

2.3 血清 IL-1β、TNF-α 测定

每组分别随机选 8 只大鼠，于结扎 7 天后腹主动脉取血 2 mL，3000r/min 离心 20 min，分离血清。放免法检测 IL-1β、TNF-α 含量，按试剂盒说明书操作。

2.4 心肌组织大体病理组织学观察

取缺血区心肌组织，每组随机取 6 个标本，10% 福尔马林固定，组织块逐级脱水，二甲苯透明，石蜡包埋。于结扎线下 2 mm 处连续切片，片厚 2.5 μm（切片均为横切，以下同）。将组织切片置于 45 ℃水浴中展开，用黏附有多聚赖氨酸的载玻片捞片，37 ℃烘干后 4 ℃保存，载玻片上刻写组别及黏片序号，苏木素—伊红染色（HE）法染色，光镜下观察各组心肌损伤程度。

2.5 免疫组化法检测心肌组织 COX-2、ICAM-1 表达

免疫组织化学（S-P）法检测心肌组织 COX-2、ICAM-1 表达，操作按试剂盒说明书进行。

图像分析通过 ALTA U2 图像采集卡采集图像，Image Pro Plus 4.0 图像分析系统进行计算机图像分析，其阳性表达位于胞浆，呈棕黄色颗粒状。通过统一参数设定保持基线一致，计算切片各视野阳性点面积 总和及光密度均值，由于光密度值与阳性强度呈反比，故以“阳性点面积总和 / 阳性点光密度均值”表示阳性表达强度。

2.6 统计学方法

采用 SPSS 11.0 软件包进行统计学处理。多组间比较采用单因素方差分析；多组的两两间比较采用 *LSD* 检验。

结　果

1 各组心肌组织大体病理学比较

光镜下可见假手术组心肌细胞或间质轻度水肿及点状嗜伊红增强，心肌纤维排列整齐；模型组心肌细胞呈片状或灶性坏死，表现为心肌浊肿、水样变性、肌浆凝聚坏死或呈空泡样、心肌纤维断裂，并可见以中性白细胞为主的炎性细胞浸润；PrG 及阿司匹林组心肌细胞损伤程度较为减轻，粒细胞浸润也明显减少，大部分仅表现肌纤维肿胀和断裂、细胞间隙水肿。

2 PrG 对结扎 7 天的大鼠血清炎症因子 IL-1β、TNF-α 水平的影响（表 1）

与正常对照组比较，模型组血清 IL-1β、TNF-α 水平明显升高（$P < 0.05$）；与假手术组比较，模型组 TNF-α 水平明显升高，但 IL-1β 水平升高无显著差异。PrG 小剂量组、阿司匹林对照组可使血清 TNF-α 水平下降（$P < 0.05$），但对 IL-1β 水平无显著影响。

表 1　PrG 对大鼠 AMI7 天后血清 IL-1β、TNF-α 水平的影响（μg/mL，$\bar{x} \pm s$）

组别	*n*	IL-1β	TNF-a
正常对照	8	0.175 ± 0.068	1.559 ± 0.196
假手术	8	0.206 ± 0.061	1.813 ± 0.162$^{\triangle}$
模型	8	0.254 ± 0.080*	2.080 ± 0.181*
PrG 小剂量	8	0.244 ± 0.106	1.798 ± 0.200$^{\triangle}$
PrG 大剂量	8	0.249 ± 0.054*	1.928 ± 0.253
阿司匹林对照	8	0.190 ± 0.051	1.793 ± 0.313$^{\triangle}$

注：与正常组比较，$^{*}P < 0.05$；与模型组比较，$^{\triangle}P < 0.05$

3 PrG 对结扎后 7 天的大鼠缺血区心肌组织 COX-2、ICAM-1 蛋白表达的影响（表 2）

与假手术组比较，模型组缺血区心肌组织 COX-2 蛋白表达明显升高（$P < 0.05$），主要分布在心肌细胞、巨噬细胞、血管内皮细胞和心内膜；非梗死区心肌组织的心肌细胞和内皮细胞可见相似水平的 COX-2 表达。PrG 大、小剂量组均可使 COX-2 蛋白表达下降（$P < 0.01$，$P < 0.05$）。假手术组左室心肌组织几乎未见 ICAM-1 阳性表达，模型组缺血区心肌组织 ICAM-1 表达明显增多，与假手术组比较差异有统计学意义（$P < 0.05$），ICAM-1 阳性表达呈棕黄色，主要分布于血管内皮细胞，也可见于心肌细胞和炎性细胞。各用药组 ICAM-l 表达介于模型组和假手术组之间，以赤芍 801 小剂量组 ICAM-1 表达减少最为明显。

表 2　PrG 对大鼠 AMI7 天后缺血区心肌组织 COX-2、ICAM-1 蛋白表达的影响（比值，$\bar{x} \pm s$）

组别	*n*	COX-2	ICAM-1
假手术	6	105.15 ± 154.10	337.48 ± 220.67
模型	6	661.48 ± 732.00*	985.34 ± 492.62*
PrG 小剂量	6	310.07 ± 210.01$^{\triangle}$	463.77 ± 343.88$^{\triangle}$
PrG 大剂量	6	209.21 ± 123.34$^{\triangle\triangle}$	696.59 ± 468.81*
阿司匹林对照组	6	578.40 ± 369.24*	853.46 ± 546.48*

注：与假手术组比较，$^{*}P < 0.05$；与模型组比较，$^{\triangle}P < 0.05$，$^{\triangle\triangle}P < 0.01$

讨　论

IL-1β、TNF-α 是重要的致炎因子。近年来研究已证明心肌缺血或再灌注损伤时伴随血浆炎性因子 IL-1β、TNF-α 等升高，TNF-α 促使 ICAM-1 和内皮白细胞黏附分子（ELAM-1）表达，从而促进了中性粒细胞在心肌内的黏附、聚集并释放可溶性介质，导致心肌微血管的阻塞和心肌损伤加重[6,7]。白细胞跨内皮迁移至血管壁间隙是组织损伤和炎症反应的必要步骤，白细胞与血管内皮的黏附是此过程中最重要的一环，而黏附分子如 ICAM-1 等则介导此全过程。本研究发现，与假手术组比较，模型组血清 TNF-α 水平和缺血区心肌组织 ICAM-1 表达明显升高，但血清 IL-1β 水平升高无显著差异，PrG 小剂量组可降低血清 TNF-α 水平，轻度抑制缺血心肌组织 ICAM-l 表达。表明赤芍 801 可通过降低炎症因子和黏附分子表达水平起到保护缺血心肌损伤的作用。

COX-2 作为一种炎症反应介质的观点已被广泛接受，因此可作为炎性疾病的治疗靶标之一，但有证据显示 COX-2 还具有抗炎、抗纤维化和抗血栓等其他作用[8]。有研究认为 COX-2 在炎症过程中可能起双重作用，早期诱导炎症过程，后期则有助于炎症消退，这种复杂机制尚未阐明[9]。

实验发现，7 天时在梗死区的心肌细胞、血管内皮细胞和巨噬细胞均可检测到 COX-2 免疫活性。心肌梗死大鼠的心肌细胞、心内膜和心肌内血管的内皮细胞可见 COX-2 表达。坏死心肌细胞周围的巨噬细胞显示出强的 COX-2 免疫活性。交界区的存活心肌也表现出较强的 COX-2 免疫活性。梗死区大量的微血管和这些血管的内皮细胞也显示出较强的 COX-2 免疫活性。非梗死区心肌组织有轻至中度的 COX-2 表达。相反，假手术组心肌组织仅在心肌细胞中有弱表达，与文献报道相似 [10]。说明 COX-2 在缺血心肌炎症损伤中发挥重要作用。赤芍 801 可轻度抑制缺血心肌组织 COX-2 表达。

Saito T 等 [11] 研究认为，与溶媒组比较，用选择性 COX-2 抑制剂 -5，5-dimethyl-3-（3-fluorophenyl）-4-（4-methylsulphonyl）pheyl-2（5H）-fluranone 治疗 3 个月，可显著降低心肌梗死大鼠左室舒张末期压、中心静脉压、肺湿重 / 干重比值及梗死面积，改善心肌收缩能力，然而用低剂量或高剂量的阿司匹林对上述指标均无显著影响，这些结果显示心肌梗死大鼠 COX-2 表达促进了心肌的损伤和功能不良，而旨在抑制 COX-2 代谢通 路的疗法可能是有益的。推测抑制 COX-2 改善心功能和减少梗死面积的原因可能有 [11,12]：① COX 的代谢产物通过改变 Ca^{2+} 循环影响心肌的收缩力；②前列腺素类代谢产物的释放可诱导炎症介质和生长因子的表达。通过 COX-2 途径来抑制前列腺素的生成可减缓炎症反应的扩大，进而减少其他可导致渗出、损伤和组织瘢痕形成的炎症介质的生成。同样，抑制 COX-2 也可减少氧化产物的形成，已经证明氧化损伤对心肌的结构和功能可产生负性效应。

对照光镜大体病理学观察发现，赤芍 801 小剂量组心肌损伤程度较模型组为轻，初步认为其对缺血心肌组织 COX-2 表达的轻度抑制未加重心肌损伤。Karthikeyan 等 [13] 研究发现长期服用 PrG（500 mg/kg，每周 6 天，连续 5 周）有明显的保护心肌免受异丙肾诱导的氧化应激损伤的作用，支持本实验认为赤芍 801 可能通过减轻炎症反应而起到保护缺血心肌的作用。

参考文献

[1] Kosmala W, Przewlocka-Kosmala M, Mazurek W. Proinflammatory cytokines and myocardial viability in patients after acute myocardial infarction[J]. Int J Cardiol, 2005, 101(3): 449-456.

[2] Bolli R, Shinmura K, Tang XL, et al. Discovery of a new function of Cyclooxygenase(COX)2: COX-2 is a protective protein that alleviate ischemia/repedusion injury and mediates the late phase of preconditioning[J]. Cardiovasc Res, 2002, 55(3): 506-519.

[3] Saito T, Rodger IW, Hu F, et al. Inhibition of cyclooxygenabe-2 improves cardiac function in myocardial infarction[J]. Biochem Biophys Res Commun, 2000, 273(2): 772-775.

[4] 刘京, 吕恩武, 李祥国, 等. 赤芍801对冠心病、脑血栓形成病人血栓素B2花生四烯酸代谢及血小板聚集性的影响[J]. 中华医学杂志, 1983, 63(8): 477-481.

[5] Yin HJ, Jiang YR, Wu XH, et al. Effect of propyl gallate on activity of cyclooxygenase l and 2 in mice's peritoneal macrophages[J]. Chin J Integr Med, 2004, 10(3): 213-217.

[6] Mitchell MD, Laird RE, Brown RD, et al. IL-1 beta stimulates rat cardiac fibroblast migration via MAP kinase pathways[J]. Am J Physiol Heart Circ Physiol, 2007, 292(2): H1139-1147.

[7] Gurevitch J, Fmlkis I, Yuhas Y, et al. Anti-tumor necrosis factor-alpha improves myocardial recovery after ischemia and reperfusion[J]. J Am Coil Cardiol, 1997, 30(6): 1554-1561.

[8] Wu G, Mannam AP, Wu J, et al. Hypoxia induces myocytedependent COX-2 regulation in endothelial cells: role of VEGF[J]. Am J Physiol Heart Circ Physiol, 2003, 285(6): H2420-H2429.

[9] Gilroy DW, Colville-Nash PR, Willis D, et al. Inducible eyclooxygenase may have anti-inflammatory properties[J]. Nat Med, 1999, 5(6): 698-701.

[10] Saito T, Rodger IW, Shennib H, et al. Cyclooxygenase-2(COX-2)in acute myocardial infarction: cellular expression and use of selective COX-2 inhibitor[J]. Can J Physiol Pharmacol, 2003, 81(2): 114-119.

[11] Saito T, Rodger IW, Hu F, et al. Inhibition of COX pathway in experimental myocardial infarction[J]. J Mol Cell, 2004, 37(1): 71-77.

[12] Asha AM, El-Khatib AS, AI-Zuhair H. Modulation of oxidant status by meloxicam in experimentally induced arthritis[J]. Pharmacol Res, 1999, 40(4): 385-392.

[13] Karthikeyan K, Sarala Bai BR, Gauthaman K, et al. Protective effect of propyl gallate against myocardial oxidative stress induced injury in rat[J]. J Pharm Pharmacol, 2005, 57(1): 67-73.

原载：赤芍 801 对急性心肌梗死大鼠血清炎症因子及缺血心肌 COX-2、ICAM-1 蛋白表达的影响 [J]. 中国中西医结合, 2008, 28(10): 921-924.

黄连提取物对 ApoE 基因敲除小鼠主动脉易损斑块 Perilipin 和 PPAR-γ 基因表达的影响

周明学　徐　浩　陈可冀　温见燕　潘　琳　郭艳茹

新近研究表明，周脂素（perilipin）与动脉粥样硬化（AS）形成及斑块破裂有关。在小鼠模型中，perilipin 与脂滴形成有关，可以使脂肪分解减少、并增加脂质滞留及斑块的不稳定性[1,2]。进一步研究还表明过氧化物酶体增殖物激活受体 - γ（PPAR- γ）参与调控脂滴相关蛋白 perilipin 的表达[3]。现代药理研究证明黄连提取物具有抗炎、增加冠脉血流量、抗心律失常及降低血压的作用[4]，但其是否具有稳定 AS 斑块的作用尚未见相关报道。本文即观察黄连提取物对 ApoE 基因敲除小鼠主动脉粥样硬化斑块的稳定作用及斑块内 perilipin 和 PPAR- γ 基因表达的影响。

材料与方法

1 动物

6~8 周龄小鼠（品系 C57B1/6J，北京大学实验动物中心自美国 Jackson 实验室引进并培育）33 只，均为雄性，体重 18~20 g，饲以含脂肪 21%（wt/wt），胆固醇 0.15%（wt/wt）的高脂饲料[5]（^{60}Co- γ 灭菌照射处理），饲养条件为 2 级，室温保持在 22~24 ℃，相对湿度 50%，光照时间 7：00-19：00。

2 药物

黄连提取物（采用水提法[6]，主要成分为小檗碱等，每克约相当于生药 10 g）由西安奥晶科技发展有限公司提供，批号为 050910；辛伐他汀商品名舒降之，由杭州默沙东制药有限公司出品，批号为 P1196。

3 试剂与仪器

cDNA 合成试剂盒和荧光定量 RCR 试剂盒均由 TaKaRa 公司提供；PPAR- γ 及 perilipin 的上下游引物均由 lnvitrogen 公司提供；geneAmpPCRSysteme9700 由美国 ABI 公司提供；定量 PCR 仪（型号 Rotor gene-3000A，芬兰基因公司）。

4 方法

4.1 分组及给药方法

小鼠喂养 13 周后，确定 AS 斑块形成后，小鼠随机分为 3 组：辛伐他汀组、黄连提取物组及模型组，各 11 只。根据成人每日用药临床推荐的常用量：黄连提取物组均为 0.1 g/kg、辛伐他汀组为 0.001 g/kg。按成人与小鼠的给药剂量折算系数 9.01 折算[7]：黄连提取物组为 901 mg/kg、辛伐他汀组为 9.01 mg/kg。药物溶于蒸馏水，灌胃给药，每天 1 次，继续喂养 13 周。处死全部小鼠，无菌条件下取出心脏及主动脉，心脏 10%福尔马林固定，主动脉放在冻存管内液氮骤冷，−80 ℃保存。

4.2 检测项目及检测方法

4.2.1 病理染色

小鼠心底部横断面连续切片每隔 50 μm 连续取 4 张切片，切片厚 5 μm。按 Suzuki 等 [8] 确立的方法，每只小鼠的主动脉根部取 4 个相同的切面，分别是：①升主动脉最近端横截面，切面形态呈圆形；②主动脉瓣附着部位，并有冠状动脉开口；③主动脉瓣起始横截面；④主动脉瓣完全出现并汇合在一起。改良的 Movat 五色套染法参考文献方法 [9] 并略加改进，最终的染色结果为：细胞核及弹力纤维为黑色；基质和黏蛋白为蓝色；胶原纤维为黄色；平滑肌为红色；泡沫细胞为淡紫色。斑块内埋藏纤维帽的特点是富含平滑肌性成分和弹性蛋白成分，并通常有大量的泡沫细胞覆盖 [10]。采用 Movat 染色观察并计算斑块内埋藏纤维帽的平均数目。HE 染色观察斑块形态和脂质核心大小。计算时每个样本取 4 个切面的平均值。

4.2.2 实时荧光定量 PCR 检测

先提取总 RNA，然后取 4 μL 总 RNA 经逆转录酶及随机引物等反应物混合配成 20 μL 体系，42 ℃ 15 min，95 ℃ 2 min 反转录成 cDNA，随后进行实时荧光定量 PCR 反应，小鼠 perilipin 引物序列：forward5'- GATGAGAGCCATGACGACCAGA-3'，reverse5'-TGTGTACCACACCACCCAGGA-3'，扩增片段 148bp；小鼠 PPAR-γ 引物序列：forward5'-TGTCGGmCAGAAGTGCCTIG-3'，reverse5'-TICAGCTGGTCGATATCACTGGAG-3'，扩增片段 122 bp；扩增条件是 95 ℃ 10 s，95 ℃ 5 s，60 ℃ 34 s，共 40 个循环。以小鼠肌动蛋白 β-actin 为内参照，引物序列为：forward5'-CAGAAGGAGATTACTGCT CTGGCT-3'，reverse5'-GGAGCCACCGATCCACACA-3'，扩增片段 93 bp。最后与模型组比较得出相对浓度值。

4.3 统计学方法

采用 SPSS11.5 软件，单因素 ANOVA 分析各组基因表达差异。对于组间斑块内埋藏纤维帽数（不连续数据）比较，采用 Kruskal-WallisH 检验和 Mann-Whitney 检验。

结　果

1 模型组小鼠高脂喂养 26 周后主动脉粥样斑块病理结构的变化（图 1）

HE 染色显示模型组主动脉根部可看到明显的 AS 斑块，表面有大量泡沫细胞覆盖，胆固醇酯及胆固醇结晶明显增多，纤维帽较薄，脂质侵蚀，钙化，外膜有大量炎细胞浸润，显示出易损斑块特征（图 1A）。Movat 染色显示模型组斑块内黄染的胶原成分明显减少，可见大散的淡紫色泡沫细胞，部分斑块纤维帽被泡沫细胞埋藏（图 lB），血管中膜结构严重破坏。血管扩张性重塑，主动脉内膜弥漫性增厚。

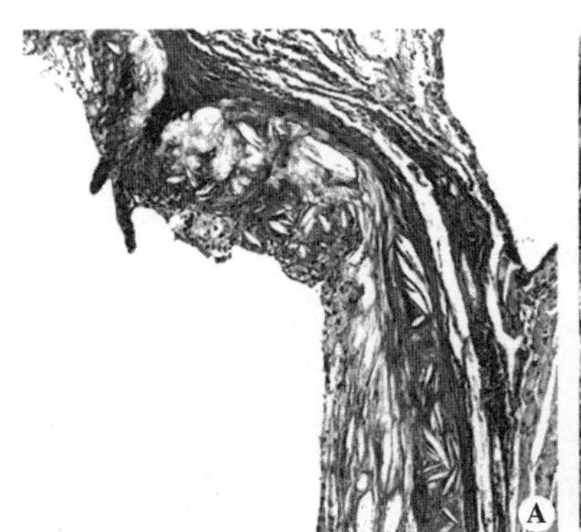

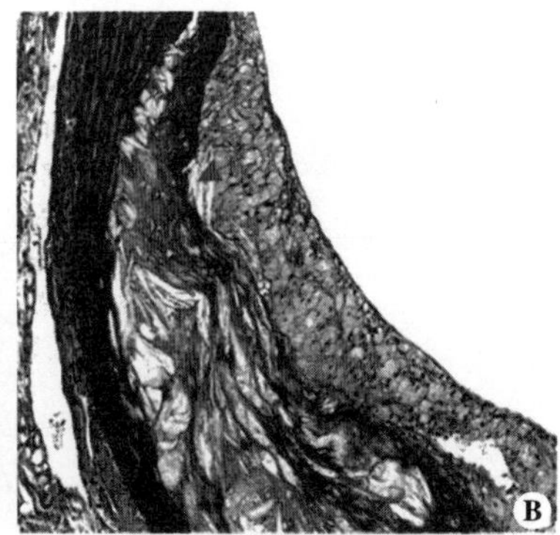

注：A：模型组斑块内胆固醇酯及胆固醇结晶明显增多，纤维帽较薄（HE染色，×100）；B：模型组，斑块内黄染的胶原成分明显减少，可见大量的淡紫色泡沫细胞，红箭头示被泡沫细胞埋藏的斑块纤维帽（Movat染色，×100）

图1　高脂喂养26周后的模型组小鼠主动脉斑块形成

2 给药13周后各组小鼠主动脉斑块内埋藏纤维帽数目的比较（表1，图2）

模型组大多数样本见有被埋藏纤维帽，一个切面内可见多至4个埋藏纤维帽。3组之间比较，小鼠主动脉斑块内埋藏纤维帽数目存在显著差异（$P<0.05$）。其中，黄连提取物组斑块内埋藏纤维帽的数目与模型组比较明显减少（$P<0.05$），辛伐他汀组斑块内埋藏纤维帽的数目较模型组有减少趋势，但差异无统计学意义。

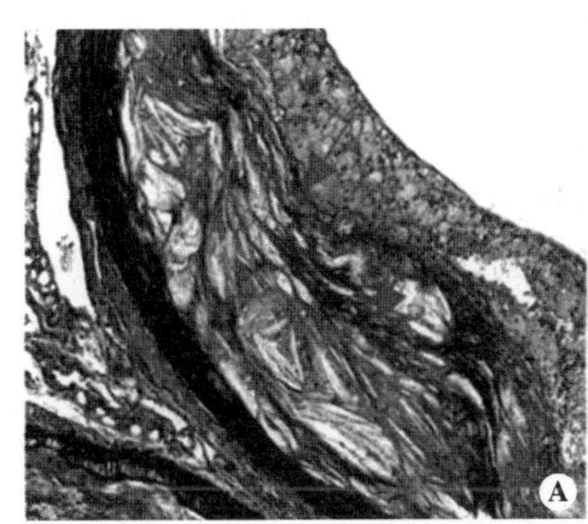

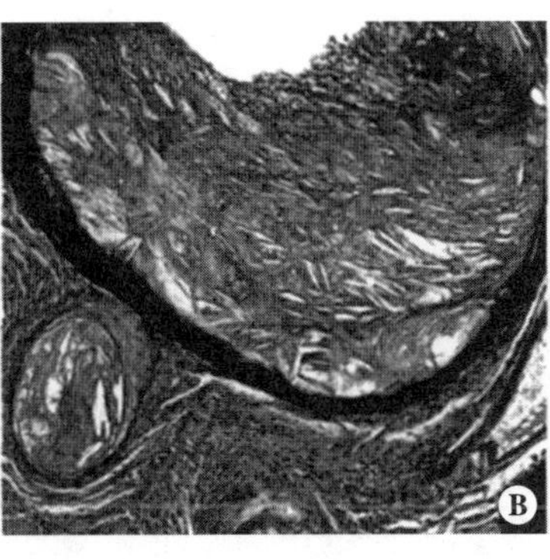

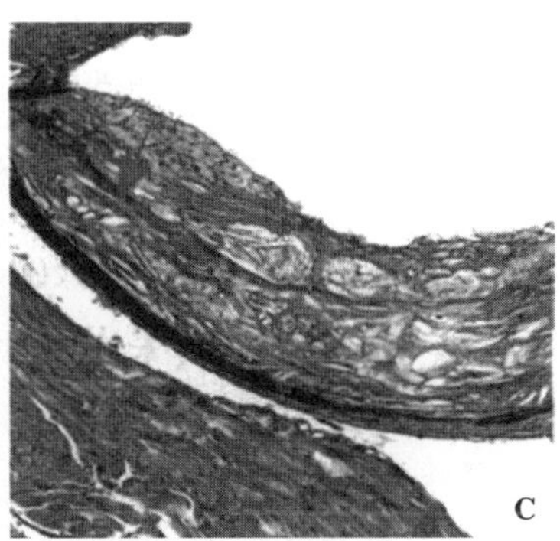

注：A.模型组，红箭头示2个被埋藏的斑块纤维帽；B.黄连提取物组，未见明显的埋藏纤维帽；C.辛伐他汀组，红箭头示1个被埋藏的斑块纤维帽（Movat染色，×100）

图2 各组载脂蛋白E基因敲除小鼠主动脉易损斑块内埋藏纤维帽数目的比较

表1 26周后各组埋藏纤维帽的数目比较（$\bar{x}\pm s$）

组别	n	埋藏纤维帽的平均数目
模型	11	0.46 ± 0.34
辛伐他汀	11	0.14 ± 0.24
黄连提取物	11	0.13 ± 0.27*

注：与模型组比较，*$P<0.05$

3 给药13周后黄连提取物组主动脉斑块内perilipin和PPAR-γ mRNA表达的比较（表2）

与模型组比较，给药13周后黄连提取物组主动脉斑块内perilipin mRNA的表达明显减少（$P<0.05$），PPAR-γ mRNA的表达明显增加（$P<0.01$），辛伐他汀组PPAR-γ mRNA的表达与模型组比较差异无统计学意义（$P>0.05$），而perilipin mRNA的表达明显减少（$P<0.01$）。

表2 各组小鼠主动脉斑块内PPAR-γ和perilipin mRNA表达的比较（相对浓度，$\bar{x}\pm s$）

组别	n	PPAR-γ	Perilipin
模型	11	1.00±0.10	1.00±0.21
辛伐他汀	11	1.50±0.36	0.20±0.05**
黄连提取物	11	2.90±0.36**	0.77±0.12*

注：与模型组比较，*$P<0.05$，**$P<0.01$

讨 论

目前，清热解毒中药已成为治疗冠心病的常用中药。临床应用的一些清热解毒药如黄连解毒汤、清热解毒方等除了抗菌、调节免疫、抑制炎症反应外，还具有抗血小板聚集、抗血栓形成的作用，并对高血脂、内毒素等各种原因导致的血管内皮损伤有保护作用[11-13]。黄连作为清热解毒的常用中药，药理研究证明其具有抗炎、增加冠脉血流量、抗心律失常及降低血压等作用[4]。Ross AS炎症假说认为，炎症反应贯穿于AS起始、进展及斑块破裂血栓形成的全过程，是斑块不稳定发生破裂的中心环节[14]。因此，黄连提取物，作为具有较好抗炎作用的清热解毒中药，是否具有稳定动脉硬化斑块的作用值得深入研究。

斑块内被埋藏的纤维帽代表已愈合的斑块破裂。正如人的冠状动脉，斑块的急性破裂可以愈合并将纤维帽埋藏[15,16]，埋藏纤维帽常出现在斑块破裂发生相对频繁的部位，并伴有纤维蛋白沉积，而纤维蛋白沉积是斑块破裂的另一重要特征[10]。所以埋藏纤维帽可作为评价斑块破裂的一项重要指标。埋藏纤维帽的特点是富含平滑肌性成分和弹性蛋白成分，并通常有大量的泡沫细胞覆盖[10]，而改良的Movat五色套染法特有的染色效果可将平滑肌、弹性蛋白以及泡沫细胞清楚地显示出来，可用于识别埋藏纤维帽。我们的研究结果表明黄连提取物可明显减少ApoE基因敲除小鼠主动脉易损斑块内埋藏纤维帽的数目，提示其可能具有减少斑块破裂的作用，有利于稳定易损斑块。

Perilipin包被在细胞内油滴的表面，调控油滴和脂质的生成、转运、积累和脂肪分解。而细胞内油滴过度聚集又是AS斑块的泡沫细胞形成的前提，并可能参与诱发斑块破裂。研究表明，采用抑制消减杂交技术（SSH）发现在人的动脉硬化斑块中基因Perilipin只在破裂斑块内表达，而在稳定的斑块内没有表达[17]。进一步研究表明基因Perilipin可用于识别具有破裂倾向的斑块即易损斑块[18]，我们的研究结果表明perilipin基因可表达在曾破裂过的动脉硬化易损斑块内（即带有埋藏纤维帽的斑块内），而黄连提取物和辛伐他汀均可明显降低斑块破裂相关基因perilipin的表达，并且可能因此减少斑块破裂次数，起到稳定易损斑块的作用。这在国内尚未见其他报道。

PPAR-γ是调节脂肪细胞分化的首要调节因子，可通过直接结合并激活许多脂肪细胞特异性基因而维持脂肪细胞的表型。在3T3Ll脂肪细胞的分化过程中，perilipin表达明显升高，且与PPAR-γ表达时相一致。PPAR-γ激动剂比格列酮可显著升高perilipin的表达。在perilipin基因转录起始点上游-1.9kb处含有PPAR反应元件（PPRE）。在脂肪细胞中PPAR-γ/维甲酸X受体（RXR）a与PPRE相互作用，调节perilipin基因的转录[19-21]。Dalen等[22]也观察到周脂素和S312的表达与脂肪细胞中PPAR-γ的表达激活密切相关这两个基因的启动子中均含有RXRa/PPAR-γ异二聚体的结合位点，并认为PPAR-γ对周脂素的直接调节作用可能与PPAR-γ激动剂的长期治疗效应有关。我们的研究表明黄连提取物可明显上调动脉硬化斑块内PPAR-γmRNA的表达，并可能通过活化PPAR-γ表达从而下调perilipinmRNA的表达。

综上所述，在临床推荐剂量上，黄连提取物具有减少斑块破裂次数，稳定斑块的作用，其机制可能与活化动脉硬化斑块内PPAR-γ表达，下调perilipin基因表达有关。

参考文献

[1] Martinez-Bolas J, Anderson JB, Tessier D, et al. Absence of perilipin results in leanness and reverses obesity in Lepr(db/db)mice[J]. Nat Genet, 2000, 26(4): 474-479.

[2] Tansey JT, Sztalyd C, Gruia-Gray J, et al. Perilipin ablation results in a lean mouse with aberrant adipocyte lipolysis, enhanced leptin production, and resistance to diet-induced obesity[J]. Proc Natl Acad Sci USA, 2001；98(11): 6494-6499.

[3] Nerurkar PV, Pearson L, Cope JK, et al. Effects of HAART on resistin and perilipin mRNA expression in mouse 3T3-L1 and primary human adipocytes[J]. Antiviral Therapy, 2004, 9(6): 25-28.

[4] 代国友, 潘晓鸥, 罗红霞. 黄连的药理研究进展[J]中国药房, 2004, 15(11): 694-696.

[5] Prediman K, Jan N, San jay K, et al. Effects of recombinant apolipoprotein A-I(Milano)on aortic atherosclerosis in apolipoprotein E-deficient mice[J]. Circulation, 1998, 97(8): 780-785.

[6] 徐仁生, 陈仲良. 中草药有效成分提取与分离[J]. 第2版. 上海: 上海科学技术出版社, 1983: 29.

[7] 许叔云, 卞如濂, 陈修. 药理实验方法学[J]. 第3版. 北京: 人民卫生出版社, 2002: 202-204.

[8] Suzuki H, Kurihara Y, Takeya M, et al. A role for macrophage scavenger receptors in atherosclerosis and susceptibility to infection[J]. Nature 1997, 386(6622): 292-296.

[9] 李莉, 翟同均, 陈融, 等. Movat五色套染法的改进及应用[J]. 临床与实验病理学杂志, 2002, 18(6): 661.

[10] Jason J, Kevin C, Helen W, et al. Plaque rupture alter short periods of fat feeding in the apolipoprotein E-knockout mouse: model characterization and effects of pravastatin treatment[J]. Circulation, 2005, 111(6): 1422-1430.

[11] 付晓春, 王敏伟. 黄连解毒汤的抗血栓作用研究[J]. 沈阳药科大学学报, 2001, 18(6): 425.

[12] 杜艳芝, 目晓梅, 胡维成, 等. 清热解毒液对高脂血症大鼠内皮素影响的研究[J]. 中国病理生理杂志, 1999, (12): 134-137.

[13] 朱平, 张学霞. 清热解毒方对血管内皮细胞增殖的影响[J]. 山西中医, 2003, 19(5): 41-43.

[14] Ross R. Atherosclerosis: an inflammatory disease[J]. N Engl J Med 1999, 340(2): 115-126.

[15] Mann J, Davies MJ. Mechanisms of progress in native coronary artery disease: role of healed plaque disruption[J]. Heart, 1999, 82(3): 265-268.

[16] Burke AP, Kolodgie FD, Farb A, et al. Healed plaque ruptures and sudden coronary death: evidence that subclinical rupture has a role in plaque progression[J]. Circulation, 2001, 103(7): 934-940.

[17] Faber BC, Cleutjens KB, Niessen RL, et al. Identification of genes potentially involved in rupture of human atherosclerotic plaques[J]. Circ Res, 2001, 89(6): 547-554.

[18] Greenberg AS, Mayer J. Perilipin may predict heart attack or stroke-Science Upadate-fat-storing protein[J]. Agricultural Research, 2002, 9(1): 256-262.

[19] Arimura N, Horiba T, lmagawa M, et al. The peroxisome proliferator activated receptor gamma regulates expression of the perilipin gene in adipocytes[J]. J Biol Chem, 2004, 279(11): 10070-10076.

[20] Shimizu M, Takeshita A, Tsukamoto T, et al. Tissue selective, bidirectional regulation of PEXI I alpha and perilipin genes through a common peroxisome proliferator response element[J]. Mol Cell Biol, 2004, 24(3): I313-1323.

[21] Nagai S, Shimizu C, Umetsu M, et al. Identification of a functional peroxisome proliferator activated receptor or responsive element within the murine perilipin gene[J]. Endocrinology, 2004, 145(5): 2346-2356.

[22] Dalen KT, Schoonjans K, Ulven SM, et al. Adipose tissue expression of the lipid droplet associating proteins S312 and perilipin is controlled by peroxisome proliferator activated receptor gamma[J]. Diabetes, 2004, 53(5): 1243-1252.

原载：周明学，徐浩，陈可冀，温见燕，潘琳，郭艳茹．黄连提取物对 ApoE 基因敲除小鼠主动脉易损斑块 Perilipin 和 PPAR-γ 基因表达的影响 [J]. 中国中西医结合杂志，2008, 28(6): 532-536.

解毒活血配伍方药对载脂蛋白 E 基因敲除小鼠血清超敏 C 反应蛋白的影响

张京春　陈可冀　刘剑刚　张文高　史大卓　刘龙涛　殷惠军　徐　浩

动脉粥样硬化（atherosclerosis，AS）稳定斑块向易损斑块（以往多称为不稳定斑块）的转变与心血管疾病事件密切相关。如何稳定易损斑块成为现代心血管疾病防治研究的热点。Ross 教授曾明确提出“AS 是一种炎症性疾病”[1,2]。许多研究也证实炎症反应贯穿 AS 及易损斑块破裂后引发的急性冠脉综合征的全过程[3,4]。

载脂蛋白 E 基因敲除 [ApoE（-/-）] 小鼠为目前国际上公认的研究 AS 及其易损斑块发病机理和干预措施较理想的动物模型。本研究以 ApoE（-/-）小鼠动物为易损斑块模型，观察解毒活血配伍方药对该模型血清超敏 C 反应蛋白的影响，以期为抗 As、稳定易损斑块的中医药治则提供较为客观的实验数据。

材料与方法

1 动物

13 周龄 ApoE（-/-）小鼠 110 只，雌雄各半，体重（20±2）g，由北京大学医学院动物科技部提供；13 周龄正常 c57BL/6 小鼠 12 只，雌雄各半，体重（20±2）g，由北京协和医科大学动物中心提供作为正常对照组。

2 药物

虎杖提取物（含 50% 虎杖苷），购自西安冠宇生物技术有限公司（批号：20040907）；芎芍胶囊（川芎及赤芍有效部位川芎总酚和赤芍甙组成，二者比例为 11 ∶ 14）由北京国际生物制品研究所提供（批号：20041006）；洛伐他汀由北京万生药业有限责任公司生产（批号：20030451）；血脂康（每粒 0.3 g）由北京北大维信生物科技有限公司生产（批号：20040817）。

3 试剂及仪器

小鼠超敏 C 反应蛋白（high-sensitivity C-reactive protein，hs-CRP）ELISA 试剂盒由美国 RapidBio Lab 公司生产，批号：06120401；购于尚柏生物医学技术（北京）有限公司。全自动酶标仪，型号：Wellscan MK3，芬兰 Labsystems Dragon 公司生产。

4 方法

4.1 造模及分组

13 周龄 110 只 ApoE（-/-）小鼠分为高脂饲料组 [98 只，给予高脂饲料（含 0.15% 胆固醇、21.00% 脂肪及 78.85% 基础饲料），普通饲料组（简称普饲组，12 只，给予普通饲料），同时设 13 周龄 C57 B 肌 J 小鼠作为正常对照组（12 只，给予普通饲料）]。19 周后随机抽取高脂饲料 ApoE（-/-）小鼠 2 只，取主动脉经 HE 染色光镜观察，确认易损斑块形成后（见图 1），剩余 96 只随机分为 8 组：模型组、解毒组、活血组、解毒活血配伍高、中、低剂量组（简称配伍高、中、低剂量组）、洛伐他汀组和血脂康组，每组 12 只。

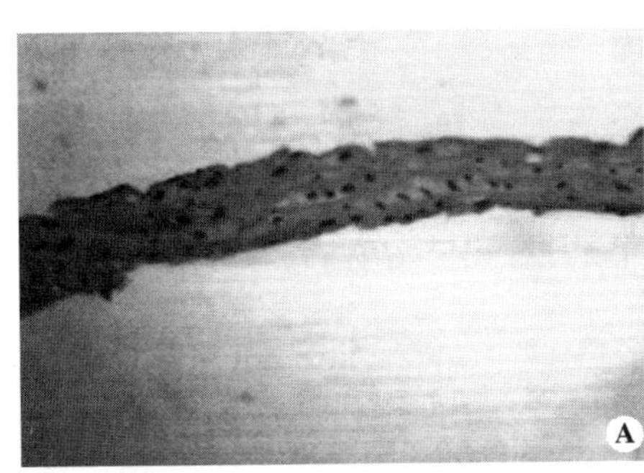

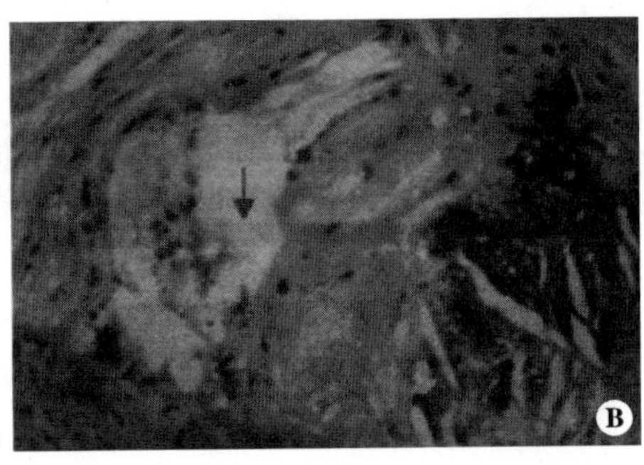

注：A为正常对照组，主动脉壁，厚薄均匀，内膜、中膜及外膜未见异常，无AS病灶；B为模型组，主动脉壁，AS各期病变均可见，但多为粥样硬化期（IV期）病变，动脉管壁厚薄不均，内膜明显增厚，可见由大量泡沫细胞形成的脂纹脂斑期病变（箭头所示）

图1　光镜下ApoE（–/–）鼠主动脉易损斑块形成病理图片（HE，×400）

4.2 给药方法

造模成功后开始药物干预，解毒组每天予虎杖提取物 26.6 mg/kg（为人每天用量 2.66 mg/kg 的 10 倍）；活血组每天予芎芍胶囊 110 mg/kg（为成人用量每天 11 mg/kg 的 10 倍）；配伍高剂量组每天予虎杖提取物 53.2 mg/kg，芎芍胶囊 220 mg/kg（均为成人每天用量的 20 倍）；配伍中剂量组每天予虎杖提取物 26.6 mg/kg，芎芍胶囊 110 mg/kg（均为成人每天用量的 10 倍）；配伍低剂量组每天予虎杖提取物 13.3 mg/kg，芎芍胶囊 55 mg/kg（均为成人每天用量的 5 倍）；洛伐他汀组每天予洛伐他汀 3.3 mg/kg（为成人每天用量的 0.33 mg/kg 的 10 倍）；血脂康组予血脂康 0.2 g/kg（为成人每天用量的 0.02 g/kg 的 10 倍）；以上药物根据剂量蒸馏水溶解，混匀后灌胃，每次 0.4 mL。模型组、普饲组、C57BL/6J 小鼠对照组 12 只均每天灌服生理盐水 0.4 mL。以上 10 组动物均喂饲 SPF 级普通饲料和 pH2.8~3.0 的酸化水，连续灌胃 17 周，麻醉后下腔静脉取血，Wellscan MK3 全自动酶标仪检测血清 hs-CRP 浓度。

4.3 hs-CRP 检测

严格按照试剂盒（由北京尚柏生物医学技术有限公司提供）说明进行操作，结果判定 mouseCRP（μg/L）= 标准曲线上查出的浓度 ×100 表示。

5 统计学方法

所有计量资料以 $\bar{x} \pm s$ 表示，SPSS13.0 软件对各组数据进行方差分析，以 $P < 0.05$ 为差异有统计学意义。

结　果

各组小鼠 hs-CRP 水平比较（表 1）

模型组血清 hs-CRP 水平显著高于正常对照组和普饲组（$P < 0.05$，$P < 0.01$）；各给药组中，洛伐他汀组、解毒组和配伍高剂量组 hs-CRP 水平下降明显，与模型组比较，差异有统计学意义（$P < 0.01$）；配伍高剂量组 hs-CRP 水平较洛伐他汀组、血脂康组、解毒组、活血组及配伍中、低剂量组下降更明显，差异亦有统计学意义（$P < 0.01$）；解毒组 hs-CRP 水平低于活血组（$P < 0.01$）。

表 1　各组小鼠 hs-CRP 水平比较（$\bar{x} \pm s$）

组别	n	hs-CRP（μg/L）
正常对照	8	$0.11 \pm 0.04^{**}$
模型	10	0.43 ± 0.11
普饲	9	$0.11 \pm 0.03^{*}$
洛伐他汀	8	$0.25 \pm 0.05^{**\triangle}$
血脂康	8	$0.37 \pm 0.11^{\triangle}$
解毒	8	$0.18 \pm 0.09^{**\triangle\blacktriangle}$
活血	8	$0.44 \pm 0.19^{\triangle}$
配伍低剂量	11	$0.39 \pm 0.16^{\triangle}$
配伍中剂量	8	$0.47 \pm 0.16^{\triangle}$
配伍高剂量	9	$0.13 \pm 0.06^{**}$

注：与模型组比较，$^{*}P < 0.05$，$^{**}P < 0.01$；与配伍高剂量组比较，$^{\triangle}P < 0.01$；与活血组比较，$^{\blacktriangle}P < 0.01$；由于血清样本保存等原因，实际检测样本较分组时有所减少

讨　论

现代医学研究，炎性反应是引发 AS 易损斑块破裂进而出现血小板聚集和血栓形成的系列病理演变过程。中医学认为血脉艰涩，瘀滞日久，则为“败血”“污血”，邪为之甚，蕴久生热酿毒，“毒邪最易腐筋伤脉”，这与 AS 易损斑块溃烂、糜烂，炎症细胞浸润、出血等系列炎症反应存在有一定的可通约性或相关性。我们在传统以瘀血辨治本病的基础上考虑到毒的致病因素，提出“毒、瘀致易损斑块”的新观点，认为易损斑块及其作为病理基础的 ACS 采用解毒活血方药干预切合病机关键。

虎杖苷（又称白藜芦醇苷、白藜芦醇甙或虎杖甙）是近年来研究较多的一类植物抗毒素，其心血管保护作用也逐渐成为研究热点。有研究表明，虎杖苷能够通过调节血脂、抗炎、抑制血小板聚集、保护血管内皮、抑制内皮细胞和血管平滑肌细胞增殖等方面发挥抗 AS 的作用 [5]。芎芍胶囊（川芎、赤芍有效部位）为治疗 AS 和冠心病的有效药物，在国家九五、十五攻关课题及国家自然科学基金课题的支持下，课题组开展了从基础到临床多方面的研究，证明该方在抑制血小板活化、血栓形成、平滑肌细胞增生、胶原沉积及预防冠状动脉扩张后再狭窄等方面作用肯定，有较为可靠的预防和治疗 As 的作用 [6-8]。本研究选择有研究基础的活血化瘀中药和解毒中药配伍，观察与 AS 易损斑块密切相关的 hs-CRP 水平变化，以期为寻求稳定 AS 易损斑块的有效中医治则治法提供相应的科学依据。

本研究所采用的解毒活血方案以虎杖为君，方中虎杖微苦，微寒，归肝、肺经，善清热解毒、活血散瘀、祛湿泻浊；赤芍、川芎为臣，川芎性味辛温，为《本草纲目》中所称之“血中气药”，归肝胆二经，功善活血化瘀，通达气血，且肝主筋膜，可直达病所，故用为臣使药；赤芍苦而微寒，归肝经，色赤入血，既可活血化瘀，又可清热，药入血分以清血分瘀热；虎杖与赤芍、川芎三味同用活血，故君臣相合，活血散血作用更强；虎杖与赤芍药性偏凉均可清热，二者相合则清解血脉瘀毒湿浊之功更著；诸药相合，功效协同，共奏调和血脉，清散血脉瘀毒之功。

CRP 是非特异性炎症反应中最主要、最为关注的炎性标志物之一，在 AS 的发生和发展及易损斑块的破裂过程中起着非常重要的作用。CRP 作为急性炎症标志物，其升高与 AS 的发生、发展及 AS 斑块的稳定性密切相关，在预测 ACS 的发生和预后方面价值较高 [9,10]。不同手段降低 CRP 水平将有益于 ACS 的防治 [11]。

本研究结果显示，在不给药的情况下，高脂饲料喂养的 ApoE（-/-）小鼠血清 hs-CRP 水平显著高于相同遗传背景的 C57 小鼠及普通饲料喂养的 ApoE（-/-）小鼠；洛伐他汀、具有解毒作用的虎杖提取物及符合解毒活血治则的虎杖提取物与芎芍胶囊配伍高剂量能够显著降低高脂饲料喂养的 ApoE（-/-）小鼠血清 hs-CRP 水平，且虎杖提取物与芎芍胶囊配伍高剂量组低于洛伐他汀组。结果显示解毒活血配伍治则在降低

急性炎症标志物 hs-CRP 方面的明显优势，体现了中医解毒治则的作用实质与抗炎的一致性。

参考文献

[1] Ross R. Atherosclerosis—an inflammatory disease[J]. N Engl J Med, 1999, 340(2): 115-126.

[2] Hansson GK. Immune mechanisms in atherosclerosis[J]. Arterioscler Thromb Vasc Biol, 2001, 21(12): 1876-1890.

[3] Liuzzo G, Santamaria M, Biasucci LM, et al. Persistent activation of nuclear factor kappa-B signaling pathway in patients with unstable angina and elevated levels of C-reactive protein evidence for a direct proinflammatory effect of azide and lipopolysaccharide-free C-reactive protein on human monocytes via nuclear factor kappa-B activation[J]. J Am Call Cardiol, 2007, 49(2): 185-194.

[4] Hung MJ, Cherng WJ, Cheng CW, et al. Comparison of serum levels of inflammatory markers in patients with coronary vasospasm without significant fixed coronary artery disease versus patients with stable angina pectoris and acute coronary syndromes with significant fixed coronary artery disease[J]. Am J Cardiol, 2006, 97(10): 1429-1434.

[5] 范虞琪, 王彬尧. 白藜芦醇对动脉粥样硬化的预防作用[J]. 上海交通大学学报(医学版), 2007, 24(4): 465-467.

[6] 鹿小燕, 徐浩, 史大卓, 等. 芎芍胶囊对实验性兔动脉粥样硬化血管壁胶原的影响[J]. 中国动脉硬化杂志, 2006, 14(6): 461-465.

[7] 徐浩, 史大卓, 陈可冀, 等. 用血清药理学方法观察芎芍胶囊对兔胸主动脉平滑肌细胞增殖凋亡的影响[J]. 中国中西医结合杂志, 2000, 20(10): 757-760.

[8] 鹿小燕, 史大卓, 徐浩. 芎芍胶囊干预冠心病介入治疗后再狭窄的研究[J]. 中国中西医结合杂志, 2006, 26(1): 13-17.

[9] Meuwissen M, Van der Wal AC, Niessen HW, et al. Colocalisation of intraplaque C reactive protein, complement, oxidised low-density lipoprotein, and macrophages in stable and unstable angina and acute myocardial infarction[J]. J Clin Pathol, 2006, 59(2): 196-201.

[10] Fabijanic D, Banic M, Kardum D. C-reactive protein in cardiovascular risk evaluation[J]. Lijec Vjesn, 2006, 128(5-6): 167-174.

[11] Chen YG, Xu F, Zhang Y, et al. Effect of aspirin plus clopidogrel on inflammatory markers in patients with non-ST-segment elevation acute coronary syndrome[J]. Chin Med J(End), 2006, 119(1): 32-36.

原载：张京春，陈可冀，刘剑刚，张文高，史大卓，刘龙涛，殷惠军，徐浩．解毒活血配伍方药对载脂蛋白 E 基因敲除小鼠血清超敏 C 反应蛋白的影响 [J]. 中国中西医结合杂志，2008, 28(4): 330-333.

活血、益气、化痰中药对 ApoE 基因敲除小鼠主动脉粥样硬化斑块炎症反应的影响

周明学　徐　浩　潘　琳　温见燕　文　川　陈可冀

研究表明，炎症启动冠状动脉粥样硬化（AS）的发生并影响其进程，使 AS 斑块变得不稳定，引起急性冠脉综合征。斑块内炎症反应、全身性炎症以及感染均可影响斑块的稳定性。活血、益气、化痰是中医治疗冠心病的常用方法，但三种治法的代表性药物对 AS 斑块稳定性的作用及作用机制研究尚未见诸报道。本研究旨在观察活血（丹参酮）、益气（西洋参茎叶总皂苷）、化痰（栝蒌提取物）中药提取物对 ApoE 基因敲除小鼠 AS 斑块内部成分及斑块内粒细胞 / 巨噬细胞集落刺激因子（GM-CSF）、肿瘤坏死因子 α（TNF-α）和核转录因子 kB（NF-kB）的影响，以探讨其稳定斑块的作用及可能机制。现报告如下。

材料与方法

1 材料

1.1 动物

6~8 周龄 ApoE 基因敲除小鼠（品系 C57BL/6J，北京大学实验动物中心自美国 Jackson 实验室引进并培育）70 只，另设正常 C57BC 小鼠 10 只作为正常组，普通饲料喂养，均为雄性，体重 18~20 g，饲养条件为 2 级，室温保持在 22~24 ℃，相对湿度 50%，光照时间 7 ： 00~19 ： 00。

1.2 药物

栝蒌提取物由西安奥晶科技发展有限公司提供，丹参酮胶囊由河北兴隆希力药业有限公司提供，心悦胶囊（西洋参茎叶总皂苷）由吉林省集安益盛药业股份有限公司提供，辛伐他汀商品名舒降之，由杭州默沙东制药有限公司出品。

1.3 试剂与仪器

一抗人抗鼠 TNF-a 抗体由 SantCruz 公司提供，小鼠来源一抗 GM-CSF 抗体由 Biolegend 公司提供；二抗为通用型二抗，购自 Dako 公司。cDNA 合成试剂盒和荧光定量 RCR 试剂盒均由 TaKaRa 公司提供；核转录因子 kB 的上下游引物均由 invitrogen 公司提供；gene AmpPCR Systeme 9700 由美国 ABI 公司提供；定量 PCR 仪型号 Rotor gene-3000A，芬兰基因公司提供；美国 Image-Proplus Version 5.0（IPP）图像分析软件。

2 方法

2.1 造模

小鼠饲以含脂肪 21%、胆固醇 0.15%的高脂饲料（^{60}Co 灭菌照射处理），13 周后，随机处死 4 只，取主动脉根部，HE 染色观察基础 AS 硬化硬度，确定造模成功。

2.2 分组及给药

确定 AS 形成后，小鼠随机分为模型组、阳性对照组、化瘀组、活血组、益气组各 11 只。根据成人每日用药临床推荐的常用剂量，按成人与小鼠的体重折算系数 9.01 折算成小鼠用量 [2]，阳性对照组予辛伐他汀 9.01 mg/kg、化瘀组予栝蒌提取物 4.505 g/kg、活血组予丹参酮 0.6 g/kg、益气组予西洋参总皂苷 0.27 g/kg，药物溶于蒸馏水中灌胃给药，每日 1 次，继续喂养 13 周后，处死全部小鼠，无菌条件下取出心脏及主动脉，10%福尔马林固定。

3 观察方法

3.1 标本处理

取标固定后脱水常规石蜡包埋，小鼠心底部横断面连续切片。按 Suzuki 等方法 [3]，每只小鼠的主动脉根部取 4 个相同的切面，分别为升主动脉最近端横截面（呈圆形）、主动脉瓣附着部位并有冠状动脉开口、主动脉瓣起始横截面、主动脉瓣完全出现并汇合处。每隔 100 μm 切片，连续取 6 张，片厚 5 μm，相邻的 3 个切面分别进行 HE 染色、Movat 染色。

3.2 特殊病理染色

以改良的 Movat 五色套染法 [4] 并略加改进，最终的染色结果为：细胞核及弹力纤维 - 黑色；基质和黏蛋白 - 蓝色；胶原纤维 - 黄色；平滑肌 - 红色；泡沫细胞 - 淡紫色。

3.3 免疫组化染色

选取第 3 张切片，采用两步法测定 GM-CSF 和 TNF-α（抗体稀释度分别为 1 ： 200 和 1 ： 100），每组均以 PBS 代替一抗作为阴性对照，在 100 倍镜下每张切片选取 5 个不同的视野，对阳性区域累积面积进行定量测定，最后分别求取斑块内 GM-CSF 和 TNF-α 阳性区域面积占斑块面积的百分比。

3.4 实时荧光定量 PCR 检测

先提取总 RNA，然后取 4 μL 总 RNA 经逆转录酶及随机引物等反应物混合配成 20 μL 体系，42 ℃ 15 min，95 ℃ 2 min 反转录成 cDNA，随后进行实时荧光定量 PCR 反应，小鼠 NF-kB 引物序列 forward5’-GGAGGCATGTTCGGTAGTGG-3，reverse5’-CCCTGCGTTGGATTTCGTG-3’，扩增片段 105 bp；扩增条件 95 ℃ 10 s，95 ℃ 5 s，60 ℃ 34 s，共 40 个循环。以小鼠肌动蛋白 β-actin 为内参照，引物序列为 forward5’-CAGAAGGAGATTACTGCTCTGGCT-3’，reverse5’-GGAGCCACCGATCCACACA-3’，扩增片段 93 bp。最后与模型组比较得出相对浓度值。

4 统计学方法

应用 SPSS 11.5 统计软件。计量资料以 $\bar{x} \pm s$ 表示，采用单因素 *ANOVA* 分析。

结　果

1 高脂喂养小鼠主动脉 AS 斑块不同时期的变化

高脂喂养 13 周后，HE 染色显示小鼠主动脉根部已形成明显的 AS 斑块，内膜明显增厚，内皮下、斑块内有胆固醇结晶，纤维帽形成。继续喂养 13 周后病变进一步加重。HE 染色显示主动脉根部可见明显的 AS 斑块，表面有大量泡沫细胞覆盖，胆固醇酯及胆固醇结晶明显增多，纤维帽较薄，血管内膜部分剥脱，中膜结构严重破坏，脂质侵蚀、钙化，外膜有大量炎细胞浸润，显示出易损块特征。

2 各组对 AS 易损斑块内部成分和稳定性的影响（表 1）

给药 13 周后，在斑块内脂质核心占斑块面积的百分比方面，益气组、化痰组、阳性对照组较模型组明显降低（$P < 0.01$），但活血组与模型组相近（$P > 0.05$）；与模型组相比，益气、活血、化痰三组以及阳性对照组斑块内胶原成分均显著增加（$P < 0.01$），但各给药组斑块内泡沫细胞成分无明显改变（$P > 0.05$）。综合评价药物对斑块内脂质成分与胶原成分比值的改善情况，结果表明活血组、益气组和化痰组与模型组比较均明显降低（$P < 0.01$），三组间差异无显著性（$P > 0.05$），且与阳性对照组比较差异亦无显著性。

表 1　各组小鼠主动脉易损斑块内部成分的改善情况（$\bar{x} \pm s$）

组别	n	脂核占斑块面积百分比（%）	胶原占斑块面积百分比（%）	脂质成分与胶原成分比值
模型	11	32.14 ± 13.89	7.62 ± 2.52	6.32 ± 3.29
阳性对照	11	15.39 ± 7.51**	15.39 ± 7.32**	1.86 ± 0.96**
活血	11	25.22 ± 7.79**	25.22 ± 7.79**	1.92 ± 0.94**
益气	11	17.70 ± 7.35**	17.70 ± 7.35**	1.65 ± 1.05**
化痰	11	43.76 ± 18.66**	43.76 ± 18.66**	1.09 ± 1.57**

注：与模型组比较，*$P < 0.05$，**$P < 0.01$，下同

3 各组小鼠斑块内 TNF-a 和 GM-CSF 免疫组化测定结果比较（表 2）

模型组主动脉根部斑块内脂质中心细胞坏死区、泡沫细胞和成纤维细胞内均可见明显的 TNF-a 和 GM-CSF 阳性颗粒表达。给药 13 周后，活血组、益气组和化痰组以及阳性对照组小鼠主动脉斑块内 GM-CSF 阳性表达明显减少，与模型组差异有显著性（$P < 0.01$）。而各给药组小鼠主动脉斑块内 TNF-a 阳性表达与模型组比较均有不同程度的降低，但差异无显著性（$P > 0.05$）。

表 2　各组小鼠主动脉斑块内 GM-CSF 和 TNF-α 阳性表达面积比较（$\bar{x} \pm s$）

组别	n	GM-CSF（%）	TNF-α
模型	11	18.22 ± 1.52	3.55 ± 0.23
阳性对照	11	1.19 ± 0.13**	2.56 ± 1.98
活血	11	2.64 ± 0.16**	1.55 ± 1.71
益气	11	5.14 ± 4.53**	3.09 ± 2.95
化痰	11	3.55 ± 2.27**	2.87 ± 1.64

4 各组小鼠主动脉斑块内 NF-kBmRNA 表达改变（图 1）

给药 13 周后各给药组中活血组和阳性对照组小鼠主动脉斑块内 NF-kBmRNA 的表达与模型组比较明显降（$P < 0.05$）。

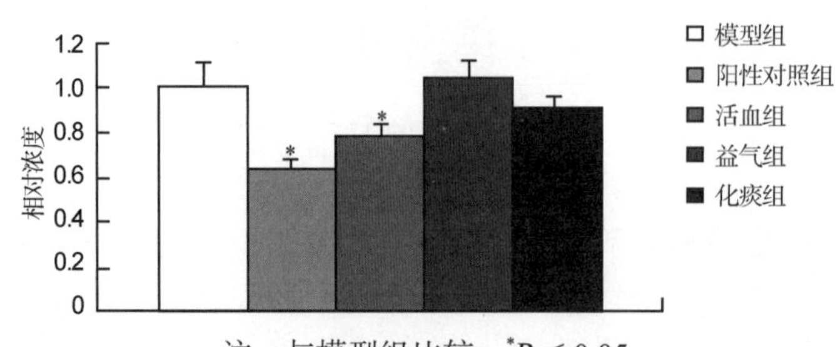

注：与模型组比较，*$P < 0.05$

图1　给药13周后各组小鼠主动脉内NF-κBmRNA表达情况比较

讨　论

斑块破裂是导致急性心血管临床事件的重要原因，改善易损斑块的内部成分，使其趋于稳定，是该领域的研究热点。中医学认为，冠心病属本虚标实之证，本虚以气虚为主，标实以血瘀、痰浊为主。临床治疗通常以益气、活血、化痰为主要治法。但益气、活血、化痰三种治法的代表性药物对AS斑块稳定性的影响及作用机制研究国内尚未见报道。本实验表明，三种治法的代表性中药提取物（西洋参茎叶总皂苷、丹参酮、栝蒌提取物）在临床推荐剂量上均可通过改善斑块内部成分而增加斑块的稳定性，其机制与抑制炎症反应有关。

研究表明，大的脂质核心、薄的纤维帽以及斑块内活动性炎症是易损斑块的标志性特征。斑块的脂质成分，尤其是胆固醇酯成分越多，斑块内的机械强度和抵抗机械强度的能力就越低，而斑块内尤其是纤维帽处的胶原成分可维持纤维帽的完整性，抵抗机械应力，对稳定易损斑块具有重要意义。因此，脂质核心占斑块面积的百分比以及脂质成分（泡沫细胞和细胞外脂质）与胶原成分比值，可作为反映斑块易损性的较为客观、公认的评价指标[5]。本实验表明，丹参酮、西洋参茎叶总皂苷和栝蒌提取物在临床推荐剂量上均可通过降低斑块内脂质成分与胶原成分比值来增加斑块的稳定性。

炎症启动冠状动脉粥样硬化的发生并影响其进程，使斑块变得不稳定，引起急性冠脉综合征。斑块内炎性细胞分泌的多种细胞因子可通过多种途径影响斑块的稳定性。可通过促进MMPs表达和抑制平滑肌细胞表达间质胶原基因，从而使斑块纤维帽变薄，趋于不稳定。可促进LDL与内皮细胞黏附，一方面促使LDL受体基因表达，导致脂质代谢紊乱，另一方面不断促进斑块内单核巨噬细胞的复制，加重炎症反应，最终导致斑块不稳定[6,7]。我们的研究结果表明，丹参酮、西洋参茎叶总皂苷和栝蒌提取物在临床推荐剂量上均可通过减少斑块内GM-CSF的蛋白表达而干预易损斑块，提示GM-CSF可能成为活血、益气、化痰中药有效部位通过抗炎来干预易损斑块的共同作用靶点，而对TNF-α虽有降低趋势，但无统计学意义，可能与剂量有关。

NF-κB是一类与多种炎症相关基因表达密切相关的核转录因子，基质金属蛋白酶、促炎因子、趋化因子、组织因子的多种基因均受其调控。有研究表明，NF-κB的激活是斑块破裂的敏感标志物之一[8]。本研究显示，给药13周后仅丹参酮在临床推荐剂量上可降低小鼠主动脉斑块内NF-κBmRNA的表达。因此，我们推测丹参酮可能通过活化NF-κB降低斑块内炎性因子GM-CSF的表达以起到稳定易损斑块的作用，而其他药物对其无明显影响，提示各药物抗炎作用的具体干预环节可能有所不同。

综上所述，活血、益气、化痰中药在临床推荐剂量上均可通过改善斑块内部成分来稳定易损斑块，其机制可能与抑制炎症因子GM-CSF有关。不同类别中药抗炎作用的具体干预环节可能有所不同，值得深入研究。

参考文献

[1] Prediman K, Jan Nilsson, Sanjay Kaul, et al. Effects of recombinant Apolipoprotein A -lMilan. on aortic atherosclerosis in apolipoprotein Edeficient mice[J]. Circulation, 1998, 97: 780 -785

[2] 许淑云, 卞如濂, 陈修. 药理实验方法学[M]. 第3版. 北京: 人民卫生出版社, 2002:202～204

[3] Suzki H, Kurihara Y, Takeya M, et al. A role for macrophage scavenger receptors in atherosclerosis and susceptibility to infection[J]. Nature, 1997, 386(6622): 292 -296

[4] 李莉, 翟同均, 陈融, 等. Movat五色套染法的改进及应用[J]. 临床与实验病理学杂志, 2002, 18(6): 661

[5] Naghavi M, Libby P, Falk E, et al. From vulnerable plaque to vulnerable patient: a call for new definition and rish assessment strategies: part I[J]. Circulation, 2003, 108: 1664 -1672

[6] Saitoh T, Kishida H, Tsukada Y, et al. Clinical significance of increased plasma concentration of macrophage colony -stimulating factor in patients with angina pectoris[J]. J Am Coll Cardiol, 2000, 35: 655 -665

[7] Seshiah PN, Kereiakes DJ, Vasudevan SS, et al. Activated monocytes induce smooth muscle cell death: role of macrophage colony -stimulating factor and cell contact[J]. Circulation, 2002, 105: 174 -180

[8] 徐宝华, 赵慧颖. 动脉粥样硬化不稳定斑块的研究进展[J]. 心血管病学进展, 2005, 26(5): 498-501

原载：周明学，徐浩，潘琳，温见燕，文川，陈可冀．活血、益气、化痰中药对ApoE基因敲除小鼠主动脉粥样硬化斑块炎症反应的影响[J]. 中国中医急症，2008, 17(4): 496-498.

活血解毒中药有效部位对 ApoE 基因敲除小鼠血脂和动脉粥样硬化斑块炎症反应的影响

周明学　徐　浩　陈可冀　潘　琳　文　川　刘剑刚

脂质代谢异常和炎症反应是导致动脉粥样硬化（atherosclerosis，AS）的主要病理机制。研究表明，二者不仅参与动脉粥样硬化病变的形成和进展，还对病变晚期易损斑块的形成具有重要意义。而易损斑块的急性破裂，继发完全或不完全闭塞性血栓形成又是导致临床急性心血管事件的关键。因此，我们在既往研究中认为活血解毒中药酒大黄具有良好稳定易损斑块作用[1,2]的基础上，深入研究活血、解毒、活血解毒中药有效部位对 ApoE 基因敲除小鼠斑块稳定性的影响，并从脂质代谢和炎症反应角度探讨药物稳定易损斑块的作用机制。

材料与方法

1 动物

6~8 周龄 ApoE 基因敲除小鼠（品系 C57BL/6J，北京大学实验动物中心自美国 Jackson 实验室引进并培育）70 只，均为雄性，体重 18~20 g，饲以含脂肪 21%（wt/wt），胆固醇 0.15%（wt/wt）的高脂饲料[3]（^{60}Co γ 灭菌照射处理），饲养条件为 2 级，室温保持在 22~24 ℃，相对湿度 50%，光照时间 7：00~19：00。

2 药物

虎杖提取物（采用醇提法，主要成分为白藜芦醇，每克约相当于生药 25 g）由湖南省洪江华光生物有限责任公司提供，批号为 20050601；大黄醇提物（采用醇提法，主要成分为大黄酚、大黄素、大黄素甲醚等，每克约相当于生药 6 g）由西安奥晶科技发展有限公司提供，批号为 050841；黄连提取物（采用水提法，主要成分为小檗碱等，每克约相当于生药 10 g）由西安奥晶科技发展有限公司提供，批号为 050910；血塞通片（三七总皂苷）由云南特安呐制药股份有限公司提供，批号为 050118；辛伐他汀（商品名舒降之），由杭州默沙东制药有限公司出品，批号为 P1196。

3 试剂与仪器

全自动生化测定仪（型号：RX-2000，美国 TECHNICON 公司生产）；一抗人抗鼠 TNF-α 抗体由 Sant Cruz 公司提供，小鼠来源一抗 GM-CSF 抗体由 Biolegend 公司提供；二抗为通用型二抗，购自 SantCruz 公司；美国 Image Pro Plus Version 50（IPP）图像分析软件。

4 方法

4.1 分组及给药方法

小鼠喂养 13 周后，随机处死 4 只，取主动脉根部，HE 染色普通光镜下观察，确定动脉粥样硬化形成后，其余小鼠随机分为 6 组：活血解毒组（虎杖提取物组、大黄醇提物组）、解毒对照组（黄连提取物组）、活血对照组（三七总皂苷组）、阳性对照组（辛伐他汀组）、模型组各 11 只。根据成人每日用药临床推荐的常用剂量：虎杖提取物组 0.25 g/kg、大黄醇提物组及黄连提取物组均为 0.1 g/kg、三七总皂苷组 0.005 g/kg、辛伐他汀组 0.001 g/kg。按成人与小鼠的体重折算系数 9.01 折算成小鼠用量[4]：虎杖提取物组 2252.5 mg/kg、大黄醇提物组及黄连提取物组均为 901 mg/kg、三七总皂苷组 45.05 mg/kg、辛伐他汀组 9.01 mg/kg。药物溶于蒸馏水，灌胃给药，每日 1 次，继续喂养 13 周取材。取材前夜禁食，经小鼠眼眶静脉丛采血，离心分离血清，−80 ℃冻存，用作测定血脂。处死全部小鼠，无菌条件下取出心脏及主动脉，10%福尔马林固定。

4.2 检测项目及检测方法

4.2.1 病理染色

小鼠心底部横断面连续切片，每隔 50 μm 连续取 4 张切片，切片厚 5 μm。按 Suzuki 等[5]确立的方法，每只小鼠的主动脉根部取 4 个相同的切面，分别是：①升主动脉最近端横截面，切面形态呈圆形；②主动脉瓣附着部位，并有冠状动脉开口；③主动脉瓣起始横截面；④主动脉瓣完全出现并汇合在一起。相邻的 2 个切面分别行 HE 染色、Movat 染色。Movat 五色套染法参照文献方法[6]并略加改进，染色结果为：细胞核及弹力纤维 - 黑色；基质和黏蛋白 - 蓝色；胶原纤维 - 黄色；平滑肌 - 红色；泡沫细胞 - 淡紫色。最终采用 HE 染色和 Movat 染色分别测量并计算斑块内脂质核心占斑块面积的百分比以及斑块内脂质成分 / 胶原成分比值。

4.2.2 血脂测定

总胆固醇（TC）、甘油三酯（TG）用酶法测定，高密度脂蛋白胆固醇（HDL-C）、极低密度脂蛋白胆固醇（VLDL-C）用免疫比浊法，动脉粥样硬化指数（AI）以（TC-HDL-C）/HDL-C 间接计算。

4.2.3 免疫组化染色

选取第三切面，采用两步法测定 GM-CSF 和 TNF-α（前者抗体稀释度为 1 : 200，后者抗体稀释度为 1 : 100），每组均以 PBS 代替一抗作为阴性对照，在 100 倍镜下每张切片选取 5 个不同的视野，对阳性区域累积面积进行定量测定，最后求取斑块内 GM-CSF 和 TNF-α 阳性区域面积占斑块面积的百分比。

4.3 统计学方法

采用 SPSS11.5 软件，单因素 ANOVA 分析各组差异。

结　果

1 模型组小鼠主动脉粥样硬化斑块不同时期的变化

经高脂喂养 13 周后，HE 染色显示小鼠主动脉根部已形成明显的 AS 斑块，内膜明显增厚，内皮下、斑块内有胆固醇结晶，纤维帽形成；继续喂养 13 周后病变进一步加重。HE 染色显示主动脉根部可看到明显的 AS 斑块，表面有大量泡沫细胞覆盖，胆固醇酯及胆固醇结晶明显增多，纤维帽较薄，血管内膜部分剥脱，中膜结构严重破坏，脂质侵蚀、钙化，外膜有大量炎细胞浸润，显示出易损斑块特征。

2 各组小鼠主动脉易损斑块内成分比较（表 1）

给药 13 周后，斑块内脂质核心占斑块面积的百分比、斑块内脂质成分 / 胶原成分比值，中药各组与模型组比较均具有不同程度的降低（$P < 0.01$），其中活血解毒中药虎杖提取物降低最为显著，并与活血中药三七总皂苷组、解毒中药黄连提取物组比较亦具有显著差异（$P < 0.05$）。此外，虎杖提取物在降低斑块内脂质成分 / 胶原成分比值方面，明显优于辛伐他汀组（$P < 0.01$）。

表 1　各组小鼠主动脉易损斑块内成分比较（$\bar{x} \pm s$）

组别	n	脂核占斑块面积百分比（%）	脂质成分 / 胶原成分比值
模型	11	32.14 ± 13.89	6.32 ± 3.29
辛伐他汀	11	15.69 ± 7.51*	1.86 ± 0.96*
虎杖提取物	11	10.65 ± 2.40*	0.34 ± 0.14*△
大黄醇提物	11	19.93 ± 5.22*	1.33 ± 0.31*
三七总皂苷	11	22.22 ± 8.57*▲	2.18 ± 1.45*▲
黄连提取物	11	19.70 ± 4.11*▲	1.34 ± 0.65*▲

注：与模型组比较，*$P < 0.01$；与虎杖提取物比较，▲$P < 0.05$；与辛伐他汀组比较，△$P < 0.01$

3 各组小鼠主动脉斑块内 GM-CSF 和 TNF-α 阳性表达面积比较（表 2）

模型组主动脉根部斑块内脂质中心细胞坏死区、成纤维细胞和泡沫细胞内可见明显的 TNF-α 和 GM-CSF 阳性颗粒表达，各给药组只有大黄醇提物组的斑块内 TNF-α 阳性表达较模型组明显减少（$P < 0.05$）；而在减少斑块内 GM-CSF 阳性表达方面，虎杖提取物、大黄醇提物、黄连提取物、三七总皂苷组与模型组比较，差异均有统计学意义（$P < 0.05$）。

表 2　各组小鼠主动脉斑块内 GM-CSF 和 TNF-α 阳性表达面积比较（%，$\bar{x} \pm s$）

组别	n	GM-CSF	TNF-α
模型	11	18.22 ± 1.52	N3.55 ± 0.23
辛伐他汀	11	1.19 ± 0.13*	N5.70 ± 0.34▲
虎杖提取物	11	2.37 ± 0.19*	2.01 ± 0.14
大黄醇提物	11	9.71 ± 1.65*	0.41 ± 0.04*
三七总皂苷	11	9.78 ± 1.22*	5.65 ± 0.62▲
黄连提取物	11	4.43 ± 0.21*	3.08 ± 1.16▲

注：与模型组比较，*$P < 0.05$；与大黄醇提物比较，▲$P < 0.01$

4 各组 ApoE 基因缺陷小鼠血脂比较（表 3）

饲以高脂饮食 26 周后，小鼠血脂测定结果显示：模型组血清 TC 水平较高，辛伐他汀组、虎杖提取物组、三七总皂苷组与模型组比较降低，差异有统计学意义（$P < 0.05$），在降低血清 TG 水平方面，辛伐他汀组、虎杖提取物组与模型组比较差异有统计学意义（$P < 0.05$），在升高血清 HDL-C 水平方面，黄连提取物组与模型组比较差异有统计学意义（$P < 0.05$），而在降低 VLDL-C 方面，只有三七总皂苷组与模型组比较差异有统计学意义（$P < 0.05$）。在改善动脉粥样硬化指数（AI）方面，辛伐他汀组、虎杖提取物组与模型组比较差异有统计学意义（$P < 0.05$）。

表 3　各组 ApoE 基因缺陷小鼠血脂比较（$\bar{x} \pm s$）

组别	n	TC（mmol/L）	TG	HDL-C	VLDL-C	（TC-HDL-C）/HDL-C
模型	11	25.58 ± 2.28	2.58 ± 0.31	3.83 ± 0.42	1.33 ± 0.32	5.68 ± 0.25
辛伐他汀	11	13.72 ± 2.40*	1.31 ± 0.20*	3.57 ± 0.29	1.30 ± 0.34	2.90 ± 0.37*
虎杖提取物	11	17.33 ± 2.51*	1.94 ± 0.23*	3.64 ± 0.25	1.37 ± 0.35	3.74 ± 0.21*
大黄醇提物	11	23.01 ± 1.94	2.11 ± 0.37	4.07 ± 0.36	1.30 ± 0.34	4.78 ± 0.37
三七总皂苷	11	17.24 ± 3.06*	2.32 ± 0.31	3.40 ± 0.29	1.11 ± 0.29*	4.24 ± 0.52
黄连提取物	11	21.83 ± 2.13	2.51 ± 0.33	4.20 ± 0.46*	1.14 ± 0.30	4.47 ± 0.47

注：与模型组比较，*$P < 0.05$

讨 论

在既往研究中，我们发现酒大黄具有明显的稳定动脉粥样硬化斑块的作用，效果优于其他常用活血中药组，其机制可能与抑制炎症反应有关[1,2]。酒大黄是兼有活血和解毒作用的常用中药，现代药理研究也表明清热解毒中药多具有抗炎的类效应，而炎症反应贯穿于动脉粥样硬化起始、进展及斑块破裂血栓形成的全过程，是斑块不稳定发生破裂的中心环节[7]。因此，我们提出了“活血解毒 - 抑制炎症反应 - 稳定斑块”的假说，并在此基础上，深入研究活血、解毒、活血解毒中药有效部位对 ApoE 基因敲除小鼠主动脉粥样硬化斑块稳定性的影响及作用强度，并初步探讨其作用机制。

大量研究表明：斑块的稳定性对于防止斑块破裂及急性冠脉事件至关重要，而它主要取决于斑块内组织成分。巨噬细胞和泡沫细胞常出现在纤维帽破裂部位，巨噬细胞吞噬脂质后转化成泡沫细胞，并且不断聚集、坏死可使斑块稳定性降低。斑块内尤其是纤维帽处的胶原成分可维持纤维帽的完整性，抵抗机械应力，对稳定易损斑块具有重要意义。因此，斑块内脂质核心占斑块面积的百分比及脂质成分 / 胶原成分比值，可作为反映斑块易损性的较为客观、公认的评价指标[8]。我们的研究结果表明：给药 13 周后，活血、解毒及活血解毒中药有效部位三七总皂苷、黄连提取物、虎杖提取物、大黄醇提物在临床推荐剂量上均可通过减少斑块内脂核面积，改善斑块内脂质与胶原成分的含量来稳定易损斑块，其中，以兼有活血和解毒作用的中药虎杖提取物作用最为显著，并且优于活血中药三七总皂苷和解毒中药黄连提取物。值得一提的是，在改善斑块内脂质成分 / 胶原成分比值方面，虎杖提取物甚至优于辛伐他汀，值得深入研究。

脂质代谢紊乱是导致 AS 发病的主要机制之一。降脂治疗可通过减少斑块内脂质沉积，促进胆固醇的逆向转运，减少斑块内胆固醇酯浓度，增加斑块稳定性[9,10]。大量临床研究表明他汀类药物可明显降低急性心血管事件的发生率，并且这种作用与降脂幅度不成正比，提示他汀类药物有降脂以外的心血管保护作用[11]。本实验结果显示：在临床推荐剂量下，活血解毒中药有效部位虎杖提取物能降低 ApoE 基因敲除小鼠血清 TC、TG 水平，并能有效改善动脉粥样硬化指数；三七总皂苷可明显降低小鼠血清 TC 和 VLDL-C 水平、黄连提取物可提高血清 HDL-C 水平，而大黄醇提物未显示出明显的调脂作用。上述药物的调脂作用与稳定易损斑块的作用并不平行，说明活血、解毒、活血解毒中药稳定易损斑块的作用也可能独立于其调脂作用。

活动性炎症是易损斑块的重要特征，是斑块破裂的中心环节。TNF-α 可通过促进 MMPs 表达，使纤维帽变薄，斑块趋于不稳定。此外，TNF-α 还可活化内皮细胞，引起细胞坏死、氧化应激、血小板聚集，血栓形成，诱发 ACS 发生[12]。GM-CSF 可促进 LDL-C 与内皮细胞黏附，一方面促使 LDL-C 受体基因表达，导致脂质代谢紊乱，另一方面不断促进斑块内单核巨噬细胞的复制，加重炎症反应，促进泡沫细胞不断形成，最终导致斑块不稳定[13,14]。我们的既往实验结果表明，活血解毒中药酒大黄具有较好的稳定易损斑块的作用，其机制可能与减少斑块内 TNF-α 的表达有关[1]。本实验结果表明活血解毒中药有效部位大黄醇提物可明显下调斑块内 TNF-α 和 GM-CSF 的蛋白表达，因此，我们推测大黄醇提物可能是酒大黄通过抗炎来稳定易损斑块的主要有效部位，而虎杖提取物、三七总皂苷、黄连提取物均能通过减少斑块内 GM-CSF 的蛋白表达来干预易损斑块，所以 GM-CSF 可能为活血、解毒、活血解毒中药有效部位通过抗炎来干预易损斑块的共同作用靶点。

中医毒邪致病理论，尤其是脂毒、瘀毒致病理论与易损斑块的形成及进展具有一定联系。在整个实验研究过程中，我们发现活血解毒中药有效部位具有稳定 ApoE 基因敲除小鼠易损斑块的作用，其机理可能与调节脂质代谢和抗炎有关，各给药组在作用环节和强度上有所差异。其中具有活血解毒兼较好调脂作用的虎杖提取物作用最为突出。以上研究对于开发稳定易损斑块的创新中药、提高中西医结合疗效、进一步降低急性心血管事件的发生无疑具有重要意义。

参考文献

[1] 文川, 徐浩, 黄启福, 等. 活血中药对ApoE缺陷小鼠血脂及动脉粥样硬化斑块炎症反应的影响[J]. 中国中西医结合杂志, 2005, 25(4): 345-348.

[2] 文川, 徐浩, 黄启福, 等. 几种活血中药对ApoE缺陷小鼠动脉粥样硬化斑块的影响[J]. 中国病理生理杂志, 2005, 21(5): 864-867.

[3] Shah PK, Nilsson J, Kaul S, et al. Effects of recombinant apolipoprotein A-I(Milano)on aortic atherosclerosis in apoli-poprotein E-deficient mice[J]. Circulation, 1998, 97(8): 780-785.

[4] 许叔云, 卞如濂, 陈修. 药理实验方法学[M]. 第3版. 北京: 人民卫生出版社, 2002: 202-204.

[5] Suzuki H, Kurihara Y, Takeya M, et al. A role for macrophage scavenger receptors in atherosclerosis and susceptibility to infection[J]. Nature, 1997, 386(6622): 292-296.

[6] 李莉, 翟同均, 陈融, 等. Movat五色套染法的改进及应用[J]. 临床与实验病理学杂志, 2002, 18(6): 660-662.

[7] Ross R. Atherosclerosis-an inflammatory disease[J]. N Engl J, Med1999, 340(2): 115-126.

[8] Naghavi M, Libby P, Falk E, et al. From vulnerable plaque to vulnerable patient: a call for new definition and risk assess-ment strategies: part Ⅰ [J]. Circulation, 2003, 108(14): 1664-1672.

[9] Tailleux A, Duriez P, Fruchart JC, et al. Apolipoprotein A-II, HDL metabolism and atherosclerosis[J]. Atherosclerosis, 2002, 164(1): 1-13.

[10] Nissen SE, Tuzcu EM, Schoenhagen P, et al. Effect of intensive compared with moderate lipid-lowering therapy on progression of coronary atherosclerosis: a randomized controlled trial[J]. JAMA, 2004, 291(9): 1071-1080.

[11] Dupuis J. Mechanisms of acute coronary syndromes and the po-tential role of statins[J]. Atheroscler, Suppl2001, 2(1): 9-14.

[12] Schwart Z, Hatsukami TS, Yuan C. Molecular markers, fi-brous cap rupture, and the vulnerable plaque newexperimental opportunities[J]. Circ Res, 2001, 89(6): 471-473.

[13] Saitoh T, Kishida H, Tsukada Y, et al. Clinical significance of increased plasma concentration of macrophage colony-stimulating factor in patients with angina pectoris[J]. J Am Coll Cardiol, 2000, 35(3): 655-665.

[14] Seshiah PN, Kereiakes DJ, Vasudevan SS, et al. Activated monocytes induce smooth muscle cell death: role of macro-phage colony-stimulating factor and cell contact[J]. Circulation, 2002, 105(2): 174-180.

原载：周明学，徐浩，陈可冀，潘琳，文川，刘剑刚．活血解毒中药有效部位对 ApoE 基因敲除小鼠血脂和动脉粥样硬化斑块炎症反应的影响 [J]. 中国中西医结合杂志，2008, 28(2): 126-130.

芎芍胶囊对兔实验性血管再狭窄血管胶原酶基因表达的影响

鹿小燕　徐　浩　史大卓　陈可冀

在血管再狭窄（RS）形成过程中，胶原的过度沉积并不只是单纯胶原含量的增加，也包括胶原的降解减少，组织中胶原蛋白的合成增加是与成倍的降解相伴的，提示胶原酶的活性变化在其中发挥了一定作用[1,2]。本研究通过观察芎芍胶囊对血管胶原酶基因表达的影响，结合家兔 RS 过程中血管病理形态学和胶原的改变，探讨芎芍胶囊改善血管重构从而预防 RS 的机理。

材料与方法

1 实验动物分组及造模

纯种新西兰大耳白兔 80 只，雌雄各半，体重 2.0~2.5kg（北京通利实验动物养殖场提供）。3%戊巴比妥钠 1 mL/kg 经耳缘静脉注射麻醉，在右后肢股动脉搏动最明显部位，沿其走行方向钝性分离，结扎远端，用血管夹阻断近端血流，在两者间的血管壁上剪一小切口，逆行插入 4F・Forgarty 导管，插入深度为 15 cm，用 lmL 注射器注入球囊内 0.5 mL 气体，缓慢回拉约 10 cm，抽出气体后，重新将球囊插至原位，反复 5 次。退出导管，结扎股动脉。各实验组到达设计时间后分离出腹主动脉，10%福尔马林恒压灌注，在血管病变最明显处取材、固定，常规包埋、切片。

2 实验药物

芎芍胶囊：含川芎酚、赤芍总甙（北京国际生物制品研究所，批号 200109）。普罗布考片（河北承德市制药厂生产，批号 020412）。

3 实验分组

80 只兔中 10 只分离结扎股动脉，未拉伤腹主动脉内皮，作为正常对照组，其余均行腹主动脉内皮剥脱手术，存活者随机分层分组，每组 10 只。具体分组如下：正常对照组，普通饲料喂养 6 周；单纯内皮损伤组，内皮剥脱术加普通饲料喂养 6 周；模型 3 天组，内皮剥脱术加高脂饲料（10%猪油，2%胆固醇，88%基础饲料）喂养 3 天；模型 2 周组，内皮剥脱术加高脂饲料喂养 2 周；模型 6 周组，内皮剥脱术加高脂饲料喂养 6 周；阳性药物对照组（普罗布考组），内皮剥脱术加高脂饲料 [拌入普罗布考 0.0316 g/（kg・d）] 喂养 6 周；芎芍小剂量组，内皮剥脱术加高脂饲料 [拌入芎芍胶囊 0.24 g 生药 /（kg・d）] 喂养 6 周；芎芍大剂量组，内皮剥脱术加高脂饲料 [拌入芎芍胶囊 0.48 g 生药 /（kg・d）] 喂养 6 周。

4 实验仪器及试剂

高速冷冻离心机：德国 Sigama 3K-30；电泳仪：DYY- Ⅲ 12，北京六一仪器厂；紫外可见分光光度计：UV-300 型，美国 Shimadgn 公司；DNA 扩增仪：PTC-200，美国 PE 公司；图像分析仪：ChampGeITM 1000。220VAC 型偏振光显微镜：ColeParmer International 公司；BHEC 型显微镜—微机彩色图像处理系统：北京惠中公司。RNAgentsR Total RNA Isolation System Kit：美国 Promega 公司；焦炭酸二乙酯（DEPC）：Sigma 产品；4- 吗啉 - 丙磺酸（MOPS）：德国 B.M. 公司；琼脂糖、溴酚蓝、二甲苯蓝、聚蔗糖、0.5 mol/L EDTA：北京鼎国生物公司；Tris 碱、硼酸：北京鼎国生物公司；PCR Marker、6 × loading buffer：华美生物工程公司；TaKaRa One Step RT-PCR Kit：大连宝生物工程有限公司；B.actin 内参引物：上海生工合成；MMP-1 引物：上海生工合成；其他试剂均为国产分析纯。

5 观察指标

弹力纤维染色，普通光镜观察形态学改变，采用 BHEC 型显微镜—微机彩色图像处理系统在内膜增生最明显的切片上进行，每组 5 张。测量参数包括：最大内膜厚度（MIT，mm）、最小管腔直径（MLD，mm）、管腔面积（1umen area，LA，mm^2）、内弹力膜围绕面积（internal elastic laminal area，IELa，mm^2）、外弹力膜围绕面积（external elastic laminal area，EELa，mm^2）。其余相关指标按以下公式换算而得：

内膜面积（IA）=IELa-LA；管腔狭窄百分比（LS）=IA/IELa；增殖指数（PI）=IA/EELa

苦味酸天狼猩红染色，偏振光显微镜观察胶原纤维类型、含量及分布情况，胶原纤维分析采用 220VAC 型偏振光显微镜结合计算机图像分析系统进行，测量参数为胶原纤维面积。

6 总 RNA 提取

采用一步法提取 RNA，−70 ℃冰箱保存。紫外可见分光光度计在 260 nm 测定 RNA 含量，用 A260/A280 的比值检测样品中 RNA 纯度。

7 RT–PCR

内参照引物 β-actin 扩增产物长度为 326 bp。MMP-1 扩增产物长度为 511bp。MMP-1 碱基序列 [2] 为 CTA AGA TTG AGT TCT GGG CTC CTG，TTC TCT GGT GGA AGT TGG AAG GGG。取 1 μLRNA 在逆转录酶作用下合成 cDNA，以 β-actin 为内参照引物扩增 MMP-1 基因，PCR 反应体系为 50 μL。

反应条件：94 ℃预变性 2 min，循环：94 ℃变性 30 s，52~60 ℃退火 30 s，72 ℃延伸 1.5 min，循环次数为 30 次，最后 72 ℃延伸 5 min。取 PCR 扩增产物 5 μL 在 1.0% 琼脂糖凝胶电泳，电泳缓冲液为 0.5 × TBE，电泳分离后紫外灯下观察并摄像。

8 统计学分析

所有数据均采用 SPSS11.0 软件包进行统计，多组间比较采用方差分析。

结　果

1 各组形态学分析结果比较（图 1，表 1）

模型 3 天组，动脉内膜无增厚，管腔无狭窄，2 周时 MIT 明显增加，IA 增大，至 6 周时更加明显，与 2 周时及正常对照组比较差异有统计学意义（$P < 0.01$）。模型 3 天时，内膜虽无增厚，但 LA 却较正常组增加，至 2 周时更加明显（$P < 001$），MLD 亦较正常对照组增大（$P < 0.01$），管腔出现代偿性扩张。

至6周时，随MIT、IA的进一步增加，MLD却明显缩小，与2周时比较差异有统计学意义（$P < 0.01$），PI明显升高，LA出现明显缩窄（$P < 0.01$）。提示内膜增殖和病理性血管重构共同参与了管腔狭窄的过程。

单纯内皮损伤组虽未喂食高脂饲料，亦出现MIT、IA增加，LS升高，但MLD、LA无明显改变（$P > 0.05$）。各药物组在减小MIT、IA和LS，增加LA及降低PI方面均有不同程度作用，在抑制内膜增殖方面以芎芍大剂量组及普罗布考组作用尤为明显。

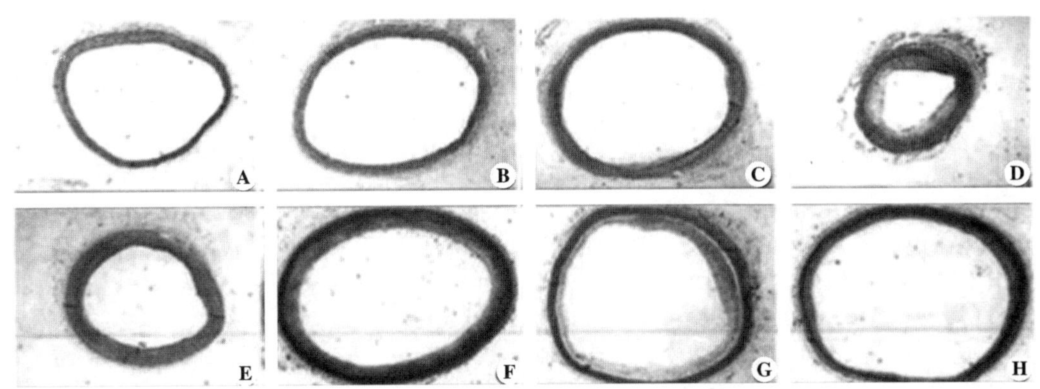

注：A为正常对照组；B为模型3天组C为模型2周组；D为模型6周组；E为单纯内皮损伤组；F为普罗布考组；G为芎芍小剂量组；H为芎芍大剂量组

图1　各组兔腹主动脉弹力纤维染色结果比较（天狼猩红染色×40）

表1　各组形态学分析结果比较（$\bar{x} \pm s$）

组别	n	MIT（mm）	IA（mm^2）	MLD（mm）	LA（mm^2）	LS（%）	PI
正常对照	10	0.00 ± 0.00	0.00 ± 0.00	1.32 ± 0.17	2.10 ± 0.39	0.00 ± 0.00	0.00 ± 0.00
模型3天	10	$0.00 \pm 0.00^{\Delta}$	$0.00 \pm 0.00^{\Delta}$	$1.47 \pm 0.33^{*}$	$2.94 \pm 0.70^{*\Delta}$	$0.00 \pm 0.00^{\Delta}$	$0.00 \pm 0.00^{**\Delta}$
模型2周	10	$0.13 \pm 0.05^{*\Delta}$	$0.27 \pm 0.23^{\Delta}$	$1.72 \pm 0.39^{**\Delta}$	$3.41 \pm 0.92^{**\Delta}$	$9.01 \pm 2.85^{*\Delta}$	$0.07 \pm 0.02^{**\Delta}$
模型6周	10	0.38 ± 0.15	1.27 ± 0.73	1.13 ± 0.23	1.65 ± 0.52	$42.14 \pm 12.98^{**}$	0.29 ± 0.08
单纯内皮损伤	10	$0.16 \pm 0.08^{**\Delta}$	$0.66 \pm 0.29^{**\Delta}$	$1.48 \pm 0.18^{*\Delta}$	2.23 ± 0.40	$22.11 \pm 5.58^{**\Delta}$	$0.17 \pm 0.05^{\Delta}$
芎芍小剂量	10	$0.29 \pm 0.24^{**\Delta}$	$1.08 \pm 0.74^{**}$	$1.64 \pm 0.30^{*\Delta}$	$3.10 \pm 0.99^{**\Delta}$	$27.51 \pm 17.72^{**\Delta}$	$0.21 \pm 0.13^{\Delta}$
芎芍大剂量	10	$0.08 \pm 0.09^{\Delta}$	$0.32 \pm 0.32^{\Delta}$	$1.56 \pm 0.32^{*\Delta}$	$3.16 \pm 1.11^{**\Delta}$	$8.78 \pm 9.70^{*\Delta}$	$0.07 \pm 0.02^{**\Delta}$
普罗布考	10	$0.11 \pm 0.06^{\Delta}$	$0.46 \pm 0.29^{*\Delta}$	$1.59 \pm 0.33^{*\Delta}$	$3.24 \pm 1.26^{**\Delta}$	$12.44 \pm 7.66^{**\Delta}$	$0.09 \pm 0.07^{*\Delta}$

注：与正常对照组相比较，$^{*}P < 0.05$，$^{**}P < 0.01$；与模板6周组比较，$^{\Delta}P < 0.01$

2 胶原纤维半定量分析

2.1 血管内膜胶原面积比较（图2）

正常对照组无内膜增生，模型3天、模型2周组内膜稍有增厚，但无明显胶原增生，胶原面积计为0。在偏振光显微镜下观察，其余5组虽有胶原增生，但Ⅰ、Ⅲ型胶原显色分辨率较低，因此内膜胶原面积比较是针对总胶原面积而言。结果显示，模型6周组内膜胶原增生堆积明显，单纯内皮损伤组、各用药组较模型6周组胶原面积均减少，芎芍大剂量组与模型6周组比较差异有统计学意义（$P < 0.05$）。

2.2 各组血管壁中、外膜胶原面积比较（表2）

外膜：正常对照组兔血管壁外膜中Ⅰ、Ⅲ型胶原均有，Ⅰ型较多。球囊损伤后，各组Ⅲ型胶原面积呈下降趋势，与正常对照组比较均明显减小（$P < 0.01$），以模型6周组减小幅度最为明显，芎芍大剂量组、

单纯内皮损伤组Ⅲ型胶原面积与模型 6 周组比较显著增加（$P < 0.05$，$P < 0.01$）；球囊损伤后各组Ⅰ型胶原面积呈增加趋势，其中模型 2 周组增加最明显，与正常对照组比较差异有统计学意义（$P < 0.01$），而芎芍大剂量组Ⅰ型胶原面积与模型 6 周组比较明显减小（$P < 0.01$）。

中膜：正常对照组兔血管壁中膜内Ⅰ、Ⅲ型胶原均有，Ⅲ型略多。球囊损伤后各组Ⅲ型胶原面积呈减小趋势（$P < 0.01$），模型 6 周组减小最为明显，显著低于内皮损伤组（$P < 0.01$）；I 型胶原面积在模型组和西药组均有增加趋势，其中模型 2 周组增加最为明显，与正常对照组比较差异有统计学意义（$P < 0.01$），与模型 6 周组比较，芎芍大剂量组Ⅰ型胶原面积显著减少（$P < 0.05$）。

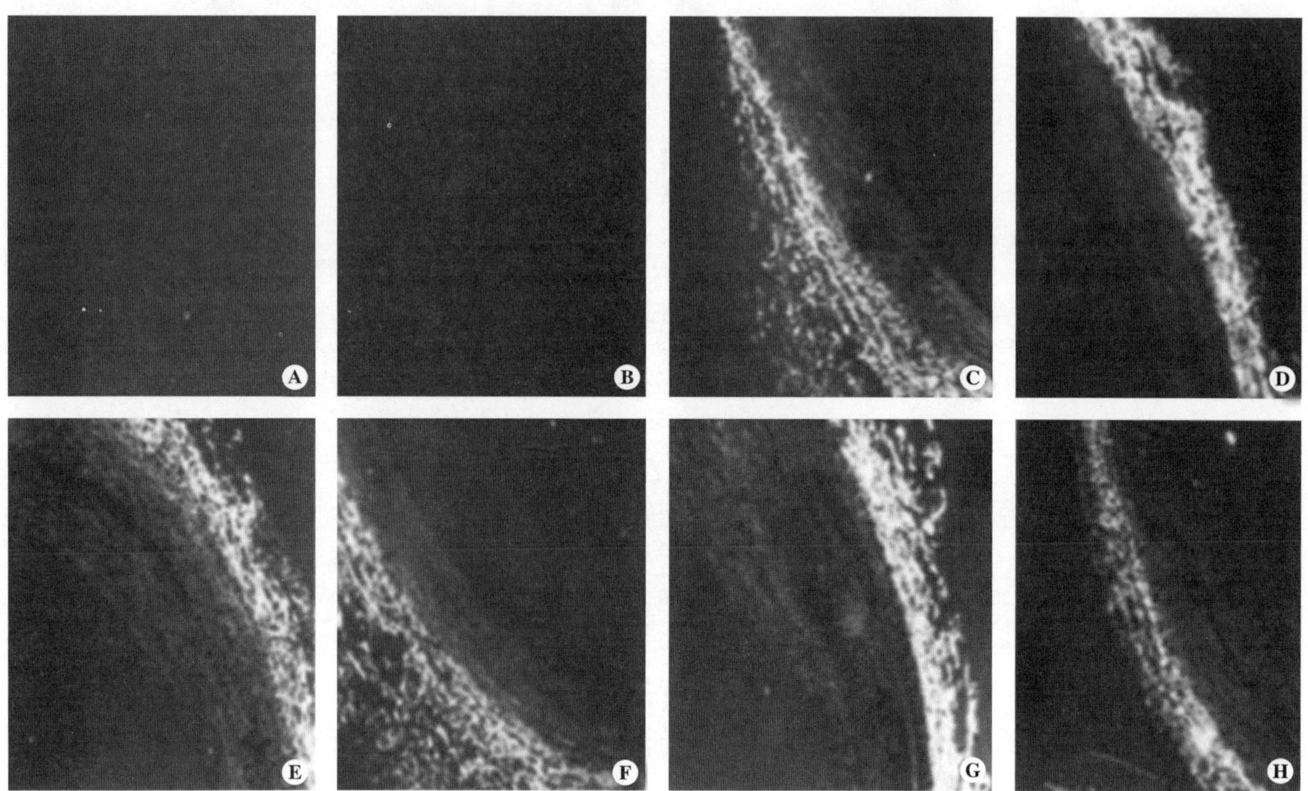

注：A为正常对照组；B为模型3天组；C为模型2周组；D为模型6周组；E为单纯内皮损伤组；F为普罗布考组；G为芎芍小剂量组；H为芎芍大剂量组

图2　各种胶原纤维苦味酸天狼猩红染色结果比较（×400）

表 2　各组血管壁中膜及外膜胶原纤维面积比较（mm^2，$\bar{x} \pm s$）

组别	n	外膜Ⅲ型	外膜Ⅰ型	中膜Ⅲ型	中膜Ⅰ型
正常对照	5	388.05 ± 126.05	563.25 ± 83.03	744.00 ± 153.38	709.15 ± 246.75
模型 3 天	5	45.44 ± 18.89**	632.29 ± 118.43	30.24 ± 12.44**	788.20 ± 159.09
模型 2 周	5	13.60 ± 6.56**	971.83 ± 98.63**△△	13.10 ± 3.87**	1562.45 ± 114.70**△△
模型 6 周	5	4.30 ± 3.93**	666.72 ± 157.51	2.23 ± 1.28**	733.11 ± 386.23
单纯内皮损伤	5	117.18 ± 48.17**△△	505.87 ± 37.38	190.43 ± 75.14**△△	555.82 ± 163.49
芎芍小剂量	5	48.26 ± 30.34**	563.41 ± 195.40	78.94 ± 75.39**	595.35 ± 115.48*
芎芍大剂量	5	105.81 ± 69.91**△	322.77 ± 50.16*△△	78.59 ± 42.41**	316.99 ± 247.28*△
普罗布考	5	60.80 ± 35.30	789.98 ± 247.41*	66.57 ± 57.16**	1021.74 ± 568.84

注：与正常对照组相比较，*$P < 0.05$，**$P < 0.01$；与模板 6 周组比较，△$P < 0.05$，△△$P < 0.01$

3 MMP-1mRNA 值比较

3.1 总 RNA 的鉴定

本实验提取的 RNA 经紫外测得 A_{260}/A_{280} 比值在 1.75~1.90 之间，表明所提取 RNA 纯度高、污染低。从甲醛变性凝胶电泳上可清晰看出 28s 和 18s 两条带，其亮度之比为 2 ： 1，弥散的条带为 mRNA，有脱尾现象，表明 RNA 带完整，没有降解。

3.2 各组兔血管壁中 MMP-1 基因表达比较（图 3）

对 MMP-1 和 β-actin 条带分别进行光密度测定，Marker 条带由上至下依次为 237、377、515、695、994、1543bp，扩增带由上至下依次为 β-actin、MMP-1。MMP-1mRNA 值 =（MMP-1 条带面积 × 灰度值）/（β-actin 面积 × 灰度值）。在正常对照、模型 3 天、模型 2 周、模型 6 周、单纯内皮损伤组，MMP-lmRNA 有弱表达，芎芍大剂量组与模型 6 周组比较差异有统计学意义（$P < 0.05$）。

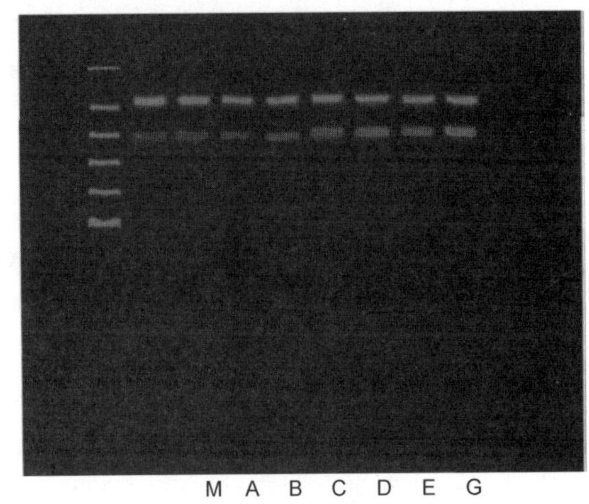

注：A为正常对照组；B为模型3天组；C为模型2周组；D为模型6周组；E为单纯内皮损伤组；F为普罗布考组；G为芎芍小剂量组；H为芎芍大剂量组

图3 各组兔血管壁中MMP-1基因表达电泳图

讨 论

虽然目前提及血管重构主要是强调血管在几何意义上的重构，但是并不忽视动脉壁结构成分的改变，即细胞外基质（ECM）的重构[3,4]。基质金属蛋白酶（MMP）是分解 ECM 的蛋白酶类的总称，其活性依赖于 zn^{2+} 和 Ca^{2+} 离子，目前已发现的 MMP 有 20 多种。PTCA 术后位于血管中膜的平滑肌细胞（SMC）由收缩型转变为合成型，增殖并迁移至内膜，在内膜增殖并合成大量的 ECM，形成新生内膜。由此可见，SMC 迁移是新生内膜形成的基本条件，而血管 SMC 通常由致密的 ECM 包围，因此 SMC 迁移需要降解 ECM。MMP 因为可以降解所有基质成分而在新生内膜的形成中发挥重要的促进作用[5,6]。ECM 包括胶原、弹性蛋白、层粘连素和纤维粘连素等，其中胶原是主要成分，占干重的 20% ~50%，以Ⅰ型和Ⅲ型胶原为主。MMP 可以降解所有基质成分[7,8]，但每种 MMP 的作用各不相同，如 MMP-1 可降解Ⅰ型和Ⅲ型胶原；MMP-3 降解底物较广泛，包含蛋白多糖、层粘连素、Ⅳ型胶原的非螺旋区、Ⅰ型胶原的 N 端和纤维粘连素；MMP-2 和 MMP-9 主要降解明胶、Ⅳ、Ⅴ、Ⅶ型胶原及纤维连接蛋白、层粘连蛋白、弹性蛋白等，能降解完整的基底膜。

目前，对于 MMP-1 在 RS 过程中对血管重构的作用尚未阐明，有些学者发现在人类和鼠颈动脉球囊扩张术后有 MMP-2 和 MMP-9 表达增加，未发现有 MMP-1 和 TIMP-1（MMP-1 组织抑制剂）表达[9,10]。Strauss 等[11]认为早期 RS 基质重构可能支持胶原沉积，因为病变处有弱的 MMP-1 表达和丰富的Ⅰ型原胶原，故基质合成、沉积增加、降解减少可能是狭窄病变加重的结果。胶原是所有血管壁的主要结构成分，其中Ⅰ、Ⅲ型胶原属于间质胶原，用于维持血管的张力，占血管总胶原量的 80% ~90%，在血管重构与管腔狭窄过程中是内膜增厚的主要成分。而 MMP-1 主要是降解Ⅰ型和Ⅲ型胶原，如果其表达增加，Ⅰ型、Ⅲ型胶原的降解即会增加，胶原的沉积和基质合成即会减轻，那么 RS 基质重构就会减轻。本研究观察显示，模型 3 天Ⅰ型胶原含量即开始增加，模型 2 周达到高峰，2 周后逐渐下降，这与 Nikkari 等[12]引的报告基本相符；至 6 周时Ⅰ型胶原含量恢复至基本正常水平，与 Karim 等[13]报告的术后 30 天时已基本正常的结果不尽相同。国内张亚文等[14]研究亦发现Ⅰ型胶原蛋白基因表达在动脉球囊损伤后 1 周即有明显增高，2 周时达到高峰，4 周仍维持在较高水平。表明Ⅰ型胶原在球囊损伤前后的确存在时相性变化，减少 ECM 生成，调节 MMP 活性在抑制新生内膜增生及管腔狭窄的防治中具有非常重要的作用。

芎芍胶囊与传统意义的方剂有较大差别，属于有效部位的配伍，组方仍遵循中药的配伍原则，方中川芎能“上行头目，下调经水，中开郁结”，其性辛温，为血中之气药，具有祛风止痛、活血通脉、畅达气血之功效；赤芍通利血脉，其性苦微寒，两药配伍相须为用、寒温平调，祛瘀活血通脉功效更强。现代药理研究表明，川芎和赤芍均具有扩张冠状动脉、改善心肌缺血缺氧、抑制血小板聚集及血栓形成、抑制血管平滑肌细胞（VSMC）增殖、抑制细胞外基质堆积、保护血管内皮细胞功能等作用，可作用于 RS 形成的多个病理环节。“九五”期间的研究[15-17]亦表明芎芍胶囊可从整体器官、细胞、亚细胞及蛋白分子水平，通过调节 VSMC 增生相关基因和蛋白表达、诱导细胞凋亡、影响跨膜信号转导等 RS 形成的多种病理环节而发挥作用。

本研究发现，在正常对照、模型 3 天、模型 2 周、模型 6 周、单纯内皮损伤组，MMP-1mRNA 有弱表达，而国内张瑞宏等[18]引对家兔髂动脉粥样硬化模型进行球囊扩张的研究亦表明，球囊术后各时间点 MMP-1 始终处于弱表达；在 3 个用药组，MMP-1mRNA 表达增强，芎芍大剂量组与模型 6 周组比较差异有统计学意义（$P < 0.05$）。表明芎芍胶囊可明显增强 MMP-1mRNA 在损伤血管部位的表达。模型 6 周时内膜增厚、胶原堆积最明显，芎芍大剂量组内膜增生、增殖指数、内膜胶原含量较模型 6 周组均明显减少，中外膜胶原总量在各组中亦最少，而胶原作为 ECM 的主要成分，其降解主要是通过 MMP，对Ⅰ、Ⅲ型胶原起降解作用的是胶原酶，如 MMP-1。因此我们推测大剂量芎芍胶囊抑制晚期病理性血管重构、预防管腔狭窄的机制可能与上调 MMP-1mRNA 的表达，增加胶原的降解，减少胶原在血管壁的沉积有关。以往研究提出细胞内的胶原合成、细胞内外的胶原降解和聚集之间存在着内在的代谢平衡[19]，而这种平衡的维持与血管中 MMP 的动态变化有关。

参考文献

[1] Zemlianskaia OA. The role of matrix metal proteinases in the development of restenosis after transcutaneous coronary interventions[J]. Angiol Sosud Khir 2004；10(2): 29-35.

[2] Anderson DG, Marc W, David J, et al. Comparative gene expression profiling of normal and degenerative discs[J]. Spine 2002；27(12): 1291-1296.

[3] Kuzuya M, Iguchi A. Role of matrix metalloproteinases in vascular remodeling. J Atheroscler Thromb 2003[J]；10(5): 275-282.

[4] 温进坤. 血管重塑的细胞与分子机制及研究进展[J]. 河北医药2002；24(5): 331-332.

[5] Fitzgerald M, Hayward IP, Thomas AC, et al. Matrixmetalloproteinase can facilitate the heparanase induced promotion of phenotype change in vascular smooth muscle cells[J]. Atherosclerosis 1999；145(1): 97-106.

[6] Sang QX. Complex role of matrix metalloproteinases in angiogenesis[J]. Cell Res 1998；8(3): 171-177.

[7] 梅宇, 王桂熙, 黄永麟. 基质金属蛋白酶与血管成形术后再狭窄[J]. 中国动脉硬化杂志2003；11(4): 376-379.

[8] 吴永全, 汪丽蕙, 胡大一, 等. MMP-2和MMP-9在损伤血管中的原位表达[J]. 中国介入心脏病学杂志1998；6(2): 89-91.

[9] Hojo Y, Ikeda U, Katsuki T, et al. Matrix metalloproteinase expression in the coronary circulation induced by coronary angioplasty[J]. Atherosclerosis 2002；161(1): 185-192.

[10] Feldman U, Mazishi M, Scheuble A, et al. Differential expression of matrix metalloproteinases after stent implantation and balloon angioplasty in the hypercholesterolemic rabbit[J]. Circulation 2001；103(25): 3117-3122.

[11] Strauss BH, Chisholm RJ, Keely FW, et al. Extracellular martrix remodeling after balloon angioplasty injury in a rabbit model of restenosis[J]. Circ Res 1994；75(4): 650-658.

[12] Nikkari ST, Jarvelainen HT, Wight TN, et al. Smooth muscle cell expression of extracellular matrix genes after arterial injury[J]. Am J Pathol 1994；144(6): 1348-1356.

[13] Karim MA, Miller DD, Farrar MA, et al. Histomorphometric and biochemical correlates of arterial procollagen gene expression during vascular repair after experimental angioplasty[J]. Circulation 1995；91(7): 2049-2057.

[14] 张亚文, 张国元, 吴宗贵. 动脉损伤后I型胶原蛋白基因表达在再狭窄形成中的时相变化[J]. 第二军医大学学报 2001；22(2): 133-137.

[15] 徐浩, 史大卓, 陈可冀, 等. 芎芍胶囊预防冠状动脉介入治疗后再狭窄的临床研究[J]. 中国中西医结合杂志2000；20(7): 494-497.

[16] 徐浩, 史大卓, 陈可冀, 等. 芎芍胶囊对猪冠状动脉球囊损伤后血管重构的影响[J]. 中国中西医结合杂志2001；21(8): 591-594.

[17] 徐浩, 史大卓, 陈可冀, 等. 用血清药理学方法观察芎芍胶囊对兔胸主动脉平滑肌细胞增殖凋亡的影响[J]. 中国中西医结合杂志2000；20(10): 757-760.

[18] 张瑞宏, 赵进军. MMP-1、TIMP-1和U-PA在血管成形术后再狭窄中表达的实验研究[J]. 中国急救医学2002；22(5): 257-259.

[19] Lanrent G. Dynamic state of collagen: pathways of collagen degradation in vivo and their possible role in regulation of collagen mass[J]. Am J Physiol 1987；252(1Pt1): Cl-C9.

原载：鹿小燕，徐浩，史大卓，陈可冀．芎芍胶囊对兔实验性血管再狭窄血管胶原酶基因表达的影响 [J]. 中国中西医结合杂志，2008,28(1): 58-63.

西洋参茎叶总皂苷对载脂蛋白 E 基因敲除小鼠血脂及脂质代谢相关基因周脂素和 CD36 表达的影响

周明学　徐　浩　史大卓　温见燕　潘　琳　郭艳茹　陈可冀

脂质代谢紊乱是导致动脉粥样硬化（atherosclerosis，As）的重要机制，也是影响斑块稳定性的重要因素。周脂素可增加斑块内脂质的滞留，清道夫受体 CD36 可增加斑块内巨噬细胞对脂质的摄取，二者与脂质代谢及斑块稳定性关系密切。西洋参茎叶皂苷（panax quinquefolius saponin，PQS）是从西洋参茎叶中提取分离的有效组分，具有抗心肌缺血、抗休克、抗心律失常、抗氧化、调脂、抗 As、促血管新生等多方面心血管药理作用[1]，但其是否具有稳定 As 斑块的作用还没有相关报道。本研究即观察西洋参茎叶皂苷对载脂蛋白 E 基因敲除小鼠主动脉粥样硬化斑块成分及周脂素和 CD36 基因表达的影响，探讨其稳定斑块的作用及可能机制。

材料与方法

1 动物

6~8 周龄载脂蛋白 E 基因敲除小鼠（品系 C57BL/6J，北京大学实验动物中心自美国 Jackson 实验室引进并培育）33 只，均为雄性，体重 18~20 g，饲以含脂肪 21%，胆固醇 0.15%的高脂饲料[2]（^{60}Co γ 灭菌照射处理），饲养条件为 2 级，室温保持在 22~24 ℃之间，相对湿度为 50%，光照时间为 7：00~19：00。

2 药物

西洋参茎叶总皂苷胶囊（即心悦胶囊）由吉林省集安益盛药业股份有限公司提供，批号为 20050330，辛伐他汀商品名舒降之，由杭州默沙东制药有限公司出品。批号为 P1196。

3 试剂与仪器

全自动生物化学测定仪（型号：RX-2000，美国 TECHNICON 公司生产）；cDNA 合成试剂盒和荧光定量 RCR 试剂盒均由 TaKaRa 公司提供；CD36 及 perilipin 的上下游引物均由 invitrogen 公司提供；gene Amp PCRSysteme 9700 由美国 ABI 公司提供；定量 PCR 仪（型号 Rotor gene-3000A，芬兰基因公司提供）。美国 Image-Pro PlusVersion 5.0（IPP）图像分析软件。

4 分组及给药方法

小鼠喂养 13 周后，确定 As 斑块形成后，小鼠随机分为 3 组：辛伐他汀组、西洋参茎叶总皂苷组、模型组各 11 只。根据成人每日用药临床推荐的常用量，西洋参茎叶总皂苷组为 30 mg/kg、辛伐他汀组 1 mg/kg。按体重系数比折算成小鼠用量[3]：西洋参茎叶总皂苷组为 270 mg/kg，辛伐他汀组 9.01 mg/kg。药物溶于蒸馏水，灌胃给药，每日一次，继续喂养 13 周。模型组给予同等剂量的生理盐水。取材前夜禁食，经小鼠眼眶静脉丛采血，离心分离血清，−80 ℃冻存，用作血脂测定。处死全部小鼠，无菌条件下取出心脏及主动脉，心脏用 10% 福尔马林固定。主动脉放在冻存管内液氮骤冷，−80 ℃保存。

5 病理染色

小鼠心底部横断面连续切片，每隔 50 μm 连续取 4 张切片，切片厚 5 μm。按文献[4]确立的方法，每只小鼠主动脉根部取 4 个相同切面，分别是：①升主动脉最近端横截面，切面形态呈圆形；②主动脉瓣附着部位，并有冠状动脉开口；③主动脉瓣起始横截面；④主动脉瓣完全出现并汇合在一起。改良的 Movat 五色套染法参考文献[5]并略加改进，最终的染色结果为：细胞核及弹力纤维为黑色；基质和黏蛋白为蓝色；胶原纤维为黄色；平滑肌为红色；泡沫细胞为淡紫色。最终采用 HE 染色和 Movat 染色，利用 IPP 软件分别测量并计算斑块内脂质核心占斑块面积的百分比以及斑块内脂质成分与胶原成分的比值。

6 血脂测定

总胆固醇（total cholesterol，TC）和甘油三酯（triglyceride，TG）用酶法测定，高密度脂蛋白胆固醇（high density lipoprotein cholesterol，HDLC）、极低密度脂蛋白胆固醇（very low density lipoprotein cholesterol，VLD-LC）用免疫比浊法，动脉粥样硬化指数（atherosclerotic，AI）以 TC-HDL/HDL 间接计算。

7 实时荧光定量 PCR 检测

先提取小鼠主动脉总 RNA，后取 4 μL 总 RNA 经逆转录酶及随机引物等反应物混合配成 20 μL 体系，42 ℃ 15 min，95 ℃ 2 min 反转录成 cDNA，随后进行实时荧光定量 PCR 反应，小鼠周脂素引物序列：上游 5'-GATGAGAGCCATGACGACCAGA-3'，下游 5'-TGTGTACCACACCACCCAGGA-3'，扩增片段 148 bp；小鼠 CD36 引物序列：上游 5'-GATGACGTGGCAAAGAACAG-3'；下游 5'-TCCTCGGGGTCCTGAGTTAT-3'，扩增片段 107 bp；扩增条件是 95 ℃ 10s → 95 ℃ 5s → 60 ℃ 34s，共 40 个循环。以小鼠肌动蛋白 β-actin 为内参照，引物序列为：上游 5'-CAGAAGGAGATTACTGCTCTGGCT-3'，下游 5'-GGAGCCACCGATCCACACA-3'，扩增片段 93 bp。最后与模型组比较得出相对浓度值。

8 统计学方法

数据以 $\bar{x} \pm s$ 表示，采用 SPSS 11.5 软件，单因素方差分析各组基因表达差异，以 $P < 0.05$ 为差异有显著性。

结　果

1 模型组小鼠高脂喂养 26 周后主动脉粥样斑块病理结构的变化

HE 染色显示模型组主动脉根部可看到明显的 As 斑块，表面有大量泡沫细胞覆盖，胆固醇酯及胆固醇结晶明显增多，纤维帽较薄，脂质侵蚀，钙化，外膜有大量炎细胞浸润，显示出易损斑块特征。Movat 染色显示模型组斑块内胶原成分明显减少，可见大量的卵圆形的巨噬细胞源性泡沫细胞，部分斑块纤维帽被泡沫细胞埋藏，血管中膜结构严重破坏。血管扩张性重塑，主动脉内膜弥漫性增厚。

2 各给药组对动脉粥样硬化斑块稳定性的影响（表 1，图 1）

按临床推荐剂量给药 13 周后，与模型组比较，斑块内脂质核心占斑块面积的百分比以及斑块内脂质成分与胶原成分比值，西洋参茎叶总皂苷组和辛伐他汀组均显著降低（$P < 0.01$）。

表 1　给药 13 周后各组对小鼠主动脉粥样斑块内成分的影响（$\bar{x} \pm s$，n=11）

分组	脂核占斑块面积百分比	脂质成分与胶原成分比值
模型	32.14% ± 13.89%	6.32 ± 3.29
辛伐他汀	15.69% ± 7.51% [a]	1.86 ± 0.96[a]
西洋参茎叶总皂苷	21.04% ± 11.98% [a]	1.65 ± 1.05[a]

注：a 为 $P < 0.01$，与模型组比较

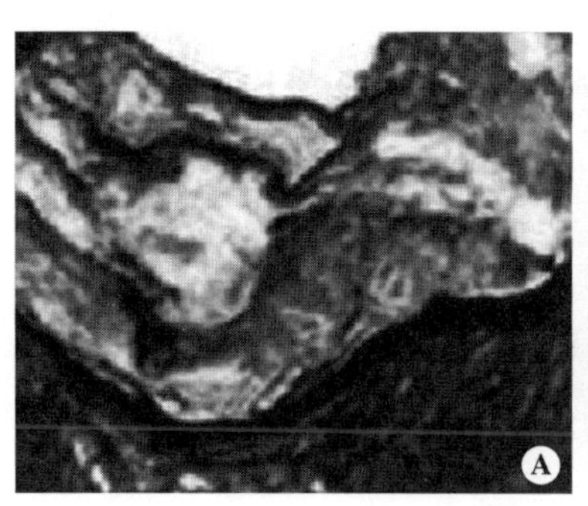

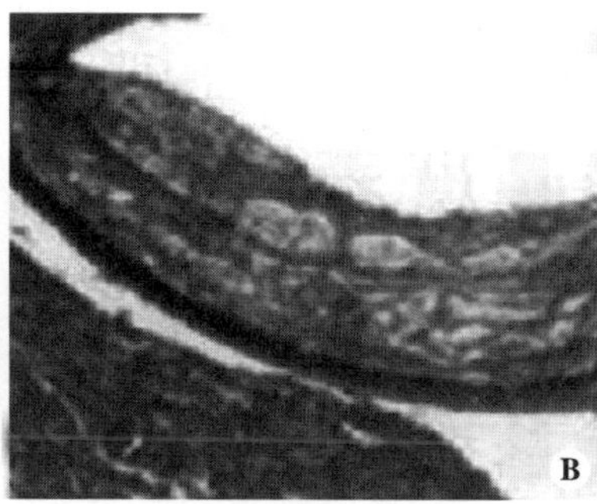

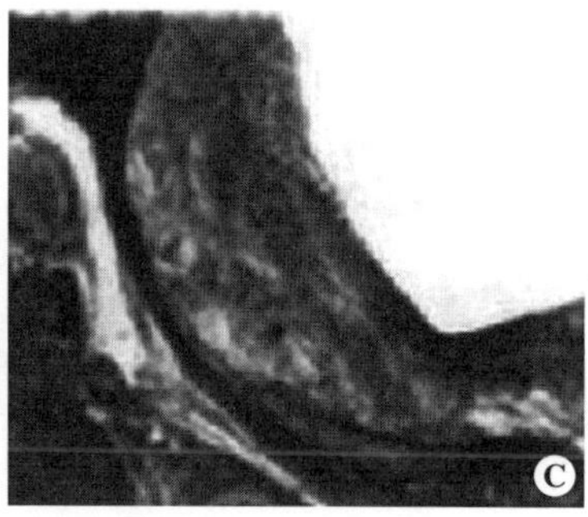

注：A为模型组，B为辛伐他汀组，C为西洋参茎叶总皂苷组

图1　给药13周后各组小鼠主动脉斑块内部成分改善情况（Movat染色 × 100）

3 给药 13 周后各组小鼠血脂测定结果的比较（表 2）

给药 13 周后，与模型组比较，西洋参茎叶总皂苷组小鼠 HDL 浓度明显升高（$P < 0.01$），TC、TG、VLDL、TC-HDL/HDL 指标与模型组比较差异无显著性（$P > 0.05$）。辛伐他汀组小鼠血清 TC、TG 和 TC-HDL/HDL 均明显降低（$P < 0.01$）。

表 2　给药 13 周各组载脂蛋白 E 基因缺陷小鼠血脂的比较（mmol/L，$\bar{x} \pm s$）

分组	n	TC	TG	HDL	VLDL	TC-HDL/HDL
模型	11	25.58 ± 2.28	2.58 ± 0.31	3.83 ± 0.42	1.33 ± 0.32	5.68 ± 0.25
辛伐他汀	11	13.72 ± 2.40[a]	1.31 ± 0.20[a]	3.57 ± 0.29	1.30 ± 0.34	2.90 ± 0.37[a]
西洋参茎叶总皂苷	11	23.76 ± 3.05[a]	2.87 ± 0.53	4.94 ± 0.89[a]	1.30 ± 0.35	3.73 ± 0.82

注：a 为 $P < 0.01$，与模型组比较

4 给药 13 周后各组小鼠主动脉斑块内周脂素和 CD36mRNA 表达的比较（表 3）

与模型组相比，给药 13 周后西洋参茎叶总皂苷组和辛伐他汀组主动脉斑块内的周脂素和清道夫受体 CD36mRNA 的相对浓度均明显减少（$P < 0.05$，$P < 0.01$）。

表 3　给药后各组小鼠主动脉内周脂素和 CD36mRNA 表达的比较（$\bar{x} \pm s$）

分组	n	周脂素（相对浓度）	CD36（相对浓度）
模型组	11	1.0 ± 0.03	1.0 ± 0.02
辛伐他汀组	11	0.20 ± 2.40[a]	0.33 ± 0.08[a]
西洋参茎叶总皂苷组	11	0.68 ± 0.43[b]	0.43 ± 0.09[a]

注：a 为 $P < 0.01$，与模型组比较；b 为 $P < 0.05$，与模型组比较

讨　论

脂质代谢紊乱是导致 As 发病的主要机制之一。巨噬细胞吞噬脂质后转化成泡沫细胞，而巨噬细胞源性泡沫细胞的不断聚集、坏死可使斑块内细胞外脂质不断增多，脂质核心变大，使斑块稳定性降低。降脂治疗可通过减少斑块内脂质沉积，促进胆固醇的逆向转运，减少斑块内胆固醇酯浓度，增加斑块稳定性[6,7]。本研究结果表明西洋参茎叶总皂苷在临床推荐剂量上具有明显改善载脂蛋白 E 基因敲除小鼠主动脉粥样硬化斑块内脂质成分（包括减少脂核面积和改善脂质成分与胶原成分比例），从而起到稳定斑块的作用。HDL 具有防止动脉内膜脂质堆积，抑制 As 病变形成的作用。在动脉粥样硬化疾病中 HDL 降低与 LDL 升高同样危险[8]。提高血清 HDL 水平可以减少胆固醇在血管壁的沉积，缩小斑块脂质核心并且可以阻止易损斑块的形成。它还具有抗血栓、抗炎、抗氧化及增加内皮细胞抗低密度脂蛋白的毒性作用等功能[9]，因此，提高高密度脂蛋白浓度能从多方面稳定粥样斑块，预防斑块破裂。本研究结果表明西洋参茎叶总皂苷在临床推荐剂量上虽然没有明显降低 TC、TG，但可以提高载脂蛋白 E 基因敲除小鼠血清 HDL 浓度，并可能由此促进胆固醇的逆向转运，使斑块内细胞外脂质含量降低，有助于稳定斑块。

巨噬细胞通过清道夫受体对修饰氧化低密度脂蛋白（ox-LDL）的摄取是泡沫细胞形成和 As 进展的关键。CD36 是一种在单核细胞、巨噬细胞、平滑肌细胞以及脂肪细胞高度表达的清道夫受体，是修饰 ox-LDL 的主要清道夫受体[10]。研究[11,12]提示，CD36 与脂质代谢紊乱关系密切，并可能因增加斑块内脂质成分而影响到斑块稳定性。本研究结果表明西洋参茎叶总皂苷和辛伐他汀在临床推荐剂量上均可明显抑制小鼠主动脉斑块内清道夫受体 CD36mRNA 的表达，这可能是二者减少斑块内脂质成分，稳定斑块的机制之一。

Han 等[13]证实，HDL 增加巨噬细胞过氧化物激活受体 γ（PPARγ）表达、转录和磷酸化，抑制巨噬细胞 CD36 的表达，抑制细胞脂质蓄积，并呈一种剂量依赖效应。本研究也表明西洋参茎叶总皂苷可提高载脂蛋白 E 基因敲除小鼠血清 HDL 浓度，减少小鼠主动脉斑块内清道夫受体 CD36mRNA 的表达，与上述研究结果是一致的。

蛋白周脂素包被在细胞内油滴的表面，调控油滴和脂质的生成、转运、积累和脂肪分解。细胞内油滴过度聚集也是 As 斑块的泡沫细胞形成的前提，并可能参与诱发斑块破裂。研究表明，周脂素的大量表达，可以保护胆固醇酯免受中性的胆固醇酯水解酶的水解作用[14]，促进斑块内胆固醇酯不断聚集，进而影响到斑块的稳定性。另有研究表明，采用减少抑制杂交技术发现在人的 As 斑块中基因周脂素只在破裂斑块内表达，而在稳定的斑块内没有表达[15]。本研究结果表明西洋参茎叶总皂苷和辛伐他汀均可明显降低脂质代谢相关基因周脂素的表达，并且可能因此减少斑块内脂质沉积，起到稳定 As 斑块的作用。

综上所述，在临床推荐剂量上，西洋参茎叶总皂苷可通过改善小鼠主动脉斑块内部成分，尤其是减少斑块内脂质含量起到稳定 As 斑块的作用，其机制可能与增加血清 HDL 浓度，抑制脂质代谢相关基因周脂素和清道夫受体 CD36mRNA 的表达有关。

参考文献

[1] 王承龙, 殷惠军, 史大卓, 等. 西洋参茎叶皂苷心血管药理研究概述[J]. 中药新药与临床药理, 2006, 17(1): 76-78.

[2] Johnson J, Carson K, Williams H, et al. Plaque rupture after short periods of fat feeding in the apolipoprote in E-knockout mouse: model characterization and effects of pravastatin treatment[J]. Circulation, 2005, 111(23): 422-430.

[3] 许淑云, 卞如濂, 陈修. 药理实验方法学[M]. 第3版. 北京: 人民卫生出版社, 2002: 202-204.

[4] Suzuki H, Kurihara Y, Takeya M, et al. A role for macrophage scavenger receptors in atherosclerosis and susceptibility to infection[J]. Nature, 1997, 386(6 622): 292-296.

[5] 李莉, 翟同均, 陈融, 等. Movat五色套染法的改进及应用[J]. 临床与实验病理学杂志, 2002, 18(6): 660-662.

[6] Tailleux A, Duriez P, Fruchart JC, et al. Apolipoprotein AⅡ, HDL metabolism and atherosclerosis[J]. Atherosclerosis, 2002, 164(1): 1-13.

[7] Nissen SE, Tuzcu EM, Schoenhagen P, et al. Effect of intensive compared with moderate lipid-lowering therapy on progression coronary atherosclerosis: a randomized controlled trial[J]. J Am Med Assoc, 2004, 291(9): 1071-1080.

[8] 董劭壮, 赵水平. 胆固醇酯转运蛋白抑制剂研究进展[J]. 中国动脉硬化杂志, 2006, 14(6): 550-552.

[9] 杨永宗. 动脉粥样硬化性心血管病基础与临床[M]. 北京: 科学出版社, 2004; 585.

[10] 刘浩, 刘秉文. 动脉壁脂蛋白受体与动脉粥样硬化[J]. 中国动脉硬化杂志, 2002, 10(2): 171-174.

[11] Dhaliwal BS, Steinbrecher UP. Scavenger receptors and oxidized low density lipoproteins[J]. Clin Chim Acta, 1999, 286(122): 191-205.

[12] Nakata A, Nakagawa Y, Nishida M, et al. CD36, a novel receptor for oxidized low2density lipoproteins, is highly expressed on lipid laden macrophages in human atherosclerotic aorta[J]. Arterioscler Thromb VAsc Biol, 1999, 19(5): 1 333-339.

[13] Han J, Hajjar DP, TaurAs JM, et al. Cellular cholesterol regulates expression of the macrophage type B scavengerreceptor, CD36[J]. J LipidRes, 1999, 40(5): 830-838.

[14] Fabien Forcheron, Liliana Legedz, Guiletta Chinetti, et al. Overexpression of Perilipin and Genes Promoting Cholesterol Storage and Repression ofABCA1 Expression[J]. Arterioscler Thromb VAsc Biol, 2005, 25(5): 1 711-717.

[15] Faber BC, Cleutjens KB, Niessen RL, et al. Identification of genes potentially involved in rupture of human atherosclerotic plaques[J]. Circ Res, 2001, 9(89): 547-554.

原载：周明学，徐浩，史大卓，温见燕，潘琳，郭艳茹，陈可冀．西洋参茎叶总皂苷对载脂蛋白 E 基因敲除小鼠血脂及脂质代谢相关基因周脂素和 CD36 表达的影响 [J]. 中国动脉硬化杂志，2007, 15(12): 881-884.

活血解毒中药有效部位对 ApoE 基因敲除小鼠动脉粥样硬化斑块炎症反应的影响

周明学　徐　浩　陈可冀　温见燕　潘　琳

Ross[1] 动脉粥样硬化（AS）炎症假说认为，炎症反应贯穿于 AS 起始、进展及斑块破裂血栓形成的全过程，是斑块不稳定发生破裂的中心环节。抑制炎症反应，防止斑块破裂现已成为该领域的重要研究方向。既往的研究结果[2,3]表明活血中药酒大黄具有良好的稳定易损斑块作用，效果优于其他常用活血中药组，其机制与抑制炎症反应有关，由于大黄兼有活血和解毒作用，现代药理研究表明清热解毒中药多具有抗炎的类效应，而抑制炎症反应又是稳定易损斑块的重要机制，为此，提出了“活血解毒 - 抑制炎症反应 - 稳定斑块”的假说[4]，并在此基础上，深入研究活血、解毒、活血解毒中药有效部位三七总皂苷、黄连提取物、虎杖提取物、大黄醇提物对 ApoE 基因敲除小鼠主动脉粥样硬化斑块炎症反应的影响。

材料与方法

1 动物

（6~8）周龄 ApoE 基因敲除小鼠（品系 C57BL/6J，北京大学实验动物中心自美国 Jackson 实验室引进并培育）70 只，均为雄性，体重 18~20 g，饲以含脂肪 21%、胆固醇 0.15%的高脂饲料[5]（^{60}Co γ 灭菌照射处理），饲养条件为 2 级，室温保持在 22~24 ℃，相对湿度 50%，光照时间 7：00~19：00。

2 药物

虎杖提取物由湖南省洪江华光生物有限责任公司提供，批号：20050601；大黄醇提物及黄连提取物均由西安奥晶科技发展有限公司提供，批号分别为 050841、050910；血塞通片（三七总皂苷）由云南特安呐制药股份有限公司提供，批号为 050118；辛伐他汀（商品名舒降之），由杭州默沙东制药有限公司出品。批号为 P1196。

3 试剂与仪器

小鼠血清超敏 C 反应蛋白（hs-CRP）和可溶性白细胞分化抗原 40 配体（sCD40L）ELISA 试剂盒购于 R&B 公司（进口分装）；一抗小鼠来源单克隆抗体过氧化物酶体增殖物激活受体 γ（PPAR-γ）由 Sant Cruz 公司提供；二抗为通用型二抗，购自 Sant Cruz 公司；cDNA 合成试剂盒和荧光定量 RCR 试剂盒均由 TaKaRa 公司提供；PPAR-γ 及核转录因子 κB（NF-κB）的上下游引物均由 Invitrogen 公司提供；全自动生化测定仪型号：RX-2000，美国 TECHNICON 公司生产；gene Amp PCR Systeme 9700 由美国 ABI 公司提供；定量 PCR 仪型号 Rotor gene-3000A，芬兰基因公司提供；美国 Image-Pro Plus Version 5.0（IPP）图像分析软件。

4 分组及给药方法

小鼠喂养 13 周后，随机处死 4 只，取主动脉根部，HE 染色普通光镜下观察，确定 AS 形成后，其余小鼠随机分为 6 组：辛伐他汀组、虎杖提取物组、大黄醇提物组、黄连提取物组、模型组及三七总皂苷组各 11 只。根据成人每日用药临床推荐的常用量：虎杖提取物组 0.25 g/kg，大黄醇提物组、黄连提取物组均为 0.1 g/kg，三七总皂苷组 0.005 g/kg，辛伐他汀组 0.0001 g/kg。按体重系数比折算成小鼠用量[6]：虎杖提取物组 2252.5 mg/kg，大黄醇提物组、黄连提取物组均为 901 mg/kg，三七总皂苷组 45.05 mg/kg，辛伐他汀组 9.01 mg/kg。药物溶于蒸馏水，灌胃给药，每日 1 次，继续喂养 13 周。取材前夜禁食，经小鼠眼眶静脉丛采血，离心分离血清，−80 ℃冻存，用作测定血清 hs-CRP 和 sCD40L 浓度。处死全部小鼠，无菌条件下取出心脏及主动脉，心脏 10%甲醛固定，主动脉放在冻存管内液氮骤冷，−80 ℃保存。

5 检测项目及检测方法

5.1 特殊病理染色

改良的 Movat 五色套染法参考文献[7]并略加改进，最终的染色结果为：细胞核及弹力纤维为黑色；基质和黏蛋白为蓝色；胶原纤维为黄色；平滑肌为红色；泡沫细胞为淡紫色。

5.2 血清炎症标志物测定

采用双抗夹心 ELISA 法对小鼠血清 hs-CRP 和 sCD40L 进行测定，严格按照说明书进行操作。

5.3 免疫组织化学染色

小鼠心底部横断面连续切片，每隔 50 μm 连续取 6 张切片，切片厚 5 μm。按 Suzuki 等[8]确立的方法，每只小鼠的主动脉根部取 4 个相同的切面，分别为：①升主动脉最近端横截面，切面形态呈圆形；②主动脉瓣附着部位，并有冠状动脉开口；③主动脉瓣起始横截面；④主动脉瓣完全出现并汇合在一起。分别进行病理 HE 和 Movat 染色。免疫组化染色选取第三切面，采用两步法测定斑块内 PPAR-γ 蛋白表达（抗体稀释度为 1 ∶ 200），每组均以 PBS 代替一抗作为阴性对照，在 100 倍镜下每张切片选取 5 个不同的视野，对阳性区域累积面积进行定量测定，最后求取斑块内阳性区域面积占斑块面积的百分比。

5.4 实时荧光定量 PCR 检测

先提取总 RNA，然后取 4 μL 总 RNA 经反转录酶及随机引物等反应物混合配成 20 μL 体系，42 ℃ 15 min，95 ℃，2 min 反转录成 cDNA，随后进行实时荧光定量 PCR 反应，小鼠 NF-κB 引物序列：forward5’-GGAGGCATGTTCGGTAGTGG-3’，reverse5’-CCCTGCGTTGGATTTCGTG-3’，扩增片段 105bp；小鼠 PPAR-γ 引物序列：forward5’-TGTCGGTTTCAGAAGTGCCTTG-3’，reverse5’- TTCAGCTGGTCGATATCACTGGAG-3’，扩增片段 122 bp；扩增条件是 95 ℃ 10 s，95 ℃ 5s，60 ℃ 34 s，共 40 个循环。以小鼠肌动蛋白 β-actin 为内参照，引物序列为：forward5’-CAGAAGGAGATTACTGC TCTGGCT-3’，reverse5’-GGAGCCACCGATCCACACA-3’，扩增片段 93 bp。最后与模型组比较得出相对浓度值。

6 统计学处理

数据 $\bar{x} \pm s$ 表示，采用 SPSS11.5 软件进行统计分析，单因素分析各组差异。

结　果

1 对模型组动脉硬化斑块的观察

高脂饮食喂养 26 周后，HE 染色显示小鼠主动脉斑块内胆固醇酯及胆固醇结晶增多，纤维帽菲薄，表面有大量的泡沫细胞覆盖，呈现易损斑块特征。Movat 染色显示斑块内细胞外脂质成分较多，胶原成分较少，血管中膜结构萎缩、变薄。

2 各组小鼠血清炎症标志物比较（表 1）

给药 13 周后，大黄醇提物组、虎杖提取物组及辛伐他汀组血清 hs-CRP 水平较模型组显著降低（$P < 0.01$），大黄醇提物组及虎杖提取物组血清 sCD40L 水平较模型组显著降低（$P < 0.05$），三七总皂苷组和黄连提取物组血清 hs-CRP 和 sCD40L 水平与模型组比较，差异均无统计学意义（$P > 0.05$）。大黄醇提物组、虎杖提取物组血清 hs-CRP 和 sCD40L 水平的降低与三七总皂苷组或黄连提取物组比较亦有统计学意义（$P < 0.01$）。

表 1　各组血清 hs-CRP 和 SCD40L 的变化（$\bar{x} \pm s$，ng/mL）

组别	n	hs-CRP	sCD40L
模型	11	7.82 ± 0.28	3.55 ± 0.23
辛伐他汀	10	5.71 ± 0.31[2)]	5.70 ± 0.34
虎杖提取物	11	5.50 ± 0.29[2), 3)]	2.01 ± 0.14[1), 3)]
大黄醇提物	11	4.62 ± 0.35[2), 3)]	0.41 ± 0.04[1), 3)]
三七总皂苷	11	8.08 ± 0.37	5.65 ± 0.62
黄连提取物	11	7.87 ± 0.24	3.08 ± 1.16

注：与模型组相比较，[1)] $P < 0.05$，[2)] $P < 0.01$；与三七总皂苷组、黄连提取物组相比较，[3)] $P < 0.01$

3 给药后各组小鼠主动脉斑块内 PPAR-γ 蛋白表达的改变（图 1、2）

与模型组比较，给药 13 周后黄连提取物组小鼠主动脉斑块内 PPAR-γ 蛋白表达明显增多（$P < 0.01$），其余各给药组小鼠主动脉斑块内 PPAR-γ 蛋白表达与模型组比较无统计学意义（$P > 0.05$）。

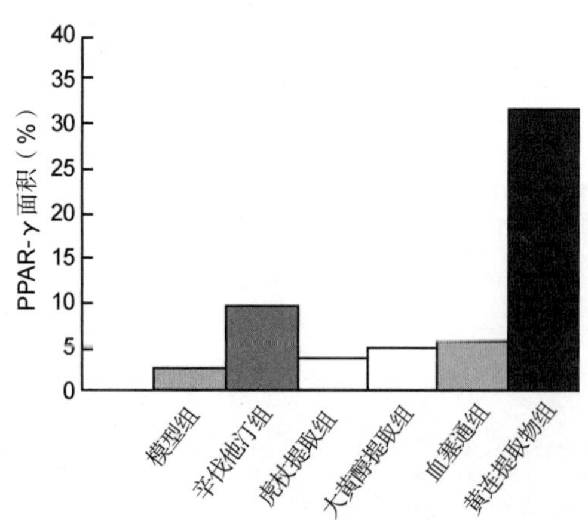

图1　给药13周后各组小鼠主动脉斑块内PPAR-γ蛋白表达

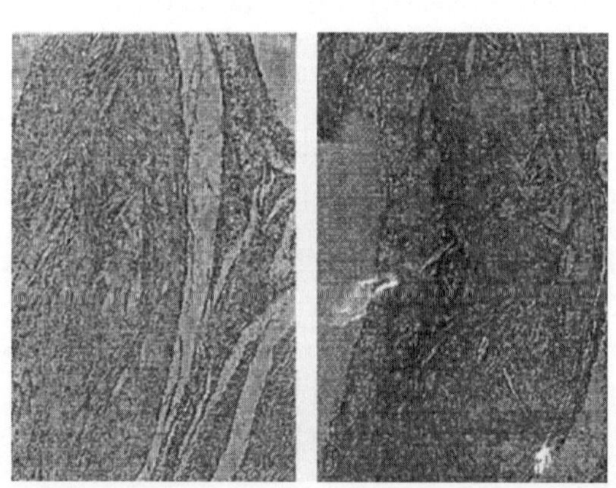

图2　给药13周后黄连提取物与模型组PPAR-7阳性表达的比较

4 给药后各组小鼠主动脉斑块内 PPAR-γmRNA 和 NF-κBmRNA 表达的改变

与模型组相比，给药 13 周后黄连提取物组可明显增加主动脉斑块内 PPAR-γmRNA 的表达（$P < 0.01$），其余给药组 PPAR-γmRNA 的表达与模型组比较无统计学意义（$P > 0.05$）。而各给药组中只有辛伐他汀组可明显降低 NF-κBmRNA 的表达（$P < 0.01$）。

讨 论

研究表明，决定斑块稳定性的主要因素 - 脂质核心的大小、纤维帽的厚度及其修复能力等与 AS 炎症反应密切相关。炎症引起斑块不稳定的机制主要表现在几个方面：①炎症细胞可促进动脉粥样硬化斑块内脂质的沉积。脂蛋白和炎症反应相互作用，形成恶性循环，从而使斑块趋于不稳定；②炎症细胞分泌的基质金属蛋白酶、肿瘤坏死因子、白细胞介素、干扰素等炎性介质，相互作用后可促进细胞外基质的降解、削弱纤维帽，或抑制细胞外基质合成，降低其修复能力，从而使斑块不稳定；③炎症反应还可以促进斑块内血管新生，新生血管破裂出血可导致斑块易损。

CRP 是一种急性时相反应蛋白，是机体非特异炎症反应的敏感标志物之一。多项研究显示，hs-CRP 作为目前最可靠的 AS 炎症标志物，与斑块的进展密切相关，现已被视为急性冠脉综合征（ACS）发病的独立危险因子，并用于判定其预后 [9]。CD40-CD40L 途径几乎贯穿 AS 发生发展乃至斑块破裂的全过程 [10]。研究发现，与稳定型心绞痛病人相比，不稳定型心绞痛病人外周血 sCD40L 水平明显增高。sCD40L 与 ACS 密切相关。本研究中发现给药 13 周后大黄醇提物组、虎杖提取物组血清 hs-CRP 和 sCD40L 水平与模型组比较均显著降低，活血解毒中药有效部位组表现出较好的降低 AS 斑块血清炎症标记物的作用，明显优于单纯活血或解毒组。并且所表现出的趋势与各药物组对易损斑块稳定性的改善大致相同，从而也验证了先前提出的“活血解毒 - 抑制炎症反应 - 稳定斑块”这一假说。

活化的 PPAR-γ 通过活化蛋白、信号转导和转录活化因子（VXQX）信号通路能抑制多种与斑块进展相关促炎症因子、黏附分子的基因表达，抑制 IL-6、环氧化酶、内皮素 -1、一氧化氮合酶的表达，从而抑制炎症反应以及减少基质金属蛋白酶（MMPs）的产生 [11]，最终起到稳定动脉粥样斑块的作用。而 NF-κB 的激活引起前炎症因子的表达是 AS 发生与发展的重要环节。研究表明 NF-κB 的激活是斑块破裂的敏感标志物之一 [12]。本研究结果表明，给药 13 周后黄连提取物可明显上调主动脉斑块内 PPAR-γ 蛋白及基因表达，但各中药组均不能明显降低 NF-κBmRNA 的基因表达。因此，推测黄连提取物可能通过增加抗 AS 炎症的 PPAR-γ 受体的表达而起到稳定易损斑块的作用，这在国内未见其他报道。

目前，清热解毒中药已成为治疗冠心病的常用中药。临床应用的一些清热解毒药如黄连解毒汤、清热解毒方等除了抗菌、调节免疫、抑制炎症反应外，还具有抗血小板聚集、抗血栓形成的作用，并对高血脂、内毒素等各种原因导致的血管内皮损伤有保护作用 [13]。这些机制均能干预冠状 AS 的发展进程。而 PPAR-γ 受体可通过抑制炎症反应、保护血管内皮细胞、抗血栓形成、促进胆固醇的逆转运、调节斑块内胶原代谢等多种途径去干预易损 AS 斑块 [14]。结合本实验研究结果，推测 PPAR-γ 受体可能有望成为清热解毒中药抗 AS 和稳定易损斑块的潜在作用靶点，值得深入研究。

本研究提示，抑制炎症反应为活血、解毒类中药，尤其是具有解毒作用中药（含单纯解毒和活血解毒中药）稳定易损斑块的作用机制之一。综上所述，采用临床推荐剂量的活血解毒中药有效部位中，虎杖提取物和大黄醇提物可明显降低 ApoE 基因敲除小鼠主动脉血清炎症标志物 hs-CRP 及 sCD40L 水平，优于单纯活血或解毒中药有效部位三七总皂苷和黄连提取物组，但对 PPAR-γ，NF-κB 上游炎症相关因子作用并不明显。而解毒中药有效部位黄连提取物可明显增加抗动脉粥样硬化炎症的保护性受体 PPAR-γ 的蛋白和基因表达，提示其作用环节有所不同，值得深入研究。

参考文献

[1] Ross R. Atherosclerosis: An inflammatory disease[J]. N Engl J Med, 1999, 340: 115-126.

[2] 文川, 徐浩, 黄启福, 等. 活血中药对ApoE缺陷小鼠血脂及AS斑块炎症反应的影响[J]. 中国中西医结合杂志, 2005, 25(4): 345-348.

[3] 文川, 徐浩, 黄启福, 等. 几种活血中药对ApoE缺陷小鼠AS斑块的影响[J]. 中国病理生理杂志, 2005, 21(5): 864-867.

[4] 周明学, 徐浩. 不稳定斑块的中医药治疗概况[J]. 中国中西医结合杂志, 2006, 26(5): 472-474.

[5] Prediman K, Jan N, Sanjay K, et al. Effects of recombinant Apolipopro-tein A-IMilano on aortic atherosclerosis in apolipoprotein Edeficient mice[J]. Circulation, 1998, 97: 780-785.

[6] 许淑云, 卞如濂, 陈修. 药理实验方法学[M]. 第3版. 北京: 人民卫生出版社, 2002: 202-204.

[7] 李莉, 翟同均, 陈融, 等. Movat五色套染法的改进及应用[J]. 临床与实验病理学杂志, 2002, 18(6): 661.

[8] Suzuki H, Kurihara Y, Takeya M, et al. A role for macrophage scavenger receptors in atherosclerosis and susceptibility to infection[J]. Nature, 1997, 386(6622): 292-296.

[9] 道卫明. C反应蛋白的研究进展[J]. 心血管病学进展, 2005, 26(1): 73.

[10] 史文元, 唐朝克, 杨永宗. CD40-CD40L与斑块的不稳定性[J]. 生命的化学, 2004, 24(3): 224-226.

[11] Jiang C, Ting AT, Seed B. PPAR7 agonists inhibit production of monocyte inflammatory cytokines[J]. Nature, 1998, 391: 82-86.

[12] 徐宝华, 赵慧颖. AS不稳定斑块的研究进展[J]. 心血管病学进展, 2005, 26(5): 498-501.

[13] 付晓春, 王敏伟. 黄连解毒汤的抗血栓作用研究[J]. 沈阳药科大学学报, 2001, 18(6): 425.

[14] 周明学, 徐浩. 过氧化物酶体增殖物激活受体7与易损斑块关系的研究进展[J]. 心血管病学进展, 2007, 28(4): 610-612.

原载：周明学，徐浩，陈可冀，温见燕，潘琳．活血解毒中药有效部位对 ApoE 基因敲除小鼠动脉粥样硬化斑块炎症反应的影响 [J]. 中西医结合心脑血管病杂志，2007, 5(12): 1202-1205.

复方丹栝方对培养 ECV 304 增殖及形态影响的研究

衡先培　洪振丰　陈可冀　褚克丹　何卫东　陈　玲　郭　芳

痰瘀同治法临床广泛用于糖尿病慢性并发症的治疗。糖尿病病人痰瘀同病者相当常见，是导致糖尿病慢性并发症泛发的基础。及时合理应用痰瘀同治法，能有效地预防和治疗糖尿病的多种慢性并发症，尤其是慢性血管并发症[1,2]。为此笔者对丹栝方进行系列研究，本研究着重对丹栝方培养脐静脉内皮细胞增殖及形态的影响进行观察。

材料与方法

1 内皮细胞

人脐静脉内皮细胞（ECV304），购于武汉大学典型物保藏中心（美国 ATCC 产品）。

2 丹栝方组方

丹参、川芎、栝蒌、薤白等按等比组成，所有中药材均经专业人士鉴定，由福建中医学院附属人民医院制剂室制成 1 ∶ 1 药液，加压蒸气灭菌。该制剂电解质经测定均在人血液电解质正常值波动范围。不含重金属。

3 实验分组

3.1 不同浓度丹栝方加高糖培养的比较

①标准培养组：用标准培养液培养。标准培养液以 M199 培养基加入 10%胎牛血清、双抗、超蒸水，并加 $NaHCO_3$ 调整 pH 值。全培养液含葡萄糖浓度为 5.55 mmol/L。②高糖培养组：葡萄糖浓度为 22.22 mmol/L，余同标准培养组。③ 1/150 中药加高糖组：高糖培养液每 150 mL 中含 1 ∶ 1 丹栝方液 1 mL（相当于原生药 1 g）。④ 1/300 中药加高糖组：高糖培养液每 300 mL 中含 1 ∶ 1 丹栝方液 1 mL。

3.2 不同浓度丹栝方、单独高糖培养间的比较

①标准培养组：同前实验；②高糖培养组：同前实验；③ 1/150 中药培养组：标准培养液每 150 mL 中含 1 ∶ 1 丹栝方液 1 mL；④ 1/300 中药培养组：标准培养液每 300 mL 中含 1 ∶ 1 丹栝方液 1 mL；⑤ 1/450 中药培养组：标准培养液每 450 mL 中含 1 ∶ 1 丹栝方液 1 mL。各组培养液 pH 值均控制在 7.2~7.6。

4 传代与培养方法

吸掉旧培养液，用 PBS 洗涤细胞两次。加入胰酶溶液（1 mL/25 cm^2，2 mL/75 cm^2），作用 4~7 min，于倒置显微镜下观察，当细胞皱缩、变圆、彼此分离或呈大片状分离，即加入适量含血清的培养液终止消化。反复吹打瓶壁细胞，形成细胞悬液，并于倒置显微镜下观察确定。用吸管将悬液移入离心管中，以 1 000 r/min 转速离心 4~5 min。去掉上清液，加入相应的新培养液，吹吸混匀成细胞悬液。细胞计数，根

据细胞数量按比例接种到新的培养瓶，放入 37 ℃，5% CO_2 培养箱中培养。第三代细胞用于本实验，每 6 h 观察记录 1 次。

结　果

1 不同浓度中药加高糖培养的比较（图 1~4）

ECV304 细胞在标准 M199 培养液中培养时长势良好，分布均匀，细胞饱满、大小一致，呈椭圆形或梭形。如图 4 为培养 24 h 的情况。继续培养至第 3 天，细胞贴满了整个培养面。同期的高糖组如图 1，细胞分布较杂乱，胞体较瘦小，细胞质色彩变淡，细胞胞核深黑，有细长细胞出现，有的形似小蝌蚪。放大观察倍数可发现较多的多形细胞。细胞数量与标准培养液接近。第 3 天时，高糖培养细胞大多有黑色“伪足样”结构，以 2 支为多见，3 支、4 支者也常见。1/150 中药组和 1/300 加高糖组两组同期细胞如图 3 及图 2，细胞排列紊乱、稀疏，有的成堆，细胞数量偏少，尤其 1/150 中药组为重。其他情况与高糖培养相似。

图1　高糖接种后第1天

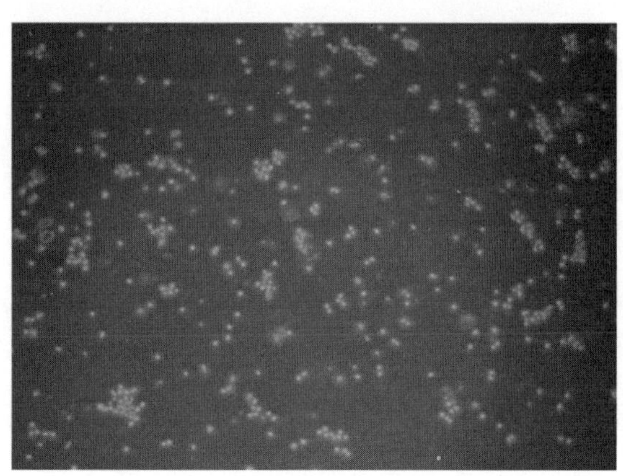

图2　1/300中药+高糖第1天

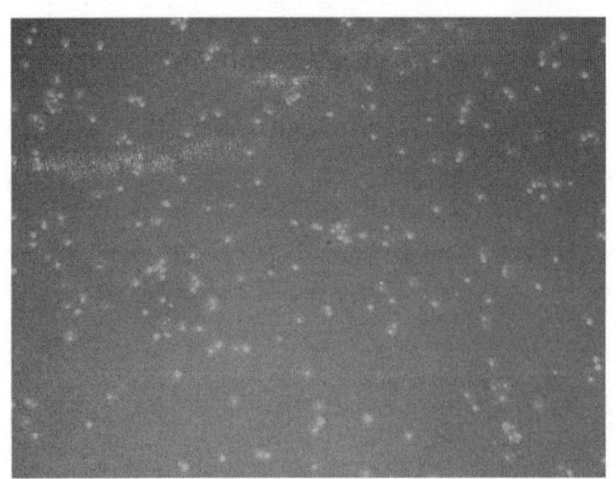

图3　1/150中药+高糖第1天

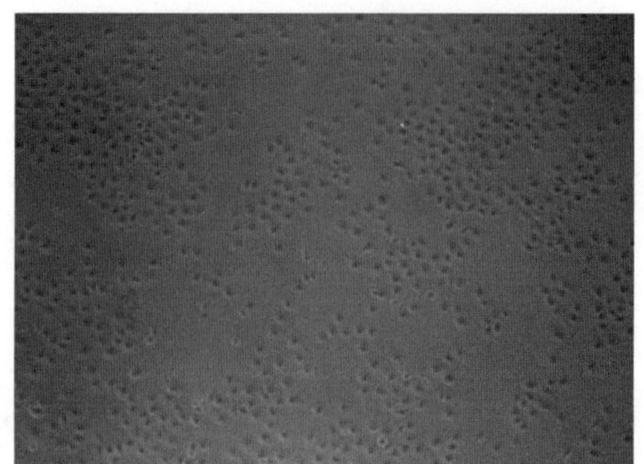

图4　标准培养接种后第1天

2 不同浓度中药、单独高糖之间的比较（图 5~14）

标准培养液培养 12 h 时如图 5、6，与前述标准培养液相似。高糖培养 12 h 如图 8 已见多形细胞出现，胞核更黑，胞体较标准培养液组瘦小。单纯中药 1/150 组及 1/300 组，胞体、胞核明显较小，细胞有成堆现象，细胞数量明显少于标准组与单纯高糖组。中药 1/450 组如图 7，组情况介于标准培养组、高糖培养组及 1/300 中药组之间，细胞数量不少。培养第 3 天，标准培养液细胞成梭形，少量三角形细胞，胞体饱满，色彩均匀，细胞排列整齐如图 14。高糖培养组如图 13，细胞排列较紊乱，胞核更黑，有大量多形核细胞和“伪足样”结构细胞，形态极不规则，细胞数量稍少于标准培养液组。1/150 中药组如图 10，细胞数量稀疏，胞体明显较小，胞核小且着色较浅，有的细胞核已不明显，细胞周围形成小的双层较明亮的环，细胞轮廓多不太清楚，有少量伸出“伪足样”结构的细胞。1/300 中药组如图 11，细胞有大约 1/3 类似 1/150 中药主体细胞形态，但伸出“伪足样”结构的细胞明显更多，细胞轮廓清楚。1/450 中药组如图 12，细胞以有“伪足样”结构的细胞为主体形态，多形性明显，数量及比例均多于高糖培养组，胞核及“伪足样”结构呈深黑色。第 4 天、第 5 天 1/150、1/300 中药组细胞约近半数死亡；高糖培养组与 1/450 中药组细胞成活情况相似。所有中药组细胞均较高糖培养组细胞更为瘦小。

图5　1/150中药接种后12 h

图6　1/300接种后12 h

图7　1/450中药接种后12 h

图8　高糖接种后12 h

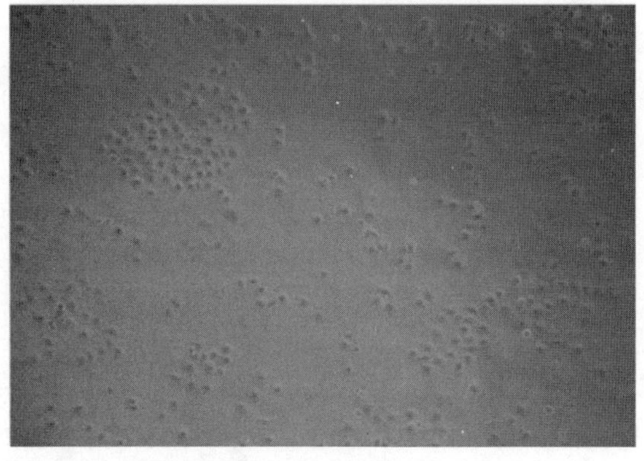

图9　标准培养接种后12 h

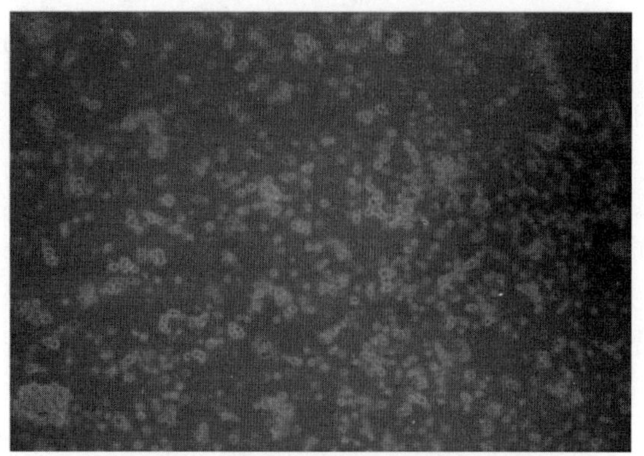

图10　1/150中药接种后第3天

图11　1/300中药接种后第3天

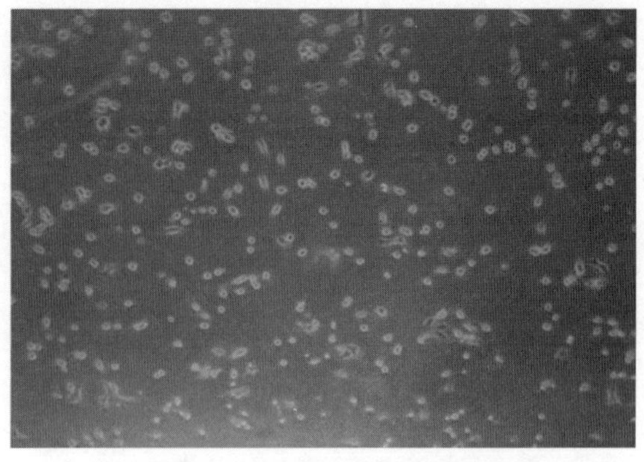

图12　1/450中药接种后第3天

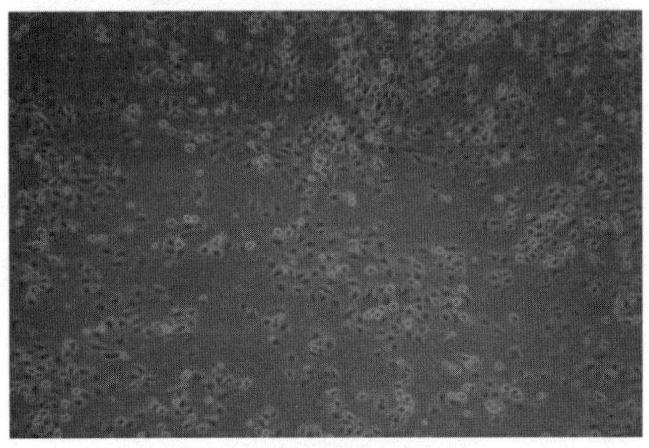

图13　高糖接种后第3天

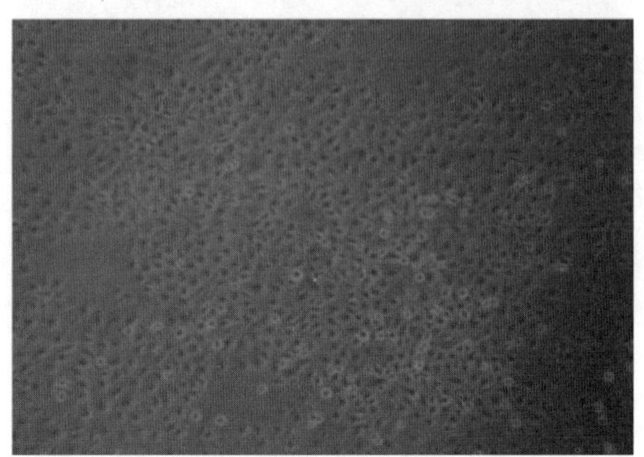

图14　标准培养接种后第3天

讨　论

痰瘀是中医基本理论体系中最具特色的病理概念之一。它既是疾病的产物，也是进一步导致疾病发展变化的内在原因，同时又是一种病理存在形式。因此，充分研究和认识痰与瘀的内涵，对于丰富和发展中医理论，提高中医药防病治病的疗效及科学性，都是很有意义的。糖尿病作为颇具特色的气血津液疾病，在其病理过程中生痰生瘀几乎是疾病进展的常态。随着痰与瘀作为病理产物逐渐产生，同时也作为致病因素导致或加重了糖尿病慢性并发症的发生或发展。痰与瘀在糖尿病进程中的这种特殊角色，决定了其具有进展性、普遍性和病程相关性（病程越长越常见）特点。因此痰瘀同治法在糖尿病慢性并发症的防治中具有关键作用，且有可能形成突破。我们在长期临床工作中用痰瘀同治法治疗糖尿病血管神经慢性并发症，取得了可靠的疗效。

已有体外研究发现，高浓度的葡萄糖培养血管内皮细胞可破坏细胞形态，抑制细胞的增殖，促进细胞凋亡[3]。刘小鹏等[4]研究发现，经高糖（11 mmol/L）处理的人脐静脉内皮细胞中血管内皮生长因子 mRNA 的转录水平明显高于正常血糖（5.5 mmol/L）对照组（$P < 0.05$，$P < 0.01$），但脐静脉内皮细胞经 22 mmol/L 葡萄糖作用 72 h 后，血管内皮生长因子 mRNA 水平不再升高，而呈下降趋势（$P < 0.05$），血管内皮生长因子蛋白表达也逐渐下降。血管内皮生长因子的生物学作用主要为促进内皮细胞增殖，提高血管的通透性，增加微血管特别是毛细血管后静脉和小静脉的渗透性及改变细胞外基质。在某些生理或病理情况下都与血管形成和增生密切相关[5]。可见适当高糖促进内皮细胞增殖，而过高葡萄糖浓度（简称“过高糖”，即 ≥ 22.22 mmol/L）则抑制细胞增殖。本研究 22.22 mmol/L 的葡萄糖总体上显示出对细胞抑制效应，与上述研究基本符合，但发现过高糖促成了“伪足样”结构的形成，这使得培养细胞形成多形性的特征。不同浓度丹栝方均对培养细胞具有抑制作用，表现为胞体的瘦小及不同程度数量的减少。丹栝方似乎具有较过高糖更为显著的细胞增殖抑制作用。1/150 丹栝方组由于细胞成活相对较少，这种促进作用不甚

显著，但在 1/300，1/450 的丹栝方培养液中，随着中药浓度的降低，细胞成活增多，“伪足样”结构细胞也显得较多。但在中药联合高糖培养情况下，未发现这种促进作用的叠加。

通过本实验可初步得出下列认识：①不同浓度丹栝方对培养 ECV304 细胞的形态、增殖都具有明显影响，浓度越高对细胞的抑制作用越显著；②不同浓度丹栝方均具有促进培养的 ECV304 细胞多形性及“伪足样”结构形成作用，适当丹栝方浓度（如 1/450）这种作用极为显著；③过高糖（22.22 mmol/L，相当于临床重度高血糖的糖尿病病人）对培养的 ECV304 也具有抑制作用；④丹栝方和过高糖对细胞的抑制作用不形成叠加。进一步的实验发现具有“伪足样”结构的细胞对秋水仙碱细胞毒的耐受性显著增加。

参考文献

[1] 衡先培. 糖尿病性神经病变诊断与治疗[M]. 北京: 人民卫生出版社, 2002: 110-114.

[2] 衡先培. 糖尿病性微血管病变辨证论治[M]. 北京: 人民卫生出版社, 2006: 46-64.

[3] 庞燕, 罗清礼. 高糖条件下血管内皮细胞的增殖与凋亡[J]. 华西医学, 2005, 20(4): 630-631.

[4] 刘小鹏, 罗春英, 曹仁贤, 等. 高糖作用下脐静脉内皮细胞中血管内皮生长因子基因表达与蛋白激酶C通路的关系[J]. 中国动脉硬化杂志, 2006, 14(1): 17-20.

[5] Dvorak HF, Brown LF, Detmar M, et al. Vascular permeability factor/vascular endothelial growth factor, microvascular hyperpemeability, and angiogenesis[J]. Am J Pathol, 1995, 14(5): 1029-1039.

原载：衡先培，洪振丰，陈可冀，褚克丹，何卫东，陈玲，郭芳. 复方丹栝方对培养 ECV304 增殖及形态影响的研究 [J]. 中西医结合心脑血管病杂志, 2007, 5(9): 844-846.

川芎、赤芍及其有效部位配伍对载脂蛋白 E 基因缺陷小鼠动脉粥样硬化斑块稳定性影响的研究

徐浩　文川　陈可冀　史大卓　刘剑刚

动脉粥样硬化（AS）是一种血管的慢性炎症病变，其累及心脏引起的冠状动脉粥样硬化性心脏病（简称冠心病）严重威胁着人类健康。近年来，越来越多的研究表明，硬化的斑块由原来的稳定状态进入一种不稳定状态，在这种不稳定斑块破裂的基础上合并血栓形成是造成急性心血管事件最重要的病理基础[1]，未来冠心病的二级预防重点也将由治疗冠脉狭窄转为不稳定斑块的干预[2]。中医学认为血瘀贯穿本病的始终，活血化瘀法在冠心病防治中疗效肯定，但对不稳定斑块的干预作用如何，尚未见系统研究报道。

我们曾观察常用活血中药对载脂蛋白 E 基因缺陷（$ApoE^{-/-}$）小鼠 AS 模型斑块炎症反应的影响，结果显示活血中药能够干预 $ApoE^{-/-}$ 小鼠成熟斑块的进展，有一定稳定斑块的作用，其机制可能与调节脂质代谢和抑制炎症反应有关，不同活血药在常规剂量下其作用环节和强度上可能存在差异[3]。芎芍胶囊是我们在国家八・五、九・五和十・五攻关期间，从经典活血化瘀复方血府逐瘀汤不断简化精制而成，由川芎、赤芍有效部位组成，临床研究对于冠心病心绞痛的治疗和预防介入治疗后再狭窄有确切的疗效[4,5]，但芎芍胶囊对 AS 斑块稳定性是否有影响？其作用是否优于单味药川芎、赤芍？作用环节有无差异？基于此，我们比较了活血中药川芎、赤芍及其有效部位配伍——芎芍胶囊对斑块稳定性的影响，并初步探讨其作用环节的差异，为进一步研究干预不稳定斑块的有效中药奠定实验学基础。

材料与方法

1 动物

ApoE 基因缺陷小鼠（品系 C57BL/6J，购自美国 Jackson 实验室，并在北京大学实验动物中心培育成功）55 只，动物使用许可证号：SCXK（京）2002-0002；动物生产许可证号：SCXK（京）2002-0001。鼠龄 6~8 周龄，雌雄各半，体重 18~20 g，饲以含脂肪 21%、胆固醇 0.15%的“西方类型膳食”饲料（60 钴灭菌照射处理），饲养条件为二级，室温保持在 22~24 ℃，相对湿度 50%，光照时间 7：00~19：00。

2 实验药物

川芎、赤芍为中药免煎颗粒剂，由江阴天江药业有限公司生产，川芎批号为 20030523，赤芍批号为 20030521；辛伐他汀商品名舒降之，默沙东公司生产，批号：20030224；芎芍胶囊，由川芎、赤芍有效部位川芎总酚和赤芍总苷组成，北京国际生物制品研究所生产，批号：20030501。

3 实验材料、试剂及仪器

超敏 C 反应蛋白（hs-CRP）试剂：由美国 Hope 公司生产，上海贝西公司提供；抗鼠平滑肌细胞 α 肌动蛋白（SM α-actin）、CD68 抗体、肿瘤坏死因子 α（TNF-α）抗体、单核细胞趋化因子 -1（MCP-1）抗体：武汉博士德生物工程有限公司产品；二抗及二步法免疫组化检测试剂（羊抗兔 / 鼠 IgG 抗体 -HRP 多

聚体)、浓缩型 DAB 显色试剂盒：北京中山生物技术有限公司产品；美国 TECHNICON 公司 RX-2000 全自动生化仪；日本 Olympus BX51 光学显微镜；荷兰雷勃公司 Multiskan MK3 酶标仪；美国 Image-Pro Plus Version 4.5.1（IPP）图像分析软件。

4 方法

4.1 动物分组及给药方法

喂养 13 周后，随机处死 3 只，取主动脉根部，HE 染色观察基础动脉粥样硬化程度。其余小鼠随机分成 5 组，模型组、赤芍组、芎芍胶囊组各 10 只，川芎组、对照（辛伐他汀）组各 11 只。药量根据成人常用量：川芎 12 g、赤芍 12 g、辛伐他汀 20 mg、芎芍胶囊 1.5 g，折合成小鼠用量：川芎、赤芍 1 560 mg/kg，辛伐他汀 2.6 mg/kg，芎芍胶囊 195 mg/kg。以上药物蒸馏水溶解，混匀后灌胃，每天 1 次，继续喂养 13 周。

4.2 动物取材

给药 13 周后，于取材前夜禁食水，次日处死动物。无菌条件下取出心脏和主动脉，10% 甲醛固定，脱水，常规石蜡包埋切片，切片厚 5 μm。按 Suzuki 等[6]确立的方法，每只小鼠的主动脉根部取 4 个相同的切面，分别是：①升主动脉最近端横截面，切面形态呈圆形；②主动脉瓣附着部位；③主动脉瓣起始横截面；④主动脉瓣完全出现并汇合在一起（见照片 1）。每间隔 100 μm 连续取 2 张切片，分别 HE 染色和 MASSON 染色，光镜下观察。

4.3 观察项目及检测方法

4.3.1 血脂测定

动物处死前经小鼠眼眶静脉丛采血，抗凝、离心分离血清作血脂检测，测定指标包括总胆固醇（TC）、甘油三酯（TG）、高密度脂蛋白胆固醇（HDL-C）和低密度脂蛋白胆固醇（LDL-C），采用美国 TECHNICON 公司 RX-2000 全自动生化仪测定。

4.3.2 hs-CRP 测定

采用酶联免疫法，按试剂盒说明进行操作，最后用酶标仪在 450nm 处读取各孔吸光度值。以浓度值为横坐标，所测各标准吸光度值为纵坐标，绘制标准曲线。按样本孔测得的吸光度值从标准曲线上查得相应的浓度值，以 μg/L 表示。

4.3.3 免疫组织化学染色

采用免疫组化染色方法检测主动脉根部动脉粥样斑块内 SM α-actin、CD68、TNF-α、MCP-1 的表达。具体免疫组化染色方法参见试剂盒说明书。

4.3.4 形态学指标图像分析

HE 染色切片，×40 倍普通光镜下，利用计算机 IPP 图像分析软件对各个切面的动脉粥样斑块面积进行分析。测量斑块面积（PA）、血管横截面积（CVA）、脂质中心面积（LCA）、最小纤维帽厚度（mFCT），计算校正斑块面积（PA/CVA）及校正脂质核面积（LCA/PA），每个标本取 4 个切面的平均值。Masson 染色切片，IPP 图像分析软件测量主动脉根部胶原面积（CA），计算胶原血管面积比（CA/CVA）。免疫组化染色切片，×200 倍光镜下，每张切片取左上、右上和正下 3 个视野，采用 IPP 图像分析软件计算阳性表达面积（μm^2）及阳性面积占总面积比。

5 统计学处理

SPSS 11.0 软件包进行统计分析，组间比较采用方差分析。

结　果

1 各组 ApoE 基因缺陷小鼠主动脉组织形态学的比较（图 1、2）

20 周小鼠标本 HE 染色显示主动脉根部已形成明显的 AS 斑块，内膜明显增厚，内皮下巨噬细胞聚集，可见较多的泡沫细胞和纤维帽形成。继续喂养 13 周后病变进一步加重，期间辛伐他汀对照组 1 只动物死亡，考虑为灌胃不慎所致。光镜下显示：模型组小鼠主动脉根部可见到 1 个较大或数个大小不一由坏死组织和崩解细胞形成的脂质池，向管腔内突起，内膜呈环状弥漫性增厚，内膜下可见大量泡沫细胞、炎症细胞和柳叶状的胆固醇结晶；中膜明显萎缩，平滑肌细胞排列紊乱，纤维帽菲薄，Masson 染色显示胶原成分含量少，显示出不稳定斑块的特征，各药物组病变程度有不同程度减轻。

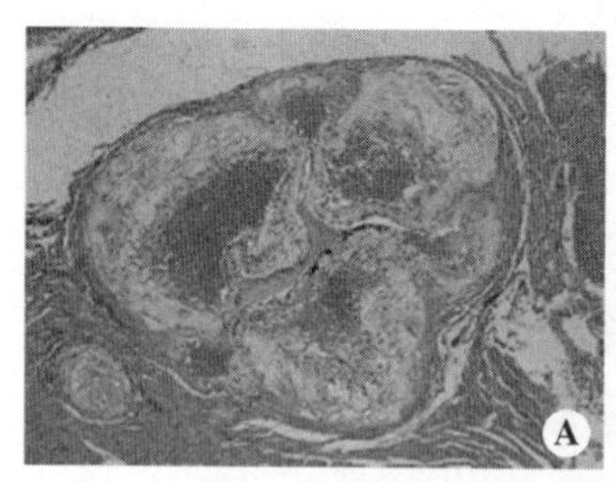
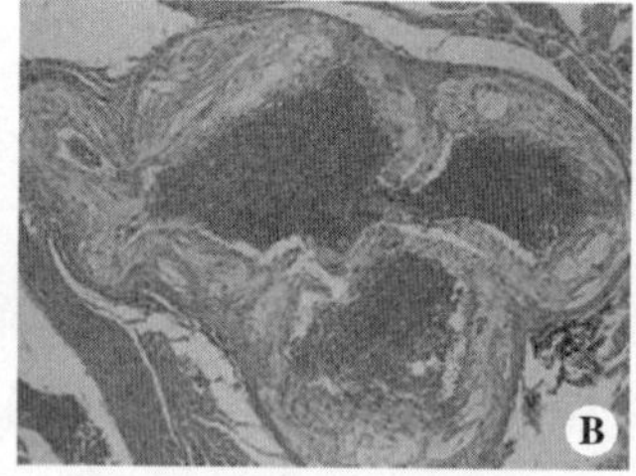
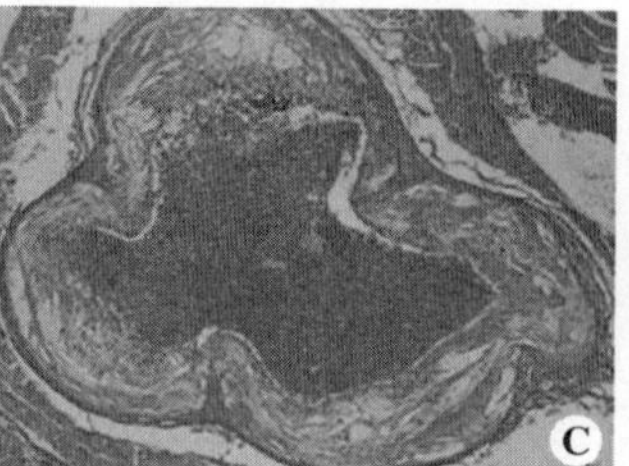
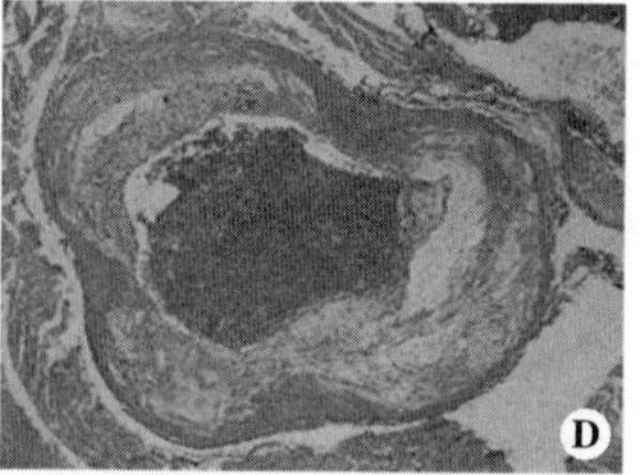

注：A主动脉瓣完全出现并汇合在一起；B主动脉瓣起始横切面；C主动脉瓣附着部位；D升主动脉端横切面

图1　ApoE基因缺陷小鼠主动脉根部AS斑块病变（HE×40）

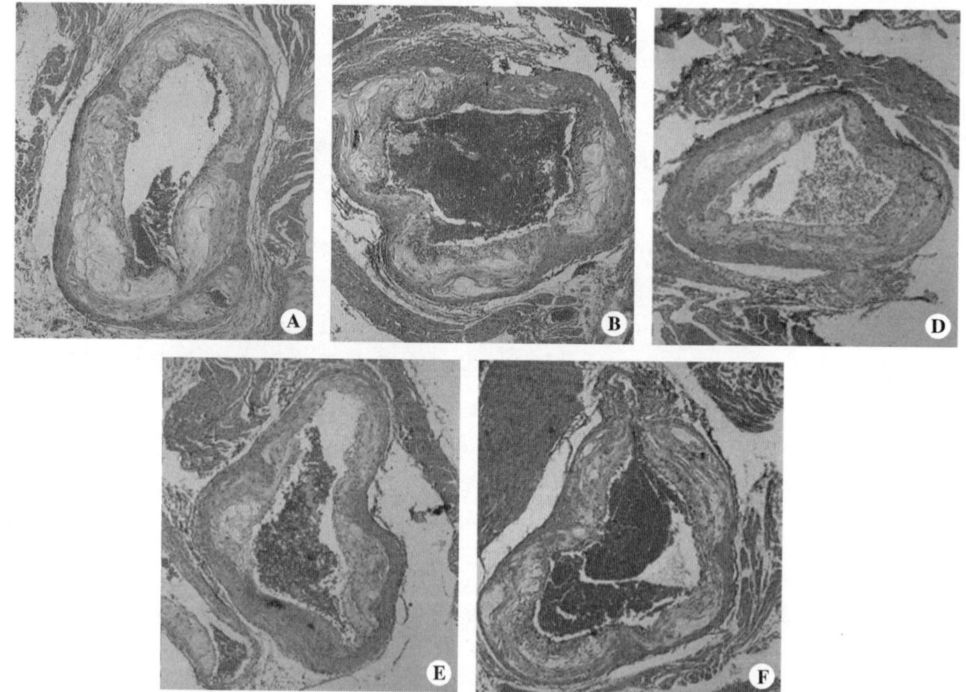

注：A模型组；B对照组（辛伐他汀）；D赤芍组；E川芎组；F芎芍胶囊组。如图所示，模型组小鼠主动脉根部可见到数个大小不一由坏死组织和崩解细胞形成的脂质池，向管腔内突起，内膜呈环状弥漫性增厚，内膜下可见大量泡沫细胞、炎症细胞和柳叶状的胆固醇结晶；中膜明显萎缩，平滑肌细胞排列紊乱，纤维帽菲薄，显示出不稳定斑块的特征。各药物组病变程度较模型组有不同程度减轻

图2　各组ApoE小鼠主动脉根部AS斑块病变比较（HE，×40）

2 各组 ApoE 基因缺陷小鼠血脂水平的比较（表 1）

血脂检测结果显示：ApoE 基因缺陷小鼠饲以“西方类型膳食”26 周后，血清 TC 水平较高，各药物组有不同程度的下降，较模型组均有显著差异（$P<0.05$，$P<0.01$）。川芎组血清 TG 水平也有明显降低

（P＜0.01），而对 LDL-C 各药物组无明显影响。芎芍胶囊还显著升高 ApoE 基因缺陷小鼠的 HDL-C 水平，降低 AS 指数（TC/HDL-C），较模型组有显著差异（P＜0.05）。

表 1　各组 ApoE 基因缺陷小鼠血脂的比较（$\bar{x}\pm s$）

组别	n	TC（mmol/L）	TG（mmol/L）	HDL-C（mmol/L）	LDL-C（mmol/L）	TC/HDL-C
模型	10	26.18 ± 5.00	1.63 ± 0.38	4.66 ± 0.96	6.43 ± 1.26	5.82 ± 1.64
对照	10	17.51 ± 4.88**	1.56 ± 0.38	4.90 ± 1.64	5.20 ± 1.78	3.67 ± 0.58*
赤芍	10	19.41 ± 4.53**	1.35 ± 0.44	4.66 ± 1.52	5.97 ± 2.21	4.37 ± 0.93
川芎	11	19.76 ± 4.56**	1.18 ± 0.38**	4.40 ± 1.17	5.17 ± 1.54	4.53 ± 0.38
芎芍	10	20.40 ± 3.68*	1.32 ± 0.27	6.16 ± 1.79*	6.14 ± 1.41	3.52 ± 0.98*

注：与模型组比较，*P＜0.05；**P＜0.01

3 各组 ApoE 基因缺陷小鼠主动脉根部 AS 斑块面积及脂质中心面积的比较（表 2）

各组之间 AS 斑块面积无显著性差异，但辛伐他汀组可显著降低校正斑块面积（PA/CVA），与模型组比较有显著差异（P＜0.05）；辛伐他汀组、芎芍胶囊组可明显减低脂质中心面积，辛伐他汀组、川芎组、芎芍胶囊组可明显减低校正脂质中心面积（LCA/PA），较模型组均有显著差异（P＜0.05，P＜0.01）。

表 2　各组 ApoE 基因缺陷小鼠主动脉根部 AS 斑块的面积比较（$\bar{x}\pm s$）

组别	n	LCA（mm^2）	PA（mm^2）	CVA（mm^2）	LCA/PA（%）	PA/CVA（%）
模型	10	0.40 ± 0.08	0.85 ± 0.18	1.13 ± 0.21	47.52 ± 7.83	75.43 ± 11.88
对照	10	0.30 ± 0.04*	0.74 ± 0.15	1.37 ± 0.17	40.07 ± 7.09*	54.94 ± 14.39*
赤芍	10	0.36 ± 0.05	0.83 ± 0.15	1.24 ± 0.16	43.12 ± 3.62	66.88 ± 7.91
川芎	11	0.34 ± 0.03	0.94 ± 0.21	1.41 ± 0.17*	36.35 ± 5.07*	66.08 ± 9.48
芎芍	10	0.29 ± 0.07*	0.85 ± 0.13	1.45 ± 0.19*	34.41 ± 6.72*	58.62 ± 12.47

注：与模型组比较，*P＜0.05；**P＜0.01

4 各组 ApoE 基因缺陷小鼠主动脉根部 AS 斑块内细胞成分的比较（表 3）

各组 AS 斑块内均有不同程度的 CD68、SMα actin 阳性表达。CD68 的分布以脂质核周围、纤维帽、特别是斑块与正常血管组织的交界处即肩部表达多，脂核内也有一些棕黄色阳性颗粒，为崩解的巨噬细胞源性的泡沫细胞残片。动脉中膜可见明显的棕黄色，为 SMα-actin 阳性颗粒，脂核内纤维帽上也可见少量排列紊乱的平滑肌细胞（SMC），胞浆呈黄棕色。模型组 CD68 阳性细胞较多，着色深，特别是在纤维帽和斑块的肩部明显聚集，而 SMα-actin 阳性表达相对较少。辛伐他汀组、川芎组和芎芍胶囊组斑块内纤维帽中 CD68 阳性细胞表达与模型组相比明显减少（P＜0.05）；辛伐他汀组和各中药组斑块内 SMα-actin 阳性表达较模型组为多，但无统计学意义。

表 3　各组 AS 斑块 SMα-actin、CD68 阳性表达面积比较（%，$\bar{x}\pm s$）

组别	n	SMα-actin	CD68
模型	10	32.34 ± 3.41	9.46 ± 1.74
对照	10	45.43 ± 3.30	7.01 ± 1.40*
赤芍	10	39.43 ± 5.01	7.88 ± 1.67
川芎	11	38.85 ± 4.78	7.14 ± 1.99*
芎芍	10	40.77 ± 1.46	7.03 ± 1.34*

注：与模型组比较，*P＜0.05；**P＜0.01

5 各组 ApoE 基因缺陷小鼠主动脉根部 AS 斑块内胶原面积及纤维帽厚度的比较（表 4）

模型组小鼠主动脉内膜呈环状弥漫性增厚，形成典型的动脉粥样斑块，Masson 染色可见斑块内有大量柳叶形胆固醇结晶和泡沫细胞，纤维帽较薄，胶原纤维含量少（呈蓝色），显示斑块不稳定。各药物组小鼠主动脉的 AS 病变均轻于模型组，Masson 染色显示斑块内有不同程度纤维结缔组织增生，部分标本可见斑块内有钙盐沉积。芎芍胶囊组胶原面积较模型组显著增多（$P < 0.05$）。辛伐他汀组对胶原影响不明显。

表 4　各组斑块内胶原面积及纤维帽厚度比较（$\bar{x} \pm s$）

组别	n	CA（mm^2）	CA/CVA（%）	Min FCT（μm）
模型	10	0.50 ± 0.27	38.35 ± 13.73	10.57 ± 3.61
对照	10	0.51 ± 0.28	46.96 ± 17.69	13.27 ± 3.41
赤芍	10	0.70 ± 0.09	51.72 ± 5.83	30.44 ± 13.33*
川芎	11	0.64 ± 0.14	53.36 ± 9.97	27.83 ± 5.96*
芎芍	10	0.86 ± 0.16*	53.90 ± 11.36	28.94 ± 5.96*

注：与模型组比较，*$P < 0.05$

6 各组 ApoE 基因缺陷小鼠血清 hs-CRP 含量的影响（表 5）

模型组血清 hs-CRP 浓度为（8.52 ± 1.25）μg/L，对照组和芎芍胶囊组分别为（6.29 ± 2.78）μg/L 和（6.19 ± 2.77）μg/L，较模型组显著降低（$P < 0.05$），川芎组和赤芍组血清 hs-CRP 含量较模型组也有降低趋势，但无统计学差异（$P > 0.05$）。

表 5　各组血清 hs-CRP 及斑块内 MCP-1、TNF-α 表达的比较（$\bar{x} \pm s$）

组别	n	血清 hs-CRP（μg/L）	主动脉根部 AS 斑块	
			MCP-1（%）	TNF-α（%）
模型	10	8.52 ± 1.25	6.08 ± 1.82	3.87 ± 1.18
对照	10	6.29 ± 2.78*	3.42 ± 0.68*	3.10 ± 0.96*
赤芍	10	7.39 ± 2.43	5.29 ± 1.52	3.47 ± 0.58
川芎	11	6.81 ± 2.91	4.68 ± 1.80	3.57 ± 1.02
芎芍	10	6.19 ± 2.77*	4.17 ± 1.17	3.37 ± 0.71

注：与模型组比较，*$P < 0.05$

7 各组 ApoE 基因缺陷小鼠主动脉根部 AS 斑块内 MCP-1、TNF-α 表达的比较

见表 5。模型组 AS 病变处可见大量棕黄色 MCP-1、TNF-α 阳性颗粒，结合 HE 染色切片结果，主要分布在内皮细胞和泡沫细胞的胞浆内。对照组的 MCP-1、TNF-α 表达相对减少，与模型组比较有显著差异。其他中药组未见显著改变。

讨　论

ApoE 基因缺陷小鼠是由美国洛克菲勒大学生化遗传与代谢实验室和北卡罗莱那大学病理遗传实验室应用基因同源重组的靶基因技术于 1992 年培育成功[7]，其 AS 发展包括脂质条纹到有纤维帽覆盖的成熟斑块等各个阶段，与人类 AS 斑块类似，是目前研究 AS 斑块较为理想的动物模型。我们的实验结果显示 6~8 周龄小鼠经“西方膳食类”饲料喂养 13 周后，HE 染色示：主动脉根部可见到被纤维帽包裹的粥样脂质核，脂质核内可见胆固醇结晶和大量泡沫细胞，提示造模成功。这与国外文献报道 20 周可以形成成熟斑块的结

果一致。继续喂养至34周龄，模型组动物主动脉根部出现了显著AS病变，中层严重萎缩，变薄，管壁厚薄不均，斑块中可见由大量泡沫细胞、脂质沉积及胆固醇结晶，脂质核大，纤维帽很薄，炎性细胞集聚，细胞基质成分较少，因此我们认为该动物模型可作为研究药物干预不稳定AS斑块作用的模型之一。

近年的研究证明，斑块中脂核的大小和纤维帽厚度是决定斑块稳定性的主要因素。AS斑块内的脂质不仅导致力学上的不稳定，而且参与氧化应激和炎症反应。斑块内脂核越大，纤维帽上的应力也就越大。Davies等[8]观察到当粥样物质在动脉斑块中所占比例超过40%时，斑块极易破裂。本研究显示，模型组脂质中心占斑块总面积达47.52%，而辛伐他汀、川芎和芎芍胶囊组显示有不同程度减少脂质中心/斑块面积比的作用。此外，模型组平均纤维帽厚度仅为10.57 μm，而各中药组均可明显增加纤维帽厚度，其中芎芍胶囊组斑块内胶原面积亦明显增加，显示有潜在稳定斑块的作用。

不稳定斑块或破裂斑块内有大量巨噬细胞、T淋巴细胞等炎性细胞的浸润与激活，巨噬细胞分泌大量的细胞因子如：MCP-1、TNF-α、白介素-6（IL-6）等，刺激金属蛋白酶的合成和分泌，胶原逐渐降解，纤维帽变薄，同时平滑肌细胞（SMC）的凋亡也使纤维帽中SMC的数量减少，张力降低[9]。本研究结果显示模型组AS斑块具有明显的不稳定斑块的特点，对照组和各中药组AS斑块内CD68表达均有不同程度的减低，辛伐他汀组还可明显减少MCP-1和TNF-α表达，提示炎症浸润减轻，辛伐他汀组和芎芍胶囊组尚可明显降低炎症反应血清标志物hsCRP的表达，有利于斑块的稳定。

传统中医认为，AS形成所涉及的血小板聚集、血栓形成、SMC增生等环节，与中医“血瘀证”具有内在的联系，因此活血化瘀中药临床常用于防治AS及其相关疾病，并显示有良好的作用[10]，但活血化瘀中药是否能干预AS不稳定斑块，尚未见系统报道。川芎、赤芍为临床常用活血中药，本研究显示，两种药物具有不同程度稳定AS斑块作用，其中赤芍可作用于血脂、胶原环节，但对炎症反应无明显影响；川芎亦可作用于血脂、胶原环节，但川芎除降低TC外，尚可降低TG，并能减少脂质中心/斑块面积比和巨噬细胞浸润；而由川芎、赤芍有效部位组成的芎芍胶囊对三个环节都有影响，在血脂方面，除降低TC外，尚可升高HDL-C，降低TC/HDL-C。在抑制炎症反应方面，表现为降低血清hsCRP水平，减少巨噬细胞浸润，推测其作用主要来自于川芎，其稳定斑块机理似与MCP-1和TNF-α表达无明显关系。芎芍胶囊为血府逐瘀汤经反复精简、优化而成，是治疗冠心病心绞痛和预防冠心病介入治疗后再狭窄的有效药物。该药由川芎、赤芍有效部位组成，每天用量折合生药为川芎30 g、赤芍15 g，其组方是根据抗血小板聚集作用为主要药效指标、采用正交设计法优化而得。本研究结果发现，在干预AS斑块稳定性方面，芎芍胶囊同样显示有良好的作用，而且其效果不是川芎、赤芍简单的叠加，我们推测这可能与药物用量、所用药效部位及药物配比等有一定关系，当然，药物配伍后如何产生增效作用？其药效变化内在的物质基础是什么？这些还有待于进一步深入研究。

参考文献

[1] Conti CR. Updated pathophysiologic concepts in unstable coronary artery disease[J]. Am Heart J, 2001, 141(2): S12-S14.

[2] Kullo IJ, Edwards WD, Schwartz RS. Vulnerable plaque: pathobiology and clinical implications[J]. Ann Int Med, 1998, 129(12): 1050-1060.

[3] 徐浩, 黄启福, 陈可冀. 活血中药对ApoE基因缺陷小鼠血脂及动脉粥样硬化斑块炎症反应的影响[J]. 中国中西医结合杂志, 2005, 25(4): 345-349.

[4] 徐凤芹, 陈可远, 马晓昌, 等. 芎芍胶囊治疗冠心病心绞痛的临床观察[J]. 中国中西医结合杂志, 2003, 23(1): 16-18.

[5] 徐浩, 史大卓, 陈可冀, 马晓昌, 毛节明, 吕树铮, 陈明哲. 芎芍胶囊预防冠状动脉介入治疗后再狭窄的临床研究[J]. 中国中西医结合杂志, 2000, 20(7): 494-497.

[6] Suzuki H, Kurihara Y, Takeya M, et al. A role for macrophage scavenger receptors in atherosclerosis and susceptibility to infection[J]. Nature, 1997, 386(6622): 292-296.

[7] Plump AS, Smith JD, Hayek T, et al. Severe hypercholesterolemia and atherosclerosis in apolipoprotein E-deficient mice created by homologous recombination in ES cells[J]. Cell, 1992, 71(2): 343-353.

[8] Davies MJ, Richardson PD, Woolf N, et al. Risk of thrombosis in human atherosclerotic plaques: role of extracellular lipid, macrophage, and smooth muscle cell content[J]. Br Heart J, 1993, 69(5): 377-381.

[9] Libby P, Ridker PM, Maseri A. Inflammation and atherosclerosis[J]. Circulation, 2002, 105(9): 1135-1143.

[10] 史大卓, 马晓昌, 高修安. 活血化瘀方药防治动脉粥样硬化概况[J]. 中医杂志, 1995, 36(7): 433-435.

原载：徐浩，文川，陈可冀，史大卓，刘剑刚．川芎、赤芍及其有效部位配伍对载脂蛋白E基因缺陷小鼠动脉粥样硬化斑块稳定性影响的研究[J]. 中国中西医结合杂志，2007, 27(6): 513-518.

解毒活血中药配伍对载脂蛋白 E 基因敲除小鼠主动脉 NF-κB 与 MMP-9 表达的调控作用

张京春　陈可冀　郑广娟　张文高　史大卓　殷惠军　刘龙涛

急性冠脉综合征作为一种心血管的急危重症越来越受到业内人士的高度重视，动脉粥样硬化（AS）稳定斑块向易损斑块的转变与其密切相关，如何稳定 AS 易损斑块成为现代心脑血管疾病防治研究的热点。载脂蛋白 E 基因敲除 [ApoE（-/-）] 小鼠是研究 AS 发病机理和干预措施的较理想的动物模型，也是筛选抗 AS 药物及机理研究的良好实验平台[1]。核因子 -κB（NFκB）在炎症反应放大环路中发挥着重要的作用，调控 NF-κB 已逐渐成为抗炎治疗的新策略。基质金属蛋白酶 -9（MMP-9）为明胶酶的一种，又称为明胶酶 B，主要降解 IV 型胶原和弹力纤维，在 AS 斑块内细胞外基质降解中起主要作用。通过深入研究中医药抗 AS 机理，并优选出针对 NF-κB 和 MMP-9 作用确切，特异性强的中医治则治法，将有可能成为一种新的 AS 治疗途径。本课题组引进 ApoE（-/-）小鼠动物模型，采用免疫组化技术观察解毒活血方案对该模型小鼠主动脉及 AS 易损斑块内 NF-κB 和 MMP-9 表达水平的调控作用，为抗 AS、稳定易损斑块的中医药治则提供客观的实验及临床基础。

材料与方法

1 药物与试剂

虎杖提取物（含 50% 虎杖苷）购自西安冠宇生物技术有限公司（批号：20040907）；芎芍胶囊（川芎及赤芍有效部位川芎总酚和赤芍苷组成，二者比例为 11∶14）由北京国际生物制品研究所提供（批号：20041006）；洛伐他汀由北京万生药业有限责任公司生产（批号：200203181）。NF-κB 和 MMP-9 免疫组化检测试剂盒及 DAB 显色剂，均购自北京中杉金桥生物工程有限公司。

2 动物

13 周龄 ApoE（-/-）小鼠 66 只，雌雄各半，体重（20±2）g，由北京大学医学院动物科技部提供；13 周龄正常 C57BL/6J 小鼠 8 只，雌雄各半，体重（20±2）g，由北京协和医科大学动物中心提供。

3 实验动物分组及给药方法

13 周龄 66 只 ApoE（-/-）小鼠分为高脂饲料组（给予高脂饲料）58 只，普通饲料组（给予普通饲料）8 只，同时设 13 周龄 C57BL/6J 小鼠对照组（给予普通饲料）。19 周后随机抽取高脂饲料 ApoE（-/-）小鼠 2 只确认不稳定斑块形成后随机分为 7 组：解毒组灌服虎杖提取物 26.6 mg/（kg·d）为人用量 2.66 mg/（kg·d）的 10 倍；活血组灌服芎芍胶囊 110 mg/（kg·d）为人用量 11 mg/（kg·d）的 10 倍；解毒活血配伍高剂量组灌服虎杖提取物 53.2 mg/（kg·d），芎芍胶囊 220 mg/（kg·d）（均为人用量 20 倍）；解毒活血配伍中剂量组灌服虎杖提取物 26.6 mg/（kg·d），芎芍胶囊 110 mg/（kg·d）（均为人用量 10 倍）；解毒活血配伍低剂量组灌服虎杖提取物 13.3 mg/（kg·d），芎芍胶囊 55 mg/（kg·d）（均为人用量 5 倍）；洛伐他汀组灌服洛伐他汀 3.3 mg/（kg·d）(为人用量 0.33 mg/（kg·d）的 10 倍；高脂饲料模型组、普通饲料模型组、C57BL/6J 小鼠对照组均灌服生理盐水 0.4 mL/d。以上 9 组动物均喂饲 SPF 级普通饲料和 pH2.8~3.0 的酸化水，连续灌胃 17 周后，取主动脉常规石蜡切片，免疫组化观察其 NF-κB 和 MMP-9 表达的程度。

4 结果判定

表达强度用组织学评分表示。采用双盲分析。每组切片随机选取 5 个视野，计数阳性染色细胞所占细胞百分比作为 NF-κB 和 MMP-9 的表达强度。

5 统计学处理

所有计量资料以（$\bar{x} \pm s$）表示，SPSS11.0 软件对配对资料进行 t 检验，以 $P < 0.05$ 为差异有显著性。

结　果

1 NF-γB 和 MMP-9 表达结果观察与判定（表 1）

用低倍和高倍镜观察切片，阳性细胞为镜下组织细胞结构清晰，细胞浆内有棕黄色颗粒沉着，染色明显高于背景。各组 NF-κB，MMP-9 表达阳性率结果，见表 1。与高脂饲料模型组比较，各用药组主动脉 NF-κB、MMP-9 表达均显著降低，说明洛伐他汀、解毒治则、活血治则及其配伍均具有降低 ApoE（-/-）小鼠主动脉及粥样斑块 NF-κB 和 MMP-9 表达的作用，而以解毒活血配伍高剂量组疗效最好。

表 1　各组 NF-κB、MMP-9 表达阳性率（%，$\bar{x} \pm s$）

组别	n	视野数	NF-κB 阳性率	MMP-9 阳性率
C57 小鼠对照	8	5	$8.66 \pm 0.05^{*}$	$6.74 \pm 0.04^{*}$
高脂饲料模型	8	5	64.25 ± 0.18	48.66 ± 0.12
普通饲料模型	8	5	$45.32 \pm 0.12^{*}$	$30.42 \pm 0.10^{*}$
洛伐他丁	8	5	$29.35 \pm 0.08^{*\triangle}$	$24.26 \pm 0.06^{*\triangle}$
解毒	8	5	$30.44 \pm 0.10^{*\triangle}$	$28.28 \pm 0.08^{*\triangle}$
活血	8	5	$28.38 \pm 0.06^{*\triangle}$	$26.32 \pm 0.06^{*\triangle}$
解毒活血配伍高剂量	8	5	$16.53 \pm 0.07^{*}$	$13.66 \pm 0.11^{*}$
解毒活血配伍中剂量	8	5	$20.72 \pm 0.08^{*\triangle}$	$16.57 \pm 0.09^{*\triangle}$
解毒活血配伍低剂量	8	5	$26.08 \pm 0.06^{*\triangle}$	$22.08 \pm 0.14^{*\triangle}$

注：与高脂饲料模型组比较，$^{*}P < 0.01$；与解霉活血配伍高剂量组比较，$^{\triangle}P < 0.01$

2 NK-κB 表达的光镜观察结果（图 1）

C57BL/6J 小鼠对照组的主动脉壁内皮细胞、平滑肌细胞（SMC）阳性表达细胞极少见，偶见阳性细胞的棕褐色颗粒染色较浅；高脂饲料模型组的主动脉壁内皮细胞、SMC 胞浆内阳性表达的棕褐色颗粒多见，且阳性细胞的棕褐色颗粒染色均较深，阳性表达以斑块底部和肩部最强，斑块内较弱；普通饲料模型组的主动脉壁内皮细胞、SMC 胞浆内阳性表达的棕褐色颗粒较多见，且阳性细胞的棕褐色颗粒染色深浅不均匀；各用药组均可在一定程度上减轻阳性细胞的表达，且解毒活血配伍高剂量组的主动脉壁内皮细胞、SMC 阳性表达细胞可见，但较高脂饲料模型组少，阳性细胞的棕褐色颗粒染色深浅均匀，优于单独解毒组、活血组、洛伐他汀组、解毒活血配伍中剂量组和解毒活血配伍低剂量组。

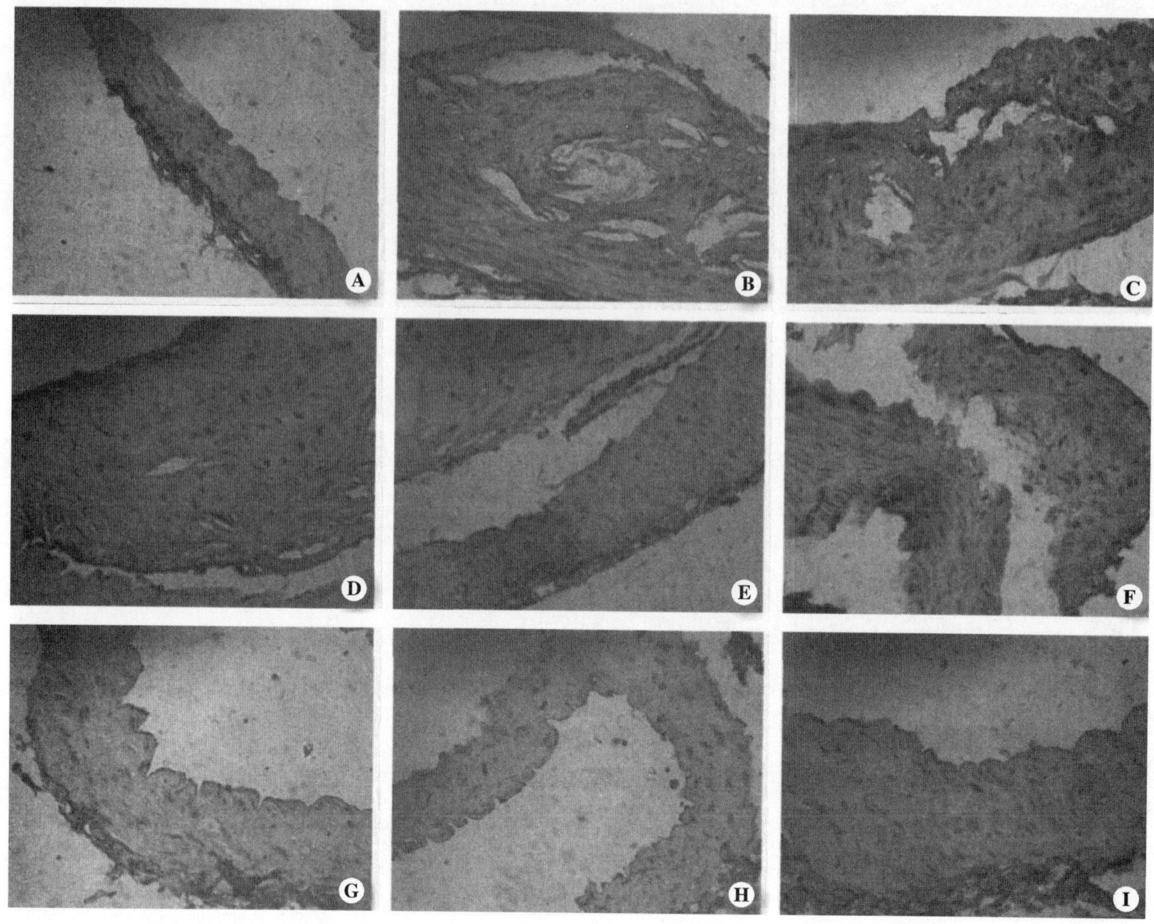

注：A为C57BL/6J小鼠对照组，NF-κB阳性表达细胞极少见；B和C分别为高脂饲料模型组和普通饲料模型组，NF-κB阳性表达的棕褐色颗粒多见；D、E和F分别为解毒组（虎杖苷组）、活血组（芎芍胶囊组）和洛伐他汀组，NF-κB阳性细胞的表达较模型组减少；G、H和I分别为解毒活血配伍高剂量组、解毒活血配伍中剂量组和解毒活血配伍低剂量组，其中解毒活血配伍高剂量组NF-κB阳性细胞的表达较高脂饲料模型组显著减少，且优于单独解毒组、活血组、洛伐他汀组、解毒活血配伍中剂量组和解毒活血配伍低剂量组

图1　各组小鼠主动脉NF-κB表达比较（×400）

3 MMP-9 表达的光镜观察（图 2）

C57BL/6J 小鼠对照组主动脉壁内皮细胞、SMC 阳性表达细胞少见，染色较浅；高脂饲料模型组的主动脉壁内皮细胞、SMC 胞浆内阳性表达的棕褐色颗粒多见，且染色均较深，斑块底部和肩部阳性表达最强，斑块内较弱；普通饲料模型组的主动脉壁内皮细胞、SMC 胞浆内阳性表达的棕褐色颗粒较多见，且阳性细胞染色深浅不均匀；各用药组均可在一定程度上减轻阳性细胞的表达，且解毒活血配伍高剂量组的主动脉壁内皮细胞、SMC 阳性表达细胞可见，但远较高脂饲料模型组少见，阳性细胞的棕褐色颗粒染色深浅均匀，优于单独解毒组、活血组、洛伐他汀组、解毒活血配伍中剂量组和解毒活血配伍低剂量组。

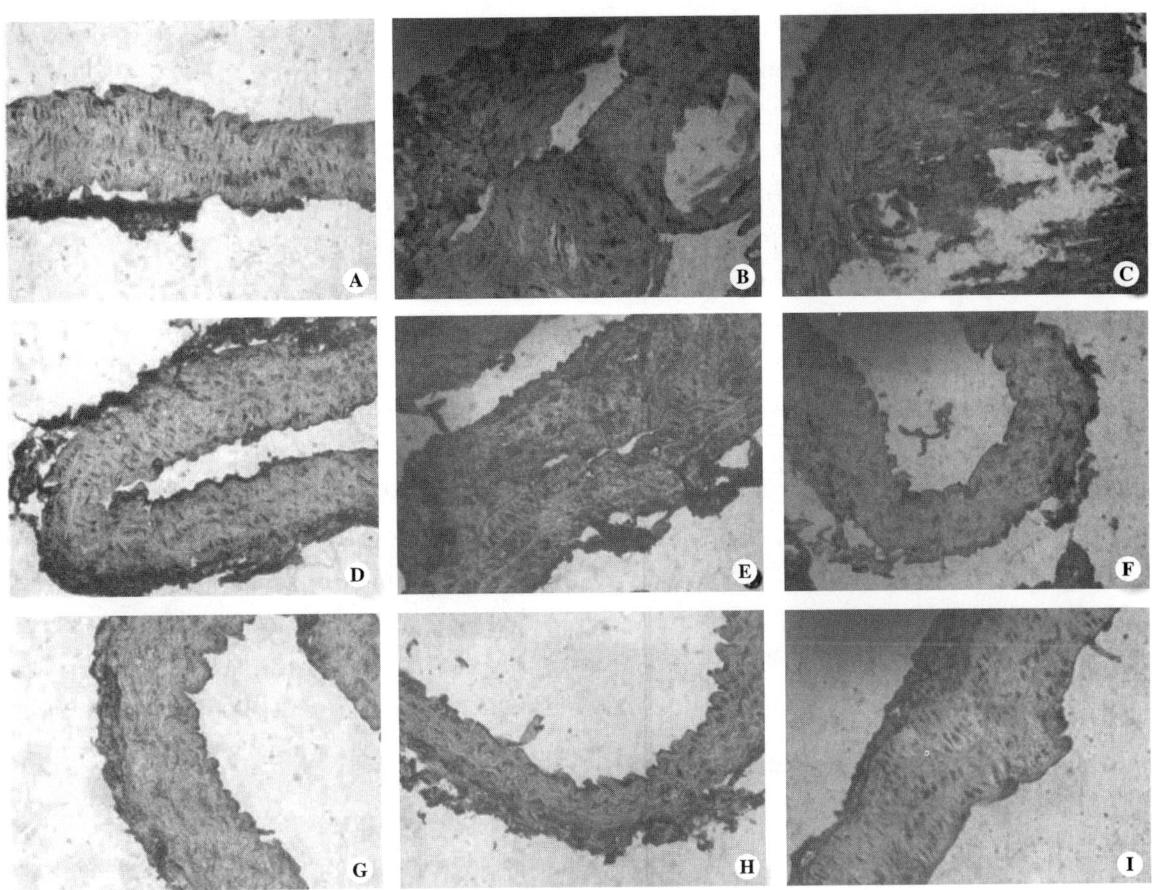

注：A为C57BI/6J小鼠对照组，MMP-9阳性表达细胞极少见；B和C分别为高脂饲料模型组和普通饲料模型组，MMP-9阳性表达的棕褐色颗粒多见；D、E和F分别为解毒组（虎杖苷组），活血组（芎芍胶囊组）和洛伐他汀组，MMP-9阳性细胞的表达较模型组减少；G、H和I分别为解毒活血配伍高剂量组，解毒活血配伍中剂量组和解毒活血配伍低剂量组；其中解毒活血配伍高剂量组MMP-9阳性细胞的表达较高脂饲料模型组显著减少，且优于单独解毒组、活血组、洛伐他汀组解毒活血配伍中剂量组和解毒活血配伍低剂量组

图2　各组小鼠主动脉MMP-9表达比较（×400）

讨　论

AS属中医学的本虚标实之证，“血瘀”之病机贯穿于AS发病的整个过程，所以治疗多围绕益气活血、理气活血、活血化瘀和化痰活血等加以选择用药。近年来AS炎性反应学说的提出更进一步促使我们重新审视AS的中医病因病机：病证结合、宏观微观结合，AS特别是易损斑块发生过程的系列炎症变化如淋巴细胞、巨噬细胞等炎症细胞浸润，炎症反应标志物、炎症介质水平增高等当和传统中医的“毒、瘀”有关。因此，笔者结合现代炎性学说的病因学认识，毒邪致病当加以补充，提出关于“毒、瘀致易损斑块的理论”，在目前尚无明确稳定AS易损斑块的方法及药物的情况下，笔者提出采用解毒活血法稳定AS易损斑块，切合其病机关键，有望为稳定AS斑块提供一个新的中医干预途径。

虎杖苷（又称白藜芦醇甘、白藜芦醇甙或虎杖甙）和白藜芦醇（虎杖苷的苷元）是近年来研究较多的一类植物抗毒素，其心血管保护作用也逐渐成为。研究热点研究显示，虎杖苷和白藜芦醇能够通过调节血脂、抑制血小板聚集、保护血管内皮、抑制内皮细胞和血管平滑肌细胞增殖等方面发挥抗AS的作用，具有显著的降脂、保护血管内皮及抗炎作用[3]。

芎芍胶囊（川芎、赤芍有效部位）为我科治疗AS和冠心病的有效经验方，在国家九五、十五攻关课题及国家自然科学基金课题的支持下，我们研究证明该方可抑制血小板活化、血栓形成、平滑肌细胞增生、胶原沉积及预防中国小型猪冠状动脉扩张后再狭窄形成，显示有可靠的预防和治疗 AS 的作用。本研究选择有研究基础的活血化瘀中药和解毒中药配伍，开展稳定 AS 斑块的研究，为寻求稳定 AS 易损斑块的有效中医治则治法提供科学依据。

1999 年 Ross 提出 AS 是一种炎症性疾病的理论正逐渐得到认同 [4]。在炎症反应过程中涉及机体的多种基因，这些基因的启动子和增强子中存在一个或多个 κB 序列，其活化的前提首先是 NF-κB 的激活。NFκB 激活后，将导致炎症相关因子如白细胞介素 -1，6，8、干扰素、肿瘤坏死因子 -α、黏附分子等的过度表达，引起明显的炎症反应 [5-7]，因此调控 NF-κB 已逐渐成为抗炎治疗的新策略。Brand 等 [8] 报道在动脉粥样斑块中纤维变性增厚的内膜和中膜，以及粥样瘤的部位均有 NF-κB 的活化，基质金属蛋白酶（matrix metallo proteinases，MMPs）是酶活性依赖锌离子的蛋白酶超家族，基质金属蛋白酶 -9（MMP-9）为明胶酶的一种，又称为明胶酶 B，主要降解Ⅳ型胶原和弹力纤维，在 AS 斑块内细胞外从质降解中起主要作用 [9]。MMP-9 是降解基质、削弱纤维帽诱发斑块破裂的关键因素。Brown 等 [10] 观察冠脉旋切术斑块中 MMP-9 的表达发现，不稳定心绞痛斑块中 MMP-9 阳性表达占 83%，稳定性心绞痛斑块中 MMP-9 阳性表达占 25%，而正常无病变的内乳动脉则无阳性表达。

本实验结果显示，模型组 ApoE（-/-）小鼠主动脉及粥样斑块 NF-κB 和 MMP-9 表达明显增加，虎杖苷、芎芍胶囊、洛伐他汀及符合解毒活血配伍治则的虎杖苷与芎芍胶囊配伍均可降低其主动脉 NF-κB 和 MMP-9 表达，且以解毒活血配伍高剂量组疗效最好。本研究提示由虎杖和芎芍胶囊组成的解毒活血方案在调控 AS 易损斑块相关因子方面具有明显的优越性，为中医解毒活血治则抗 AS、稳定 AS 易损斑块提供了客观的实验及临床基础。

参考文献

[1] Plump AS, Smith JD, Hayek T, et al. Severe hypereholesterolcmia and atheroslerosis in apolipoprotein E-deficient mice created by homologous recombination in ES cells[J]. Cell, 1992, 71(2): 343-353.

[2] 张京春, 陈可冀, 张文高, 等. 不稳定斑块的中西医结合认识现状及研究思路[J]. 中国中西医结合杂志, 2005, 25(10): 869-871.

[3] 王霞, 凌世峰. 虎杖药理作用研究进展[J]. 海军医学杂志, 2004, 25(2): 179-181.

[4] Ross R. Atheroselerosis is an inflammatory diseasa[J]. Am Heart, 1999, 138(5): 419-420.

[5] Molnaco C, Paleolog E. Nuclear factor kappaB: a protential therapeutic target in atherosclerosis and thrombosis[J]. Cardiovasc Res, 2004, 61(4): 671-682.

[6] Orr AW, Sanders JM, Hevard M, et al. The subendothelial extracellular matrix modulates NF-kappaB activation by flow: a potential role in atheroselerosis[J]. J Cell Biol, 2005, 169(1): 191-202.

[7] Lopez-Franco O, Hernandez-Vargas P, Ortiz-Munoz G, et al. Parthenolide modulates the NF-kappa B-mediated inflammatory responses in experimental atherosclerosis[J]. Arterioscler Thromb Vase, 2006, 26(8): 1864-1870.

[8] Brand K, Pag S, Rogler G, et al. Activated transcription factor nuclear factor-kappa B is present in the atheroselerotic lesion[J]. Clin Invest, 1996, 97(7): 1715-1722.

[9] de Nooijer R, Verklcij CJ, Von der Thusen JH, et al. Lesional overexpression of matrix metalloproteinase-9 promotes intraplaque hemorrhage in advanced lesions but not at earlier stages of atherogenesis[J]. rterioscler Thromb Vasc Biol, 2006, 26(2): 340-346.

[10] Brown DL, Hibbs MS, Kearney M, et al. Identification of 92 kD gelatinase in human coronary atheroselerotic lesions. Association of active enzyme synthesis with unstable angina[J]. Circulation, 1995, 91(8): 2125-2131.

原载：张京春，陈可冀，郑广娟，张文高，史大卓，殷惠军，刘龙涛．解毒活血中药配伍对载脂蛋白 E 基因敲除小鼠主动脉 NF-κB 与 MMP-9 表达的调控作用 [J]. 中国中西医结合杂志，2007, 27(1): 40-44.

参芪扶心口服液对心肌梗死后左心衰大鼠血浆利钾尿肽与心脏重塑的影响

马 路 刘剑刚 陈可冀 史大卓 薛 桥 李 泱 高 伟

利钾尿肽（kaliuretic peptide，KP）是由心钠素（ANP）氨基端前体肽（N-ProANF）进一步水解生成。有研究表明：心肌梗死后心钠素氨基端前体肽（N-ProANF）与心室扩大、心衰及死亡密切相关[1]。本研究通过观察参芪扶心口服液对心肌梗死后心衰大鼠血浆利钾尿肽、心功能及心脏重塑的影响，探讨其对心肌梗死后心肌的保护机制。

实验材料

1 动物

雄性 SD 大鼠，体重 200~250 g，由解放军总医院实验动物中心提供。

2 药物

参芪扶心口服液成分：由红参、黄芪、麦冬、枳实、丹参、川芎、熟附子、淫阳藿、葶苈子组成，每支 10 mL，每毫升含生药 2 g，由解放军总医院老年心血管病研究所研制，北京同仁堂制药股份有限公司制药厂提供；卡托普利（captopril）片剂，常州制药厂生产，批号：0204019。

3 试剂

KP、KP 标准品、牛甲状腺球蛋白购自美国 Phoenix Pharm，Inc；ANP、ET-1 放射免疫药盒及 IPR 分离剂由解放军总医院东亚免疫技术研究所提供；Ang Ⅱ放免分析测定盒由北京北方生物技术研究所提供。

4 仪器

DH-140B 型小动物呼吸机，RM-6000 型多导生理记录仪，日本光电公司；TA1003 型精密电子天平，上海天科仪器厂；SZX-12 型 OLYMPUS 体视光学显微镜，日本 OLYMPUS 公司；Version4.0 图像分析系统，美国 Kodak 公司。

方 法

1 动物模型的复制

参考文献[2]方法，结扎大鼠左冠状动脉前降支制作急性心肌梗死后心衰模型，假手术组手术方法同上，但在左冠状动脉前降支下穿线后打一松结。

2 分组及处理

假手术组：术后第 31 日开始，以 1.5ml/100 g 体重，每天两次给予消毒饮用水灌胃，连续 40 日。

模型组及给药组：取制模 30 日后大鼠 60 只，随机分为 5 组，每组 12 只。参芪扶心口服液加蒸馏水稀释一倍后：①高剂量组以 1.5 mL/100 g 体重、②中剂量组以 1 mL/100 g 体重、③低剂量组以 0.5 mL/100 g 体重，每天两次灌胃，连续 40 日。④模型组：以 1.5 mL/100 g 体重，每天两次给予消毒饮用水灌胃，连续 40 日。⑤卡托普利组：卡托普利（用生理盐水配制成 0.02%溶液）按 1.5 mL/100 g 体重，每天两次灌胃，连续 40 日，相当于临床成人用量的 30 倍。

3 检测项目及方法

3.1 血浆 KP、ANP、ET−1、Ang Ⅱ测定

采用放射免疫法。① KP 的放免分析：抗血清的制备参照文献 [3] 方法，将 KP 与牛甲状腺球蛋白连接后免疫豚鼠，获取抗血清。待测血浆 100 μL，加入抗血清 100 μL，在 40 ℃下孵育过夜，再加入 100 mL ^{125}I-KP（15000 cpm/ 管）。于 40 ℃下孵育 24 h，加入 500 μL IPR 分离剂，混匀室温放置 15 min，40 ℃，3 000 r/min 离心 20 min，取沉淀作 γ 记数，再根据同时用 KP 标准品配制的标准曲线计算出样品的 KP 含量。② Ang Ⅱ、ANP 及 ET-1 的放免分析：依说明书完成测定。

3.2 左室舒缩功能的测定

参考文献 [4] 方法，钝性分离大鼠右颈总动脉，插入左室导管，分别于 15、18、20 min 时，测定血流动力学指标：左心室内压峰值（LVSP），左心室等容收缩期压力最大变化速率（$+dp/dt_{max}$）等容收缩末期（即零负荷时）心肌缩短最大速度（V_{max}），左心室舒张期压力下降最大变化速率（$-dp/dt_{max}$），左心室舒张末压（LVEDP）。取 3 次测定结果的平均值作为实验值。

3.3 切片方法

处死动物，取出心脏，生理盐水洗去血液，拭干水分，称量心脏质量（HM）后，迅速剪去心房及右心室按左心室最大横经冠状切面取材，入液氮，冰冻切片，厚度 4 μm。

3.4 改良 Masson 三色染色

参照文献 [5] 方法进行。

3.5 左心腔面积测量

采用文献 [6] 方法，以 Version4.0 图像分析系统中的 Manual Measurements 功能测出左心室腔面积。

3.6 单位面积内心肌细胞核数测定

随机选取心肌组织中基本没有裂隙、血管的区域，以 Version 4.0 图像分析系统中的 Automatic Bright Objects 功能自动识别细胞核并记数，然后在记数网格中数出非心肌细胞核数，细胞核总数减去非心肌细胞核数即为单位面积内的心肌细胞核。

4 统计学方法

计量资料以均数 ± 标准差（$\bar{x} \pm s$）表示，SPSS 10.0 软件包处理数据。组间比较用单因素方差分析及 q 检验。$P < 0.05$ 为差异显著。

结　果

1 动物存活数

假手术组 11 只，模型组 6 只，高剂量组 7 只，中剂量组 5 只，低剂量组 5 只，卡托普利组 8 只。

2 组织形态学观察

2.1 肉眼观察

假手术组大鼠心脏体积正常，颜色鲜红，表面光滑；模型组大鼠心脏体积明显变大；各治疗组大鼠心脏体积较模型组缩小。

2.2 HE 染色普通光镜观察

假手术组心肌细胞排列整齐，未见心肌细胞肥大现象；模型组部分心肌细胞核较假手术组明显增大，心肌纤维增粗，胞浆着色深；各治疗组心肌肥大均较模型组轻，卡托普利组与高剂量组减轻更加显著。

2.3 各组大鼠心脏 Masson 三色染色

模型组及各治疗组部分心肌已被胶原组织取代；假手术组心肌细胞周围有少量胶原组织；模型组心肌细胞周围胶原组织明显增多；卡托普利组与高剂量组心肌细胞周围胶原组织较模型组明显减少。

3 左心室收缩及舒张功能的变化（表 1）

3.1 各组大鼠左室收缩功能指标比较

与假手术组相比，模型组 LVSP、V_{max} 下降，差异有统计学意义（$P<0.01$）；$+dp/dt_{max}$ 下降不显著（$P>0.05$），说明模型组大鼠已经开始出现左室收缩功能减退。与模型组相比，高剂量组 V_{max}、LVSP 提高，有显著性差异（$P<0.01$）；中、低剂量与卡托普利组 V_{max}、LVSP 提高不显著（P 均 >0.05）；各用药组对 $+dp/dt_{max}$ 作用不明显（$P>0.05$）。

3.2 各组大鼠左室舒张功能指标比较

结果见表 1。与假手术组相比，模型组 LVEDP 显著升高，而 $-dp/dt_{max}$ 明显降低（$P<0.01$），提示模型组大鼠左室舒张功能明显减退。与模型组相比，各用药组 LVEDP 显著降低、低剂量组 LVEDP 就有明显的改善（$P<0.01$）。中、低剂量组 $-dp/dt_{max}$ 增加不明显（$P>0.05$）；高剂量组与卡托普利组 $-dp/dt_{max}$ 明显增加（$P<0.05$，$P<0.01$）。表明参芪扶心口服液对心衰大鼠左室舒张功能有明显的改善作用。

表 1　参芪扶心口服液对心力衰竭大鼠左室收缩功能及舒张功能的影响（$\bar{x}\pm s$）

组别	动物数（只）	左室收缩功能		左室舒张功能		
		Vmax（L/s）	+dp/dtmax（kPa/s）	LVSP（kPa）	LVEDP（kPa）	−dp/dtmax（kPa/s）
假手术组	11	32.17 ± 2.97	1521.17 ± 198.49	23.76 ± 1.13	0.526 ± 0.171	971.36 ± 72.69
模型组	6	21.76 ± 4.64$^{\triangle\triangle}$	1187.71 ± 231.96	18.46 ± 1.97$^{\triangle\triangle}$	1.512 ± 0.223$^{\triangle\triangle}$	713.43 ± 175.23$^{\triangle\triangle}$
高剂量组	7	28.84 ± 4.96**	1491.43 ± 221.58	22.74 ± 1.54**	0.636 ± 0.222**	923.36 ± 126.64*
中剂量组	5	22.94 ± 4.72	1274.65 ± 246.67	21.13 ± 2.23	0.701 ± 0.267**	863.26 ± 137.53
低剂量组	5	22.23 ± 5.24	1281.12 ± 251.79	19.37 ± 2.31	0.735 ± 0.315**	773.36 ± 169.38
卡托普利组	8	22.23 ± 3.43	1390.85 ± 231.49	19.87 ± 2.26	0.627 ± 0.197**	932.83 ± 127.61**

注：与假手术组比较：$^{\triangle\triangle}P<0.01$；与模型组比较：$^{*}P<0.05$，$^{**}P<0.01$

4 各组大鼠血浆 KP、Ang Ⅱ、ET 及 ANP 水平的比较（表 2）

与假手术组相比，模型组 KP、Ang Ⅱ、ET 和 ANP 水平均显著升高（$P<0.01$）。与模型组相比，高剂量组 Ang Ⅱ、ET、和 KP 明显降低（$P<0.01$），ANP 降低不明显（$P>0.05$）；中、低剂量组对 ANP、Ang Ⅱ有较强的降低作用（$P<0.01$），KP 也有明显降低（$P<0.05$），但 ET 降低不明显（$P>0.05$）；卡托普利组 KP 水平不但没有降低还有所升高（$P>0.05$），卡托普利降低 ET 的作用与参芪扶心口服液高剂量组相当（$P>0.05$），但降低 ANP、Ang Ⅱ的作用优于中药各剂量组（$P<0.01$）。

表 2　参芪扶心口服液对心力衰竭大鼠血浆 AngII、ET 及 ANP 水平的影响（$\bar{x}\pm s$）

组别	n	KP	ANP	Ang Ⅱ	ET
		pmol/L	ng/L	ng/L	ng/L
假手术组	11	139 ± 83	397 ± 36	749 ± 118	216 ± 76
模型组	6	664 ± 211*	681 ± 62*	1621 ± 137*	373 ± 79*
高剂量组	7	211 ± 89△△	612 ± 59*	1012 ± 167△△	216 ± 82△△
中剂量组	5	289 ± 123△	559 ± 73△△	1213 ± 261△△	254 ± 94
低剂量组	5	432 ± 192	551 ± 75△△	1591 ± 274	337 ± 84
卡托普利组	8	681 ± 248**	416 ± 47△△	762 ± 176△△	187 ± 49△△

注：与假手术组比较，*$P<0.01$；与模型组比较，△$P<0.05$，△△$P<0.01$

5 各组大鼠左心室重构指标比较（表 3）

模型组与假手术组比较，HW/BW 明显增大，单位面积内 MNN 明显减少，LVA 明显增大（$P<0.01$）。与模型组相比，高剂量组的 HW/BW 比值明显减少，单位面积内 MNN 明显增多，LVA 明显缩小（$P<0.05$，$P<0.01$）；中剂量组的 LVA 也有明显缩小（$P<0.01$）；高剂量参芪扶心口服液与卡托普利作用相当，两组比较差异无显著性（$P>0.05$）。

表 3　各组大鼠心脏左室重构指标比较（$\bar{x}\pm s$）

组别	n	HW/BW	MNN	LVA
		（g/kg）	（个 / 单位面积）	（mm^2）
假手术组	11	2.52 ± 0.21	821.14 ± 73.71*	3.82 ± 0.48
模型组	6	4.19 ± 0.39△△	659.92 ± 98.62△△	7.87 ± 0.69△△
高剂量组	7	3.21 ± 0.47*	803.42 ± 112.13*	5.21 ± 0.52**
中剂量组	5	3.42 ± 0.58	653.76 ± 126.86	6.23 ± 1.28**
低剂量组	5	4.03 ± 0.56	614.28 ± 132.53	7.62 ± 1.21
卡托普利组	8	2.87 ± 0.35**	789.87 ± 86.43*	5.11 ± 0.73**

注：与模型组比较 *$P<0.05$，**$P<0.01$；与假手术组比较：△△$P<0.01$

讨　论

KP 是与 ANP 来源于同一前体分子 - 心钠素前体（ProANF），具有 20 个氨基酸的活性多肽。心钠素前体肽主要有三个：ProANF1-30 称为长效利钠刺激因子（LANP），ProANF31-67 称为血管舒张因子（Vessel Dilator），ProANF79-98 即利钾尿肽，均由心钠素氨基端前体肽 N-ProANF1-98 进一步水解生成。晚近发现：N-ProANF 比率升高，则左室功能不全和左室扩张的危险性增加[7]，并且 ProANF 水平升高与进展性高血压的左室重塑相关[8]。

充血性心力衰竭属中医学“心悸”、“怔忡”、“心痹”、“喘证”、“水肿”等范畴，初期多为心气虚、继而出现心阳虚，日久即可累及肾阳，气阳两虚，无力温运则血瘀水停，水饮瘀血皆为阴邪，又可加重心肾阳虚。故以益气温阳，活血行水为治则。

参芪扶心口服液是根据古方参附汤、生脉饮等，结合现代药理学研究加减化裁而成，以人参、黄芪、补益心气为君，气为血帅，行血有度，故瘀血可祛。附子，淫阳藿温肾助阳而为臣，“益火之源能消阴翳”。佐以丹参、川芎祛瘀活血。枳实、葶苈子理气行水而为使，麦冬养心气、滋心阴以反佐。共凑益气温阳，活血行水之功。本组资料结果显示，心梗后心衰大鼠经其治疗后，反映心脏重塑和左室舒缩功能的各项指标明显改善，且能降低大鼠 KP 水平。而卡托普利组大鼠 KP 水平略有升高，其机制尚不清楚，新近的研究发现 ANF 与三种前体肽互相抑制其分泌[9]，可能是卡托普利减少循环血管紧张素（Ang Ⅱ）水平，醛固酮释放减少，钠水潴留减轻，LANP 分泌减少，从而 KP 升高；另外醛固酮释放减少，钾潴留使 KP 代偿性的升高。

现代医学认为：在心衰的发生发展过程中，存在交感神经系统（SNS），肾素-血管紧张素系统（RAS）及心肌组织自分泌和旁分泌的过度激活，血浆 Ang Ⅱ、ET 等内源性血管活性物质显著升高，其长期激活则表现为促生长作用，使心脏扩大、心脏重量增加、单位面积内心肌细胞个数明显减少，发生心室重构，加速心衰恶化。参芪扶心口服液阻止心肌重塑及改善心功能的机制可能与以下几方面有关：① KP 与 ANF 能够调节循环 ET 浓度[10]，循环 ET 浓度增高时，血管收缩，心脏负荷增加，刺激心房分泌 KP 与 ANF，而使 ET 浓度降低。方中丹参、川芎调节内皮素、降钙素代谢平衡[11,12]，ET 浓度减低从而使 KP 的分泌减少。②人参、麦冬能显著降低血浆 Ang Ⅱ浓度[13]。③附子的拟交感类强心作用、参芪的磷酸二酯酶抑制作用和葶苈子所含的强心甙等都有显著的正性肌力作用。枳实、淫羊藿也有不同的强心、改善心功能作用[14,15]。参芪扶心口服液的长期疗效有待进一步研究。

参考文献

[1] Dickstein K, Larsen A I, Bonarjee V. Plasma proatrial natriuretic factor is predictive of clinical status in patients with congestive heart failure[J]. Am J Cardiol, 1995, 766(10): 679-683.

[2] Martinez L, Carmona L, Villalobos Molina R, et al. Vascular alpha ID-adrenoceptor function is maintained during congestive heart failure after myocardial infarction in the rat[J]. Arch Med Res, 1999, 30(4): 290-297.

[3] Michner M. L, Gierse J. K, Seetharam R, et al. Proteolytic Processing of Atriopeptin Prohormone[J]. Mol Pharmacol, 1986, 30: 552-557.

[4] 徐叔云, 卞如濂, 陈修. 药理实验方法学[M]. 第2版. 北京: 人民卫生出版社, 1989: 854.

[5] 杜卓民. 实用组织学技术[M]. 北京: 人民卫生出版社, 1998: 69-70.

[6] Jugdutl BI, Amy RWM. Healing after myocardial infarction in the dog: changes in infarct hydroxyproline and topography[J]. JACC 1986; 7(1): 91-102.

[7] Dickstein K, Larsen AI, Bonarjee V, et al. Pro-atrial natriuretic factor is predictive for the clinical status of patients with heart failure [J]. Tidsskrift for den Norske lægeforening : tidsskrift for praktisk medicin, ny række, 1996, 116(13): 1562-1566.

[8] Willette RN, Anderson KM, Nelson AH, et al. Enrasentan improves survival, limits left ventricular remodeling, and preserves myocardial performance in hypertensive cardiac hypertrophy and dysfunction[J]. J cardiovasc Pharmacol, 2001, 38(4): 606-617.

[9] Vesel DL, Dvid L, San Mignel, et al. Intact negative feedback of four cardiac hormones in congestive heart failure[J]. Metabolism, 2002, 51(5): 582-588.

[10] Vesely DL, Chiou S, Dougalass MA, et al. Atrial natriuretic peptides negatively and positively modulate circulating endothelin in humans[J]. Metabolism1996, 45(3): 315-319.

[11] 杨雪英. 复方丹参注射液对冠心病合并充血性心力衰竭患者降钙素基因相关肽和内皮素的影响[J]. 中国中西医结合杂志, 2001, 21(2): 137.

[12] 黄志宏, 汤泰秦, 黄纳斯, 等. 川芎嗪对缺氧肺动脉高压大鼠血浆内皮素、降钙素基因相关肽水平的影响[J]. 广州中医药大学学报, 1998, 15(4): 275-277.

[13] 张善堂, 王钦茂, 陈礼明, 等. 参麦注射液对实验性心力衰竭大鼠左室舒缩性能及血浆Ang Ⅱ、ET和ANP的影响[J]. 中国中西医结合急救杂志, 2001, 3(1): 21-24.

[14] 赵卫. 正性肌力作用的单味中草药实验研究[J]. 中国中西医结合杂志, 1995, 15(7): 433-434.

[15] 韩兴成. 充血性心力衰竭的中西医治疗现状[J]. 中国中西医结合急救杂志, 1995, 2(3): 140-141.

原载：马路，刘剑刚，陈可冀，史大卓，薛桥，李泱，高伟．参芪扶心口服液对心肌梗死后左心衰大鼠血浆利钾尿肽与心脏重塑的影响 [J]. 中国药学杂志，2005,40(21): 33-36.

芎芍胶囊对实验性兔动脉粥样硬化血管壁胶原的影响

鹿小燕　徐　浩　史大卓　陈可冀

血管重构是许多心血管疾病共同的病理生理基础，是动脉粥样硬化（atherosclerosis，As）过程中管腔狭窄与否的重要影响因素。As 的发病机制虽与再狭窄不尽相同，但有许多相似之处。本研究拟通过球囊损伤内皮结合高脂饮食复制家兔实验性 As 模型，采用弹力纤维染色和苦味酸天狼猩红染色方法，结合病理形态学指标定量分析，从胶原方面探讨芎芍胶囊对 As 血管重构的可能机制。

材料与方法

1 材料

纯种新西兰大耳白兔 80 只，雌雄各半，体重 2.0～2.5 kg，由北京通利试验动物养殖场提供。芎芍胶囊由传统活血化瘀中药川芎、赤芍的有效部位组成，含川芎酚和赤芍总苷（北京国际生物制品研究所，批号 200109）。普罗布考片（河北承德市制药厂生产，批号 020412）。220VAC 型偏振光显微镜（Cole-Parmer International 公司）。BHEC 型显微镜—微机彩色图像处理系统（北京惠中公司）。

2 模型复制方法及取材

3%戊巴比妥钠 1 mL/kg 经耳缘静脉注射麻醉，在右后肢股动脉搏动最明显部位，沿其走行方向钝性分离，结扎远端，用血管夹阻断近端血流，在两者间的血管壁上剪一小切口，逆行插入 4F 导管，插入深度为 15 cm，球囊内注入 0.5 mL 气体，缓慢回拉约 10 cm，抽出气体后，重新将球囊插至原位，反复 5 次，确保腹主动脉内皮剥脱。退出导管，结扎股动脉。各实验组到达设计时间后分离出腹主动脉，10%福尔马林恒压灌注，在血管病变最明显处（狭窄最明显处）取材、固定，常规包埋、切片。弹力纤维染色，普通光镜观察形态学改变。苦味酸天狼猩红染色，偏振光显微镜观察胶原纤维类型、含量及分布。

3 实验分组

80 只兔中 10 只分离结扎股动脉，不拉伤腹主动脉内皮，作为正常对照组，其余行腹主动脉内皮剥脱术，随机分层分组，每组 10 只。正常对照组普通饲料喂养 6 周，单纯内皮损伤组内皮剥脱术加普通饲料喂养 6 周，模型 3 天组内皮剥脱术加高脂饲料（10%猪油、2%胆固醇和 88%基础饲料）喂养 3 天，模型 2 周组内皮剥脱术加高脂饲料喂养 2 周，模型 6 周组内皮剥脱术加高脂饲料喂养 6 周，阳性药物对照组内皮剥脱术加高脂饲料［拌入普罗布考 0.0316 g/（kg·d）］喂养 6 周，芎芍胶囊小剂量组内皮剥脱术加高脂饲料［拌入芎芍胶囊生药 0.24 g/（kg·d）］喂养 6 周，芎芍胶囊大剂量组内皮剥脱术加高脂饲料［拌入芎芍胶囊生药 0.48 g/（kg·d）］喂养 6 周。

4 形态学指标测定

形态学分析采用 BHEC 型显微镜—微机彩色图像处理系统在内膜增生最明显的切片上进行。测量参数包括最大内膜厚度、最小管腔直径、管腔面积、内弹力膜围绕面积、外弹力膜围绕面积。并计算内膜面积、管腔狭窄百分比及增殖指数。

5 胶原纤维指标测定

胶原纤维分析采用220VAC型偏振光显微镜结合计算机图像分析系统进行，测量参数包括胶原纤维面积、胶原纤维光密度值。苦味酸天狼猩红染色镜下Ⅰ型胶原纤维为黄色或红色的纤维，排列紧密，显示很强的双折光性；Ⅲ型胶原纤维为绿色的细纤维，显示弱的双折光。

6 统计学分析

所有数据采用SPSS11.0软件包进行统计，多组间比较采用方差分析。

结　果

1 形态学变化（表1，图1）

内皮损伤后3天，高脂模型组内膜无增厚，管腔无狭窄；2周时最大内膜厚度明显增加，内膜面积增大，6周时更加明显，与2周时及正常对照组比较差异显著（$P<0.01$）。模型3天时，内膜虽无增厚，但管腔面积较正常组增加，至2周时更加明显（$P<0.01$），最小管腔直径亦较正常对照组增大（$P<0.01$），管腔出现代偿性扩张。6周时，随最大内膜厚度、内膜面积的进一步增加，最小管腔直径却明显缩小（$P<0.01$），增殖指数明显升高，管腔面积出现明显缩窄（$P<0.01$）。单纯内皮损伤组最大内膜厚度和内膜面积增加，管腔狭窄百分比升高，最小管腔直径、管腔面积无明显改变。各药物组在减小最大内膜厚度、内膜面积和管腔狭窄百分比，增加管腔面积及降低增殖指数方面均有不同程度作用，在抑制内膜增殖方面以芎芍大剂量组及普罗布考组作用尤为明显。

表1　形态学指标的变化（$\bar{x}\pm s$，n=10）

分组	最大内膜厚度（mm）	内膜面积（mm^2）	最小管腔直径（mm）	管腔面积（mm^2）	管腔狭窄百分比	增殖指数
模型6周组	0.4 ± 0.2^{b}	1.3 ± 0.7^{b}	1.1 ± 0.2^{b}	1.7 ± 0.5	$42.1\%\pm13.0\%^{b}$	0.3 ± 0.1^{b}
模型2周组	0.1 ± 0.0^{ad}	0.3 ± 0.2^{d}	1.7 ± 0.4^{bd}	3.4 ± 0.9^{bd}	$9.0\%\pm2.9\%^{ad}$	0.1 ± 0.0^{bd}
模型3天组	0.0 ± 0.0^{d}	0.0 ± 0.0^{d}	1.5 ± 0.3^{a}	2.9 ± 0.7^{ad}	$0.0\%\pm0.0\%^{ad}$	0.0 ± 0.0^{bd}
普罗布考组	0.1 ± 0.1^{d}	0.5 ± 0.3^{ad}	1.6 ± 0.3^{ad}	3.2 ± 1.3^{bd}	$12.4\%\pm7.7\%^{bd}$	0.1 ± 0.1^{ad}
芎芍大剂量组	0.1 ± 0.1^{d}	0.3 ± 0.3^{d}	1.6 ± 0.3^{ad}	3.2 ± 1.1^{bd}	$8.8\%\pm9.7\%^{ad}$	0.1 ± 0.0^{bd}
芎芍小剂量组	0.3 ± 0.2^{bd}	1.1 ± 0.7^{b}	1.6 ± 0.3^{ad}	3.1 ± 1.0^{bd}	$27.5\%\pm17.7\%^{bd}$	0.2 ± 0.1^{d}
内皮损伤组	0.2 ± 0.1^{bd}	0.7 ± 0.3^{bd}	1.5 ± 0.2^{d}	2.2 ± 0.4	$22.1\%\pm5.6\%^{bd}$	0.2 ± 0.1^{d}
正常对照组	0.0 ± 0.0	0.0 ± 0.0	1.3 ± 0.2	2.1 ± 0.4	$0.0\%\pm0.0\%$	0.0 ± 0.0

注：与正常对照组相比，a为$P<0.05$，b为$P<0.01$；与模型6周组相比，c为$P<0.05$，d为$P<0.01$

2 血管内膜胶原面积比较（表2，图2）

正常组无内膜增生，模型3天组和模型2周组内膜稍有增厚，但胶原无明显增生，胶原面积计为0。模型6周组内膜胶原增生明显，单纯内皮损伤组和各用药组与模型6周组比较胶原面积均减少，芎芍大剂量组与模型6周组比较差异显著（$P<0.05$）。

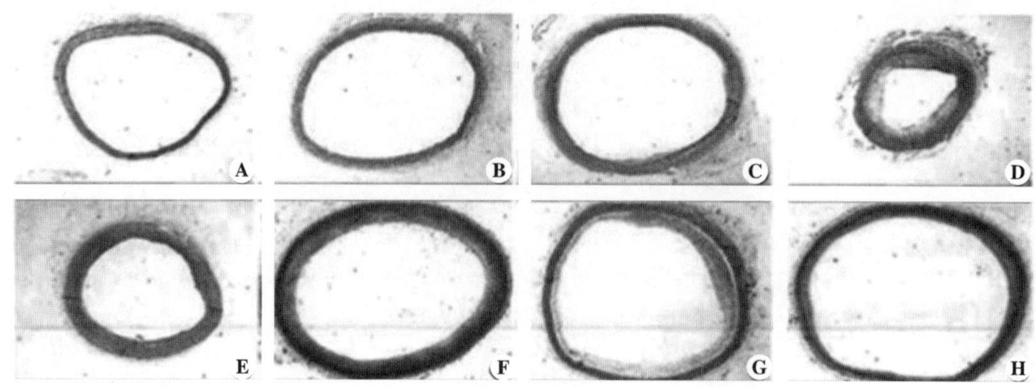

注：A为正常对照组，B为模型3天组，C为模型2周组，D为模型6周组，E为单纯内皮损伤组，F为普罗布考组，G为芎芍小剂量组，H为芎芍大剂量组

图1　弹力纤维染色（×20）

表 2　各组内膜胶原面积比较（$\bar{x} \pm s$，μm^2，n=5）

分组	胶原面积
模型 6 周组	1636.77 ± 446.12
单纯内皮损伤组	1024.50 ± 516.37
普罗布考组	699.68 ± 404.01
芎芍小剂量组	763.99 ± 568.11
芎芍大剂量组	577.56 ± 396.00*

注：与模型 6 周组相比，*$P < 0.05$

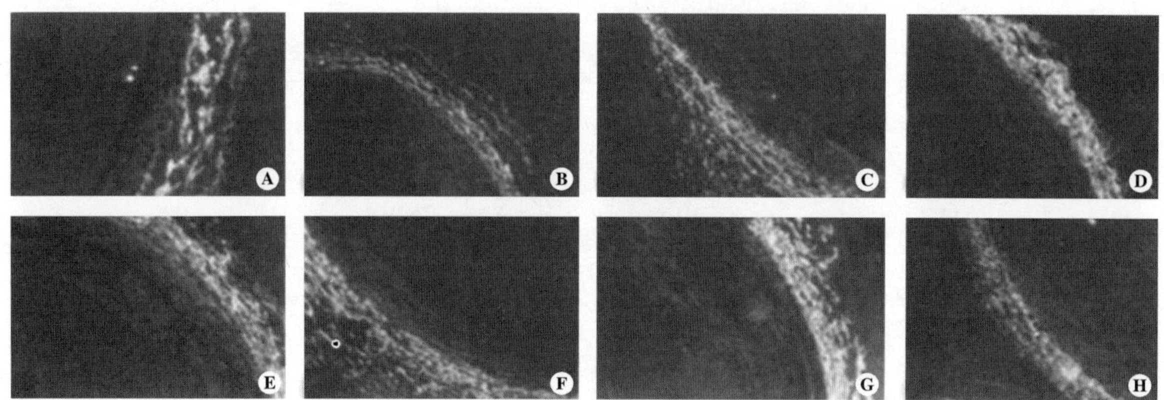

注：A为正常对照组，B为模型3天组，C为模型2周组，D为模型6周组，E为单纯内皮损伤组，F为普罗布考组，G为芎芍小剂量组，H为芎芍大剂量组

图2　苦味酸天狼猩红染色（×200）

3 血管壁中外膜胶原面积比较（表 3）

球囊损伤后，各组外膜Ⅲ型胶原面积明显减小（$P < 0.01$），以模型 6 周组减幅最为明显；芎芍大剂量组、内皮损伤组Ⅲ型胶原面积与模型 6 周组相比显著增加（$P < 0.05$ 或 $P < 0.01$）。各组外膜Ⅰ型胶原面积呈增加趋势，其中模型 2 周组增加最明显（$P < 0.01$），而芎芍大剂量组Ⅰ型胶原面积与模型 6 周组相比明显减小（$P < 0.01$）。

球囊损伤后，各组中膜Ⅲ型胶原面积呈减小趋势（$P < 0.01$），模型 6 周组减幅最为明显；Ⅰ型胶原面积在模型组和普罗布考组均有增加趋势，其中模型 2 周组增加最为明显（$P < 0.01$）；芎芍大剂量组Ⅰ型胶原面积与模型 6 周组相比显著减少（$P < 0.05$）。

表 3　各组胶原面积比较（$\bar{x}\pm s$，μm^2，n=5）

分组	外膜Ⅲ型	外膜Ⅰ型	中膜Ⅲ型	中膜Ⅰ型
模型 6 周组	4.30 ± 3.93**	666.72 ± 157.51	2.23 ± 1.28**	733.11 ± 386.23
模型 2 周组	13.60 ± 6.56**	971.83 ± 98.63**△△	13.10 ± 3.87**	1562.45 ± 114.70**△△
模型 3 天组	45.44 ± 18.89**	632.29 ± 118.43	30.24 ± 12.44**	788.20 ± 159.09
普罗布考组	60.80 ± 35.30	789.98 ± 247.41*	66.57 ± 57.16**	1021.74 ± 568.84
芎芍大剂量组	105.81 ± 69.91**△	322.77 ± 50.16*△△	78.59 ± 42.41**	316.99 ± 247.28*△
芎芍小剂量组	48.26 ± 30.34**	563.41 ± 195.40	78.94 ± 75.39**	595.35 ± 115.48*
内皮损伤组	117.18 ± 48.17**△△	505.87 ± 37.38	190.43 ± 75.14**△△	555.82 ± 163.49
正常对照组	388.05 ± 126.05	563.25 ± 83.03	744.00 ± 153.38△△	709.15 ± 246.75

注：与正常对照组比较，*P < 0.05，**P < 0.01；与模型 6 周组比较，△P < 0.05，△△P < 0.01

4 血管壁中外膜胶原光密度值比较（表 4）

球囊损伤后各组外膜Ⅲ型胶原 OD 值明显减低（P < 0.01），其中模型 6 周组降幅最大，芎芍大剂量组和内皮损伤组Ⅲ型胶原 OD 值与模型 6 周组相比明显增高（P < 0.01 或 P < 0.05）。与正常对照组相比，除芎芍大剂量组外膜Ⅰ型胶原 OD 值明显减低（P < 0.01）外，其余各组均呈增加趋势，模型 2 周组与普罗布考组增加最为明显（P < 0.01）；与模型 6 周组相比，芎芍大剂量组 OD 值显著减低（P < 0.01），模型 2 周组 OD 值显著增高（P < 0.01）。

球囊损伤后各组中膜Ⅲ型胶原 OD 值明显减低（P < 0.01），其中模型 6 周组降幅最大；内皮损伤组Ⅲ型胶原 OD 值与模型 6 周组相比明显增高（P < 0.01）。与正常对照相比，除芎芍大、小剂量组中膜Ⅰ型胶原 OD 值明显减低（P < 0.05 或 P < 0.01）外，其余各组均呈增加趋势，模型 2 周组增加最为明显。

表 4　各组胶原光密度值比较（$\bar{x}\pm s$，×10^4，n=5）

分组	外膜Ⅲ型	外膜Ⅰ型	中膜Ⅲ型	中膜Ⅰ型
模型 6 周组	3.37 ± 2.25**	127.18 ± 24.9	50.23 ± 0.15**	113.99 ± 73.63
模型 2 周组	2.32 ± 1.17**	196.46 ± 15.13**△△	2.11 ± 1.02**	217.36 ± 22.36**△△
模型 3 天组	5.54 ± 2.86**	113.46 ± 14.17	3.85 ± 0.71**	121.36 ± 18.51
普罗布考组	16.61 ± 7.90**△	161.01 ± 42.24**	9.88 ± 7.18	140.46 ± 67.04
芎芍大剂量组	19.22 ± 15.87**△△	68.84 ± 10.10*△△	10.82 ± 7.15**	56.45 ± 52.82**
芎芍小剂量组	8.85 ± 5.68**	124.35 ± 46.46	10.85 ± 10.80**	80.06 ± 25.04*
内皮损伤组	18.86 ± 4.30**△	111.36 ± 10.13	31.83 ± 15.29**△△	146.02 ± 49.68
正常对照组	52.60 ± 20.52	107.81 ± 18.32	78.30 ± 17.18△△	114.36 ± 34.24

注：与正常对照组比较，*P < 0.05，**P < 0.01；与模型 6 周组比较，△P < 0.05，△△P < 0.01

讨　论

胶原是所有血管壁的主要结构成分，其中Ⅰ、Ⅲ型胶原属于间质胶原，用于维持血管张力，占血管总胶原量的 80% ~90%，是 AS 血管重构和管腔狭窄过程中内膜增厚的主要成分。

模型 2 周时管腔较正常组增大，内膜胶原增生不明显，中、外膜胶原集中达到高峰；6 周时，中外膜胶原减少，内膜胶原逐渐增生达到高峰，管腔减至最小，说明在管腔狭窄的过程中胶原在血管壁的分布发生了转移。血流对血管壁的剪切力和张力是血管重构中早期代偿性扩张的关键因素[1]，动脉成形术后的急性弹性回缩和内膜增生使管腔狭窄，导致该节段的血流加速，作用于血管壁的剪切力增加，血管发生扩张直至剪切力降至正常。随着时间的延长，血流速度的增加不足以产生使血管壁发生足够的代偿性扩张的剪切力，则血管内径将减小。模型 2 周时，中外膜胶原堆积明显，因此血管张力最大，管腔最大；而 6 周时，中外膜胶原明显减少，血管张力下降，不足以维持原有管腔大小，加之内膜胶原增生，厚度增加，管壁失去代偿扩张能力，因而管腔直径减至最小。说明 As 过程中管腔的丢失是内膜增生和病理性血管重构共同作用的结果。

在模型 2 周时，Ⅰ型胶原较正常组明显增加，Ⅲ型胶原明显减少，但胶原总量还是增加的，说明在 2 周代偿性扩张过程中，Ⅰ型胶原的增加占据主导地位，用于维持血管的张力。Mason 等[2]首次发现基质金属蛋白酶 9（MMP-9）促进血管扩张，其机制为 MMP-9 降解基质影响血管壁的机械特性，降解弹性蛋白增加血管扩张。推测模型 2 周时血管的扩张可能也有 MMP-9 的参与。6 周时，中外膜Ⅰ型胶原增加的幅度小于Ⅲ型胶原减少的幅度，胶原总量增加不显著，而内膜胶原增加明显，管腔缩窄。因而预防管腔狭窄既要防止内膜增生又要预防负性重构。

芎芍胶囊大剂量组内膜增生、增殖指数、内膜胶原含量较模型 6 周组明显减少，中外膜胶原总量在各组中亦最少，而胶原作为细胞外基质的主要成分，其降解主要是通过 MMP，对Ⅰ、Ⅲ型胶原起降解作用的是胶原酶，如 MMP-1。因此推测大剂量芎芍胶囊抑制晚期病理性血管重构，预防 As 管腔狭窄的机制可能是通过调节胶原酶的活性。以往研究提出细胞内的胶原合成、细胞内外的胶原降解和聚集之间存在着内在的代谢平衡，而这种平衡的维持与血管中 MMP 的动态变化有关。

本研究结果发现，术后 3 天Ⅰ型胶原含量即开始增加，术后 2 周达到高峰，至 6 周时基本恢复正常水平。国内张亚文等[3]研究亦发现Ⅰ型胶原蛋白基因表达在动脉球囊损伤后 1 周即有明显增高，2 周时达到高峰，4 周仍维持在较高水平。表明Ⅰ型胶原在球囊损伤前后的确存在时相性变化，减少细胞外基质生成，调节 MMP 活性在抑制新生内膜增生及 As 管腔狭窄的防治中具有非常重要的作用。

本研究结果表明，动脉成形术后损伤血管内胶原的变化具有差异性和时限性，在管腔狭窄形成过程中，胶原的过度沉积并不只是单纯胶原含量的增加，也包括胶原的降解减少，管腔狭窄的发生与否取决于细胞内外胶原合成、降解和聚集之间是否平衡。根据以往研究我们推测，MMP 在 As 血管重构的过程中发挥了不同的作用，MMP-2、MMP-9 主要参与了降解基底膜和胶原、启动 SMC 迁移的早期狭窄过程；而 MMP-1 主要降解Ⅰ、Ⅲ型胶原，减少胶原沉积，参与了晚期管腔狭窄病理性重构的过程。这也提示，要预防 As 管腔狭窄的发生，单纯针对某一阶段的特异性药物（如 MMP 抑制剂）可能是不够的，要针对狭窄发生发展的不同阶段采取不同的策略。

中医药通过调节机体阴阳气血平衡，往往能起到双向调节的作用，从而使血管成形术后的修复过程达到动态平衡，这也恰恰是中医药改善血管重构干预 As 的优势所在。芎芍胶囊由传统活血化瘀中药川芎和赤芍的有效部位组成，可从整体器官、细胞、亚细胞及蛋白分子水平，通过调节 VSMC 增生相关基因和蛋白表达、诱导细胞凋亡、影响跨膜信号转导等 As 再狭窄形成的多种病理环节而发挥作用[4-6]，因此值得进一步深入研究。

参考文献

[1] Wentziel JJ, Gijsen FJ, Steigiopulos N, Sernas PW, Slager CJ, Krams R. Shear stress, vascular remodeling and neointimal fonmtion[J]. *J Biomech,* 2003, 36(5): 681-688.

[2] Mason DP, Kenagy RD, Hasenstab D, Bowen-Pope EF, Seifert RA, Coats S, et al. Matrixmetalloproteinase-9 over expressicn enhances vascular smooth muscle cell migration and alte remcxieling in the injured rat carotid arteiy[J]. *Circulation,* 1999, 85(12): 1179-1185.

[3] 张亚文, 张国元, 吴宗贵. 动脉损伤后Ⅰ型胶原蛋白基因表达在再狭窄形成过程中的时相变化[J]. 第二军医大学学报, 2002, 22(2): 133-137.

[4] 徐浩, 史大卓, 陈可冀, 马晓昌, 毛节明, 吕树铮. 芎芍胶囊预防冠状动脉介入治疗后再狭窄的临床研究[J]. 中国中西医结合杂志, 2000, 20(7): 494-497.

[5] 徐浩, 史大卓, 陈可冀, 马晓昌, 李永利, 孟亮, 等. 芎芍胶囊对猪冠状动脉球囊损伤后血管重构的影响[J]. 中国中西医结合杂志, 2001, 21(8): 591-594.

[6] 徐浩, 史大卓, 陈可冀, 王军辉, 马晓昌. 用血清药理学方法观察芎芍胶囊对兔胸主动脉平滑肌细胞增殖凋亡的影响[J]. 中国中西医结合杂志, 2000, 20(10): 757-760.

原载：鹿小燕，徐浩，史大卓，陈可冀. 芎芍胶囊对实验性兔动脉粥样硬化血管壁胶原的影响 [J]. 中国动脉硬化杂志，2006, 14(6): 461-465.

西洋参茎叶总皂苷对急性心肌梗死大鼠心肌能量代谢的影响

王承龙 缪 宇 殷惠军 史大卓 陈可冀

冠心病时缺血心肌能量及其他代谢发生一系列变化，故心肌缺血也可认为是一种“代谢性疾病”[1]。如何改善心肌能量代谢是缺血性心脏病治疗的一个重要方面，也为冠心病的治疗提供了新的思维和策略。西洋参茎叶总皂苷（PQS）是从国产西洋参茎叶中提取的活性成分，含有人参二醇组及人参三醇组等多种皂苷。近年来研究发现[2,3]，PQS具有抗心肌缺血、抗心律失常、抗休克、抗氧化及调脂等多种作用。本研究用高效液相色谱（HPLC）技术，观察PQS对急性心肌梗死（AMI）大鼠缺血心肌组织腺苷酸含量的影响，探讨该药对缺血心肌细胞能量代谢的影响，从而为PQS防治冠心病提供可靠的理论依据。

材料与方法

1 动物与药物

健康雄性Wistar大鼠体重160~180 g（中国科学院动物研究所提供）。心悦胶囊（0.3 g/粒，含西洋参茎叶总皂苷50 mg，吉林省集安制药厂生产）；倍他乐克片（25 mg/片，阿斯利康制药有限公司生产）。

2 造模及给药方法

20%氨基甲酸乙酯（0.8 g/kg，腹腔注射）麻醉大鼠，仰卧固定，切开左胸部皮肤，于第四肋间隙钝性分离肌肉，轻压右胸，挤出心脏，于肺动脉圆锥与左心耳间、距左冠脉起源2~3 mm处结扎冠状动脉，通过观察左室表面局部发绀情况及心电图ST段抬高来证实AMI模型成功，假手术组只挂线而不结扎，随后将心脏送回胸腔，排出胸腔内空气，缝合切口，局部予青霉素粉末预防感染。成功建立AMI大鼠模型50只，随机分为5组：①心悦胶囊大剂量组、②心悦胶囊中剂量组、③心悦胶囊小剂量组、④倍他乐克组、⑤模型组，同时建立假手术组、正常组，每组大鼠各10只。心悦胶囊大、中、小治疗组及倍他乐克组于术后第2天开始分别给予心悦胶囊溶液（含生药量分别为54 $mg \cdot kg^{-1} \cdot d^{-1}$，27 $mg \cdot kg^{-1} \cdot d^{-1}$，13.5 $mg \cdot kg^{-1} \cdot d^{-1}$）或倍他乐克（4.5 $mg \cdot kg^{-1} \cdot d^{-1}$）溶液每天1次灌胃，连续用药14天；模型、假手术及正常组给予等量生理盐水每天1次灌胃，连续14天。

3 取材与样品制备

术后第15天，用20%氨基甲酸乙酯麻醉大鼠，取出心脏，盐水冲洗，迅速截取左室游离壁，放入冻存管内，置入液氮内保存（因术后大鼠中途死亡原因，最后每组实际选取8只大鼠）。测定时取出标本，精确称重后置于预冷的玻璃组织研磨器中，按5 μL/mg加入预冷的0.4 mol/L $HClO_4$，并于冰浴中迅速制成匀浆液，3 500 r/min离心10 min，取上清液，加入与上清液等体积的1 mol/L K_2HPO_4，调pH至6.5，再次3 500 r/min离心10 min，取上清液用0.22 μm滤膜过滤，即成测定样品。以上操作在4 ℃下完成。

4 仪器与试剂

美国 TSP 公司 P4000 高效液相色谱仪，UV6000 二极管阵列检测器，ChromQuest 分析软件；SIGMA3K30 高速低温离心机。5'-ATP 钠盐、5'-ADP 钠盐、5'-AMP 钠盐（Sigma 公司提供），磷酸钾、磷酸氢二钾及高氯酸等试剂均为国产分析纯，实验用水为 Milli-Q 超纯水。

5 色谱条件及检测指标

色谱柱：ODSHYPERSILC18 分析柱（5 μm，250 mm × 4.6 mm），柱温 25 ℃；流动相：50 mmol/L 磷酸钾缓冲液（pH6.5），实验当天用微孔滤膜（0.2 μm）抽滤、超声脱气，流速 1 ml/min；紫外检测波长 254 nm；样品进样体积 20 μl。实验采用外标法定量测定大鼠心肌组织 ATP，ADP 和 AMP 含量，并计算总腺苷酸量（TAN=ATP+ADP+AMP），心肌细胞的能量状态用能荷（energycharge，EC）表示，计算公式：EC=（ATP+1/2ADP）/TAN。

6 统计学方法

各组数据以 $\bar{x} \pm s$ 表示，组间比较采用方差分析，SPSS 10.0 统计软件处理。

结　果

1 ATP、ADP、AMP 的定性分离

标准品腺苷酸保留时间分别为：ATPtR=6.24 min，ADPtR=7.17 min，AMPtR=10.40 min；大鼠心肌组织腺苷酸保留时间分别为：ATPtR=6.22 min，ADPtR=7.13 min，AMPtR=10.44 min；大鼠心肌组织样品添加标准品后的保留时间分别为：ATPtR=6.16 min，ADPtR=7.04 min，AMPtR=10.30 min。实验显示，心肌组织样品中加入混合标准品后色谱图 3 个峰均见明显增高。

2 标准曲线

在选定的分析条件下，按外标定量法，ATP 浓度在 2.5~240 μg/ml 范围内，ADP 浓度在 3.0~288 μg/ml 范围内，AMP 浓度在 4.0~287 μg/ml 范围内，以浓度 X 对峰面积 Y 作标准曲线，3 者的回归方程和相关系数分别为：ATP：Y=153267X-205128，r=0.9995（n=6）；ADP：Y=154002X-195909，r=0.9997（n=6）；AMP：Y=211103X-130012，r=0.9998（n=6）；由此可见 3 种组分的浓度与峰面积均有良好的线性关系。

3 精密度

日内和日间精密度试验均含低、中、高 3 种浓度，日内试验各浓度在 1 天内分别进样 5 次，日间试验各浓度每天进样 1 次，连续观测 5 天。结果表明，日内和日间均可获得较好的重复性，RSD 分别在 1.5% 和 5.1% 以下。

4 回收率

在已知浓度的样品中，分别加入不同浓度的 ATP、ADP、AMP 混合标准品，按样品测试方法测定其加样回收，测得回收率为 ATP99% ~107%，ADP96% ~104%，AMP95% ~119%（n=3）。

5 各组大鼠心肌组织腺苷酸含量的变化（表1）

与正常组比较：术后各组 ATP、ADP 及 TAN 含量降低（$P<0.05$）；各组 AMP 含量及 EC 水平亦降低，其中药物治疗组 AMP 含量降低明显（$P<0.05$）；而大剂量及中剂量组 EC 水平下降不显著（$P>0.05$）。与模型组比较：药物治疗各组 ATP 含量均高于模型组，其中大剂量组 ATP 含量增高显著（$P<0.05$）；心悦胶囊 3 个剂量组 ADP 含量与模型组相比无显著性差异；各药物治疗组 AMP 含量均低于模型组，其中中剂量组、小剂量组下降显著（$P<0.05$）；中剂量组 TAN 含量低于模型组（$P<0.05$），其他药物治疗组 TAN 变化不显著；心悦胶囊 3 个剂量治疗组 EC 水平增高显著（$P<0.05$）。

表 1　各组大鼠心肌腺苷酸含量（μmol/g）及 EC（$\bar{x}\pm s$）

组别	大鼠数（只）	ATP	ADP	AMP	TAN	EC
心悦胶囊治疗						
大剂量	8	$0.80\pm0.19^{*\triangle}$	$1.50\pm0.24^{*}$	$1.49\pm0.38^{*}$	$3.79\pm0.47^{*}$	$0.41\pm0.07^{\triangle}$
中剂量	8	$0.60\pm0.25^{*}$	$1.10\pm0.23^{*}$	$0.91\pm0.17^{*\triangle}$	$2.60\pm0.44^{*\triangle}$	$0.43\pm0.08^{\triangle}$
小剂量	8	$0.61\pm0.22^{*}$	$1.30\pm0.19^{*}$	$1.38\pm0.23^{*\triangle}$	$3.29\pm0.52^{*}$	$0.38\pm0.05^{*\triangle}$
倍他乐克	8	$0.59\pm0.16^{*}$	$1.20\pm0.16^{*}$	$1.53\pm0.54^{*}$	$3.30\pm0.61^{*}$	$0.37\pm0.08^{*}$
模型	8	$0.46\pm0.31^{*}$	$1.19\pm0.46^{*}$	1.83 ± 0.46	$3.47\pm0.77^{*}$	$0.29\pm0.10^{*}$
假手术	8	$0.84\pm0.30^{*\triangle}$	$1.61\pm0.19^{*\triangle}$	1.81 ± 0.50	$4.26\pm0.36^{*\triangle}$	$0.39\pm0.09^{*\triangle}$
正常	8	$1.77\pm0.48^{\triangle}$	$2.67\pm0.62^{\triangle}$	1.99 ± 0.60	$6.44\pm1.50^{\triangle}$	$0.48\pm0.05^{\triangle}$

注：与正常组比较，$^{*}P<0.05$；与模型组比较，$^{\triangle}P<0.05$

讨　论

心脏的生理功能活动需要持续的能量供给，心肌的能源来自血液中的营养物质，通过氧化磷酸化产生高能磷酸键，心肌高能磷酸化合物（ATP）是心肌细胞进行生命活动的直接能源供给者，心脏能量的产生、储存或利用一旦发生障碍，其收缩与舒张功能必将受损[4]。心肌细胞的 ATP 贮备水平反映了细胞生存及功能等情况，ATP 是判断心肌细胞保护作用的重要标志之一，ATP 缺失是导致心肌缺血和再灌注后心室功能不能完全恢复的一个重要的因素[5]。心肌组织根据缺血程度不同，发生相应的能量代谢变化：轻度缺血时，心肌细胞能量代谢无明显变化；中度缺血时，心肌细胞糖酵解加速，脂肪酸氧化代谢增强，葡萄糖的氧化磷酸化受到抑制；心肌组织严重缺血或无血流供应时，糖酵解产生的 ATP 成为维持心肌细胞存活唯一的能量来源[6]。可见中重度心肌缺血时，糖的氧化磷酸化和无氧酵解不匹配，脂肪酸氧化增强，导致游离脂肪酸堆积、细胞内酸中毒等代谢紊乱，引起心肌细胞损伤或死亡[7]。在心肌缺血和缺氧时，心肌细胞的损害程度与高能磷酸降解的程度密切相关，ATP 降解可能是缺血期不可避免的心肌损害的主要原因，心室性能与细胞内高能磷酸含量有正性关系[8]。

本实验研究发现 AMI 后各组大鼠心肌组织 ATP、ADP、AMP、TAN 含量及 EC 水平均下降，说明心肌组织缺血缺氧后缺血心肌能量代谢发生变化，符合文献报道[1]。同时本研究还发现心悦胶囊 3 个剂量组的 ATP 含量及 EC 水平均高于模型组，而 ADP 含量与模型组相比无显著性差异，AMP 含量均低于模型组，说明西洋参茎叶总皂苷具有减少缺血心肌细胞 ATP 的分解或增加 ATP 生成的作用，进而增加心肌细胞的能量储备，对心肌细胞高能磷酸化合物具有明显的保护作用。PQS 这种优化缺血心肌能量代谢的作用是否可能与其促心肌血管新生，从而改善心肌组织微循环的作用相关，其机制有待进一步的研究。

研究结果显示，西洋参茎叶总皂苷治疗组大鼠心肌维持了较高的 ATP 和 EC 水平，这可能是其使心肌细胞得以维持更好的功能状态，减少心肌细胞缺血性损伤的原因之一。说明 PQS 对缺血损伤心肌细胞有一定的保护作用。

参考文献

[1] Ferrari R. Metabolic management of ischemic heart disease: introduction[J]. AmJCardiol, 1998, 82: 1.

[2] 包文芳, 杨宝云, 洪霞. 西洋参皂苷对心血管系统的作用[J]. 西北药学杂志, 1999, 14: 37-38.

[3] 纪凤兰, 徐惠波, 李延忠, 等. 西洋参茎叶皂甙药理研究概况[J]. 特产研究, 2000, 1: 55-58.

[4] Grynberg A, Demaison L. Fatty acid oxidation in the heart[J]. Cardiovasc Pharmacol, 199, 28(Suppl): S11-S17.

[5] Murry CE, Richand VJ, Reimer KA, et al. Ischemic preconditioning slows energy metabolism and delays ultrastructure damage during a sustained ischemic episode[J]. Cir Res, 1990, 66: 913-918.

[6] Lopaschuk G, Alberta E. Regulation of carbohydrate metabolism in ischemia and reperfusion[J]. Am Heart J, 2000, 139: S115-S119.

[7] Theroux P. Protection of the myocardial cell during ischemia[J]. Am J Cardiol, 1999, 83: 3G-9G.

[8] Coetzee A, Kotze J, Louw J, et al. Effect of oxygenated crystalloid cardioplegia on the function and metabolic recovery of the isolated per-fused rat heart[J]. J Thorac Cardiovasc Surg, 1986, 91: 259.

原载：王承龙，缪宇，殷惠军，史大卓，陈可冀．西洋参茎叶总皂苷对急性心肌梗死大鼠心肌能量代谢的影响 [J]. 中华老年心脑血管病杂志，2005, 7(5): 341-343.

rhIFN-α、rhIL-2 对血管内皮细胞调控的实验研究

雷　燕　高　倩　林燕林　陈可冀　石太新

已知血管生成（angiogenesis）在胚胎发育、创伤愈合等过程中起重要作用，也与慢性关节炎、糖尿病性视网膜病变、动脉粥样硬化、肿瘤及恶性血液病等病理过程密切相关[1]，该过程受到多种正负调控因子的严格调控。某些细胞因子，在此过程中也可能发挥着重要作用。本实验通过建立人脐静脉内皮细胞（human umbilical vein endothelial cells，HUVEC）体外培养模型，观察 rhIFN-α 及 rhIL-2 对 HUVEC 增殖、迁移、DNA 合成与复制，以及对血管内皮生长因子（vascular endothelial growth factor，VEGF）表达的影响，旨在探讨细胞因子 rhIFN-α 和 rhIL-2 对血管生成的影响作用，从而为临床治疗血管生成性疾病提供一定的理论和实验依据。

材料和方法

1 主要材料及设备

DMEM 细胞培养基（美国 Gibco 公司）、胎牛血清（美国，Hyclone 公司）、rhIFN-α（军事医学科学院）、rhIL-2（北京天象邦定生物公司）、表皮细胞生长因子（epidermal growth factor，EGF）、I 型胶原酶、胰酶、乙二胺四乙酸（EDTA）、L- 谷氨酰胺、丙酮酸钠（美国 Sigma 公司）和肝素（北京天象邦定生物公司），ELISA 试剂盒（上海博士德公司），MILLIQ ACADEMIC 水机（Millipore 公司）、倒置相差显微镜（德国，Leica）、CO_2 恒温孵育箱（REVCO，美国）；流式细胞仪（FACScan，美国 BD 公司），酶标仪（Sunrise，奥地利）。

2 实验方法

2.1 细胞培养及鉴定

VEC 培养及鉴定方法参照文献[2]。取人新鲜脐带，采用胶原酶脐静脉灌流消化法，分离 HUVEC，培养于含有 20% 胎牛血清（FBS）、青霉素 10^5U/L、链霉素 100 mg/L 的 DMEM 液中，37 ℃ 5% CO_2 条件下培养，待细胞汇合后，用胰蛋白酶消化传代，实验选用第 3-5 代细胞。台盼蓝染色细胞活性在 95% 以上，经Ⅷ因子相关抗原免疫细胞化学鉴定阳性，倒置显微镜下观察细胞成鹅卵石状排列，证实所培养细胞为内皮细胞。

2.2 实验分组

将培养的细胞随机分为 4 组：① rhIFN-α 组（4×10^7U/L）；② rhIL-2 组（4×10^6U/L）；③ rhIFN-α+rhIL-2 组；④对照组，采用等量磷酸盐缓冲液（PBS，pH 7.4）加入培养基中作为对照。rhIFN-α，rhIL-2 所采用的浓度是根据噻唑蓝（MTT）实验所筛选出的有效作用浓度。

2.3 MTT 法检测细胞增殖

选用生长良好的内皮细胞，调整细胞浓度为 10^8cells/L 的密度接种于 96 孔培养板，20% 胎牛血清（FBS）的 DMEM 培养基，37 ℃、5% CO_2 培养至融合状态，按不同分组给药。继续培养 72 h 后，每孔加

入 MTT 溶液（5 g/L）20 μL，继续孵育 4 h，弃去培养液，加入二甲基亚砜（DMSO）150 μL/well，振荡 10 min，使结晶物充分溶解。选择 492nm 波长，在酶标仪上测各孔吸光度（*A*）值，结果以 A_{490} 值表示细胞增殖水平，每组 6 复孔，实验重复两次。

2.4 流式细胞术检测细胞周期

取融合生长良好的内皮细胞，换不含胎牛血清的 DMEM 培养 24 h，给予分别含有 rhIFN-α、rhIL-2 或其混合液的 DMEM 培养基，浓度同前，继续培养 48 h。对照组加等体积的 PBS，常规消化离心细胞，以预冷的 4 ℃ 70% 乙醇固定过夜，RNA 酶消化，37 ℃，30 min，碘化丙啶（PI）染色后用流式细胞仪检测各组细胞中 DNA，了解个体细胞的分化增殖情况。每个样品至少测定 8 000 个细胞以上。实验重复两次。

2.5 琼脂糖刮除法检测 VEC 迁移抑制率

参照 Trochon 等 [1] 方法，将琼脂在 24 孔板上制成胶，并切去其中的 1/2，将消化好的 VEC 接种在切去胶的部分，培养 3 d 后待内皮细胞长满单层后，刮去另一部分胶，并同时加入含有不同细胞因子的培养基，每剂量组 4 孔，继续培养 48 h 后取出培养物，甲醛固定，Giemsa 染色后，显微摄影记录结果，计数迁移细胞数，计算迁移抑制率。抑制率（%）=（对照组细胞数 - 实验组细胞数）/ 对照组细胞数 ×100%。

2.6 ELISA 法测定 VEGF

取培养至第 4 代的人脐静脉内皮细胞，以 4×10^5cells/well 接种于 96 孔培养板，培养 24 h 后，按上述分组加入细胞因子，每组 6 复孔，继续培养 48 h，留取上清液。按 VEGF ELISA 试剂盒说明书操作。在全自动酶标仪 450nm 波长下测定各组 A 值。

2.7 统计学处理

数据处理采用 SPSS 10.0 统计软件，数据用 $\bar{x}\pm s$ 表示。各组间差异比较用单因素方差分析。

结　果

1 rhIFN-α、rhIL-2 对 VEC 生长及分泌 VEGF 的影响（表 1）

细胞增殖实验结果表明，细胞因子合用组抑制血管内皮细胞（VEC）增殖的作用强于单纯的 rhIL-2 组（$P<0.01$），与 rhIFN-α 组相比 $P>0.05$，与 PBS 对照组比较差异显著（$P<0.01$）。细胞上清液中 VEGF 的测定结果显示，rhIFN-α 组和 rhIL-2 组 VEGF 水平均明显高于对照组（$P<0.01$），合用组与对照组 VEGF 水平差异无显著（$P>0.05$）。

表 1　rhIFN-α、rhIL-2 对 VEC 增殖及分泌 VEGF 的影响（A，$\bar{x}\pm s$，n=6）

Group	VEC（A）	VEGF（A）
对照	0.248 ± 0.005 △	0.081 ± 0.002
rhIFN-α	0.199 ± 0.009*	0.094 ± 0.009* △
rhIL-2	0.217 ± 0.005* △	0.090 ± 0.007* △
合用	0.183 ± 0.080*	0.077 ± 0.005

注：与对照组比较，*$P<0.01$；与合用组比较，△$P<0.01$

2 rhIFN-α、rhIL-2 对细胞周期的影响（表 2）

rhIFN-α、rhIL-2 干预组的内皮细胞周期各时相的细胞数占细胞总数的百分比与对照组比较有明显的不同，S 期细胞显著少于对照组（$P < 0.05$，$P < 0.01$），而 G_0/G_1 期细胞比例高于对照组，并且合用组抑制细胞增殖作用强于单纯的 rhIFN-α 组（$P < 0.01$）或 rhIL-2 组（$P < 0.01$）。

表 2　rhIFN-α、rhIL-2 对 VEC 细胞周期的影响（%，$\bar{x} \pm s$，$n=3$）

Group	G_0/G_1	S	G_2+M
对照	75.23 ± 1.20	15.99 ± 1.02$^{\triangle\triangle}$	8.77 ± 0.19$^{\triangle\triangle}$
rhIFN-α	74.24 ± 0.35	14.18 ± 0.55$^{*\triangle\triangle}$	11.58 ± 0.47$^{**\triangle\triangle}$
rhIL-2	76.93 ± 0.68**	13.31 ± 0.78$^{**\triangle\triangle}$	9.77 ± 0.66$^{\triangle\triangle}$
合用	77.55 ± 0.34**	10.05 ± 0.43**	12.40 ± 0.34**

注：与对照组比较，$^{*}P < 0.05$，$^{**}P < 0.01$；与合用组比较，$^{\triangle}P < 0.01$

3 rhIFN-α、rhIL-2 对 VEC 迁移的影响（表 3）

琼脂糖刮除实验表明，细胞因子单用及合用组 VEC 迁移均显著低于对照组（$P < 0.01$），而合用组明显优于单纯 rhIFN-α 组（$P < 0.01$），但与 rhIL-2 组差异无显著（$P > 0.05$）。

表 3　rhIFN-α、rhIL-2 对内皮细胞迁移抑制率的影响（$\bar{x} \pm s$，$n=4$）

Group	Migrating number	Inhibiting rate（%）
对照	160.50 ± 13.22$^{\triangle}$	–
rhIFN-α	75.75 ± 23.33$^{**\triangle}$	52.80
rhIL-2	49.25 ± 8.14**	69.31
合用	40.50 ± 17.23**	74.77

注：与对照组比较，$^{**}P < 0.01$；与合用组比较，$^{\triangle}P < 0.01$

讨　论

血管生成是指通过内皮细胞的增殖和迁移，从先前存在的血管处以发芽或非发芽（又称套迭）的形式生成新的毛细血管[3]。目前对血管生成性疾病如动脉粥样硬化、肿瘤等的患者尚无满意疗法，抑制血管生成为其治疗提供了新思路。由于血管生成是一个复杂的过程，包括内皮细胞的分裂、增殖、迁移、血管基底膜降解及管腔形成等几个步骤，其中每一步都可能成为对血管形成及转移进行干预的靶点。因此凡体外实验证实能抑制内皮细胞增殖、迁移和蛋白水解酶产生的物质，则可能对血管生成具有抑制作用，而活化的内皮细胞是血管生成的首要靶标。已知干扰素 -α、白细胞介素 -2 在临床上使用治疗某些肿瘤有一定疗效，其机理是否与抑制血管生成有关，则是我们建立 HUVEC 模型的目的所在。

VEGF 是一种特异性的促进血管内皮细胞增殖的有丝分裂原。参与多种生理与病理过程。这些过程与其促进血管内皮细胞增殖和血管增生的作用及促进血管通透性增加相关。VEGF 和表达于血管内皮上的具有亲和力的酪氨酸激酶受体结合而发挥作用。已有研究表明[4,5]，VEGF 的生物学效应是通过内皮细胞表面的两个酪氨酸受体 flt-1 和 KDR 来发挥作用的。这些受体转导信号影响内皮细胞的增殖、分化、迁移和代谢。

本研究结果表明，rhIFN-α、rhIL-2 单用及合用均具有抑制人脐静脉内皮细胞增殖的作用，其部分机理可能是通过抑制人脐静脉内皮细胞周期中的 S 期而发挥作用，而细胞的增殖必然伴有 DNA 的合成与复制。同时，本研究还表明，细胞因子 rhIFN-α、rhIL-2 配伍使用时，具有联合效应。但 ELISA 实验结果提示，单用组 VEGF 分泌水平增加，而合用组结果无统计学意义（$P > 0.05$）。可见，上述细胞因子对血管内皮细胞的作用是非常复杂的。已知部分细胞因子对内皮细胞的作用具有双向性，其决定因素在于细胞因子的作用剂量、作用时间以及周围其他条件的协同作用[6]。而且一个细胞因子的改变往往通过自分泌和旁分泌引起其他许多生长因子的改变，这些生长因子协同作用于内皮细胞，导致内皮细胞的表现复杂化[7,8]。还有些细胞因子及生长因子本身并没有直接刺激血管形成的作用，但它们可以通过调节 VEGF 的表达发挥间接的致血管形成和抗血管形成作用[9]。这一结果为临床上使用细胞因子治疗血管生成性疾病提供了参考。

目前，干扰素临床用于治疗肿瘤、血液病等，但其抗血管生成作用之确切机制尚不清楚，越来越多的证据表明，IFN 有明显的抗血管形成活性。这些作用在体外培养的内皮细胞中已被证明，如 IFN-α 抑制 bFGF 诱导的内皮细胞增殖，而 IFN-α 和 IFN-γ 均可直接抑制人表皮微血管内皮细胞和人毛细血管内皮细胞的增殖、迁移。IFN 发挥它们直接抗增殖作用的机制没有完全弄清，但是 IFN 似乎可以延长所有类型细胞的细胞周期时相，并同时减少一些必要的代谢物，如鸟氨酸脱羧酶等[10]。IL-2 是 T 细胞和 NK 细胞产生的 155kU 的糖蛋白，在机体的免疫应答中起重要作用。Thornton 等[11]报道，IL-2 可以诱导小鼠 NK 细胞分泌较高水平的 IFN-γ，用抗 IL-2R 的抗体可以阻断 IFN-γ 的分泌；而 IL-2 单独使用或与 IFN-α 合用于临床，对肾细胞癌、淋巴瘤等有一定的治疗作用[12]，但其作用机制尚不清楚。本研究通过观察 rhIFN-α、rhIL-2 对内皮细胞增殖、迁移、细胞周期调控及对 VEGF 表达水平的影响，初步证实，rhIFN-α、rhIL-2 参与了血管生成的过程，推测这可能是其治疗血管生成性疾病的机制之一。

参考文献

[1] Trochon V, Mabilat C, Bertrand P, et al. Evidence of involvement of CD44 in endothelial cell proliferation, migration and angiogenesis *in vitro*[J]. Int J Cancer, 1996, 66(5): 664-668.

[2] 雷燕, 高倩, 李悦山, 等. 黄芪、当归及其组方促血管内皮细胞增殖作用的研究[J]. 中国中西医结合杂志, 2003, 23(10): 753-756.

[3] Risau W. Mechanisms of angiogenesis[J]. Nature, 1997, 386(17): 671-674.

[4] Vaisman N, Gospodarowicz D, Neufeld G. Characterization of the receptors for vascular endothelial growth factor[J]. J Biol Chem, 1990, 265(32): 19461-19466.

[5] Keyt BA, Nguyen HV, Berleau LT, et al. Identification of vascular endothelial growth factor determinants for binding KDR and FLT -1 receptors. Generation of receptor-selective VEGF variants by site-directed mutagenesis[J]. J Biol Chem, 1996, 271(10): 5638-5646.

[6] Pober JS. Activation and injury of endothelial cells by cytokines[J]. Pathol Biol Paris, 1998, 46(3): 159-163.

[7] Greer IA, Lyall F, Perera T, et al. Increased concentrations of cytokines in terleukin-6 and interleukin-1 receptor antagonist in plasma of women with preeclampsia: a mechanism for endothelial dysfunction[J]. Obstet Gynecol, 1994, 84(6): 937-940.

[8] Wood JM, Bold G, Buchdunger E, et al. PTK787/ZK222584, a novel and potent inhibitor of vascular endothelial growth factor receptor tyrosine kinases, impairs vascular endothelial growth factor-induced responses and tumor growth after oral administration[J]. Cancer Res, 2000, 60(8): 2178-2189.

[9] Neufeld G, Cohen T, Gengrinovilch S, et al. Vascular endothelial growth factor and its receptors[J]. Faseb, 1999, 13(1): 9-22.

[10] Fleischmann WR Jr, Masoor J, Wu TY, et al. Orally administered IFN-alpha act s alone and in synergistic combination with intraperitoneally administered IFN -gamma to exert an antitum or effect against B16 melanoma in mice[J]. Interferon Cytokine Res, 1998, 18(1): 17-22.

[11] Thornton S, Kuhn KA, Finkelman FD, et al. NK cells secrete high levels of IFN-gamma in response to in vivo administration of IL-2[J]. Eur J Immunol, 2001, 31(11): 3355-3360.

[12] 孙卫民, 王惠琴. 细胞因子研究方法学[M]. 第1版. 北京: 人民卫生出版社, 1999. 393-5.

原载：雷燕，高倩，林燕林，陈可冀，石太新．rhIFN-α、rhIL-2 对血管内皮细胞调控的实验研究 [J]. 中国病理生理杂志，2005, 21(2): 234-237.

黄芪、当归及其组方促血管内皮细胞增殖作用的研究

雷 燕 高 倩 李悦山 陈可冀

益气活血是冠心病的重要治法。由黄芪、当归等药组成的气血注射液（黄芪、红参、当归）、当归补血汤以及抗心梗合剂即是其代表方剂，均具有改善心肌缺血和防治冠心病的作用。其作用机理是否与促进缺血区血管新生有关，值得研究。本实验通过建立人脐静脉内皮细胞（human umbilical vein endothelial cells，HUVEC）体外培养，利用细胞计数、MTT 测定、免疫细胞化学及流式细胞技术观察了黄芪、当归及其组方对内皮细胞生长、DNA 合成与复制，以及对血管内皮细胞生长因子（vascular endothelial growth factor，VEGF）表达的影响，旨在探讨益气活血药是否有促血管生成作用，从而为临床治疗提供实验依据。

材料与方法

1 主要材料及设备

DMEM 细胞培养基（美国 GIBCO 公司）、胎牛血清（美国，Hyclone 公司）、表皮细胞生长因子（EGF）、Ⅰ型胶原酶、胰酶、EDTA、L- 谷氨酰胺、丙酮酸钠（美国，Sigma 公司）和肝素（北京邦定公司），SABC 试剂盒（武汉，博士德公司），MILLIQ A-CADEM IC 水机（Millipore 公司）、倒置相差显微镜（德国，Leica）、CO_2 恒温孵育箱（REVCO，美国）；流式细胞仪（FACScan，美国 BD 公司），酶标仪（Sunrise，奥地利），图像分析软件（美国，Met Morph 公司）。

2 实验方法

2.1 细胞培养及鉴定

细胞培养参照 Jaffe[1] 方法。取人新鲜脐带，采用胶原酶脐静脉灌流消化法，分离 HUVEC，培养于含有20%胎牛血清（FBS）、青霉素 10^5U/L、链霉素 100 mg/L 的 DMEM 液中，37 ℃ 5% CO_2 条件下培养，待细胞汇合后，用胰蛋白酶消化传代，实验选用第 3~5 代细胞。台盼蓝染色细胞活性在 95%以上，经Ⅷ因子相关抗原免疫细胞化学鉴定阳性，倒置显微镜下观察细胞呈鹅卵石状排列，证实所培养细胞为内皮细胞。

2.2 药物制备及实验分组

试验用黄芪〔*Astragal us membrane aceus*（Fisch）Bunge〕、当归〔*Angelica sinensis*（Oliv.）Diels〕，均系干品，由中国中医研究院中药研究所黄璐琦研究员鉴定为正品。按常规方法将黄芪、当归分煎或合煎，并浓缩至含生药 1 g/mL，0.22 μm 微孔滤膜过滤除菌，4 ℃保存备用。实验最大浓度为 24 h 细胞半数致死量的 1/4。

将培养的细胞随机分为 4 组：（1）黄芪组、（2）当归组、（3）黄芪当归合用组，分别于 DMEM 培养液中加入黄芪煎液、当归煎液、黄芪当归合煎液，终浓度均 500 mg/L；（4）对照组，采用等量 PBS 加入培养基中作为对照。37 ℃ 5% CO_2 孵箱中培养，48 h 后收获细胞。

2.3 细胞生长曲线测定

取生长良好的血管内皮细胞以 1×10^5 个 /ml 的密度接种于 96 孔培养板中，常规培养 24 h 后，按不同

分组给药。分别于孵育 1、3、5、7 天后常规消化各孔细胞，按白细胞计数法，于低倍镜下计数，然后计算每毫升细胞数，取均值，以平均每孔细胞数作纵坐标，培养时间作横坐标绘制细胞生长曲线。

2.4 MTT 法检测细胞增殖

选用生长良好的内皮细胞悬液，调整细胞浓度为 1×10^5 个 /mL，接种于 96 孔培养板，生长培养液（80% DMEM+20% FBS），37 ℃ 5% CO_2 培养至融合状态，按不同分组给药。药物作用达预定时间后，每孔加入四唑盐（MTT）溶液（5 mg/ml）20 μL，37 ℃，继续孵育 4 h，终止培养，弃去培养液，加入 DMSO 150 μL/ 孔，振荡 10 min，使结晶物充分溶解。选择 490 nm 波长，在酶标仪上测各孔光吸收值（OD），结果以 OD490 值表示细胞增殖水平，每组 8 复孔。试验重复 2 次。

2.5 免疫细胞化学分析 VEGF 表达

将内皮细胞接种于 6 孔培养板，每孔内置一大小为 1.5 cm^2 的盖玻片，每组 3 张玻片，培养 48 h 细胞长至融合，密闭无菌条件下，培养板内灌注 99.99% N_2，流量 6~8 L/min，持续 10 min 后，按不同分组给药，再孵育 24 h 后取出盖玻片，PBS 洗 3 次，丙酮室温固定 8 min，-20 ℃保存备测。按博士德公司推荐的免疫细胞化学 SABC 法检测 VEGF 表达，一抗为 VEGF 兔抗血清，二抗为山羊抗兔 IgG，DAB 室温显色，镜下控制反应时间，蒸馏水洗涤。以 PBS 代替一抗作阴性对照。显微镜下，细胞胞浆中具有棕褐黄色颗粒者为阳性细胞。应用美国 Met Morph 图像分析软件对 EC 阳性染色玻片进行半定量分析，在相同放大倍率（×200）下，通过摄像机摄取图像显示于荧光屏上，选择颜色喷枪确定阳性表达细胞，经主机读取阳性染色区域所占的像素点，平均计值后换算为面积（μm^2）。

2.6 流式细胞术检测细胞周期

取融合生长良好的内皮细胞，换不含胎牛血清的 DMEM 培养 24 h，给予分别含有黄芪、当归或其合煎液的 DMEM 培养基，终浓度均 5%，继续培养 48 h。对照组加等体积的 PBS，常规消化离心细胞，PBS 洗 3 次，以预冷的 70% 乙醇 4 ℃固定过夜，RNA 酶消化，37 ℃，30 min，碘化丙啶（PI）染色后上流式细胞仪检测各组细胞中 DNA，了解个体细胞的分化增殖情况。每个样品至少测定 8 000 个细胞以上。试验重复 2 次。

3 统计学方法

数据处理采用 STATE 4.0 统计软件，多组资料用 *ANOVA* 进行分析。

结 果

1 黄芪、当归及其组方对 HUVEC 生长的影响

随着培养时间的延长，各组均显示出不同程度的促生长效应，尤以合用组作用最强。

2 黄芪、当归及其组方对 HUVEC 增殖及 VEGF 水平的影响（表 1）

细胞增殖实验结果表明，黄芪当归合用组促血管内皮细胞（EC）增殖的作用好于单纯的黄芪组或当归组，与 PBS 对照组比较差异有显著性（$P<0.05$），见表 1。正常情况下，内皮细胞上 VEGF 的表达较弱，缺氧可刺激 VEGF 的表达；经黄芪、当归处理后对传代内皮细胞上 VEGF 的表达均有明显的促进作用，与 PBS 对照组比较差异有显著性（$P<0.05$，$P<0.01$），而黄芪与当归二药合用后的促进作用优于单纯黄芪组和当归组（$P<0.01$）。

表 1　黄芪、当归及其组方对 HUVES 增殖及 VEGF 水平的影响（$\bar{x} \pm s$）

组别	n	EC 增殖（OD 值）	n	VEGF 阳性面积（μm^2）
对照	8	0.18±0.04	5	362.92 ±178.14
黄芪	8	0.24±0.05	5	71.03 ±5.86*
当归	8	0.22±0.02	5	1491.88±676.98**△
合用	8	0.29±0.04*	5	1598.05±443.68**

注：与对照组比较，$^*P < 0.05$，$^{**}P < 0.01$；与合用组比较，$^{\triangle}P < 0.01$

3 黄芪、当归及其组方对细胞周期的影响（表 2）

给予黄芪当归组方干预后，内皮细胞周期各时相的细胞数占细胞总数的百分比与对照组比较有明显的不同。S 期细胞显著增多，而 G_0/G_1 期细胞相对比例减少，提示两药合用可明显促进内皮细胞 DNA 的合成，加快细胞增殖（$P < 0.01$），当归组也有增加 S 期细胞数目的作用（$P < 0.05$），黄芪组有此趋势，但与 PBS 对照组比较差异无显著性。

表 2　黄芪、当归及其组方诱导的血管内皮细胞周期改变（%，$\bar{x} \pm s$）

组别	n	G_0/G_1 期	S 期	G_2+M 期
对照	6	72.49 ± 0.97	22.32 ± 0.70	5.18 ± 0.40
黄芪	6	71.46 ± 0.58	23.64 ± 0.88	4.90 ± 0.42
当归	6	70.07 ± 1.12*	25.25 ± 1.29*	4.67 ± 1.03
合用	6	54.68 ± 0.56**	41.50 ± 0.55**	3.82 ± 0.78

注：与对照组比较，$^*P < 0.05$，$^{**}P < 0.01$

讨　论

血管生成（angiogenesis）是指毛细血管从原血管床以出芽方式生长的过程，以毛细血管增生开始，以形成新的微血管床而告终，故又名血管新生 [2]。目前对冠脉病变弥漫而严重的心肌缺血、高龄或有多种合并症的冠心病患者尚无满意疗法。治疗性血管生成为其治疗提供了新思路。由于血管新生的过程包括内皮细胞分裂、增殖、迁移、血管基底膜降解及管腔形成等几个复杂的步骤，因此凡体外实验证实能促进内皮细胞增殖、迁移和蛋白水解酶产生的物质，即可确定为促血管生成剂，而活化的内皮细胞是血管生成的首要靶标。已知黄芪、当归对缺血性心脏病具有明确的治疗作用，其机理是否与血管生成有关，这是我们建立 HUVEC 模型的目的所在。

VEGF 是近年来倍受关注的一种新生血管因子，为目前发现的对血管内皮细胞最具选择性的有丝分裂原 [3,4]，具有强烈的促进内皮细胞增殖作用，能增加细胞外基质合成和促进血管生成。其受体 VEGFR 与 VEGF 特异结合，亲和力强。已有研究结果表明 [5,6]，VEGF 的生物学效应是通过内皮细胞表面的两个酪氨酸受体 flt-1 和 KDR 来发挥作用的。

我们的研究结果提示，黄芪当归组方具有促进人脐静脉内皮细胞增殖的作用，其机理可能是通过促进 VEGF 表达、增强人脐静脉内皮细胞周期中的 S 期而发挥作用，而细胞的增殖必然伴有 DNA 的合成与复制。同时，本研究还表明，黄芪与当归配伍应用时，具有协同效应。这一结果为研究益气养血活血中药对新生血管的作用提供了参考。

黄芪与当归是中医学中的“甘温补气”和“补血活血”的要药。二药合用具有气血双调、补心益气、养血活血、改善血行之功，使补中有动，行中有补，临床上常配合应用于劳力性心绞痛和心肌梗死后正虚邪恋、气血双亏、心失所养等症的治疗。现代药理研究表明 [7]，两药均有增强机体免疫功能、抗氧化、抗缺氧、扩张冠脉、促进微循环、改善心肌缺血、降低耗氧量、抑制血小板聚集、减轻心肌损伤等作用。戴瑞鸿等[8]曾提出某些具有行气活血作用的中药可能具有促进血管生成的作用，从而有利于冠心病患者心脏侧支循环的形成，减轻心肌缺血缺氧。本研究通过观察中药黄芪、当归及其组方对内皮细胞生长和细胞周期的调控，以及对 VEGF 表达的影响，初步证实本方参与了血管生成的过程，推测这可能是益气活血中药防治冠心病的重要机制。

参考文献

[1] Jaffe EA. Culture of human endothelial cells[J]. Transplant Proc, 1980, 12(3 Suppl 1): 49-53.

[2] 盛琴慧, 周爱儒, 高炜, 等. 多肽生长因子与血管生成[J]. 中国介入心脏病学杂志, 1999, 7(2): 44-46.

[3] Leung DW, Cachianes G, Kuang WJ, et al. Vascular endothelial growth factor is a secreted angiogenic mitogen[J]. Science, 1989, 246(4935): 1306-1309.

[4] Rosenstein JM, Mani N, Silverman WF, et al. Patterns of brain angiogenesis after vascular endothelial growth factor administration *in vitro* and *in vivo*[J]. Pro Natil Acad Scien, 1998, 95(12): 7086-7091.

[5] Vaisman N, Gospodarowicz D, Neufeld G. Characterization of the receptors for vascular endothelial growth factor[J]. J Biol Chem, 1990, 265(32): 19461-19466.

[6] Keyt BA, Nguyen HV, Berleau LT, et al. Identification of vascular endothelial growth factor determinants for binding KDR and FLT-1 receptors. Generation of receptor-selective VEGF variants by site-directed mutagenesis[J]. J Biol Chem, 1996, 271(10): 5638-5646.

[7] 王浴生, 邓文龙, 薛春生. 中药药理与应用[M]. 第2版. 北京: 人民卫生出版社, 1998: 982-998, 439-447.

[8] 戴瑞鸿, 李勇. 冠心病心肌缺血的治疗性血管生成与中医药[J]. 中国中西医结合杂志, 2000, 20(3): 163-164.

原载：雷燕，高倩，李悦山，陈可冀．黄芪、当归及其组方促血管内皮细胞增殖作用的研究 [J]. 中国中西医结合杂志, 2003, 23(10): 753-756.

血府逐瘀浓缩丸抗血小板活化的临床疗效与体外血清药理作用的相关性研究

雷 燕 陈可冀 李中文 许勇钢 刘剑刚

中药复方的血清药理学研究是目前中药研究备受关注的领域之一，其研究内容主要涉及含药血清的方法学探索和中药血清的药效评价两方面。但目前多是应用动物特别是正常动物的含药血清进行体外实验研究，而与复方的临床疗效联系起来开展研究的工作尚未见报道。本实验在临床研究证明口服中药复方血府逐瘀浓缩丸具有抑制不稳定性心绞痛（unstable angina pedoris，UA）患者的血小板活化状态及抗血小板黏附、聚集等功能的基础上，继以 UA 患者的含药血清作为药物载体，在体外与急性心肌梗死（acute myocardial infarction，AMI）大鼠的外周血共温育，应用荧光标记单抗和全血法流式细胞技术等，观察了不同临床疗效 UA 患者的含药血清在体外对 AMI 大鼠血小板活化，以及黏附、聚集率的影响，旨在探讨血府逐瘀浓缩丸的临床疗效与其体外血清药理作用的相关性。

临床研究

1 临床资料

选择 2000 年 9~12 月在我科住院治疗的 UA 患者 15 例，其中男性 5 例，女性 10 例；年龄 54~77 岁，平均 64 岁；符合 UA 诊断标准[1]，其中初发劳力型心绞痛 4 例，恶化劳力型心绞痛 6 例，梗死后心绞痛 2 例，变异性心绞痛 3 例，平均病程（5.0 ± 3.5）年。近 1 周内未服用任何影响血小板功能的药物。

2 给药方法

给予血府逐瘀浓缩丸（即血府逐瘀汤的水丸制剂，含桃仁、红花、当归、生地黄、川芎、赤芍、牛膝、桔梗、柴胡、枳壳、甘草等，每袋 6 g，每克药量相当生药量 3 g，由厦门中药厂研制，批号：970902）口服，每次 6 g，每日 3 次，同时给予鲁南欣康（单硝酸异山梨酯片，每粒 20 mg，鲁南制药股份有限公司生产）20 mg，每天 2 次，和（或）合心爽（盐酸地尔硫卓片，每粒 30 mg，天津田边制药有限公司生产）15 mg，每天 2 次；疗程 2 周。

3 结果

参照 1979 年中西医结合治疗冠心病心绞痛及心律失常研究座谈会修订的“冠心病及心电图疗效评定标准”[2]，服药前后根据临床症状评分、心电图改变和硝酸甘油停减率，判断有效者（胸痛基本消失，或发作次数、程度及持续时间明显减轻，休息时心电图恢复至正常，或未达正常，但 S-T 段下降在治疗后回升 0.05 mV 以上，主要导联倒置 T 波变浅达 50% 以上，或 T 波由平坦变为直立；基本不用硝酸甘油或减用 50% 以上）10 例，无效者（症状及静息心电图与治疗前基本相同甚至加重，或虽有改善但未达到“有效”项规定者，硝酸甘油用量无改变或有增加）5 例。

实验研究

1 实验动物

选用雄性 Wistar 大鼠 25 只，动物体重（266.40 ± 15.02）g，由中国科学院遗传研究所实验动物中心提供。

2 仪器与试剂

采用仪器为美国 Coulter 公司生产的 Elite 型流式细胞仪（FCM）。兔抗大鼠血小板黏附分子 CD62P（一抗）和 FITC 标记的山羊抗兔抗体（二抗），以及小鼠抗人 CD62P-FITC、抗 CD41-FITC、抗 CD41-PE 及 IgG 1-FITC、IgG1-PE 均购自美国 BD 公司。血小板聚集率测定采用 LBY-NG Ⅱ型血小板聚集仪，诱导剂 ADP 试剂盒为美国 DATA 公司产品；血小板黏附率检测采用体外血栓形成、血小板黏附两用仪。

3 实验方法

3.1 UA 患者血清制备

服药前均于疼痛发作后 8 h 内空腹抽静脉血 4 mL，其中 2 mL 血，2 000 r/min 离心 15 min，分离血清（治疗前），-20 ℃保存备用；余 2 mL 血以 3.8% 枸橼酸钠抗凝，立即取 100 μL 全血，加入新鲜配制的 1% 多聚甲醛（pH7.2）1 mL 中止反应，12 h 内上机检测人 CD62P 和 CD41/45；余血查血小板黏附和聚集功能。疗程结束时均于末次给药后 1.5 h 空腹抽静脉血，分离血清为治疗后含药血清，其他检测指标及方法同治疗前。

3.2 AMI 大鼠模型复制

Wistar 大鼠用 20% 乌拉坦麻醉（1.2 g/kg），背位固定，连接呼吸机和心电图机，开胸结扎冠脉左前分支造成 AMI 模型，选取出现异常 Q 波和 ST-T 段抬高即造模成功的大鼠 15 只，于心肌缺血 40 min 后，腹主动脉取血 4 mL，3.8% 枸橼酸钠抗凝，分装于两个塑料试管内，每管 2 mL。

3.3 标本处理

取大鼠血 3~5 min 内分别加入有效和（或）无效 UA 患者服药前后的血清（浓度为 20%），37 ℃，共同温育 30 min 后，从每管各取 100 μL 全血，加入新鲜配制的 1% 多聚甲醛 1 mL（pH7.2）固定，12 h 内上机测定大鼠 CD62P，余血 1 500 r/min 离心 10 min，用于检测血小板黏附和聚集率。为减少个体差异，每只大鼠的两份血标本分别与同一患者治疗前后的血清共温育。

3.4 观察指标及方法

①人血小板活化因子 CD62P 和 CD41/45 应用双色免疫荧光直接标记全血法流式细胞技术，大鼠 CD62P 采用间接荧光抗体标记，FCM 检测按常规操作方法进行；②血小板聚集采用比浊法；③血小板黏附采用旋转玻球法。

4 统计学方法

应用 STATA 4.0 统计软件，实验数据以 $\bar{x} \pm s$ 表示，治疗前后比较采用配对 t 检验，两组比较采用成组数据 t 检验。

结　果

1 不同疗效（表1）

UA患者中存在较高的血小板活化状态。口服血府逐瘀浓缩丸有效组的患者，血小板膜糖蛋白CD62P、CD41/45的表达量和血小板的黏附、聚集率均有所降低，与治疗前比较，差异均有显著性（$P<0.05$）。而服药后无效患者的血小板黏附、聚集率虽有下降趋势，但无统计学意义，特别是CD62P表达量治疗后尚有升高趋势，与有效组同期比较差异有显著性（$P<0.05$），提示血小板活化状态可预测病变的严重程度和预后。

表1　不同疗效UA患者治疗前后血小板活化因子及血小板黏附、聚集率的变化比较（%，$\bar{x}\pm s$）

组别	例数	时间	血小板活化因子		血小板聚集率	血小板黏附率
			CD62P	CD41/45		
有效	10	治疗前	24.36 ± 7.91	29.51 ± 12.21	54.91 ± 15.39	26.49 ± 3.87
		治疗后	19.57 ± 7.22*	20.87 ± 8.73*	42.02 ± 19.27	23.55 ± 2.77*
无效	5	治疗前	26.48 ± 7.21	28.06 ± 6.70	55.10 ± 19.69	27.90 ± 3.04
		治疗后	29.14 ± 7.13△	25.38 ± 10.90	41.02 ± 20.46	24.37 ± 3.88

注：与本组治疗前比较，*$P<0.05$；与有效组治疗后比较，△$P<0.05$

2 不同疗效的血府逐瘀浓缩丸含药血清对AMI大鼠血小板活化因子及血小板黏附、聚集率的影响（表2）

AMI大鼠中存在较高的血小板活化状态。口服血府逐瘀浓缩丸有效患者的含药血清对AMI大鼠血小板活化、黏附与聚集等功能表现出明显的抑制作用，治疗前后比较差异有显著性（$P<0.05$），而疗效不佳的患者其用药后的血清则作用较差（$P>0.05$）。提示血府逐瘀浓缩丸抗血小板活化的临床疗效与其体外血清药理作用有一定的相关性。未见因动物种属差异而造成的免疫反应。

表2　不同疗效的血府逐瘀浓缩丸含药血清对AMI大鼠血小板活化因子及血小板黏附、聚集的影响（%，$\bar{x}\pm s$）

组别	例数	时间	CD62P	血小板聚集率	血小板黏附率
有效	10	温育前	39.73±12.36	44.42±22.17	29.77±2.38
		温育后	30.41±10.36**	26.79±7.36*	26.54±2.76*
无效	5	温育前	38.28±11.61	34.46±14.30	28.83±1.39
		温育后	34.78±12.84	36.02±10.63	32.30±2.29△

注：与本组温育前比较，*$P<0.05$，**$P<0.01$；与有效组温育后比较，△$P<0.05$

讨　论

有研究显示血小板激活在冠心病的血栓形成和UA的发病中起了重要的作用[3]，而抗血小板治疗可明显降低冠心病不良事件的发生[4]。本研究采用特异性抗活化血小板单克隆抗体测定UA患者外周血中血小板膜糖蛋白CD62P、CD41/CD45的表达，以探讨血小板激活在冠心病中的意义。

CD62P也称P选择素或血小板α颗粒膜蛋白（GMP-140），具有介导活化血小板与中性粒细胞和单核细胞黏附的功能，在炎症、血栓形成中起重要作用。它主要存在于血小板的α-颗粒膜上，在静止血小板表面无或仅有极少的表达。当血小板被激活时，α颗粒迅速与血小板质膜融合而在血小板的膜表面大量表达，成为活化血小板的分子标志物[5]。

CD41是糖蛋白Ⅱb/Ⅲa（GPⅡb/Ⅲa）受体的亚基。GPⅡb/Ⅲa是纤维蛋白原受体，存在于血小板膜表面，活化时此复合物可因构型改变而与纤维蛋白原结合，同时还与血浆或组织中的vWf、FN等黏附蛋白结合，从而介导血小板聚集，故 CD41 可作为血小板的特异膜抗原来鉴别血小板群。CD45 又称白细胞共同抗原，为鉴定白细胞的分子标志，应用 CD41-FITC 和 CD45-PE 双标进行血小板与白细胞的黏附检测，可以观察活化血小板与白细胞的结合情况。本研究结果表明，UA 患者和 AMI 大鼠体内的血小板激活增强，其体内的血流变因素、化学因素、体液因素等都可造成内皮细胞的损伤，胶原暴露，使前列环素（PGI_2）和 α2 巨球蛋白的合成减少，利于血小板活化、黏附和聚集。故血小板活化可能在血黏度增高、内皮细胞损伤、微循环障碍等方面参与了 UA 和 AMI 的越来越多的证据表明，活化的血小板除可发生 GP Ⅱ b/ Ⅲ a 介导的血小板 - 血小板间聚集外，还可与白细胞结合并激活后者，活化的白细胞反过来又可刺激血小板的进一步活化，因此，血小板与白细胞结合即黏附是止血与血栓形成过程中的重要步骤。我们观察到在 UA，不仅表现出 CD62P 的明显上升，而且血小板与白细胞结合物也有增多趋势。提示在 UA 时，不仅激活血小板，而且激活白细胞，激活的白细胞通过黏附分子介导与血小板的黏附 [6]。Skinner 等报道 [7]，凝血酶激活的血小板与白细胞的黏附是由 GMP-140 介导的。本实验室及其他实验室也都证实 UA 和 AMI 可引起 CD41/CD45 和 CD62P 表达的显著增加 [8]。表明病变严重的 UA 患者中存在较高的血小板活化状态，且活化血小板与白细胞的黏附增多 [9]。因此推测两者的表达在 UA 中发挥着重要作用，而中药复方血府逐瘀浓缩丸对全血血小板膜黏附分子 CD41 和 CD62P 的影响可能是本方抗血小板活化的分子机制。

本研究应用流式细胞技术快速、灵敏、特异而直接地检测全血中的活化血小板，由于标本处理的简化避免了血小板体外医源性激活，并且循环中的红细胞、白细胞对血小板的活化也有影响，因此全血法流式细胞技术能在最接近受检者体内环境的条件下测定活化血小板膜蛋白 [10]，为评价体内血小板活化的首选技术。

我们的研究结果显示，血府逐瘀浓缩丸在体内、外均有抑制血小板激活的作用，临床有效病例的含药血清，可以部分改善心肌缺血大鼠体外的血小板活化状态，从而有利于减轻心肌损伤，改善预后，而疗效不佳患者的血清则干预作用较差，提示以血府逐瘀浓缩丸含药血清进行的体外实验在一定程度上能够反映整体给药的效果，在抑制血小板活化方面，血清药理作用与临床整体药效具有良好的相关性。初步证明，本方确实含有抗血小板活化的有效成分，而且此成分能经胃肠吸收入血，其体外血清药理作用可以部分代表体内药理效应。但本组观察例数较少，还有待进一步扩大临床观察范围；同时由于以有效和无效作为分组的标准，服药时间相对较长，因而所谓的含药血清，有可能是药物代谢血清或药物作用后机体的状态血清 [11]，如能配合中药复方的药代动力学开展同步研究，将更有助于说明问题。

参考文献

[1] 中华医学会心血管病学分会, 中华心血管病杂志编辑委员会. 不稳定性心绞痛诊断和治疗建议[J]. 中华心血管病杂志, 2000, 28(6): 409-412.

[2] 陈可冀, 廖家桢, 肖镇祥. 心脑血管疾病研究[M]. 上海: 上海科学技术出版社, 1988: 318-319.

[3] Fitzgerald DJ, Louis R, Catella F, et al. Platelet activated in unstable coronary disease[J]. N Engl J Med, 1986, 315: 983-998.

[4] Ross R. The pathogenesis of atherosclerosis: a perspective for 1990s[J]. Nature, 1993, 362: 801-809.

[5] Abrams CS, Ellison N, Budzynski AZ. Direct detection of activated platelets and platelet-derived microparticles in humans[J]. Blood, 1990, 75: 128-138.

[6] 林勇, 汪钟. 急性心肌梗塞大鼠血小板与白细胞的相互作用[J]. 基础医学与临床, 1997, (5): 56-59.

[7] Skinner MP, Lucas ML, Burns GF, et al. GMP-140 binding to neutrophils is inhibited by sulfated glycans[J]. J Biol Chem, 1991, 266(9): 5371-5374.

[8] 孙学刚, 贾钰华, 陈育尧. 定心方及丹参酮对血小板膜黏附分子表达的影响[J]. 山东中医药大学学报, 2001, 25(1): 61-63.

[9] Murakamin T, Komiyama Y, Masuda M, et al. Flow cytometric analysis of platelet activation markers CD62P and CD63 in patients with coronary artery disease[J]. Eur J Clin Invest, 1996, 26(11): 996-1003.

[10] 李珉珉. 流式细胞术检测血小板功能及其临床应用[J]. 中华医学检验杂志, 1999, 22(3): 18-184.

[11] 蒙一纯, 丁霞, 贲长恩. 中药血清药理学应用研究展望[J]. 北京中医药大学学报, 1999, 22(4): 42-43.

原载：雷燕，陈可冀，李中文，许勇钢，刘剑刚．血府逐瘀浓缩丸抗血小板活化的临床疗效与体外血清药理作用的相关性研究 [J]. 中国中西医结合杂志，2002, 22(4): 270-273.

阿魏酸在正常和脾虚血瘀大鼠体内的药动学及对胃肠激素的影响

文爱东　黄　熙　任　平　陈可冀　马晓昌

“辨证施治”是中医临床诊断与治疗的核心，研究特定“证”机体对药物体内处置的规律及“证”的本质，对加速中医药的现代化进程具有重要的作用。1986年，日本学者提出不同“证”时，方剂在体内的药动学可能有差异[1]。1991年，国内学者在研究中药药动学、证本质及中药有效单体的工作基础上，提出证治药动学（syndrome and treatment pharmacokinetics）假说[2]，指出同一药物在不同“证”机体内的药动学参数，经统计学处理有显著差别，这种差别明显影响药物疗效和毒副作用，分析对象既可是中药，又可是西药，并实验证实正常动物和脾虚证模型动物磷酸川芎嗪的药动学参数有显著性差异。证治药动学假说将中药药动学与中医证的变化结合研究，极具中医特色，对阐明中医临床用药的辨证施治和提高方剂临床疗效均具有重要的意义。近年来我们的实验已证实，正常动物和脾虚血瘀证模型动物对川芎等中药中的药效组分的药动及药效有显著性差异，并围绕验证“证治药动学假说”做了一些基础工作[3-7]。本实验旨在研究阿魏酸（ferulicacid，FA）在正常及脾虚血瘀证大鼠体内药动学的差异及对脾虚血瘀大鼠胃动素、前列腺素E_2（PGE_2）的量化影响，初步探索（FA）治疗脾虚血瘀证的机制，为验证和发展证治药动学假说做初步探讨。

材料和方法

1 材料及试剂

FA对照品（$C_{10}H_{10}0_4$，含量99.6%，中国药品生物制品检定所），内标物3, 4-二羟基肉桂酸（上海试剂二厂，AR级），利血平注射剂（上海医科大学红旗制药厂，批号990726），岛津LC-10A HPLC系统，MCPKP药动学微机软件包，^{125}I-胃动素，^{3}H-PGE_2放免分析试剂盒（解放军总医院）。

2 动物

雄性Wistar大鼠105只，体重（256±41）g，随机分成3组，正常对照组、脾虚血瘀自然恢复组、脾虚血瘀FA治疗组，每组各35只。

3 方法

3.1 制作动物模型

将脾虚血瘀自然恢复组及脾虚血瘀FA治疗组大鼠按文献报道[8]法制做脾虚血瘀证，每只大鼠肌内注射利血平1 mg/（kg·d）；正常对照组大鼠：每只平行肌内注射生理盐水1 mL/（kg·d），共14 d，并以血液流变学指标评价血瘀证模型质量。

3.2 给药方法

造模完成后，于第 15～19 天给脾虚血瘀 FA 治疗组大鼠及正常对照组大鼠按 10 mg/kg 的剂量静注 FA（每天 1 次），给脾虚血瘀自然恢复组平行静注等量的生理盐水。

3.3 标本采集及处理

第 20 天禁食 10 h 后 3 组均以 10 mg/kg 的剂量静注 FA，在给药后的 1，5，10，20，30，45 和 60 min（每时间点 3 组各取 5 只）断头取血清 0.5 mL，供 HPLC 分析用，另取全血约 4 mL 做血液流变学检测。将 3 组大鼠（1，5，10 min 三点采血后尸体）剖腹，在距十二指肠 - 空肠交界处下 1 cm 处、降结肠（脾曲下 1 cm）和直肠（齿状线上 lcm）处各取 0.5 cm 长的组织，立即液氮冻存。上段小肠组织称重后加入 1 mol/LHAc0.5 mL，煮沸 10 min，句浆后离心 15 min（10000r/min），取上清液置于 −20 ℃冰冻保存。大肠组织置于加有 0.2 mL 无水乙醇、0.8 mL 生理盐水的匀浆器中研磨成悬液，用 0.1 mol/LHC1 按 10 μl/mg 组织计算加入量，调 pH 为 3.0～4.0，加重蒸乙酸乙酯 5.0 mL，2 次提取样品，离心 10 min（3500r/min），合并 2 次提取的上清液，用无油气体压缩机吹干，密封后保存于 −20 ℃水箱待测。

3.4 分析方法

FA 血药浓度测定按文献报道 [9] 方法进行，内标法定量。血清中 FA 的线性范围 0.06～12.00 μg/mL 相关系数 r =0.998。所得药量数据以 MCPKP 药动学程序自动选择房室模型，采用非线性最小二乘法进行曲线拟合，求算出初始浓度 c_0、表观分布容积 V_d、消除速率常数 Ke、消除半衰期 $t_{1/2}$ 及药时曲线下面积 AUC。近段空肠组织中胃动素（motilin，MOT）含量测定和降结肠、直肠组织中前列腺素 E_2（PGE_2）含量测定均采用竞争性放射免疫非平衡法，按放免分析试剂盒中说明书的程序进行，测定中自设质量控制管。数据经微机处理得如下有关参数：MOT 试剂盒的批内差异为 4.73%，批间差异为 9.12%；非特异性结合率为（3.61 ± 0.4）%，零标准结合率为（49.3 ± 0.69）%，相关系数 -0.994～-0.998；PGE_2 试剂盒的批内差异为 4.1%，批间差异 8.83%，非特异性结合率（7.0 ± 0.76）%，零标准结合率（40.53 ± 0.32）%；相关系数 -0.993～-0.998。

结　果

1 血瘀证模型结果

正常及血瘀证模型大鼠血液流变学的检测结果见表 1。

表 1　正常及血瘀证模型大鼠血液流变学的检测结果（n=5，$\bar{x} \pm s$）

血液流变学参数	正常大鼠	血瘀大鼠
全血黏度 /230 s^{-1}	5.32 ± 0.24	7.65 ± 1.93$^{2)}$
血浆黏度 /mPa · s^{-1}	1.58 ± 0.08	1.93 ± 0.15$^{1)}$
纤维蛋白元 /%	0.13 ± 0.06	0.35 ± 0.12$^{1)}$
红细胞压积 /%	43.06 ± 1.94	49.91 +0.94$^{1)}$
血沉方程 K 值	3.25 ± 0.67	6.76+2.56$^{1)}$
红细胞电泳时间 /s	16.73+0.92	20.64 ± 1.05$^{2)}$

注：与正常大鼠比较，$^{1)}P < 0.05$，$^{2)}P < 0.1$

2 药动学结果

脾虚血瘀 FA 治疗组及正常对照组大鼠所得药动学参数见表 2。

表 2 大鼠静注 FA（10 mg · kg^{-1}）后药动学参数 （n=5，$\bar{x} \pm s$）

参数	正常对照组	血瘀组
C_0/mg · L^{-1}	4.27 ± 1.31	7.65 ± 1.93[1)]
Vd · L · kg^{-1}	3.01 ± 0.96	1.43 ± 0.26[2)]
Ke/min^{-1}	0.07 ± 0.01	0.03 ± 0.00[1)]
$t_{1/2}$/min^{-1}	10.31 ± 0.33	23.32 ± 2.06[2)]
AUC/mg · min · L^{-1}	51.83 ± 15.24	231.82 ± 54.71[2)]

注：与正常组大鼠比较，[1)]$P < 0.05$，[2)]$P < 0.01$

从结果可看，FA 在正常组大鼠体内的处置及代谢为一房室开放模型，半衰期很短，$t_{1/2}$=（10.0347 ± 0.3263）min，此结果与文献报道[10]基本一致。从药动学结果中可见，与正常组相比，FA 在不同证大鼠体内的处置及代谢特征经统计学处理后有显著的差异（$P < 0.05$），FA 在血瘀组大鼠体内的表现分布体积显著减小，药 - 时曲线下面积显著提高。FA 在脾虚血瘀证大鼠体内所表现的这种药动学特征，其机制可能是因为大鼠形体及生理状况的改变（脾失健运，脾虚消瘦）从而导致血流变的“浓、黏、聚、凝”，造成血瘀不畅，进而使 FA 在体内的转运受阻，故 FA 在其内的分布程度、转运速率及消除速成率均会产生较大的变化。

3 MOT 和 PGE_2 测定结果

3 组大鼠近段空肠组织中 MOT 的含量及降结肠、直肠中 PGE_2 的含量测定结果分别见表 3。

表 3 大鼠肠道中 MOT 及 PGE_2 含量测定结果 [ng/g（湿重），n=15，$\bar{x} \pm s$]

分组	空肠中 MOT 含量	降结肠中 PGE2 含量	直肠中 PGE2 含量
正常对照组	34.53 ± 4.1	211.4 ± 53.6	219.5 ± 61.3
血瘀自然恢复组	21.23 ± 5.8*	318.9 ± 23.5**	327.2 ± 76.2**
血瘀 FA 治疗组	31.43 ± 5.6△	235.5 ± 62.5△△	249.1 ± 85.6△△

注：*$P < 0.05$，**$P < 0.01$ 与正常组大鼠相比；△$P < 0.05$，△△$P < 0.01$ 与血瘀自然恢复组大鼠相比

讨 论

用利血平制作脾虚证动物模型，是一种较适用、较成熟的方法[3]。我们的实验结果表明，利血平化的大鼠不仅血液流变学指标发生了统计学改变，而且出现了较为典型的脾虚证临床表现（体重减轻、体温下降、摄食摄水减少、腹泻、脱肛、毛无光泽、蜷缩不好动），且上段小肠 MOT 含量明显低于正常大鼠，肠组织中的 PGE_2 含量明显高于正常大鼠，提示脾虚大鼠模型是成功的。

从药动学结果中可见，FA 在不同证大鼠体内的处置及代谢特征经统计学处理后存在显著的差异（$P < 0.05$），主要体现为：表观分布体积显著减小，药 - 时曲线下面积显著提高。脾虚血瘀证大鼠因脾失健运，脾虚消瘦，血瘀不畅（浓、黏、聚、凝），从而导致大鼠形体及生理状况的改变，而 FA 在脾虚血瘀证大鼠体内的这种药动学特征机制可能与之有关。本实验证实了证治药动学假说的推论，即同一药物在不同中医“证”的药动学参数统计学处理后有显著差别（$P < 0.05$），这种差别可影响药物的疗效和不良反应。

MOT 的主要功能是影响胃肠道的运动功能。在消化间期 MOT 呈周期性释放，引起胃和小肠产生移行性复合运动（migrating motor complex，MMC）Ⅲ相，并诱发胃强烈收缩和小肠明显的分节运动。这种运动呈周期性产生，并与 MMC 速度相同地向远端小肠传播，其生理意义是对胃肠腔的内容物起着一种清扫作用。前列腺素具有广泛的生理活性和调节作用，已证明其中的 PGE_2 对肠道平滑肌有很强的收缩作用，可使肠蠕动加快、促进肠内容物向前推进，并且能抑制肠腔中水和电解质的吸收，刺激肠液分泌，粪便在大肠中停留时间过短，大便溏稀且次数增多。中医认为脾虚则失健运，近年的研究发现胃肠激素的增多或缺少也可引起胃肠功能失常，两者在临床表现、胃肠道的机械性消化和化学性消化方面的病理生理改变有许多共同点，本实验发现脾虚血瘀时存在着胃肠激素的异常，而 FA 可明显提高脾虚血瘀模型大鼠血浆和上段小肠中 MOT 的含量、降低其大肠中 PGE_2 的含量，这对进一步认识脾虚血瘀的病理学基础及方剂中 FA 的药理作用机制具有重要意义。

参考文献

[1] 田中茂. 血中浓度测定法对汉方方剂的“证”与疗效决定法的开发[J]. 国外医学・中医中药分册, 1988, 10: 98.

[2] 陈可冀主编. 迈向21世纪的中西医结合[M]. 北京: 中国医药科技出版社, 1991: 208.

[3] Aidong Wen, Yongpei Jiang, Xi Huang, *et al.* Pharmacokinetics of ferulic acid in rabbits with blood stasis[J]. J *Chin Pharmaceut Sci,* 1995, 4(4): 199.

[4] Xi Huang, Ping Ren, Aidong Wen, *et al.* Pharmacokinetics of traditional Chinese syndrome and recipe: a hypothesis and its test(I)[J]. *World J Gastroenterol,* 1999, 5(11): 1.

[5] 文爱东, 黄熙, 宋岭, 等. 高效液相色谱法测定血瘀证大鼠血清中川芎嗪浓度[J]. 药物分析杂志, 1994, 14(4): 12.

[6] 张莉, 黄熙, 任平, 等. H维HPLC法同步测定犬血浆中的葛根素及阿魏酸[J]. 沈阳药科大学学报, 2001, 1(18): 45.

[7] 文爱东, 黄熙, 蒋永培, 等. 充血性心力衰竭血瘀证对地高辛临床药代动力学的影响[J]. 第四军医大学学报, 2001, (7): 136.

[8] 任平, 夏天, 黄熙, 等. 大鼠脾虚模型的血液流学研究[J]. 中医研究, 1992, 5(2): 15.

[9] Aidong Wen, Xi Huang, Yongpei Jiang. High performance liquid chromatographic determination of free Ferulic acid in serum of rabbits with blood stasis[J]. Acta Pharmaceuica Sinica, 1995, 30(10): 762.

[10] 常明向, 徐莲英, 陶建生, 等. 大鼠体内阿魏酸代谢及药代动力学研究[J]. 中国中药杂志, 1993, 18(5): 300. 30(10): 762.

原载：文爱东，黄熙，任平，陈可冀，马晓昌．阿魏酸在正常和脾虚血瘀大鼠体内的药动学及对胃肠激素的影响 [J]. 中国药学杂志，2001, 36(9): 18-21.

消瘀片对粥样硬化兔血清 LDL 电泳迁移速率及 TC 和 TG 含量的影响

谢梅林　顾振纶　陈可冀　周文轩　郭次仪

消瘀片系苏州中药研究所与香港百草堂有限公司联合研制的纯中药制剂，由丹参（*Salvia miltiorhiza* Bge.）和山楂（*Crataegus pinnatifida* Bge.）组成。业已证明，它具有调节血脂 [1~3] 和消退颈动脉粥样斑块的作用 [4]。本实验通过测定粥样硬化兔血清 LDL 电泳迁移率及富含的总胆固醇（TC）和甘油三酯（TG）含量，进一步阐明其消减动脉粥样斑块中脂质的可能作用机制。

材料与方法

1 动物

新西兰兔，♂，体重 2~2.5 kg，分笼喂养，苏州医学院实验动物中心提供。

2 药物和试剂

消瘀片，由丹参水提取物和山楂醇提取物按一定比例混合制成 [太平保健药业（蛇口）有限公司]，临用时用蒸馏水配至所需浓度；力平脂（法国科尼大药厂）；胆固醇（南京生物化学制药厂）；猪油（市售）；溴化钠（上海试剂四厂），乙酸乙酯（上海化学试剂采购供应站）；琼脂糖（Sigma 产品）；TC 和 TG 测定试剂盒（东欧生物工程公司产品）；其他试剂均为国产分析纯。

3 实验仪器

721 型分光光度计（上海第三分析仪器厂）；80-2 型离心沉淀器（上海手术器械厂）；L7-55R 型超高速冷冻离心机（Beckman）；H6- 微型电泳仪（上海精益有机玻璃厂）。

4 兔腹主动脉粥样硬化模型复制及实验分组

取♂新西兰兔，喂饲高脂饲料（每兔给予胆固醇 0.5 g · kg^{-1} · d^{-1} 和猪油 0.5 mL · kg^{-1} · d^{-1}）后 2 周，测得血清 TC 已由给高脂饲养前的（1.13 ± 0.46）mmol · L^{-1} 上升至（5.50 ± 1.86）mmol · L^{-1}。参考 Helin 方法 [5]，用 4F-Forgarty 导管进行腹主动脉内皮剥脱约 10 cm。术后继续喂养高脂饲料 6 周，兔血清 TC 由正常对照兔的（0.70 ± 0.24）mmol · L^{-1} 上升至（16.69 ± 5.99）mmol · L^{-1}，随机取 3 只兔处死后取出腹主动脉进行光镜和电镜观察，结果表明，腹主动脉内膜明显增厚，有大量泡沫细胞和胆固醇结晶形成，提示动脉粥样硬化模型已经形成。此时停止喂高脂饲料，改喂正常饲料，并将已形成腹主动脉粥样硬化兔 24 只随机分成 4 组，即粥样硬化组，消瘀片小剂量组（0.16 g · kg^{-1} · d^{-1}）和大剂量组（0.32 g · kg^{-1} · d^{-1}），力平脂组（15 mg · kg · d^{-1}），另加一组为手术对照组（即正常对照组，给予正常饲料饮食，蒸馏水等体积灌胃），每组 6 只，连续灌胃给药 16 周。

5 血清低密度脂蛋白（LDL）分离

给药 16 周后，颈动脉放血离心分离血清，再按张林华等[6]一次性密度梯度超速离心法分离 LDL，将分离得到的 LDL4 ℃保存备用。

6 琼脂糖凝胶脂蛋白电泳

0.6%琼脂糖凝胶用苏丹黑 B 预染血清及分离纯化的 LDL，80V，电泳 50 min 后将两者进行比较，确认分离纯化的 LDL。如进行 LDL 电泳迁移速率测定，则电泳结束后立即用游标卡尺测量其迁移距离。

7 LDL 中 TC 和 TG 含量测定

取分离纯化的 LDL50 μL，加抽提剂（等量乙酸乙酯与无水乙醇混合液）0.25 mL，用力充分震荡后 $10000r \cdot min^{-1}$ 离心 3 min，取上清液各 100 μL，分别按酶法测定 LDL 中 TC 和 TG 的含量。

8 LDL 中蛋白质含量测定

按改良 Lowry 法[7]测定 LDL 中的蛋白质含量。

结 果

1 兔血清及 LDL 的琼脂糖电泳

由图 1 可见，正常兔血清有 α- 脂蛋白，β- 脂蛋白和前 β- 脂蛋白三条带，血清经超速离心后得到的 LDL，仅在 β- 脂蛋白相应位置上可见一条带，即为 LDL。

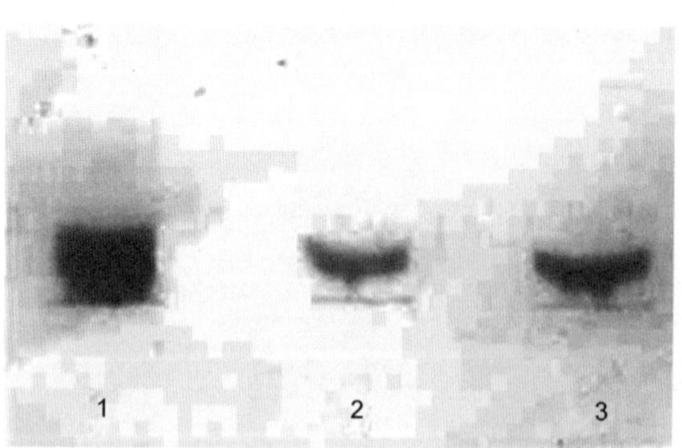

注：1-正常兔血清；2和3-分离的LDL

图1 脂蛋白琼脂糖凝胶电泳

2 对 LDL 电泳迁移速率的影响

由表 1 所示，粥样硬化组 LDL 电泳迁移速率明显较正常对照组快（$P < 0.01$），连续服用消瘀片 16 周后，可剂量依赖性使粥样硬化兔的 LDL 电泳迁移速率降低，尤以消瘀片大剂量组作用较为明显（$P < 0.05$）。

表 1　服用消瘀片 16 周对粥样硬化兔 LDL 电泳迁移速率的影响　(n=6，$\bar{x} \pm s$)

组别	剂量 /mg · kg^{-1}	50 min 迁移距离 /mm
正常对照		2.08 ± 0.13
粥样硬化		2.53 ± 0.31*
消瘀片小剂量	160	2.27 ± 0.21
消瘀片大剂量	320	2.07 ± 0.18$^{\triangle}$
力平脂	15	2.35 ± 0.32

注：与正常对照组比较，$^{*}P < 0.01$；与粥样硬化组比较，$^{\triangle}P < 0.05$

3 对 LDL 中 TC 和 TG 含量的影响

兔摄食高脂饲料后，LDL 中的 TC 和 TG 均升高，与正常对照组相比较，差别非常显著（$P < 0.01$），给消瘀片 16 周后，TC 和 TG 均明显下降，大剂量组的 TC 可降至接近正常水平，见表 2。

表 2　口服消瘀片后对兔血清 LDL 中 TC 和 TG 含量的影响　(n=6，$\bar{x} \pm s$)

组别	剂量 /mg · kg^{-1}	TC/μmol · g · pro^{-1}	TG/μmol · g · pro^{-1}
正常对照组		4.2 ± 1.4	6.6 ± 1.9
粥样硬化组		12.1 ± 1.8$^{1)}$	14.5 ± 2.5$^{1)}$
消瘀片小剂量组	160	5.2 ± 2.6$^{2)}$	9.0 ± 3.0$^{2)}$
消瘀片大剂量组	320	4.6 ± 2.7$^{2)}$	8.2 ± 3.7$^{2)}$
力平脂组	15	4.8 ± 2.9$^{2)}$	6.5 ± 2.8$^{2)}$

注：与正常对照组相比较 $^{1)}P < 0.01$；与粥样硬化组相比较 $^{2)}P < 0.01$

讨　论

大量研究证明，在体内，动脉内皮细胞，血管平滑肌细胞和巨噬细胞均能氧化 LDL，在 LDL 发生氧化修饰过程中，不饱和脂肪酸氧化断裂生成具有极高反应活性的中间产物如醛类和酮类物质，这些物质可与载脂蛋白发生结合反应，导致 LDL 的负电荷增加，因此电泳迁移速率较相应天然 LDL 增加 [8]。本实验结果表明，服用消瘀片后，尤其是大剂量组兔的 LDL 电泳迁移速率较粥样硬化组明显减慢，提示活血化瘀中药丹参和山楂提取物组成的消瘀片具有良好的抗 LDL 氧化作用。

氧化的 LDL，通过 LDL 受体途径摄取减少 [9]，而被巨噬细胞上的清道夫受体大量摄取，但它不能下调细胞内胆固醇的聚集，因而导致巨噬细胞内产生大量的胆固醇酯蓄积，形成胆固醇结晶和泡沫细胞。因此可以认为，动脉粥样硬化血管壁中脂质的沉积主要来源于氧化的 LDL，消瘀片的抗氧化作用，可使氧化 LDL 与巨噬细胞相互作用产生的泡沫细胞减少，胞内胆固醇结晶消失。另外，氧化的 LDL 还可刺激内皮细胞分泌内皮素 [10] 和抑制内源性一氧化氮的产生 [11]，消瘀片通过它的抗氧化作用，间接地可使血浆和血管壁组织中的内皮素含量降低，一氧化氮含量增加 [12]，这也有利于阻止动脉粥样硬化的发展或促进动脉粥样硬化的消退。

我们还发现，消瘀片也能降低 LDL 中的 TC 和 TG，从而进一步减少脂质在血管壁的沉积，但它与降低血浆 TC，TG 及 LDL 的时相并不同步，提示降低 LDL 中的 TC 和 TG 过程较降低血浆 TC，TG 及 LDL 过程更为漫长，值得进一步深入研究，这将为指导临床合理用药防治动脉粥样硬化提供科学的依据。

参考文献

[1]　谢梅林, 顾振纶, 陈可冀, 等. 消瘀片降血脂作用研究[J]. 中草药, 1998, 29: 178.

[2]　谢梅林, 顾振纶, 陈可冀, 等. 消瘀片对高脂小鼠降血脂的时效关系研究[J]. 中国中药杂志, 1999, 24: 229.

[3]　谢梅林, 顾振纶, 陈可冀, 等. 消瘀片对实验性高血脂兔的治疗作用研究[J]. 中国现代应用药学, 1998, 15(6): 15.

[4] 谢梅林, 顾振纶, 钟蓓, 等. 消瘀片治疗颈动脉粥样硬化的疗效观察[J]. 中成药, 1999, 21: 515.
[5] Helin P, Lorenzen I, Garbarsch C, et al. Arterial sclerosis in rabbit aorta induced by mechanical dilatation[J]. Atherosclerosis, 1971, 13: 319.
[6] 张林华, 刘秉文. 一次性密度梯度超速离心分离人血清脂蛋白[J]. 生物化学与生物物理学报, 1989, 21: 257.
[7] Cadman E, Bostwick JR, Eichberg J. Determination of protein by a modified lowry procedure in the presence of some commonly used detergents[J]. Anal Biochem, 1979, 96: 21.
[8] 江渝, 刘秉文, 傅明德. 高脂膳食诱发家兔血清LPO升高及LDL, VLDL和HDL在活体内的氧化修饰[J]. 华西医大学报, 1997, 28: 1.
[9] Sparrow CP, Parthasarathy S, Steinberg D. A macrophage receptor that recognizes oxidized low density lipoprotein but not acetylated lowdensity lipoprotein[J]. J BiolChen, 1989, 264: 2599.
[10] Boulanger CM, Tanner TC, Bea ML. Oxidized low density lipoproteins induced mRNA expression and release of endothelin from human and porcine endothelium[J]. Circ Res, 1992, 70: 1191.
[11] Liao JK, Shin WS, Lee WY, et al. Oxidized low density lipoprotein decrease the expression of endothelial nitric oxide synthase[J]. J Biol Chem, 1995, 270: 319.
[12] 谢梅林, 顾振纶, 陈可冀, 等. 消瘀片对粥样硬化兔血浆(清)和动脉壁 ET/NO和NOS含量及基因表达的影响[J]. 海峡医药文化学报, 1999, (2): 29.

原载：谢梅林，顾振纶，陈可冀，周文轩，郭次仪．消瘀片对粥样硬化兔血清 LDL 电泳迁移速率及 TC 和 TG 含量的影响 [J]. 中国药学杂志，2001, 36(2): 21-23.

用血清药理学方法观察芎芍胶囊对兔胸主动脉平滑肌细胞增殖凋亡的影响

徐　浩　史大卓　陈可冀　王军辉　马晓昌

经皮腔内冠状动脉成形术（PTCA）及冠状动脉（简称冠脉）内支架植入术以其无须开胸而获冠脉血运重建之效，目前已成为冠心病的主要有效治疗方法。但术后冠脉的再狭窄（RS）仍严重影响着其临床远期疗效。尽管冠脉内支架多方改进、斑块旋切术及β射线照射等方法的引入，以及多种药物［包括抗血小板制剂、肝素、冠脉扩张剂、血管紧张素转换酶抑制剂（ACEI）及鱼油等］应用于临床加以术后干预，但结果尚不令人满意[1]。如何预防 RS 已成为当前心脏病学研究领域所面临的主要课题之一。RS 的发生机制目前尚不十分清楚，但损伤血管处的平滑肌细胞增生被公认是其主要环节之一。我们从“八五”期间即证实活血化瘀方药血府逐瘀浓缩丸（简称血管通）具有一定预防冠心病介入治疗后再狭窄的作用[2]，芎芍胶囊由血管通中两味主药，即川芎、赤芍中的有效部位组成。我们采用血清药理学方法观察了该药对培养兔胸主动脉平滑肌细胞（SMC）增殖凋亡的影响。

材料与方法

1 材料

1.1 动物

日本大耳白家兔，雌雄不限，体重 2~3kg，由中国中医研究院西苑医院动物中心提供。

1.2 主要试剂与药品

DM EM（高糖）培养基干粉、胎牛血清购自 Hyclone 公司；胰蛋白酶购自 G IBCO 公司；H EP ES 购自 B.M. 公司；ET 由北京医科大学心肺内分泌研究室汤健教授惠赠；MTT、RN ase A、碘化丙啶（PI）购自 Sigma 公司；细胞凋亡 DNA L adder 试剂盒购自北京鼎国生物技术发展中心；芎芍胶囊药粉（由川芎和赤芍的有效部位组成，每粒胶囊含 0.25 g 药粉，每克药粉约合生药 30 g，苏州中药研究所生产，批号：980501）；血管通每包 6 g，厦门中药厂生产，批号：970902；普罗布考：承德市普宁制药厂生产，批号：990302。

1.3 主要仪器

Leica 倒置立体显微镜（德国 Leica 公司）；CO2 孵箱（美国 REVCO 公司）；EP ICS ELIT E 型流式细胞仪（美国 BECK MAN-CO U L T ER 公司）；DG 3022 酶联免疫检测仪（中国人民解放军第四军医大学，国营华东电子管厂联合研制）。

2 方法

2.1 含药血清的制备

选择纯种雄性日本大耳白家兔 8 只，每日分别给予芎芍胶囊小剂量（0.031 g/kg）、中剂量（0.062 g/kg）、大剂量（0.124 g/kg），血管通（0.372 g/kg），普罗布考小剂量（0.047 g/kg）、中剂量（0.094 g/kg）、大剂量（0.188 g/kg）及蒸馏水 10 天后，于最后 1 次灌药后 1 h（灌药前禁食不禁水 12 h），腹主动脉采血，无菌分离血清，经 56 ℃，30 min 灭活处理后，−20 ℃保存备用。

2.2 兔胸主动脉 SMC 培养及鉴定

参照 Ross 的方法 [3]。无菌条件下取出兔胸主动脉，分离动脉中膜层，剪成 1 mm^3 的小块，组织贴块法接种于培养瓶内，培养液为含 20%胎牛血清，25 mmol/L HEPES，100 u/mL 青霉素及 100 μg/mL 链霉素的 DMEM 培养液。每 3~4 天更换一次培养液，待细胞生长成致密单层时，用胰蛋白酶消化液进行消化，并传代。SMC 成梭形或长梭形，可多层生长，呈现典型的“峰”与“谷”生长特征，并用电镜进一步鉴定证实。取第 3 代细胞用于实验。

2.3 胸主动脉 SMC 增殖检测

采用 MTT 法 [4]，取培养第 3 代 SMC，应用前用含 10%胎牛血清的 DMEM 培养液调整 SMC 浓度，按每孔 1×10^4 个细胞接种在 96 孔细胞培养板内，5% CO_2 孵箱 37 ℃培养 24 h 后，换无血清的 DMEM 培养液继续培养 24 h，使细胞同步进入 G0 期，然后更换为含 2%胎牛血清的 DMEM 培养液，分为以下 10 组：（1）正常对照组：不加 ET 及血清。（2）ET 组：加含 ET 0.1 μmol/L 及 2%胎牛血清的 DMEM 培养液。（3）空白血清组：加含 ET 0.1 μmol/L、2%胎牛血清的 DMEM 培养液及空白血清（喂蒸馏水兔血清）。（4）含药血清组（共 7 组）：在加含 ET 0.1 μmol/L 及 2%胎牛血清的 DMEM 培养液基础上，分别加芎芍胶囊小、中、大剂量，血管通，普罗布考小、中、大剂量含药血清，血清添加量为 25%。每组均设 8 个平行孔，37 ℃ CO_2 孵箱中培养 20 h 后加入 MTT（5 mg/mL）溶液 50 μL/ 孔，继续培养 4 h，去上清，仅留下极少量的残液，每孔加 0.2 mL 二甲基亚砜（DMSO），在振摇器上摇动 5 min 混匀，在酶标仪上 570 处测光密度（OD）值。

抑制率（%）=ODc-ODe/ODc

ODc 为加 ET 对照组 OD 值，ODe 为各实验用药组 OD 值

2.4 细胞周期及凋亡细胞检测

培养细胞加入各药血清后，于 5% CO_2 孵箱中 37 ℃培养 24~48 h，胰蛋白酶消化并离心（2000 r/min，5~10 min）收集细胞，调整每管细胞浓度不小于 10^6/mL。PBS 洗 2 次，加 0.5ml PBS 重悬细胞。加入 70%乙醇 5 mL 迅速混匀，于 4 ℃下固定过夜，离心收集细胞，并以 PBS 洗 2 次。用含 100 μg/mL RNase A、10 μg/mL TritonX-100 和 50 μg/mL PI 的染液处理，室温避光 30 min，在上流式细胞仪上检测。使用 PHOENIX Multi Cycle 3.11 软件分析凋亡细胞和细胞周期。

2.5 DNA 断裂片断的鉴定

采用细胞凋亡 DNA Ladder 试剂盒，具体方法按试剂盒说明书进行。

2.6 统计学方法

采用美国 Stata 统计软件进行方差齐同性检验及 *q* 检验。

结　果

1 芎芍胶囊含药血清对 ET 诱导的胸主动脉 SMC 增殖的影响（表 1）

ET 组 OD 值明显高于正常对照组（$P<0.01$），说明 ET 可诱导血管 SMC 增殖。加入空白血清后对 ET 诱导的 SMC 增殖无显著影响。血管通组及芎芍胶囊各剂量组含药血清均可显著抑制 ET 诱导的 SMC 增

殖，与 ET 组及空白血清组比较差异均有显著性（$P<0.01$），其中芎芍胶囊组含药血清的作用呈剂量依赖性。普罗布考各剂量组含药血清对 ET 诱导的 SMC 增殖无明显影响。

表 1　芎芍胶囊对 ET 诱导的胸主动脉 SMC 增殖的影响

组别	n	OD 值（$\bar{x}\pm s$）	抑制率（%）
正常对照	8	0.32 ± 0.01	—
ET	8	0.62 ± 0.03▲	—
空白血清	8	0.61 ± 0.02▲	1.61
含芎芍血清小	8	0.51 ± 0.02*△	17.74
含芎芍血清中	8	0.41 ± 0.01*△	33.87
含芎芍血清大	8	0.37 ± 0.01*△	40.32
含血管通血清	8	0.53 ± 0.02*△	14.52
含普罗布考血清小	8	0.62 ± 0.02	0
含普罗布考血清中	8	0.61 ± 0.01	1.61
含普罗布考血清大	8	0.61 ± 0.02	1.61

注：与 ET 组比较，*$P<0.01$；与空白血清组比较，△$P<0.01$；与正常对照组比较，▲$P<0.01$

2 芎芍胶囊对 ET 诱导的 SMC 细胞周期及细胞凋亡的影响（表 2）

ET 组 SMC 的 G1 期细胞百分比较正常对照组明显降低，G2+S 期细胞百分比则明 显高于正常对照组（$P<0.01$）；加入正常血清后对此无明显影响；含血管通血清及芎芍胶囊各剂量组含药血清则均可显著增加 G1 期细胞百分比，减少 G2+S 期细胞百分比，与 ET 组比较差异有显著性（$P<0.05$ 或 $P<0.01$），其中含芎芍胶囊血清的作用呈剂量依赖性，芎芍胶囊大剂量组含药血清与空白血清组比较差异均有显著性（$P<0.05$）。芎芍胶囊大剂量组含药血清还可明显增加 ET 诱导增殖 SMC 的凋亡细胞百分比，与 ET 组及空白血清组比较差异均有显著性（$P<0.05$）。芎芍胶囊小、中剂量组，血管通组及普罗布考大剂量组含药血清均有增加凋亡细胞百分比的趋势，但统计学分析差异无显著性。

表 2　芎芍胶囊对 ET 诱导的 SMC 细胞周期及细胞凋亡的影响（%，$\bar{x}\pm s$）

组别	样本数	细胞周期百分比				凋亡细胞百分比
		G1	S	G2	G2+S	
正常对照	5	80.54 ± 3.74	3.82 ± 5.26	15.64 ± 4.83	19.46 ± 3.74	1.62 ± 1.24
ET	5	52.66 ± 6.67▲	20.12 ± 12.10	27.22 ± 11.19	47.34 ± 6.67▲	2.10 ± 1.13
空白血清	5	59.49 ± 4.76▲	14.06 ± 9.78	26.70 ± 8.27	40.76 ± 4.65▲	3.66 ± 2.75
含血管通血清	5	71.18 ± 7.92*	6.36 ± 8.89	22.46 ± 6.69	28.82 ± 7.92*	6.82 ± 4.73
含普罗布考血清小	5	67.94 ± 8.67	10.82 ± 9.48	21.24 ± 7.51	32.06 ± 8.67	1.50 ± 1.63
含普罗布考血清大	5	68.10 ± 6.72	6.86 ± 8.84	25.02 ± 3.74	31.88 ± 6.73	4.62 ± 2.90
含芎芍血清小	5	71.02 ± 4.94*	6.28 ± 7.34	22.72 ± 8.77	29.00 ± 5.02*	7.86 ± 2.08
含芎芍血清中	5	72.78 ± 3.10**	8.64 ± 8.20	18.56 ± 10.02	27.20 ± 3.10**	8.18 ± 1.16
含芎芍血清大	5	75.46 ± 5.35**	8.80 ± 8.24	15.92 ± 10.17	24.72 ± 5.17**△	11.12 ± 2.31*△

注：与 ET 组比较，*$P<0.05$，**$P<0.01$；与空白血清组比较，△$P<0.05$；与正常对照组比较，▲$P<0.01$

3 DNA 断裂片断的鉴定

各组细胞加入血清后继续培养 24 h，按试剂盒说明书方法提取细胞 DNA（进行 1%琼脂糖凝胶电泳）。结果重复 3 次实验均未见特征性的 DNA 梯状条带。结合流式细胞仪分析结果，这可能与该方法检测细胞凋亡的敏感度较低有关。

讨 论

中药复方多数是通过口服而起作用的，用中药粗制剂直接加入离体反应体系中（如细胞培养或酶反应等）进行实验研究，在方法上存在很多问题，如中药的杂质成分、各种电解质或鞣质、酸碱度等都会对细胞的生长造成一定的影响，从而影响实验结果的可靠性。而采用中药粗制剂经口服吸收后，用含药血清进行体外实验，可以排除上述影响因素的干扰，更接近药物体内环境中产生药理效应的真实过程，提高实验结果的可信度。另外，当中药复方含有的有效成分没有从胃肠道吸收（如某些高分子化合物），或经体内吸收代谢后失活，以及本身无直接作用，但经体内代谢后产生作用，或通过刺激第二信使而间接起作用等各种情况，通过这一方法均能较好地反映出来。

动物实验和临床尸检结果表明，球囊血管成形术后再狭窄的主要病理改变为血管 SMC 增殖[5]，SMC 的增殖有赖于多种生长因子的作用（如血小板衍化生长因子、表皮生长因子、ET 等）[6]。其中 ET 不仅具有强大的缩血管作用，还是一种 SMC 促有丝分裂原，已证实可造成体外培养 SMC 的增殖模型[7]。本研究结果亦表明，0.1 μmol/L ET 可明显促进体外培养兔胸主动脉 SMC 的增殖。细胞的增生主要取决于 DNA 的合成，对于同一细胞群来说，在细胞周期中 G1 期细胞所占比例越低，S+G2 期细胞所占比例越高，则该群细胞增生越活跃。本研究结果证实，ET 组 S+G2 期细胞百分比明显高于正常对照组，加入空白血清后对此无明显影响，而加入血管通组及芎芍胶囊各剂量组含药血清则较 ET 组显著增加 G1 期细胞百分比，减少 G2+S 期细胞百分比，其中芎芍胶囊组含药血清的作用呈剂量依赖性，表明芎芍胶囊含药血清可剂量依赖性地抑制 ET 诱导的 SMC 增殖。普罗布考具有抗氧化和降脂作用，有研究表明该药可明显抑制猪冠状动脉球囊损伤后的内膜增殖[8]，降低冠脉造影所示再狭窄的发生率[9]，因此在体内、体外实验中我们均将其作为对照药。但本实验中未观察到含普罗布考血清对 ET 诱导培养 SMC 增殖、凋亡有明显影响。

细胞凋亡又称为程序性细胞死亡，是细胞受基因和程序控制的非坏死性死亡。有研究证实，血管成形术后再狭窄血管中 SMC 存在着凋亡现象，认为 SMC 凋亡在血管的重构过程中发挥着重要作用[10]，凋亡的减少可能是动脉损伤后狭窄形成的重要特征[11]。本研究表明，芎芍胶囊大剂量组含药血清可明显促进 ET 诱导增殖的 SMC 凋亡，芎芍胶囊小、中剂量组含药血清与 ET 组相比虽无统计学差异，但亦有增加凋亡细胞百分比的趋势。

我们初步的临床研究表明，芎芍胶囊具有一定的预防冠心病患者介入治疗后再狭窄的作用[12]。从本实验结果看出，芎芍胶囊含药血清可明显抑制 ET 所致 SMC 增殖，并有一定的诱导 SMC 凋亡的作用，提示抑制 SMC 增殖及诱导 SMC 凋亡可能是其预防再狭窄的作用机制之一。但芎芍胶囊吸收后是血清中的原药起作用？还是其活性代谢产物？或为在其作用下产生的内源性活性物质？尚有待于进一步研究。且本研究仅为体外实验研究结果，对于经皮冠状动脉腔内成形术动物模型的疗效尚有待于进一步证实。

参考文献

[1] Hong M K, Mehran R, Mintz GS, et al. Restenosis after coronary angioplasty[J]. Current Problem in Cardiology, 1997, 22(1): 7-36.

[2] 于蓓, 陈可冀, 毛节明, 等. 血府逐瘀浓缩丸防治冠心病冠脉内支架植入术后再狭窄的临床研究[J]. 中国中西医结合杂志, 1998, 18(10): 585-589.

[3] Ross R. The smooth muscle cell Ⅱ. Growth of smooth muscle in culture and formation of elastic fibers[J]. J Cell Biol, 1971, 50: 172-179.

[4] Mosmann T. Rapid colorimetric assay for cell growth and survival: Application to proliferation and cytotoxicity assays[J]. J Immunol Methods, 1983, 65: 55-63.

[5] Califf RM. Restenosis after coronary angioplasty: Anoverview[J]. J A m Coll Cardiol, 1991, 17(6 Suppl B): 2B.

[6] Nilsson J. Growth factors and the pathogenesis atherosclerosis[J]. Atherosclerosis, 1986, 62: 185—194.

[7] Neuser D, Stasch JP, Knorr A, et al. Inhibition by atrial natriuretic peptide of endothelin-1 stimulated proliferation of vascular smooth muscle cells[J]. J Cardiovasc Pharmacol, 1993, 22(Suppl 8): S257-261.

[8] Schneider JE, Berk BC, Gravanis MB, et al. Probucol decreases neointimal formation in a swine model of coronary artery ballon injury: A possible role for antioxidants in restenosis[J]. Circulation, 1993, 88: 628-637.

[9] Watanabe K, Sekiy a M, lkeda S, et al. Preventive effects of probucol on restenosis after percutaneous transluminal coronary angioplasty[J]. Am

Heart J, 1996, 132: 23-29.
[10] Isner JM, K earneyr M, Bortman S, et al. Apoptosis in human atherosclerosis and restenosis[J]. Circulation, 1995, 91: 703-711.
[11] Han DK, Haudenschild CC, Hong MK, et al. Evidence for atherogenesis and in a rat vascular injury model[J]. A m J Pathol, 1995, 147: 267-271.
[12] 徐浩, 史大卓, 陈可冀, 等. 芎芍胶囊预防冠状动脉介入治疗后再狭窄的临床研究[J]. 中国中西医结合杂志, 2000, 20(7): 494-497.

原载：徐浩，史大卓，陈可冀，王军辉，马晓昌．用血清药理学方法观察芎芍胶囊对兔胸主动脉平滑肌细胞增殖凋亡的影响 [J]. 中国中西医结合杂志，2000, 20(10): 757-760.

消瘀片对粥样硬化兔血管壁组织中 ET、NO 及细胞凋亡的影响

谢梅林　顾振纶　陈可冀　周文轩　郭次仪

消瘀片为丹参（Salvia miltiorrhiza Bge.）水提取物和山楂（Crataegus pinnatifida Bge.）醇提取物按一定比例混合组成的纯中药制剂。我们的动物实验和临床研究已经证明，它具有抑制血小板聚集[1]、调节血脂[2~4]和消退颈动脉粥样斑块[5]的作用。本文采用放免法、比色法、原位末端标记及图像分析技术，观察消瘀片对动脉粥样硬化兔血管壁组织中内皮素（endothelin，ET）、一氧化氮（nitric oxide，NO）及其合酶（nitric oxide sythase，NOS）活性和细胞凋亡的影响，以进一步探讨其减少动脉粥样硬化血管壁中平滑肌细胞数的可能机理。

实验材料

1 药物与试剂

消瘀片为棕褐色粉末，系太平保健药业（蛇口）有限公司提供，批号：960712，临用时用蒸馏水配至所需浓度。力平脂（法国科尼大药厂，批号：950520）。胆固醇（南京生物化学制药厂，批号：950328）。猪油系市售产品。^{125}I-ET-1 放免测定试剂盒和 NO 代谢产物硝酸盐测定试剂盒（北京东亚免疫技术研究所，批号分别为 970810 和 970724）。L- 精氨酸和还原型辅酶Ⅱ四钠盐（NADPH）（上海伯奥生物科技公司，批号分别为 960311 和 960912）。钙调蛋白和盐酸萘乙胺（Sigma，批号分别为 16H8015 和 96H0581）。二硫代苏糖醇（DTT）（华美生物工程公司，批号：27117C）。蛋白酶 K，NBT/BCIP 和细胞凋亡原位检测试剂盒［德国宝灵曼公司，批号分别为 84010733，84019020-07 和 1715003（2）］。地塞米松磷酸钠注射液（江苏省江阴制药厂，批号：950528）。其他试剂均为分析纯。

2 实验仪器

ZS83-1 型内切式组织匀浆机（浙西机械厂）。TGL・16G 型高速台式离心机（上海医用分析仪器厂）。721 型分光光度计（上海第三分析仪器厂）。SN-682B 型放射免疫 γ- 计数器（上海核福光电仪器有限公司）。电热恒温鼓风干燥箱（上海跃进机械厂）。荧光显微镜（日本制造）。KS-400 型图像分析系统（德国远东蔡司公司）。

3 实验动物

雄性新西兰兔（体重为 2~2.5 kg）和雄性小鼠（体重为 20~22 g），由苏州医学院实验动物中心提供，动物合格证号为苏动（环）96001 和苏动（质）96001。

方　法

1 兔腹主动脉粥样硬化模型复制及实验分组

按我室先前的报道[6]制备兔腹主动脉粥样硬化模型，将已形成腹主动脉粥样硬化兔 24 只随机分为 4 组，即粥样硬化组，消瘀片小剂量组 [0.16 g/（kg · d）] 和大剂量组 [0.32 g/（kg · d）]，力平脂组 [15 mg/（kg · d）]，另加一组伪手术对照组，每组 6 只，连续给药 16 周后颈动脉放血处死，迅速取出腹主动脉 5mm 置 10% 甲醛溶液固定，石蜡包埋，切片后置 4 ℃保存，用于检测细胞凋亡，另取二段腹主动脉，按 2.2 方法处理后，用于测定 ET-1、NO 含量和 NOS 活性。

2 血管组织样品制备及有关指标测定

取给药至 16 周时兔腹主动脉，用 PBS 洗去血迹，滤纸吸干后称重，按 5% 加入 1 mol/L 醋酸溶液，略作碾磨，然后在 100 ℃水浴中煮沸 10 min，室温冷却后匀浆，再经 3000r/min 离心 15 min 后，取上清液并用 PBS 稀释 10 倍后，按试剂盒说明书在 γ- 计数测定仪上测定 ET-1 的含量。若用事先准备好的冰浴 pH7.450 mmol/LTris 缓冲液冲洗兔腹主动脉三次，再用虹膜剪刀剪碎后加适量同上 Tris 缓冲液，在冰浴中匀浆，然后 10 000 r/min 离心 30 min，取上清液后则分别按试剂盒说明书方法测定 NO 和王氏方法[7]测定 NOS 的活性。1 mg 蛋白质在酶反应中 1 min 产生的量表示血管组织中的 NOS 活性。血管组织中的蛋白含量按 Folin- 酚试剂法测定。

3 小鼠胸腺阳性和阴性凋亡细胞制备

取雄性小鼠 4 只，体重为 20~22 g，其中二只小鼠一次性腹腔注射地塞米松磷酸钠注射液 2.5 mg/kg 作为阳性对照，另二只小鼠腹腔注射等量生理盐水作为阴性对照，10 h 后颈椎脱臼处死，取出胸腺后用 10% 甲醛溶液固定，石蜡包埋切片后置 4 ℃备用。

4 凋亡细胞原位检测

按试剂盒说明书进行操作，显色后在显微镜下观察结果，用图像分析仪定量测量阳性反应颗粒在整个视野中所占的面积和积分光密度（IOD），并以此表示细胞凋亡数的多少。

5 统计学处理

实验数据以均数 ± 标准差（$\bar{x} \pm s$）表示，组间比较采用 t 检验。

结　果

1 消瘀片对兔粥样硬化血管壁组织中 ET-1 含量的影响（表 1）

粥样硬化组兔血管壁组织中的 ET-1 含量显著高于正常对照组（$P < 0.01$），服用消瘀片 16 周后，血管壁组织中的 ET-1 含量呈剂量依赖性降低，消瘀片大剂量组与粥样硬化组相比较差异明显（$P < 0.05$）。

表 1　口服消瘀片 16 周对兔粥样硬化血管壁中 ET-1 含量的影响（$\bar{x} \pm s$，$n=6$）

组别	ET-1/μg·mg^{-1} 蛋白
正常对照组	2.9 ± 0.8
粥样硬化组	6.1 ± 1.6*
消瘀片 0.16 g/kg 组	5.6 ± 2.3
消瘀片 0.32 g/kg 组	3.5 ± 1.9△
力平脂 15 mg/kg 组	5.5 ± 1.6

注：与正常对照组相比较，*$P < 0.01$；与粥样硬化组相比较，△$P < 0.05$

2 消瘀片对兔粥样硬化血管壁组织中 NO 和 NOS 活性的影响（表 2）

粥样硬化组兔血管壁组织中 NO 含量明显较正常对照组为低（$P < 0.05$），但 NOS 活性高于正常对照组（$P < 0.05$），小剂量消瘀片对动脉壁组织中 NO 和 NOS 未见明显影响，大剂量消瘀片才可使兔腹主动脉壁组织中 NO 含量明显增加（$P < 0.05$），但 NOS 活性增加不明显。

表 2　口服消瘀片 16 周对兔粥样硬化血管壁中 NO 和 NOS 活性的影响（$\bar{x} \pm s$，$n=6$）

组别	NO（μmol/g 蛋白）	NOS（nmol/min·g 蛋白）
正常对照组	14.2 ± 3.4	14.8 ± 4.6
粥样硬化组	9.4 ± 2.2*	25.7 ± 10.2*
消瘀片 0.16 g/kg 组	9.1 ± 1.9	22.2 ± 7.4
消瘀片 0.32 g/kg 组	14.5 ± 4.2△	33.6 ± 11.6
力平脂 15 mg/kg 组	10.3 ± 3.4	32.2 ± 17.4

注：与正常对照组相比较，*$P < 0.05$；与粥样硬化组相比较，△$P < 0.05$

3 消瘀片对兔粥样硬化血管壁组织中细胞凋亡的影响（表 3）

在荧光显微镜下，腹腔注射地塞米松小鼠胸腺组织可见有较多点状蓝色荧光颗粒，而正常小鼠胸腺组织不产生荧光颗粒，提示所用的实验方法可靠。对兔血管壁组织凋亡细胞检测结果表明，正常血管壁组织未见凋亡细胞产生的蓝色荧光颗粒，而粥样硬化血管壁组织整个视野满布大小不等的荧光颗粒，给兔口服消瘀片 16 周后，荧光颗粒明显减少。图像分析结果表明，与正常对照组相比较，粥样硬化组阳性颗粒所占的面积和 IOD 均显著增加（$P < 0.01$），给消瘀片后，面积和 IOD 均较粥样硬化组明显减少，并呈现良好的剂量依赖性。

表 3　凋亡细胞阳性颗粒检测图像分析结果（$\bar{x} \pm s$，$n=6$）

组别	IOD	面积 /μm^2
正常对照组	51 ± 8	235 ± 23
粥样硬化组	846 ± 308*	3424 ± 1373*
消瘀片 0.16 g/kg 组	324 ± 141△	1799 ± 590△△
消瘀片 0.32 g/kg 组	225 ± 60△	1445 ± 605△△
力平脂 15 mg/kg 组	430 ± 98△△	2350 ± 773

注：与正常对照组相比较，*$P < 0.01$；与粥样硬化组相比较，△$P < 0.01$，△△$P < 0.05$

讨　论

动脉粥样硬化的一个重要病理特征是血管平滑肌细胞的异常增生。ET 是体内强有力的长效促生长因子，可以促进血管平滑肌细胞的增殖，增殖的平滑肌细胞又可通过自分泌和旁分泌的方式产生 ET，形成自我增殖。本实验结果显示，腹主动脉粥样硬化兔血管壁组织中 ET-1 水平显著升高，给消瘀片治疗后，在粥样斑块消退的同时，血管壁组织中的 ET-1 含量也明显降低，提示消瘀片可通过减少粥样硬化血管壁组织中 ET-1 的产生而抑制血管平滑肌细胞的增生。

细胞凋亡是调节细胞增殖的另一种机制。大量研究证明，在动脉粥样斑块中可见有凋亡细胞存在[8,9]，并认为如果凋亡小体不能及时地被消除，将加重动脉粥样硬化[10]。这是因为过量的细胞发生凋亡而无相应的吞噬清除机制可导致巨噬细胞聚集，细胞因子分泌增加，使血管平滑肌细胞移行、增殖而加剧动脉粥样硬化的发展。本研究结果表明，粥样硬化组的凋亡细胞阳性颗粒和 IOD 显著增加。给消瘀片后，阳性反应颗粒明显减少，动脉粥样硬化病变程度明显减轻，这可能是由于消瘀片一方面通过增加血管壁组织中 NO 含量诱导细胞凋亡，另一方面通过加强吞噬细胞或平滑肌细胞对凋亡细胞表面磷脂酰丝氨酸受体的识别及随后对凋亡细胞的清除作用之故，但确切机制有待于进一步研究。

参考文献

[1] 谢梅林, 陆群, 朱路佳, 等. 丹心Ⅲ号、丹心Ⅴ号对血小板聚集功能的影响[J]. 中国野生植物资源, 1995, (2): 15.

[2] 谢梅林, 顾振纶, 陈可冀, 等. 消瘀片对实验性高脂血症兔的治疗作用研究[J]. 中国现代应用药学, 1998, 15(6): 15.

[3] 谢梅林, 顾振纶, 陈可冀, 等. 消瘀片降血脂作用研究[J]. 中草药, 1998, 29(3): 178.

[4] 谢梅林, 顾振纶, 陈可冀, 等. 消瘀片对高脂小鼠降血脂的时效关系研究[J]. 中国中药杂志, 1999, 24(4): 229.

[5] 谢梅林, 顾振纶, 钟蓓, 等. 消瘀片治疗颈动脉粥样硬化的疗效观察[J]. 中成药, 1999, 21(10): 515.

[6] 谢梅林, 顾振纶, 陈可冀, 等. 消瘀片对粥样硬化兔血管壁组织ET-1mRNA和NOSmRNA表达的影响. 中草药[J], 1999, 30(11): 834.

[7] 王成彬, 田亚平, 沈文梅, 等. 大鼠脑组织中一氧化氮合酶测定[J]. 生物化学与生物物理进展, 1996, 23(6): 548.

[8] Bjorkerud S and Bjorkerud B. Apoptosis is abundant in human atherosclerotic lesions, especially in inflammatory cells(macrophages and T cells), and may contribute to the accumulation of gruel and plaque instability[J]. Am J Pathol, 1996, 149: 367.

[9] Geng TJ and Libby P. Evidence for apoptosis in advanced human atheroma[J]. Am J Pathol, 1995, 147: 251.

[10] 朱云松, 王玲, 李进. 血管平滑肌细胞凋亡与动脉粥样硬化[J]. 国外医学. 老年医学分册, 1997, 18(2): 53.

原载：谢梅林，顾振纶，陈可冀，周文轩，郭次仪. 消瘀片对粥样硬化兔血管壁组织中 ET、NO 及细胞凋亡的影响 [J]. 中国现代应用药学，2000, 17(6): 434-436.

消瘀片消退兔腹主动脉粥样斑块作用的研究

谢梅林　顾振纶　陈可冀　周文轩　郭次仪

血浆高胆固醇（TC）、高甘油三酯（TG）以及富含它们的低密度脂蛋白（LDL）水平升高，被认为是动脉粥样硬化形成的主要危险因素，也是早发冠心病的先兆[1,2]。我们先前的实验研究证明，消瘀片对预防和治疗高脂血症动物的 TC、TG 和 LDL-C 均具有良好的疗效[3-5]。本实验采用新西兰兔高脂饮食和腹主动脉内模剥脱术制成腹主动脉粥样硬化模型，通过血管腔内超声检查，光镜和电镜观察消瘀片促进兔腹主动脉粥样硬化斑块的消退作用。

材料与方法

1 动物

雄性新西兰兔，体重 2～2.5kg，分笼饲养，经 2w 检疫期及实验室基础饲料适应性喂养后进行试验。

2 药物和试剂

消瘀片由丹参提取物和山楂提取物按一定比例组成，系太平保健药业（蛇口）有限公司提供，临用时用蒸馏水配至所需浓度。力平脂为法国科尼大药厂产品。胆固醇为白色结晶粉末，由南京生物化学制药厂提供。猪油（市售）。

3 实验仪器及设备

惠普 SONOS 血管腔内超声显像仪系美国 Hewlett-PackardCo. 产品。3.5F 频率 30 MHz 冠状动脉腔内超声导管系美国 BostonScientificCorporation 产品。4F.Forgarty 导管为新加坡 BiosensorsinternationalPTELtd. 产品，4F.5F 动脉鞘、穿刺针、导引钢丝及手术器械均为国产。

4 兔腹主动脉粥样硬化模型复制及实验分组

按我室建立的方法[6]复制兔腹主动脉粥样硬化模型，将已形成腹主动脉粥样硬化兔 32 只随机分为 4 组，即动脉粥样硬化组：喂正常饲料；消瘀片小剂量组；在正常饲料中拌入消瘀片每天 0.16 g/kg；消瘀片大剂量组：在正常饲产中拌入消瘀片每天 0.32 g/kg；力平脂组：在正常饲料中拌入力平脂每天 15 mg/kg；另加一组伪手术对照组；每组 8 只，连续给药 16 w。

5 血管腔内超声（IVUS）及病理学检查

给药 16 w 后，将兔麻醉后固定于操作台上，经左侧股浅动脉插入超声导管，把在缓慢上升过程中所得的系列图像贮存在录像带上，同时分别在髂动脉开口上方 1 cm、3 cm、5 cm 的腹主动脉处记下显示屏上时间，供以后定位分析。超声检查结束后，继续喂养 2 w 后将兔颈动脉放血处死，迅速取出腹主动脉，分别置4%戊二醛和10%甲醛溶液固定后作光镜和电镜检查。

利用超声显像仪机内计算机分析系统，对所回放的录像进行测量血管腔最小径、腔戴面积、斑块厚度及截面积，并按下列公式分别计算直径狭窄率及面积狭窄率：直径狭窄率（%）= 斑块厚度 / 斑块厚度 + 腔最小径，面积狭窄率（%）= 斑块面积 / 斑块面积 + 腔截面积。

6 统计学处理

测量数据以 $\bar{x} \pm s$ 表示，组间比较用 t 检验。

结　果

1 各组动脉壁超声图像形态特征（图1）

正常兔腹主动脉的管腔呈圆形，内缘光滑连续，管壁与其外侧的结缔组织回声无明显声影界面，管壁纤维极薄，表现为回声均匀一致增强层。粥样硬化组血管腔呈圆形或椭圆形，但不光滑，管壁呈不同程度的弥漫性增厚，与外侧结缔组织有弱声影界面，血管内侧壁上有环形或月牙状低回声区，或与内弹力膜回声层平行的腔内短圆弧形强回声层，此即为动脉粥样斑块。消瘀片组血管腔呈圆形，管壁增厚不明显，腔内仅可见散在或短弧形粥样硬化斑块回声区。力平脂组管腔呈圆形，管壁较增厚，管腔内粥样硬化斑块回声区较粥样硬化组明显少见。

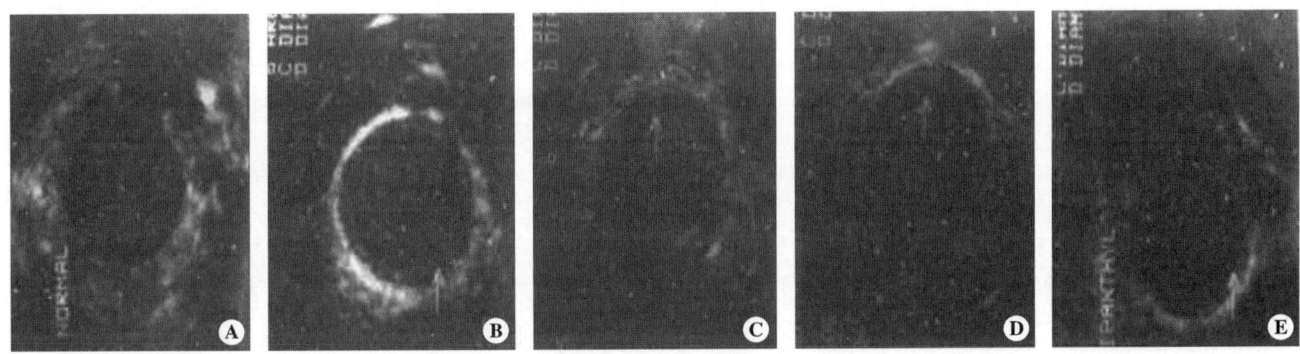

注：A：正常对照组；B：粥样硬化组；C：消瘀片0.16 g/kg组；D：消瘀片0.32 g/kg；E：力平脂15 mg/kg组

图1　各组动脉壁超声图像

2 对动脉粥样硬化斑块超声测值的影响（表1）

使用消瘀片16w后，动脉粥样斑块厚度和面积与粥样硬化组相比较均明显减少（$P < 0.01$），面积狭窄率和管腔狭窄率也有明显地降低（$P < 0.01$）。

表1　服用消瘀片16w后对兔腹主动脉粥样斑块的影响（$\bar{x} \pm s$）

组别	n	斑块厚度（mm）	斑块面积（mm^2）	面积狭窄率（%）	直径狭窄率（%）
正常对照组	6	0 ± 0	0 ± 0	0 ± 0	0 ± 0
粥样硬化组	9	0.48 ± 0.22	1.92 ± 1.13	26.5 ± 11.6	15.9 ± 5.5
消瘀片 0.16 g/kg 组	9	0.17 ± 0.13[2)]	0.39 ± 0.32[2)]	5.87 ± 4.69[1)]	5.9 ± 5.0
消瘀片 0.32 g/kg 组	9	0.15 ± 0.11[2)]	0.31 ± 0.32[2)]	4.82 ± 4.87[2)]	5.3 ± 4.1[2)]
力平脂 15 mg/kg 组	6	0.17 ± 0.14[2)]	0.60 ± 0.57[1)]	8.8 ± 7.9[2)]	5.7 ± 4.6[2)]

与粥样硬化组比较：[1)]$P < 0.05$，[2)]$P < 0.01$

3 对病理形态学的影响（图 2）

光镜下，粥样硬化组兔腹主动脉内膜明显增厚，最厚处可达正常管壁的 3~4 倍，内含大量的泡沫细胞、SMC、粥样坏死物质及少量的胶原纤维。透射电镜下细胞内及间质有较多的胆固醇结晶，SMC 胞体肥大，胞浆内内质网和线粒体丰富，表现为合成型细胞。给消瘀片后，动脉内膜仅见部分区域有增厚，且增厚不明显，泡沫细胞、SMC 和粥样坏死物质明显少见，未见有胆固醇结晶形成，较多的 SMC 胞浆内可见较多的致密斑和肌丝，细胞器不丰富，表现为收缩型细胞（图 2）。这些结果显示，使用消瘀片后可使动脉粥样硬化呈消退性改变。

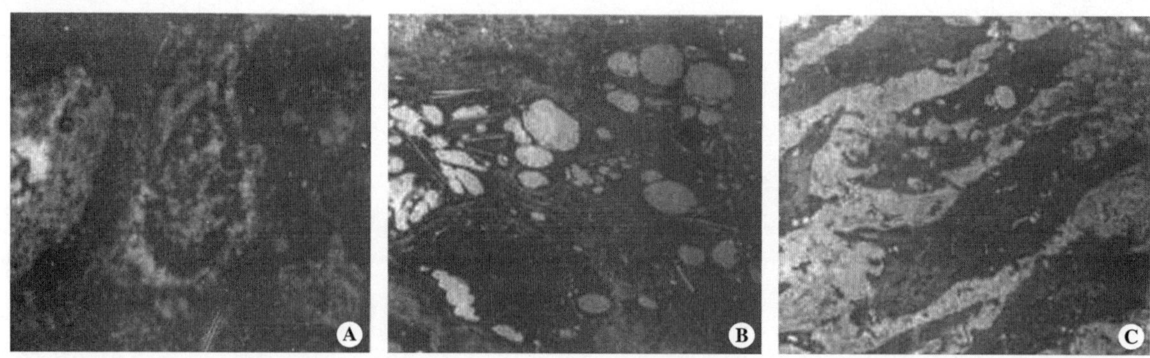

注：A：正常对照组平滑肌细胞结构正常，×5000。B：粥样硬化组可见大量泡沫细胞和胆固醇结晶 ×4000。C：消瘀片组平滑肌细胞结构基本正常，泡沫细胞明显减少，胆固醇结晶消失 ×4000

图2　服用消瘀片16w后兔腹主动脉粥样斑块的电镜检查情况

讨　论

动脉粥样硬化病变是可逆的，用适当的药物治疗可促使其消退[7-9]。本实验结果表明，消瘀片对粥样硬化病灶有明显的消退作用，可使动脉粥样硬化斑块厚度、斑块面积显著减少，面积和管腔直径狭窄率降低，泡沫细胞和 SMC 减少，SMC 中含有较多的致密斑和肌丝，胞浆内的线粒体和内质网较少，提示 SMC 分化较好，处于低增殖状态。消瘀片由活血化瘀中药丹参和山楂提取物组成。丹参及其有效成分丹参素可通过清除超氧阴离子自由基[10]和抑制 SMC 氧化修饰 LDL[11]，山楂中的槲皮素和芦丁在体外可通过阻断 Fe^{2+} 或 Cu^{2+} 对 LDL 的氧化修饰作用，减少氧化型 LDL 的致动脉粥样硬化作用[12]。丹参素可诱导人单核细胞分泌具有抑制细胞分裂功能的 γ-干扰素[13]，丹参和山楂中的金丝桃甙均具有钙拮抗作用[14]，从而影响 SMC 的移行和增殖。但消瘀片消退动脉粥样硬化的确切机理，尚有待深入研究。

本文采用 IVUS 技术测定了腹主动脉粥样斑块的厚度和面积，其结果与光镜和电镜所得的结果相一致，而且 IVUS 可通过定位对同一兔的某一部位粥样斑块进行连续观察，避免动物间的个体差异，更正确地反映药物对粥样斑块消退作用的强度。但 IVUS 导管较贵，实验者可根据实际情况酌情选用。

参考文献

[1] Krauss RM. Dense low density lipoprotein and coronary artery disease[J]. Am J Cardiol, 1995, 75: 53B.

[2] Grundy SM. Atherogenic dyslipidemia: Lipoprotein abnormalities and implications for therapy[J]. Am J Cardiol, 1995, 75: 45B.

[3] 谢梅林, 顾振纶, 陈可冀, 等. 消瘀片降血脂作用研究[J]. 中草药, 1998, 29(3): 178.

[4] 谢梅林, 顾振纶, 陈可冀, 等. 消瘀片对高脂小鼠降血脂的时效关系研究[J]. 中国中药杂志, 1999, 24(4): 229.

[5] 谢梅林, 顾振纶, 陈可冀, 等. 消瘀片对实验性高脂血症兔的治疗作用研究[J]. 中国现代应用药学, 1998, 15(6): 15.

[6] Xie ML, Gu ZL, Chen KJ, et al. Effect of lipanthyl on mRNA expression of endothelin-1 and nitric-oxide synthase in atherosclerotic vessel wall in rabbits[J]. Acta Pharmacol Sin, 2000, 21: 473.

[7] Zhu BQ, Sievers RE, Isenberg WM, et al. Regression of atherosclerosis in cholesterol-fed rabbit. effects of fish oil and verapamil[J]. J Am Coll Cardiol, 1990, 15: 231.

[8] Wissler RW, Vesselinovitch D. Can atherosclerotic plaques regress? A natomic and biochemical evidence from nonhuman animal models[J]. Am J Cardiol, 1990, 65: 33F.
[9] Brown G, Albers JJ, Fisher LD, et al. Regression of coronary artery disease as a result of intensive lipid-lowering therapy in men with high levels of apolipoprotein B[J]. N Engl J Med, 1990, 323: 1289.
[10] 张力, 王孝铭, 赵保路, 等. 丹参对超氧阴离子的清除效应[J]. 哈尔滨医科大学学报, 1992, 26(4): 255.
[11] 王南, 蔡海江, 朱宇, 等. 丹参素对牛动脉平滑肌细胞氧化修饰 LDL 的抑制作用[J]. 南京医科大学学报, 1994, 14(4): 529.
[12] 闫道广, 周玫, 陈瑗, 等. 槲皮素、芦丁和 BHT 对低密度脂蛋白氧化修饰的抑制效应[J]. 第一军医大学学报, 1995, 15(1): 24.
[13] 王文俊, 吴咸中, 姚智, 等. 中药有效成分对IL-2及 IFN-γ分泌的影响[J]. 天津中医, 1995, 12(2): 23.
[14] 陈志武, 马传庚, 方明, 等. 金丝桃甙对钙离子内流的影响[J]. 药学学报, 1994, 29(1): 15.

原载：谢梅林，顾振纶，陈可冀，周文轩，郭次仪．消瘀片消退兔腹主动脉粥样斑块作用的研究 [J]. 中国老年学杂志，2000, 20(6): 359-361.

消瘀片对粥样硬化兔血浆 ET 和血清 NO 水平的影响

谢梅林　顾振纶　陈可冀　周文轩　郭次仪

消瘀片由丹参（Salvia Miltiorrhiza Bge.）和山楂（C.Pinnatifida Bge.）提取物组成。我们的实验研究[1]已证明，它对主动脉粥样斑块具有明显的消退作用，使粥样硬化血管壁中的平滑肌细胞（SMC）增生减少，并可抑制 SMC 从收缩型向合成型转化。本实验通过测定动脉粥样硬化兔血浆内皮素（endothelin，ET）和血清一氧化氮（nitric oxide，NO）水平，进一步探讨消瘀片抑制血管 SMC 增生的可能作用机理。结果报告于下。

材料与方法

1 动物

雄性新西兰兔，体重 2~2.5kg，分笼喂养，经 2 周检疫期及实验室基础饲料适应性喂养后进行实验。

2 药物和试剂

消瘀片由太平保健药业（蛇口）有限公司提供，临用时用蒸馏水配至所需浓度；力平脂（法国科尼大药厂）；胆固醇（南京生物化学制药厂）；猪油（市售）；^{125}I-ET-1 放免测定试剂盒、NO 代谢产物硝酸盐测定试剂盒，10% EDTA-Na_2 和抑肽酶（北京东亚免疫技术研究所）；0.9%氯化钠注射液（上海长征制药厂）；肝素钠（苏州生物化学制药厂）；注射用青霉素钠（哈尔滨制药厂）；戊巴比妥钠（广州化学试剂厂进口分装）。

3 实验仪器

721 型分光光度计（上海第三分析仪器厂）；TGL.16 型高速台式离心机（上海医用分析仪器厂）；SN-682B 型放射免疫 γ - 计数器（上海核福光电仪器有限公司）。

4 兔腹主动脉粥样硬化模型复制及实验分组

取雄性新西兰兔，于基础饲料中加入胆固醇 0.5 g/（kg・d）和猪油 0.5ml/（kg・d）喂养，2 周后测得血清总胆固醇已由高脂饲养前的 1.13 ± 0.46 mmol/L 上升至 5.50 ± 1.86 mmol/L。参考 Helin 方法[2]，用 4F.Forgarty 导管进行腹主动脉内皮剥脱约 10 cm，术后继续喂养高脂饲料 6 周，兔血清总胆固醇由正常兔的 0.70 ± 0.24 mmol/L 上升至 16.68 ± 5.99 mmol/L，随机取 3 只兔处死后取出腹主动脉进行光镜和电镜观察，见腹主动脉内膜明显增厚，有大量泡沫细胞和胆固醇结晶形成，提示动脉粥样硬化模型已经形成。此时改喂正常饲养，并将已形成腹主动脉粥样硬化兔 32 只随机均分为 4 组，即粥样硬化组，消瘀片小剂量组 [0.16 g/（kg・d）] 和大剂量组 [0.32 g/（kg・d）]，力平脂组 [15 mg/（kg・d）]。另设伪手术对照组 8 只，连续给药 12 周。

5 血液样品处理及指标测定

分别于给药前、给消瘀片后 6 和 12 周时取兔耳缘静脉血 3 mL，其中 1 mL 注入含 10% EDTA-Na_2 溶液 15 μL 和抑肽酶 20 μL 的试管中，混匀后离心，吸取上层血浆按试剂盒说明书采用非平衡法，在 γ-计数测定仪上测定血浆中 ET 含量；另外 2 mL 血液置玻璃试管中，37 ℃温育 30 min 后离心，吸取上层血清按 NO 测定试剂盒说明书操作测定血清中的 NO 含量。

结　果

1 消瘀片对兔血浆 ET-1 含量的影响（表 1）

新西兰兔在腹主动脉内皮剥脱 6 周和高脂饲料喂养 8 周后，血浆 ET-1 水平明显较伪手术对照组升高（$P < 0.05$~0.01）给粥样硬化兔服用消瘀片 6~12 周后，其血浆 ET 含量均有不同程度的降低，尤其大剂量组的作用更为明显，与粥样硬化组相比较，差异显著（$P < 0.05$），其作用程度与力平脂基本相似。

表 1　口服消瘀片 12 周后对粥样硬化兔血浆 ET-1 含量的影响　（pg/ml，$\bar{x} \pm s$）

组别	n	给药前	给药后 6 周	给药后 12 周
伪手术对照组	8	150.5 ± 29.5	176.1 ± 31.9	99.1 ± 25.9
粥样硬化组	8	212.3 ± 66.9*	243.9 ± 74.1*	188.6 ± 27.2**
消瘀片 0.16 g/kg 组	8	221.4 ± 89.1*	179.7 ± 28.4$^{\Delta}$	164.1 ± 33.9
消瘀片 0.32 g/kg 组	8	232.6 ± 100.6*	163.4 ± 51.7$^{\Delta}$	157.7 ± 22.8$^{\Delta}$
力平脂 15 mg/kg 组	8	232.1 ± 60.2**	179.3 ± 83.9	159.5 ± 17.6$^{\Delta}$

与伪手术对照组相比，$^{*}P < 0.05$，$^{**}P < 0.01$；与粥样硬化组相比，$^{\Delta}P < 0.05$

2 消瘀片对兔血清 NO 含量的影响（表 2）

新西兰兔腹主动脉内皮剥脱 6 周后，血清 NO 水平较伪手术对照组显著降低（$P < 0.01$）；给消瘀片 6 周后，使 NO 含量显著增加，与粥样硬化组相比较，差异非常显著（$P < 0.01$），连续给消瘀片 12 周后，则血清 NO 恢复至正常水平。

表 2　口服消瘀片 12 周后对粥样硬化兔血清 NO 含量的影响　（μmol/L，$\bar{x} \pm s$）

组别	n	给药前	给药后 6 周	给药后 12 周
伪手术对照组	8	53.2 ± 8.2	29.8 ± 4.2	30.9 ± 7.8
粥样硬化组	8	33.3 ± 11.1**	9.3 ± 3.4**	20.8 ± 7.5*
消瘀片 0.16 g/kg 组	8	37.6 ± 8.5**	19.9 ± 6.4$^{\Delta\Delta}$	28.3 ± 5.3
消瘀片 0.32 g/kg 组	8	36.2 ± 10.1**	22.8 ± 7.8$^{\Delta\Delta}$	33.8 ± 7.0$^{\Delta}$
力平脂 15 mg/kg 组	8	36.5 ± 12.9**	14.0 ± 4.8$^{\Delta}$	22.8 ± 10.6

与伪手术对照组相比，$^{*}P < 0.05$，$^{**}P < 0.01$；与粥样硬化组相比，$^{\Delta}P < 0.05$；$^{\Delta\Delta}P < 0.01$

讨　论

近年研究 [3] 证明，ET 是体内活性最强的缩血管物质，也是一种强烈长效促生长因子，可促进 SMC 的增殖。其促细胞增殖作用机理主要是通过与 G 蛋白相偶联的 ETA 受体而实现 [4]。增生的 SMC 又可通过自分泌和旁分泌的方式产生 ET，刺激 SMC 的迁移而形成恶性循环，并使血液循环中 ET 含量增加[5]。本实验结果显示，腹主动脉粥样硬化兔血浆 ET-1 水平显著升高，给消瘀片后，在腹主动脉粥样斑块消退的同时，血浆 ET-1 含量也明显降低。有人认为，ET 水平在一定范围内与血管 SMC 增生及粥样硬化程度呈正相关[6-9]。因此，我们推测消瘀片可通过降低血浆中的 ET-1 含量，使血管 SMC 增生和迁移受到抑制而消减动脉粥样硬化。

NO 是在一氧化氮合酶催化下生成，它可通过增加细胞内 cGMP 含量抑制 ET-1 的生物合成[10]，具有对抗 ET 的促血管 SMC 增生作用，因此认为，NO 生成不足与动脉粥样硬化的发生和发展关系密切[11]。本研究结果表明，粥样硬化兔血清 NO 含量明显低于正常，使用消瘀片后，尤其是大剂量时的兔血清 NO 含量明显增加。连续给药 12 周后，血清 NO 含量接近于正常水平，提示增加血清 NO 含量可能是消瘀片抗 SMC 增生的又一作用机理。

参考文献

[1] 谢梅林, 顾振纶, 钟蓓, 等. 消瘀片治疗颈动脉粥样硬化的疗效观察[J]. 中成药, 1999, 21: 515.

[2] HelinP, Lorenzen I, Garbarsch C, et al. Arterial Sclerosis in rabbit aorta induced by mechanical dilatation[J]. Atherosclerosis, 1971, 13: 319.

[3] 汤健, 唐朝枢, 主编. 心肺内分泌学[M]. 北京: 北京科学技术出版社, 1991, 56.

[4] Simonson MS, Herman WH. Protein kinase C and protein tyrosine kinase activity contribute to mitogenic signaling endothelin-1[J]. J BiolChem, 1993, 269: 9347.

[5] Cornelia H, Rainer V, Andreas L, et al. Increased endothelin release by culture human smooth muscles cells from a therosclerotic coronary arteries[J]. Cardiovas Res, 1996, 31: 807.

[6] Bath PM, Martin TF. Serum platelet-derived growth factor and endothelin concentration in human hypercholesterolaemia[J]. J Intern Med, 1991, 230: 313.

[7] Martin NF, Houssaini HS, Lestavel DS, et al. Modified low density lipoproteins activate human macrophages to secrete immunoreactive endothelin[J]. FEBS Lett, 1991, 293: 127.

[8] Lerman A, Edwards BS, Hallett JW, et al. Circulating and tissue endothelin immunoreactivity in advanced atherosclerosis[J]. N Engl J Med, 1991, 325: 997.

[9] Yu JCM, Davenport AP. Secretion of endothelin-1 and endothelin-3 by human cultured vascular smooth muscle cells[J]. Br J Pharmacol, 1995, 114: 551.

[10] Saijonmaa O, Ristimaki A, Fyhrquist F. A trial natriuretic peptide, nitroglycerine, and nitroprusside reduce basal and stimulated endothelin production from cultured endothelial cells[J]. Biochem Biophys Res Commun, 1990, 173: 514.

[11] John BW, Francoise P, Adrian JBB, et al. Nitric oxide biology: implications for cardiovascular therapeutics[J]. Cardiovas Res, 1994, 28: 25.

原载：谢梅林，顾振纶，陈可冀，周文轩，郭次仪．消瘀片对粥样硬化兔血浆 ET 和血清 NO 水平的影响 [J]. 苏州医学院学报，2000, 20(3): 201-202.

进展及述评

Courage 临床研究对中西医结合治疗冠心病的启示

陈可冀

一项由美国 Buffalo 总医院 William E.Boden 医生领衔的取名为 Courage（Clinical Outcomes Utilizing Revascularization and Aggressive Drug Evaluation，血运重建和优化药物治疗的临床转归）的临床试验研究，历时 7 年，入选美国和加拿大 50 家医院的 2287 例稳定性冠心病患者进行治疗，其中 95% 患者具有心肌缺血的客观证据，2/3 患者经冠脉造影属多支血管病变，这些患者被随机分为单纯优化药物治疗（optimal medical treatment，OMT）和 OMT 联合冠脉介入干预（percutaneous coronary intervention，CI）治疗两组，平均随访 4.6 年；结果显示，主要终点（所有原因死亡或非致死性心肌梗死）的发生率分别为 18.5% 和 19.0%（P=0.62）；死亡、心肌梗死及卒中的复合终点两组亦无显著性差异；在多支病变、既往有心肌梗死病史和合并糖尿病等高危患者的主要终点发生率的亚组分析，也发现两组是相似的。随访期间，还注意到两组心绞痛发生率均显著下降，5 年期间无心绞痛生存率分别为 72% 和 74%（P=0.35）；只是随访早期联合 PCI 组无心绞痛发生率略高。此项研究结果在美国心脏病学会 2007 年年会（ACC 2007）上报告，并全文发表于美国著名医学期刊“Boden WE，et al.Optimal Medical Therapy with or without PCI for Stable Coronary Disease.New England Journal of Medicine；Volume 356：1503-1516；April 12，2007”（新英格兰医学杂志）上。

该项临床研究结果的公布，在全球心血管病医学界引起了很大的震动。我认为它至少说明了以下几个问题。

（1）冠心病的治疗应以多靶点的合理的整体治疗为基础，当然也包括合理应用中西医结合治疗方法。其中包括有效达标调节血脂代谢，控制血压过高的水平，抗血小板活性等等措施，以改善心肌缺血，减少心肌耗氧量，稳定易损斑块，改善预后，并降低心脑血管等事件。此外，在改善患者生命质量和症状方面，健康合理的生活制度也应引起医生的高度注重。

（2）冠脉介入治疗是有效的治疗和抢救急性心肌梗死的疗法，具有不可替代的优势，但不宜滥施。介入治疗支架植入，改善血供，具有立竿见影之效，心绞痛症状消除快，但从 Courage 结果看，对预后影响并不明显。当然，对严重左主干病变，前降支近段病变，不稳定斑块及急性冠脉综合征，应考虑积极进行 PCI 加优化药物治疗；但本疗法也有其局限性，虽处理了一、二处血管病变，并未能完全根本地解决斑块进展问题。由于 Courage 临床观察的是 1999—2004 年间的病例，PCI 治疗主要应用裸金属支架（BMS）很少病例应用药物洗脱支架（DES），专家们有所非议，但 DES 也还有支架内再狭窄和晚期血栓形成的问题。

（3）Courage 临床研究表明，对于稳定性冠心病病人，特别是临界狭窄病变者，现代药物达标治疗效果是理想的，病人接受的依从性也好，医生应该有信心面对它。同样，我也认为，对于中西医结合药物治疗，医生们也完全可以根据病人的实际情况，合理的重视和加以应用；如有依照循证医学随诊观察条件的，更应争取做到，当然，应该借鉴 Courage 研究经验，一定要确有优化要求，该临床试验两组血压与血脂控制均很好，血压由治疗前基线 134/74 mmHg 降至 120/70 mmHg；LDL-C 从 2.6 mmol/L 降至 1.85 mmol/L；它对大家日后在治疗中强调合理用药的理念，大有助益。

原载：陈可冀 . Courage 临床研究对中西医结合治疗冠心病的启示 [J]. 中国中西医结合杂志，2007, 27(8): 677.

中医药防治心肌梗死：思考与展望

陈可冀　刘　玥

2015年7月发布的《中国心血管病报告2014》[1]数据显示，心血管疾病占居民疾病死亡构成的40%以上，为我国居民的首位死因。经估算，我国大约有250万心肌梗死患者，急性心肌梗死（AMI）病死率总体亦呈现上升态势，心血管疾病负担日渐加重，已成为重大的公共卫生问题，对其进行积极防治刻不容缓。

近30年来，AMI的诊治取得了长足进步，特别是对于ST段抬高型心肌梗死（STEMI），通过药物溶栓和冠脉介入治疗均可使梗死相关冠状动脉实现快速、持续性再通，达到挽救濒死心肌、改善左心室功能、缩小梗死范围、降低病死率的目的[2,3]。目前，全国的中医院及中西医结合医院均广泛开展了针对STEMI的急诊介入诊疗，对降低病死率、改善患者预后起到了重要作用[4]。

那么，在AMI介入诊疗迅速发展的今天，中医药应该在其中扮演什么角色？笔者认为应该做到有所为有所不为。对于急性胸痛被确诊为STEMI的患者，大量证据已经证实采取急诊介入治疗能够明显降低病死率、改善患者预后，但介入治疗并不能解决AMI的所有问题，如AMI后的心室重构及梗死冠脉再通后并发症如再灌注损伤、无复流现象、急性血栓形成、支架后再狭窄及抗血小板药物抵抗等，仍是现代AMI防治领域中亟待解决的问题，目前西医尚无理想的标准防治措施。近10年来中西医结合的研究者在对以上问题的中西医结合防治研究方面做出了一些有益的探索。

在临床研究方面，为评价XS0601（一种由川芎和赤芍有效部位配伍的活血化瘀中药制剂）在冠心病介入术后再狭窄防治方面的安全性和有效性，笔者设计了一个纳入355名冠心病患者的随机、双盲、安慰剂对照的临床试验，初级临床终点为经冠脉造影证实的介入术后再狭窄，研究结果表明，服用XS0601超过6个月可以显著降低冠心病患者冠脉介入术后再狭窄的发生率[5]。该研究成果被《Nature Medicine》(《自然医学》）作为中医药领域的重要研究成果进行引用[6]。STEMI介入术中出现缓再流现象的患者在应用抗血小板药替罗非班的基础上冠脉内注射血塞通（三七总皂苷制剂），可更加有效地改善冠脉血流防止无复流发生，并不明显增加出血并发症的发生率[7]。

急性心肌梗死直接介入术后患者在西药常规治疗基础上加用益气养阴活血化瘀中药能改善患者的临床症状及心肌微循环血流灌注[8]。为了评价益气活血中药结合西医常规治疗对介入术后急性冠脉综合征（ACS）患者预后的疗效，研究者设计了一个经国际注册的、多中心、区组随机、平行对照的临床研究（"5C"研究），研究纳入805例介入成功的ACS患者，分为西医常规治疗组（401例）及加益气活血中药组（404例），研究涉及中国13家临床研究中心，横跨南北6个地区，完成805例随访观察。研究结果显示，在西医常规治疗基础上，加用益气活血中药可明显改善介入术后ACS患者的预后及生存质量[9]。

基础研究方面，针对目前AMI二级预防中不断出现的抗血小板药物抵抗现象，从中药中筛选更加有效的抗血小板药物，着眼于中医方证对应，以血瘀证与活血化瘀为切入点，笔者利用血小板蛋白质组学的方法，建立冠心病血瘀证差异血小板蛋白表达谱，遵循筛选-鉴定-验证-功能分析的模式开展了一系列创新性探索研究，发现血小板骨架蛋白Gelsolin可能是活血化瘀中药抗血小板治疗的一个有效靶点[10]。利用中国小型猪AMI模型进行复方芪丹液（黄芪、党参、黄精、赤芍、郁金、丹参）预防AMI后心室重构的研究，表明此方可降低AMI中国小型猪的心脏指数，调节胶原组织代谢，保护心脏功能，其机制和降低心肌组织内皮素、血管紧张素含量等有关[11]。

在AMI中医药规范化诊疗方面，2014年4月中国医师协会中西医结合医师分会、中国中西医结合学会心血管病专业委员会等联合发布了《急性心肌梗死中西医结合诊疗专家共识》[12]世界中医药联合会心血管病专业委员会等发布了《急性心肌梗死（真心痛）中医临床实践指南》[13] 同时有研究者对 AMI 中西医结合临床路径的构建和初步评价也做出了有益的尝试 [14]，以上共识及指南的发布，为规范急性心肌梗死的中医药治疗提供了较好的借鉴，值得进一步推广和不断更新。

与化学药物相比，中医药防治 AMI 等复杂疾病多着眼于整体而具有多环节多靶点的优势，其效应是综合作用的结果，更易从整体上促进机体恢复动态平衡 [15]。多效药片（Polypill）在心血管疾病防治的有效性及安全性近年来越来越受到研究者关注，需要指出的是，Polypill 的概念与中药复方有相似之处，如血脂康胶囊就被认为是天然的 Polypill。未来一是要加快高质量临床研究的步伐，拿出中医药防治 AMI 有效的较强的临床证据；二是对中医药防治 AMI 的配伍优势及特点给出科学化的阐释，知其然知其所以然；三是加强多学科交叉，在病证结合、中西医结合的基础上协同创新防治 AMI 的中药复方研发模式，研究老药、开发新药或开发老药新用，共同为降低 AMI 的病死率、延长寿命、改善 AMI 患者的生存质量做出具有中国特色的贡献 [16]。

参考文献

[1] 卫生部心血管病防治研究中心. 中国心血管病报告2014[M]北京: 中国大百科全出版社, 2015.

[2] 高润霖. 经皮冠状动脉介入治疗发展历程[J]. 中国医学前沿杂志: 电子版, 2015, 7(1)1-6.

[3] 韩雅玲. 急性心肌梗死治疗30年[J]中国医学前沿杂志: 电子版, 2015, 7(1); 16-20.

[4] 张敏州, 王磊, 郭力恒, 等. 全国中医院及中西医结合医院心脏介入治疗现状调查[J]. 中国中西医结合杂志, 2010, 30(11): 1165-1168.

[5] Chen KJ, Shi DZ, Xu H, et al. XS0601 reduces the incidence of restenosis: a prospective study of 335 patients undergoing percutaneous coronary intervention in China[J]. Chinese Med J Peking, 2006, 119: 6-13.

[6] Tu Y. The discovery of artemisinin(qinghaosu)and gifts from Chinese medicine[J]. Nat Med, 2011, 17(10): 1217-1220.

[7] 甘立军, 张春卉, 张猛, 等. 冠状动脉内注射血塞通对ST段抬高型急性心肌梗死介入术中缓再流现象的影响[J]. 中国中西医结合杂志, 2010, 4: 348-351.

[8] 仇盛蕾, 金玫, 易京红. 急性心肌梗死直接经皮冠状动脉介入术后应用益气养阴活血法治疗的效果: 随机对照试验[J]. 中西医结合学报, 2009, 7(7): 616-621.

[9] Wang SL, Wang CL, Wang PL, et al. Combination of Chinese herbal medicines and conventional treatment versus conventional treatment a-lone in patients with acute coronary syndrome after percutaneous coro-nary intervention(5C trial): an open-label randomized controlled, multicenter study[J]. Evid Based Complement Alternat Med, 2013, 2013: 741518.

[10] Liu Y, Yin HJ, Chen KJ. Platelet proteomics and its advanced appli-cation for research of blood stasis syndrome and activated blood circu-lation herbs of chinese medicine[J]. Sci China Life Sci, 2013, 56(11): 1-7.

[11] 史大卓, 马鲁波, 刘剑刚, 等. 复方芪丹液对中国小型猪急性心肌梗死后早期心室重构的影响[J]. 中国中西医结合杂志, 2008, 28(1): 43-46.

[12] 中国医师协会中西医结合医师分会, 中国中西医结合学会心血管病专业委员会, 中国中西医结合学会重症医学专业委员会, 等. 急性心肌梗死中西医结合诊疗专家共识[J]. 中国中西医结合杂志, 2014, 3434(4): 389-395.

[13] 陈可蕈, 史大卓. 冠心病及急性心肌梗死中医临床辨证标准及防治指南[M]. 北京: 人民卫生出版社, 2014.

[14] 张敏州, 张军, 张俭, 等. 急性心肌梗死中西医结合临床路径的构建及初步评价研究[J]. 中国中西医结合杂志, 2011, 31(1): 7-10.

[15] 张金艳, 李少春, 李贻奎, 等. 中医药防治急性心肌梗死再灌注后无复流的优势探讨[J]. 中国新药杂志, 2015, 24(3): 276-280.

[16] 陈可冀, 刘玥. 多效药片与心血管疾病的预防: 证据、评价与思考. 中国循证医学杂志, 2015, 15(7): 745-748.

原载：陈可冀，刘玥. 中医药防治心肌梗死：思考与展望 [J]. 医学研究杂志，2015, 44(11): 1-2.

多效药片与心血管疾病的预防：证据、评价与思考

陈可冀　刘　玥

预防心血管事件发生的最佳策略是控制多重危险因素，而在心血管疾病防治中目前仍存在患者治疗依从性差、多重危险因素控制率低等亟待解决的问题。21 世纪初，出现了心血管疾病二级预防联合用药的治疗策略，2002 年 Yusuf 等 [1] 在《柳叶刀》(*Lancet*）杂志上首次提出了使用一种组合药片来预防心血管病以方便患者服用的观点。2003 年 Wald 等 [2] 在《英国医学杂志》(BMJ）详细阐述了固定剂量复方制剂（Polypill）预防心血管疾病的战略设想，即临床使用由几种控制心血管疾病危险因素的不同药物组成的固定剂量复方制剂来预防心血管疾病的发生，并从理论上计算出使用 Polypill 可预防 88%心肌梗死和 80%脑卒中的发生。虽然 Polypill 概念提出之初便争议不断，但研究者并未放慢开展临床试验来评价 Polypill 有效性与安全性的脚步。2009 年《柳叶刀》杂志发表的大型临床试验 TIPS 研究结果 [3] 引起了人们对于 Polypill 降低心血管疾病风险的强烈关注，我们曾对其进行过详细介绍 [4]。

从 2003 年 Polypill 的正式提出至今已有 12 年，全球对于 Polypill 的临床研究层出不穷，对其临床疗效及安全性评价也积累了不少临床证据。2014 年 11 月 19 日出版的《美国医学会杂志》(*MMA*）临床证据论坛概述 [5] 了一篇评估 Polypill 与心血管疾病预防相关性的系统评价 [6]，并首次综合评价了 Polypill 对心血管疾病全因死亡率及致命或非致命心血管事件的影响。

1 证据与评价

该文纳入的 9 项随机对照试验（*n*=7 047）中包括 6 种不同 Polypill 的药物组合。其中 3 项较大的试验（TIPS2009[3]、CRUCIAL2011[7]、UMPIRE2013[8]）的受试者占所有研究受试者的 78%。有 6 项试验的随访时间＜12 周，其余 3 项随访时间在 12～15 个月 [7-9]。其中仅两项研究 [7-8] 报告了全因死亡率（*n*=3465）和致命及非致命性心血管事件（*n*=2 479）(表 1、表 2）。

对以上研究数据汇总后有以下发现（表 3）：①危险因素控制：血压水平，Polypill 组收缩压降低程度高于对照药物组（13.4 mmHg vs. 6.3 mmHg）；总胆固醇水平，Polypill 组降低程度明显高于对照药物组（33.3 mg/dL vs. 4.3 mg/dL）；低密度脂蛋白胆固醇水平，Polypill 组降低程度亦明显高于对照药物组（32.1 mg/dL vs. 1.2 mg/dL）。临床终点事件：两种治疗组的全因死亡率均较低，Polypill 组为 1.2%，而对照药物组为 1.0%，两组间差异无统计学意义。Polypill 组致命和非致命性心血管事件发生率为 4.0%（50/1 243），而对照药物组为 2.9%（36/1 236）[*RR*=1.38，95% *CI*（0.91，2.10）]。两组间严重不良事件发生率和生活质量无显著差异。③治疗依从性：其中一项二级预防研究（*n*=2 004）报告称，研究进行 15 个月时，两组治疗依从性存在显著差异，Polypill 组为 86%，而对照药物组为 65%。④不良事件发生：Polypill 干预与较高的不良事件发生率相关。共 7 项研究（*n*=4 864）对不良事件进行了报道，结果显示，Polypill 组不良事件发生率高于对照药物组（29.7% vs. 24.2%）[*RR*=1.19，95% *CI*（1.09，1.30）]。两种治疗组中报道最多的 3 种不良事件为肝功能指标升高（Polypill 组 7.8% vs. 对照药物组 7.6%）、咳嗽（Polypill 组 6.4% vs. 对照药物组 3.5%）和肌痛（Polypill 组 4.0% vs. 对照药物组 3.6%）。

研究最后总结指出，与常规治疗、阳性对照药物或安慰剂治疗相比，Polypill 治疗与血压和胆固醇降低有关，其原因可能是 Polypill 治疗组有较高的依从性。但这些研究的统计强度不足以评估 Polypill 对全因死亡率和致命及非致命性心血管事件的影响。在心血管疾病预防中，Polypill 也许可以作为辅助疗法，但目前尚无充分证据显示其能取代现有的常规疗法。

但研究者同时指出了该系统评价的局限性，包括：纳入研究中有 5 项具有中等或较高的偏倚风险，降低了总体证据的质量；研究结果间存在较大异质性，在解读合并分析结果时需慎重；长期依从性和临床事件发生率等还有待进一步研究。值得注意的是，目前仍在进行中的多项 Polypill 临床试验可能可以提供全因死亡、致命和非致命性心血管事件、生活质量和成本等更为可靠的终点数据[15, 16]，为未来药物监管和指南的更新提供参考。

表 1　纳入评价的临床证据要点归纳*

项目	要点
随机对照试验的数量	共 9 项（7 项一级预防，2 项二级预防）
研究时间	检索截止日期：2013 年 7 月 19 日
受试者例数 / 种族 / 国家	7 047 例 [4 463 例男性，2 584 例女性 / 不详 / 全球（五大洲）]
年龄范围 / 研究环境	52.6~62.1 岁 / 门诊
包含药物种类	阿司匹林、降压药和降脂药（主要为他汀类药物）
联合药物数目	两种药物（3 项研究），四种药物（5 项研究），5 种药物（1 项研究）
对照治疗种类	常规治疗（3 项研究），安慰剂（4 项研究），阳性药物（2 项研究）
随访时间	6 项研究≦ 12 周，3 项研究为 12~15 个月
主要临床终点	全因死亡率，致命和非致命性心血管事件，不良事件
次要临床终点	总胆固醇和 LDL-C 水平变化，收缩压和舒张压变化，治疗依从性，健康相关生活质量和治疗成本

注：*本表系译制，格式有调整

表 2　纳入评价的 9 项临床试验中 Polypill 的药物组成*

临床试验名称	Polypill 的药物组成
TIPS2009[3]	氢氯噻嗪 12.5 mg+ 阿替洛尔 50 mg+ 雷米普利 5 mg+ 辛伐他汀 20 mg+ 阿司匹林 100 mg
Malekzadeh2010[9]	阿司匹林 81 mg+ 依那普利 2.5 mg+ 阿托伐他汀 20 mg+ 氢氯噻嗪 12.5 mg
CUSP2009[10]	氨氯地平 5 mg+ 阿托伐他汀 20 mg
PILL2011[11]	阿司匹 75 mg+ 赖洛普利 10 mg+ 氢氯噻嗪 12.5 mg+ 辛伐他汀 20 mg
Soliman2009[12]	阿司匹林 75 mg+ 辛伐他汀 20 mg+ 赖洛普利 10 mg+ 氢氯噻嗪 12.5 mg
TOGETHER2010[13]	氨氯地平（5/10 mg）+ 阿托伐他汀 20 mg
WALD2012[14]	氨氯地平 2.5 mg+ 氯沙坦 25 mg+ 氢氯噻嗪 12.5 mg—辛伐他汀 40 mg
CRUCIAL2011[7]	氨氯地平 / 阿托伐他汀（有 5 mg/10 mg，10 mg/10 mg，5 mg/20 mg 和 10 mg/20 mg 四个剂量组合）
UMPIRE2013[8]	①阿司匹林 75 mg+ 辛伐他汀 40 mg+ 赖洛普利 10 mg+ 阿替洛尔 50 mg 或②阿司匹林 75 mg+ 辛伐他汀 40 mg+ 赖洛普利 10 mg+ 氢氯噻嗪 12.5 mg

注：*前 7 个研究为一级预防临床研究，后 2 个研究为二级预防临床研究

表 3　Polypill 疗法与对照疗法（常规治疗、阳性药物与安慰剂）的转归差异总结*

临床转归	Polypill 疗法		对照疗法		相对危险（95% *CI*）	受试者例数	GRADE
	受试者人数	事件数（%）	受试者人数	事件数（%）		（研究数）	证据质量
分类资料							
全因死亡率	1781	22（1.2）	1684	17（1.0）	1.26（0.67，2.38）	3465（2）	低
心血管事件	1243	50（4.0）	1236	36（2.9）	1.38（0.91，2.10）	2479（2）	低
任何不良事件（6周 ~15个月）	2485	739（29.7）	2379	576（24.2）	1.19（1.09，1.30）	4864（7）	低
停药（由于任何原因）	1116	156（14.0）	1307	150（11.5）	1.26（1.02，1.55）	2423（6）	低

续表

临床转归	Polypill 疗法		对照疗法		相对危险（95% *CI*）	受试者例数	GRADE
	受试者人数	事件数（%）	受试者人数	事件数（%）		（研究数）	证据质量
连续性资料		平均变化（范围）		平均变化（范围）	均数差（95% *CI*）		
收缩压（mmHg）	2950	-13.4（-3.7，-28.8）	2837	-6.3（0，-26.9）	-7.02（-10.18，-3.87）	5787（9）	中
总胆固醇（mg/dL）	2933	-33.3（-3.9，-56.8）	2636	-4.3（7.0，-38.7）	-0.75（-1.05，-0.46）	5569（9）	低
低密度脂蛋白胆固醇（mg/dL）	2834	-32.1（-5.8，-54.1）	2531	-1.2（5.0，-7.0）	-0.81（-1.09，-0.53）	5365（8）	中

注：*本表系译制，内容稍有删减[6]

2 思考

Polypill 的出现对于心血管疾病的药物治疗模式产生了重大影响，从目前的证据来看，它对于提高患者服药依从性起到了积极作用，对于多种危险因素的预防也有一定作用，未来可能在心血管疾病的预防中扮演重要角色，国内心血管界同仁也对此积极认同，专门针对心血管 Polypill 药物的研发制定了共识与建议[17]。但它还有许多问题需要解决：如心血管一级预防中到底需要哪些药物组合？各种药物的剂量如何调配？患者临床特征千差万别，究竟需要制造多少种 Polypill 才能满足要求？ Polypill 是否降低了医生临床处方用药的灵活性？是否有悖于个体化治疗模式？这些都需要进一步思索。

虽然目前尚无指南明确推荐 Polypill 用于心血管疾病的预防，但在高血压治疗领域，Polypill 的出现与临床应用是其治疗学不断进步与发展的必然选择，已成为治疗共识。5 大类降压药物的有效性与安全性在诸多大规模临床试验中被验证，不仅可以有效地降压还可有效地保护靶器官损害，它们各具特点、相辅相成，联合使用特别是使用单片复方降压制剂降压效果更强、靶器官保护更佳、预防心脑血管事件的效果更好。正是基于此，同时为规范临床医生对降压 Polypill 制剂的应用，中华心血管病学会在 2012 年、2014 年分别制定了《单片复方制剂降压治疗中国专家共识》[18] 和《单片复方制剂降压治疗的简易流程》[19]。

需要指出的是，Polypill 的概念与中药复方有相似之处，如血脂康胶囊就被认为是“天然的 Polypill”[20]。但根基于中医药理论的中药复方与根基于西医理论的西药复方在其化学组成上却是两个极端体系，前者是复杂体系——“说不清道不明”，后者属简单体系——“明明白白”。虽然早期曾出现过中西药复方药物，但由于这两种体系的认知差异，目前此种中西药物复方组合模式已经不再被提倡。西药的特点和优势在于药物成分作用靶点和途径都比较明确单一，结构清楚、疗效确切且特异性较强，有成熟和公认的评价体系，但对药物不良反应和耐药性等问题一直没有很好的解决办法，而中药优势和特点的集中体现之一就是复方药物通过“配伍”实现了增效、减毒的协调统一，近年来很多西方科学家和国际制药公司开始学习中药复方的研发模式[21]。另一方面，目前中药复方的研发也在积极探索新的模式。目前认为中药复方配伍的意义在于通过由特定活性物质群介导的多靶点、多途径整合作用发挥“方证对应”的终末效应，同时将中药复方配伍筛选为有效组分配伍，利用有效组分配伍阐明中药整合作用已成为近年来的普遍研究模式之一[22]。

未来自主创新的复方药物研发将会越来越受重视，其在药物品种中所占比例也会越来越大。我国应用于临床的心血管中药复方众多，市场效益也较好，未来也应该按照国际上 Polypill 药物的研究规范，一是加快高质量临床研究的步伐，拿出较强的临床证据；二是对其配伍优势及特点给出科学化的阐释，“知其然知其所以然”；三是加强多学科交叉，在病证结合、中西医结合的基础上协同创新中药复方研发模式，研究老药、开发新药或开发老药新用[23]；四是重视专利保护和创新[24]，不但要思维在前，也要动手在先，为提高我国心血管复方药物研发水平，降低心脑血管疾病的发生率与死亡率做出贡献。

参考文献

[1] Yusuf S. Two decades of progress in preventing vascular disease[J]. Lancet, 2002, 360(9326): 2-3.

[2] Wald NJ, Law MR. A strategy to reduce cardiovascular disease by more than 80%[J]. BMJ, 2003, 326(7404): 1419.

[3] Yusuf S, Pais P, Afzal R, et al. Effects of a polypill(Polycap)on risk factors in middle-aged individuals without cardiovascular disease(TIPS): a phase II, double-blind, randomized trial[J]. Lancet, 2009, 373(9672): 1341-1351.

[4] 陈可冀, 蒋跃绒. 多效药片(polypill)的临床应用与中成药的研发[J]. 中国中西医结合杂志, 2009, (8): 677-679.

[5] de Cates AN, Farr MR, Wright N, et al. Fixed-dose combination therapy for the prevention of cardiovascular disease[J]. Cochrane Database Syst Rev, 2014, 4: CD009868.

[6] Huffman MD, de Cates AN, Ebrahim S. Fixed-dose combination therapy(polypill)for the prevention of cardiovascular disease[J]. JAMA, 2014, 312(19): 2030-2031.

[7] Zamorano J, Erdine S, Pavia A, et al. Proactive multiple cardiovascular risk factor management compared with usual care in patients with hypertension and additional risk factors: The CRUCIAL trial[J]. Curr Med Res Opin, 2011, 27(4): 821-833.

[8] Thom S, Poulter N, Field J, et al. Effects of a fixed-dose combination strategy on adherence and risk factors in patients with or at high risk of CVD: the UMPIRE randomized clinical trial[J]. JAMA, 2013, 310(9): 918-929.

[9] Malekzadeh F, Marshall T, Pourshams A, et al. A pilot double-blind randomized placebo-controlled trial of the effects of fixed-dose combination therapy(‘polypill’)on cardiovascular risk factors[J]. Int J Clin Pract, 2010, 64(9): 1220-1227.

[10] Neutel JM, Bestermann WH, Dyess EM, et al. The use of a single-pill calcium channel blocker/statin combination in the management of hypertension and dyslipidemia: A randomized, placebo-controlled, multicenter study[J]. J Clin Hypertens, 2009, 11(1): 22-30.

[11] PILL CG. An international randomised placebo-controlled trial of a four-component combination pill(‘polypill’)in people with raised cardiovascular risk[J]. PLoS One, 2011, 6(5): e19857.

[12] Soliman EZ, Mendis S, Dissanayake WP, et al. A Polypill for primary prevention of cardiovascular disease: a feasibility study of the World Health Organization[J]. Trials, 2011, 12: 3.

[13] Grimm R, Malik M, Yunis C, et al. Simultaneous treatment to attain blood pressure and lipid goals and reduced CV risk burden using amlodipine/atorvastatin single-pill therapy in treated hypertensive participants in a randomized controlled trial[J]. Vasc Health Risk Manag, 2010, 6: 261-271.

[14] Wald D, Morris J, Wald N. Randomized polypill crossover trial in people aged 50 and over[J]. PLoS One, 2012, 7(7): e41297.

[15] Yusuf S, Attaran A, Bosch J, et al. Combination pharmacotherapy to prevent cardiovascular disease: present status and challenges[J]. Eur Heart J, 2014, 35(6): 353-364.

[16] 姚薇, 万征. Polypill临床研究进展与应用前景[J]. 中国循证心血管医学杂志, 2012, 4(6): 491-493.

[17] 中国心血管疾病多效复方片研发共识与建议专家组. 中国心血管疾病多效复方片研发的共识与建议[J]. 中华心血管病杂志, 2013, 41(2): 91-93.

[18] 单片复方制剂降压治疗中国专家共识专家组. 单片复方制剂降压治疗中国专家共识[J]. 中华高血压杂志, 2012, 20(7): 624-628.

[19] 中华医学会心血管病学分会高血压学组. 单片复方制剂降压治疗的简易流程[J]. 中华高血压杂志, 2014, 22(11): 1021-2013.

[20] Feng Y, Xu H, Chen K. Natural polypill Xuezhikang: its clinical benefit and potential multicomponent synergistic mechanisms of action in cardiovascular disease and other chronic conditions[J]. J Altern Complement Med, 2012, 18(4): 318-328.

[21] 罗国安, 梁琼麟, 刘清飞, 等. 复方药物研发创新体系展望[J]. 世界科学技术-中医药现代化, 2009, 11(1): 3-10.

[22] 陶丽, 范方田, 刘玉萍, 等. 中药及其组分配伍的整合作用研究实践与进展[J]. 中国药理学通报, 2013, 29(2): 153-156.

[23] 陈可冀. 关于复方中成药的临床应用与研究[J]. 中国中西医结合杂志, 2004, 24(4): 293.

[24] 陈莉娜, 袁秉祥, 王冰. 固定剂量复方制剂及其研发现状. 中国新药杂志, 2013, 22(15): 1779-1783, 1788.

原载：陈可冀，刘玥．多效药片与心血管疾病的预防：证据、评价与思考 [J]. 中国循证医学杂志，2015, 15(7): 745-748.

2013ACC/AHA 胆固醇治疗指南更新要点解读与思考

陈可冀　刘　玥

2013 年 11 月 12 日，美国 ACC/AHA 相继在线公布了新版的降低心血管疾病风险临床实践系列指南，其中《2013ACC/AHA 降低成人动脉粥样硬化心血管疾病风险之胆固醇治疗指南》[1] 一公布便引起了全球医学界的极大关注，《纽约时报》也为此刊发了相关评论报道 [2]。

1 更新要点解读

新指南更新要点之一是"不再推荐具体的 LDL-C 治疗目标值"。LDL-C 升高已被证实是冠心病和缺血性脑卒中的独立危险因素之一，降脂治疗的首要目标便是降低 LDL-C，而他汀类药物是降低 LDL-C 的首选药物。既往胆固醇治疗指南均针对不同危险因素患者分别设立具体的 LDL-C 治疗目标值，推荐心血管高危患者将 LDL-C 降至 100 mg/dL（2.6 mmol/L）以下，并建议极高危患者将 LDL-C 降至 70 mg/dL（1.8 mmol/L）或更低 [3]。新指南不再推荐将 LDL-C 降到特定的数值作为治疗目标，而是推荐在心脏健康生活方式的基础上采用"适当强度"的他汀治疗以降低动脉粥样硬化心脏血管疾病（ASCVD）发生风险。新指南制定工作组的心血管病专家基于大量临床研究证据确定了接受"高强度"（使 LDL-C 水平至少降低 50%）他汀治疗和"中等强度"他汀治疗（使 LDL-C 水平降低 30% ～40%）获益的四类人群（表 1），同时简化了目前复杂的他汀治疗流程，推荐用"五步法"（图 1）来评估患者是否需要服用他汀类药物。

表 1　4 类有证据支持的他汀治疗获益人群

临床动脉粥样硬化性心血管疾病（ASCVD）人群。
LDL-C 明显升高至 ≥ 190 mg/dL 的人群（包括患有家族性高胆固醇血症的患者）。
年龄在 40～75 岁的糖尿病人群（无临床 ASCVD 且 LDL-C 水平介于 70～189 mg/dL 之间）。
年龄 40～75 岁（无临床 ASCVD 或糖尿病，LDL-C 水平介于 70～189 mg/dL），但估计 10 年 ASCVD 风险评分 ≥ 7.5%的人群（通过计算整体心血管风险评估来判断，使用风险评估指南工作组提出的、已被纳入指南的评估体系）。

注：本表节译自文献 [1] 中的表 3

新指南更新要点之二是推荐了一种新的 ASCVD 风险评估体系来估算患者未来 10 年发生 ASCVD 的风险评分方法，以决定是否启用他汀干预，这个新评估体系涉及年龄、性别、种族、总胆固醇（TC）和高密度脂蛋白胆固醇（HDL-C）水平、血压水平、降压治疗状态，以及目前吸烟和糖尿病状态等因素，且首次可同时预测心肌梗死和脑卒中发生的风险。新指南制定工作组认为，若上述评估因素未能得出确切结果，还可以考虑用如下 4 个指标来优化风险评估，包括一级亲属早发心血管疾病家族史、冠状动脉钙化（CAC）评分、高敏 C- 反应蛋白（hs-CRP）检测值及踝肱指数（ankle-bra-chialindex，ABI）检测值。

值得注意的是，新指南的这些变化和观点在引起全球心血管病学界普遍关注的同时，也带来了一些争议 [2]。部分心脏病学家担忧，如果没有具体的 LDL-C 达标目标数值作为治疗的激励，患者及医生或许不再有动力去控制 LDL-C 水平 [2]。同时认为新的 ASCVD 的风险评估体系会容易导致过度治疗，如一位 LDL-C 比较低的老年男性，若有多年吸烟史且血压稍微升高，根据新指南的评估，就应该推荐他立即开始服用他汀药物，但该患者需要的是首先停止吸烟并控制好他的血压。

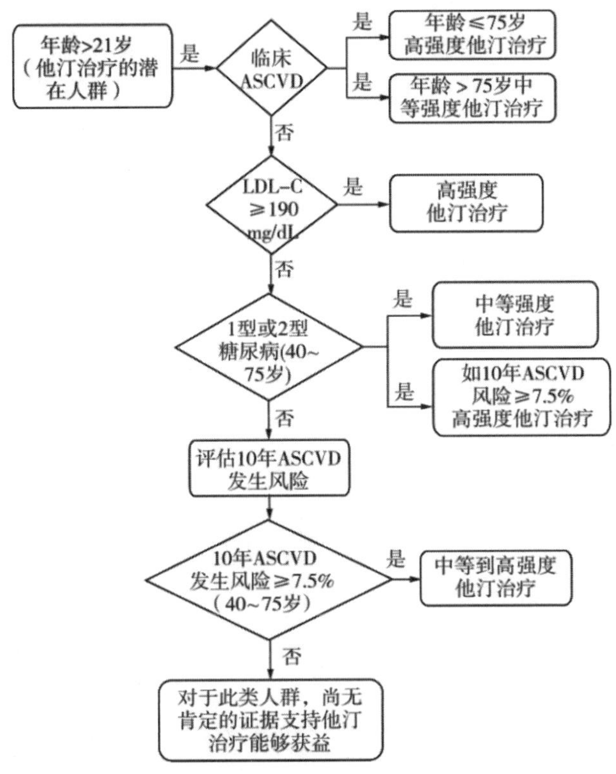

注：本图译自文献[1]中的图2，有删减

图1　使用他汀治疗预防ASCVD的主要推荐流程

新指南制定者认为采用特定的LDL-C目标值可能导致某类患者群治疗不足或治疗过度，例如加用某些增益价值尚未得到证实的药物。现有的临床研究数据不支持采用某个具体的目标值，而是支持临床医生“对最可能获益的患者运用适当强度的他汀治疗以降低ASCVD的发生风险”。同时认为从“治疗达标”到“降低风险”的变化会减少使用未经证实的药物过度治疗患者的情况，并可减少反复血液检测LDL-C和服用额外药物给患者个人和整个社会医疗系统带来的沉重负担。

2 思考与展望

近15年以来，通过推行美国成人胆固醇教育计划（ATP Ⅰ ~ATP Ⅲ），美国成人高LDL-C血症患者数量降低了33%以上[4]。《中国心血管病报告2012》[5]中指出，我国血脂异常者至少2.5亿，成人血脂异常的患病率为20%以上且逐年增加。2013年长城国际心脏病学会议发布的中国血脂异常调查研究（DYSIS-China）结果发现，中国血脂异常患者LDL-C的达标率并不乐观，仅为61.5%，特别是在极高危和高危患者中，LDL-C的达标率分别仅为39.7%和54.8%。中国血脂异常防控形势仍较为严峻，同时发现使用大剂量他汀类药物患者的LDL-C达标率并不高于采用中、低剂量他汀类药物患者，一味增加他汀剂量并不是最优的LDL-C管理方案。随着他汀类药物使用范围的扩大和使用时间的延长，国内外有关该药不良反应的事件频频发生，续有报告。因此，进一步寻找更加安全有效的药物，或与他汀合用能够增效减毒的新型降脂药物成为国内外研究热点之一。传统中医药应用历史悠久，从中药中探索研究新型、多功能的相关药物，或类他汀作用的药物，适合中国或亚洲人群使用，具有很好的前景，很多研究者已开始启动这方面的探索。既往研究已注意到有一些能够调节脂质代谢的中药制剂，如具有明确循证医学证据的血脂康胶囊[6,7]等。但需要指出的是，目前的降脂中药种类繁多，临床疗效不一，作用机制尚不够明确。降脂中药单体或有效成分具有化学结构明确的优势，多年来学者对其降脂作用的机制进行了较为广泛和相对深入的研究。

降脂中药复方具有多靶点、多效应的整体干预优势，但因组成药味较多，有效成分复杂，作用机制不易阐明，也是研究的难点所在。未来应该重视跨学科交叉，协同创新，有计划、系统地对具有调脂作用前景的中药复方、有效组分或单体进行筛选，明确其作用机制，另一方面加强对已上市的调脂中药进行疗效再评价，为提升调脂中药的研究水平，降低心血管事件的发生率做出应有的贡献。

参考文献

[1] Stone NJ, Robinson J, Lichtenstein AH, et al. 2013ACC/AHA guideline on the treatment of blood cholesterol to reduce atherosclerotic cardiovascular risk in adults: a report of the American Collegeof Cardiology/American Heart Association Task Force on Practice Guidelines[J]. J AmColl Cardiol, 2013, S0735-1097(13)06028-2.

[2] Kolata G. Experts reshape treatment guide for cholesterol[N]. New York Times, 2013-11-13.

[3] Smith SC, Benjamin EJ, Bonow RO, et al. AHA/AC-CF secondary prevention and risk reduction therapy for patients with coronary and other atherosclerotic vascular disease: 2011 update: a guideline from the American Heart Association and American College of Cardiology Foundation. Circulation[J]. J Am Coll Cardiol, 2011, 124(22): 2458-2473.

[4] 陈可冀, 刘玥. 2013年中美国家心血管病报告要点对比解读及其启示[J]. 中国中西医结合杂志, 2013, 33(3): 293-297.

[5] 卫生部心血管病防治研究中心主编. 中国心血管病报告2012[M]. 北京: 中国大百科全书出版社, 2013: 2-4.

[6] Shang Q, Liu Z, Chen K, et al. A systematic review of Xuezhikang, an extract from red yeast rice, for coronary heart disease complicated by dyslipidemia[J]. Evid Based Complement Alternat Med, 2012, 2012: 636547.

[7] Feng Y, Xu H, Chen K. Natural polypill Xuezhikang: its clinical benefit and potential multicomponent synergistic mechanisms of action in cardiovascular disease and other chronic conditions[J]. J Altern Complement Med, 2012, 18(4): 318-328.

原载：陈可冀，刘玥．2013ACC/AHA 胆固醇治疗指南更新要点解读与思考 [J]. 中国中西医结合杂志，2014, 34(2): 136-137.

2013 年 ESC 高血压指南解读

陈可冀　赵福海　张京春

高血压是“全球死亡风险最高的疾病”。自 2003 年 ESH/ESC 第一版指南发表以来，相继在 2007 年和 2009 年分别对原指南进行修订，时隔多年的时间和不同观点的议论，今年 6 月，在欧洲地区高血压患病率和治疗率较高的背景下，根据循证医学研究证据的共识，发布新版《2013ESH/ESC 动脉高血压管理指南》。本文就新指南中重要观点更新、新的共识进行解读。

1 新版指南重要观点的更新 [1]

①欧洲高血压（占人群的 35%～40%）和血压控制的流行病学资料；②强调诊室外血压监测（out-of-office blood pressure），即家庭血压监测（HBPM）和动态血压监测（ABPMABPM）的预后意义及它在高血压诊断和治疗中的作用；③更新夜间血压、白大衣高血压和隐性高血压的预后意义；④再次强调应结合血压、心血管危险因素、无症状器官损害和临床并发症来评估整体心血管风险；⑤更新无症状器官损害，即心脏、血管、肾脏、眼和脑损害，发现微量白蛋白尿、增加的脉搏波传导速度（PWV）和左室肥厚（LVH）和颈动脉斑块的预后意义；⑥重新考虑高血压中超重和靶标体重指数（BMI）的风险；⑦重视年轻高血压患者的问题；⑧高血压治疗的启动时机。注重循证标准，对正常血压高值不建议药物治疗；⑨血压治疗的目标。注重循证标准，无论心血管风险高低，患者的目标值均为收缩压（SBP）＜140 mmHg；⑩强调相对自由的单药治疗选择，而非以阶梯治疗选择为目的；⑪首选的两药联合方案；⑫达到目标血压的新治疗方案；⑬扩展了特殊状况下的治疗策略；修正了老年高血压的治疗推荐；⑭ 80 岁以上老老年的药物治疗；⑮对难治性高血压和新的治疗方法（手术）的特别关注；⑯增加对靶器官损害为治疗导向的关注；⑰高血压长期治疗的新方法。

2 有关指南更新要点和亮点解读 [2]

2.1 心血管危险分层

细化分层标准，将心血管危险因素、无症状靶器官损害和糖尿病、确定的心脑血管疾患、严重下肢外周血管疾患、慢性肾病和晚期视网膜病变分属不同层面；将隐蔽性高血压或白大衣性高血压列入心血管风险分层，分别提高或降低一个风险层次；以患者心血管风险程度作为高血压患者启动治疗和治疗路径的主要决定因素。

2.2 启动药物治疗的时机

将 2 级～3 级和 1 级高危患者列为药物治疗强指征推荐；将老年人高血压患者 SBP≥160 mmHg（1 mmHg=0.133 kPa）列为药物治疗强指征推荐；对血压水平在正常高值，即使高危或很高危患者，对年轻单纯孤立 SBP 高血压患者，以生活方式改善为主，不再推荐药物治疗，明显区别于 2007 版 ESH/ESC 指南。

2.3 简单的治疗目标

将几乎所有患者的收缩压目标值调整为 SBP＜140 mmHg；小于 80 岁的老年人血压控制目标值调整为 SBP 在 140～150 mmHg；确定舒张压（DBP）80～85 mmHg 是合适安全的控制目标范围。除糖尿病患者舒张压靶目标值调整到 85 mmHg 外，其他患者的舒张压靶目标值均为 < 90 mmHg。

2.4 治疗策略选择

指南始终强调生活方式改变的重要性；药物选择不采用首选药物或以某类药物为基础的治疗理念，但根据推荐的三原则，即特殊人群临床试验有证据的、对靶器官损害和危险因素较有益的、不良反应情况以及是否影响持续治疗，建议在临床实践中选择各类药物。

2.5 简化治疗路径

药物治疗强指征推荐的患者，应优选联合治疗路径；推荐血管紧张素转换酶抑制剂（ACEI）或血管紧张素受体拮抗剂（ARB）与钙离子拮抗剂或 / 和噻嗪类利尿剂是优选的联合治疗方案；不推荐 ACEI 与 ARB 联合。

2.6 靶器官损害指导意义

采用靶器官损害指标指导高血压患者的治疗随访，尤其对高危患者；采用超声心动图左心室肥厚、尿蛋白和脉搏波传导速度等靶器官损害指标，能敏感易行地综合反映病情进展或延缓。

2.7 难治性高血压

确立难治性高血压的筛选和诊断流程；在 3 种药物联合治疗基础上，根据病理生理环节，推荐增加螺内酯或 / 和多沙唑嗪治疗；保守谨慎地采用新近正在研究的多种有创手段进行治疗，包括肾脏去神经术（RDN）、颈动脉窦电刺激（carotid baroreceptor stimulation，CBS）。

3 高血压治疗指南药物推荐

①利尿剂、β 受体阻滞剂、钙离子拮抗剂、ACEI 类及 ARB 类五大类药物均是起始及维持单药或联合治疗的适宜之选。②利尿剂：不推荐首选某种利尿剂，不认为与其他利尿剂相比，某种利尿剂更具临床优势。③钙离子拮抗剂：其疗效及获益到底是优于还是劣于利尿剂及 ACEI 等其他药物尚需进一步验证。④ ACEI 及 ARB 类药物：能显著降低蛋白尿改善心力衰竭结局，但两者孰优孰劣尚无定论。⑤单药治疗及联合治疗：在很多患者中，单药治疗常难以降压达标需改行联合治疗。联合治疗的优势在于两种药物机制互补，能减少不良反应，疗效更强，依从性更好，能为患者带来更多获益。血压显著增高或心血管高危患者可考虑行双药联合起始治疗。当双药联合治疗降压不达标时，可加用第三种药物或换用另一种双药联合治疗方案。药物联合治疗的获益与降压程度成正比，选择联合治疗方案时应首选临床试验中成功应用的组合方案；单片复方制剂可减少每日服用片数，提高依从性，应被推荐应用。

4 高血压治疗中的特殊问题

4.1 年轻患者靶器官损害评估待重视

新版指南在诊断评估部分特别强调了无症状性靶器官损害（包括心脏、血管、肾脏、眼和脑等）检测的重要性。而对年轻高血压患者无症状性靶器官损害的忽视或有效干预不足，常意味着可逆的靶器官损害会最终发展为不可逆的并发症，使患者进入高危状态。所以对年轻高血压患者应注重寻找无症状靶器官损害的证据，治疗上仍以生活方式干预为主，慎重使用药物治疗。

4.2 降压目标与 J 型曲线学说

关于降压理想目标目前尚无肯定的一致性证据。那是不是血压降得越低越好呢？一项 Meta 分析表明：与将 SBP 从 145 mmHg 降至 140 mmHg 相比，将 SBP 从 131 mmHg 降至 126 mmHg 取得相似的获益[3]。

所以提出“血压越低，获益越多”的观点。但当血压低到某临界值时，目标血压和不良心血管事件的曲线就会变得平坦，“J 型曲线”假说也就应运而生。因此“the lower the SBP and DBP，the better the outcome”观点尚待设计严谨的临床试验来证实。“J 型曲线”假说的理论依据在于：人体存在血压阈值，低于此就会影响生存率；生理研究表明器官血流灌注的自我调节存在高 / 低血压临界值，血管性疾病时，该阈值会升；还有观点认为血压升高是保留器官功能的代偿机制，也就是高血压的本质[4]。现有的证据支持在冠状动脉疾病中存在 J 型曲线，在脑血管疾病中并未发现。因此针对该假说尚需前瞻性临床研究来证实，而不是来自 Meta 分析的结果。这也可能是本次指南修订中把血压目标定在 140/90 mmHg 的原因所在。

4.3 难治性高血压器械治疗尚须审慎

针对难治性高血压，要特别强调的是，医生需要充分地排除其他原因所导致的难治性高血压。肾上腺或肾脏异常等继发性因素也能够导致难治性高血压，而此时需要采用不同的特异性治疗。因此，难治性高血压患者在行肾脏去交感神经治疗之前需要由高血压专家严格排除上述情况的存在。近年来出现了一些新的治疗方法。短期临床研究显示，使用颈动脉窦刺激器（CBS）和去肾交感神经术（RDN）治疗可以有效降低血压，尤其是国内外已开展了关于 RDN 的多项研究，即使是在试验中，也有 15%的患者对肾脏去交感神经治疗无反应。因此，未来临床医生需要做的就是开展一系列的试验来确定肾脏去交感神经治疗能为哪些患者带来最大获益。但根据这些研究目前仍无法明确长期治疗是否可改善患者发生心血管事件和死亡的风险[5]。因此，新版指南对于这些器械治疗仍持非常审慎的态度，对 RDN 的评价仅是“有希望（promising）”。

高血压治疗有共性，但不同国家和地区的社会经济、文化发展存在差异性，不同种族人群在治疗上也存在差异性。因此，不断积极探索、实践和修正适合我国人群的中国高血压治疗指南更为重要。具体到我国医师，应结合我国高血压患者的具体特点，领悟该指南的精髓，有所取舍，应用于临床实践；同时，也应认真参考指南中提出的各种有待解决的问题，结合我国实际情况，加强高血压及其相关疾病的临床研究，造福于国内外的广大患者。

参考文献

[1] The Task Force for the management of arterial hypertension of the European Society of Hypertension(ESH)and of the European Society of Cardiology(ESC). 2013ESH/ESC Guidelines for the management of arterial hypertension[J]. Eur Heart J, 2013, 34: 2159-2219.

[2] ESH-ESC Task Force on the Management of Arterial Hypertension. 2007ESH-ESC Practice Guidelines for the Management of Arterial Hypertension[J]. J Hypertens, 2007, 25(9): 1751-1762.

[3] Czernichow S, Zanchetti A, Turnbull F, et al. The effects of blood pressure reduction and of different blood pressure-lowering regimens on major cardiovascular events according to baseline blood pressure: Meta-analysis of randomized trials[J]. J Hypertens, 2011, 29: 4-16.

[4] Zanchetti A. Blood pressure targets of antihypertensive treatment: Up and down the J-shaped curve[J]. Eur Heart J, 2010, 31: 2837-2840.

[5] Symplicity HTN-2Investigators, Esler MD, Krum H, et al. Renal sympathetic denervation in patients with treatment-resistant hypertension(The Symplicity HTN-2 Trial: A randomised controlled trial[J]. Lancet, 2010, 376(9756): 1903-1909.

原载：陈可冀，赵福海，张京春 . 2013 年 ESC 高血压指南解读 [J]. 中国中西医结合心脑血管病杂志，2013, 11(9): 1025-1026.

西方人眼中的补充与替代医学

——《Braunward 心脏病学》第九版的一些新变化

陈可冀　赵福海　蒋跃绒

《心脏病学：心血管内科学教科书》由美国哈佛大学医学院的著名心血管学专家 Eugene Braunward 教授主编，自 1980 年问世以来，一直是国际心血管病学领域的权威教材。目前最新版（第九版）在延续前几版风格和传统的基础上，新增加了第 51 章补充替代医学（Complementary and alternative，CAM）章节。首次专篇论述了补充替代医学的定义、流行情况、应用原因及其在充血性心力衰竭、冠心病、心血管危险因素及其他类型心脏病的预防和治疗中的应用概况，其中包括针灸、草药疗法、芳香疗法、自我训练法、生物反馈疗法、身心医学、整脊疗法、冥想疗法、催眠疗法、推拿、气功、瑜伽、音乐疗法等。从侧面反映西方医学界对 CAM 认识的转变。

调查显示，在过去的数十年中，美国每年使用 CAM 疗法的人群逐渐增多，目前已达到 60% 左右[1]。是否推荐 CAM 疗法用于心血管病的治疗取决于其疗效及安全性。CAM 具有不同于常规主流医学的特点：①以个体化治疗、综合治疗多见，难以标准化；②治疗效果与施治者的水平及医患关系（如信任程度）等有关；③现有的疗效评价体系难以评价 CAM 的某些作用，如病人主观症状的改善、身心健康的感觉等。

近十余年来，开展 CAM 研究的国家和地区范围逐渐扩大，遍及欧洲、亚洲、北美洲、南美洲、大洋洲及非洲，约 144 个国家和地区发表了 CAM 研究的相关论文，发表文章数量排名第一的为美国，其次为中国和英国[2]。但在本章节附录的参考文献中，没有参考来自中国内地的文献。目前，越来越多的证据提示 CAM 疗法可作为常规治疗的有用的补充或不同类型心血管病的预防措施。如一项荟萃了 8 个随机双盲安慰剂对照试验的 Meta 分析结果显示，山楂提取物对心力衰竭患者（NYHA 分级Ⅰ～Ⅲ级）呼吸困难、疲劳等症状的改善优于安慰剂。尽管 CAM 疗法用于预防和治疗心血管病取得了长足的进展，但其有效性及安全性尚存在有力的证据或争议。以高血压为例，Braunward 心脏病学作出的推荐为：气功、放松疗法、自我训练、生物反馈疗法可能有用，针灸、催眠、音乐疗法在实际中存在争议，认为草药疗法（包括中草药）还需要更多的研究证据。

传统的临床评价多依赖中医药世家和医师在临床实践过程中对个案病例或系列病例的经验总结，一般缺乏严格设计的前瞻性试验研究。不足之处在于：研究设计与报告的质量不高、偏倚难于控制、观察指标不明确；无论是症候或是疗效判断指标都难以达到规范化和量化、疗效可重复性低且疗效指标多为临床症状等“软”指标，缺乏长期随访的“硬”终点性指标，这些问题均影响了研究结果的可靠性，其试验的科学价值很难得到国际认可[3]。

近年来，随着循证医学理念在中医药领域的不断深入，国内开展了不少中医药防治心血管病的大规模随机对照临床研究：芎芍胶囊防治经皮冠脉介入术后再狭窄的随机双盲安慰剂对照研究、芪参益气滴丸对心肌梗死二级预防的临床试验研究、参松养心胶囊抗心律失常研究等。但尚缺乏国际认可的 CAM 疗法与常规疗法之间疗效比较的等效性研究。

因此要对 CAM 疗法（包括中医药疗法、中西医结合治疗）中的症候和疗效进行评价，采取严谨的试验设计，按照随机、盲法、多中心等国际公认的循证医学的研究方法衡量其疗效，为临床决策提供客观、科学的研究数据，是 CAM 走向世界，获得国际认可的必由之路。

参考文献

[1] Barenes PM, Powell-Griner E, McFann K, et al. complementary and alternative medicine use among adults[J]. United States, 2002, 303: 2004.

[2] 童元元, 何巍, 杨策, 等. 基于文献挖掘的国际补充替代医学研究现状与趋势分析[J]. 中西医结合学报, 2012, 10(6): 597-603.

[3] 刘建平. 中医药临床试验的方法学与挑战: 循证医学的观点[J]. 中西医结合学报, 2006, 1(4): 1-6.

原载：陈可冀，赵福海，蒋跃绒．西方人眼中的补充与替代医学——《Braunward 心脏病学》第九版的一些新变化 [J]. 中西医结合心脑血管病杂志, 2013, 11(7): 769.

2013 年中美国家心血管病报告要点对比解读及其启示

陈可冀　刘　玥

心血管疾病的发生和流行与社会经济水平、生活方式以及生态环境等因素密切相关，并伴随国家工业化、城镇化及老龄化进程而加快[1]。近年来，随着生活水平的不断提高以及不健康生活方式的持续蔓延，中国已成为全球心血管疾病的高发区，因此及时制定符合中国国情的合理防治策略至关重要。2012 年 8 月和 2013 年 1 月，中国和美国相继正式公布了各自最新的国家心血管病报告[2,3]，两国报告中的统计数据均更新 2010—2011 年，具有良好的对比度。对中美两国最新心血管病统计报告要点进行对比解读，有利于深入分析和探究中国心血管病的流行现状、原因及发展趋势，且可为其防治策略的制定提供一定的参考。

1 概况

《中国心血管病报告 2011》中指出，我国总体人群的心血管疾病（包括心脏病和脑卒中）患病率仍在持续上升，估计全国心血管病患者有 2.3 亿，即每 5 个成人中有 1 人患病，其中高血压 2 亿人，脑卒中至少 700 万人，心肌梗死 200 万人，心力衰竭 420 万人，肺心病 500 万人。中国每年约有 350 万人死于心血管疾病，每死亡 5 个人中就有 2 人是心血管疾病，约占全因死亡的 41%，居各死亡原因首位，每天有 9590 人死于心血管疾病，大约每 10 秒就有 1 人死亡，其中农村居民心血管病死亡率增速高于城市居民。此外，高血压、吸烟、血脂异常、肥胖 / 超重、体力活动不足、不合理膳食等主要心血管危险因素仍呈进行性增长态势，防控形势严峻[2]。

美国大约有 8360 万成年人患有一种或多种心血管疾病，其中年龄在 60 岁以上的患者约占一半以上。冠心病患者大约有 1540 万人，心力衰竭患者 510 万人，脑卒中患者 680 万人。1999—2009 年，美国总体人群因心血管病死亡人数下降了 32.7%，但仍占死亡总人数的 1/3 左右。2009 年美国心血管病死亡率约为 236.1/10 万人，其中白人男性、黑人男性、白人女性、黑人女性的死亡率（每 10 万人）分别为 281.4、387.0、190.4 及 267.9 人。每天有超过 2000 人死于心血管疾病，大约每 40 秒就有 1 人死亡，每 25 秒就会发生 1 次冠脉事件；每死亡 6 个人中就有 1 人是冠心病，每死亡 19 人中就有 1 人是脑卒中。对于心血管病主要危险因素的统计数据表明，有 3190 万美国成人（≥20 岁）血清 TC 水平超过 240 mg/dL；约有 7800 万成人有高血压（约占美国总人口的 1/3）有 1970 万被诊断患有糖尿病（约占美国总人口的 8.3%），且糖尿病前期人口约占总人口的 38.2%[3]。

2 心血管疾病危险因素

2.1 高血压

《中国心血管病报告 2011》中指出，新中国成立后中国进行过 4 次大规模的高血压患病率调查，历年的调查结果表明我国高血压患病率呈明显上升趋势。估计全国高血压患病人数为 2 亿，每 5 个成年人中就有 1 个是高血压。其中，2002 年的成人高血压患病率为 18.8%，男性患病率高于女性，患病率随年龄的增加而呈上升趋势，近年来部分区域性调查显示成人高血压患病率达 25.0%左右。根据 2002 年的全国性调查结果，我国人群高血压的知晓率为 30.6%，治疗率为 24.7%，控制率为 6.1%，对于接受治疗的患者，控制率可达到25.0%，随着年龄的增加，知晓率、治疗率和控制率都在升高，且城市高于农村。1991—2004年，我国6~17岁儿童青少年血压水平显著上升，采用“中国儿童高血压参照标准”诊断，儿童高血压患病率从1991年的7.1%上升到2004年的14.6%，年平均上升速度为0.58%[2]。美国目前约有7800万成人高血压患者，约占美国总人口的1/3左右，每3个成年人中就有1个是高血压。2007年美国成人高血压患病率平均为29.0%左右；预测2030年美国成人高血压患病率较2013年增长约7.2%。2007—2010年美国人群高血压的知晓率为81.5%，治疗率为74.9%，控制率为52.5%，2003—2008年的研究数据显示成人高血压患者中约有8.9%为难治性（或顽固性）高血压患者。一项研究表明1999—2006年间美国青少年高血压患病率约为3.6%[3]。

2.2 血脂异常

《中国心血管病报告2011》中指出，近20年来我国居民血脂水平呈持续上升的趋势，特别是青少年的血脂水平。2002年全国调查，成人血脂异常患病率为18.6%，其中高胆固醇血症（TC≥5.72 mmol/L）患病率为2.9%，高甘油三酯血症（TG≥1.70 mmol/L）患病率为11.9%，低高密度脂蛋白胆固醇血症（HDL-C＜1.04 mmol/L）患病率7.4%。儿童青少年（3~17.9岁）胆固醇升高（TC≥5.72 mmol/L）患病率0.8%，甘油三酯升高（TG≥1.70 mmol/L）患病率2.8%。成人血脂异常知晓率3.2%，检测率6.4%，估计目前血脂异常者至少2亿人。2003—2007年间，北京、上海、南京等大城市对不同类型人群抽样调查结果显示血脂异常患病率均较高，在35.4% ~59.6%之间[2]。

2007—2010年美国大约有3190万成人（≥20岁）血清TC水平超过240 mg/dL，总体患病率为13.8%。近20年来，美国成人的血清TC水平从206 mg/dL（1988—1994年）降低到203 mg/dL（1999—2002年），血清LDL-C水平从129 mg/dL（1988—1994年）降低到123 mg/dL（1999—2002年）。1999—2006年，美国成人高低密度脂蛋白胆固醇血症患病人数降低了33.0%左右。美国成人血脂异常知晓率从42.0%（1999—2000年）增长到50.4%（2005—2006年），治疗率从28.4%（1999—2002年）增长到48.1%（2005—2008年）。2007—2010年美国青少年（12~19岁）血脂异常比例约为20.3%，约7.8%的青少年血清TC水平≥200 mg/dL[3]。

2.3 代谢综合征

《中国心血管病报告2011》中指出，2002年中国居民营养与健康状况调查数据证实18岁以上代谢综合征的患病率粗率平均为10.2%。北京地区2005年的统计数据表明，16442名调查对象，依据国际糖尿病联盟（IDF）代谢综合征诊断标准，患病率为27.9%，依据美国国家胆固醇教育计划（NCEP）成人治疗专家组Ⅲ（ATP Ⅲ）代谢综合征诊断标准，患病率为19.5%。2010年新疆分层抽样抽取30~70岁维吾尔族居民1379人，哈萨克族居民1123人，采用ATP Ⅲ代谢综合征诊断标准，经年龄调整的代谢综合征患病率分别为10.3%和3.3%。2010年中国7城市的心脏研究纳入心内科住院患者3465例，依据IDF标准定义代谢综合征，调整性别、年龄、吸烟、BMI、是否诊断心血管疾病等因素的影响，代谢综合征患者发生慢性肾病的危险性是无代谢综合征的1.27倍[2]。

基于2003—2006年美国健康与营养调查统计数据（NHANES），大约有34.0%的美国成人符合代谢综合征诊断标准，其中男性约为35.1%，女性约为32.6%。怀孕女性代谢综合征患病率从17.8%（1988—1994年）增长到26.5%（1999—2004年）。美国民众对于代谢综合征的知晓率还很有限[3]。

3 心血管疾病不良生活方式

3.1 吸烟

《中国心血管病报告2011》中指出，我国男性吸烟率一直是世界上最高的几个国家之一。2010年全球成人烟草调查（GATS）—中国项目（覆盖中国28个省的人群）调查显示，我国15岁及以上男性总吸烟率为62.8%，现在吸烟率为52.9%，男性吸烟者总数达3.4亿，现在吸烟者2.9亿；女性总吸烟率为3.1%，现在吸烟率为 2.4%，女性吸烟者总数为 1639 万人，现在吸烟者 1046 万。我国男性吸烟率处于平台期，而女性吸烟人群不断增加。1996 年和 2002 年中国男性医师和教师的吸烟率均超过 50.0%，2010 年 GATS 调查表明，男性医师和教师的现在吸烟率分别为 40.0%和 36.5%，下降幅度较为明显，但仍是世界上男性医师吸烟率最高的国家之一。2005 年的全国调查发现，11～23 岁的大中学生中，男女生现在吸烟率分别为 22.4%和 3.9%，我国青少年吸烟低龄化倾向特别明显。2010 年 GATS 调查数据表明 20～34 岁的现在吸烟者中，52.7%在 20 岁以前就成为每日吸烟者。2002 年中国非吸烟者被动吸烟的比例高达 51.9%，被动吸烟者 5.4 亿。中国多省市心血管病危险因素队列研究入选了 30000 例年龄在 35～64 岁之间的观察对象进行的 10 年随访结果证实吸烟是急性冠心病事件和急性缺血性卒中的独立危险因素之一。多因素分析显示，吸烟者的急性冠心病事件、缺血性脑卒中事件和出血性脑卒中事件的发病危险分别是不吸烟者的 1.75 倍、1.37 倍和 1.21 倍[2]。

美国每 5 个成人就有 1 人吸烟。2010 年大约有 6960 万大于 12 岁的美国居民是现在吸烟者，比例约为 27.4%，较 2007 年的 28.6%有所下降。2011 年美国成人现在吸烟率男女性分别为 21.3%和 16.7%，平均为 19.0%左右，较 1998 年的 24.1%明显下降，美国 44 个州及哥伦比亚地区成人吸烟率明显下降。美国非吸烟人群血清尼古丁代谢产物 coninine 的检测阳性率由 52.5%（1999—2000 年）降低到 40.1%（2007—2008 年），其中在儿童少年人群（3～19 岁）较成年人（≥20 岁）下降较为明显。美国学生（9～12 年级）大约有 23.4%有吸烟史，其中男学生居多，12～17 岁青少年吸烟率由 2002 年的 13.0%下降至 2010 年的 8.3%。2005 年，由吸烟导致的死亡约占美国成人死亡原因的 19.1%，其中大约有 1/3 的死亡与心血管疾病相关。2000—2004 年，吸烟导致每年约有 443595 个美国人死亡，其中男性 269655 人，女性 173940 人；吸烟相关性死亡人群中约有 49000 例死亡病例（11.0%）与吸食“二手烟”相关；每年怀孕妇女吸烟可导致 776 例婴儿死亡。据统计，美国男性吸烟人群较非吸烟人群寿命缩短约 13.2 年，女性吸烟人群寿命缩短约 14.5 年[3]。

3.2 缺乏体力活动

《中国心血管病报告 2011》中指出，我国居民体力活动水平呈明显下降趋势，18～55 岁居民体力活动主要来源于职业活动和家务活动，除休闲时的体力活动稍有增加外，其他形式的体力活动均呈下降趋势，与 1997 年相比，2006 年男性总体力活动量减少了 27.8%，女性减少了 36.9%[2]。

2011 年的统计数据表明，约有 2/3 的美国成人休闲时缺乏身体活动，其中女性（33.2%）明显高于男性（29.9%），且随着年龄的增大这个比例显著上升。小于 18 岁的年轻人群中不参加规律体力活动者比例很高，且其比例随年龄增长而不断升高，17.7%的女孩和 10.0%的男孩均有连续七天内没有参加过 60 min 左右的中等至高强度身体活动的情况[3]。

3.3 超重和肥胖

《中国心血管病报告 2011》中指出，基于 2002 年的调查数据，我国居民中超重者（BMI24.0～27.9kg/m^2）约 2.0 亿人，肥胖者（BMI≥28kg/m^2）约 6000 万人。如按 2006 年我国人口估计，18 岁以上超重者和肥胖者分别达到 2.4 亿和 7000 万，呈明显增加趋势[2]。

2010 年，美国成人超重或肥胖人口约有 1.5 亿，约占 68.2%；约有 34.6%的美国成人达到肥胖的标准（BMI30kg/m^2）。31.8%的儿童或青少年人群超重或肥胖（约 2390 万人）[3]。

3.4 不健康膳食

《中国心血管病报告 2011》中指出，自 2002 年以来，我国居民膳食整体结构已发生明显变化，但一些膳食特点明显不利于心血管疾病的预防，如谷类食物摄入量下降，脂肪摄入增加，水果蔬菜摄入量较低，食盐摄入量大大超过膳食指南推荐每天小于 6 g 的标准[2]。

在美国，情况与中国类似，谷物、水果及蔬菜摄入量明显不足，而脂肪和甜食的摄入量明显过量。此外，只有 8%～11%的白人，9%～11%的黑人以及 13%～19%的墨西哥人每日钠的摄入量小于 2.3 g。

2005 年，美国推荐高血压人群、中老年人群以及黑人每日钠的摄入量应该少于 1.5 g[3]。

4 心血管疾病防治

4.1 冠心病

《中国心血管病报告 2011》中指出，2008 年中国城市缺血性心脏病的患病率为 15.9‰，农村地区为 4.8‰，城乡合计为 7.7‰，与 2003 年调查数据相比明显上升。2009 年中国城市居民冠心病死亡粗率为 94.96/10 万，农村居民冠心病死亡粗率为 71.27/10 万，与 2008 年的数据相比有所上升。总体来看，城市地区冠心病死亡粗率高于农村地区，男性高于女性。在冠心病介入治疗方面，近三年我国冠脉介入数量有了大幅度的增长，同时开展了一系列的支架介入治疗安全性与有效性的循证评价研究。冠心病药物治疗及二级预防方面，2008 年的研究表明，中国内地慢性稳定性心绞痛的治疗大体上遵循指南，但与指南要求和优化治疗相比仍存在差距，β 受体阻滞剂和他汀类药物的应用明显不足。老年冠心病患者的血压、血脂和血糖达标率均较低，尤其血压、血脂达标率亟待提高 [2]。

2010 年美国成人冠心病患病率约为 6.4%，男女性患病率分别为 7.9% 和 5.1%。心肌梗死的患病率约为 2.9%，男女性分别为 4.2% 和 1.7%。每 34 秒就有 1 个美国人发生心肌梗死。2011 年美国约有 63.5 万人初发冠脉事件（首次入院的心肌梗死或冠心病死亡），约 28 万人再发冠脉事件。首次心肌梗死的发病年龄男性平均为 64.7 岁，女性为 72.2 岁。2009 年美国因冠心病死亡人数为 386324 人，平均每 6 个死亡患者中就有 1 人是冠心病。1999—2009 年，美国因冠心病年死亡率降低 40.3%，实际死亡人数降低约 27.1%。2010 年美国共有 95.4 万住院患者行冠脉介入术（PCI），39.7 万人行冠脉搭桥术（CABG）[3]。

4.2 脑卒中

《中国心血管病报告 2011》中指出，2008 年我国城市居民脑血管疾病患病率为 13.6‰，农村居民为 8.3‰。2009 年的城市居民脑血管疾病死亡粗率为 126.27/10 万，农村为 152.09/10 万。近年来，脑血管疾病死亡率不断增加，男性高于女性，农村地区高于城市地区。在中国局部地区的研究表明，拉萨和香港的脑卒中患病率与死亡率均高于中国其他地区，且明显高于欧美等发达国家。在缺血性脑卒中治疗方面的研究表明，随着年龄增长，溶栓、华法林、皮质激素及降脂药使用率的下降，残疾和并发症发生率升高 [2]。

美国每年大约有 79.5 万人新发或复发脑卒中，其中大约有 61 万人为首次脑卒中患者。87% 为缺血性脑卒中，每 40 秒就会发生 1 例脑卒中。2007—2010 年的研究数据表明，约有 680 万成人（≥20 岁）有脑卒中史，这 4 年间脑卒中的患病率约为 2.8%。老年人、黑人、受教育不足人群以及美国东南部居民脑卒中发病率较高。2009 年的数据表明，美国每 19 例死亡患者中就有 1 例脑卒中患者。2009 年美国脑卒中死亡率约为 38.9/10 万人。1999—2009 年，美国脑卒中年死亡率下降了 36.9%，实际死亡率下降了 22.9%。2010 年，美国约有 10 万人接受了动脉内膜切除术（endarterectomy），颈动脉内膜切除术是预防脑卒中最常用的外科治疗。1998—2004 年美国医保人群接受颈动脉内膜切除术的人数略有下降，但行颈动脉支架手术人群大幅度上升，1998 年行颈动脉支架术的比例还不足 3%，而 2008 年已经增至 13% 左右 [3]。

5 心血管疾病负担

《中国心血管病报告 2011》中指出，世界银行预测，2010—2030 年中国心肌梗死、脑卒中、糖尿病和慢性阻塞性肺病负担（生命年损失）增幅将超过 50%，其中心肌梗死和脑卒中的比重将过半。中国的心血管病死亡率明显高于日本和欧美等发达国家，如不采取积极应对措施，2005—2015 年，心血管病、脑卒中和糖尿病将给中国造成约 5500 亿美元的经济损失 [2]。

美国每年直接或间接因心血管疾病造成的医疗费用约为 3126 亿美元，明显高于因肿瘤引起的医疗费用的增加（2280 亿美金）。据预测，至 2030 年，约有 40.8% 的美国人患有心血管疾病，2013—2030 年因心血管疾病带来的直接医疗费用将由目前的 3200 亿美金增至 8180 亿美金，非直接损失会由 2013 年的

2030 亿美金增至 2030 年的 3080 亿美金，增幅将高达 52%左右[3]。

6 思考及展望

2012 年国际著名医学期刊 *The Lancet* 杂志刊登研究指出，至 2010 年，男性出生时的预期寿命与 1970 年相比已上升了 11.1 年，女性上升了 12.1 年。但尽管寿命延长，人类却更多地受到疾病的侵扰，罹患如心血管疾病和癌症等非传染性疾病（non-communicable diseases，NCD）的患者越来越多，真正与贫困相关的疾病风险在全球层面上转变为与一系列 NCD 和人类生活方式更密切相关的风险[4]。心血管疾病是一种最常见的 NCD，已成为全球范围内危害人民健康，妨碍社会和经济发展的严重公共卫生和社会问题[5]。根据中国冠心病政策模型预测[6]，2010—2030 年若仅考虑人口老龄化和人口增加的因素，中国 35~84 岁人群心血管疾病（心绞痛、心肌梗死、冠心病猝死和脑卒中）事件发生数增加将超过 50%；若考虑血压（收缩压年上升 0.17~0.21 mmHg）、TC（TC 上升至 5.4 mmol/L）、糖尿病（糖尿病患病率上升 15%）、吸烟（下降）的因素，心血管病事件数将额外增加 23%左右。2010—2030 年中国心血管病事件数将增加约 2130 万，死亡人数增加约 770 万左右。由上可知，目前我国心血管疾病的患病率及死亡率均处于持续上升阶段，而美国近十年来的统计数据表明其心血管疾病的患病率及死亡率均呈现明显下降趋势[2,3]，但其比例较其他疾病为多，美国亦承受心血管疾病重荷。

心血管疾病具有可防、可治的特点，自美国 Framingham 心脏病研究 1961 年首次提出“危险因素”的概念以来，积极控制危险因素成为近半个世纪全球心血管病防治的重心。美国曾经也是心血管疾病的高发国，然而近年来其发病率及死亡率却大幅度降低，其心血管一级预防功不可没，其他国家的实践经验也表明，控制危险因素能够大幅度降低心血管疾病的患病率和死亡率。中国学者通过研究证实高血压、吸烟、超重或肥胖、高胆固醇血症是我国成年男性心血管疾病发病的主要危险因素。心血管疾病的这 4 个主要危险因素的人群归因危险度合计超过 70%。高血压和吸烟是中国成年男性心血管疾病的最重要的危险因素，血压在中国人群对心血管疾病发病风险的强度比在西方人群大。继续加强对这些危险因素的预防和干预，特别是控制血压和戒烟是减少我国男性人群心血管疾病的发病最有效的途径[7]。从以上数据对比可以看出，无论是对危险因素的防控、主要心血管疾病的防治及健康教育方面，我国与美国均存在巨大落差。美国居民对至少 1 种脑卒中危险因素的知晓率已由 1995 年的 59%增长到 2000 年的 71%，对 3 种脑卒中危险因素的知晓率虽较低但仍逐年增长（1995 年为 5.4%，2000 年为 12%，2005 年为 15.7%）[3]。而中国居民对于心脑血管危险因素的知晓率还很低，因此需要积极加强对于心血管危险因素的控制，应由政府主导、医疗机构及医务人员积极配合开展健康教育，向患者、公众及媒体普及正确的心血管危险因素及不良生活方式的防治常识。中国男性医师的吸烟率与其他国家相比仍处在较高水平，医务人员需要身体力行，起示范作用，如积极戒烟、减肥、合理膳食、积极运动等，用自己的健康行为去影响周围更多的人[5]。

另一方面，需要向社会大众普及心血管急救常识及常用急救方法，调查表明 79%的美国民众知晓如何进行医学急救，98%会使用自动体外除颤器（automated external defibrillator，AED）对突发心室颤动患者进行体外除颤以恢复正常心律，60%熟悉心肺复苏术的操作[3]，这些都为美国心血管疾病死亡率的降低做出了积极贡献。

值得关注的是，从统计报告可以看出，无论是中国还是美国，儿童青少年超重或肥胖的比例都在不断上升，研究表明肥胖带来的高血压、高血脂等健康风险在青少年身上已有明显体现，肥胖青少年在多项健康风险指标上都超过体重正常的青少年，如血压平均高出 7.49 mmHg，此外血脂、血糖水平也更高，这都为未来心血管疾病的发生留下隐患[8]。人们要重视让青少年养成健康饮食和定期锻炼的习惯，不要让他们带着潜在的心血管健康风险长大。

随着我国中医药学与西医药学的发展以及两种医药学在真实医疗环境中的相互交叉、渗透，中西医结合医学应运而生，成为我国独具特色的医疗体系之一。我国政府也依据科学发展规律及中国国情制定了坚持中西医结合和促进中西医结合的科技政策和方针[9]。中医药学是世界传统医学的杰出代表，而中西医结合体现了不同文化包容发展的精神，是传统与现代相结合的整合医学的典范[10]。调查表明，中国超过

71.2%的患者会选择中西医结合的治疗方法，结合医学在我国医疗卫生体系中发挥了不可替代的作用[11]。我国已制定了中国慢性病防治工作规划（2012—2015年），其中对于心血管疾病的防治占据了很重要的位置，我们应该充分发挥中西医结合医学的优势与潜力，在心血管疾病一级预防和二级预防方面做到有所为有所不为、扬长避短，为降低我国心血管疾病的患病率与死亡率做出贡献。

参考文献

[1] 王文, 刘明波, 隋辉, 等. 中国心血管病的流行状况与防治对策[J]. 中国心血管病杂志, 2012, 17(5): 321-323.

[2] 卫生部心血管病防治研究中心. 中国心血管病报告2011[M]. 北京: 中国大百科全书出版社, 2012.

[3] Go AS, Mozaffarian D, Roger VL, et al. Heart disease and stroke statistics—2013 update: a report from the American Heart Association[J]. Circulation, 2013, 127(1): e6–e245.

[4] Salomon JA, Vos T, Hogan DR, et al. Common values in assessing health outcomes from disease and injury: disability weights measurement study for the Global Burden of Dis-ease Study 2010[J]. Lancet, 2012, 380(9859): 2129– 2143.

[5] 高润霖. 行动起来, 积极应对非传染性疾病的挑战[J]. 中华医学杂志, 2012, 92(1): 1-2.

[6] Moran A, Gu D, Zhao D, et al. Future cardiovascular disease in china: markov model and risk factor scenario projections from the coronary heart disease policy model in China[J]. Circ Cardiovasc Qual Outcomes, 2010, 3(3): 243-252.

[7] Ji JF, Pan EC, Li JX, et al. Classical risk factors of cardiovascular disease among Chinese male steel workers: a prospective cohort study for 20 years[J]. BMC Public Health, 2011, 11: 497.

[8] Friedemann C, Heneghan C, Mahtani K, et al. Cardiovascular disease risk in healthy children and its association with body mass index: systematic review and meta-analysis[J]. BMJ, 2012, 345: e4759.

[9] 毛平, 孔令青, 刘岩, 等. 中西医结合人才社会需求调研报告[J]. 中国中西医结合杂志, 2012, 32(12): 1684-1686.

[10] 王文健. 关于发展中西医结合医学的共识[J]. 中国中西医结合杂志, 2011, 31(6): 837-838.

[11] 陈可冀, 吕爱平, 陈士奎, 等. 中国中西医结合医学发展状况调查报告[J]. 中国中西医结合杂志, 2006, 26(6): 485-488.

原载：陈可冀，刘玥．2013年中美国家心血管病报告要点对比解读及其启示[J]. 中国中西医结合杂志，2013, 33(3): 293-297.

高敏心肌肌钙蛋白的临床应用：优势与挑战

陈可冀　刘　玥

2012 年公布的《中国心血管病报告 2011》中指出，目前我国心血管病病死率仍然居高不下，其中 2010 年心血管病病死率高居首位，明显高于肿瘤及其他疾病。急性心肌梗死（AMI）因其发病急骤、致死率高而在心血管病的防治中占有极其重要的地位，因此在一级预防的基础上，急性胸痛的患者得到尽早明确诊断、及时再灌注治疗对于降低其病死率意义重大。

1 高敏心肌肌钙蛋白临床应用的优势

心肌肌钙蛋白（cardiac troponin，cTn）因其具有高度的心肌特异性和敏感性而成为诊断 AMI 的“金指标”，欧洲心脏病学会（ESC）、美国心脏病学会基金会（ACCF）、美国心脏学会（AHA）和世界心脏联盟（WHF）自 2000 年以来先后发布的 3 个版本“心肌梗死统一定义”中均推荐将 cTn 作为临床诊断 AMI 的首选血清生物标志物，而该定义历次版本的修订基本也围绕 cTn 检测技术的不断更新发展而做出。cTn 的正常值被定义为应低于正常健康人群参考范围上限（URL）的第 99 百分位值，若高于这一正常值（变异系数≤10%），同时具备相应的临床症状和（或）心电图或影像学特征性改变就应该考虑 AMI 的诊断。但以往由于 cTn 检测技术的限制，许多临床实验室往往在表面正常的人群中都检测不到 cTn，就更加难以确认其正常上限的第 99 百分位值，部分人群其 cTn 的值即使超过正常值上限的第 99 百分位值仍未能检测出，同时检测精确度也难以达到其对变异系数≤10%的要求。

近年来，心肌肌钙蛋白检测技术的不断发展，新一代高敏肌钙蛋白（highly sensitive cardiac troponin，hs-cTn）检测试剂盒的出现基本解决了上述问题，从其问世之日起就引起了全球心血管病研究者的极大关注，围绕 hs-cTn 在 AMI 的诊断、预后中的作用等方面做了许多研究，取得了一系列成果。目前多项大型临床研究结果发现，hs-cTn 在诊断 AMI 的准确率方面显著高于传统的 cTnT，同时其在早期诊断 AMI 方面的表现也同样引人注目[1-3]。有学者单独分析胸痛发生在 3 h 之内的患者发现 hs-cTn 诊断 AMI 的准确性亦大大优于传统的 hs-cTn 检测[4]。新近研究还发现，对于急性胸痛的患者，应用 hs-cTn 检测还可以快速鉴别出胸痛是由 AMI 引起还是由其他心脏疾病（如心律失常、心力衰竭及心肌炎）引起，具有指导临床治疗的重要价值[5]。在对 AMI 预后的危险分层方面，hs-cTn 在预测不良的心血管事件的发生也有重要作用[6]。不仅如此，其在对稳定型冠心病、心力衰竭、表面健康人群中的预后判断也有一定的参考价值[7-9]。

2 高敏心肌肌钙蛋白给临床应用带来的挑战

值得注意的是，任何事物都有双面性，hs-cTn 的出现给 AMI 的临床诊断及预后评估带来了诸多优势，但同时也对临床实际应用带来了诸多挑战[10,11]。

首先，hs-cTn 目前尚缺乏明确的定义及参考范围。有学者把 CV 等于 10%时的最小检测值很接近第 99 百分位值的 cTn 检测方法称为 hs-cTn，也有学者认为，能在部分或全部表面健康人群中检测到 cTn、同时第 99 百分位值的检测不精密度的 CV≤10%才是 hs-cTn[12]。而对检测性能进行恰当评估是合理选择 cTn 检测方法的重要环节，早在 2009 年，美国著名心血管病专家 *Apple* 博士就提出一个评价方案，表面健康人群中的 cTn 检出率＞50%即被认定为高敏检测方法，而将 CV≤10%定义为“指南可接受”，CV＞10%但≤20%定义为“临床可接受”，而 CV＞20%定义为“不可接受”[13]。一般认为，一定时间内观察到 cTn 增高或降低的变化是提高 AMI 诊断特异性的关键之一，但是升高的幅度目前也缺乏共识，有专家将此幅度定为 20%，有的定为 30%，还有定为 50%者，不一而同。除此之外，对 hs-cTn 的正常参考范围也缺乏统一标准，hs-cTn 在表面健康人群中存在因年龄、性别以及种族之间的变异，如欧美学者研究发现男性的检测值普遍高于女性（1.2~2.4 倍）；黑色人种检测值普遍高于高加索人种（1.2~2.6 倍）等，同时发现临床研究试验所建立的参考范围与试剂盒生产厂商所提供的标准资料也存在较大的差异[14]。不仅如此，2012 版心肌梗死统一定义一发布，其中对于“操作相关性心肌梗死（PCI 相关性心肌梗死与 CABG 相关性心肌梗死）”的诊断标准引起了学者的许多争议，特别是对于其中 hs-cTn 标准的部分。这些都提示目前对于 hs-c*Tn* 的相关标准的建立还缺乏系统共识，因此目前阶段各国各地建立适合本实验室条件的 hs-c*Tn* 参考范围是非常必要的，目前针对亚洲人的 hs-cTn 的参考范围及相关影响因素的大型临床研究尚不多，因此在中国 hs-cTn 临床应用时更加不能简单地照搬国外生产厂商提供的源自国外人群研究结果的数据。值得关注的是，2012 年 10 月《中华心血管病杂志》上发布了“高敏心肌肌钙蛋白在急性冠状动脉综合征中的应用中国专家共识”以及“hs-cTn 在中国人群中的部分应用经验”，相信未来随着基于中国人群的 hs-cTn 临床研究资料的不断丰富，必将为 hs-cTn 在中国的临床推广应用带来更加详实的循证依据[15,16]。

其次，临床如何快速排除 hs-cTn 升高是 AMI 还是其他疾病尚缺乏统一规范。以往心血管病医师看到 cTn 阳性结果就等同于诊断 AMI，并随之开展一系列治疗，包括抗血小板治疗及介入治疗等，但随着高敏感检测技术的应用，极低浓度的 cTn 也能被检测出来，但许多都不是由 AMI 引起的，近 10 年来 AMI 被诊断人数逐年增加，是我们过去漏诊了太多的 AMI 还是现在误诊了太多的 AMI？ 2012 版“心肌梗死统一定义”专门辟出一章讨论由 hs-cTn 升高导致的“心肌损伤”的范畴，并详细列出了多种可能引起 cTn 升高的非 AMI 原因[17]。有多项临床研究发现使用非高敏检测 cTn 阴性而高敏检测 cTn 阳性的 70% ~90%的患者都不是 ACS，这就需要临床大夫在实际工作中快速排除 AMI，以避免对其进行不恰当的治疗。值得高兴的是，目前已有许多学者对此做出了探索性的研究，如有学者开发出了 1 h 内快速排除 AMI 的新算法[18]，而又有学者提出另一种 3 h 快速诊断 AMI 的算法模式[14]。当然这些都需要结合临床症状和心电图的动态变化做出综合评估，虽然这些算法还需要大量的临床实践的验证，但毕竟为 hs-cTn 的广泛临床应用提供了有益的借鉴。

3 展望

随着 hs-cTn 检测未来在临床的广泛使用，普通病房和急诊室中的 hs-cTn 阳性患者较之以往必然会大量增多，伴随的后续多次 hs-cTn 复测、心血管系统的检查、住院日期及急诊留观日期的延长等，这些都会给医院以及急诊医师、心血管医师以及普通内科医师带来极大的挑战，可能会带来医疗资源的紧张以及医疗费用的增高，还可能对医保政策产生一定影响[10]。另一方面，对于不典型的胸痛患者，特别是非高敏检测 cTn 阴性而高敏检测 cTn 阳性的患者，应该如何进行早期管理尚缺乏循证依据，值得开展进一步研究，以期建立成熟的“高 hs-cTn”早期诊断管理方案，为 AMI 的早期诊断、早期干预，降低病死率做出贡献。

参考文献

[1] Reiter M, Twerenbold R, Reichlin T, et al. Early diagnosis of acute myocardial infarction in patients with pre-existing coronary artery disease using more sensitive cardiac troponin assays[J]. Eur Heart J, 2012, 33(8): 988-997.

[2] Apple FS, Pearce LA, Smith SW, et al. Role of monitoring changes in sensitive cardiac troponin I assay results for early diagnosis of myocardial infarction and prediction of risk of adverse events[J]. Clin Chem, 2009, 55(5): 930-937.

[3] Potocki M, Reichlin T, Thalmann S, et al. Diagnostic and prognostic impact of copeptin and high-sensitivity cardiac troponin T in patients with pre-existing coronary artery disease and suspected acute myocardial infarction[J]. Heart, 2012, 98(7): 558-565.

[4] Reichlin T, Hochholzer W, Bassetti S, et al. Early diagnosis of myocardial infarction with sensitive cardiac troponin assays[J]. N Engl J Med, 2009, 361(9): 858-867.

[5] Haaf P, Drexler B, Reichlin T, et al. High-sensitivity cardiac troponin in the distinction of acute myocardial infarction from acute cardiac noncoronary artery disease[J]. Circulation, 2012, 126(1): 31-40.

[6] Ndrepepa G, Braun S, Schulz S, et al. Comparison of prognostic value of high-sensitivity and conventional troponin T in patients with non-ST-

segment elevation acute coronary syndromes[J]. Clin Chim Acta, 2011, 412(15-16): 1350-1356.

[7] Koenig W, Breitling LP, Hahmann H, et al. Cardiac troponin T measured by a high-sensitivity assay predicts recurrent cardiovascular events in stable coronary heart disease patients with 8-year follow-up[J]. Clin Chem, 2012, 58(8): 1215-1224.

[8] Sato Y, Fujiwara H, Takatsu Y. Cardiac troponin and heart failure in the era of high-sensitivity assays[J]. J Cardiol, 2012, 60(3): 160-167.

[9] de Filippi CR, de Lemos JA, Christenson RH, et al. Association of serial measures of cardiac troponin T using a sensitive assay with incident heart failure and cardiovascular mortality in older adults[J]. JAMA, 2010, 304(22): 2494-2502.

[10] Scott IA, Cullen L, Tate JR, et al. Highly sensitive troponin assays-a two-edged sword? [J]. Med J Aust, 2012, 197(6): 320-323.

[11] Giannitsis E, Katus HA. Pros and cons of high-sensitivity assays for cardiac troponin[J]. Nat Rev Cardiol, 2012, 9(11): 616-618.

[12] 潘柏申. 迎接高敏感方法检测心肌肌钙蛋白时代的到来[J]. 中华心血管病杂志, 2011, 39(8): 689-692.

[13] Apple FS. A new season for cardiac troponin assays: its time to keep a scorecard[J]. Clin Chem, 2009, 55: 1303-1306.

[14] Thygesen K, Mair J, Giannitsis E, et al. How to use high-sensitivity cardiac troponins in acute cardiac care[J]. Eur Heart J, 2012, 33(18): 2252-2257.

[15] 中华医学会心血管病分会. 高敏心肌肌钙蛋白在急性冠状动脉综合征中的应用中国专家共识[J]. 中华心血管病杂志, 2012, 40(10): 809-812.

[16] 叶平, 王凡. 高敏心肌肌钙蛋白在心血管事件风险预测中的价值[J]. 中华心血管病杂志, 2012, 40(10): 889-891.

[17] Thygesen K, Alpert JS, Jaffe AS, et al. Third universal definition of myocardial infarction[J]. Eur Heart J, 2012, 33(20): 2551-2567.

[18] Reichlin T, Schindler C, Drexler B, et al. One-hour rule-out and rule-in of acute myocardial infarction using high-sensitivity cardiac Troponin T[J]. Arch Intern Med, 2012, 13(8): 1-8.

原载：陈可冀，刘玥．高敏心肌肌钙蛋白的临床应用：优势与挑战 [J]. 医学研究杂志，2013, 42(2): 1-3.

2012 年全球心肌梗死统一定义亮点解读

陈可冀　刘　玥

心肌梗死是危害全球人类健康的重要杀手，同时也是全球心血管病医师一直以来关注的热点领域。“心肌梗死统一定义（universal definition of myocardial infarction）”是一个全球化的文件，由欧洲心脏病学会（ESC）、美国心脏病学会基金会（ACCF）、美国心脏学会（AHA）和世界心脏联盟（WHF）领衔全球心血管病医师共同制定、统一发布，并推荐在全世界范围内应用，目前我国的心血管病诊疗指南中亦推荐使用该定义。继 2000 年、2007 年发布的第 1 版[1]和第 2 版[2]统一定义之后，2012 年 8 月 ESC/ACCF/AHA/WHF 工作联盟又发布了修订后的第 3 版心肌梗死全球统一定义[3]。每次定义的修订都有一些亮点所在，或是理念的与时俱进，或是概念的逐步明晰，早在 2007 年统一定义的第 2 版发布时我们就对此做过相关解读[4]，并推荐中医界及中西医结合界同仁们也使用这个全球心肌梗死新定义。时隔 5 年，该定义又更新推出了现在的新版本，又有哪些亮点值得我们关注呢？

2012 年新定义的亮点之一是更新了血运重建治疗[包括经皮冠状动脉介入治疗（PCI）和冠状动脉旁路移植术（CABG）]相关性心肌梗死的诊断标准，特别是重新设定了对心脏肌钙蛋白（cTNI 或 T）水平的要求。众所周知，血运重建治疗已在全世界范围内普遍开展，已成为冠心病治疗中的主要手段，而血运重建治疗相关性心肌梗死的出现亦成为其术后影响患者预后的重要因素，但多年来对其诊断标准尚不明晰，很多急性心肌梗死患者接受血运重建治疗后 cTn 出现增高并伴有缺血症状，无法明确是由之前心肌梗死过程产生还是血运重建治疗操作所致？如果有证据表明血运重建治疗后 cTn 的提高所致随后事件（诸如死亡）发生风险增高，那么明确诊断血运重建治疗相关性急性心肌梗死是至关重要的。

2012 版定义中仍首选心肌 cTn（I 或 T）水平作为检测心肌梗死最为敏感的生化标志物，同时沿用上一版定义中心肌梗死的分型标准[2,4]，不同的是在对操作相关性心肌梗死的诊断中更新了对 cTn 水平的要求（见表 1）。其中 4 型 a PCI 相关性心肌梗死被定义如下：基线 cTn 水平正常的患者，在接受 PCI 治疗 48 h 内 cTn 水平升高至超过参考值上限（URL）第 99 百分位的 5 倍者；或者基线水平升高的患者，cTn 水平上升超过 20%，且保持稳定或逐渐下降者。同时需要至少具备以下诸项中的 1 项：心肌缺血症状，新出现的缺血性心电图改变或新出现的左束支传导阻滞（LBBB），血管造影结果与 PCI 并发症相一致，或有存活心肌新损失或新出现局部心壁运动异常的影像学证据。而在 2007 版定义中，cTn 阈值为超过 URL 第 99 百分位的 3 倍，本次提高 cTn 阈值的依据是对接受 PCI 治疗者的长期随访的结果。

表 1　心肌梗死统一临床分型

1 型		自发型心肌梗死
2 型		缺血心肌氧供失衡型心肌梗死
3 型		突发意外型心脏性猝死（猝死前无血样采集）
4 型	4 型 a	PCI 相关性心肌梗死（2012 版定义更新见文内）
	4 型 b	支架血栓所致的心肌梗死（冠脉造影或尸检证实）
5 型		CABG 相关性心肌梗死（2012 版定义更新见文内）

注：本表译自文献[3]中的表 2 有删减和调整

2012 版定义同时也提高了 5 型 CABG 相关性心肌梗死的 cTn 阈值，对于 cTn 基线水平正常的患者，在接受 CABG 术后的第一个 48 h 内，cTn 阈值从 2007 版定义中的 URL 第 99 百分位的 5 倍增至 10 倍。同时也需至少具备以下诸项中的 1 项：新出现病理性 Q 波或新出现的 LBBB，或血管造影显示移植物或原有冠状动脉新出现闭塞，或有存活心肌新损失或新出现局部心壁运动异常的影像学证据。

2012 年新定义的亮点之二是系统阐释了对“心肌损伤”概念的理解及范围的界定。众所周知，所有医生（不仅是心脏科医生）都会在临床实践中遇到 cTn 水平升高超过阈值的问题，有太多的重症患者存在心肌损伤，但这些心肌损伤并不是心肌梗死无其他心肌缺血的临床证据。因此在本版定义中新增了一部分——“心肌损伤伴坏死生物标志物的测定”，首次对能引起 cTn 水平升高的所有心肌损伤的原因（包括心肌缺血和非心肌缺血）做了详细地列表分类和阐述（见表 2），尤其详细列出了由非缺血因素导致心肌损伤的可能的各类疾病（包括心力衰竭）。新版定义中还指出某些诸如经导管主动脉瓣置换术（TAVI）或二尖瓣钳夹等新术式可能也会导致心肌损伤伴坏死，且其可能与 CABG 相似的是，生物标志物水平升高越明显，预后就越差，但目前尚缺乏相关临床研究证据。

表 2　引起 cTn 水平升高的各种原因所致的心肌损伤

心肌缺血性心肌损伤
斑块破裂
冠脉管腔内血栓形成
心肌缺血氧供失衡性心肌损伤
快速性 / 缓慢性心律失常
主动脉夹层或严重主动脉瓣疾病肥厚性心肌病
心源性 / 低血容量性 / 感染性休克严重的呼吸衰竭、严重贫血
高血压病（伴或不伴左心室肥大）冠脉痉挛、冠脉栓塞或血管炎
冠脉内皮功能障碍（无实质性冠心病）
非心肌缺血性心肌损伤
心脏挫伤、外科手术、消融、除颤等横纹肌溶解（心脏相关）
心肌炎、心脏毒性药物所致
其他原因所致的心肌损伤
心力衰竭应激性心肌病
严重的肺栓塞或肺动脉高压败血症和危重病患者、肾衰竭
严重的神经系统疾病，如中风、蛛网膜下腔出血浸润性疾病，如淀粉样变、肉状瘤病
剧烈运动

注：本表译自文献 [3] 中的表 1，有调整

同时，新版定义中把那些基线 cTn 水平正常，在接受 PCI 治疗后 48 h 内 cTn 水平升高但不超过 URL 第 99 百分位的 5 倍或即使超过 5 倍但无临床、影像学证据的患者诊断为“心肌损伤”而不是 PCI 相关性心肌梗死。由此看出，界定 cTn 水平升高属于“心肌梗死”还是“心肌损伤”，其关键是看是否具备临床或影像学证据。正因如此，2012 版定义还包含了用于鉴别和确诊心肌梗死的各类影像学检查，详细阐释了超声心动图、核素扫描、磁共振和计算机断层扫描在诊断急性心肌梗死时的作用。近年来影像学检查在急性心肌梗死的诊断上发挥着越来越重要的作用，尤其在缺乏典型 临床表现或心电图表现不明确时，通过辅助检查尤其 是影像学检查来帮助确诊心肌梗死尤为重要。

从以上对亮点的解读可以看出，2012 版新定义的修订主要是围绕对高敏 cTn（hs-cTn）检测技术的发展做出的。cTn 对心肌组织具有高度特异性和临床敏感性，可直接反映心肌坏死的程度。研究表明，cTnI 水平是心血管疾病预后的独立预测因子，hs-cTn 检测可以在极早期诊断心肌梗死，同时可以预测稳定性高危人群心肌梗死和心血管死亡的风险 [5]，虽然降低其检测阈值可更早发现心肌梗死且对改善预后具有重要意义，但是检测阈值的降低会导致许多非心肌梗死患者出现 hs-cTn 水平升高的可能性增加 [6]，因此动态监测 hs-cTn 的变化可以增加诊断的特异性 [7]，已有学者 [8] 提出一种采用 hs-cTnT 测定值的简单算法——即使

用 hs-cTnT 的初始值以及其在第 1 h 内的变化绝对值来快速鉴别胸痛患者是否为急性心肌梗死，当然这种新算法实际应用于临床诊断还需要经过大规模的临床验证和对比研究。

2012 版心肌梗死全球新定义的发布对于心血管病的临床研究会带来极大的益处，即全球可以用一个标准的方法来解释和对比不同的临床试验。近年来，随着临床循证指南的广泛应用和中医药规范化工作的开展，中医及中西医结合心血管病临床指南的制定也正在进行当中[8]，而临床指南的制定需要基于大量的临床研究的结果，为了便于国际交流和与世界接轨，我们在此同样推荐中医界和中医结合界也应采用 2012 版全球心肌梗死的统一定义来进行和开展临床研究。

参考文献

[1] The Joint European Society of Cardiology/American College of Cardiology Committee. Myocardial infarction redefined a consensus document of the Joint European Society of Cardiology/American College of Cardiology Committee for the redefinition of myocardial infarction[J]. Eur Heart J, 2000, 21(18): 1502-1513.

[2] Thygesen K, Alpert JS, White HD. Joint ESC/ACCF/AHA/WHF task force for the redefinition of myocardial infarction. Universal definition of myocardial infarction[J]. Eur Heart J, 2007, 28(20): 2525-2538.

[3] Thygesen K, Alpert JS, Jaffe AS, et al. The writing group on behalf of the Joint ESC/ACCF/AHA/WHF task force for the universal definition of myocardial infarction. Third universal definition of myocardial infarction[J]. Eur Heart J, 2012, 陈可冀, 蒋跃绒. 推荐应用全球性心肌梗死新定义[J]. 中国中西医结合杂志, 2009, 29(7): 581-582.

[4] Kavsak PA, Xu L, Yusuf S, et al. High-sensitivity cardiac troponin Ⅰ measurement for risk stratification in a stable high-risk population[J]. Clin Chem, 2011, 57(8): 1146-1153.

[5] Agewall S, Giannitsis E, Jernberg T, et al. Troponin elevation in coronary vs non-coronary disease[J]. Eur Heart J, 2011, 32(4): 404-411.

[6] Mueller M, Biener M, Vafaie M, et al. Absolute and relative kinetic changes of high-sensitivity cardiac troponin T in acute coronary syndrome and in patients with increased troponin in the absence of acute coronary syndrome[J]. Clin Chem, 2012, 58(1): 209-218.

[7] Reichlin T, Schindler C, Drexler B, et al. One-hour rule-out and rule-in of acute myocardial infarction using high-sensitivity cardiac troponin T[J]. Arch Intern Med, 2012, 13(8): 1-8.

[8] 陈可冀, 蒋跃绒. 中医和中西医结合临床指南制定的现状与问题[J]. 中西医结合学报, 2009, 7(4): 301-305.

原载：陈可冀，刘玥．2012 年全球心肌梗死统一定义亮点解读 [J]. 中国中西医结合杂志，2012, 32(11): 1445-1447.

稳定性冠心病：PCI 还是药物治疗的选择
——一项新的 Meta 分析结果的启示

陈可冀 刘 玥

为了评价比较经皮冠状动脉介入治疗（PCI）和药物治疗对稳定性冠心病患者的临床疗效，美国纽约州立大学石溪分校医疗中心的 Kathleen Stergiopoulos 博士和 David L.Brown 博士进行了临床随机对照试验的 Meta 分析，该项最新研究结果发表于 2012 年 2 月 27 日的国际著名医学期刊《Arch Intern Med》(《内科学文献》）上 [1]。文章选取的前瞻性随机对照临床试验均来源于 MEDLINE 数据库中 1970 年至 2011 年 9 月间的检索结果，并且排除了接受 PCI 治疗不足 50%的临床试验，通过随机效应模型得出相应的 OR 值。8 项临床随机对照试验共纳入 7229 例患者，其中，3 项试验的研究对象为心肌梗死后病情稳定的患者，而 5 项试验的研究对象为稳定性心绞痛患者和（或）压力测试显示心肌缺血的患者，加权平均随访时间为 4.3 年（表 1）。临床以死亡、非致命性心肌梗死、计划外的血运重建以及持续性心绞痛作为观察终点。结果表明，PCI 和药物治疗的不良事件发生率分别为：死亡：8.9% vs 9.1%（*OR*=0.98；95% *CI*=0.84～1.16）；非致命性心肌梗死：8.9% vs 8.1%（*OR*=1.12；95% *CI*=0.93～1.34）；计划外血运重建：21.4% vs 30.7%（*OR*=0.78；95% *CI*=0.57～1.06）；持续性心绞痛：29% vs 33%（*OR*=0.80；95% *CI*=0.60～1.05）。因此，研究人员得出结论，在预防死亡、非致命性心肌梗死、计划外血运重建或持续性心绞痛方面，与药物治疗相比，稳定性冠心病患者行 PCI 并未额外获益。

值得注意的是，这篇最新的 Meta 分析所得出的结论其实并不新颖，早在 2007 年发表的 COURAGE 研究（Clinical Outcomes Utilizing Revascularization and Aggressive Drug Evaluation，血运重建和优化药物治疗的临床转归）结果即表明对于稳定性冠心病患者，与单纯药物优化治疗（optimal medical treatment，OMT）相比，治疗在降低全因死亡率及非致命性心肌梗死发生率方面并不具明显优势 [2]。并且当时我们也对 COURAGE 研究做出了自己的思考 [3]，那么，这项最新的 Meta 分析的结果又有什么新的特点，给我们带来了哪些新的启示呢？我们认为可能有以下几个方面。

1 纳入的随机对照试验更加全面，结论更为可信

COURAGE 研究，包括以往的临床研究所报告的结果都为欧美人群的资料，对亚裔人群的研究很少，并且很少关注合并冠心病等危症时的情况，因此所得出的结论可能存在一定的局限性。而最新的 Meta 分析纳入的 8 项随机对照试验，其中 2008 年发表的 JASP 研究 [4]（Japanese Stable Angina Pectoris Study，日本稳定性心绞痛研究）是一项多中心的随机对照试验，所纳入的病例均为亚裔人群；而 2009 年发表在《新英格兰杂志》上的 BARI-2D 研究 [5]（Bypass Angioplasty Revascularization Investigation 2 Diabetes，2 型糖尿病患者冠脉搭桥血运重建研究），首次同时关注了冠心病和 2 型糖尿病并存状态时的治疗策略，结果表明对稳定性冠心病患者血运重建治疗并不优于积极的药物治疗，即使对高危的 2 型糖尿病人群也同样如此。由此可以看出本次 Meta 分析在种群以及临床试验覆盖面上更为全面，因此得出的结论应该更为可信。

表 1 稳定性冠心病 PCI vs 药物治疗纳入的随机对照研究

研究名称	病例数	研究期限	随访年限	纳入标准
TOAT，2002	66	1997—1999	1	前壁 Q 波型心肌梗死、LAD 闭塞，无胸痛
Hambrecht et al，2004	101	1997—2001	1	稳定型心绞痛，有缺血证据
DECOPI，2004	212	1998—2001	3	Q 波型心肌梗死 15 天，无缺血证据，梗死相关动脉完全闭塞，稳定期患者
OAT，2006	2166	2000—2005	4	心肌梗死后 3~28 天，梗死相关动脉完全闭塞，稳定期患者
MASS Ⅱ，2007	408	1995—2000	5	稳定型心绞痛或压力测试心肌缺血患者
COURAGE，2007	2287	1999—2004	4.6	稳定型心绞痛；稳定的不稳定性心绞痛患者；心肌缺血或狭窄 > 80%
JSAP，2008	384	2002—2004	3.3	劳累性心绞痛或可诱导的心肌缺血；狭窄 ≥ 75%
BARI 2D，2009	1605	2001—2005	5	糖尿病患者同时有可诱导的心肌缺血或心绞痛

注：本表译自文献 [1] 中的表 2

2 合理选择 PCI，做到有所为有所不为

最新 Meta 分析的结果进一步证实，与单纯药物治疗比较，稳定性冠心病患者行 PCI 治疗对终点事件无额外益处。稳定性冠心病治疗的主要目的是改善预后和缓解症状，因此治疗策略的选择是整个治疗过程中的关键环节，具体来说就是“药物治疗优先”还是“血运重建治疗优先 [包括 PCI 和冠脉搭桥术（CABG）]”，要结合临床症状、客观的心肌缺血证据、危险因素的综合考虑等[6]。毋庸置疑，PCI 的临床应用为缺血性心脏病的治疗提供了又一利器，但其主要应用领域在于对急性冠脉综合征（ACS），特别是 ST 段抬高的急性心肌梗死的早期干预，及时再通血管，挽救缺血心肌，拯救生命；而对稳定性冠心病患者，若在改善生活方式和合理用药的基础上仍不能控制心绞痛的发作，PCI 治疗可能有助于缓解症状。但是，任何治疗手段都有一定的适用范围，不应过度应用，做到有所为有所不为。在当今冠心病治疗学领域，改善生活方式和合理药物治疗的基石地位不可动摇，不能滥用 PCI，让支架乱飞[7]，而要做到有理有据有节。

3 落实证据比获得证据更加重要

正如《Arch Intern Med》编辑部为该文配发的特邀评论[8]中指出，COURAGE 研究、BARI-2D 研究以及许多其他临床研究的结果并未得到重视，即并未将其落实到临床实践当中去，临床医师表面上以循证医学的研究结果为圣经，但临床实践中却在有选择的利用循证医学的结论，即选择那些貌似支持现存治疗理念的研究结果为我所用，而摒弃那些不受欢迎的、看似与现存治疗理念相违背或相冲突的研究结果。COURAGE 研究结论发布近 5 年，但目前仍有不少医院遇到稳定性冠心病患者还是采取“PCI 优先”的治疗策略，这其中或许有利益的驱动，但是临床循证研究的目的就在于客观评价目前治疗策略的优劣，进而选择更加合适的临床治疗策略，因此落实临床证据之路任重道远，正如评论的标题中呼吁的“再要怎么做才能完全扭转目前的治疗策略？”（What More Will It Take to Turn the Tide of Treatment？）

4 中西医结合在冠心病防治中大有可为

最新的 Meta 分析以及之前的 COURAGE 等研究结果表明，对于稳定性冠心病，优化药物治疗加 PCI 并未表现出相对于单纯优化药物治疗的优越性。原因在于，虽然 PCI 能较快地改善缺血区的血运，但其并没有完全阻断动脉粥样硬化的发展。因此 PCI 治疗后仍会发生再狭窄及血栓形成，即冠状动脉粥样硬化的病理改变仍在继续，其终点事件发生率与单纯优化药物治疗的终点事件发生率差异无统计学意义。因此单

纯优化药物治疗在冠心病治疗中举足轻重。而中西医结合疗法在其中大有可为。中西医学在对冠心病动脉粥样硬化防治方面，有着稳定病变、“通其血脉”的共同看法，东西方这种理念上的一致性，使得应用传统活血化瘀方药在降低心血管风险可能性的探索上具有一定的实际意义[9]。目前活血化瘀中药在防治PCI术后再狭窄、抗血小板治疗、内皮保护、梗死后血管新生等方面都有较好疗效，未来可以进一步深入研究，为其扩大临床应用提供扎实的循证依据。

参考文献

[1] Stergiopoulos K, Brown DL. Initial coronary stent implantation with medical therapy vs medical therapy alone for stable coronary artery disease[J]. Arch Intern Med, 2012, 172(4): 312-319.
[2] Boden WE, O' Rourke RA, Teo KK, et al. COURAGE Trial Research Group. Optimal medical therapy with or without PCI for stable coronary disease[J]. N Engl J Med, 2007, 356(15): 1503-1516.
[3] 陈可冀. COURAGE临床研究对中西医结合治疗冠心病的启示[J]. 中国中西医结合杂志, 2007, 27(8): 677.
[4] Nishigaki K, Yamazaki T, Kitabatake A, et al. Japanese Stable Angina Pectoris Study investigators. Percutaneous coronary intervention plus medical therapy reduces the incidence of acute coronary syndrome more effectively than initial medical therapy only among patients with low-risk coronary artery disease: a randomized, comparative, multi-center study[J]. JACC Cardiovasc Interv, 2008, 1(5): 469-479.
[5] BARI 2D Study Group, Frye RL, August P, et al. A randomized trial of therapies for type 2 diabetes and coronary artery disease[J]. N Engl J Med, 2009, 360(24): 2503-2515.
[6] 陈可冀, 赵福海, 蒋跃绒. 慢性稳定型心绞痛的中西医结合治疗进展[J]. 中国实用内科杂志, 201131(7): 481-482.
[7] 赵福海, 陈可冀. 审慎对待合理应用冠心病介入治疗手段[J]. 中国中西医结合杂志, 2011, 31(3): 295-296.
[8] Boden WE. Mounting evidence for lack of PCI benefit in stable ischemic heart disease — what more will it take to turn the tide of treatment[J]. Arch Intern Med, 2012, 172(4): 319-321.
[9] 陈可冀. 活血化瘀方药降低心血管风险可能性的探索[J]. 中国中西医结合杂志, 2008, 28(5): 389.

原载：陈可冀，刘玥．稳定性冠心病：PCI还是药物治疗的选择——一项新的Meta分析结果的启示[J]. 中国中西医结合杂志, 2012, 32(5): 583-584.

慢性稳定型心绞痛的中西医结合治疗进展

陈可冀　赵福海　蒋跃绒

慢性稳定型心绞痛（SAP）是最常见的冠心病类型。其治疗方法包括药物治疗和血运重建治疗。药物治疗在改善心肌缺血症状的同时，尚有改善患者预后的作用；冠状动脉血运重建治疗在许多中心成为SAP的默认治疗手段。然而COURAGE研究结果对当前的SAP血运重建策略提出质疑，并且重申了药物在SAP治疗中的基础地位。尽管眼下对COURAGE研究虽有一些补充意见，在一些地区对部分患者仍持固有的经皮冠状动脉介入治疗（PCI）先行的做法，但在国际上基本得到了共识，认为有二级预防意义。本文就SAP的药物治疗进展、中西医结合治疗现状、血运重建策略选择进行探讨。

1 药物治疗

药物治疗的主要目的是预防动脉粥样硬化进展、减少心肌梗死和猝死；减轻症状和缺血发作；处理触发或加剧心肌缺血的危险因素。

1.1 现代药物治疗进展

①尼可地尔（nicorandil）。属于尼克酰胺类衍生物，通过开放ATP敏感的K^+通道，增加K^+传导，进而激活鸟苷酸环化酶；兼具有硝酸酯类的平滑肌松弛特征，通过静脉扩张降低前负荷，还具有促进内皮NO合酶表达的作用。它可扩张不同管径的冠状动脉，尤其是微小冠状动脉，由于微小冠状动脉缺乏将硝酸酯转化为NO的特异性代谢酶，临床常用的硝酸酯类药物不能有效扩张微小冠状动脉。因此尼可地尔对于X综合征、冠状动脉微循环病变、无复流的治疗有一定应用前景。IONA研究显示在5126例高危SAP患者中，尼可地尔能够减少心肌梗死、病死等心血管事件，其在法国已有10年的使用经验，已经取代长效硝酸酯成为长期治疗心绞痛的药物。②伊伐布雷定（ivabradine）。选择性抑制Na^+-K^+内向离子流（If电流），它是窦房结细胞的重要起搏电流，具有延缓舒张期除极速率、减慢心率的药理作用，但对心肌收缩力、血流动力学以及房室结传导没有影响。Ⅱ期临床研究显示其能够减慢静息及活动时的心室率，并有抗心绞痛作用。BEAUTIFUL研究发现对于合并左心功能不全、心率＞70次/min的冠心病患者，伊伐布雷定能够降低约1/3急性心肌梗死及再次血运重建的风险。对于不宜使用β-受体阻滞剂的患者，伊伐布雷定可以较好控制心绞痛症状。③曲美他嗪（trimetazidine）。是3-酮酸乙酰辅酶A乙酰基转移酶抑制剂，作为代谢调节剂，可以在不同水平改善心肌能量代谢，促进葡萄糖利用，阻止缺血缺氧时ATP和磷酸肌酸的减少，减少自由基产生，防止细胞内钙超载和酸中毒的发生。能够提高冠状动脉血流储备、减少心绞痛事件发作频度、改善活动耐量、减少硝酸酯类药物用量，而对心率、心肌收缩力、血管舒缩性并不产生影响。TIGER研究进一步肯定了曲美他嗪在不能耐受传统抗心绞痛药物的老年人群中的作用。④雷诺嗪（ranolazine）。属于哌嗪类衍生物，主要抑制缺血或者衰竭心肌细胞的晚期钠离子通道，减少总的内向钠离子流和随后的细胞内钙超载，从而阻断心肌缺血的持续正反馈环，电压梯度的波动，改善心肌细胞功能。20世纪80年代用于对传统抗心肌缺血药物不能控制的心绞痛的治疗。MERLIN-TIMI36研究表明雷诺嗪能够减少心绞痛发作频度、增加运动耐力、安全性高，但不能减少主要心血管事件的发生。

1.2 中西医结合治疗现状

冠心病按中医辨证标准分为标实和本虚。标实证包括痰浊、血瘀、气滞、寒凝4型，本虚证包括气虚、阳虚、阴虚、阳脱 4 型。结合多年的临床实践，作者认为心绞痛和（或）心肌梗死时血小板激活、血栓形成、微循环障碍，以及动脉内膜增厚、脂质沉积、血管狭窄等改变，导致血行不畅，滞而不行，与中医学“血脉瘀阻”有相通之处。近年来逐渐认识到，急性冠脉综合征中的炎症瀑布反应、氧化应激损伤、细胞凋亡和组织坏死等病理变化，以病情凶险、疼痛剧烈、舌苔垢浊、舌质紫绛、口气秽臭为临床特点，非单一“血瘀”病因所能概括。因此，在血瘀作为基本病因的基础上，又提出冠心病“因瘀化毒，瘀毒互结”的病因学说。

自 20 世纪 90 年代起，作者等率先在国内开展活血化瘀干预冠心病介入后再狭窄的研究，表明中医活血化瘀制剂芎芍胶囊结合常规内科治疗可显著降低支架内再狭窄、再发心绞痛和主要心血管不良事件，为 PCI 后再狭窄的预防提供新的途径。研究还发现，单味中药及提取物如川芎嗪、水蛭素、丹参提取物，中药复方如四逆汤、补阳还五汤及其制剂等对介入术后再狭窄均有一定的防治作用。“十一五”期间，我院心血管中心牵扯头开展的多中心临床注册研究，结果表明中西医综合干预可明显降低 ACS 患者介入 1 年后复合终点事件的发生（治疗组终点事件发生率为 4.95%，对照组 11.72%），为构建我国介入治疗后 ACS 患者的中西医综合干预规范提供可靠的临床证据。同时中医药在心血管基础研究方面取得不菲进展。大量临床和实验研究表明“补气活血、化瘀生肌、行气通络”等治法可能通过促进缺血区心肌血管新生而起到治疗作用。麝香保心丸的促血管新生作用在鸡胚绒毛尿囊膜模型、细胞培养模型和大鼠心肌缺血模型中均得到了证实，能促进大鼠缺血心肌冠状动脉侧支血管生成，对缺血心肌具有保护作用，其机制可能与其诱导缺血心肌增加表达血管内皮生长因子（VEGF）、碱性成纤维细胞生长因子（bFGF）有关。有学者采用中药“双龙方”与自体骨髓单个核细胞经心导管联合应用于小型猪心肌梗死模型，认为可促进移植细胞在心肌生存、分化、扩增方面，两者联用可发挥协同增效、优势互补作用，为冠心病的中医治疗开拓了新的探索领域。

1.3 传统心绞痛治疗药物的作用

传统抗心肌缺血治疗药物如硝酸酯类、β 受体阻滞剂、钙离子拮抗剂，仍然是目前临床使用的主流药物。但并不能缓解所有患者的心绞痛症状，仍有 5% ～15% 的难治性患者有心绞痛症状发作。更为重要的是传统抗心肌缺血治疗并不能降低心血管不良事件的发生。因此有必要开发新型制剂、纠正危险因素、寻找除血运重建策略外的其他非药物手段。

1.4 难治性心绞痛的其他治疗方法

尽管采用强化的内科治疗，每年仍有约 3.3% 脑心综合征（CCS）Ⅲ ～Ⅳ级的患者发生非致死性心肌梗死，1.8% 的患者死亡。客观上对这部分患者如果无法进行血运重建，则治疗手段非常有限。一些非常规方法如脊髓刺激治疗（SCS），增强型体外反搏治疗（EECP），体外震波治疗（ECSWT），激光心肌血运重建（transmyocardial laser revascularization），干细胞或基因治疗（stem cell or gene therapy）等，则通过增加β- 内啡肽释放、降低痛阈、增加心肌灌注、治疗性血管生成等机制，减少心绞痛事件，显示了初步的治疗前景。

2 治疗策略的选择

SAP 治疗的主要目的是改善预后和缓解症状。而治疗策略的选择是整个治疗过程的关键环节，具体是采用强化的药物治疗还是选择血运重建治疗；对选择血运重建的患者，是选择 PCI 还是选择冠状动脉旁路移植术（CABG）；要结合症状、客观心肌缺血证据、危险因素综合考虑。

2.1 从症状学角度考虑

对于采用了强化的内科药物治疗，患者仍有持续的心绞痛或者心绞痛等同症状，则应考虑接受血运重建治疗；从预后角度考虑，即使患者无症状，对于解剖关键部位的血管或支配大面积心肌的血管，如严重左主干（LM）狭窄，左前降支（LAD）近端严重狭窄合并多支血管病变，应考虑接受血运重建治疗。

2.2 选择 PCI 还是 CAB

要综合考虑受累的血管床和 SYNTAX 危险评分。对于 LM 或多支血管病变合并糖尿病患者，或者 LM^+ 多支血管病变，SYNTAX 评分在 ≥ 22 分以上的患者，建议 CABG 治疗；其余患者可考虑 PCI 治疗。

3 结语

大量循证医学证据对当前 SAP 治疗策略提出质疑和挑战，因此笔者体会针对具体患者，应进行危险分层，慎重选择治疗策略，辨证施治。强化冠心病二级预防策略，重视药物在 SAP 治疗中的根本地位，结合活血化瘀等相关方药的使用，可使相当部分 SAP 患者从药物治疗中获益，从而免于或推迟进行冠状动脉血运重建治疗。

原载：陈可冀，赵福海，蒋跃绒．慢性稳定型心绞痛的中西医结合治疗进展 [J]. 中国实用内科杂志，2011, 31(7): 481-482.

推荐应用全球性心肌梗死新定义

陈可冀　蒋跃绒

心肌梗死是世界范围内致残和致死的主要疾病之一。传统沿用的心肌梗死定义是1979年世界卫生组织（WHO）制定的[1]，主要根据临床症状、心电图改变和以肌酸激酶（CK）和肌酸激酶同工酶（CK-MB）为主的血清心肌酶学改变进行评定。随着敏感性和特异性更高的心肌坏死生化标志物的推广应用和更加精确的冠状动脉影像显示技术的发展，以及临床实践、医疗保健和临床科研的需求，心肌梗死的定义也逐步修订。2000年，欧洲心脏病学会（ESC）和美国心脏病学会（ACC）发布联合共识，对急性心肌梗死进行了再定义[2]。在此基础上，ESC、ACC、美国心脏协会（AHA）和世界心脏联盟（WHF）组织由临床、检验、心电图、介入和公共政策等多学科专家组成的心肌梗死再定义工作组，于2007年10月联合发布了关于“心肌梗死全球统一定义”[3]的共识，分别发表于Circulation、Journal of the American College of Cardiology（JACC）和European Heart Journal。我国也有专家应邀参加了这一工作。中华医学会心血管病学分会和中华心血管病杂志编辑委员会于2008年10月发表共识同意推荐在我国采用心肌梗死全球统一新定义[4]。

新定义的亮点之一是推荐以肌钙蛋白（cTn）作为心肌梗死诊断的主要依据，强调心肌坏死的生物标志物首推cTn（cTnI或cTnT），其次是CK-MB，CK总值不被推荐。根据该定义[3]，心肌梗死是指患者具有心肌缺血的临床表现并有心肌坏死的证据，下列任何一项存在诊断即可成立。

（1）心脏生物标志物（最好是cTn）升高或升高后降低，至少有一次超过参考值上限（URL）99百分位值，截点变异度≤10%，再加上至少一项心肌缺血的证据（包括症状、心电图缺血改变、病理性Q波或影像学证据），即可诊断。

（2）突发、未预料到的心脏性死亡，包括心脏停搏，常伴有心肌缺血的症状、推测为新的ST段抬高或左束支传导阻滞（LBBB）、冠状动脉造影或病理有新鲜血栓的证据。死亡发生于可取得血样之前或生物标志物在血中出现之前。

（3）基线cTn正常的经皮冠状动脉介入治疗术（PCI）治疗的患者，生物标志物升高超过正常上限的3倍定义为与PCI相关的心肌梗死。

（4）基线cTn正常的冠状动脉旁路移植术（CABG）患者，生物标志物升高超过正常上限的5倍加上新的病理性Q波或新的LBBB，或冠状动脉造影证实新的移植血管或自身冠状动脉闭塞，或有活力心肌丧失的影像学证据，定义为CABG相关的心肌梗死。

（5）有急性心肌梗死的病理学发现。

新定义的亮点之二是第一次制定了心肌梗死的亚型，从临床实践出发，将心肌梗死细分为5型6类。

1型：自发性心肌梗死，由原发冠状动脉事件如斑块侵蚀和（或）破裂、裂隙或夹层引起。

2型：继发于缺血的心肌梗死，由于心肌供氧减少或需氧增加引起，如冠状动脉痉挛、冠状动脉栓塞、贫血、心律失常、高血压或低血压。

3型：突发、未预料到的心脏性死亡，包括心脏停搏，通常有心肌缺血的症状，伴随新的ST段抬高或新的LBBB，或冠状动脉造影和（或）尸检发现冠状动脉有新鲜血栓的证据，但死亡发生于可取得血样之前或血中生物标志物升高之前。

4a型：伴发于PCI的心肌梗死。

4b型：冠脉造影或尸检证实的伴发于支架血栓形成的心肌梗死。

5型：伴发于CABG的心肌梗死。

其中1型为经典的心肌梗死；2型需结合患者具体情况，治疗主要针对原发病，而不是盲目进行介入治疗；3型危害最大，病死率高，需要加强教育，对高危患者加强预防；4型和5型都与手术操作相关。有时患者可能同时或先后出现1种以上类型的心肌梗死。

新定义为心肌梗死流行病学调查、临床研究、临床实践及公共卫生政策制定等提供了一个更为精确且全球统一的标准，具有重要的意义和价值，但也会带来一些问题。首先，以cTn测定作为心肌梗死诊断的主要依据，将明显提高心肌梗死诊断的敏感性和特异性。由于cTn超过参考值上限99百分位再加上1项心肌缺血表现即可诊断心肌梗死，许多过去诊断为不稳定心绞痛的患者，按新定义将诊断为非ST段抬高心肌梗死，使更多的人接受冠心病的二级预防，这将对患者的心理状态、医疗保险、就业、驾车驾机执照等产生一定影响，也会影响卫生统计、赔偿率、病离退残疾申请等。而诊断特异性的提高在少数患者可能较特异性较小的CK-MB少诊断一些心肌梗死，减少非心肌梗死者住院的人数，减少相关住院费用及二级预防费用。其次，心肌梗死亚型分类将明显增加诊断的组成，心肌梗死较以往有了更宽的临床谱，如2型心肌梗死不会造成预后不良，也可能并不需要正规处方治疗。新的定义应尽快在临床实践中得以应用，并应告知包括医生、临床试验人员、医疗保健机构、人寿保险公司、流行病学家和公共卫生政策制定者等更广泛的人群。

需要指出的是，新定义也并非尽善尽美。很多实验室cTn测定的检测精确度达不到新定义中确定的99%可信区间变异系数≤10%的要求，且不同厂商生产的cTn试剂的检测结果可能有较大差异。因此，cTn测定亟待标准化，临床检验专家们需确保医院实验室能达到要求的诊断精确度。另外，新定义对那些在发病几小时内cTn释放之前即致死的病例仍不能覆盖[5]。

为便于国际交流和与世界接轨，推荐中医界和中西医结合界也应采用心肌梗死的全球统一定义。同时，也应认识到，随着科学的发展，新的诊断方法和技术的出现，心肌梗死的定义将随着变化，该定义在任何时候都不是最终意见。

参考文献

[1] Nomenclature and criteria for diagnosis of ischemic heart disease. Report of the Joint International Society and Federation of Cardiology/World Health Organization task force on standardization of clinical nomenclature[J]. Circulation, 1979, 59(3): 607-609.

[2] The Joint European Society of Cardiology/American College of Cardiology Committee. Myocardial infarction redefined—a consensus document of the Joint European Society of Cardiology/American College of Cardiology Committee for the redefinition of myocardial infarction[J]. Eur Heart J, 2000, 21(18): 1502-1513.

[3] Thygesen K, Alpert JS, White HD. On behalf of the Joint ESC/ACCF/AHA/WHF Task Force for the Redefinition of Myocardial Infarction. Universal definition of myocardial infarction[J]. Circulation, 2007, 116(22): 2634-2653.

[4] 中华医学会心血管病学分会，中华心血管病杂志编辑委员会. 推荐在我国采用心肌梗死全球统一定义[J]. 中华心血管病杂志, 2008, 36(10): 867-869.

[5] 高润霖. 心肌梗死全球统一定义的意义及问题[J]. 中华心血管病杂志, 2008, 36(10): 865-866.

原载：陈可冀，蒋跃绒. 推荐应用全球性心肌梗死新定义[J]. 中国中西医结合杂志, 2009, 29(7): 581-582.

心血管病中西医结合临床展望

陈可冀　张京春

心血管病学中西医结合临床医疗研究的目的是在于充分应用日新月异发展的现代心血管病学理论和技术，继承、开发和研究有数千年沉淀的传统医药学理论和经验，以提高临床医疗水平，提高科学技术水平，融入世界医药学。

新中国成立以来，我国心血管病中西医结合医疗水平有了渐进性地提高，但尚缺乏突破性的进展。循证医学（evidence-based medicine）理念并未得到很好的推广。除了红曲制剂血脂康已开始应用于国际公认的前瞻性、多中心、大样本、随机化、双盲、对照临床试验（randomized control trial，RCT）进行临床调脂作用及心血管二级预防作用观察外，未见有大系列研究的举动；用 RCT 的系统评价（systematic review，SR）和汇总分析（meta-analysis，MA）的结果以提供有效性和安全性的最可靠的医疗经验结论，似尚需待以一定的时日。

据全国卫生部门统计数据分析，我国现有高血压病病人已超过 1 亿人，每年新增 300 万人以上，现有脑卒中病人 500 余万人，每年新发病 150 万人，死亡 20 万人，其中 76% 的人有高血压病史。冠心病病人约有 1000 万人，65% 有高血压病史。如此庞大的高血压病人群，显然需要发展社区防治保障其预后。中医药治疗对高血压病不同证型虽有相应对型方药治疗，证候改善也有一定作用，但降压效果仍不理想，需要改革防治思路，在简便价廉方面开发确有降压作用的防治药物。复方治疗则应针对高血压综合征这一代谢综合征特点，从其血流动力学和动脉顺应性状态，糖、脂质及胰岛素代谢失调，凝血功能障碍，以及是否肥胖，是否合并有动脉粥样硬化和左室肥厚等诸方面，辨证权衡处置，总结出确可重复验证的规律。

急性冠脉综合征（acute coronary syndrome，ACS）包括 Q 波急性心肌梗死（AMI）、非 Q 波 AMI 和不稳定性心绞痛（UA）。在动脉粥样硬化斑块破裂基础上诱发急性血栓形成为其主要发病机理。闭塞性的为 ST 段抬高之 Q 波 AMI，以及非闭塞性的可因远端有侧支循环形成者，则多为后两种类型，称为无 ST 段抬高的 ACS。介入治疗是否需要紧急施行，常按危险分层而定。不论施行介入治疗与否，活血化瘀方药似均有助于防治。对于介入治疗者可有助于防治再狭窄，对于不进行介入者，也可有一定的抗血小板、抗凝或抗血栓作用。但这些作用也还需要有大系列、多中心的观察以验证其真正的作用和作用机制。西药抗血小板治疗方面，即使是阿司匹林、噻氯匹定（ticlopidine）、氯吡格雷（clopidegrel）、阿昔单抗（reopro，abciximab）以及 integrilin 和 triofiban 等，其作用方式也很不相同。抗凝如水蛭素（hirudin）和低分子量肝素，其作用特点也不一样。溶栓治疗确有效果，对 UA 和非 Q 波 AMI 的应用，在理论上是对的，但真正价值尚待深入研究。中药复方或单味药或单体的作用，需要进行大量的基础研究和临床观察，方能成为国内外医学界常规用药。血管内涂层支架（coated stent）包括药物涂层支架如肝素涂层、雷帕霉素（rapamycin，rapa）涂层、放射性支架、生物降解性支架（biodegradable stent，BDS）以及磷酸胆碱涂层支架（pc-coated stent）、自体血管移植覆盖支架等等，都或在实验研究阶段，或已在初步临床应用中，已显露出较好的苗头。中药涂层支架方面也已在启动研究中，希望对介入后再狭窄并发症的防治有所贡献。

降脂疗法在动脉粥样硬化和冠心病的防治上的重要性已逐渐被大家所公认，HMG—CoA 还原酶抑制剂（他汀类药物为代表）是冠心病一、二级预防的里程碑性的创举。由于其有降低低密度脂蛋白胆固醇（LDL-C）的作用，降低了冠心病的发生率、病死率，心血管事件、脑卒中及其死亡率等，所以他汀类药物被誉为心脏药物（heart drug）。目前强化降脂更要求将 LDL-C 达标值定为＜2.6 mmol/L（100 mg/dL），但长期应用仍应防止横纹肌溶解症的发生，国内已有严重肌损伤的病例报告。此外，由于所有西药降脂药长期应用几乎都可能导致肝功能受损，因而开发中药调脂药仍有重大意义。遗憾的是目前上市的中药降脂药均缺乏严格的多中心的 RCT 观察，未被中西医学界所明确接受，效果不够确定。需要中西医结合学者参照中医药理论思维、临床经验以及现代脂质代谢理论，实事求是地给予评价和研发。

病毒性心肌炎（VMC）是很常见的心血管病，呈局限性或弥漫性心肌炎性改变，多数情况表现为轻症，大都预后较好，但也有急性暴发而致心力衰竭或猝死者或发展成扩张型心肌病的。目前治疗方面国内外均缺乏特异有效的办法，一般强调抗病毒治疗、免疫调节治疗和对症处理。黄芪制剂、牛磺酸、泛癸利酮（辅酶 Q_{1Q}）是常用的综合疗法，黄芪总苷、生脉注射液、苦参制剂及天王补心丹制剂也在临床被广泛应用，其治疗思路为“益气养阴，活血化瘀，清热解毒”，但同样缺乏多中心、大样本的确证。

中医药治疗心律失常文章续有报道，但确切的适应证及其作用靶点多数阐述不清，因而影响正确合理地应用，更难做到个体化；其不良反应也很少提到，有似是而非之嫌。例如对房颤的治疗，恢复窦律，维持窦律或控制心室律及预防栓塞是治疗的目的，但不少这类论著多缺乏具体细致的评述。对于早搏的治疗，所用方药究竟在电生理学上属于哪一类的作用，多数无交代，长此下去，恐很难取得他人可以重复的效果，值得大家警觉。

心力衰竭治疗方面，目前国际上已经从以往“强心、利尿、扩血管”的常规治疗中解脱出来，在多种国际化试验中确认了“神经内分泌拮抗剂（血管紧张素转换酶抑制剂、β- 受体阻滞剂等）加利尿剂，并用或不用地高辛”的新观点。有实践的理论可循，具有可重复性的优势。中西医结合治疗如何从既往传统辨证治疗中确认自己的理论优势的规律，科学总结出可重复性的治疗经验，也是值得大家注意的。

原载：陈可冀，张京春．心血管病中西医结合临床展望 [J]. 中西医结合心脑血管病杂志，2003, 1(1): 1.

气血并治方治疗动脉粥样硬化相关疾病的研究进展

袁　蓉　信琪琪　施伟丽　王　燕　丛伟红　陈可冀

动脉粥样硬化是血管性疾病的重要病理基础，动脉粥样硬化相关疾病临床上主要表现为缺血性心脏病、缺血性中风和外周动脉疾病，严重危害人类健康，一直是人类疾病死亡的主要原因之一[1]。目前现代医学运用药物治疗和血运重建能部分改善动脉粥样硬化相关疾病的病理和功能状态，但仍存在若干血运重建后慢血流或无复流、药物治疗的副反应以及生活质量差等问题。中西医结合优势互补的临床实践和研究提示，中医药以整体观念和辨证论治的治疗措施有可能改善这种结局。

近三十多年以来，活血化瘀临床和基础研究是传统中医药学和中西医结合研究中最为活跃的领域之一，对动脉粥样硬化相关疾病临床预后的改善具有重要的指导意义。临床和基础研究均证实，活血化瘀经典复方血府逐瘀汤对动脉粥样硬化有确切疗效，但由于该复方组成药味多、成分复杂，制约了更深入地开展研究。气血并治方由血府逐瘀汤精简化裁而来，由川芎、赤芍、柴胡、枳壳组成，其药味精简、主要有效成分明确，多年临床实践证实其在治疗动脉粥样硬化相关疾病方面疗效显著，基础研究也从较深层次揭示了其相关作用机制，为活血化瘀方药治疗动脉粥样硬化相关疾病提供了更多可靠证据。

1 中医理论

动脉粥样硬化相关疾病涉及中医“脉痹”、“胸痹”、“卒心痛”、“厥心痛”、“头痛”、“眩晕”、“中风”等范畴。引发动脉粥样硬化的因素很多，情志过极，饮食不节，外邪侵袭均可使人体脏腑功能紊乱，气血运行失常，血瘀痰阻，而痰瘀留而不去阻于血脉，又可致气血运行不畅，因此其病因病机多为虚、瘀、痰所致，气血亏虚为其本，痰凝、血瘀为其标。中医认为“气为血之帅”，“气行则血行”，气血并治可使血脉通畅，痰瘀消去，目前已成为治疗动脉粥样硬化常用的治法之一[2]。

气血并治方由川芎、赤芍、柴胡、枳壳组成，方中川芎为君药，性偏温，《本草纲目》言川芎为“血中气药也”，《神农本草经》称其“上行头目，中开郁结，下行血海，旁通络脉”，可以活血行气，祛风止痛；赤芍为臣，性偏凉，《神农本草经》称其“除血痹、破坚积寒热疝瘕、止痛”，可祛瘀通脉，清血分实热，制川芎温燥之性，二者合用有活血行气，散瘀止痛的功效；柴胡为佐药，性微寒，《神农本草经》称其“主心腹肠胃中结气”，可舒肝解郁，调理气机；枳壳为佐药，性微寒，《药性论》称其“治心腹结气，两胁胀虚，关膈拥塞”，可理气宽中，行气祛滞，二者合用有疏肝理气、畅达气机的功效，全方可活血化瘀、理气止痛。

2 基础研究

气血并治方可抑制动脉粥样硬化的发生和发展。研究发现，气血并治方抗动脉粥样硬化可能与几个主要环节有关：①降脂抗炎。气血并治方可显著降低血清总胆固醇（total cholesterol，TC）、甘油三酯（triglyceride，TG）、低密度脂蛋白（low-density lipoprotein cholesterol，LDL-C）、白介素 6（interleukin，IL-6）和 IL-8，升高高密度脂蛋白（high density lipoprotein cholesterol，HDL-C）水平，改善血脂，减轻炎症反应[3,4]；②改善血液流变性。气血并治方有降低大鼠血液黏度、抑制血小板聚集、降低红细胞聚集等作用，其中活血药对血液流变性的改善作用明显[3]；③稳定斑块。气血并治方可降低纤维帽厚度和脂质核心面积比值，减少基质金属蛋白酶 -1 的表达，表现出降脂、保护血管内皮、稳定斑块的作用[5]。

气血并治方的主要有效成分均有抗动脉粥样硬化的作用：①川芎嗪。川芎嗪有改善微循环、抗血小板聚集、抗氧化应激、抗凋亡、抗炎、降脂、改善内皮功能等作用[6,7]。以 Apo E 基因敲除（ApoE-/-）小鼠为模型，给予川芎嗪 2 个月，可显著降低主动脉斑块面积、内膜 / 中膜厚度比，增加血清和主动脉组织超氧化物歧化酶和谷胱甘肽转移酶含量，减轻氧化应激所致的动脉粥样硬化[8,9]；②芍药苷。芍药苷有降脂、抗氧化应激、抗炎、抗血栓形成、抗动脉粥样硬化等作用。芍药苷给药 2 个月可升高 ApoE-/- 小鼠的 SOD 水平，降低 TC、TG 水平，最终减少腹主动脉脂质沉积、延缓动脉粥样硬化的发展。芍药苷还能通过抑制细胞膜脂质过氧化，抑制核因子 NF-κB 表达进而影响其调控的下游炎性反应，从而抑制细胞间黏附分子、血管细胞黏附分子 -1、p38 丝裂原活化蛋白激酶蛋白表达[10-12]；③柴胡皂苷。柴胡皂苷有抗炎、抑制心肌脂质过氧化损伤、降低血浆 TC、促进血浆 TC 代谢周转的作用。柴胡皂苷可使血浆中促肾上腺皮质激素增加，引起糖皮质激素分泌增加，胆汁排出量增加，进而使胆汁中胆酸、胆色素、TC 浓度下降，柴胡中含有的植物甾醇还能竞争性地抑制外源性 TC 在肠道吸收，促进 TC 从肠道排出，通过改善脂质代谢、防止脂质过氧化、抑制炎症反应等途径防治动脉粥样硬化[13]；④枳壳总黄酮。枳壳总黄酮有降脂作用。枳壳总黄酮给药 1 个月可降低高脂大鼠血清 TC、TG、LDL，升高 HDL，有效改善血脂[14]。还有研究发现川芎、赤芍有效成分配伍可延缓动脉粥样硬化的发生和发展，机制可能与抑制斑块内血管新生、调节脂代谢、减轻炎症反应等相关[15]。四味药联合应用，理气活血，效应更为全面。

3 临床研究

目前，气血并治方的临床研究主要涉及颈动脉粥样硬化和周围血管动脉粥样硬化病。

3.1 颈动脉粥样硬化

一项纳入 100 例颈动脉粥样硬化患者的研究发现，与西医常规治疗（阿司匹林）相比，在常规治疗基础上给予气血并治方胶囊治疗 3 个月可升高 HDL-C 水平，降低 TG 和 LDL-C，减少超敏 C 反应蛋白水平，抑制血栓素 B2 合成，升高 6- 酮前列腺素 F1α 水平，改善患者血瘀证积分，与西医常规治疗组相比差异显著，且患者血常规、肝肾功能在治疗前后无明显改变，说明气血并治方安全有效，其抗动脉粥样硬化的作用可能与调节脂质代谢、减轻炎症、防止血小板聚集和血栓形成有关[16]。

3.2 周围血管动脉粥样硬化疾病

一项研究观察了 120 例下肢动脉硬化闭塞症股动脉支架植入术后患者，发现与西医常规治疗相比（阿司匹林、氯吡格雷），在常规治疗基础上加用气血并治方胶囊治疗 12 个月后可明显改善术后 24 个月间歇性跛行和静息痛，显著增加踝 / 肱指数，与对照组比较差异显著，提示气血并治方可明显提高支架术后血管通畅率，改善肢体缺血症状[17]。在颈动脉狭窄患者进行支架植入术后再狭窄的临床研究中，对照组单用西药基础治疗（阿司匹林、辛伐他汀、氯吡格雷），治疗组在西药治疗基础上加服气血并治方胶囊，发现气血并治方可显著降低术后 12 个月内再狭窄发生率，降低 TC 和氧化低密度脂蛋白，减少短暂性脑缺血发作[18]；在动脉硬化闭塞症患者进行股腘动脉旁路术的临床研究中，对照组用常规治疗（阿司匹林、华法林），治疗组在常规基础上加服气血并治方，治疗 3 个月后超声监测，发现气血并治方可提高术后 12 个月人工血管的通畅率，从而缓解肢体缺血症状，另外，气血并治方还能降低间歇性跛行和截肢的发生率、中医证候积分和 TC 水平，与对照组比较差异显著[18]。

4 问题与展望

动脉粥样硬化相关疾病严重危害人类健康，中医药在治疗动脉粥样硬化相关疾病方面有较显著的优势，活血化瘀复方应用显示有较好的应用价值。气血并治方由活血化瘀经典复方血府逐瘀汤精简化裁而来，采用指纹图谱与多指标成分含量测定相结合的方法证实，气血并治方中有效成分含量明确，与标准谱图比较，指纹图谱相似度在 99.0% 以上[19]。另外，上述的较大量研究证实，气血并治方有降脂、抗炎、抗血小板聚集、抗血栓形成、稳定斑块等多靶点作用，可从多个角度发挥抗动脉粥样硬化的作用。因此，与以往经典的活血化瘀复方血府逐瘀汤相比，气血并治方药味精简，有效成分明确并有质量控制，临床疗效和药理作用确切，具有更好的研究和应用前景。

有实验室研究表明，气血并治方具有明确的抗动脉粥样硬化作用，然而其机制尚需进一步阐明。近来发现血管新生在动脉粥样硬化的发展中有重要作用，斑块内血管新生可能会导致斑块的破裂出血[20]，因而研究斑块内血管新生及药物的干预作用可能成为动脉粥样硬化研究的新热点。此外，内皮细胞损伤是动脉粥样硬化的关键病理环节，内皮细胞损伤后分泌的各种因子与血管新生过程中内皮细胞的增殖、迁移、成管之间的关系有待更深入地研究，以期为动脉粥样硬化相关疾病的治疗提供新的策略和靶点。同时，尽管现有的气血并治方的临床研究证实其治疗动脉粥样硬化相关疾病疗效较为显著，但尚缺乏大规模、高证据等级的临床研究，需待进一步研究发展。深入研究其有效成分的作用及机制，进一步开展大样本、多中心的随机双盲对照研究，将有助于为气血并治中药复方治疗动脉粥样硬化相关疾病提供科学依据，为抗动脉粥样硬化药物的研发提供新的思路，为客观评价此类方药的临床疗效提供借鉴。

参考文献

[1] Herrington W, Lacey B, Sherliker P, et al. Epidemiology of Atherosclerosis and the Potential to Reduce the Global Burden of Atherothrombotic Disease[J]. Circ Res, 2016, 118(4): 535-546.

[2] 张娜, 郭旭辉, 徐鹤凤, 等. 中医治法干扰动脉粥样硬化机制的研究进展[J]. 中国实验方剂学杂志, 2012(13): 304-307.

[3] 马鲁波, 刘剑刚, 史大卓, 等. 气血并治方及其配伍对高脂血症血瘀大鼠血管活性物质的影响[J]. 中国实验方剂学杂志, 2006, 12(4): 32-35.

[4] 张红霞, 刘剑刚, 马鲁波, 等. 气血并治方及方中理气药、活血药对高脂血症血瘀大鼠炎症因子的干预作用[J]. 北京中医药大学学报, 2004, 27(4): 27-30.

[5] 刘剑刚, 董国菊, 史大卓, 等. 气血并治方提取物对ApoE基因缺陷小鼠动脉粥样硬化病理形态和基质金属蛋白酶-1及其抑制物表达的影响[J]. 中国药学杂志, 2008, 43(22): 1700-1705.

[6] Qian W, Xiong X, Fang Z, et al. Protective effect of tetramethylpyrazine on myocardial ischemia-reperfusion injury[J]. Evid Based Complement Alternat Med, 2014, 2014(3): 107501.

[7] 陈可冀. 川芎嗪的化学、药理与临床应用[M]. 北京: 人民卫生出版社, 2014: 52-66.

[8] 马慧, 任卫英, 袁颖, 等. 川芎嗪激活核因子相关因子-2(Nrf-2)抑制高脂饮食喂养的Apo-E基因敲除小鼠的动脉粥样硬化[J]. 复旦学报(医学版), 2015, 42(1): 90-95.

[9] Jiang F, Qian J, Chen S, et al. Ligustrazine improves atherosclerosis in rat via attenuation of oxidative stress[J]. Pharm Biol, 2011, 49(8): 856-863.

[10] 王微, 刘畅, 应达时, 等. 芍药苷对大鼠心肌缺血再灌注损伤的保护作用及机制研究[J]. 中药药理与临床, 2016(6): 52-56.

[11] 王微, 张晔, 刘畅, 等. 芍药苷对模拟缺血再灌注后人脐静脉内皮细胞胆碱能抗炎通路及相关因子的影响[J]. 中华中医药杂志, 2016(3): 1106-1108.

[12] 吴东方, 靳善睿, 刘娟, 等. 芍药苷抗ApoE基因缺失小鼠动脉粥样硬化作用的初步研究[J]. 中国医院药学杂志, 2015, 35(5): 385-388.

[13] 蒋芙苓, 于睿. 几种常用中药抗动脉粥样硬化作用[J]. 辽宁中医药大学学报, 2014(2): 149-151.

[14] 李顺文, 吴琦, 赵诗云, 等. 枳壳总黄酮降血脂作用的实验研究[J]. 实用中西医结合临床, 2013, 13(3): 91-94.

[15] Zhang L, Jiang Y R, Guo C Y, et al. Effects of active components of Red Paeonia and Rhizoma chuanxiong on angiogenesis in atherosclerosis plaque in rabbits[J]. Chin J Integr Med, 2009, 15(5): 359-364.

[16] 董国菊, 刘剑刚, 史大卓, 等. 气血并治方胶囊治疗颈动脉粥样硬化的临床研究[J]. 世界中西医结合杂志, 2008, 3(1): 29-31.

[17] 马鲁波, 于春利, 刘剑刚, 等. 气血并治方联合西药治疗下肢动脉硬化闭塞症股动脉支架植入术后60例远期疗效观察[J]. 中医杂志, 2012, 53(11): 939-941.

[18] 马鲁波. 气血并治方干预周围动脉粥样硬化介入术后血流灌注的研究[D]. 中国中医科学院, 2006.

[19] 黄再芳, 栾连军, 邵青, 等. 气血并治方制剂中间体的质量控制[J]. 中国中药杂志, 2005, 30(8): 580-583.

[20] Bentzon J F, Otsuka F, Virmani R, et al. Mechanisms of plaque formation and rupture[J]. Circ Res, 2014, 114(12): 1852-1866.

原载：袁蓉，信琪琪，施伟丽，王燕，丛伟红，陈可冀．气血并治方治疗动脉粥样硬化相关疾病的研究进展 [J]. 中西医结合心脑血管病杂志，2019, 17(7): 1023-1025.

心脏康复的未来：全程管理、多位一体、中西医结合

于美丽　陈可冀　徐　浩

心血管疾病是威胁人类身心健康和生命的首要疾病[1]。据统计，每年由于心血管疾病导致死亡的人口大约占总人数的1/3[2,3]，成为全球范围内重大的公共卫生问题[4-6]。近年来，我国人群心血管病的患病率、发病率及危险因素呈不断上升趋势，据《中国心血管病报告2016》提供的数据显示：2015年中国心血管病病死率仍占城乡居民总死亡原因的首位，预计今后10年心血管病患病人数仍将快速增长[7]。面对庞大的心血管患病人群，如何使患者享有高质量的生活并能够返回工作岗位，减少心血管事件再发及反复住院次数，合理地控制医疗费用，是目前医疗领域关注的热点话题[8]。

心脏康复在西方国家已有50年的发展历史，从最初的否定与质疑中不断成长，并逐渐建立了较完整的康复体系，临床研究也验证了循证医学的获益证据[9,10]，并将心脏康复纳入心血管病防治指南。2007年美国心肺康复协会/美国心脏协会将心脏康复定义为综合的、协调的长期计划，开展内容包括医疗评价、运动处方、纠正心血管疾病危险因素、教育、咨询及行为干预等措施[11]。国内心脏康复的开展始于20世纪80年代，胡大一教授首先倡导开展“心脏康复”以及“双心医学”，并由此提出心脏康复的“4S店”建设[12,13]。近几年来，我国心脏康复事业蓬勃发展，康复机构不断健全和完善，医疗领域和群众的康复观念也逐渐树立，经历了由静至动的演变，由运动处方拓展至五大处方并进的全面管理。临床研究显示，合理的心脏康复可有效地改善患者生活质量，降低病死率以及减少患者发生再住院以及血运重建率[14,15]。因此发展心脏康复对于心血管疾病的防治具有良好的前景和优势。

1 心脏康复的全程管理

2016年8月，中国心脏大会康复论坛在北京召开，以陈可冀院士为首的中西医结合专家就心脏康复当前发展进行了讨论，从多方面探讨了目前心脏康复发展的侧重点。为心脏康复的发展提出了指导意见，会上陈院士提出我国心脏康复的发展应当重视全程管理。

1.1 全程管理

心脏康复工作当重视“全程”。何为全程？全程是一个纵向的时间概念。首先，从患者角度讲，确诊为心脏病的那一刻起，对于患者个体以及伴随疾病就需要接受全程的康复指导。目前心脏康复的临床工作一般分院内以及院外两部分，全程康复即患者从住院期间接受早期康复指导，至院外家庭社区的后续康复，需要连续的“无缝”连接的医疗服务。正如美国倡导的“from hospital to home”的医疗服务模式，心脏康复患者应有良好的院内与院外的过渡。其次，从医生角度讲，康复工作的全程管理作为一个系统化的体系，医护人员首次接诊患者即要帮助患者培养康复意识。对于初诊的心血管疾病患者，首先为其讲解康复概念，认识康复在疾病治疗过程中的重要作用，进而全程指导患者康复五大处方的制定和实施。医生在心脏康复全程监管中起主导作用，对于培养患者的康复意识以及康复工作的落实有重要作用。另外，心脏康复的全程管理还需要形成一套完善的理论体系，并制定相应的规范化标准，以便在康复工作的实施过程中有据可循，保证心脏康复全程实施过程中遵循规范化、标准化的步骤，有利于医护人员的操作和患者的全程监管。近年来，心血管领域专家重视心脏康复与二级预防的整合，发表多项指南或共识，规范了心脏康复与二级预防对心血管疾病的管理[16,17]。心脏康复理念的形成和全程管理需要医务人员的引导，患者的积极参与以及在康复行业主体的努力下形成规范化的标准，才能保障心脏康复的顺利发展。

1.2 早期康复

心脏康复是一项全程、全面、持续性医疗服务模式。总体上分为三期，即Ⅰ期康复（院内康复期）、Ⅱ期康复（门诊康复期）和Ⅲ期康复（院外长期康复）。心脏康复是对心血管疾病实现综合管理的医疗模式，形成了心理 - 生物 - 社会的干预调节模式，涵盖了发病前的预防以及发病后的康复，这与中医学自古提倡的“治未病”思想不谋而合。2016 年，国家心血管病中心组织编写了《中西医结合Ⅰ期心脏康复专家共识》[17] 为规范Ⅰ期康复流程提供了借鉴。早期康复有利于患者疾病的控制以及改善预后。因此，重视心血管疾病早期的心脏康复与二级预防，是做好心脏康复全程管理的重要环节。

2 多位一体全面推进心脏康复建设

心脏康复在我国医疗中是一个熟悉的陌生领域，随着心血管疾病居高不下的发病率和病死率和患者对生活质量的关注，心脏康复日益引起人们重视。由此我国需要全面深入地开展心脏康复建设。所谓全面，是指横向的空间范畴，体现在完整、周密、广泛以及多方资源参与的康复工作模式，具体表现在以下几方面。

2.1 康复概念的全面认识

发展心脏康复需要群众对它的概念有全面的认识。心脏康复是一类综合的康复医疗，涵盖主动积极的身体、心理、行为和社会生活的训练与调整，以达到改善心血管功能，实现人体最佳的社会功能状态。心脏康复的工作内容不仅是指导患者病后运动康复，而是将患者运动、药物、营养、心理等内容整合，使疾病的管理不局限于某一疾病或是某一时段的治疗，实现对患病人群永久式的关怀和医疗指导，从评估疾病发生的风险因素，防止疾病复发，提高生活质量，到实现社会功能都提供持续的康复方案，将防病 - 治病 - 病后康复融为一体，是对患者全程、全面、个体化的治疗理念。

2.2 群众康复认知的提升

目前，心脏康复发展的目标在于改善患者生活质量，使患者有信心回归社会或进行正常的日常生活，但当前我国群众对心脏康复的认识程度不足，认为患有心脏病植入支架或安装起搏器即可。然而，经过高昂治疗（包括移植、搭桥 / 介入术）花费后，不接受康复治疗无论对患者本人的健康或社会经济都是一个巨大的损失。健康人尚且坚持健身以预防疾病，康复对于心血管疾病患者是另一种意义的“健身”，患者更应该在合理的方案指导下进行康复。因此，加强群众对康复概念的认知，是全面开展心脏康复的基础。

2.3 综合干预治疗

医学、人体、社会作为一个复杂的整体有其不可分割性。康复医学是一个整体概念，无法抛开整体，开展单个器官或单纯肢体的康复锻炼，当全面深入、多层次地开展心脏康复建设。一方面，采用“全面干预”，提倡现代康复医学五大处方并用的综合干预模式。运动处方作为心脏康复程序中重要的组成部分，因人而异地选择运动种类、运动强度、运动时间以及运动频率，并采用现代设备（如心肺运动试验）做好相应指标的评估。此外，其他四大处方也都需根据患者个体差异开展相应指标的评估及治疗。另一方面，采用“广泛干预”，目前心脏康复涉及疾病领域主要包括冠心病、慢性心力衰竭、心脏术后患者以及心血管病的高危人群等，对心血管疾病的患者尽可能做到早期、全面开展心脏康复，甚至其他系统疾病的康复治疗也应同步开展。

2.4 康复基地、人才团队建设

近年来，我国心脏康复事业蓬勃发展，先后建立了数百家康复基地，但对于我国基数很大的医疗机构，目前设立心脏康复的仅占很小比例。开展以“大医院”牵头，“小医院”呼应，基层社区医院全覆盖是我国发展心脏康复的支撑平台。此外，心脏康复的发展重在人才培养，康复人才是心脏康复事业发展的中流砥柱，其中包括医生、护士、物理治疗师、营养师、心理治疗师等，心血管康复专业人员将成为决定未来心脏康复发展方向的关键因素。

2.5 完善政策支持及社会保障体系

心脏康复工作不仅需要医务人员、患者的重视，社会力量以及政府的关注和支持也是影响心脏康复发展的第三方因素。随着心血管危险因素的增加和血运重建技术的进步，心血管患者数量日益扩大，长期积累的心血管相关疾病给国民经济造成巨大的负担，但我国大部分地区心脏康复的开展仍属于空白。我国政府已经逐渐重视康复医疗的发展，但心脏康复项目大部分仍未纳入医保，使心血管疾病患者接受价格高昂的治疗后，缺乏二级预防及康复管理。同时，“高投入 - 低产出”的现状使医院缺乏继续投资的动力。因此，良好的社会政策支持是心脏康复顺利开展的重要条件。

2.6 大数据时代，应用互联网技术

近年来，计算机科学与互联网技术的飞速发展已经渗透到人类生活的各方面。数据平台建设也为心血管疾病的慢病管理和运动康复的风险监测提供了良好的技术支撑。远程医疗、智能平台以及穿戴设备为评估心脏患者的风险，及时发现危险提供了保障。同时基于大型电子医疗数据时代的到来，对心脏康复患者的监管和资料收集也为临床和科研提供了大量的数据信息 [18]。充分利用好数据平台，建设心脏康复云系统，也为心脏康复的发展以及进行相关的科研工作提供了便利条件。

3 坚持中西医结合康复之路

借鉴和学习西方国家先进的康复经验和技术的同时，结合我国传统中医的优势和特点，发展中西医结合心脏康复是我国的主要优势。

3.1 中西医结合，优势互补

我国具有五千年的文化底蕴，中医学是我国特色的诊疗方式，中医康复是祖国医学重要组成部分。因此，我国开展心脏康复具有中西医结合、优势互补的优势。一方面，要借鉴西方国家的先进经验和技术手段。采用现代医学的康复技术手段，结合现代康复学的研究进展以及先进设备，为心脏康复提供可靠的开展途径；另一方面，充分发挥中医特色，借助现代医学的技术手段，创新发展康复的外延，突出中医“未病先防、既病防变”的治病优势，以“中西医结合”为切入点，结合传统的医疗方式，如中医药物，针灸、传统功法（太极拳、八段锦、易筋经）等，针对中医具有优势的特色项目深入开展，突出中医药对心脏康复的贡献，达到“East meet West”，实现中西医结合，优势互补。

3.2 动静结合，形神共养

现代心脏康复使心血管病患者实现了由静（早期卧床）至动（康复锻炼）的转变。第六版欧洲心血管疾病预防临床实践指南提出适量运动是心血管疾病的重中之重，对降低全因病死率和心血管病死率大有裨益 [19]。同时在心脏康复工作中需要强调适度原则，陈院士提出心脏康复中注重动静结合，形神共养是更高层面的康复。中医学中早有关于适度养生的理论记载，《素问 · 上古天真论》提到“法于阴阳，和于术数，食饮有节，起居有常，不妄作劳，故能形与神俱”的理念。相关研究证实午睡 30 min 有益于心血管疾病的防治，午睡过短过长均会加重心血管疾病的患病风险 [20,22]。现代康复医学提出以运动处方为主的五大处方，强调在适量运动中重视精神的调护，实现了“运动处方”与“心理处方”的结合。研究发现冠心病的人群中 80.05% 与 A 型性格相关 [23]，说明了精神调护的重要作用。动静结合的另一方面是现代心脏康复设备与传统中医运动养生的结合。有研究显示长期、适当的有氧运动可使心血管疾病的发病率和病死率下降 40% ~50% [24]。春秋战国时期传统医学中就有“导引术”“吐纳术”等养生保健方式的记载。国外一项有关

太极拳改善纤维肌痛病的临床试验证实了传统功法的临床疗效[25]。但如何将中医学传统的康复手段进行科学合理的转化，以清晰步骤使其成为现代康复的手段之一，并拿出具有确切疗效的证据？有待于康复行业的专家进一步深入探讨和研究。

4 结语

我国心脏康复的建设和发展正在经历一个由不完善到逐步完善的过程。目前，在几家医院的牵头作用下，心脏康复基地建设如雨后春笋，在全国各地均在开展。但由于我国心脏康复起步晚，实施过程中仍然存在诸多问题，如群众认知少、费用低廉、人才资源不足、社会支持度低等，导致心脏康复在我国发展面临巨大困难。发展心脏康复事业尚需多方面努力，应进一步制定规范化的康复诊疗标准及临床路径，加强群众对康复概念的认识，康复人才的培养以及社会多方面的重视等，形成全程管理、多方配合、协同互补、全面参与的中西医结合心脏康复特色。

心脏康复的质量是追求的终极目标，只有实现全程管理、多位一体，将患者坚持、心脏康复人才引导、医疗机构与家庭社区紧密结合，才能真正实现心脏康复利益最大化。当前，全国开展医疗体制改革给心脏康复的全面发展也带来新的挑战和机遇，应该把全民预防、健身运动与医院康复紧密结合起来，形成医生重视、群众参与、政府支持的良好局面，坚持每一位患者享有心脏康复医疗模式带来的健康保障，满足各层次心血管患者的需求，全面推进我国的心脏康复事业不断发展。

参考文献

[1] Moran AE, Forouzanfar MH, Roth GA, et al. Temporal trends in ischemic heart disease mortality in 21 world regions, 1980 to 2010: The Global Burden of Disease 2010 Study[J]. Circulation, 2014, 129(14): 1483-1492.

[2] Gaziano TA, Bitton A, Anand S, et al. Growing epidemic of coronary heart disease in low—and middle-income countries[J]. Curr Probl Cardiol, 2010, 35(2): 72-115.

[3] GBD 2013 Mortality and Causes of Death Collaborators. Global, regional and national age-sex specific all-cause and cause specific mortality for 240 causes of death, 1990—2013: a systematic analysis for the global burden of disease study[J]. Lancet, 2015, 385(9963): 117-171.

[4] Yang G, Wang Y, Zeng Y, et al. Rapid health traniition in China, 1990-2010: findings from the Global Burden of Disease Study 2010[J]. Lancet, 2013, 381(9882): 1987-2015.

[5] US Burden of Disease Collaborators. The state of US health, 1990-2010: Burden of diseases, injuries, and risk factors[J]. JAMA, 2013, 310(6): 591-608

[6] Murray CJ, Richards MA, Newton JN, et al. UK health performance: findings of the Global Burden of Disease Study 2010[J]. Lancet, 2013, 381(9871): 997-1020.

[7] 陈伟伟, 高润霖, 刘力生, 等. 《中国心血管病报告2016》概要[J]. 中国循环杂志, 2017, 32(6): 521-530.

[8] 赵冬, 刘静. 中国心血管病: 负担持续上升, 预防任重道远[J]. 中华心血管病杂志, 2012, 40(3): 177-178.

[9] O'Connor GT, Buring JE, Yusuf S, et al. An overview of randomized trials of rehabilitation with exercise after myocardial infarction[J]. Circulation, 1989, 80(2): 234-244.

[10] Oldridge NB, Guyatt GH, Fischer ME, et al. Cardiac rehabilitation after myocardial infarction: Combined experience of randomized clinical trials[J]. JAMA, 1988, 260(7): 945-50.

[11] Thomas RJ, King M, LuiK, et al AACVPR/ACC/AHA 2007 performance measures on cardiac rehabilitation for referral to and delivery of cardiac rehabilitation/ secondary prevention services[J]. J Am Coll Cardiol, 2007, 50(14): 1400-1433.

[12] 胡大一. 重视心血管病预防康复延长健康期望寿命[J]. 中华心血管病杂志, 2015, 43(3): 193-194.

[13] 胡大一. 心脏康复: 它山之石, 可以攻玉[J]. 中华高血 压杂志, 2015, 23(3): 201-202.

[14] Lewin R, Doherty P. Cardiac rehabilitation and mortality reduction after myocardial infarction: the emperor's new clothes? Evidence in favour of cardiac rehabilitation[J]. Heart, 2013, 99(13): 909-911.

[15] Lawler PR, Filion KB, Eisenberg MJ. Efficacy of exercise-based cardiac rehabilitation post-myocardial infarction: a systematic review and meta analysis of randomized controlled trials[J]. Am Heart J, 2011, 162(4): 571-584.

[16] 陈秀丽, 车琳, 邓兵. 心脏康复与心血管疾病二级预防整合[J]. 中国现代医生, 2012, 50(18): 123-124, 127.

[17] 冯雪. 中西医结合I期心脏康复专家共识[M]. 北京: 人民卫生出版社, 2016: 1.

[18] 招慧, 徐琳, 邱健. 物联网应用于心肌梗死患者心脏康 复/二级预防的管理进展[J]. 医学研究生学报, 2014, 27(7): 751-754.

[19] PiepoliMF, HoesAW, Agewall S, et al. 2016 Europe-an Guidelines on cardiovascular disease prevention in clinical practice: The Sixth Joint Task Force of the European Society of Cardiology and Other Societies on Cardiovascular Disease Prevention in Clinical Practice[J]. Eur J Prev

Cardiol, 2016, 23(11): 1-96.
[20] Zaregarizi M, Edwards B, George K, et al. Acute changes in cardiovascular function during the onset period of daytime sleep: comparison to lying awake and standing[J]. J Appl Physiol(1985), 2007, 103(4): 1332-1338.
[21] Liu X, Zhang Q, Shang X. Meta_analysis of self-reported daytime napping and risk of cardiovascular or allcause mortality[J]. Med Sci Monit, 2015, 21: 1269-1275.
[22] 陈可冀. 动静结合与心血管健康[J]. 康复学报, 2016, 26(3): 1-4
[23] 杨天云. A型性格与冠心病的关系研究[J]. 当代医学, 2012, 18(5): 160-161.
[24] Meka N, Katragadda S, Cherian B, et al. Endurance exercise resistance training in cardiovascular disease[J]. TheAdvCadiovascDis, 2008, 2(2): 115-121.
[25] Wang C, Schmid CH, Rones R, et al. A randomized trial of tai chi for fibromyalgia[J]. N Engl J Med, 2010, 363(8): 743-754.

原载：于美丽，陈可冀，徐浩．心脏康复的未来：全程管理、多位一体、中西医结合 [J]. 中国中西医结合杂志，2018, 38(5): 604-607.

红曲米及其临床调脂应用的发展

夏亦嗣　张念慈　陈可冀

1 红曲米应用的历史

红曲米亦名红曲，是以大米为原料，经红曲菌（Monascus）发酵而成的一种紫红色米曲，又称赤曲。红曲米作为一种微生物发酵食品，不但用于肉、鱼、豆类等各种食品的抗菌防腐、美色添香，改善营养的功能，也做为酿酒、酿醋的原料，更是中药的药材。红曲米在中国至少已有两千年以上药食两用的历史。

红曲的文字记载可追溯到汉代（公元前 202 年—公元 220 年），建安七子之一的王粲在《七释》中写道“西旅游梁，御宿素餐，瓜州红曲，参糅相拌，软滑膏润，入口流散”，可见红曲在汉代已经在民间普及。元朝饮膳太医忽思慧（约为 13—14 世纪间）在《饮膳正要》中详述红曲的粳米腌制技术，是利用“生淀粉”的特性将红曲菌从土壤中分离出来，以整颗米粒转红为腌制成功的辨识方法，同时记载了红曲“健脾、益气、温中”的功效。元朝以后，红曲的使用更为普遍，不但出现在食谱中，也记载在本草类典籍上。明朝李时珍（1518—1593 年）明确地记载在《本草纲目》25 卷，谷之四中“性甘、温、无毒；治女人血气痛及产后恶血不尽，擂酒饮之良”，并且记录了红曲的改良制法，用煮熟的大米作为培养材料，在米饭培育红曲的制作过程中，注意控制温度和补充水分，以缩短培养时间。随后，明末宋应星（1587—1666 年）在所著《天工开物》的“丹曲”一节中描述“世间鱼肉最朽腐物，而此物薄施涂抹，能固其质于炎暑之中，经历旬日，蛆蝇不敢近，色味不离初，盖奇药也”，说明了红曲的抑菌效果，还提出制作红曲要选用籼稻米，记载了二次蒸米成饭和接种后的管理方法，至今仍是国人制造红曲的重要依据。

红曲的应用和制作也从中国散播到邻近国家，19 世纪的时候，欧洲殖民者从爪哇带回红曲的制作方法，随后发表了一系列关于红曲菌分离与鉴定的研究，将红曲菌命名为 Monascus 的拉丁名，沿用至今。

2 红曲米的临床研究

自从日本远藤章（Akira Endo）教授于 1979 年从 Monascus 培养液中分离出莫耐可林 K（Monacolin K）的活性物质后[1]，引起了各国学界对红曲米的高度兴趣。中国最早的降脂红曲专利是张茂良，彭启秀，刘小小，林一新等于 1993 年以北京大学名义申请（CN1075875 A 降脂红曲及制备方法），采用微生物发酵的方法，培养出具有降脂功能的有效成分洛伐他汀，是首次用红曲以单方形式作为防治高脂血症的药物，其加工工艺简单，成本低，经济效益和社会效益显著，即是后来的“血脂康胶囊”制造技术的开端。第一个以红曲米制成产品做临床研究的是中国的王俊显等[2]于 1995 年进行的“血脂康胶囊治疗高脂血症临床观察”，对 446 例高脂血症的患者，进行随机分组观察。一为血脂康胶囊治疗组 324 例，一为对照组 122 例，8 周为 1 疗程。结果显示，血脂康胶囊治疗组总显效率为 79.7%（258/324），对照组为 31.2%（38/122）。与治疗前比较，治疗后血脂康胶囊治疗组总胆固醇（TC）、甘油三酯（TG）下降率分别是 23.0%、36.5%（$P < 0.01$）；高密度脂蛋白胆固醇（HDL-C）上升 19.6%（$P < 0.01$）。对照组这些指标比治疗前也明显下降（$P < 0.01$）。二组比较，总显效率及各项指标的改善，血脂康治疗组均优于对照组（$P < 0.01$）。

美国加州 UCLA 医学院的 Heber D 等[3]也于 1999 年展开著名的红曲米随机双盲安慰剂对照的临床观察研究。83 例高血脂患者共有 46 例男性和 37 例女性，其中每日服用红曲米制成的 Cholestin2.4g 的治疗组 42 例，安慰剂组 41 例，两组患者都遵照美国心脏协会建议的低脂餐饮食，做为期 8～12 周的临床观察。8 周后治疗组的 TC 平均值从（254 ± 36）mg/dL 降至（208 ± 31）mg/dL，下降 18%；LDL-C 平均值从（175±33）mg/dL 降至（135±27）mg/dL，下降 22%。12 周后治疗组的 TG 平均值从（146±47）mg/dL 降至（124±44）mg/dL，下降 15%。证明了红曲米具有明显降低 TC、LDL-C 和 TG 的效果。

1999 年 3 月 25 日美国心脏学会（American Heart Association，AHA）在奥兰多（Orlando）的第 39 届年会，也发表了 Cholestin 降低胆固醇的研究，187 例中度到重度的高脂血症患者，在服用 Cholestin 之后 TC 降低 16%，LDL-C 降低 21%，TG 降低 24%，HDL-C 上升了 14% [4]。2014 年美国 FDA 血脂康新药二期注册临床研究，入选含白人 62 例、亚洲人 43 例、黑人 8 例，美国原住民 3 例不同种族高脂血症患者共 116 例，多中心随机选用安慰剂、血脂康 1200 mg/d 或血脂康 2400 mg/d 治疗。12 周后，LDL-C 平均降低 27%（$P<0.01$），非 HDL-C 平均降低约 24%，约 50%的患者 LDL-C 水平降低≥30% [5]。第一篇关于红曲米生物分子反应的文章发表于 2002 年，结论是不确定红曲米降低胆固醇的作用是 Monacolin K 的单独作用，还是 Monacolin K 固醇（sterols）和异黄酮（isoflavones）的共同作用 [6]。

3 他汀类与血脂康

20 世纪 90 年代的研究主要是将他汀类（Statin）与安慰剂相比，证实他汀类能降低死亡率和心血管事件发生率。1996 年的胆固醇和复发事件研究（Cholesterol and Recurrent Event，CARE）是第一个普伐他汀对于不含亚洲人的冠心病二级预防的大规模随机双盲研究，该研究选入 4159 例冠心病心梗患者，年龄为 31~75 岁，平均随访 5 年，结果显示，普伐他汀治疗既往患有冠心病且血浆 TC＜240 mg/dL，LDL-C＞125 mg/dL 的患者，能降低心源性病死率、血运重建和卒中发生率，并降低 LDL-C 至大约 125 mg/dL，伴随着急性冠状动脉事件发生率降低。进一步降低 LDL-C 至＜125 mg/dL，无额外益处。对接受 CARE 研究的患者，普伐他汀降低了卒中发生率和中风或短暂脑缺血发作发生率，证实普伐他汀有益于冠心病二级预防 [7]。

1996 年 5 月—2003 年 12 月我国针对 4870 例冠心病心梗患者，年龄为 18~75 岁，进行一项大规模、前瞻性、随机双盲安慰剂对照的冠心病二级预防研究（China Coronary Secondary Prevention Study，CCSPS），也是首个中药大型循证医学（evidence-basedmedi-cine，EBM）的研究。由中国医学科学院阜外医院陶寿淇、陆宗良教授等主持，全国 19 个省市 66 家临床机构协作，平均随访 4 年。结果显示，血脂康胶囊治疗能降低冠心病患者非致死性心肌梗死及冠心病死亡的发生率，减少对经皮冠状动脉介入术（percutaneous coronary intervention，PCI）和（或）冠状动脉旁路移植术（coronary artery bypass grafting，CABG）的需求，减少肿瘤和各种原因的总死亡，表明中国冠心病患者服用血脂康胶囊有明确的调脂作用和安全性 [8]。

将 CCSPS（血脂康 1200 mg/d）与 CARE（普伐他汀 40 mg/d）的研究相比较，二者的病患均有心肌梗死的病史，其病例数、基线 LDL-C 水平相同，结果显示，平均 LDL-C 水平在 CCSPS 研究中降低 20%，CARE 研究中降低 28%。在减少冠心病事件方面，冠心病死亡、总死亡及对 PCI 和 CABG 的需求等方面 CCSPS 均优于 CARE 研究。尤其在总死亡危险方面，在 CCSPS 研究中下降 33%，与对照组比较有显著差异（P=0.0003）；在 CARE 中下降 9%，与对照组相比无显著差异（$P>0.05$）。CCSPS 的不良反应轻微，主要表现为胃肠道不适、过敏反应等，血脂康组 43 例，对照组发生 39 例，两组比较差异无统计学意义（P=0.6842），显示它的安全性。在冠心病防治最终目的上 CCSPS 达到全面调脂，降低总死亡率和心血管事件发生危险优于 CARE。

红曲米中其洛伐他汀比化学合成的结晶度较低，体内溶出度高 [9]，能提高在肝脏中的生物利用度 [10]，主要抑制内源性胆固醇的合成。血脂康的 4 年长期观察，证实可减少心脑血管事件的发生，减少全因死亡率。究其原因可能与血脂康中含有的 13 种成分如 Monacolin K 酸式和酯式以及 Monacolin L、J、M、X 和多种成分有关。天然他汀以外的其他成分与其配合，造成多途径、多靶点的协同作用，进而达到调脂以及降低多项临床事件的功能。同时也发现 LDL-C 降低的程度不必然和临床事件的降低有绝对的相关性。

“中国老年学和老年医学学会心脑血管病专业委员会”和“血脂康（胶囊）临床应用中国专家共识组”于 2018 年 2 月对《血脂康（胶囊）临床应用中国专家共识（2009）》进行更新，形成《血脂康（胶囊）临床应用中国专家共识（2017 修订版）》[11]。共识中根据血脂异常患者的危险分层、评估使用调脂药物获益与风险，建议我国血脂调脂治疗以 LDL-C 为首要目标，首选他汀类调脂药物，根据个体调脂疗效和耐受情况，适当调整剂量。血脂康可作为中等强度的调脂治疗药物，适应证包括：①动脉粥样硬化性心血管疾病（atherosclerotic cardiovascular disease，ASCVD）的二级预防。② ASCVD 的一级预防。③轻、中度胆固醇升高。④胆固醇升高为主的混合性血脂异常。⑤其他他汀类药物不能耐受或引起肝酶和肌酶升高的血脂异常。若单用血脂康治疗不达标，可更换为其他他汀类药物或联合使用依折麦布（Ezetimibe）。建议每次服用血脂康 2 粒（600 mg），每日 2 次，餐后服用。长期服用，如无特殊理由不应停药。对于活动性肝病、不明原因转氨酶持续升高、肝酶升高超过 3 倍正常上限、失代偿性肝硬化、急性肝衰竭、妊娠及哺乳期、对血脂康过敏者则不建议服用。服药期间要监测患者有无消化道不适、肌肉疼痛和乏力症状。建议首次服用血脂康 4~8 周后复查肝功能及肌酶，若肝功能及肌酶正常可 6~12 个月复查。ALT 和（或）AST 升高＞正常值上限 3 倍、合并总胆红素升高时应减量或停药。肌酸激酶（creatine kinase，CK）升高＞正常值上限 5 倍时，应减少血脂康剂量或停药观察。除了选择合理的调脂治疗方案，同时也要重视对患者心血管病危险因素的综合控制，坚持长期用药，减少患者心血管事件、降低病死率和改善生活质量 [11]。

4 红曲米制剂在美国市场的历程

美国犹他州参议员 Orrin Hatch 和爱荷华州参议员 Tom Harkin 联手于 1994 年推出《膳食补充剂健康与教育法案》（Dietary Supplement Health and Education Act of 1994，DSHEA），它阐述了膳食补充剂的定义，界定出膳食补充剂与食物添加剂和药物的区别，肯定膳食补充剂对维护健康、降低医药开支及预防疾病的贡献。这个法案允许膳食补充剂业者自主管理，只要产品符合 GMP 生产的规范和 FDA 的标签用词即可上架贩卖。

华茂公司（Pharmanex）由在美国麻省理工学院博士后研究的药学家张念慈博士在美国特拉华州（Delaware）成立，将红曲米制成的血脂康胶囊以 Cholestin（清醇胶囊）品牌为膳食补充剂及维护胆固醇健康的旨意引进美国市场，并自 1998 年起，被载入《美国内科医师用药手册》（Pharmacist's Desk Reference，PDR）作为医生治疗胆固醇的用药参考，但却意外引发了法律诉讼事件，成为药界和膳食补充剂界 [Pharmanexv. Shalala，No.99-4087（10thCir.（Utah），July21，2000）] 的著名法律判例，凡是含有已先被核准为药物的成分所制成的产品，都属药物，所以 Cholestin 不得以膳食补充剂名义在美国市场销售。

5 结语

目前临床上能见到的他汀可分为天然化合物（如洛伐他汀、辛伐他汀、普伐他汀、美伐他汀）和人工合成化合物（如氟伐他汀、阿托伐他汀、西立伐他汀、罗伐他汀、匹伐他汀等），它们是临床上证实有效的降脂药物。经循证医学研究有较好作用的可考虑使用血脂康及脂必泰（又称脂必妥），它们含有他汀类成分，也含有其他中药成分。红曲不但能降血脂，还有辅助降血压、抗菌、增强免疫力、抗疲劳的作用。

根据 2017 年福建中西医结合研究院的《丹曲宝牌丹青胶囊质控研究报告》，红曲的化学成分比较复杂，归纳起来可分为他汀类、脂肪酸类、氨基酸类、甾醇类及微量元素类等。主要成分为 Monacolin K、Monacolin J、Monacolin L、Monacolin X、Monacolin M、Monacolin A 等，这些他汀类成分一般以闭环式和开环式的结构存在。红曲中的 HMG-CoA 还原酶抑制剂洛伐他汀是公认的降血脂活性成分，而相同剂量的红曲比洛伐他汀的降血脂效果更好，说明红曲中还存在其他具有调节血脂平衡的作用的物质。既然红曲中含有一系列他汀类成分，仅仅测定 Monacolin K 不能全面反映红曲的质量，一两种指标性成分的测定不仅不能代表主要药效成分，也不足以控制制剂的质量。

从 CCSPS 与 CARE 和红曲米生物分子反应的研究显示，LDL-C 的降低幅度只是临床事件降低的一个指标，红曲米的他汀类、脂肪酸类、氨基酸类、甾醇类及微量元素类等各种复合成分协同降低临床事件，成为红曲用于降血脂的优势。或许中药的多成分甚至复方，能够达到多靶点、多途径的效果，能展现出较好的疗效和较少的不良反应，这才是循证医学研究的终极目标之一，值得深思。

现有降胆固醇药物主要分为两大类，即他汀类和非他汀类。他汀类目前在临床上应用最为广泛，但该药不适用于他汀类不耐受人群和家族性高胆固醇血症等部分疾病人群。如何克服上述困难，仍有待努力。中药血脂康、脂必妥就是我国研究人员从红曲开发出来的降血脂药物及保健食品，红曲是福建道地药材，当地生产的红曲制剂，称“丹曲宝”，也有一定作用。其他常用的中药处方中，针对中医辨证认属“痰瘀交阻”，可应用一些复方中成药以及单味中药，经研究认为泽泻、女贞子、首乌、薤白、姜黄、大黄、草决明、生蒲黄等，也有降脂效能，也有辨证使用价值，是一个值得研发的方向。

一个红曲米的发明，几经改良，从食品到药品，从中国到世界，足见中国文化和医药的博大精深，兼容并蓄和与时俱进。中医药是我国文化极其重要的部分，也历经传承、挑战、改进和创新，相信中国的医药和食品还有很多宝藏有待研发，红曲米只是其中一例。随着我国中医药学与西医药学的发展及两种医药学在真实环境中的相互交叉、渗透，互补、融合，必将带给世界医学更多的惊艳，对人类健康做出更瞩目的贡献。

参考文献

[1] Endo A, Monacolin K. A new hypocholesterolemic agent produced by a Monascus species[J]. J Antibiot(Tokyo), 1979, 32(8): 852-854.

[2] 王俊显, 苏梅者, 陆宗良, 等. 血脂康胶囊治疗高脂血症临床观察[J]. 中国实验方剂学杂志, 1995, 1(1): 37-41.

[3] Heber D, Yip I, Ashley JM, et al. Cholesterol-lowering effects of a proprietary Chinese red-yeast-rice dietary supplement[J]. Am J Clin Nutr, 1999, 69(2): 231-236.

[4] Rippe J, Bonovich K, Colfer H. A multi-center, self-controlled study of Cholestin in subjects with elevated cholesterol[A]. 39th Annual Conference on Cardiovascular Disease Epidemiology and Prevention[C]. Orlando: FL, 1999: 1123.

[5] Moriarty PM, Roth EM, Karns A, et al. Effects of Xuezhikang in patients with dyslipidemia: A multicenter, randomized, placebo-controlled study[J]. J Clin Lipidol, 2014, 8(6): 568-575.

[6] Man RY, Lynn EG, Cheung F, et al. Cholestin inhibits cholesterol synthesis and secretion in hepatic cells(HepG2)[J]. Mol Cell Biochem, 2002, 233(1-2): 153-158.

[7] Sacks FM, Pfeffer MA, Moye LA, et al. The effect of pravastatin on coronary events after myocardial infarction in patients with average cholesterol levels[J]. N Engl J Med, 1996, 336(14): 1001-1009.

[8] 陆宗良, 寇文镕, 武阳丰, 等. 中国冠心病二级预防研究[J]. 中华心血管病杂志, 2005, 33(2): 109-115.

[9] Chen CH, Uang YS, Wang ST, et al. Interaction between red yeast rice and CYP450 enzymes/p-glycoprotein and its implication for the clinical pharmacokinetics of lovastatin[J]. Evid Based Complement Alternat Med, 2012, 2012: 127043.

[10] Chen CH, Yang JC, Uang YS, et al. Improved dissolution rate and oral bioavailability of lovastatin in red yeast rice products[J]. Int J Pharm, 2013, 444(1-2): 18-24.

[11] 中国老年学和老年医学学会心脑血管病专业委员会, 血脂康(胶囊)临床应用中国专家共识组. 血脂康(胶囊)临床应用中国专家共识(2017修订版)[J]. 中华内科杂志, 2018, 57(2): 97-100.

原载：夏亦嗣，张念慈，陈可冀．红曲米及其临床调脂应用的发展 [J]. 中国中西医结合杂志，2018, 38(4): 504-507.

氧化应激与高血压

施伟丽　袁　蓉　信琪琪　丛伟红　陈可冀

2015 年 6 月 30 日，国务院新闻办发布《2012 年国民营养与慢性病状况调查报告》指出，中国 18 岁以上居民高血压患病率为 25.2%；2013 年中国卫生总费用为 31869 亿元，高血压直接经济负担占卫生总费用的 6.61%[1]。高血压不仅严重危害人类健康，也造成了巨大的财政和社会负担。高血压的发病机制尚未完全阐明，作为一种多因素疾病，虽然目前肾素 - 血管紧张素 - 醛固酮系统激活、交感神经系统活性亢进、肾性水钠潴留等假说较为公认[2,3]，但尚不能全面阐释高血压的病理过程。近些年，越来越多的证据表明氧化应激和相关的氧化损伤也是血管损伤的主要原因，可能参与高血压的发生发展，其中活性氧（reactive oxygen species，ROS）的利用度增加和（或）灭活减少是血管收缩功能障碍的关键[4]。因此，阐明氧化应激在高血压发病中的作用对于高血压的防治具有重要的临床意义。活性氧与氧化应激关系密切[5]，其生成受促氧化酶系统、抗氧化酶系统及内皮型一氧化氮合酶（endothelial nitric oxide synthase，eNOS）等的共同调节。如何有效地减缓氧化应激发生、减少活性氧生成，可能是高血压治疗的一个发展方向。

1 活性氧与血管损伤

血管内皮细胞是附于心、血管和淋巴管内表面的单层扁平上皮，构成血管内壁，具有半透膜性质，能选择性地允许血液中的某些物质进入血管壁，从而起屏障作用；血管内皮细胞还具有重要的分泌功能，是体内最大的内分泌和旁分泌器官，参与血管的损伤修复及免疫反应，调控血管平滑肌增殖平衡，维持血管收缩与舒张、参与炎症反应及信号转导等众多生物过程。内皮细胞分泌功能在血压的调控中起着重要作用，释放内皮源性舒张因子，包括一氧化氮、前列环素、内皮源性超极化因子等；同时，也产生内皮源性收缩因子，如血管紧张素 II（angiotensinII，AngII）、ROS、内皮素 -1 等。内皮细胞释放的收缩和舒张因子之间形成微妙平衡关系，任何改变这种平衡的因素都可能会导致内皮功能障碍，从而使血压异常。

氧自由基中 ROS 与氧化应激密切相关[5]。生理情况下，自由基的产生和清除之间存在着动态平衡，但在某些病理刺激下，体内抗氧化防御系统受损和（或）氧自由基生成过量，使氧自由基生成和清除之间的动态平衡遭到破坏，ROS 被清除的速率小于产生速率时，体内自由基的产生和抗氧化之间失衡，就会引起内皮细胞功能障碍。一方面高血压本身可加重内皮损伤，另一方面内皮功能紊乱，收缩和舒张因子分泌失调，ROS 等氧化应激分子生成增加，损害内皮依赖型血管扩张，促使血压升高，从而形成恶性循环[6]。

2 血管壁 ROS 来源及调控

氧化还原反应是人体最基本的生化反应，氧化应激是人体一种最基本的保护机制，标志物主要为氧自由基。eNOS 在抗血管壁氧化过程中有重要作用。此外，体内存在促氧化系统，也存在抗氧化的防御系统。促氧化酶系统包括 NADPH 氧化酶（NADPH oxidase，NOX）、黄嘌呤氧化脱氢酶（xanthine oxidoreductase，XOR）等，抗氧化酶系统有超氧化物歧化酶（superoxide dismutase，SOD）、谷胱甘肽过氧化物酶（glutathione peroxidase，GPX）、过氧化物氧化还原酶（peroxiredoxin，PRX）、过氧化氢酶等（见图 1）。

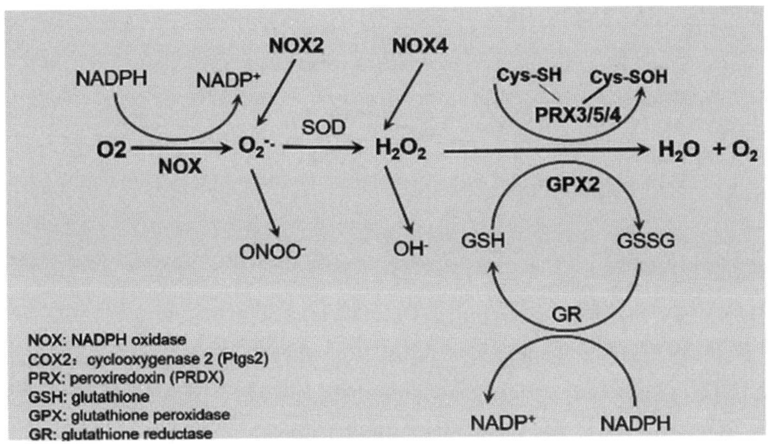

图1　氧化酶系统

2.1 eNOS 在抗氧化应激中的作用

一氧化氮（nitric oxide，NO）是外周与中枢神经系统的信号分子，有抗氧化应激、抑制血管平滑肌增殖、抑制白细胞黏附、抗血小板聚集等作用，在心血管系统中还具有维持血管张力的功能，NO 生成不足，会引起血压升高。一氧化氮合酶是 NO 生成的关键酶，有内皮型、诱导型和神经型，三者在高血压等心血管疾病的发生发展中均起着重要作用[7,8]。其中 eNOS 主要分布于血管内皮细胞和心肌细胞，在高血压病发展中有重要作用。eNOS 是一种同源二聚体，二聚体化是其表达活性的必须条件。其中羧基末端的还原酶区含有还原型烟酰胺腺嘌呤二核苷酸磷酸（Nicotinamide adenine dinucleotide phosphate，NADPH）、黄素单核苷酸（flavin mononucleotide，FMN）、黄素腺嘌呤二核苷酸（flavin adenine dinucleotide，FAD）、钙调蛋白（calmodulin，CaM）的结合位点；氨基端的氧化酶区含有血红素、四氢生物蝶呤、精氨酸、O_2 等结合位点。eNOS 的活性将决定其底物 L 型精氨酸生成 NO 还是超氧阴离子。在四氢生物蝶呤充足的条件下，活化的 eNOS 将 NADPH 提供的电子转移到 L 型精氨酸并生成 NO，当 eNOS 活性降低或者受到抑制时，NADPH 提供的电子将由 O_2 接收并生成 O_2^-·。通过给肾衰竭大鼠静脉注射载有 eNOS 的腺体，发现 eNOS 过表达在缓解肾衰竭的同时，能够降低大鼠血压[9]。基于此，探讨 eNOS 的调节机制并研究药物对 eNOS 活性影响，可能会为高血压病的治疗提供参考。

eNOS 在基因转录、翻译及翻译后水平均可受到调节，其中 eNOS 翻译后调节机制复杂，可通过磷酸化、去磷酸化、乙酰化等多种形式的修饰使其活性改变，同时 eNOS 与其他蛋白之间的直接或间接作用也是影响其活性的重要因素，这些蛋白包括小凹蛋白 1（caveolin-1，Cav1）、CaM、热休克蛋白等（见图 2）。

2.1.1 Cav1 对 eNOS 活性的影响

小凹是由小凹蛋白、胆固醇及鞘脂共同组成的具有转运胆固醇、信号转导等功能的细胞结构。小凹蛋白是组成小凹的主要骨架蛋白，可负性调控众多蛋白酶活性。Cav1 是小凹形成不可缺少的关键蛋白之一，在血管内皮细胞、平滑肌细胞分布广泛，可通过其脚手架域中相关的氨基酸残基来实现其对其他蛋白活性的调控。eNOS 是细胞膜小凹上发现的第一个非受体

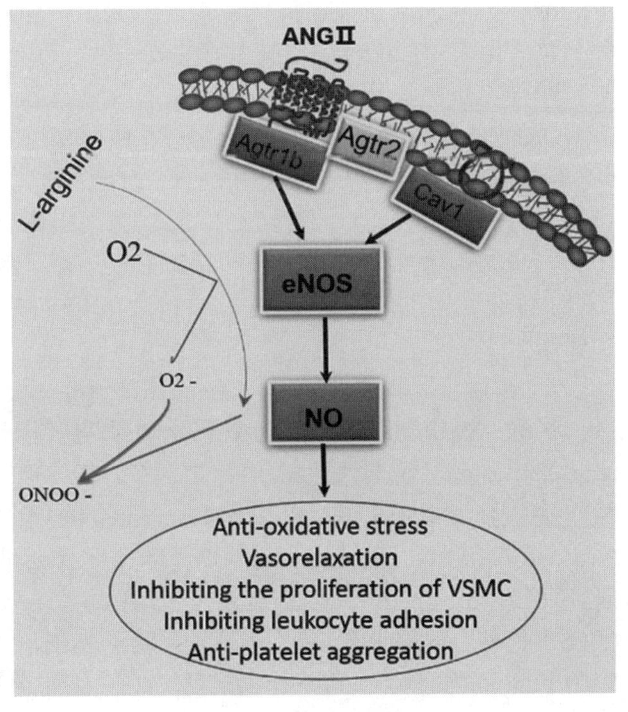

图2　eNOS/NO通路

蛋白，Cav1 通过其脚手架域，与 eNOS 相互作用并抑制 eNOS 活性，负性调控 NO 生成。Drab 等[10]用 Cav1 基因敲除小鼠为模型，发现基础状态下 NO 的表达明显高于野生型鼠，同时缺少 Cav1 蛋白小鼠的主动脉缺乏稳定的收缩力，乙酰胆碱干预后舒张反应增加，对苯肾上腺素的反应降低。提示 Cav1 的缺少可能使肌张力降低，降低血压。但现有的大部分研究提示 Cav1 的丢失对血压改变并不明显[11]，可能与 Cav1 大量丢失后引起的代偿性机制抵消了 eNOS 活性的增加有关，这与 Cav1 对 eNOS 活性负性调控作用并不矛盾。

2.1.2 CaM 对 eNOS 活性的影响

CaM 是一种细胞内调节蛋白，同 Ca^{2+} 结合后形成活化态 Ca^{2+}/CaM 复合体。当细胞内 Ca^{2+} 浓度增加时，活化的 CaM 通过与 eNOS 辅基区结合激活 eNOS。其机制可能是 CaM 与 eNOS 形成复合体后，可去除 eNOS 临近 CaM 结合区的自抑环作用，从而促进 eNOS 还原酶区到氧化酶区 NADPH 依赖的电子传递。

Park 等[12]用尿酸诱导损伤人脐静脉内皮细胞，借助免疫共沉淀技术发现 CaM 与 eNOS 共表达减少，eNOS 活性降低。CaM 激活受细胞内 Ca^{2+} 浓度影响，高浓度 Ca^{2+} 状态下 CaM 活性增加，CaM 与 eNOS 结合增强；反之，eNOS 活性降低。Chambliss 等[13]研究雌激素对内皮细胞 eNOS 活性影响，发现在雌激素干预作用下，CaM 与 eNOS 的结合未发生改变，但加入 Ca^{2+} 螯合剂，减少细胞内游离 Ca^{2+} 浓度，可阻断雌激素对 eNOS 的作用；同时 CaM 结合蛋白能抑制 eNOS 的活性，提示 Ca^{2+}/CaM 在 eNOS 激活过程中起重要作用，CaM/eNOS 的结合力受 Ca^{2+} 水平变化的调节。

2.1.3 热休克蛋白对 eNOS 活性的影响

热休克蛋白是生物体在各种应激原刺激下合成的一组具有高度保守性的应激蛋白，参与调控细胞周期、激素信号、应激反应等生物过程，并催化损伤和变性蛋白质的再折叠，从而维持细胞稳态。在应激状态下，热休克蛋白处于活化态，与底物或客户蛋白及辅分子伴侣等形成复合物，保护底物或客户蛋白不被蛋白酶降解；反之，其在正常细胞中主要处于静默态。

热休克蛋白 70（heat shock protein70，Hsp70）是热休克家族重要成员，越来越多的研究表明 Hsp70 在冠心病、高血压、心率失常等多种心血管疾病中具有保护作用。研究发现 Hsp70 可能通过清除氧自由基来保护线粒体结构和功能的完整，即 Hsp70 的高表达可减轻氧化应激所致的心肌损伤，同时对钙离子的稳定作用也是其发挥心肌保护作用机制[14]。Borges 等[15]发现 Hsp70 可通过多种机制来抑制炎症细胞因子的产生，从而防止炎症损伤，实现细胞保护作用。同样的，Hsp70 与 eNOS 关系密切，通过增加 Hsp70 和 eNOS 相互作用能降主动脉血管的收缩性，还能减轻心肌梗死面积，可能与其分子伴侣功能相关[16]。同时，热休克蛋白家族另一成员热休克蛋白 90（heat shock protein70，Hsp90），与 eNOS 偶联或脱偶联在调节 NO/O^{2-} 平衡中起着重要的作用。当 Hsp90 与 eNOS 偶联并改变构象后，eNOS 生成 NO，若 Hsp90 与 eNOS 偶联但构象受限或受损时，eNOS 生成 O^{2-}，即 Hsp90 与 eNOS 结合后将改变 eNOS 构象，这种构象可能支持 NO 而不是 O^{2-} 的生成[17]。同时，Hsp90 不同亚基对 eNOS 的作用可能不同，Hsp90α 转染后的人胚胎肾脏细胞增加 eNOS 丝氨酸 1177 位点和蛋白激酶 B（又 Akt）Ser473 的磷酸化；相反 Hsp90β 则降低 eNOS 活性，增加 O^{2-} 的产生[18]。同时，eNOS 结构二聚化是其发挥活性的前提，而 Hsp90 可促进 eNOS 二聚体化[19]。

2.1.4 血管紧张素Ⅱ（angiotensin Ⅱ，Ang Ⅱ）对 eNOS 活性的影响

肾素 - 血管紧张素 - 醛固酮系统的过度激活是高血压主要机制之一，Ang Ⅱ是该系统的重要部分。Ang Ⅱ识别其特异性受体是生物效应的中心环节，在血管发生、发展及血管收缩、纤维化中发挥了重要作用。血管紧张素Ⅱ 1 型受体（angiotensin Ⅱ type 1 receptor，AT1）和 2 型受体（angiotensin Ⅱ type 2-receptor，AT2）是 Ang Ⅱ的主要受体，且 Ang Ⅱ与两个受体结合后分别发挥不同的效应。Mollnau 等[20]研究发现给大鼠注射 Ang Ⅱ后大鼠主动脉超氧阴离子表达增加，可能是 Ang Ⅱ通过增加 NADPH 氧化酶生成，促使 eNOS 脱偶联，导致了超氧阴离子而不是 NO 的生成。此外，Ang Ⅱ还可将转化四氢生物蝶呤为二氢生物蝶呤，促进 eNOS 脱偶联，从而促进氧化应激[21]。Ang Ⅱ与 AT1 受体结合后可通过 AT1 相关的 Gαq/PLC/CaM/PKCα 信号通路抑制 eNOS 活性[22]。与此不同的是 Saito 等[23]发现在体外培养的牛内皮细胞中，Ang Ⅱ与 AT1 受体结合后通过激活 Ca2+/CaM 依赖性的 eNOS，促进 NO 释放。Ang Ⅱ

激活 eNOS 并促进 NO 生成的现象可能是血管在一定时间内的一种自我保护机制。在两肾一夹动物模型中，通过激活 AT2 增加 eNOS Ser^{633} 和 Ser^{1177} 磷酸化水平，这可能与缓激肽受体激活的蛋白激酶 A 信号通路有关[24,25]。

2.2 血管壁促氧化酶系统

2.2.1 NADPH 氧化酶家族（即 NOX 家族）

NOX 催化氧分子生成 O^{2-}。NOX2 和 NOX4 与心血管疾病密切相关，Guzik 等[26]发现冠状动脉搭桥术患者血管内皮有 ROS 和 NOX 亚单位的表达，且 NOX 是血管 ROS 的重要来源，而动、静脉中 NOX 的分子组成不同：静脉多表达 NOX2 和 $p22^{phox}$，动脉 Nox4 的表达相对更多。研究发现在 Ang Ⅱ诱导的氧化应激和脑内皮功能障碍的小鼠模型中，NOX2 增加超氧阴离子生成[27]。NOX4 含有 578 个氨基酸，与 NOX2 比较氨基酸序列的同源性只有 39%。在肾素 - 血管紧张素系统活性较高的转基因雄性大鼠的主动脉和肾脏中，NOX1 mRNA、NOX4 mRNA 和 NOX4 蛋白水平较野生型大鼠明显增高，由 NOX1 和 NOX4 介导的超氧阴离子生成增多，一氧化氮生成减少。此外，NOX4 参与 Ang Ⅱ诱导的细胞肥大、促进脐静脉内皮细胞产生 ROS，可见 NOX 家族加速心血管疾病的发展[28]。

血管壁的 NADH/NADPH 氧化系统受 Ang Ⅱ调节，Ang Ⅱ与其受体 AT1 结合后不仅收缩血管升高血压，还可通过激活 NOX 参与氧化应激损伤血管。NOX 激活与 PKC 有关，现已明确吞噬细胞 NOX 的活化必须依赖于 PKC 介导的 $p47^{phox}$ 的磷酸化[29]。对平滑肌细胞而言在没有 $p47^{phox}$ 激动剂情况下，如果激活 PKC 则能增加 $p47^{phox}$ 磷酸化和向胞膜移位[30]。因此，PKC 通过促进 NOX 亚单位 $p47^{phox}$ 磷酸化和胞膜移位激活血管 NOX 影响 ROS 生成。Ang Ⅱ与其受体 AT1 结合后还可通过受体酪氨酸蛋白激酶途径，激活表皮生长因子受体（epidermal growth factor receptor，EGFR）、血小板衍生生长因子受体（platelet derived growth factor receptor，PDGFR）、胰岛素样生长因子受体（insulin-like growth factor receptor，IGFR）来激活酪氨酸蛋白激酶，然后与磷脂酰肌醇 -3 激酶（phosphatidylinositol-3 kinase，PI3K）或 c-Src 激酶的 SH2 结构结合，使 Rac 活化并移位到胞膜，从而促进 NOX 的组装[31]。

2.2.2 黄嘌呤氧化脱氢酶（xanthine oxidase dehydrogenase，XOR）

XOR 是黄素钼蛋白家族中高度保守的一员，黄嘌呤脱氢酶和黄嘌呤氧化酶是 XOR 两种相互转变的不同形式。两者区别在于氧化酶只还原氧，生成 O^{2-}，脱氢酶不仅还原氧，还能还原 NAD^+，且与 NAD^+ 结合的更紧密。此外，两种酶都能催化次黄嘌呤到黄嘌呤、催化黄嘌呤到尿酸的反应。研究发现 XOR 不仅参与自由基产生，在心血管疾病如缺血再灌注损伤、慢性心力衰竭、高血压等病理过程中有重要作用。

动脉粥样硬化斑块中胆固醇和 XOR 同时存在，提示斑块中 XOR 活性增强，而研究发现非布索坦能减少斑块中 ROS 生成，减轻粥样硬化程度[32]，提示动脉粥样硬化与氧化应激相关。此外，XOR 促进细胞分化、诱导泡沫细胞形成及动脉平滑肌细胞增殖和迁移[33]。XOR 生成的 ROS 与盐敏感大鼠血压升高有关，Laakso 等[34]以盐敏感性大鼠和自发性高血压大鼠为模型，研究比较这两种大鼠肾性 XOR 活性，发现增加盐敏感鼠盐摄入后，肾脏 XOR 活性也以剂量依赖形式增加，提示盐敏感性高血压鼠肾脏中 XOR 活性增加是对盐摄入增加的反应。别嘌呤醇是 XOR 另一抑制剂，能抑制自发性高血压大鼠心室重构、改善心室功能心衰患者使用高剂量别嘌呤醇能明显减少心血管事件发生和死亡率[35]。但对血压无明显影响，提示 XOR 并不先于高血压的产生，局部组织 XOR 表达增加促进高血压靶器官损伤，但对高血压本身无明显影响。

2.3 血管壁抗氧化酶系统

2.3.1 超氧化物歧化酶（superoxide dismutase，SOD）

SOD 是最重要的抗氧化酶之一，也是评价机体氧化应激程度的常用指标。在氧化应激级联反应中至关重要，O^{2-} 在 SOD 作用下生成 H_2O_2 和 O_2，从而减少 O^{2-} 生成；同时 SOD 与 NO 竞争结合 O^{2-}，从而调节 NO 的生物利用，防止靶器官氧化损伤。哺乳动物中 SOD 有三种亚型，即胞浆 CuZnSOD（SOD1）、线粒体 MnSOD（SOD2）、胞外 Cu/ZnSOD（SOD3，ecSOD）。其中，SOD3 由血管平滑肌细胞和纤维细胞分泌合成，通过与硫酸类肝素多糖蛋白、胶原等结合，锚定在细胞外基质、内皮细胞表面。SOD3 参与多种心血管疾病的发生发展，尤其与高血压病密切相关。

Chu等[36]用基因转染技术研究SOD3对自发性高血压大鼠血压影响，发现SOD3通过减少O^{2-}生成，恢复内皮依赖性舒张功能、肾脏钠转运功能而降低血压。在两肾一夹和注射AngⅡ制作的高血压模型均发现SOD3缺乏促使动脉O^{2-}生成增加、损伤内皮依赖性舒张功能[37]。SOD3活性是Cu依赖性酶[38]，当Cu结构受损时SOD3活性降低。在这种情况下，O^{2-}的氧化物H_2O_2，不能通过Cu中心激活SOD3，而是形成Cu-OH自由基并使酶失活，通过给予抗氧化剂可清除Cu-OH自由基。在伴低肾素和高容量的两肾一夹高血压模型中，SOD3的活性可能因H_2O_2而灭活，从而使胞外O^{2-}水平、血压升高[39]。但在正常动物中SOD2/SOD3缺乏或者过表达对血压没有影响，这与O^{2-}在正常生理状态下对血管功能无影响一致，但是在病理条件下SOD发挥抗氧化作用。Dong等[40]发现高血压病人和正常病人血清SOD活性和NOx浓度无明显差异，但SOD3 Ala/Ala纯合子携带者人群SOD活性较其Thr等位基因携带者降低，eNOS Glu/Glu纯合子携带者的NOx浓度较其Asp等位基因明显降低，提示SOD3 Ala/Ala及eNOS Glu/Glu对高血压的治疗可能有指导意义。

2.3.2 谷胱甘肽过氧化物酶（glutathione peroxidase，GPX）

谷胱甘肽（glutathione，GSH）是GPX的底物，在细胞的脂质过氧化损伤防御中发挥着重要的作用。谷胱甘肽在GPX作用下清除细胞内的过氧化氢及脂过氧化物，另一方面，谷胱甘肽也可单独与许多自由基，如烷过氧自由基、自由基、半酮自由基等作用。在这些反应过程中，细胞内GSH被消耗，或被转变为双硫氧化型，双硫氧化型可通过以NADPH为辅酶的谷胱甘肽还原酶转变为GSH。

Vaziri等[41,42]用GSH合成抑制剂研究GSH对大鼠血压的影响，发现随着GSH的消耗，NO生成减少，血压明显升高，提示GSH系统是血压正常的重要因素[43]。同样，早期高血压病人外周血GSH防御系统各因子水平较正常组升高，提示GSH在早期高血压中可能对血压的调控有益[44]。Robaczewska等[43]认为随着年龄增长，GSH代谢紊乱加重，可能是高血压病随着年龄增加的原因。此外，GSH缺少与冠心病患者心脏功能和结构异常相关，提示GSH系统相关因子可能成为新的无症状心脏病患者检测的标志物[45]。

2.3.3 过氧化物氧化还原酶（peroxiredoxin，PRX）

PRX是酶防御系统中抗氧化蛋白超家族之一，在真核生物和原核生物中广泛存在。PRX蛋白家族有6个成员，因细胞类型和环境的不同在组织、细胞定位上存在一定差异。其中PRXⅢ主要在线粒体表达，是线粒体特有的硫氧还原蛋白过氧化物酶，在内质网合成经线粒体定位后转运至细胞外。PRXⅣ在细胞外基质和内质网中均有表达，其N端有分泌信号。PRXⅤ则在细胞质、过氧化物酶体和线粒体中均存在。在催化过氧化物还原时，PRX蛋白活性位点的Cys-SH被氧化成Cys-SOH，与另一个半胱氨酸残基Cys-SH（CR）形成二硫键，硫氧还蛋白（thioredoxin，Trx）又可将其还原再生，而氧化态的Trx利用NADPH提供的还原电子在硫氧还蛋白还原酶作用下恢复成还原态。

PRX蛋白家族在多种肿瘤细胞中高表达，但近几年来PRX在心血管疾病中的作用也受到很多关注。Matsushima等[46]用小鼠心梗模型研究PRX3作用，发现转染了PRX3小鼠的心室重构及心衰程度较非转染组明显减轻，提示Prx3对心梗心肌有保护作用。用AngⅡ诱导损伤心肌成纤维细胞，发现线粒体中ROS增加，PRX3表达减少，提示PRX3减少有助于抗氧化应激的发生[47]。Choi等[48]发现PRX2通过抑制缺血血管PDGF及其受体，抑制酪氨酸蛋白磷酸化，从而减弱H_2O_2在PDGF通路中的作用，提示PRX2在动脉粥样硬化及狭窄血管中有保护作用。此外糖尿病是心血管病的危险因素之一，研究发现PRX2能保护胰岛β细胞，减轻氧化应激损伤[49]。中风患者血浆中PRX5降低，与促炎症标志物表达相反，提示在急性中风事件中PRX5可能是一个保护性因子[50]。与此不同的是有临床研究发现心血管病人血清中PRX4水平与心血管病事件、全因死亡率呈正相关，PRX4的提高可能用来预测心血管事件的危险性[51]。

3 抗氧化应激治疗现状

氧化应激是高血压病理过程中一个重要因素，而血管壁损伤是氧化应激损害的靶器官，因此，有效的抗氧化治疗对防治ROS对机体损害、保持血管张力基本状态和维持正常的血压有广泛的应用前景。

维生素C、维生素E是最早应用的抗氧化剂，在动物试验及体外试验中，维生素C、维生素E显示出清除自由基、保护内皮细胞、抑制参与动脉粥样硬化的炎症因子等作用。Rodrigo等[52]用随机、双盲、对照的方法研究维生素C、维生素E联合用药对110名Ⅰ级原发性高血压男性患者血压及氧化应激的影响，发现与安慰剂组比较，给药组患者的收缩压、舒张压及平均动脉压均显著降低，红细胞抗氧化能力也增强，提示补充维生素C、E可改善原发性高血压患者氧化应激损伤，从而降低血压，这与Yvonne等[53]的试验结果基本一致。与以上结果不同的是Ward等[54]研究维生素E对二型糖尿病患者的影响，发现维生素E组患者血压、心率及脉搏均较安慰剂组显著增加。同时，HOPE和GISSI试验是临床研究维生素E、C作用的两个大规模试验，结果均表明对于已有心血管疾病或糖尿病的患者，补充维生素并不能减少其发生心血管事件[55]。

目前与氧化应激相关的有关抗氧化剂的证据大多来自实验研究、临床观察、小的临床研究和流行病学资料，由于这些结果并不完全一致，因此，还不能得出现有的抗氧化剂是否对高血压具有治疗作用的结论。分析原因，除与剂量、给药方式等因素有关外，还可能与西药类氧化剂作用靶点专一、针对性强有关，因为这可能与氧化应激损伤涉及靶点繁多的机制存在矛盾。多靶点、多途径的疗效是中药药效特点之一，如三七、丹参等天然中药通过抗氧化作用在防治心脑血管疾病中发挥重要作用。司华峰等[56]观察黄芪注射剂对老年高血压患者氧化应激指标的影响，治疗2周后发现药物组患者血清中NO、NOS、SOD水平明显高于对照组，MDA水平较对照组明显降低。陈嘉兴等[57]研究丹参粉针对急性冠脉综合征血瘀证患者介入治疗后氧化应激的影响，发现丹参同样能提高患者血清中抗氧化应激因子的水平。此外中药活性成分如葛根素、黄芪甲苷、三七总皂甙、黄芩甙等许多中药提取物都在清除自由基方面显示出较好的效果[58-61]。如葛根素调控血压的作用与其抗氧化应激，保护血管功能密切相关[58]。陈宇琼等[59]发现黄芪甲苷能减轻过氧化氢诱导的人脐静脉内皮细胞的氧化应激损伤，提高线粒体的抗氧化功能。可见，中药单体及有效活性成分在清除自由基方面可能有较大的优势和潜力。

4 小结

ROS和NO的消长失衡是血管氧化损伤的关键，血管受损后其收缩和舒张功能障碍参与高血压的发生发展。在血管损伤过程中，氧化和抗氧化酶系统、eNOS等参与ROS和NO的调节，尤其eNOS作为内皮合成NO的关键酶，在血管保护及调控血压中发挥重要作用。综上，有效的抗氧化治疗可能成为防治ROS过度生成、恢复和保持血管张力的手段。中药因其多组分、多靶点的特点，可能在抗氧化应激、防治和调控血压方面有较大潜力。

参考文献

[1] 国家心血管病中心. 中国心血管病报告2016[M]. 北京: 中国大百科全书出版社. 2017, 19.

[2] Ferrario C M. Importance of the renin-angiotensin-aldosterone system(RAS)in the physiology and pathology of hypertension. An overview[J]. Drugs, 1990, 39 Suppl 2: 1-8.

[3] Iimura O, Shimamoto K. Salt and hypertension: water-sodium handling in essential hypertension[J]. Ann N Y Acad Sci, 1993, 676: 105-121.

[4] Guzik TJ,Touyz RM. Oxidative stress, inflammation, and vascular aging in hypertension[J]. Hypertension,2017,70（4）：660-667.

[5] Dinh QN, Drummond GR, Sobey CG, et al. Roles of inflamma-tion, oxidative stress, and vascular dysfunction in hyperten-sion[J].Biomed Res Int,2014,2014：406960.

[6] Renna NF. Oxidative stress, vascular remodeling, and vascular inflammation in hypertension[J].Int J Hypertens,2013,2013：710136.[5] Noh H, Ha H. Reactive oxygen species and oxidative stress[J]. Contrib Nephrol, 2011, 170: 102-112.

[7] Noh H, Ha H. Reactive oxygen species and oxidative stress[J]. Contrib Nephrol, 2011, 170: 102-112.

[8] Montezano A C, Dulak-Lis M, Tsiropoulou S, et al. Oxidative stress and human hypertension: vascular mechanisms, biomarkers, and novel therapies[J]. Can J Cardiol, 2015, 31(5): 631-641.

[9] Lee J, Bae E H, Ma S K, et al. Altered Nitric Oxide System in Cardiovascular and Renal Diseases[J]. Chonnam Med J, 2016, 52(2): 81-90.

[10] Tsutsui M, Tanimoto A, Tamura M, et al. Significance of nitric oxide synthases: Lessons from triple nitric oxide synthases null mice[J]. J Pharmacol Sci, 2015, 127(1): 42-52.

[11] Savard S, Lavoie P, Villeneuve C, et al. eNOS gene delivery prevents hypertension and reduces renal failure and injury in rats with reduced renal mass[J]. Nephrology Dialysis Transplantation, 2012, 27(6): 2182-2190.

[12] Drab M, Verkade P, Elger M, et al. Loss of caveolae, vascular dysfunction, and pulmonary defects in caveolin-1 gene-disrupted mice[J]. Science, 2001, 293(5539): 2449-2452.

[13] Rahman A, Sward K. The role of caveolin-1 in cardiovascular regulation[J]. Acta Physiol(Oxf), 2009, 195(2): 231-245.

[14] Park J H, Jin Y M, Hwang S, et al. Uric acid attenuates nitric oxide production by decreasing the interaction between endothelial nitric oxide synthase and calmodulin in human umbilical vein endothelial cells: a mechanism for uric acid-induced cardiovascular disease development[J]. Nitric Oxide, 2013, 32: 36-42.

[15] Chambliss K L, Shaul P W. Estrogen modulation of endothelial nitric oxide synthase[J]. Endocr Rev, 2002, 23(5): 665-686.

[16] Manucha W, Kurban F, Mazzei L, et al. eNOS/Hsp70 interaction on rosuvastatin cytoprotective effect in neonatal obstructive nephropathy[J]. Eur J Pharmacol, 2011, 650(2-3): 487-495.

[17] Borges T J, Lopes R L, Pinho N G, et al. Extracellular Hsp70 inhibits pro-inflammatory cytokine production by IL-10 driven down-regulation of C/EBPbeta and C/EBPdelta[J]. Int J Hyperthermia, 2013, 29(5): 455-463.

[18] Zhou C, Bai J, Jiang C, et al. Geranylgeranylacetone attenuates myocardium ischemic/reperfusion injury through HSP70 and Akt/GSK-3beta/eNOS pathway[J]. Am J Transl Res, 2017, 9(2): 386-395.

[19] Xia M, ing Q, Zhang Z, et al. Remote limb ischemic precondition-ing protects rats against cerebral ischemia via HIF-1alpha/ AMPK/HSP70 pathway[J].Cell Mol Neurobiol, 2017, 37(6): 1105-1114.

[20] Manucha W, Kurban F, Mazzei L, et al. eNOS/Hsp70 interaction on rosuvastatin cytoprotective effect in neonatal obstructive nephropathy[J].EurJ Pharmacol,2011,650（2/3）：487-495.

[21] Borges TJ, Lopes RL, Pinho NG,et al. Extracellular Hsp70 inhib-its pro-inflammatory cytokine production by IL-10 driven down- regulation of C/EBPbeta and C/EBPdelta[J]. Int J Hyperther-mia, 2013, 29 (5): 455-463.

[22] Chen Y, Jiang B, Zhuang Y, et al. Differential effects of heat shock protein 90 and serine 1179 phosphorylation on endothelial nitric oxide synthase activity and on its cofactors[J]. PLoS One, 2017, 12(6): e179978.

[23] Cortes-Gonzalez C, Barrera-Chimal J, Ibarra-Sanchez M, et al. Opposite effect of Hsp90alpha and Hsp90beta on eNOS ability to produce nitric oxide or superoxide anion in human embryonic kidney cells[J]. Cell Physiol Biochem, 2010, 26(4-5): 657-668.

[24] Chen W, Xiao H, Rizzo A N, et al. Endothelial nitric oxide synthase dimerization is regulated by heat shock protein 90 rather than by phosphorylation[J]. PLoS One, 2014, 9(8): e105479.

[25] Mollnau H, Wendt M, Szocs K, et al. Effects of angiotensin II infusion on the expression and function of NAD(P)H oxidase and components of nitric oxide/cGMP signaling[J]. Circ Res, 2002, 90(4): E58-E65.

[26] Chalupsky K, Cai H. Endothelial dihydrofolate reductase: critical for nitric oxide bioavailability and role in angiotensin II uncoupling of endothelial nitric oxide synthase[J]. Proc Natl Acad Sci U S A, 2005, 102(25): 9056-9061.

[27] Zhao X, Li X, Trusa S, et al. Angiotensin type 1 receptor is linked to inhibition of nitric oxide production in pulmonary endothelial cells[J]. Regul Pept, 2005, 132(1-3): 113-122.

[28] Saito S, Hirata Y, Emori T, et al. Angiotensin II activates endothelial constitutive nitric oxide synthase via AT1 receptors[J]. Hypertens Res, 1996, 19(3): 201-206.

[29] Yayama K, Hiyoshi H, Imazu D, et al. Angiotensin II Stimulates Endothelial NO Synthase Phosphorylation in Thoracic Aorta of Mice With Abdominal Aortic Banding Via Type 2 Receptor[J]. Hypertension, 2006, 48(5): 958-964.

[30] Yayama K, Okamoto H. Angiotensin II-induced vasodilation via type 2 receptor: Role of bradykinin and nitric oxide[J]. International Immunopharmacology, 2008, 8(2): 312-318.

[31] Guzik T J, Sadowski J, Kapelak B, et al. Systemic regulation of vascular NAD(P)H oxidase activity and nox isoform expression in human arteries and veins[J]. Arterioscler Thromb Vasc Biol, 2004, 24(9): 1614-1620.

[32] Chrissobolis S, Banfi B, Sobey C G, et al. Role of Nox isoforms in angiotensin II-induced oxidative stress and endothelial dysfunction in brain[J]. J Appl Physiol(1985), 2012, 113(2): 184-191.

[33] Kuroda J, Nakagawa K, Yamasaki T, et al. The superoxide-producing NAD(P)H oxidase Nox4 in the nucleus of human vascular endothelial cells[J]. Genes Cells, 2005, 10(12): 1139-1151.

[34] El-Benna J, Dang P M, Gougerot-Pocidalo M A, et al. p47phox, the phagocyte NADPH oxidase/NOX2 organizer: structure, phosphorylation and implication in diseases[J]. Exp Mol Med, 2009, 41(4): 217-225.

[35] Cosentino-Gomes D, Rocco-Machado N, Meyer-Fernandes J R. Cell signaling through protein kinase C oxidation and activation[J]. Int J Mol Sci, 2012, 13(9): 10697-10721.

[36] Balakumar P, Jagadeesh G. A century old renin-angiotensin system still grows with endless possibilities：AT1 receptor signaling cascades in cardiovascular physiopathology[J]. Cell Signal, 2014, 26 (10): 2147-2160.

[37] Garrido AM, Griendling KK. NADPH oxidases and angiotensin Ⅱ receptor signaling[J]. Mol Cell Endocrinol, 2009, 302（2）：148-158.

[38] Nomura J, Busso N, Ives A, et al. Xanthine oxidase inhibition by febuxostat attenuates experimental atherosclerosis in mice[J]. Sci Rep, 2014, 4: 4554.

[39] Battelli M G, Polito L, Bolognesi A. Xanthine oxidoreductase in atherosclerosis pathogenesis: Not only oxidative stress[J]. Atherosclerosis, 2014, 237(2): 562-567.

[40] Laakso JT, Teravainen TL, Martelin E, et al. Renal xanthine oxidoreductase activity during development of hypertension in spontaneously hypertensive rats[J]. J Hypertens, 2004, 22(7): 1333-1340.

[41] Wei L, Fahey T, Struthers A D, et al. Association between allopurinol and mortality in heart failure patients: a long-term follow-up study[J]. Int J Clin Pract, 2009, 63(9): 1327-1333.

[42] Haga Y, Ohtsubo T, Murakami N, et al. Disruption of xanthine oxidoreductase gene attenuates renal ischemia reperfusion injury in mice[J].Life Sci, 2017, 182：73-79.

[43] Chu Y, Alwahdani A, Iida S, et al. Vascular effects of the human extracellular superoxide dismutase R213G variant[J]. Circulation, 2005, 112(7): 1047-1053.

[44] Gongora M C, Qin Z, Laude K, et al. Role of extracellular superoxide dismutase in hypertension[J]. Hypertension, 2006, 48(3): 473-481.

[45] Jeney V, Itoh S, Wendt M, et al. Role of antioxidant-1 in extracellular superoxide dismutase function and expression[J]. Circ Res, 2005, 96(7): 723-729.

[46] Jung O, Marklund SL, Xia N, et al. Inactivation of extracellular superoxide dismutase contributes to the development of high-volume hypertension[J]. Arterioscler Thromb Vasc Biol, 2007, 27(3): 470-477.

[47] Dong X, Li D, Liu H, et al. SOD3 and eNOS genotypes are associated with SOD activity and NOx[J]. Exp Ther Med, 2014, 8(1): 328-334.

[48] Vaziri N D, Wang X Q, Oveisi F, et al. Induction of oxidative stress by glutathione depletion causes severe hypertension in normal rats[J]. Hypertension, 2000, 36(1): 142-146.

[49] Vargas F, Rodriguez-Gomez I, Perez-Abud R, et al. Cardiovascular and renal manifestations of glutathione depletion induced by buthionine sulfoximine[J]. Am J Hypertens, 2012, 25(6): 629-635.

[50] Robaczewska J, Kedziora-Kornatowska K, Kozakiewicz M, et al. Role of glutathione metabolism and glutathione-related antioxidant defense systems in hypertension[J]. J Physiol Pharmacol, 2016, 67(3): 331-337.

[51] Rybka J, Kupczyk D, Kedziora-Kornatowska K, et al. Glutathione-related antioxidant defense system in elderly patients treated for hypertension[J]. Cardiovasc Toxicol, 2011, 11(1): 1-9.

[52] Damy T, Kirsch M, Khouzami L, et al. Glutathione Deficiency in Cardiac Patients Is Related to the Functional Status and Structural Cardiac Abnormalities[J]. Plos One, 2009.

[53] Matsushima S, Ide T, Yamato M, et al. Overexpression of mitochondrial peroxiredoxin-3 prevents left ventricular remodeling and failure after myocardial infarction in mice[J]. Circulation, 2006, 113(14): 1779-1786.

[54] Lijnen P J, Piccart Y, Coenen T, et al. Angiotensin II-induced mitochondrial reactive oxygen species and peroxiredoxin-3 expression in cardiac fibroblasts[J]. J Hypertens, 2012, 30(10): 1986-1991.

[55] Choi MH, Lee IK, Kim GW, et al. Regulation of PDGF signalling and vascular remodelling by peroxiredoxin II[J]. Nature, 2005, 435(7040): 347-353.

[56] Zhao F, Wang Q. The protective effect of peroxiredoxin II on oxidative stress induced apoptosis in pancreatic beta-cells[J]. Cell Biosci, 2012, 2(1): 22.

[57] Kunze A, Zierath D, Tanzi P, et al. Peroxiredoxin 5(PRX5)is correlated inversely to systemic markers of inflammation in acute stroke[J]. Stroke, 2014, 45(2): 608-610.

[58] Abbasi A, Corpeleijn E, Postmus D, et al. Peroxiredoxin 4, a novel circulating biomarker for oxidative stress and the risk of incident cardiovascular disease and all-cause mortality[J]. J Am Heart Assoc, 2012, 1(5): e2956.

[59] Rodrigo R, Prat H, Passalacqua W, et al. Decrease in oxidative stress through supplementation of vitamins C and E is associated with a reduction in blood pressure in patients with essential hypertension[J]. Clin Sci(Lond), 2008, 114(10): 625-634.

[60] Plantinga Y, Ghiadoni L, Magagna A, et al. Supplementation With Vitamins C and E Improves Arterial Stiffness and Endothelial Function in Essential Hypertensive Patients[J]. American Journal of Hypertension, 2007, 20(4): 392-397.

[61] Ward NC, Wu JH, Clarke MW, et al. The effect of vitamin E on blood pressure in individuals with type 2 diabetes: a randomized, double-blind, placebo-controlled trial[J]. J Hypertens, 2007, 25(1): 227-234.

[62] Lonn E, Yusuf S, Hoogwerf B, et al. Effects of vitamin E on cardiovascular and microvascular outcomes in high-risk patients with diabetes: results of the HOPE study and MICRO-HOPE substudy[J]. Diabetes Care, 2002, 25(11): 1919-1927.

[63] Dietary supplementation with n-3 polyunsaturated fatty acids and vitamin E after myocardial infarction：Results of the GISSI-Prevenzione trial. Gruppo Italiano per lo Studio della Sopravvivenza nell'Infarto miocardico [J].Lancet, 1999,354（9177）：447-455.

[64] 司华峰, 邱春光. 黄芪注射液对老年高血压患者血小板参数及氧化应激指标的影响[J]. 河南医学研究, 2014, 23(9): 14-16.

[65] 陈嘉兴, 李爱勇, 王振裕, 等. 丹参粉针对急性冠脉综合征血瘀证患者介入治疗后氧化应激的影响[J]. 世界中西医结合杂志, 2011(02): 122-124.

[66] 施伟丽, 袁蓉, 徐浩, 等. 葛根素防治高血压病的临床与基础研究进展[J]. 中医药导报, 2017(12): 105-108.

[67] 陈宇琼, 孙东岳, 吴恒芳, 等. 黄芪甲苷改善过氧化氢诱导的人主动脉内皮细胞氧化应激损伤的研究[J]. 南京医科大学学报(自然科学版), 2017(08): 949-954.

[68] 邵凯隽, 王万铁, 张晓隆, 等. 三七总皂甙对肺缺血再灌注损伤时氧化应激及TXA_2/PGI_2失衡的影响[J]. 温州医学院学报, 2006(01): 23-25.

[69] 赵曙光, 李慧艳, 赵保民, 等. 黄芩甙对重症急性胰腺炎大鼠胰腺氧化应激的保护作用[J]. 胃肠病学和肝病学杂志, 2009, 18(9): 863-866.

原载：施伟丽，袁蓉，信琪琪，金宇，丛伟红，陈可冀．氧化应激与高血压 [J]. 医学综述，2018, 24(4): 642-650.

葛根素防治高血压病的临床与基础研究进展

施伟丽　袁　蓉　徐　浩　丛伟红　陈可冀

葛根素（Puerarin）是中药葛根的主要有效成分之一，其化学名为 8-β-D- 葡萄吡喃糖 -4', 7- 二羟基异黄酮，相对分子量为 416.38。近年来的研究表明，葛根素能扩张冠状动脉和脑血管，具有降低心肌耗氧量，改善心肌收缩，降低血压，减慢心率等功能，在冠心病、心肌缺血再灌注损伤、缺血性脑卒中、高血压病、老年性痴呆等心脑血管疾病的治疗中均发挥有效的作用。本文就葛根素治疗高血压病的研究现状进行综述和探讨，以期为葛根素在高血压病的临床治疗提供依据。

1 葛根素治疗高血压病的临床研究

高血压是最常见的慢性病，也是心脑血管病最主要的危险因素。高血压病发生机制目前尚不十分清楚，多数人认为其发病与环境因素和遗传因素有关，目前认为肾素 - 血管紧张素（RAS）系统激活、交感神经兴奋、氧化应激、炎症反应等均参与高血压的发生。

研究显示葛根素联合非洛地平治疗老年高血压病耐受性好，降压作用平稳，总有效率高达 90.8%[1]，其降压的机制可能与其可改善内皮细胞结构和功能有关。汪进益等[2]发现葛根素能增加外周血一氧化氮（nitric oxide，NO）含量，降低内皮素（endothelin，ET）的生成从而调节血管舒张与收缩功能；此外血栓素 A_2（TXA_2）/ 前列环素 I_2（PGI_2）平衡在血管舒缩功能中也起着重要作用，早在 2000 年罗伟等[3,4]研究发现高血压病病人在基础治疗的基础上加用葛根素能有效改善患者临床症状（与对照组比较 $P < 0.01$），而血浆中 ET、TXA_2/6-K-PGF1α 均较治疗前降低（与治疗前比较 P 均 < 0.05），也再次说明内皮细胞分泌功能在高血压病的发生和治疗中有重要作用。高粘血症可增加相关内皮细胞的损害，尤其是高血压病患者，可进一步升高血压，研究表明葛根素能改善高血压病患者全血低切、中切、高切黏度及红细胞聚集指数、红细胞变形指数、红细胞刚性指数等多项指标，与治疗前比较均有显著性差异（$P < 0.05$）[5]。此外有文献提到葛根素具有硝酸酯类和受体阻滞剂的优点，适宜高血压病合并冠心病心绞痛患者的治疗[6]。

左心室肥厚是原发性高血压病重要靶器官损害表现之一，如何更好地防治高血压病患者左心室结构的改变仍是当今医学研究的热点和难点。有研究证明葛根素在降低血压的同时有改善左心室功能，逆转左心室肥厚的作用。黄成晋等[7]研究发现氯沙坦联用葛根素组较单用氯沙坦组能更有效的降低血压，改善左心室收缩和舒张功能，且能有效降低左心室室间隔和后壁厚度（与治疗前比较 P 均 < 0.01），同时发现外周血中葡萄糖、胰岛素水平降低，胰岛素敏感指数增加，也进一步提示葛根素可通过提高胰岛素敏感性，降低血压改善左室重构。江治平等[8]研究发现葛根素逆转高血压病患者左室肥厚的功效可能与其改善内皮功能、脂肪酸代谢有关。此外有研究发现除了原发性高血压病外，葛根素对肥胖型高血压、妊娠高血压、急性高血压脑出血患者的神经功能恢复均有疗效[9-12]。

2 葛根素治疗高血压病的基础研究

2.1 葛根素减少 RAS 系统相关物质生成

RAS 系统激活和活性物质生成增加是高血压病最为重要的发病机制之一，目前临床治疗高血压病的一线用药血管紧张素转化酶抑制药（ACEI）/ 血管紧张素受体拮抗剂（ARB）均是 RAS 系统抑制剂，如血管紧张素Ⅱ（Angiotensin Ⅱ，Ang Ⅱ）1 型受体（AT1R）抑制剂可通过抑制 Ang Ⅱ与其 AT1R 结合而降低血压，逆转高血压靶器官重构，但是长期应用会出现 Ang Ⅱ升高，从而引起不良反应。

Ang Ⅱ是 RAS 系统主要活性物质之一，张年宝等[13]研究发现葛根素高低剂量均减少肾性高血压大鼠肾脏 Ang Ⅱ含量（与模型组比较 $P < 0.05$），从而达到降压作用。同时有学者研究发现葛根素影响血浆中 Ang Ⅱ生成，与 SHR 模型组比较，葛根素组 Ang Ⅱ生成量明显减少（$P < 0.05$），但与苯那普利比较两者未见明显差异（$P > 0.05$）[14]。也有学者认为葛根素减少肾脏组织中 Ang Ⅱ生成，从而降低核转录因子（NF-κB）活性抑制炎症反应[15]。叶绪英等[16]研究发现葛根素注射液能降低靶器官中 AT1 mRNA 与 ACE2 mRNA 的表达水平，但有趣的是葛根素对不同靶器官所起作用似乎不一致，高剂量葛根素（200 mg/kg/d）肾脏组织 AT1mRNA 与 ACE2mRNA 表达较自发性高血压大鼠（Spontaneously Hypertensive Rats，SHR）模型组均升高（$P < 0.05$），而在心肌组织，高低剂量葛根素组 AT1mRN、ACE2mRNA 表达较 SHR 模型组均降低，但仅低剂量组（100 mg/kg/d）与模型组比较有统计学意义（$P < 0.05$）；而与模型组比较，高低剂量葛根素组对主动脉中上述两个蛋白的表达均无差异（$P > 0.05$），这可能与 AT1mRN、ACE2mRNA 对不同组织的亲和性不同有关。

Apelin 是 G 蛋白偶联受体超家族成员，APJ 是其天然受体，Apelin 和 APJ 广泛存在于心脏、血管、肾脏、神经等组织中。研究发现 Apelin/APJ 可以对抗 AngII/AT1 结合后引起血压升高、心肌重构等病理过程[17]，提示 Apelin/APJ 有可能成为心脑血管疾病治疗的有效靶点。黄帧桧等[18]发现高剂量葛根素降压的同时减少血清和肾脏组织中 Apelin-12、Ang Ⅱ的表达（与模型组比较 $P < 0.01$），增加血清中 NO 的含量（与模型组比较 $P < 0.01$），提示葛根素的降压作用可能与调节 Apelin-12、Ang Ⅱ及 NO 的平衡有关。

2.2 葛根素减少氧化应激相关因子生成

Ang Ⅱ通过刺激血管膜表面的 NADH/NADPH 氧化酶产生活性氧自由基（Reactive Oxygen Species，ROS），ROS 生成增加将消耗 NO，并使 NO 生物活性降低，直接造成血管内皮功能损伤、血管炎症及血管重塑，是血压升高的重要原因之一[19,20]。研究发现葛根素能减少 NADPH 氧化酶的 2 个亚基 gp91phox 和 p22phox 的表达，使磷酸化内皮型一氧化氮合酶（Endothelial Nitric Oxide Synthase，eNOS）的表达增加，恢复氧自由基生成与清除的内在平衡系统，拮抗氧化应激反应，进而保护血管内皮[21]。黄帧桧等[22]以 SHR 大鼠为模型，比较葛根素对大鼠血液中 NO 及 ET1 的影响，发现大剂量葛根素组 6 周后 NO 增加量及 ET1 减少量与模型组比较，P 均 < 0.01，同时葛根素还能减少高血压大鼠肝、肾及血管中 ET1 的蛋白含量[23]，从而保护内皮细胞。

2.3 葛根素抑制纤维化相关因子生成

心肌纤维化是高血压靶器官损伤的重要表现之一，转化生长因子 β1（transforming growth factor-β1，TGFβ1）作为重要的促纤维化细胞因子，在组织纤维化过程中有重要作用，研究发现 smad 通路是 TGFβ1 主要下游信号分子。Zhang 等[24]发现葛根素能下调 TGFβ1 和 smad3，上调 smad7 表达量，从而保护心肌细胞。此外发现葛根素抑制心肌纤维化的机制可能与降低心肌局部 Ang Ⅱ含量、下调单核细胞趋化蛋白 -1（MCP1）和蛋白酶激活受体 2（PAR2）mRNA 表达及减少巨噬细胞浸润有关[25]。黄帧桧等[26]用低剂量葛根素联用氯沙坦研究药物对肾性高血压大鼠心肌纤维化的作用，发现药物联用组左室心肌基质金属蛋白酶 -1（MMP-1）、金属蛋白酶组织抑制因子 1（TIMP-1）mRNA 表达量下降且两者比值减小。此外葛根素联合非洛地平能有效上调肾脏组织中 Apelin/APJ 的表达，从而调节血压，保护肾脏组织[27]。金戈等[28, 29]用两肾—夹法制作高血压大鼠模型，研究葛根素对左心室肥厚的影响，有趣的是与黄帧桧等[27]发现的葛根素上调肾脏组织 Apelin/APJ 表达量相反，与模型组比较，葛根素降低了左心室 Apelin/APJ 表达量，这可能与 Apelin/APJ 在不同组织的表达量和作用不同有关。综上葛根素在降血压的同时保护心肌、肾脏组织，防治靶器官损伤，但葛根素对靶器官的保护作用是否依赖于其降低血压的功效，尚需进一步研究。

2.4 葛根素增加胰岛素敏感性

早在上世纪末人们就认识到胰岛素抵抗与高血压密切相关，并引起广泛关注，但目前对高血压病胰岛素抵抗的治疗，尚未有以胰岛素抵抗为靶点的有效治疗措施。研究发现大剂量葛根素能降低血浆胰岛素含量（$P<0.05$），增加胰岛素敏感指数（$P<0.01$），同时减少肿瘤坏死因子 α（TNFα）分泌（$P<0.01$）；而葛根素中、低剂量组，与模型组比较未见显著变化（$P>0.05$），可见葛根素降压作用的机制并不是单一的，其增加胰岛素敏感性、增强葡萄糖分解，可能也是作用机制之一；而葛根素减少 TNFα 分泌可能是其改善胰岛素抵抗的机制之一[30-32]。

2.5 葛根素调节血脂

血脂升高与高血压病密切相关，是高血压病的危险因素之一。刘剑等[33]以 SHR 大鼠为基础模型，给予高脂饮食复制肥胖与高血压的复合模型，发现葛根素组在降低血压的同时，能明显降低大鼠血清总胆固醇、甘油三酯、低密度脂蛋白含量，增加高密度脂蛋白含量，与 SHR 大鼠加高脂饮食组比较差异均有显著性，同时发现葛根素可改善血管收缩舒张功能。葛根素也能降低非高脂饮食 SHR 大鼠的血脂，并减少血清中层黏连蛋白的表达，从而保护内皮细胞和靶器官[34]。

3 葛根素保护血管内皮功能的细胞研究

2005 年[34]美国高血压学会建议将高血压概念从单纯数字衡量式血压扩大到与总的心血管危险因素相关的综合征，并建议将全身血管床作为整体进行研究，这与高血压病发病机制的复杂性相关，而内皮细胞作为血管最基本的屏障结构，也是人体最大的分泌器官，其功能障碍与高血压病的发生发展密切相关[36]。

NO 是最强的血管舒张因子，能抑制血管平滑肌的增殖、白细胞黏附、血小板聚集、抗氧化应激，保护内皮细胞[37,38]。葛根素在多种离体模型中均表现出促 NO 生成，抗氧化应激，保护内皮细胞的作用。李菊香等[39]用氧自由基诱导内皮细胞损伤，发现大剂量葛根素通过减少不对称二甲基精氨酸（ADMA），增加 NO 生成抑制氧自由基诱导的内皮细胞功能障碍，与模型组比较有统计学意义（$P<0.01$）；此外对氧化低密度脂蛋白（ox-LDL）诱导损伤的内皮细胞，葛根素也能起到减少 ADMA 生成，增加 NO 生成的作用[40]；RAS 系统激活，尤其是 Ang Ⅱ含量增加是内皮细胞损伤的又一主要机制，葛根素可抑制 Ang Ⅱ诱导人脐静脉内皮细胞中组织因子的表达，表明 NO 途径可能参与上述抑制过程[41]。NOS 是生成 NO 的关键限速酶，血管系统中 NO 主要来源于 eNOS。黄华等[42]用缺氧 / 复氧损伤的内皮细胞为模型，研究葛根素预处理对内皮损伤的影响，发现加用葛根素组能显著减少内皮细胞凋亡，增加 eNOS 的表达和活性，这可能是葛根素影响了 eNOS 上游 ERK1/2 和 PI3K/Akt 信号通路的结果。

研究发现葛根素对内皮细胞增殖的影响，似乎并不一致。柴欣楼等[43]用凝血酶刺激人脐静脉内皮细胞增殖并给予葛根素干预，发现葛根素主要抑制内皮细胞 S 期和 G2 期时相，推测其通过提高上清液中 NO 含量，抑制内皮细胞释放血管细胞黏附分子 -1（VCAM-1）、白介素 -6（IL-6）、MCP-1 而发挥作用；与此相反，赵雪艳等[43]用流式细胞技术，在正常牛内皮细胞中观察葛根素对内皮细胞增殖的影响，研究发现葛根素可以促进牛动脉内皮细胞进入 S+G2/M 期，促进细胞增殖，并认为这可能与葛根素增加 eNOS 的表达从而上调 NO 水平有关。葛根素对内皮细胞增殖表现出两种截然相反的作用，考虑可能与细胞模型、病理生理状态及葛根素剂量不同等因素有关。

4 展望

葛根素不仅在冠心病、脑缺血等疾病中应用广泛，在高血压的治疗中也取得了较好效果，其降低血压的机制在基础研究中也得到了一定程度的研究，但在分子水平的研究还远远不够深入。同时我们也注意到，目前葛根素作用机制研究的载体多限于心脏、肾脏等靶器官，对血管，尤其主动脉血管的研究少。血管是高血压病首先影响的组织，同时介于血管内皮细胞在心脑血管疾病中的重要地位，对血管内皮细胞的研究可能为葛根素治疗高血压病等心血管疾病提供思路。

参考文献

[1] 杨升伟, 陈云. 非洛地平合葛根素治疗老年高血压病疗效观察[J]. 浙江中西医结合杂志, 2003, 13(10): 614-615.

[2] 汪进益, 候绪伟, 肖少军. 葛根素注射液对原发性高血压患者血管内皮细胞损伤的影响[J]. 井冈山医专学报, 2001, 8(3): 10-11.

[3] 罗伟, 李保东, 杨瑞华, 等. 葛根素对高血压病患者血浆内皮素及血栓素B2、6-酮-前列腺素F1α含量的影响[J]. 中国中西医结合杂志, 2000, 20(1): 68-69.

[4] 罗伟. 葛根素对高血压病患者血浆ET及TXB2、6-K-PGF1α含量的影响[J]. 中国中医基础医学杂志, 2000, 6(1): 45-47.

[5] 陆玉良, 韦凡平. 葛根素对高血压患者血液流变学的影响[J]. 浙江实用医学, 2004, 9(1): 35-36.

[6] 张玉萍. 葛根素治疗高血压合并冠心病心绞痛临床效疗观察[J]. 临床和实验医学杂志, 2008, 7(8): 85.

[7] 黄成晋, 张龙生. 葛根素联用氯沙坦对原发性高血压疗效研究[J]. 国际医药卫生导报, 2005, 11(16): 82-84.

[8] 江志平, 肖立中, 徐新, 等. 葛根素对高血压病患者左室肥厚的影响[J]. 实用心脑肺血管病杂志, 2004, 12(5): 260-262.

[9] 邢占良, 舒宝瑞, 刘春玲, 等. 葛根素联合替米沙坦对肥胖性高血压患者氧化应激和血管内皮功能的影响[J]. 河北医药, 2016, 38(15): 2299-2301.

[10] 严伟. 探讨葛根素注射液治疗70例妊娠高血压综合征患者的效果[J]. 中国伤残医学, 2013(12): 141, 142.

[11] 王宪, 李建. 葛根素对改善妊高征患者血管内皮功能的临床观察[J]. 中国优生与遗传杂志, 2010(06): 65-66.

[12] 何庆璋. 葛根素与复方丹参注射液联用对急性高血压脑出血患者神经功能的改善作用[J]. 中国临床药理学与治疗学, 2012, 17(9): 1057-1061.

[13] 张年宝, 程慧珍, 崔卫东, 等. 葛根素对肾性高血压大鼠的降压作用及对肾组织ANGⅡ的影响[J]. 中药药理与临床, 2010, 26(02): 26-29.

[14] 石咏军, 马琼英, 高鸣, 等. 葛根素注射液抑制(延缓)自发性高血压大鼠肾脏血管重塑的实验研究[J]. 中国中西医结合肾病杂志, 2002, 3(7): 387-390.

[15] 孙文才, 周和平. 葛根素对自发性高血压大鼠肾血管核因子-κB表达的影响[J]. 中国中医急症, 2008, 17(07): 965-966.

[16] 叶绪英, 宋卉, 卢成志. 葛根素注射液对自发性高血压大鼠AT1和ACE2mRNA表达的影响[J]. 中国中西医结合杂志, 2008, 28(9): 824-827.

[17] Sun X, Iida S, Yoshikawa A, et al. Non-activated APJ suppresses the angiotensinⅡ type 1 receptor, whereas apelin-activated APJ acts conversely[J]. Hypertens Res, 2011, 34(6): 701-706.

[18] 黄帧桧, 张培, 杨帆, 等. 葛根素对肾性高血压大鼠apelin-12、AngⅡ及NO含量与血压的影响[J]. 中国病理生理杂志, 2011, 27(12): 2323-2327.

[19] Zhao Y, Flavahan S, Leung SW, et al. Elevated pressure causes endothelial dysfunction in mouse carotid arteries by increasing local angiotensin signaling[J]. Am J Physiol Heart Circ Physiol, 2015, 308(4): H358-H363.

[20] Dikalov SI, Nazarewicz RR, Bikineyeva A, et al. Nox2-induced production of mitochondrial superoxide in angiotensin II-mediated endothelial oxidative stress and hypertension[J]. Antioxid Redox Signal, 2014, 20(2): 281-294.

[21] 李晓洁, 林宇涵, 刘彦彬, 等. 葛根素对高血压大鼠内皮功能障碍的影响[J]. 中国现代应用药学, 2016, 33(07): 841-844.

[22] 黄帧桧, 张年宝, 崔卫东, 等. 葛根素对自发性高血压大鼠胸主动脉结构和功能的影响(英文)[J]. 中国药理学与毒理学杂志, 2012, 26(05): 595-601.

[23] 吴文华, 张继业, 王宇, 等. 葛根素影响自发性高血压大鼠血压的机制[J]. 中医药学报, 2010, 38(4): 26-29.

[24] Zhang NB, Huang ZG, Cui WD, et al. Effects of puerarin on expression of cardiac Smad3 and Smad7 mRNA in spontaneously hypertensive rat[J]. J Ethnopharmacol, 2011, 138(3): 737-740.

[25] 黄帧桧, 柏松, 张年宝, 等. 葛根素对自发性高血压大鼠心肌纤维化的影响及其机制(英文)[J]. 中国病理生理杂志, 2014, 30(03): 518-523.

[26] 黄帧桧, 陈莉, 柏松, 等. 葛根素联用氯沙坦对肾性高血压大鼠心肌MMP-1/TIMP-1比值的影响[J]. 中成药, 2014, 36(3): 462-467.

[27] Huang ZG, Bai S, Chen L, et al. Effect of puerarin combined with felodipine on mRNA and protein expression of apelin and APJ in renovascular hypertensive rat[J]. Zhongguo Zhong Yao Za Zhi, 2013, 38(3): 381-385.

[28] 金戈, 杨鹏麟, 龚永生, 等. 葛根素对两肾一夹高血压大鼠apelin及其受体的影响[J]. 中国中药杂志, 2009, 34(24): 3263-3267.

[29] 金戈, 杨鹏麟, 龚永生, 等. 葛根素对两肾一夹高血压大鼠左心室Apelin/APJ基因表达的影响[J]. 中华中医药学刊, 2008, 26(11): 2478-2480.

[30] 庆方, 潘竞锵, 肖柳英, 等. 葛根素增强胰岛素抵抗-高血压大鼠胰岛素敏感性作用机制研究[J]. 中国现代应用药学, 2006, 23(9): 868-871.

[31] 庆方, 潘竞锵, 肖柳英, 等. 葛根素拮抗胰岛素抵抗-高血压大鼠肿瘤坏死因子-α及肾素-血管紧张素的作用[J]. 中国实用医药, 2006, 1(1): 98-101.

[32] 冯瑞儿, 李博萍, 潘竞锵, 等. 葛根素对代谢综合征-高血压大鼠胰岛素抵抗、高血压的干预作用及机制研究[J]. 中国中医药现代远程教育, 2010, 8(8): 187-189.

[33] 刘剑, 段素萍, 乔着意, 等. 葛根素对肥胖型高血压大鼠血压和血管功能影响的实验研究[J]. 现代生物医学进展, 2012, 12(10): 1858-1861.

[34] 曹慧, 周爽, 方邦江, 等. 葛根素对自发性高血压大鼠血脂及层黏连蛋白的影响[J]. 医学理论与实践, 2003, 16(3): 254-255.

[35] Abstracts of the American Society of Hypertension 20th Annual Meeting. May 14-18, 2005, San Francisco, California, USA[J]. Am J Hypertens, 2005, 18(5 Pt 2): 1A-296A.

[36] Gkaliagkousi E, Gavriilaki E, Triantafyllou A, et al. Clinical Significance of Endothelial Dysfunction in Essential Hypertension[J]. Current Hypertension Reports, 2015, 17(11): 85.

[37] Schulz R, Kelm M, Heusch G. Nitric oxide in myocardial ischemia/reperfusion injury[J]. Cardiovasc Res, 2004, 61(3): 402-413.

[38] Jamaluddin MS, Liang Z, Lu J M, et al. Roles of cardiovascular risk factors in endothelial nitric oxide synthase regulation: an update[J]. Curr Pharm Des, 2014, 20(22): 3563-3578.
[39] 李菊香, 汪进益, 苏海, 等. 葛根素对氧自由基培养的人脐静脉内皮细胞非对称型二甲精氨酸代谢的影响[J]. 中国中西医结合杂志, 2003, 23(S1): 205-207.
[40] 李菊香, 罗伟, 汪进益, 等. 葛根素对oxLDL培养血管内皮细胞内源性一氧化氮合酶抑制物代谢的研究[J]. 中国药科大学学报, 2004(04): 63-66.
[41] 冉文卓, 王宏健, 廖晓红, 等. 葛根素对AngⅡ诱导HUVECs细胞组织因子表达的影响及其机制研究[J]. 中国现代医学杂志, 2012(12): 13-18.
[42] 黄华, 丁菁, 粟凤, 等. 葛根素预处理上调内皮型一氧化氮合酶的表达减轻人脐静脉内皮细胞缺氧/复氧损伤[J]. 中国病理生理杂志, 2016, 32(5): 857-862.
[43] 柴欣楼, 张永生, 王谦, 等. 葛根素对人脐静脉内皮细胞ICAM-1、VCAM-1、MCP-1、IL-6及NO含量的影响[J]. 北京中医药大学学报, 2010(08): 546-549.
[44] 赵雪艳, 李凌, 许予明. 葛根素对牛主动脉内皮细胞增殖的影响[J]. 郑州大学学报(医学版), 2009, 44(6): 1250-1253.

原载：施伟丽，袁蓉，徐浩，丛伟红，陈可冀．葛根素防治高血压病的临床与基础研究进展[J]. 中医药导报，2017, 23(12): 105-108.

芎芍胶囊治疗心血管病研究进展

袁　蓉　王　燕　丛伟红　陈可冀

世界卫生组织的《健康统计报告 2016》表明，心血管病死亡率居全球非传染性疾病首位，占总死亡率的 46% [1]。动脉粥样硬化后不稳定斑块的破裂、血栓形成是造成急性心血管事件最重要的病理基础，严重威胁着人类健康。虽然新技术和新药物不断出现，但影响心血管病的因素众多，针对单因素的治疗获益有限，不能全面阻止疾病的发生和发展。以整体调节和辨证论治为特色的中医药在心血管疾病治疗中逐渐显现出优势，在改善临床症状和生存质量、减少并发症的发生、提高临床疗效及远期生存率等方面比西医药更佳。

芎芍胶囊是由国医大师陈可冀院士根据《医林改错》血府逐瘀汤化裁而来。在国家八五、九五、十五期间，结合现代技术的进展，本团队充分利用中西医结合的优势对芎芍胶囊治疗心血管病的作用及机制开展了一系列基础与临床研究，涉及细胞、蛋白、分子、基因等不同水平和层面，较深入地揭示了芎芍胶囊治疗心血管病的疗效、机制和适用症，有力推动了活血化瘀中药抗心、脑血管病的研究，同时造福了广大患者。

1 芎芍胶囊的来源

芎芍胶囊来源于活血化瘀名方血府逐瘀汤，出自清代王清任《医林改错》，是由方中两味主药川芎、赤芍的有效部位优化配伍而成，功能活血化瘀、畅通血脉，治疗心血管相关病变或疾病特别是冠心病、动脉粥样硬化、血脂异常等疗效确切。冠心病属于“胸痹”、“心痛”范畴，动脉粥样硬化属于“脉痹”范畴，其主要病因为血瘀，因此活血化瘀为治疗大法。芎芍胶囊中，川芎辛温无毒，《神农本草经》言其“主中风入脑头痛，寒痹”，功能消瘀血，养新血，“上行头目，中开郁结，下行血海，旁通络脉，为血中之气药”，可以活血行气，祛风止痛。现代研究证实，川芎中有效成分川芎嗪有改善心肌供血、抗凋亡、抗炎、改善内皮功能和心肌代谢、保护心肌细胞等作用 [2]；川芎总酚有扩张冠脉、改善心肌供血、抑制血栓素 A_2、抑制血管平滑肌细胞收缩等功能 [3]。赤芍苦平无毒，《神农本草经》言其“除血痹、破坚积寒热疝瘕、止痛”，可疏通血脉、活血化瘀。现代研究证实，赤芍中有效成分芍药苷也有扩张血管、增加冠脉血流量和心肌血流供应、保护缺血心肌、抗血小板聚集、抗血栓形成、促进血管新生等作用 [4]。二药合用，寒温相济，理气活血，对改善患者全身的血瘀状态有良效。

2 芎芍胶囊的药效及作用机制研究

研究发现，芎芍胶囊干预心血管病可能与几个主要环节有关。①抗血小板聚集。研究显示，芎芍胶囊可抑制血小板钙结合微丝蛋白的表达，减少血浆纤维状肌动蛋白和血小板钙离子的平均荧光强度，从而发挥抗血小板聚集的作用 [5]；可降低血小板膜糖蛋白 CD62P 和 CD63 的水平，减少血浆纤溶酶原激活物抑制物 4 和血栓素 B2 含量，抑制血小板活化，改善凝血功能 [6]。②抗炎。大量研究显示，芎芍胶囊可降低血清中白介素 2 和肿瘤坏死因子 -α（tumor necrosis factor-α，TNF-α）水平，降低主动脉组织中 NF- κ Bp65 的水平，减轻炎症反应 [7-8]。③抗心肌缺血。有研究证实，芎芍胶囊可使心肌缺血再灌注大鼠心肌梗死面积缩小，心肌酶、心肌单核细胞趋化蛋白 1、TNF-α 含量和炎性细胞浸润数量显著降低，有效改善心肌缺血程度[9]。④促血管新生。研究表明，芎芍胶囊可促进心肌梗死大鼠缺血区局部血管内皮生长因子（vascular endothelial growth factor，VEGF）、碱性成纤维细胞生长因子（basic fibroblast growth factor，bFGF）的表达，有促进缺血心肌血管新生的作用，同时提高心功能[10]。芎芍胶囊还可促进人脐静脉内皮细胞增殖，并升高促血管生成素、表皮细胞生长因子（epidermal growth factor，EGF）、bFGF、VEGF[11.12]、血管细胞黏附分子 -1、细胞间黏附分子 -1、E 选择素水平等[13]从而促血管新生。⑤调脂稳定斑块。芎芍胶囊可降低血清总胆固醇（total cholesterol，TC）、甘油三酯（triglyceride，TG）和低密度脂蛋白（low density lipoprotein cholesterol，LDL-C）水平，升高高密度脂蛋白（high density lipoprotein cholesterol，HDL-C）和载脂蛋白（apolipoprotein A，ApoA）水平，上调动脉粥样硬化兔肝脏三磷酸腺苷结合盒转运体 A1 和卵磷脂胆固醇酰基转移酶的 mRNA 表达，促进肝脏胆固醇代谢和逆转运，降低血清髓过氧化物酶水平，进而改善血脂，稳定斑块[14,15]。芎芍胶囊不仅可适度调节兔动脉粥样硬化主动脉壁内小凹蛋白 -1 及亲环素 A 的表达，促进血管平滑肌细胞的胆固醇逆转运，进而减少动脉壁细胞内脂质沉积，从而抑制斑块形成[8]；还可抑制血管壁和血清中基质金属蛋白酶 -9（matrix metalloproteinase-9，MMP-9）及相关因子表达，从而稳定斑块[16]。⑥保护内皮。研究发现，芎芍胶囊能显著降低动脉粥样硬化兔血浆内皮素（endothelin-1，ET-1）水平，升高一氧化氮水平，抑制血管内膜 ET-1 mRNA 表达，上调血管内皮合成型一氧化氮合酶（constitutive nitric oxide synthase，cNOS）、诱导型一氧化氮合酶（inducible nitric oxide synthase，iNOS）及内皮型一氧化氮合酶（endothelial nitric oxide synthase，eNOS）mRNA 的表达[17,18]，有良好的保护内皮细胞功能的作用。⑦改善血管重构。芎芍胶囊可上调动脉粥样硬化兔损伤血管部位 MMP-1 mRNA 的表达，调节血管壁胶原酶的活性和含量，减少内膜增生和增殖指数，抑制内膜增生[19]，同时降低血浆血管紧张素Ⅱ，抑制血管平滑肌迁移、增殖，促进血管平滑肌凋亡，从而抑制病理性血管重构，抑制晚期管腔丢失[17,20]。

3 芎芍胶囊的临床研究

多年研究发现，芎芍胶囊对冠心病心绞痛、经皮冠状动脉介入（percutaneous coronary intervention，PCI）术后再狭窄、动脉粥样硬化、血脂异常等心血管相关疾病及病变均具有显著疗效。

3.1 冠心病心绞痛

芎芍胶囊对冠心病心绞痛疗效明确，具有良好的临床应用价值。1 项纳入 70 例患者的冠心病心绞痛临床研究提示，芎芍胶囊可有效改善患者心绞痛症状，降低高敏 C 反应蛋白水平[21]，改善缺血心电图异常改变、硝酸甘油消耗量及血液流变学变化[22]。研究还显示，芎芍胶囊对冠心病稳定性心绞痛心血瘀阻证有显著疗效，可减轻心绞痛的程度及持续时间，改善心电图及胸痛、胸闷、心悸等临床症状[23]，说明临床辨证运用芎芍胶囊可取得较佳疗效。

3.2 PCI 术后再狭窄

芎芍胶囊可有效防止介入术后再狭窄。1 项纳入 335 例患者的多中心随机双盲安慰剂对照研究中，研究者在西药常规治疗基础上加服芎芍胶囊 6 个月，用血管造影观察 PCI 术后 1、3、6 个月的血管再狭窄程度，并随访 1 年观察死亡、非致命性心肌梗死、冠状动脉搭桥手术、重复血管成形术等终点事件，结果显示芎芍胶囊可显著降低再狭窄率，增大最小管腔直径，减少主要不良心脏事件的发生率，降低 PCI 术后 3 个月和 6 个月的心绞痛复发率，6 个月随访期间无明显不良反应，治疗安全有效[24]。大量研究观察了芎芍胶囊对再狭窄率、心绞痛复发率、临床终点事件发生率和血瘀证计分的影响，发现再狭窄率均显著降低，管腔丢失减少，血瘀证计分降低，血瘀状态改善，临床终点事件发生率降低，治疗安全有效，说明常规治疗基础上加用芎芍胶囊可防治 PCI 术后再狭窄[25-27]。同时芎芍胶囊治疗冠心病患者 PCI 术后再狭窄的系统评价更进一步证实了芎芍胶囊有效性[28]。

3.3 动脉粥样硬化

芎芍胶囊治疗动脉粥样硬化有良好的疗效。在颈动脉粥样硬化临床试验中，芎芍胶囊可抑制新生内膜增殖，减少颈动脉内中膜厚度，调控血管重构，使斑块体积指数明显降低，管壁面积减少，表明其发挥了明确的抗动脉粥样硬化的作用[17]。另一项 40 例的临床研究显示芎芍胶囊可调节血管活性因子，降低 ET-1，升高 NO 和 NO/ET-1 的水平，改善动脉粥样硬化患者内皮依赖性血管舒张功能[29]。研究还显示，芎芍胶囊可能通过降低血脂、升高降钙素基因相关肽、抑制血小板聚集、改善内皮细胞功能等，对动脉粥样硬化斑块有消减作用[17]。

3.4 血脂异常

芎芍胶囊可有效改善血脂。在 40 例颈动脉粥样硬化患者的临床研究中，治疗组给予芎芍胶囊，对照组给予普罗布考，服药 3 月后观察血脂水平，结果证实芎芍胶囊和普罗布考均可明显降低患者血清 TG、TC、LDL-C 的水平，同时芎芍胶囊还能升高 HDL-C，降低 TC/HDL-C 和载脂蛋白 ApoB/ApoA 等的水平，普罗布考组则无明显变化，提示芎芍胶囊在调脂方面可能较普罗布考有明显的优势[17]。另有研究观察芎芍胶囊对冠心病心绞痛患者血脂水平的影响发现，发现治疗后与治疗前相比，血清 TC、TG、LDL-C 均显著降低，同时 HDL-C 升高，表明芎芍胶囊对血脂异常患者的血脂水平有较好的调节作用[30]。

4 小结与展望

芎芍胶囊研究从最初的心绞痛、动脉粥样硬化临床研究开始，至今已历时 15 年，研究内涵逐步扩展到炎症反应、血管重构、血管新生、血脂、内皮功能等机制研究以及 PCI 术后再狭窄大规模多中心研究，并针对芎芍胶囊治疗 PCI 术后再狭窄的临床疗效做了系统评价，不仅在临床上造福患者，在科研上也取得了丰硕成果，展现了中医药的魅力所在。

芎芍胶囊的既往研究融合了中西医两方面的特色和优势。本团队通过运用现代技术提取活血化瘀药川芎、赤芍的有效组分，测定方中有效成分的含量，筛选有效组分最佳疗效比例，进行一系列的药代、药效实验，并运用大规模多中心随机双盲对照研究观察其临床疗效，证实了芎芍胶囊在心血管病治疗中独特的活血化瘀疗效和多靶点、多途径的作用机制。芎芍胶囊的研究历程也表明，中西医各有所长，二者的相互融合将会为中药新药研发和应用带来更大的潜力和前景。

尽管现有关于芎芍胶囊的研究已证实其治疗心血管疾病的疗效和可能的药效机制，未来仍需要更多证据来逐步搭建芎芍胶囊治疗心血管病的网络体系。例如，芎芍胶囊能够促进心肌梗死区的血管新生而改善心肌缺血，能改善动脉粥样硬化的血管重构，但血管新生和血管重构之间的关系及其对心血管病的影响、芎芍胶囊对心肌缺血和动脉粥样硬化的作用与血管新生和血管重构的相关性等问题还需进一步探究。今后的中药复方研究工作，还需要借助西医临床研究的经验，进一步开展大样本、多中心的随机双盲对照研究，并深入探究中药的作用机制，从而客观评价中药的临床疗效，通过中西医结合更好地为人类健康做贡献。

参考文献

[1] World Health Organization. World health statistics 2016: monitoring health for the SDGs[EB/OL]. [2016-40-26]. http: //www. who. int/gho/publications/ world_health_statistics/2016/en/.

[2] Qian W, Xiong X, Fang Z, et al. Protective effect of tetramethylpyrazine on myocardial ischemia-reperfusion injury[J]. Evid Based Complement Alternat Med, 2014, 2014(1): 107501.

[3] 陈可冀, 张之南, 梁子钧, 等. 血瘀证与活血化瘀研究[M]. 上海: 上海科学技术出版社, 1990: 514-531.

[4] Zhang L, Jiang YR, Guo CY, et al. Effects of active compo–nents of Red Paeonia and Rhizoma Chuanxiong on angiogenesis in atherosclerosis plaque in rabbits[J]. Chin J Integr Med, 2009, 15: 359-364.

[5] Liu Y, Yin H, Jiang Y, et al. Correlation between platelet gelso-lin and platelet activation level in acute myocardial infarction rats and intervention

effect of effective components of Chuanxiong Rhi-zome and red peony root[J]. Evid Based Complement Alternat Med, 2013, 2013(1): 985746.
[6] 王学玲. 芎芍胶囊对改善冠心病患者血管内皮功能的临床研究[J]. 中国医学工程, 2012, 20(2): 38-39.
[7] Huang Y, Yin HJ, Ma XJ, et al. Correlation between FcγR ⅢA and aortic atherosclerotic plaque destabilization in ApoE knockout mice and intervention effects of effective components of chuanxiong rhizome and red peony root[J]. Chin J Integr Med, 2011, 17(5): 355-360.
[8] 张艳虹. 芎芍胶囊对动脉粥样硬化兔胆固醇逆向转运及炎症反应的影响[D]. 北京: 北京中医药大学, 2014.
[9] 张大武, 张蕾, 刘剑刚, 等. 芎芍胶囊联合缺血后适应对大鼠缺血/再灌注心肌MCP4及TNF-a的影响[J]. 中国中西医结合杂志, 2010, 30(12): 1279-1283.
[10] 陈宁宇, 严萍, 林久茂, 等. 超声下观察芎芍胶囊对心肌梗死大鼠缺血心肌血管新生的作用[J]. 中西医结合心脑血管病杂志, 2012, 10(2): 191-192.
[11] 林久茂, 庄群川, 许艳芳, 等. 芎芍胶囊对人脐静脉内皮细胞分泌血管新生因子的影响[J]. 世界中西医结合杂志, 2009, 4(6): 390-395.
[12] Lin JM, Zhao JY, Zhuang QC, et al. Xiongshao Capsule promotes angiogenesis of HUVEC via enhancing cell proliferation and up-regulating the expression of bFGF and VEGF[J]. Chin J Integr Med, 2011, 17(11): 840-846.
[13] 胡海霞, 林久茂, 谭春江, 等. 芎芍胶囊对人脐静脉内皮细胞黏附分子表达的影响[J]. 世界中西医结合杂志, 2010, 5(9): 748-751.
[14] 徐浩, 文川, 陈可冀, 等. 川芎、赤芍及其有效部位配伍对载脂蛋白E基因缺陷小鼠动脉粥样硬化斑块稳定性影响的研究[J]. 中国中西医结合杂志, 2007, 27(6): 513-518.
[15] 张智芳. 从对HDL亚型分布及功能的影响探讨芎芍胶囊抗动脉粥样硬化的作用机制[D]. 北京: 北京中医药大学, 2016.
[16] 张璐, 薛梅, 马晓娟, 等. 赤芍川芎有效部位对兔动脉粥样硬化基质金属蛋白酶的影响[J]. 中国中西医结合杂志, 2009, 29(6): 514-518.
[17] 徐凤芹. 芎芍胶囊防治动脉粥样硬化血管重构的临床与实验研究[D]. 山东: 山东中医药大学, 2003.
[18] 赵锦燕, 林久茂, 庄群川, 等. 芎芍胶囊对人脐静脉内皮细胞NO、iNOS和eNOS表达的影响[J]. 癌变. 畸变. 突变, 2009, 21(6): 460-462.
[19] 鹿小燕, 徐浩, 史大卓, 等. 芎芍胶囊对兔实验性血管再狭窄血管胶原酶基因表达的影响[J]. 中国中西医结合杂志, 2008, 28(1): 58-63.
[20] Xu H, Shi DZ, Chen KJ. Inhibition of vascular remodelling in a porcine coronary injury model by herbal extract XS0601[J]. Chin Med J, 2006, 119(1): 1-2.
[21] 李康清, 吴新富. 芎芍胶囊治疗冠心病心绞痛的临床观察及血清超敏c反应蛋白的变化[J]. 数理医药学杂志, 2015, 28(11): 1690-1691.
[22] 徐凤芹, 陈可远, 马晓昌, 等. 芎芍胶囊治疗冠心病心绞痛的临床观察[J]. 中国中西医结合杂志, 2003, 23(1): 16-18.
[23] 彭伟, 史大卓, 薛一涛, 等. 芎芍胶囊治疗冠心病心绞痛心血瘀阻证112例临床研究[J]. 中国中西医结合杂志, 2011, 31(2): 191-194.
[24] Chen KJ, Shi DZ, Xu H, et al. XS0601 reduces the incidence of restenosis: a prospective study of 335 patients undergoing percutaneous coronary intervention in China[J]. Chin Med J, 2006, 119(1): 6-13.
[25] Xu H, Chen K J, Shi D Z, et al. Clinical study of Xiongshao capsule in preventing restenosis after coronary interventional treatment[J]. Chin J Integr Med, 2002, 8(3): 162-166.
[26] 鹿小燕, 史大卓, 徐浩, 等. 芎芍胶囊干预冠心病介入治疗后再狭窄的研究[J]. 中国中西医结合杂志, 2006, 26(1): 13-17.
[27] Shang QH, Xu H, Lu XY, et al. A multi-center randomized double-blind placebo-controlled trial of Xiongshao Capsule in pre-venting restenosis after percutaneous coronary intervention: a sub-group analysis of senile patients[J]. Chin J Integr Med, 2011, 17(9): 669.
[28] Zheng GH, Liu JP, Chu J, et al. Xiongshao for restenosis after percutaneous coronary intervention in patients with coronary heart disease[J]. Cochrane Database Syst Rev, 2013, 5(5): CD009581.
[29] Xu FQ, Li LZ, Xu H, et al. Effect of Xiongshao Capsule on the function of vascular endothelium of patients with cervical atherosclerosis[J]. Chin J Integr Med, 2004, 10(1): 14-18.
[30] 陈立军. 芎芍胶囊治疗冠心病心绞痛可行性及价值探析[J]. 现代诊断与治疗, 2015, 26(16): 3633-3634.

原载：袁蓉，王燕，丛伟红，陈可冀．芎芍胶囊治疗心血管病研究进展 [J]. 中国中药杂志，2017, 42(4): 640-643.

心肺运动试验在心脏康复评估中的应用

李四维　徐　浩　陈可冀

心肺功能运动负荷试验简称心肺运动试验（CPET），是一种评价心肺储备功能和运动耐力的无创性检测方法，它综合应用呼吸气体监测技术、电子计算机和活动平板（或功率自行车）技术，实时检测在不同负荷条件下机体耗氧量和二氧化碳排出量的动态变化，从而客观、定量地评价心肺储备功能和运动耐力。其测量值包括最大摄氧量、峰值摄氧量、无氧域及每分钟通气量 / 二氧化碳输出率等[1]。

CPET 始于 20 世纪 50 年代，早期报道多侧重于描述肺部疾病时运动心肺功能的特征：1973 年 Wasserman 等[2]报道了气体变化参数，并于 1975 年提出所有的运动均需要心肺的协调来完成这一观点[3]，为 CPET 应用的拓展开启了思路；1982 年 Weber 等[4]首先将 CPET 应用于评估慢性心力衰竭患者的心肺功能；1990 年 Wasserman 等[5]在其早期研究的基础上，明确提出心脏负荷运动试验和肺脏负荷运动试验是不可分割的有机整体，并指出了应用运动气体代谢指标建立康复方案及其在康复进程中监测作用的重要性。在上述二位研究者团队的工作基础上，近三十年来，CPET 这一把运动心功能和运动肺功能融为一体的试验测定方法在国际上得到了广泛的接受和推行。目前 CPET 已经应用到临床心脏病学、呼吸病学、烧伤病学、重症监护、外科手术等的预后和器官移植生存能力的评估以及康复医学运动处方个体化制订、运动医学和劳动力评估的诊断等医学领域。

在欧美等发达国家心脏康复领域，CPET 已深入到心血管疾病的各个阶段，成为临床评估心肺功能、制定运动处方的金标准；国内 CPET 也有十余年历史，但心脏康复尚处于起步阶段。在排除美国心脏病学会 / 美国心脏协会（ACC/AHA）运动试验指南规定的 CPET 禁忌证前提之下，CPET 总体是安全的，CPET 导致患者死亡率为 2/10 万 ~5/10 万[6]。

心脏康复是通过综合的干预手段，如药物、运动、营养、教育、心理和生活方式改变等控制心血管危险因素、减轻症状、提高运动耐量和生存质量，从而减少急性心血管事件和心血管相关死亡等。目前主要包括冠心病心脏康复、慢性心力衰竭心脏康复、心脏手术后的心脏康复及心脏病高危人群的心脏康复等。其中，冠心病心脏康复包括稳定型心绞痛、急性心肌梗死（AMI）、经皮冠状动脉介入治疗术后和冠状动脉搭桥术后的心脏康复；慢性心力衰竭心脏康复主要是指由扩张型心肌病、缺血性心肌病、风湿性心脏病等造成的慢性心力衰竭的心脏康复；心脏手术后的心脏康复包括起搏器术后、心脏瓣膜术后、心脏移植术后等非冠心病相关心脏手术后的心脏康复；心脏病高危人群的心脏康复包括高血压、肥胖、糖尿病、代谢综合征等的心脏康复。本文就心肺运动试验在心脏康复评估中的应用做一综述。

1 心肺运动试验在冠心病心脏康复评估中的应用

CPET 可无创检测冠心病患者的心肺功能，目前在临床中以其各项测量值为指标来监测运动强度并指导心脏病患者运动处方的制定，其中以无氧阈为最为安全有效，无氧阈因与耗氧量和临床症状有很强的相关性：在达到无氧阈前，左心室射血分数随着运动功率的增加而增加；达到无氧阈后，左心室射血分数则随着运动功率的增加而明显降低[7]。Goto 等[8]调查了 13 685 例 AMI 患者（其中接受运动康复治疗的患者为 21.0%）后认为，无严重并发症的 AMI 患者出院前在监护下进行运动功能评定是必要的。

CPET 检测指标同时包括运动心脏电生理情况，故也可用于诊断冠心病、评估心肌缺血的程度及临床治疗效率，同时，其心肺功能指标也是 ACC 心脏运动康复危险分层的重要指标。Mazaheri 等[9]观察 31 例可疑心绞痛患者，在进行 CPET 检测后再行冠脉造影，发现使用 CPET 评估结果可以预测并识别运动性心肌缺血，证实了 CPET 的临床诊断价值。国内周占林等[10]入选 68 名可疑心绞痛患者进行 CPET 后再行冠脉造影检查后认为，CPET 在诊断冠心病及评估其严重程度方面存在有一定的价值。郭志勇等[11]入选 53 例已确诊为冠心病的患者进行 CPET，结果发现，与负荷心电图比较，CPET 检查参数（最大摄氧量、无氧阈、心率 / 氧脉搏斜率比）更能早期、准确的冠心病。郑宏超等[12]对比 59 例冠心病患者（其中 31 例进行了经皮冠状动脉介入治疗手术）治疗前后的 CPET 结果后认为，在评估临床治疗效率方面，CPET 是一个客观、定量、安全、有效的方法。

2 心肺运动试验在慢性心力衰竭心脏康复评估中的应用

在评估心血管系统疾病上，CPET 最早用于评估慢性心力衰竭患者的心肺功能，自 1979 年 Lee 等[13]报道了心脏康复对慢性心力衰竭患者安全性和必要性以来，心脏康复在慢性心力衰竭治疗中的重要性渐渐获得学界公认，2009 年 ACC/AHA 成人慢性心力衰竭诊断和治疗指南把运动康复列为慢性稳定性心力衰竭患者 IB 推荐证据[14]，CPET 在指导制定运动处方、监测运动强度和类型、诊断评估慢性心力衰竭及评价康复效果方面成为金标准，并有学者更为深入地结合传统 6 min 步行试验评估心力衰竭患者的心肺功能。Kitzman 等[15]纳入 53 例左心室射血分数 ＞ 0.5 的慢性心力衰竭患者进行 16 周的运动康复，运动组患者峰值摄氧量、耗氧量、无氧阈、运动负荷、运动时间、6 min 步行距离较对照组均明显增加，主要使用了 CPET 作为评估监测手段。刘艳玲等[16]等选取 10 例慢性心力衰竭患者随机分为 2 组，其中一组进行在 CPET 监测指导下的心脏康复 12 周，对比患者前后的 CPET 结果后认为，CPET 指导下的心脏康复安全有效。赵青等[17]选取慢性左心衰竭患者 20 例，与 27 例心肺功能正常的匹配人群行 CPET 对比后得出，CPET 可以客观、定量地评价慢性左心衰竭患者的运动能力。

在临床上，CPET 还被用于预测慢性心力衰竭患者的死亡率。Keteyian 等[18]收集了 2 100 例慢性心力衰竭患者（女性占 29%）的 CPET 检测结果并观察他们的终点事件后发现，峰值摄氧量等指标可用以预测慢性心力衰竭患者死亡的可能性。

3 心肺运动试验在心脏手术后的心脏康复评估中的应用

心脏手术后的心脏康复已纳入 2007 年美国心脏康复和二级预防指南，CPET 也成为指导制定运动处方、监测运动强度和类型、诊断评估病情康复效果的重要参数之一。但各种心脏疾病手术术后患者的心脏康复细节尚有争议。Newell 等[19]将 24 例心脏瓣膜置换术后患者随机分组，试验组进行为期 24 周的心脏康复，检测康复前后 CPET 结果。结果显示，与不进行康复的患者相比，进行心脏康复治疗的患者明显受益，这一发现表明，心脏手术后持续心脏康复治疗是有价值的。Sibilitz 等[20, 21]设计注册了两项前瞻性随机对照临床试验，以提供是否应该进行心脏瓣膜手术后心脏康复治疗的证据，目前试验尚未完成。Adams 等[22]报道了一个起搏器术后在 CPET 指导下进行高强度心脏康复的消防员个案，研究者展示了该个案的安全性，但对其有效性未作出评价。Dougherty 等[23]入选 160 例埋藏式心律复律除颤器植入术后患者进行随机分组，试验组进行为期 24 周的心脏康复治疗后，并与不进行康复治疗者的 CPET 值相比，结果证明心脏康复可显著提高心血管功能。Pascoalino 等[24]纳入 40 例心脏移植术后患者，随机分为 2 组，心脏康复组执行 3 次 / 周共 12 周的心脏康复，发现运动训练有助于改善心脏移植术后患者的动态血压和动脉硬化状态。Ciolac 等[25]观察了 15 例进行 CPET 监测下心脏康复的心脏移植术后患者 CPET 检测结果后指出，6~20 自感劳累评分分级范围可以作为心脏移植术后患者心脏康复运动处方的制定依据之一。

4 心肺运动试验在心脏病高危人群心脏康复评估中的应用

在 2010 年欧洲心血管预防和康复协会心脏康复分会关于二级预防中心脏康复的意见中，对心脏病高危人群如高血压、肥胖、糖尿病、代谢综合征等的心脏康复，CPET 同样是指导制定运动处方及监测康复运动强度和类型的关键指标，已有大量临床试验证明了运动康复对于心脏病高危人群的益处。如 Lamina 等 [26] 入选 245 例高血压患者进行随机分组，康复组进行为期 8 周的康复训练，对照组则保持静坐，对比两组结果后证实康复训练对高血压患者的血压及血脂均有益处。Mourot 等 [27] 观察 1 027 例冠心病患者（合并糖尿病者 413 例，非合并糖尿病患者 614 例）6 周康复训练前后 CPET 检测结果后发现，合并糖尿病的冠心病患者在开始康复训练前后 CPET 值均较非合并糖尿病冠心病患者低，但康复训练对所有患者均有效，且改善程度两组间无差异。Loimaala 等 [28] 选取 50 例糖尿病患者进行随机分组，试验组进入康复程序，对照组仅进行药物治疗，2 个月后对比两组后发现，长期的康复训练是有效的，可以显著减少心血管病风险，但患者动脉弹性没有改善。唐毅等 [29] 纳入 25 例仅接受西地那非治疗的动脉性肺动脉高压患者，于基线、治疗后 6~12 个月及 13~18 个月评估患者心肺运动试验后发现，心肺运动试验能有效评估肺动脉高压患者西地那非的疗效并指导用药。

5 小结

心脏康复为心血管系统疾病的一级、二级及三级预防的重要内容和治疗手段，患者可通过降低危险因素、改善生活方式和运动训练等综合方案达到心脏康复的目的 [30]。心脏康复提供以运动康复为核心的、包括医学评估、运动处方、心脏危险因素的改变、健康教育和咨询以及营养和行为因素的干预在内的广泛的长期服务 [31,32]。CPET 检测无创、方便、易重复，结果客观可靠，能有效测定运动强度和方式，在心脏康复领域指导运动处方制定、评价临床疗效方面有决定性作用。随着技术的发展更新，CPET 也将日趋小型化、便携化、智能化，方便心脏康复从大型医院的康复中心推广至社区及家庭。同时，以 CPET 为评价指标探索中西医结合心脏康复道路，评估中药恢复心肺功能的效用和程度，监测以八段锦、太极拳等为代表的中医康复运动过程的强度和方式（有氧 / 无氧）等，也是未来 CPET 的重要发展方向。

参考文献

[1] McFlroy PA, Janicki JS, Weber KT, Cardiopulmonary exercise testing in congestive heart failure[J]. Am J cardiol, 1988, 62: 35A-40A.

[2] Wasserman K, Whipp BJ, Koyl SN, et al. Anaerobic threshold and respiratory gas exchange during exercise[J]. J Appl Physiol, 1973, 35(2): 236-243.

[3] Wassmarman K, Beave WL. Exercise physiology in health and disease[J]. Am Rev Respir Dis, 1975, 112: 219-249.

[4] Weber KT, Kinasewitz GT, Janicki JS, et al. Oxygen utilization and ventilation during exercise in patients with chronic cardiac failure[J]. Circulation, 1982, 65(6): 1213-1223.

[5] Wasserman K. Measures of functional capacity in patients with heart failure[J]. Circulation, 1990, 81(Suppl): II 1-4.

[6] American Thoracic Society, American College of Chest Physicians. ATS/ACCP Statement on cardiopulmonary exercise testing[J]. Am J Respir Crit Care Med, 2003, 167: 211-277.

[7] Winter UJ, Gitt AK, Blaum M. Cardiopulmonary capacity in patients with coronary heart disease[J]. Z Kardiol, 1994, 83: 73-82.

[8] Goto Y, Sumida H, Ueshima K, et al. Safety and implementation of exercise testing and training after coronary stenting in patients with acute myocardial infarction[J]. Circulation, 2002, 66: 930-936.

[9] Mazaheri R, Shakerian F, Vasheghani-Farahani A, et al. The usefulness of cardiopulmonary exercise testing in assessment of patients with suspected coronary artery disease[J]. Postgrad Med J, 2016, 92: 328-332.

[10] 周占林, 徐坚, 王宁夫, 等. 心肺运动试验对冠心病的诊断价值//浙江省医学会心血管病学分会. 2009年钱江国际心血管病会议暨浙江省心血管病年会论文汇编[M]. 北京: 中国学术期刊电子出版社, 2009: 55-57.

[11] 郭志勇, 滕志涛, 蔡爱宁, 等. 心肺运动功能检查在冠心病诊断中的临床价值[J]. 中国医学工程, 2013, 4: 21-22, 25.

[12] 郑宏超, 丁跃有, 孙兴国, 等. 经皮冠状动脉腔内血管成形术改变稳定性冠心病患者整体功能的临床研究[J]. 中国应用生理学杂志, 2015, 31: 378-382.

[13] Lee Ap, Ice R, Blessey R, et al. Long term effects of Physical training on coronary patients with impaired ventricular function[J]. Circulation, 1979, 60: 1519-1526.

[14] Hunt SA, Abarham WT, Chin MH, et al. 2009 Focused update incorporated into the ACC/AHA 2005 Guidelines for the Diagnosis and Management of Heart Failure in Adults: A report of the American College of Cardiology Foundation/American Heart Association task force on practice guideline[J]. J Am Coll Cardiol, 2009, 53(15): e1-e90.

[15] Kitzman DW, Burbaker PH, Mogran TM, et al. Exercise training in older Patients with heart failure and persevred ejection fraction: a randomized, controlled, single-blind trial[J]. Cire Heart Fail, 2010, 3: 659-667.

[16] 刘艳玲, 孙兴国, 高华, 等. 心肺运动指导个体化心衰患者康复的初步总结报告[J]. 中国应用生理学杂志, 2015, 31: 374-377.
[17] 赵青, 柳志红, 孙兴国, 等. 心肺运动试验评估慢性左心衰竭患者的运动能力[J]. 中国循环杂志, 2011, 26: 370-373.
[18] Keteyian SJ, Patel M, Kraus WE, et al. Variables Measured During Cardiopulmonary Exercise Testing as Predictors of Mortality in Chronic Systolic Heart Failure[J]. J Am Coll Cardiol, 2016, 26: 780-789.
[19] Newell JP, Kappagoda CT, Stoker JB, et al. Physical training after heart valve replacement[J]. Br Heart J, 1980, 44(6): 638-649.
[20] Sibilitz KL, Berg SK, Hansen TB, et al. Effect of comprehensive cardiac rehabilitation after heart valve surgery(CopenHeartVR): study protocol for a randomized clinical trial[J]. Trials, 2013, 14: 104.
[21] Sibilitz KL, Berg SK, Hansen TB, et al. Update to the study protocol, including statistical analysis plan for a randomized clinical trial comparing comprehensive cardiac rehabilitation after heart valve surgery with control: the CopenHeartVR trial[J]. Trials, 2015, 16: 38.
[22] Adams J, DeJong S, Arnett JK, et al. High-intensity cardiac rehabilitation training of a firefighter after placement of an implantable cardioverter-defibrillator[J]. Proc(Bayl Univ Med Cent), 2014, 27: 226-228.
[23] Dougherty CM, Glenny RW, Burr RL, et al. Prospective randomized trial of moderately strenuous aerobic exercise after an implantable cardioverter defibrillator[J]. Circulation, 2015, 131: 1835-1842.
[24] Pascoalino LN, Ciolac EG, Tavares AC, et al. Exercise training improves ambulatory blood pressure but not arterial stiffness in heart transplant recipients[J]. J Heart Lung Transplant, 2015, 34: 693-700.
[25] Ciolac EG, Castro RE, Greve JM, et al. Prescribing and regulating exercise with RPE after heart transplant: a pilot study[J]. Med Sci Sports Exerc, 2015, 47: 1321-1327.
[26] Lamina S, Okoye GC. Therapeutic effect of a moderate intensity interval training program on the lipid profile in men with hypertension: a randomized controlled trial[J]. Niger J Clin Pract, 2012, 15: 42-47.
[27] Mourot L, Boussuges A, Maunier S, et al. Cardiovascular rehabilitation in patients with diabetes[J]. J Cardiopulm Rehabil Prev, 2010, 30: 157-164.
[28] Loimaala A, Groundstroem K, Rinne M, et al. Effect of long-term endurance and strength training on metabolic control and arterial elasticity in patients with type 2 diabetes mellitus[J]. Am J Cardiol, 2009, 103: 972-977.
[29] 唐毅, 柳志红, 安辰鸿, 等. 心肺运动试验对评估肺动脉高压患者西地那非药物效果的作用[J]. 中国循环杂志, 2016, 31: 881-884.
[30] 帕斯凯(美). 临床心脏康复指导[M]. 天津: 天津科技翻译出版公司, 2007: 35.
[31] Wenenger NK. Froelicher ES, Smith LK, et al. Cardiac rehabilitation as secondary prevention. Agency for Health Care Policy and Research and National Heart, Lung, and Blood Institute[J]. Clin Pract Guidel Quick Ref Guide Clin, 1995, 17: 1-23.
[32] American Association for Cardiovascular and Pulmonary Rehabilitation. Guidelines for Cardiac Rehabilitation and Secondary Prevention Programs[M]. 4th ed. Champaign, III: Human Kinetics, 2004: 753-754.

原载：李四维，徐浩，陈可冀．心肺运动试验在心脏康复评估中的应用 [J]. 中国循环杂志，2017, 32(4): 331-333.

抑郁、焦虑状态与血栓形成：研究现状与思考

刘 玥 陈可冀

心脏病患者由于心理应激及存在较重的心理负担常伴发焦虑、紧张及抑郁等精神心理问题，而后者反过来又会增加患者心血管事件的发病率和病死率。大量临床研究表明，精神心理异常（如抑郁、焦虑状态）与冠心病的高发病率与病死率密切相关[1-3]。因此 2014 年美国心脏病学学会在 Circulation 上发布的科学声明中将抑郁状态纳入导致急性冠状动脉综合征（ACS）患者不良预后的独立危险因素之一[4, 5]。临床研究发现，中国住院冠心病患者中大约有 50%并发不同程度的焦虑和 / 或抑郁状态，其中女性和老年患者是高发人群[6]。经皮冠状动脉介入治疗（PCI）已成为冠心病的主要治疗手段之一，据统计，中国目前每年完成的 PCI 例数约 50 万，且逐年递增，其数量已成为仅次于美国，居全球第二；但 PCI 术后患者常常并发焦虑、抑郁等精神心理异常，二者互相影响，已严重影响了冠心病患者 PCI 术后的预后[7]。

前期学者已经发现一些与精神心理异常相关基因：如血清素、大麻素受体 -1 及糖皮质激素受体等的多态性可能在心血管疾病的发展过程中扮演重要角色[8]，但具体机制尚不明确。众所周知，动脉粥样硬化斑块进展继发血栓形成、破裂是导致冠心病患者发生急性心血管事件的重要病理机制，探寻抑郁、焦虑状态与血栓形成的相关性及其病理生理机制成为目前研究热点之一。

1 研究现状

2015 年 12 月 24 日在线发表于 Eur Heart J 上的一篇题为“BDNF Val66Met 基因多态性：抑郁状态导致血栓形成的一座可能桥梁”（“BDNF Val66Met Polymorphism：A Potential Bridge Between Depression and Thrombosis”）的研究论文[9]首次对抑郁状态导致血栓形成的分子机制进行了相关研究。既往研究发现，脑源性神经营养因子（brain-derived neurotrophic factor，BDNF）基因上第 196 位核苷酸出现的单核苷酸多态性（SNP）可使第 66 位密码子编码的缬氨酸（Val）转变为蛋氨酸（Met），进而对 BDNF 的分泌效率产生影响，并与人群抑郁状态的形成密切相关[10]。同时研究发现 BDNF Val66Met 的 SNP 被认为是心血管疾病发生的一种重要的遗传危险因素[11]。该研究通过建立携带 BDNF Val66Met 等位基因的、具有人类精神异常相关症状的小鼠模型，在体观察这种异常基因 SNP 对其血栓形成的影响。结果发现，BDNF Met/Met 基因小鼠具有临床抑郁样表型，同时发现其血液呈高凝及血小板高度活化状态；对 BDNF Met/Met 基因小鼠及野生型小鼠（WT）的主动脉进行蛋白质组学对比分析结果表明，两者主动脉的 差异蛋白质主要涉及血栓、炎症通路的相关因子，且发现若将 BDNF Met 等位基因转染至 WT 细胞可诱发其促炎 / 促栓表型的出现。应用去乙酰化酶 -1（Sirtuin 1，SIRT1）激动剂白藜芦醇或 CAY10591 干预后能够明显激活 SIRT1 的表达，对 BDNF Met/Met 小鼠及由其转染的 WT 细胞的血栓形成及血小板活化的相关指标具有较好的调控效应。相反，若抑制 SIRT1 的激活可诱导 WT 鼠或细胞的促炎 / 促栓表型的出现。该研究还通过临床观察发现，BDNF Met 纯合子与急性心肌梗死发生风险的升高密切相关。综上可知，该研究发现具有焦虑 / 抑郁表征的 BDNF Met/Met 基因小鼠出现血小板活化、致血栓形成通路及血管相关蛋白表达的异常变化的特征，此外，临床研究数据表明 BDNF Val66Met 基因多态性（rs6265）对急性心肌梗死相关的血栓形成具有重要影响[12]。

2 思考

精神心理异常合并心血管疾病属于“双心医学”的研究范畴，即关注于心理障碍与心血管疾病之间的

互相影响和转归。该研究分别从基础与临床两个方面较清晰显示了抑郁、焦虑相关基因 BDNF Val66Met 多态性在升高 ACS 发生的风险及实验性血栓形成方面扮演了重要角色，从遗传基因层面初步为精神心理异常导致血栓形成及急性心血管事件的发生提供了较直接的研究证据，可能也为新药的开发提供了一个潜在的分子靶点。

值得特别关注的是，随着冠状动脉介入技术的高速发展，我国 PCI 人群逐年增多，面对诸多冠心病患者，我们多关注于其发生急性心血管事件时的抢救与治疗，而较少关注其发病前的预防及治疗后的康复，特别是患者对支架本身及治疗预后可能存在诸多疑问，导致 PCI 术后大量患者出现焦虑抑郁状态，严重影响预后及生存质量的提高。基于中国人群的临床研究显示，非 ST 段抬高型 ACS（NSTE-ACS）患者 PCI 术后更容易出现焦虑与抑郁状态，其较多表现为 A 型及 D 型人格（typeA/D personality），该研究还通过 PCI 术后 5 年期的随访发现 D 型人格（焦虑及抑郁水平较高）是 PCI 术后患者远期发生主要不良心血管事件（MACEs）的独立危险因素[13]。对冠状动脉旁路移植术（CABG）后患者的研究也得出较为相似的结论[14]。

随着合并抑郁状态的心血管疾病患者的不断增多，临床抗抑郁药物在冠心病患者中的大量使用，这势必涉及药物联用的心血管安全性问题。理论上认为，抑郁状态既然可促进血栓的形成，那么抗抑郁治疗某种程度上就应该对血栓形成有抑制作用，但事实却并非如此。已有大量研究发现，临床常用的抗抑郁药——选择性 5- 羟色胺再摄取抑制剂（SSRI）如氟西汀、帕罗西汀及舍曲林等与静脉血栓形成及静脉血栓导致的血栓栓塞事件的发生密切相关[15-17]，实验研究也发现该类抗抑郁药物体外即能促进血小板的聚集、黏附现象的发生。临床实践中发现抗抑郁药物与他汀类药物长期联用的安全性问题近年来也不断显现，由于这两类药物都是通过细胞色素 P450（CYP450）系统代谢，联合用药导致的药物相互作用风险随之增加，已有临床报道指出 SSRIs 类抗抑郁药与辛伐他汀联用导致肌病及横纹肌溶解的发生[18]。因此，精神心理异常与血栓的关系不能简单用一元论解释，其可能是多途径、多机制的复杂联系。适当的有氧运动及行为心理综合干预在合并精神心理异常的冠心病患者的治疗中也扮演了重要角色，临床实践中已证实其对缓解焦虑、抑郁状态有良好效果，且可有效避免因多种药物联用而带来的不良后果。

心脏康复的理念从既往只强调运动疗法，转变为心血管综合二级预防策略，主要包括对影响患者预后的药物、社会心理、活动、控烟及营养等因素的综合干预。重视对心血管疾病患者的精神心理状态筛查，早期发现、早期干预对于改善心血管疾病患者的预后逐步达到“身心同治”非常重要，也是心脏康复需要研究的重要内容之一。

参考文献

[1] Huffman JC, Celano CM, Beach SR, et al. Depression and cardiac disease: epidemiology, mechanisms, and diagnosis[J]. Cardiovasc Psychiatry Neurol, 2013: 695925.

[2] Celano CM, Millstein RA, Bedoya CA, et al. Association between anxiety and mortality in patients with coronary artery disease: A meta-analysis[J]. Am Heart J, 2015, 170(6): 1105-1115.

[3] 冯惠芳, 陈小平, 刘达燕, 等. 抑郁焦虑对急性冠状动脉综合征患者近期预后的影响[J]. 中华内科杂志, 2010, 49(10): 882.

[4] Lichtman JH, Froelicher ES, Blumenthal JA, et al. Depression as a risk factor for poor prognosis among patients with acute coronary syndrome: systematic reviewand recommendations: a scientific statement from the American Heart Association[J]. Circulation, 2014, 129(12): 1350-1369.

[5] Lim GB. Risk factors: depression recognized as a risk factor in ACS[J]. Nat Rev Cardiol, 2014, 11(4): 185.

[6] 邓必勇, 崔建国, 李春坚, 等. 住院冠心病患者1083例心理状况的调查与相关分析[J]. 中华心血管病杂志, 2010, 38(8): 702-705.

[7] 杨天伦, 郭兰燕, 沈俐. 关注冠心病患者冠状动脉介入治疗术后的精神心理康复[J]. 中华心血管病杂志, 2012, 40(2): 92-93.

[8] Bondy B. Common genetic factors for depression and cardiovascular disease[J]. Dialogues Clin Neurosci, 2007, 9(1): 19-28.

[9] Amadio P, Colombo GI, Tarantino E, et al. BDNF Val66Met poly morphism: a potential bridge between depression and thrombosis[J]. Eur Heart J, 2015.

[10] Egan MF, Kojima M, Callicott JH, et al. The BDNF val66met polymorphism affects activity-dependent secretion of BDNF and human memory and hippocampal function[J]. Cell, 2003, 112(2): 257-269.

[11] Liu YQ, Su GB, Duan CH, et al. Brain-derived neurotrophic factor gene polymorphisms are associated with coronary artery disease-related depression and antidepressant response[J]. Mol Med Rep, 2014, 10(6): 3247-3253.

[12] Stein S, Winnik S, Matter CM. Brain-derived neurotrophic factor Val66Met polymorphism in depression and thrombosis: SIRT1 as a possible

mediator[J].
[13] Du J, Zhang D, Yin Y, et al. The Personality and Psychological Stress Predict Major Adverse Cardiovascular Events in Patients With Coronary Heart Disease After Percutaneous Coronary Intervention for Five Years[J]. Medicine(Baltimore), 2016, 95(15): e3364.
[14] Tully PJ, Winefield HR, Baker RA, et al. Depression, anxiety and major adverse cardiovascular and cerebrovascular events in patients following coronary artery bypass graft surgery: a five year longitudinal cohort study[J]. Biopsychosoc Med, 2015, 9: 14.
[15] Parker C, Coupland C, Hippisley-Cox J. Antipsychotic drugs and risk of venous thromboembolism: nested case-control study[J]. BMJ, 2010, 341: c4245.
[16] Masopust J, Maly R, Valis. Risk of venous thromboembolism during treatment with antipsychotic agents[J]. Psychiatry Clin Neurosci, 2012, 66(7): 541-552.
[17] Linder JR, Sodhi SK, Haynes WG, et al. Effects of antipsychotic drugs on cardiovascular variability in participants with bipolar disorder[J]. Hum Psychopharmacol, 2014, 29(2): 145-151.
[18] 丁荣晶. 抗抑郁药与他汀类降脂药的相互作用[J]. 中国新药杂志, 2011, 20(15): 1415-1417.

原载：刘玥，陈可冀．抑郁、焦虑状态与血栓形成：研究现状与思考 [J]. 浙江医学，2016, 38(18): 1471-1472.

人参皂苷的心血管药理效应：进展与思考

孙莹莹　刘　玥　陈可冀

人参（Panax ginseng C.A.Meyer）是多年生草本植物，为第三纪古孑遗植物，因受第四纪冰期影响发生变异而遗留下来，约有 6000 万年的历史，被誉为“冰缘植物”、“植物活化石”。人参各部位均具有较高药用价值，尤以根部为佳，是我国乃至东南亚传统中药和滋补佳品，有“百草之王”的美称，早在《神农本草经》中已有记载，列为上品，有“主养命以应天，无毒，多服久服不伤人，欲轻身益气不老延年”的论述。张仲景的《伤寒杂病论》、李时珍的《本草纲目》及清代以来多种本草医籍对人参功效均有较为详细的记述。人参味甘，微寒，炮制后微温，无毒，具有大补元气、补脾益肺、养血生津、宁心安神等传统功效。

近 50 年来，对于人参的有效成分、药理效应及临床应用的研究吸引了国内外许多学者参与其中。有关人参的学术专著《人参冠百草 - 人参化学、生物学活性和药代动力学研究进展》[1]，目前已经更新为第 2 版，在国内外具有较大的学术影响。既往研究表明，人参具有缓解疲劳、提高机体免疫力、抗衰老、抑制癌细胞转移、调节血糖、保护肝肾功能、促智及对中枢神经系统进行双向调节 [2,3]。心血管疾病严重危害人类健康，目前中国有约 2.7 亿心血管病患者，从传统中草药中寻找具有心血管保护效应的药物或有效成分成为研究热点之一 [4,5]。近年来，对人参制剂的心血管药理研究逐渐引起国内外学者的极大关注。本文从抗动脉粥样硬化、抗心律失常、抗心肌缺血、抑制心室重构等方面对近 10 年来国内外对人参的主要心血管药理效应及作用机制的研究进展进行系统归纳并提出相关思考，以求为进一步提高其研究水平、扩大临床应用提供依据。

1 人参的主要化学成分

50 多年来，人们对人参化学成分的研究结果表明，其所含化学成分较多，至今已分离出 300 多种有效成分，包括最主要的活性成分人参皂苷类物质。目前用各类色谱法已从人参及其地上部分分离出 50 多种皂苷单体，研究表明，皂苷类化合物对机体的代谢、免疫系统、中枢神经系统、内分泌系统及抗氧化应激系统均有较明显的作用，而在心血管疾病的治疗和预防方面亦有较为明确的药理效应。除此之外还分离出人参多糖类、氨基酸蛋白质类、糖类、维生素类、有机酸类、微量元素类、黄酮类及多肽类等活性成分。人参皂苷同其他植物中所含的皂苷一样，是由糖分子上的半缩醛羟基与非糖类化合物上的羟基，脱掉一分子的水缩合而成的配糖物质。所不同的是人参皂苷分子中的皂苷元结构的差异。按其结构的不同可分为五环三萜类的齐墩果酸型皂苷，四环三萜类的原人参二醇型和原人参三醇型皂苷 [6,7]（表 1 和图 1）。

2 人参皂苷的心血管药理效应及其机制

2.1 抗动脉粥样硬化，保护血管内皮

冠状动脉粥样硬化性心脏病（冠心病）是动脉粥样硬化（atherosclerosis，AS）引起血管内皮损伤功能障碍继而导致全身器官病变的最常见类型之一，严重危害人类的健康，具有极高的致残及致死率 [8,9]。血脂异常、高血糖、高血压及血小板过度聚集、活化等均是引起血管内皮损伤进而导致冠脉粥样硬化形成的主要致危因素。

表 1　不同种类人参皂苷的主要有效成分

亚型种类	人参皂苷
原人参二醇型皂苷（PPD 型）	Ra（1，2，3）， Rb（1，2，3）， Rc， Rd， Rg3⁺， Rh2⁺， F2， compound K
齐墩果酸型皂苷	Ro， Rh3， Ri
原人参三醇型皂苷（PPT 型）	Rgl， Rg2， Re， Rf， Rh1， F1

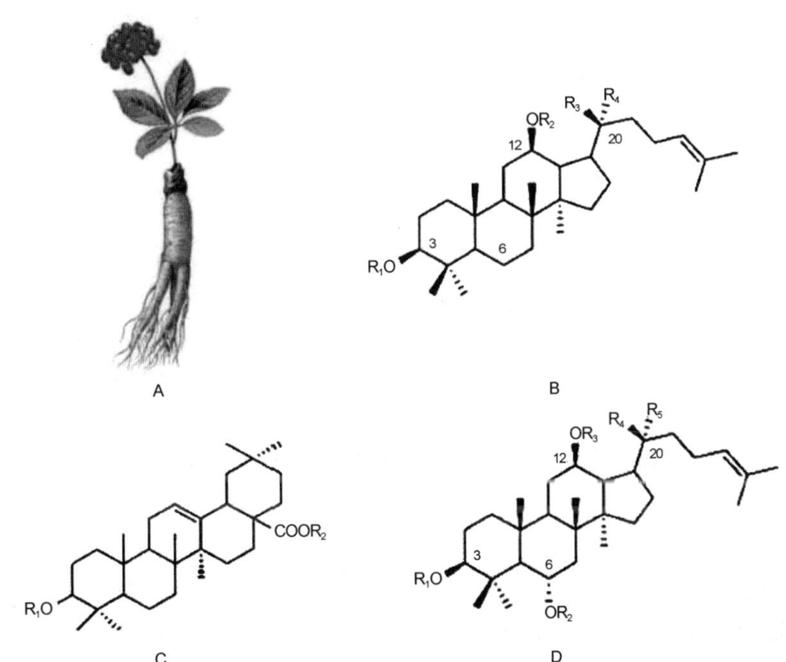

A：人参的植物图绘；B-D：原人参二醇型皂苷的化学结构式（B）；齐墩果酸型皂苷的化学结构式（C）；原人参三醇型皂苷的化学结构式（D）

图1　人参的植物图绘及人参皂苷的主要化学结构

氧化的低密度脂蛋白（oxidizedlow-density lipoprotein，oxLDL）具有降低乳酸脱氢酶活性、降低内皮型一氧化氮合酶的表达、影响组织型纤溶酶原激活物及纤溶酶原激活物抑制剂 -1 活性的作用，有学者在对人脐静脉内皮细胞预处理 24 h 后发现高剂量的（10 mg/mL）人参皂苷 Rb1 可以阻断 ox-LDL 对以上几种物质的作用而表现出血管内皮细胞保护效应 [10]。通过给予实验性高脂血症大鼠（Rat tusnorvegicus）人参皂苷 Rh2（200 mg · kg^{-1} · d^{-1}）灌胃 11 周后，发现 Rh2 通过降低高脂大鼠血清低密度脂蛋白和总胆固醇水平，提升血清一氧化氮（nitric oxide，NO）水平、血清超氧化物歧化酶（super oxide dismutase，SOD）活力，降低丙二醛（malondialdehyde，MDA）含量，增强抗脂质过氧化功能和清除氧自由基，稳定细胞膜，保护内皮细胞而发挥抗 AS 作用[11]。给予实验性高脂血症大鼠按照不同剂量（50，100，200 mg·kg^{-1}·d^{-1}）连续灌服人参皂苷 Rb12 天后发现，人参皂苷 Rb 能使高脂血症大鼠的 TC，TG 及 LDL-c 明显降低，并升高血清 HDL-c 含量，说明其可能通过增加高脂血症大鼠外周组织细胞中的胆固醇向肝脏转运过程，以减少胆固醇在外周组织细胞中的聚集和对血管内皮细胞的广泛性损害，防治 AS 形成[12]。借助大鼠颈总动脉球囊损伤模型，发现人参皂苷 Rg1 可明显改善球囊损伤所致以血管新生内膜增厚为主的形态学变化，提示其对血管内膜异常增生有抑制作用，机制可能与其抗氧化应激和上调一氧化氮合酶（nitric oxide synthase，NOS）mRNA，促进 NO 生成有关[13]。使用经培养后的 2-5 代人脐静脉内皮细胞（human umbilical vein endothelial cells，HUVEC）进行实验，结果发现人参皂苷（100 mg/L）可下调内毒素脂多糖诱导的 HUVECPAI-1 表达，促进纤溶，阻止血栓形成，其机制可能与抑制核因子 -kB 途径有关[14]。应用人参皂苷 Rb1 对自发性高血压大鼠（spontaneously hypertensive rats，SHR）模型干预 12 周后，结果显示，Rb1 高剂量组（60 mg/kg）、低剂量组（30 mg/kg）均可显著降低 SHR 的血压，其降压机制可能部分通过调节 Th17/Treg 细胞平衡实现[15]。有研究将大鼠分成人参皂苷 Rg2 低（2.5 mg/kg）、中（5.0 mg/kg）、高（10 mg/kg）剂量干预组，连续给药 3 天后，检测发现 Rg2 3 个剂量组均能明显延长大鼠体内血栓的形成时间，抑制大鼠由 ADP 诱导的血小板聚集率[16]。将急性血瘀模型大鼠分为人参皂苷 Rb 25，50 及 100 mg/kg3 个剂量干预组，在连续给药 7 天后，结果显示，人参皂苷 Rb 对急性血瘀模型大鼠血液黏度、血小板聚集及血液流变学的异常变化有明显改善作用，该效应对防止急性心肌梗死时冠状动脉的高黏状态，预防血栓形成以及动脉硬化的发生和发展均有益处[17]。人参皂苷 Rg1 对凝血酶、二磷酸腺苷（adenosine diphosphate，ADP）、胶原蛋白和 U46619（血栓素类似物）诱导的体外血小板聚集及活化具有抑制作用，其机制与抑制细胞外信号调节激酶（extracellular signal-regulated kinase，ERK）通路相关，且发现其对体内血栓形成具有抑制效应[18]。人参皂苷 Rp1 对胶原蛋白诱导的血小板活化及血栓形成具有良好抑制效果其机制可能与血管扩张刺激磷蛋白（vasodilator-stimulated phosphoprotein，VASP）的激活，抑制 ERK2 和 p38（-MAPK）通路相关[19]。

2.2 抗心律失常

目前临床上常用的抗心律失常药物同时存在加重心律失常的毒副作用，不断有学者尝试从传统植物药中发现可能具有抗心律失常作用的有效成分或复方。现代研究认为，人参皂苷具有离子通道阻滞作用，且作用温和、易于调控，具有进一步研究开发的价值[20]。目前已知心肌细胞膜上存在 3 种钙通道，分别为 B 型背景钙通道、L 型及 T 型电压依赖性钙通道，其中 L 型钙通道为细胞兴奋过程中钙离子内流的主要途径。

早在 1997 年曾庆华等人[21]通过对豚鼠（Camidaepor cellus）心脏作逆向灌流分离心肌细胞，采用全细胞电压钳技术进行实验，发现 Rb1 对 ICa^{2+} 电流有明显的阻滞作用，且在 100，200，300，400 μmol/L 范围时呈剂量依赖关系。使用含人参皂苷 Rb1（40 μmol/L）的细胞外液灌流分离出的大鼠心室肌细胞，并使用全细胞膜片钳技术记录心室肌细胞 L 型钙电流（I_{ca}，L）和瞬时外向钾电流（I_{to}），研究发现，人参皂苷 Rb1 对 I_{ca}，L 和 I_{to} 具有显著抑制作用，但不改变 L 型钙电流的通道动力学[22]。使用异丙肾上腺素（isoprenaline，ISO）诱导家兔产生触发性室性心律失常（triggered ventricular arrhythmia，TVA）模型，结果发现人参皂苷 Re3 个剂量组（5，10，20 mg/kg）均能使 ISO 所致 TVA 转为窦律，药物的剂量越大维持窦性节律的时间越长，同时人参皂苷 3 个剂量组对血流动力学的影响呈负相关[23]。人参茎叶皂苷对氯仿诱发的小鼠（Musmusculus）室性心律失常具有对抗作用，对乌头碱诱发的室性心律失常有预防作用，并且随着人参茎叶皂苷剂量的增加，心律失常出现的时间逐渐延迟。氯仿可提高心肌细胞自律性，其机制与 Ca^{2+} 内流有关，人参茎叶皂苷能对抗氯仿诱发的心律失常，提示其有拮抗 Ca^{2+} 内流作用[24]。人参茎叶皂苷可抑制乌头碱诱发的大鼠室性心律失常，说明人参茎叶皂苷能作用于 Na^{+} 通道而发挥其抗心律失常作用[25]。采用全细胞膜片钳技术发现人参皂苷 Re（10，100 μmol/L）能够抑制心肌细胞钠电流和内向整流的钾电流，表明人参皂苷 Re 能够抑制心室肌细胞电压依赖性的钠通道、瞬时外向钾通道和内向整流钾通道电流发挥抗心律失常的作用[26]。以人参总皂苷 40 mg/kg 的剂量作用于蟾酥致小鼠心律失常模型 10 min 后，能显著抑制 QRS 时程增宽及 T 波幅度加大，降低室性心律失常发生率，显著延长小鼠存活时间[27]。

2.3 抗心肌缺血、保护心肌

体外实验研究方面，应用人参皂苷对 Langendoff 离体心脏缺血再灌注模型的干预发现，40-160 mg/L 浓度范围内的人参皂苷预处理和 80 mg/L 后处理对大鼠离体心脏缺血再灌注损伤具有一定的保护作用，其中以 80 mg/L 预处理及后处理的效果更显著[28]。人参总皂苷还可明显提高缺血再灌注心肌的冠脉流量且呈剂量依赖性，其机制可能与人参皂苷激活了 PI3K/Akt-eNOS 通路同时增加了 NO 的释放相关[29]。研究还发现，不同剂量的人参皂苷 Rb1（100，200 和 400 μmol/L）可抑制缺血心室肌细胞钙离子通道的开放，随药物浓度增加钙电流显著降低，呈现浓度依赖性，推测人参皂苷 Rb1 抗心肌缺血的机制可能与其缩短缺血心肌细胞 AP 时程和抑制钙通道的作用相关[30]。应用不同剂量的人参皂苷 Rb1 对 H_2O_2 心肌细胞损伤模型的干预研究发现，人参皂苷 Rb1 具有抗心肌细胞凋亡的效应，其机制涉及抗 H_2O_2 对脂质过氧化作用和减少细胞内钙超载[31]、减少细胞内活性氧簇（reactive oxygen species，ROS）的过氧化损伤和保护线粒体功能[32]、抑制 ROS 诱导 c-Jun 氨基端激酶（c-JunN-terminal kinase，JNK）激活[33]、激活 ERK 信号通路[34]等方面。人参皂苷 Re 和 Rg 对 ^{60}Co 照射所致的心肌细胞凋亡均具有明显的保护效应，其机制可能与抑制凋亡相关基因 Caspase3，Bax 的过度表达相关，JNK，p38 激酶信号通路可能都参与了该效应的发挥[35]。

体内实验方面，应用不同剂量的人参皂苷 Rg1 对大鼠急性心肌梗死模型（左冠状动脉结扎法）的干预研究发现，人参皂苷 Rg1 能有效促进大鼠缺血心肌冠状动脉侧支血管生成，其机制可能与上调血管内皮生长因子（vascular endothelial growth factor，VEGF）的表达、持续稳定促进血管新生、促进缺血心脏功能恢复有关[36-38]。应用结扎左冠状动脉主干方法建立缺血 - 再灌注模型，用琼脂糖凝胶电泳、TUNEL 原位末端标记及 DNA 裂解率 3 种方法检测成年大鼠心肌细胞凋亡情况，首次观察到人参皂苷 Rb1（4 mg/kg）对心肌细胞凋亡有抑制作用[39]。研究发现，人参皂苷 Rg3（60 mg/kg）可以通过 Akt/eNOS 信号和 Bcl-2/Bax 通路对抗由心肌缺血再灌注诱导的大鼠心肌细胞凋亡从而起到保护心肌的作用[40]。利用垂体后叶素致豚鼠急性心肌缺血模型，结果发现人参皂苷 Rg1 各剂量组（4，2 及 1 mg/kg）均可明显改善心肌缺血模型心电图的改变，还可增强抗氧化酶活性，减少自由基对内皮细胞的氧化损伤，减轻心肌细胞膜的损伤程度[41]。有学者通过监测血流动力学参数（如灌注压、主动脉流量、冠脉流量、心输出量和左心室压力）来研究人参皂苷 Re 对大鼠心脏缺血再灌注损伤的保护效应的有效剂量，结果发现 100 μmol/L 的人参皂苷 Re 对于心功能和缺血心肌具有较好的保护性作用[42]。有研究使用人参皂苷 Rb1（40 mg/kg）对糖尿病大鼠预处理 10 min，实验结果表明人参皂苷 Rb1 预处理可以减轻糖尿病大鼠心肌缺血再灌注损伤的严重程度，其机制与增加 NOS 的表达，以及抑制氧化应激反应从而增加 NO 的释放相关[43]。

2.4 抑制心室重构

心室重构指心室由于心肌损伤或负荷增加所产生的大小、形状、室壁厚度和组织结构等一系列变化，是病变修复和心室整体代偿及继发的病理生理反应过程，此种情况多继发于心肌梗死后。心室重构早期是一种适应性变化，起着代偿作用，但随着病变的进展，逐渐导致左室收缩功能恶化、充血性心衰直至死亡。近年来人们更加注重急性心梗后心室重构的预防，而对于人参皂苷类药物预防心室重构的作用机制的研究亦更加深入。

有人通过结扎大鼠腹主动脉建立压力超负荷性心室重构模型，将人参皂苷 Rb 按不同剂量（25，50 及 100 $mg \cdot kg^{-1} \cdot d^{-1}$）给大鼠连续灌胃 6 周发现人参皂苷 Rb 对大鼠心室重构具有保护作用，可能与其具有改善左心收缩和舒张功能，增强抗氧化酶活性，减少自由基及缩血管活性物质对心肌的损伤，纠正血浆前列环素（PGI_2）/ 血栓素 A_2（TXA_2）失衡等机制有关[44]。给予急性心肌梗死（acute myocardial infarction，AMI）后左室重构（left ventricular remodeling，LVR）大鼠模型腹腔注射 Rb1（2 mg/kg）4 周后，发现人参皂苷 Rb1 对 AMI 大鼠左室重构具有治疗作用，其作用机制可能与抑制肾素 - 血管紧张素系统（rennin angiotensin system，RAS）活性有关[45]。之后有学者观察人参皂苷 Rb1 对血管紧张素Ⅱ所致新生大鼠心肌细胞肥大的影响，发现 Rb1 在剂量分别为 50，100 及 200 μmol/L 时呈剂量依赖性地抑制 Ang Ⅱ所致的 Ca^{2+} 升高[46]。应用人参皂苷连续干预阿霉素（Dox）所致心力衰竭大鼠模型，发现 Rb1 通过调节缝隙连接蛋白 43（CX43）改善 Dox 的心肌损害效应，并认为该效应可能与调节 PAK1-PP2A（p21 蛋白活化激酶 1- 蛋白质磷酸酶 -2A）[47]、PERK 内质网通路 [48] 相关。利用人参皂苷 Rb1（70 mg・kg^{-1}・d^{-1}）对 cTnTR141W 转基因扩张型心肌病小鼠干预 7 个月后发现其可显著改善扩张型心肌病小鼠的心功能和心脏构型，减轻心肌细胞排列紊乱以及超微结构的破坏 [49]。应用人参皂苷 Rg1（5 mg・kg^{-1}・d^{-1}）连续干预左冠状动脉被结扎的大鼠急性心肌梗死模型发现，其能显著提高外周血的干细胞数量，并促进干细胞归巢梗死心肌，促进心肌再生缩小梗死面积，明显减轻心室重构 [50]。人参皂苷 Rb1 可以抑制秋水仙碱引起的右心室肥厚，其机制可能与抑制钙调磷酸酶（CaN）信号通路有关 [51]。

2.5 其他

随着对于人参及其复方制剂研究的不断深入，目前发现其除具有上述心血管药理效应外，尚有研究发现其具有一定的对抗某些药物的心脏毒性或对接受心脏手术后的机体产生一定保护性效应。使用人参皂苷 Rd 注射液（30 mg/kg）对雌性 SD 大鼠预处理 30 min 后，微量泵入布比卡因（2 mg・kg^{-1}・min^{-1}）进行实验。最终结果显示，人参皂苷预处理显著提高了机体血氧浓度和血氧饱和度，提示人参皂苷预处理能够增加局麻药心脏毒性末期抢救成功率 [52]。临床研究观察，人参皂苷混合物（1.35 mg/kg）可减弱接受手术治疗的先天性心脏病患儿的胃肠道黏膜损伤，同时可抑制相关炎症反应 [53]。细胞实验研究发现，附子配伍不同比例的人参可抑制附子对心肌细胞的毒性作用，其中附子 - 人参配比为 1：0.5 时，人参可有效地抑制附子的毒性作用 [54]。人参皂苷 Rb3 可通过雌激素受体的介导发挥抗 ox-LDL 对内皮细胞的损伤作用，其作用效应与 17β- 雌二醇相似 [55]。

3 思考与展望

目前，对于人参成分及心血管药理效应的研究多集中于人参皂苷类化合物（图 2），大陆地区也有多种用于治疗心血管疾病的人参制剂上市（表 2），然而对其他类成分的药理效应的研究报道较为少见 [61]，对于人参的研究应由点到面，逐层深入，不断探索出人参在心血管疾病治疗中的崭新地位。

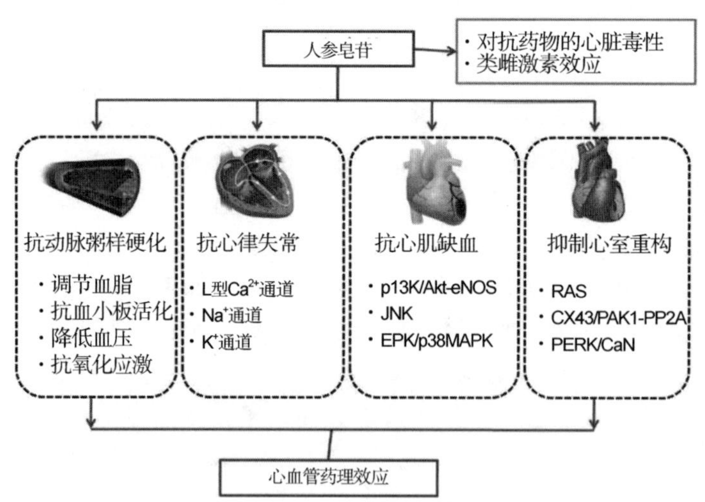

图2　人参皂苷心血管保护效应的可能机制图

表 2　中国大陆地区已上市治疗心血管疾病的常用人参皂苷制剂表

序号	人参制剂名称（商品名称）	组成	主要人参皂苷种类	文献
1	振源胶囊	人参果总皂苷	人参皂苷 Re	[56]
2	心悦胶囊	西洋参茎叶总皂苷	人参皂苷 Rg1，Re 及 Rb3	[57]
3	参麦注射液	红参、麦冬	人参皂苷 Rg1 和 Re	[58]
4	生脉注射液	红参、麦冬、五味子	人参皂苷 Rb1 和 Rc	[59]
5	参附注射液	红参、黑附片	人参皂苷 Rd，Rb1，Rb2，Rc，Rg1 和 Ro Rb1	[60]

人参制剂具有多种心血管药理效应，所以在选择性药物联合方面，应加强研究，虽然已有参附注射液联合他汀类治疗非缺血性心力衰竭[62]、联合多巴胺使用能缩短感染性休克患者的复苏时间[63]、联合美托洛尔治疗冠心病心力衰竭[64]、联合曲美他嗪治疗扩张型心肌病心力衰竭[65]等的报道，但是其临床有效性尚缺乏大型的随机对照双盲临床试验的验证。未来应进行多中心、大样本、随机、双盲、安慰剂对照的临床试验，为临床应用提供更多的循证医学证据。而且部分研究并未明确阐明其作用机制，所以还应提高研究水平及质量。虽然目前由人参提取物制成的产品较多，但是对于人参的生产、使用及质量情况并未建立严格的监控标准，同时人参提取的主要方法有乙醇提取、浓缩和干燥工艺，但是由于不同厂商所选择的提纯方法及提纯工艺水平的高低均会有所不同，必定会导致人参提取物在性状、有效成分含量及最终的功效上存在差异。所以为了能充分发挥人参及其提取物用于治疗血管疾病的良好优势，就需要建立健全相关的生产、监督制度，从而严格管理人参及其提取物的生产和使用。另一方面人参的药物毒理学研究也不可忽视，目前多认为人参为补益之剂，存在多多益善的心理，然而“是药三分毒”。2003 年，已有学者研究发现，人参皂苷 Rb1 对大鼠胚胎具有直接致畸作用[66]，后又有学者对其胚胎毒性开展了相关研究[67]。所以未来的研究焦点不应仅局限于人参及其制剂的优良功效上，同时也要完善其产生不良反应的机制、途径及预防方法。相信未来随着对于人参及其制剂研究水平的不断深入，一定会为心血管疾病的防治提供疗效肯定、机制及不良反应明确的新药或老药新用，为降低全球心血管疾病的发病率及死亡率做出贡献。

参考文献

[1] 张均田. 人参冠百草—人参化学、生物学活性和药代动力学研究进展. 第2版[M]. 北京: 化学工业出版社, 2012.

[2] 张均田. 人参研究的回顾和展望[J]. 药学学报, 1995, 30: 321-325.

[3] Chu SF, Zhang JT. New achievements inginseng research and its future prospects[J]. Chin J Integr Med, 2009, 15: 403-408.

[4] Hao PP, Jiang F, Chen YG, et al. Traditional Chinese medication for cardiovascular disease[J]. NatRevCardiol, 2015, 12: 115-122.

[5] Yao J, Kong WJ, Jiang JD. Learning from berberine: treating chronic diseases through hmultiple targets[J]. SciChinaLifeSci, 2015, 58: 854-859.

[6] 白敏, 毛茜, 徐金娣, 等. 人参属药用植物地上部位皂苷类成分的化学和分析研究进展[J]. 中国中药杂志, 2014, 3: 412-422.

[7] Kim YJ, Zhang D, Yang DC. Biosynthesis and biotechnological production of ginsenosides[J]. BiotechnolAdv, 2015, 33: 717-735.

[8] An GP, Ren GR, An FS, et al. Role of C5a-C5aR axis in the development of atherosclerosis[J]. SciChinaLifeSci, 2014, 57: 790-794.

[9] Zhang YY, Dong ED. New in sightint ovascular homeostasis and injury-reconstruction[J]. Sci China Life Sci, 2014, 57: 739-741.

[10] He F, Guo R, Wu SL, et al. Protective effects of ginsenoside Rb1 on human umbilical vein endothelial cells invitro[J]. JC ardiovascular Pharmacol, 2007, 50: 314-320.

[11] 孔繁利, 孙新, 赵雪俭, 等. 人参皂苷(Rh2)抗动脉粥样硬化作用实验研究[J]. 北华大学学报(自然科学版), 2010, 11: 520-523.

[12] 张馨木, 曲绍春, 睢大员, 等. 人参Rb组皂苷对高脂血症大鼠血脂代谢的影响及其抗氧化作用[J]. 中国中药杂志, 2004, 29: 1085-1088.

[13] 高杨, 吴芹, 杨丹莉, 等. 人参皂苷Rg1抗血管内膜增生与其抗氧化和上调NOS表达作用的关系. 中国药理学通报, 2012, 28: 388-392.

[14] 阮秋蓉, 宋建新, 邓仲端. 人参皂苷对血管内皮细胞纤溶酶原激活物抑制剂1和核因子-KB的作用[J]. 中华心血管病杂志, 2004, 32: 351-354.

[15] 陈梅卿, 石桂秀, 黄峥嵘, 等. 人参皂苷Rb1对自发性高血压大鼠Th17/Treg的影响[J]. 光明中医, 2014, 29: 2534-2538.

[16] 田建明, 宋丽晶, 李浩, 等. 人参皂苷Rg2对大鼠体内血栓形成及血小板聚集的影响[J]. 上海中医药杂志, 2009, 43: 79-80.

[17] 何小溪, 徐华丽, 于晓风, 等. 人参Rb组皂苷对急性血瘀模型大鼠血小板聚集及血液流变学的影响[J]. 中国药理学通报, 2007, 23: 1259-1260.

[18] Zhou Q, Jiang L, Xu C, et al. Ginsenoside Rg1 inhibits platelet activation and arterial Thrombosis[J]. ThrombRes, 2014, 133: 57-65.

[19] Endale M, Lee WM, Kamruzzaman SM, et al. Ginsenoside-Rp1 inhibits platelet activation and thrombus formation via impaired glycoprotein VI signaling pathway, tyrosine phosphorylation and MAPK activation[J]. BrJPharmacol, 2012, 167: 109-127.

[20] 王天成, 张宏艳. 参皂苷抗心律失常作用研究进展[J]. 国心脏起搏与电生理杂志, 2004, 18: 309-310

[21] 曾庆华, 战术, 张文杰, 等. 人参皂苷单体Rb1对豚鼠心肌细胞ICa^{2+}电流阻滞作用的研究[J]. 白求恩医科大学学报, 1997, 23: 265-267.

[22] 裴娟慧, 张银辉, 陈敬洲, 等. 人参皂苷Rb1对大鼠心室肌细胞L型钙电流和瞬时外向钾电流的调控作用[J]. 中国分子心脏病学杂志, 2011, 11: 230-234.

[23] 陈彩霞, 张宏艳. 人参皂苷Re对家兔触发性室性心律失常血流动力学的影响. 实用医学杂志, 2009, 25: 2237-2240.

[24] 唐泽耀, 唐田田, 付雷, 等. 人参茎叶皂苷对实验性小鼠心电改变及死亡时间的影响[J]. 实验动物学, 2009, 26: 4-7.

[25] 肖勇, 马增春, 王宇光, 等. 参附注射液配伍对乌头碱诱发心律失常的减毒研究[J]. 中药药理与临床, 2013, 29: 12-15.

[26] 孟红旭, 姚明江, 刘建勋. 人参皂苷Re对大鼠心室肌细胞钠、钾离子通道的影响[J]. 世界中医药, 2013, 8: 1147-1149.

[27] 陆文娟, 周婧, 马宏跃, 等. 黄芪甲苷、人参总皂苷和西洋参总皂苷对蟾酥致小鼠心律失常的影响. 南京中医药大学学报, 2012, 28: 61-64.

[28] 李敬远, 朱珊珊, 曾因明. 不同浓度人参皂苷对大鼠离体心脏缺血再灌注损伤的保护作用[J]. 中华麻醉学杂志, 2005, 25: 618-620.

[29] Yi X Q, Li T, Wang J R, et al. Total ginsenosides increase coronary perfusion flow in isolated Rat hearts through activation of PI3K/Akt-eNOS signaling[J]. Phytomedicine, 2010, 17: 1006-1015.

[30] 张文杰, 李丽, 赵春燕, 等. 人参皂苷单体Rb1对缺血心室肌细胞动作电位及L-型钙离子通道的影响[J]. 吉林大学学报(医学版), 2007, 33:

978-981.

[31] 许浩, 葛亚坤, 邓同乐, 等. 人参皂苷Rb1对H_2O_2诱导新生大鼠心肌细胞凋亡的保护作用[J]. 中国药理学通报, 2005, 21: 803-806.

[32] 文飞, 张帆, 冷沁. 人参皂苷Rb1对过氧化氢诱导的心肌细胞凋亡的保护作用[J]. 湖北中医杂志, 2010, 32: 5-7.

[33] Li J, Shao Z H, Xie J T, et al. The effects of ginsenoside Rb1 on JNK in oxidative injury in cardiomyocytes[J]. ArchPharmRes, 2012, 35: 1259-1267.

[34] 杨翠, 任建勋, 吴红玉, 等. 人参皂苷Rb1经ERK1/2对H_2O_2诱导的乳鼠心肌细胞损伤的保护作用[J]. 中西医结合心脑血管病杂志, 2014, 12: 207-209.

[35] 吴红金, 刘宇娜. 人参皂苷Re对^{60}Co照射诱导心肌细胞凋亡的保护作用[J]. 中西医结合心脑血管病杂志, 2008, 6: 923-924.

[36] 张荣, 刘永芳. 人参皂苷Rg1对大鼠急性心肌梗死后血管再生及心功能的影响[J]. 重庆医学, 2009, 38: 805-807.

[37] 金岩, 刘闺男. 人参皂苷Rg1对急性心肌梗死大鼠血管新生的作用[J]. 中国医科大学学报, 2007, 36: 517-519.

[38] 张庆勇, 陈燕萍, 刘芬, 等. 人参皂苷Rg1对大鼠急性缺血心肌血管再生的促进作用[J]. 第三军医大学学报, 2013, 35: 42-45.

[39] 张文建, 张文杰, 李英冀, 等. 单体人参皂苷Rb1对成年大鼠心肌细胞凋亡的影响[J]. 白求恩医科大学学报, 2001, 27: 598-600.

[40] Wang Y, Hu Z, Sun B, et al. Ginsenoside Rg3 attenuates myocardial ischemia/reperfusion injury via Akt/endothelial nitric oxide synthase signaling and the B-cell lymphoma/B-cell Lymphoma-associated X protein pathway[J]. MolMedRep, 2015, 11: 4518-4524.

[41] 来方远, 潘永明, 艾秀峰, 等. 人参皂苷Rg1对豚鼠急性心肌缺血的保护作用[J]. 中药新药与临床药理, 2011, 22: 390-393.

[42] Lim KH, Lim DJ, Kim JH. Ginsenoside-Re ameliorates Ischemia and reperfusion injury in the heart: a hemodynamics approach[J]. J GinsengRes, 2013, 37: 283-292.

[43] Xia R, Zhao B, Wu Y, et al. Ginsenoside Rb1 preconditioning enhances eNOS expression and attenuates myocardial ischemia/reperfusion injury indiabetic rats. JBiomedBiotechnol, 2011, 2011: 767930.

[44] 王天晓, 于晓风, 曲绍春, 等. 人参Rb组皂苷对压力负荷性心肌肥厚大鼠心室重构的影响及其作用机制[J]. 时珍国医国药, 2008, 19: 1615-1617.

[45] 王薇娜, 赵良平, 王丽, 等. 人参皂苷Rb1对大鼠急性心肌梗死后左室重构的影响. 中国微循环, 2006, 10: 256-258.

[46] 陈小文, 黄燮南, 吴芹. 人参皂苷Rb1抑制AngII诱导的心肌细胞肥大[J]. 遵义医学院学报, 2008, 31: 457-460.

[47] 孔宏亮, 李占全, 苗志林, 等. 人参皂苷Rb1对心力衰竭大鼠心肌缝隙连接蛋白43的影响[J]. 天津医药, 2013, 41: 675-678.

[48] 孔宏亮, 侯爱洁, 郭翠艳, 等. 人参皂苷Rb1对心力衰竭大鼠蛋白激酶R样内质网激酶途径的影响[J]. 中国组织化学与细胞化学杂志, 2013, 22: 290-295.

[49] 赵海苹, 冯娟, 吕丹, 等. 人参皂苷Rb1改善转基因扩张型心肌病模型小鼠的心功能和心脏重构[J]. 中国比较医学杂志, 2009, 19: 6-10.

[50] 杨敏, 陈广玲, 陈畅, 等. 人参皂苷Rg1可促进大鼠心肌梗死后心肌再生[J]. 心脏杂志, 2008, 20: 697-707.

[51] Jiang QS, Huang XN, Dai ZK, et al. Inhibitory effect of ginsenoside Rb1 on cardiac hypertrophy induced by monocrotaline in rat[J]. JEthnopharmacol, 2007, 111: 567-572.

[52] 孙立, 杨双文, 王强, 等. 人参皂苷Rd注射液对大鼠布比卡因中枢及心脏毒性的影响[J]. 心脏杂志, 2010, 22: 824-827.

[53] Xia ZY, Liu XY, Zhan LY, et al. Ginsenosides compound(shen-fu)attenuates gastrointestinal in jury and inhibis inflammatory response after cardiopulmonary by pass in patients with congenital heart disease[J]. J Thorac Cardiovasc Surg, 2005, 130: 258-264.

[54] 王晓丽, 李丽静, 李玉梅, 等. 附子与人参不同配伍对心肌细胞的减毒作用[J]. 中国实验方剂学杂志, 2015, 21: 153-158.

[55] 潘玉婷, 郭春雨, 马晓娟, 等. 人参皂苷Rb3对ox-LDL诱导内皮细胞氧化应激与功能障碍的类雌激素样保护作用[J]. 药学学报, 2014, 49: 1406-1412.

[56] 赵艳峰. 振源胶囊中人参皂苷Re含量测定方法分析[J]. 中国药物经济学, 2014, 1: 41-42.

[57] 杨颖, 王宏伟, 于文静. HPLC测定心悦胶囊中人参皂苷Rg_1、Re及Rb_3的含量[J]. 中国现代中药, 2013, 10: 887-890.

[58] 曹树萍, 聂黎行, 王钢力, 等. HPLC法同时测定参麦注射液中9个人参皂苷的含量[J]. 药物分析杂志, 2011, 3: 476-478.

[59] 陆娟, 李绪文, 魏巍, 等. RP-HPLC测定生脉注射液中7个人参皂苷类成分的含量[J]. 药物分析杂志, 2011, 12: 2302-2304.

[60] 何家乐, 周思思, 马增春, 等. 基于UPLC-Q-TOF/MS研究参附注射液的物质基础[J]. 中国药理学通报, 2014, 3: 429-433.

[61] Im D S, Nah S Y. Yin and Yang of ginseng pharmacology: ginsenosides vs. gintonin[J]. Acta Pharmacol Sin, 2013, 34: 1367-1373.

[62] 郑国钦, 李建刚, 王军霞. 他汀类药物联合参附注射液治疗扩张型心肌病心力衰竭的临床研究[J]. 中国中医药科技, 2010, 17: 482-483.

[63] 徐玲文, 徐亮. 参附注射液联合多巴胺早期目标治疗感染性休克的临床研究[J]. 中国中医急症, 2012, 21: 1740-1741.

[64] 杨钦, 林雪莲. 参附注射液联合美托洛尔治疗冠心病心力衰竭的临床研究[J]. 黑龙江医学, 2011, 35: 114-115.

[65] 俞梅, 吕淑敏, 刘兆龙, 等. 参附注射液联合曲美他嗪治疗扩张型心肌病心力衰竭的疗效观察[J]. 中国中医药科技, 2013, 20: 642-643.

[66] Chan LY, Chiu PY, Lau TK. An in-vitro study of ginsenoside Rb1-induced teratogenicity using a whole rat embryo cultur emodel[J]. Hum Reprod, 2003, 18: 2166-2168.

[67] 柳鹏, 许雅君, 殷惠军, 等. 人参皂苷Rb1对小鼠胚胎发育毒性的体外实验研究[J]. 卫生研究, 2005, 34: 175-177.

原载：孙莹莹，刘玥，陈可冀. 人参皂苷的心血管药理效应：进展与思考 [J]. 中国科学：生命科学，2016, 46(6): 771-778.

肿瘤坏死因子 -α 通过内皮型一氧化氮合酶和小凹蛋白 -1 介导内皮细胞功能失调的研究

崔源源　王　欣　刘剑刚　赵福海　史大卓　陈可冀

内皮型一氧化氮合酶（endothelial nitric oxide synthase，eNOS）和小凹蛋白 -1（caveolin-1，Cav-1）主要分布在血管内皮细胞、心肌细胞和气管上皮细胞的质膜小凹内，在维持血管正常功能方面具有重要作用。Cav-1 与 eNOS 解离（60-101 氨基酸位点或 135-178 氨基酸位点），活化的 eNOS 从小凹内转移至细胞质，经合成分泌一氧化氮（NO）气体信号分子，发挥调节血管紧张度、调控脂质物质摄取、抑制血小板黏附聚集和减少炎性细胞浸润等作用。Cav-1 与 eNOS 结合，可抑制 eNOS 活化，阻碍 NO 合成分泌，进而诱导内皮下脂质沉淀和炎症细胞跨内皮转移，促使动脉粥样硬化（atherosclerosis，AS）的发生发展[1, 2]。肿瘤坏死因子（TNF）-α 为多效性促炎症反应细胞因子，在心血管疾病发病过程中具有重要影响。研究证据表明[3]TNF-α 通过核因子 -κB（NF-κB）信号通路减少 NO 合成分泌，增加活性氧（reactive oxygen species，ROS）产生，从而促使动脉粥样硬化性斑块形成。现就 TNF-α 介导的内皮功能失调的机理做一综述。

1 eNOS/Cav-1 的结构和生理功能

小凹为细胞质膜表面的内陷结构，直径 50~100 nm，呈烧瓶状，在调节细胞信号传导和物质转运方面具有重要地位。小凹中包含了诸多的结构蛋白和分子，如 eNOS 和 Cav-1 等。其中，Cav-1 是小凹的标志性结构蛋白之一，呈发簪样结构镶嵌在小凹内，其脚手架结构域在调节信号转导，血液与周围组织之间的物质交换及维持机体稳态方面发挥了关键作用[4]。

eNOS 呈同源二聚体结构，经 C- 末端烟酰胺腺嘌呤二核苷酸磷酸（NADPH）氧化成 $NADP^+$ 产生电子，这些电子经 NADPH 转移至另一单体 N- 末端的血红素铁结合位点，在该位点催化成 Fe^{2+}-NO 络合物。在四氢生物蝶呤和 L- 精氨酸参与下，完成 NO 的合成与分泌，从而发挥血管内皮功能。eNOS 的二聚体结构由钙调节蛋白（CaM）维系：一方面，维持 eNOS 结构稳定性，防止 eNOS 解偶联；另一方面，活化的 CaM 可顺利完成电子传递，激活 eNOS，发挥 eNOS 功能。Cav-1 主要作用于 eNOS 的 CaM 位点，抑制 eNOS 内部电子传递，使 eNOS 处于失活状态[2]。

2 TNF-α 经 NF-κB 信号通路影响 Cav-1 和 eNOS 表达

TNF-α 作为一种重要的致炎因子，在炎症级联反应及心血管疾病中具有重要影响。研究发现[5-6]，TNF-α 能够激活 NF-κB 信号通路，降低内皮细胞 eNOS 表达、上升 Cav-1 水平、增加 ROS 产生、减少 NO 分泌，引起血管内皮功能失调。研究表明[3]，TNF-α 引起内皮细胞 NADPH 氧化酶活化，打破 NO 和超氧阴离子（O^{2-}）之间的平衡关系，引起 ROS 产生过多，NO 水平降低，致内皮功能下降。NADPH 氧化酶是产生 ROS 的主要来源。在静息内皮细胞的小凹内，NADPH 氧化酶亚基呈预组装状态，并不产生或仅产生少量 ROS。经刺激后，Cav-1 募集至 p47-phox 调节亚基区域，促使 NADPH 氧化酶组装成 NADPH 氧化酶 2，该过程可激活 ROS 敏感信号，诱导 eNOS 解偶联，致使 O^{2-} 产生增多；下调 Cav-1 水平能够抑制上述过程，从而保护 eNOS 功能和 NO 的正常分泌[7]。

TNF-α 不仅干扰 eNOS 合成分泌 NO，而且在转录调控水平、翻译和翻译后调控水平方面下调 eNOS

表达。在转录调控方面，Wang 等[5]发现 TNF-α 引起 p38a 过表达，显著下调 eNOS 启动子活性，该反应可被突变型 p38a 或特异性抑制剂 SB203580 抑制。在翻译和翻译后调控方面，TNF-α 主要作用在 eNOSmRNA3' 端非翻译区（3'-UTR），导致 eNOS mRNA 不稳定性。Yi 等[8]发现，TNF-α 刺激后，相对分子质量为 57kD（≈5.7'10^4）的多聚嘧啶区结合蛋白 -1 特异性地结合在 eNOS 3'-UTR，该结合蛋白 -1 过表达引起人内皮细胞 eNOS 3'-UTR 活性降低及 eNOS 表达下降。此外，TNF-α 也增加 3'-UTR 核糖核蛋白复合物形成相对分子质量为 52kD（≈5.2'10^4）和 57kD（≈5.7'10^4），增加翻译延伸因子 1-α 表达，形成重组谷光氨肽 S- 转移酶翻译延伸因子 1-α 融合蛋白，后者特异性地结合在 eNOS mRNA3'-UTR，增加 eNOS mRNA 不稳定性，导致 eNOS 表达下调[9]；另有研究者[10]发现，TNF-α 抑制 eNOS mRNA 和蛋白水平与启动子活性无关，主要是通过降低 eNOS mRNA3'-UTR 稳定性引起的。TNF-α 增加 MIR155HG 表达启动子活性和 miR-155 生物基因，进而诱发 eNOS mRNA3'-UTR 不稳定性。

NF-κB 为二聚体转录因子，在正常情况下潜藏在细胞质，其活性被 I kappa B（IκB）蛋白所抑制。经外界刺激，IκB 蛋白被降解，NF-κB 快速磷酸化和泛素化，使 NF-κB 易位至细胞核，入核后，NF-κB 以蝶形二聚体结构作用于靶 DNA 元件，激活免疫、炎症反应和细胞生长调控相关基因的编码蛋白转录，造成不同细胞的基因突变。多项研究发现[11-12]，TNF 诱导的 eNOS 失调与 NF-κB 通路激活相关。经 TNF-α 刺激后，血管内皮细胞内白介素 -1β 分泌增高，NF-κB 表达上升，且发生明显的入核转位现象，导致 eNOS 蛋白水平降低，炎症小体调控基因 NRLP3 和 caspase-1 表达增加[13-14]。Lee 等[10]研究发现，NF-κB 能够降低 eNOS mRNA 稳定性和 3'-UTR 活性，下调 eNOS 蛋白水平，上述反应能够被 NF-κB 抑制剂和 dicer 敲除所消除，但并不能被 p38MAPK 和 MEK 阻滞剂所阻滞，从而提示 TNF-α 介导的 NF-κB 信号通路与 eNOS 的紧密性。另外，作为 eNOS 的调节蛋白，HSP90 也参与 NF-κB 信号通路的调节。NF-κB 活化主要与 TNF-α 促进 IκB 激酶（IκK）复合物形成相关，形成的 IκK 复合物是诱导 IκB 磷酸化，降解 IκB 的主要物质。IκK 复合物激活同样需要 HSP90 参与，诱导 IκK/HSP90 相互作用，而失去 HSP90 的 eNOS 容易发生解偶联，导致 NO 合成障碍[15]。

TNF-α 的大部分生物学效应是通过细胞表面的 TNF 相关受体（TNFRs，如 TNF-Rl 和 TNF-R2）实现的。正常情况下，内皮细胞内 TNFRs 潜藏在质膜微囊内—脂质筏或小凹内，未见表达。虽然多项研究已证实 TNFRs 主要激活 NF-κB 经典信号通路，但是，TNFRs 是如何从小凹内转移至细胞质诱导 NF-κB 信号通路的，尚未清楚。作为下游信号转导分子的接头蛋白，内源性 TNF 受体相关因子 -2（TRAF-2）位于细胞质膜上参与 Cav-1/TRAF-2 复合物合成。经 TNF-α 刺激，TRAF-2 直接募到 TNF-R2 区域，或经 TNF 死亡结构蛋白（TRADD，TNF-Rl 信号转导蛋白），间接地募集到 TNF-Rl 区域，引起 TNFRs 过表达，且重新分布。经 TNF-α 转换蛋白（TACE），TNFRs 与 Cav-1 分离，从小凹内分离释放到细胞质，继而，TNFRs 相关脚手架蛋白与 IκK/TRAF-2 复合物相互作用，参与 TNF-α 诱导的 NF-κB 信号通路激活，促使内皮细胞发生一系列的病理反应。以上表明 TNF-α 经上游 TNFRs 激活 NF-κB 信号通路，参与内皮细胞功能调节。

3 TNF-α 诱导脂质沉淀和炎症反应

Cav-1 被称为“促动脉粥样硬化性蛋白”，主要从两个方面体现其对 AS 形成的作用：一方面，Cav-1 诱导内皮胞吞转运作用失调，促使更多的脂质物质聚集在内皮下区域；另一方面，Cav-1 增加细胞黏附分子水平，促进炎症细胞浸润至内皮下，最终诱发斑块形成。以上两个方面具有一定的交叉性，加速 AS 形成。

血管内皮层胞吞转运作用表现为半渗透性将血液中营养物质转运至内皮下，小凹作为转运物质的主要场所和通道，在细胞胞吞转运作用中发挥了重要作用[16]。Femandez-Hemando 等[11]观察 Cav-1 缺失的 ApoE（-/-）小鼠，发现与正常小鼠比较，Cav-1（-/-）小鼠 AS 发展速度缓慢，动脉血管壁低密度脂蛋白（LDL）渗入减少，白细胞黏附分子降低和 NO 产量增加，提示内皮细胞内 Cav-1 在诱导 AS 的发生发展过程中发挥负性调节作用。Zhang 等[18]发现在人脐静脉内皮细胞内，TNF-α 显著增加 LDL 转运，刺激 LDL

滞留在血管壁内皮层下。进一步研究揭示，TNF-α 增加 NF-κB 和过氧化物酶体增殖物激活受体 - γ 转录活性，形成包含 NF-κB p65/ 过氧化物酶体增殖物激活受体 - γ 的活性转录因子复合物，刺激促内皮细胞转运的 LDL 受体和 Cav-1 表达增加，使得更多的 LDL 转运至内皮下。机制研究表明 [19]，Cav-1 表达升高，血管内皮细胞小凹数量增多，进而小凹摄取血清白蛋白的含量上升，说明内皮细胞 TNF-α 介导的 Cav-1 胞吞转运作用失调是致 AS 一个重要环节。

细胞间黏附分子 -1（ICAM-1）、血管细胞黏附分子 -1（VCAM-1）等黏附分子属于免疫球蛋白超家族，在生理情况下，这些黏附分子并未表达。在 TNF-α 刺激下，内皮细胞活化并快速合成 ICAM-1，VCAM-1 等黏附分子，合成的黏附分子能促进炎性细胞跨内皮迁移，这一过程与 NF-κB 信号通路介导的 Cav-1 调节有一定相关性 [20]。研究发现 [21]，TNF-α 调节 NF-κB p65 表达和 IκBa 磷酸化，诱导内皮细胞表达 ICAM-1。在人内皮细胞内，ICAM-1 和 VCAM-1 mRNA 和蛋白表达主要由 TNF-Rl 经 NF-κB 依赖性方式产生，因此，NF-κB 信号通路在介导 ICAM-1 等黏附分子中的重要意义。Engel 等 [22] 将 Cav-1（+/+）ApoE（-/-）小鼠病变血管与 Cav-1（-/-）ApoE（-/-）小鼠病变血管进行比较，发现后者斑块减少 15 倍，巨噬细胞、T 细胞和中性粒细胞浸润明显减少，而该结果便是归因于较低的黏附分子表达。

经外界刺激后，小凹正常的小鼠，VCAM-1 水平上升，内皮层表面的炎性细胞黏附增多；而在 siRNA 介导的 Cav-1 敲除小鼠中，VCAM-1 依赖性炎性细胞黏附水平显著降低 [23]。ICAM-1 和 VCAM-1 与 Cav-1 紧密协同小凹 /Cav-1 介导炎症细胞跨内皮转移 [24-25]。经 TNF-α 刺激，细胞质膜表层的 ICAM-1、VCAM-1 易位至富有小凹和肌动蛋白（F- 肌动蛋白）的质膜域，并被吞入到小凹的基底质膜，在细胞内部融合形成一条通道，而在该通路中可发现淋巴细胞碎片；电镜三维重建技术表明，淋巴细胞所穿过的跨细胞内通路是一种类似精囊 - 空泡样细胞器，与 ICAM-1、F- 肌动蛋白和小凹聚集融合成的囊泡形态类似；另外，一些炎性细胞活化后可延伸伪足、滚动、迁移至富含 ICAM-1 和 F 肌动蛋白的小凹区域，诱导炎性细胞迁移 [26]。除此之外，TNF-α 诱导内皮细胞肌动蛋白骨架（纤维状肌动蛋白，F- 肌动蛋白）重新分布，应力纤维形成及紧密连接蛋白排序紊乱、数量减少、细胞裂隙增多，破坏内皮细胞屏障完整性，也促使炎性细胞顺利浸润至内皮下 [27]。以上研究表明，TNF-α 经 NF-κB 信号通路上调 CAM-I、VCAM-1 等黏附分子表达，扰乱内皮细胞 eNOS/Cav-1 水平参与脂质物质转胞吞作用失调和炎症细胞跨内皮迁移。

4 总结

血管内皮层作为循环血液和血管壁内皮下组织之间的天然屏障，在调节血管通透性、免疫防御及炎症反应中具有关键性意义。TNF-α 诱导 NF-κB 信号通路，下调 eNOS 表达，提高 Cav-1 水平，降低 NO 合成分泌，导致血管防御功能下降，诱导脂质沉淀及炎症细胞跨内皮转移，引起 AS 的发生发展。基于以上认识，提示 eNOS/Cav-1 可能是防治 AS 的关键效应靶点。

参考文献

[1] Atochin DN, Huang PL. Endothelial nitric oxide synthase transgenic models of endothelial dysfunction[J]. Pflugers Arch, 2010, 460(6): 965-974.

[2] Gielis JF, Lin JY, Wingler K, et al. Pathogenelic role of eNOS uncoupling cardiopulmonary disorders[J]. Free Radic Biol Med, 2011, 50(7): 765-776.

[3] Moe KT, Khairunnisa K, Yin NO, et al. Tumor necrosis factor-a-induced nuclear factor kappa B activation in human cardiomyocytes is mediated by NADPH oxidase[J]. J Physiol Biochem, 2014, 70(3): 769-779.

[4] Pavlides S, Gutierrezpajares JL, Danilo C, et al. Atherosclerosis, caveolae and caveolin-l[M]. Caveolins and Caveolae, Springer US, 2012: 127-144.

[5] Wang B, Xing F, Na L, et al. p38a subtype is a potential target to inhibit eNOS activity and NO production in human endothelial cells[J]. Microvasc Res, 2014, 91: 58-65.

[6] Dai Y, Mehta JL, Chen M. Glucagon-like peptide-I receptor agonist liraglutide inhibits endothelin-1 in endothelial cell by repressing nuclear factor kappa B aclivation[J]. Canliovasc Drugs Ther, 2013, 27(5): 371-380.

[7] Lobysheva I, Rath G, Sekkali B, et al. Moderate caveolin-1 downregulation prevents NADPH oxidase-dependent endothelial nitric oxide

synthase uncoupling by angiotensin II in endothelial cells[J]. Arterioscler Thromb Vase Biol, 2011, 31(9): 2098-2105.

[8] Yi B, Ozerova M, Zhang GX, et al. Post-transcriptional regulation of endothelial nitric oxide synthase expression by polypyrimidine tract-binding protein I[J]. Arterioscler Thromh Vasc Biol, 2015, 35(10): 2153-2160.

[9] Yan G, You B, Chen SP, et al. Tumor necrosis factor-alpha downregulates endothelial nitric oxide synthase mRNA stability via translation elongation factor 1-alpha 1[J]. Circ Res, 2008, 103(6): 591-597.

[10] Lee KS, Kim J, Kwak SN, et al. Functional role of NF-KB in expression of human endothelial nitric oxide synthase[J]. Biochem Biophys Res Commun, 2014, 448(1): 101-107.

[11] Hsu WH, Lee BH, Lu I, et al. Ankaflavin and monascin regulate endothelial adhesion molecules and endothelial NO synthase(eNOS)expression induced by tumor necrosis factor α(TNF-α)in human umbilical vein endothelial cells(HUVECs)[J]. J Agric Food hem, 2012, 60(7): 1666-1672.

[12] Goodwin BL, Pendleton LC, Levy MM, et al. Tumor necrosis factor alpha reduces argininosuccinate synthase expression and nitric oxide production in aortic endothelial cells[J]. Am J Physiol Heart Circ Physiol, 2007, 293(2): 115-121.

[13] 赵云. 韩秀敏, 赵明, 等. 姜黄素抑制 NRLP-3 表达对抗肿瘤坏死因 子 a 诱导的人血管内皮细胞炎症[J]. 中国组织工程研究, 2014, 18(38): 6165-6171.

[14] 沈涛, 朱玉萍, 阮杨, 等. 阿魏酸通过抑制核因子心 信号途径降低肿瘤坏死因子-a诱导的人血管内皮细胞氧化应激及黏附分子表达[J]. 中国动脉硬化杂志, 2013, 21(5): 385-390.

[15] Mohan S, Konopinski R, Yan B, et al. High glucose induced IKK・Hsp-90 interaction contributes to endothelial dysfunction[J]. Ajp Cell Physiol, 2009, 296(1): 182-192.

[16] Zhao YL, Song JN, Zhang M. Role of caveolin-1 in the biology of the blood-brain barrier[J]. Rev Neurosci, 2014, 25(2): 247-254.

[17] Fernandez-Hernando C, Yu J, Susrez Y, et al. Genetic evidence supporting a critical role of endothelial caveolin-1 during the progression of atherosclerosis[J]. Cell Metab, 2009, 10(1): 48-54.

[18] Zhang Y, Yang X, Bian F, et al. TNF-alpha promotes early atherosclerosis by increasing transcytosis of LDL across endothelial cells: crosstalk between NF-kappa B and PPAR-gamma[J]. J Mol Cell Cardiol, 2014, 72: 85-94.

[19] Hu G, Schwartz DE, Shajahan AN, et al. Isoflurane, but not sevoflurane, increases transendothelial albumin permeability in the isolated rat lung: role for enhanced phosphorylation of caveolin-1[J]. Anesthesiology, 2006, 104(4): 777-785.

[20] Pavlides S, Gutierrez-Pajares JL, Iturrieta J, et al. Endothelial caveolin-1 plays a major role in the development of atherosclerosis[J]. Cell Tissue Res, 2014, 356(1): 147-157.

[21] Feng TT, Liang ZY, Chen S. Squamosamide derivative FLZ inhibits TNF-alpha-induced ICAM-l expression via down-regulation of the NF-kappaB signaling pathway in ARPE-19 cells[J]. Int J Clin Exp Pathol, 2015, 8(8): 9126-9132.

[22] Engel D, Beckers L, Wijnands E, et al. Caveolin-1 deficiency decreases atherosclerosis by hampering leukocyte influx into the arterial wall and generating a regulatory T-cell response[J]. FASEB J, 2011, 25(II): 3838-3848.

[23] Han SG, Eum SY, Toborek M, et al. Polychlorinated biphenyl-induced VCAMl expression is attenuated in aortic endothelial cells isolated from caveolin-1 deficient mice[J]. Toxicol Appl Pharmcol, 2010, 246(1-2): 74-82.

[24] Fu C, He J, Li C, et al. Cholesterol increases adhesion of monocytes to endothelium by moving adhesion molecules out of caveolae[J]. Biochim Biophys Acta, 2010, 1801(7): 702-710.

[25] Wu H. Deng R, Chen X, et al. Caveolin-1 is critical for lymphocyte trafficking into central nervous system during experimental autoimmune encephalomyelitis[J]. J Neurosci, 2016, 36(19): 5193-5199.

[26] Gorbunov NV, Atkins JL, Gurusamy N, et al. Iron-induced remodeling in cultured rat pulmonary artery endothelial cells[J]. Biometals, 2012, 25(1): 203-217.

[27] Lee SY, Zaske AM, Novellino T, et al. Probing the mechanical properties of TNF-α stimulated endothelial cell with atomic force microscopy[J]. Int J Nanomed, 2011, 6(6): 179-195.

原载：崔源源，王欣，刘剑刚，赵福海，史大卓，陈可冀．肿瘤坏死因子 -α 通过内皮型一氧化氮合酶和小凹蛋白 -1 介导内皮细胞功能失调的研究 [J]. 心血管病学进展，2016, 37(6): 625-628.

关于中医药循证临床实践指南的制定和质量评价

蒋跃绒　陈可冀

采用循证方法制定指南已经成为国际上临床实践指南制定的主流趋势与共识。指南的潜在获益取决于指南本身质量的高低。在指南开发过程中，恰当的方法学和严格的制定策略对于推荐和建议的成功实施是非常重要的[1]。指南的质量可能参差不齐，有时甚至达不到通用标准。为提高指南制定的质量，指南研究与评价工具也应运而生。

1 指南研究与评价工具

2003 年指南研究与评价工具 [The Appraisal for Guidelines of Research and Evaluation（AGREE）Instrument][2] 制定发布，其中指南的质量定义为“对指南制定的潜在偏倚得以充分考虑，以及对指南推荐意见具有内部真实性、外部真实性和实施可行性的信心”[3]。2005 年国内学者对 AGREE 工具进行了翻译，将其正式引入中国[4]。为进一步提高 AGREE 的科学性及可行性，由 AGREE 协作网的部分成员组建的 AGREE Next Steps 协会对 AGREE 工具开展了修订工作，并于 2009 年发布了 AGREE Ⅱ[5]，其与 AGREE 的比较见表 1。2012 年，国内学者谢利民等[6] 对 AGREE Ⅱ的条目进行了翻译。

AGREE Ⅱ由 1 个用户手册、6 个领域（23 个条目）和 2 个总体评估条目组成。每个领域针对指南质量评价的一个特定问题。其适用对象包括：卫生保健提供者、指南制定者、卫生决策者和相关教育工作者。AGREE Ⅱ 中推荐评价指南的人数至少为 2 人，最好为 4 人。AGREE Ⅱ每个条目的评分为 1~7 分，1 分表示指南完全不符合该条目，7 分代表指南完全符合该条目，2~6 分代表指南不完全符合该条目，得分越高说明该条目符合程度越高。

AGREE 自发布以来，已得到多个卫生保健机构的认可，成为国际通用的评价工具。但也存在以下问题：①没有衡量不同领域和条目所占的权重；②更像是临床指南制定的框架；③只评估了不同科目的报告与否而没有评估建议内容的有效性。因此，应该研发一种比 AGREE 更好的评价工具或对 AGREE 进行进一步完善。

2 循证临床实践指南制定的一般流程

国际著名的指南开发平台如英国国家卫生与临床优化研究所（National Institute for Health and Clinical Excellence，NICE）和苏格兰学院间指南网络（Scottish Intercollegiate Guidelines Network，SIGN）分别发布了指南制订手册（the Guideline Manual）[7] 和指南制订者手册（SIGN50：a Guideline Developer's Handbook）[8]。循证临床实践指南的制定具有严格程序，主要包括：①确定指南的主题和目的；②成立指南制定小组；③严格制定指南（系统检索文献、评价证据、根据证据的级别和强度提出建议）；④撰写指南；⑤临床指南的修改、评审及更新。世界卫生组织（WHO）也发布了指南制定手册（WHO Handbook for Guideline Development）[9]，对指南制定流程包括指南设计、指南小组的设立、利益声明和管理、问题提出和结局选择、证据检索和合成、证据评价、推荐建议的形成、指南开发和发表、实施和评价等均进行了详细说明。

表 1　AGREE 与 AGREE Ⅱ条目比较

AGREE 条目	AGREE Ⅱ条目
领域一 范围和目的	
1. 明确阐述指南的总目的	无变化
2. 明确阐述指南所涵盖的临床问题（clinical questions）	明确阐述指南所涵盖的卫生问题（health questions）
3. 明确阐述指南所要应用的患者	明确阐述指南所要应用的人群（患者、公众等）
领域二 利益相关人员	
4. 指南制定小组包括所有相关专业的人员	无变化
5. 考虑到患者的观点和选择	考虑到目标人群（患者、公众等）的观点和选择
6. 明确规定指南的适用者	无变化
7. 指南指导最终用户的使用	删除该条目，合并入条目 19
领域三 制定的严谨性	
8. 用系统的方法检索证据	内容无变化，调整序号为 7
9. 明确阐述选择证据的标准	内容无变化，调整序号为 8
	新条目 9. 清楚地描述证据体的优势和不足
10. 明确阐述形成推荐意见的方法	无变化
11. 形成推荐意见时考虑了健康获益、副作用及风险	无变化
12. 推荐意见和支持证据之间有明确的联系	无变化
13. 指南在发表前经过专家的外部评审	无变化
14. 提供指南更新的流程	
领域四 表达的明晰性	
15. 推荐建议明确不含糊	无变化
16. 明确列出针对某一情况的不同选择	明确列出针对某一情况或卫生问题的不同选择
17. 主要推荐意见明晰易辨	无变化
领域五 应用性	
18. 指南提供了应用的配套工具	指南提供了推荐意见如何应用于实践的建议和（或）配套工具（调整序号为 19）
19. 讨论了可能阻碍推荐意见应用的因素	指南描述了促进或阻碍应用的因素（调整序号为 18）
20. 考虑了应用推荐建议时潜在的成本投入	考虑了应用推荐建议时潜在的资源投入
21. 指南提供了用于监测和（或）审计目的的关键评价标准	指南提供了监测和（或）审计标准
领域六 编辑独立性	
22. 指南在编辑上独立于赞助单位	赞助单位的观点不影响指南内容
23. 指南记录了制定小组成员的利益冲突	指南记录并考虑了制定小组成员的利益冲突

指南制定者可参考或采用推荐等级的评估、制定与评价（Grades of Recommendation，Assessment，Development，and Evaluation，GRADE）工作组制定的 GRADE 标准，制定统一的证据质量级别与推荐强度的划分评级标准。SIGN 指出，为确保指南的质量，指南在发表前还要反复听取使用者和患者的意见，以及公认的有权威性的机构（学会）和专家的意见并得到认可，在此基础上完成对指南的修改和定稿工作[8]。

3 中医药循证临床实践指南制定和评价的现状

3.1 中医药循证临床实践指南制定的概况

近年来，中医药循证临床实践指南的制定逐渐引起行业内的重视。2007 年，中国中医科学院与 WHO 西太区达成合作意向，开发一套中医药循证临床实践指南，涉及 28 种有中医诊疗特色和优势的疾病。2011 年，由中国中医科学院和 WHO 西太区合作开发的第一批中医药循证临床实践指南先后出版，分别为《中医循证临床实践指南・中医内科》[10]、《中医循证临床实践指南・专病专科》[11] 和《中医循证临床实践指南・针灸》[12]。其中中医内科分册包括原发性支气管肺癌、慢性稳定性心绞痛、脑梗死、2 型糖尿病、感冒、类风湿关节炎、偏头痛、失眠症、原发性骨质疏松症、慢性胃炎、血管性痴呆、高血压病、慢性阻塞性肺疾病、慢性乙型肝炎、艾滋病、IgA 肾病、再生障碍性贫血、单纯性肥胖、抑郁症和甲型 H1N1 20 种内科病的中医药循证临床实践指南。专科专病分册介绍了年龄相关性黄斑变性（湿性）、特发性皮炎、寻常型银屑病、神经根型颈椎病、慢性前列腺炎、慢性盆腔炎、小儿肺炎、桡骨远端骨折 8 种疾病的中医药循证临床实践指南。针灸分册则介绍了针灸循证性诊疗指南制订的方法以及带状疱疹、贝尔面瘫、抑郁症、中风假性球麻痹、偏头痛 5 种疾病的循证性针灸临床实践指南。2008 年国家科技部立项的“中药新药临床评价研究技术平台（南京）建设”课题发布了“小儿急性上呼吸道病毒感染中医诊疗指南”[13]、“小儿病毒性肺炎中医诊疗指南”[14]。2014 年世界中医药联合会心血管病专业委员会发布了急性心肌梗死（真心痛）中医临床实践指南[15]。这些指南多采用了国际上普遍采用的循证性临床实践指南的制定方法，对目标人群、指南制定小组的组成、文献的检索和评价、证据分级和推荐意见的形成、指南的起草、指南形成的审定和专家评价等循证性指南制定的核心内容进行了详细描述。

3.2 中医药循证临床实践指南的质量评价现状

近年来，AGREE 工具已被逐渐应用于中医临床实践指南的质量评价。

宇文亚等[16]采用 AGREE 工具评价国内第一批 28 个中医药循证临床实践指南的质量，全面评估显示，强烈推荐使用的指南仅有 9 个，推荐（补充或改进）的指南有 5 个，11 个指南不能确定是否推荐使用。其编辑独立性质量最高，平均得分 81.46%；其次为制定的严谨性，平均得分 80.95%；范围与目的平均得分 79.96%；清晰性与可读性平均得分 70.88%；参与人员平均得分 61.28%；应用性质量最低，有 23 个指南的应用性得分是 0 分，平均得分 27.09%。说明中医药循证临床实践指南的应用性质量很低，在以后的指南研制中，要注重该方面质量的提高。

而采用 AGREE Ⅱ工具对抑郁症、带状疱疹、中风假性延髓麻痹、偏头痛、贝尔面瘫 5 个针灸循证临床实践指南的质量进行评价发现，不同评价小组得出的结论有所不同。如房緊恭等[17]的评价表明针灸临床实践指南的数量不多，整体质量较好，其中编辑独立性质量最高，平均得分 97.9%；其次为清晰性与可读性，平均得分 83.3%；参与人员平均得分 78.1%；制定的严谨性平均得分 75.6%；范围与目的平均得分 68.1%；应用性质量平均得分 62.5%；5 个指南的总体评价分数均为 6；全面评估结果均为推荐。而陈昊等[18]的评价则认为当前针灸领域的专科循证实践指南存在一定的方法学缺陷，指南质量不高，5 个指南 AGREE Ⅱ的平均得分情况为：范围与目的 55%，参与人员 27%，制定的严谨性 4%，表达的明晰性 55%，应用性 4%，编辑独立性 1%。对相同指南的质量采用相同评价工具得出截然不同结论的现象，推测与不同评价者对指南内容及 AGREE 工具的理解不同有关。提示一方面应加强对 AGREE Ⅱ条目和用户手册的培训，另一方面应组织相关专家参考国际通用指南评价工具（如 AGREE），结合中医药特色，制定出符合中医药特点的临床指南评价工具，对现有的循证中医药临床指南进行系统评价。且评价中医药循证指南时，注意与指南制定者沟通，加深对指南内容的理解。

4 问题与建议

4.1 建立符合中医特色和国际通用规范的中医药循证指南制定技术规范

中医药循证临床实践指南的制定，一方面要求符合中医学整体观和个体化辨证论治的学术特色、体现中医临床最新进展和实际诊疗水平，另一方面要符合国际临床实践指南制定的规范，使之便于与国际接轨。

（1）在指南针对的临床问题方面，要注意中医辨病和辨证的关系。应充分考虑到中医临床整体观和个体化辨证论治的诊疗特色。可根据提出的临床问题，采用病证结合的诊治模式、辨病为主的诊治模式及辨证为主的诊治模式。如针对冠心病、高血压病等现代疾病的中医和中西医结合指南，可采用病证结合的诊治模式；针对西医生使用的中成药指南，可采用辨病为主、辨证为辅的诊治模式；针对某一中医病证的指南，可采用辨证为主的模式。

（2）在证据的合成和评价方面，要建立符合中医特色的证据质量评价和分级以及推荐意见的分级体系。证据的检索与评价、推荐意见的形成与推荐强度的确定是循证临床指南制定的重要步骤[8]。中医药循证证据的检索与评价也应通过制定科学的检索策略进行全面文献检索，并对检索到的文献进行筛选以形成支持指南的临床研究证据，然后在此基础上根据不同的研究类型形成具有不同强度的推荐意见。中医学在长期临床实践中形成了重视经典古籍和经验传承的特色，大量古籍文献、医案医话、名家经验中蕴含了丰富的诊治经验，但这些文献归属于专家经验，循证证据级别较低。近年来国内中文期刊发表的大量临床研究报告中，高质量的系统评价和随机对照临床研究相对匮乏，证据级别相对较低。刘建平教授[19]2007 年提出了关于传统医学证据体的构成及证据分级的建议，其中将专家经验按是否经系统临床研究验证和长期广泛应用赋予不同的证据分级。可通过专家共识等进一步优化中医临床证据分级体系。在形成推荐意见和确定推荐强度时，应加强中医古籍的甄别整理，对古籍中记载、广泛应用至今且当代专家达成共识者，可适当提高证据级别和推荐强度。

（3）提高中医临床研究的质量，增加高水平证据的来源。针对国内大量临床研究报告质量差，能够真正进入指南推荐的高级别证据少的问题，中国医师协会中西医结合医师分会和中国中西医结合学会循证医学专业委员会制定了《中医药与中西医结合临床研究方法指南》[20]，以期进一步规范中医临床试验设计并加以实施，提高中医药临床研究的质量。同时，还应重视中医证候的规范化，加强对中医治疗措施安全性的评价等。

（4）注重指南的实用性，提出证据不足时形成指南建议的方法。中医药循证临床指南既要符合循证方法学要求，又要体现辨证论治的特色和优势，突出实用性。对个体化辨证论治的临床疗效评价，可考虑纳入实用性随机对照试验、单病例随机对照试验、队列研究、真实世界研究等。在证据不足时，可采用基于循证证据和专家共识相结合的方法，客观、科学地提取专家经验，提出符合临床实际的建议。

4.2 加强中医药循证指南质量的评价

指南的质量决定了指南的科学性和实用性。目前的中医药循证指南在指南的范围和目的、参与人员、制定的严谨性、清晰性与可读性、编辑独立等方面质量较高，但是指南应用性质量普遍很低，26 个指南中有 23 个指南的应用性得分是 0 分[16]。AGREE Ⅱ工具只针对指南制定的方法和框架进行评价，对中医药循证指南的质量评价，除重视对考虑指南制定的方法学评价之外，还要考虑推荐建议的真实性和可行性，以及这些推荐建议的可能的获益、危害和花费等。对指南使用者和评价者要进行培训，加强对指南相关知识的学习，有利于指南评价者深入理解指南，便于临床应用评价的开展。

4.3 重视中医药循证指南的定期更新

对于指南的更新，澳大利亚国家卫生与医学研究委员会（National Health and Medical Research Council，NHMRC）和英国国家卫生与临床优化研究所[7]的指南手册均明确要求更新周期为 3 年。临床上比较重要的国际指南更新周期则一般为 2 年。如果评价周期过长，则影响指南的更新和临床指导价值。目前，我国中医药循证指南存在制定过程时间较长，更新缓慢等问题，需要加以改进。应清楚说明指南更新的程序，包括更新时间表、接受定期更新的文献检索模板、更新指南相关人员职责、更新方法等。对同一种疾病存在多个中医指南的情况，应对各指南推荐建议进行对比分析，开展比较研究，对其中推荐建议存在争议的领域，在原指南的基础上，不断纳入新证据，对指南进行更新修订。

4.4 加强中医药循证指南的推广应用

我国在循证中医药临床实践指南研制中往往只注重制定，而推广应用重视不足。指南只有应用于临床实践才能体现其价值，因此，应加强指南应用性方面的研究。指南在发布前，应进行试行研究。对已制定的质量较好的中医药循证指南，可通过学术会议、专业杂志、网络、举办基层培训班等推广应用，请资深专家对指南进行推广讲解，将指南与日常临床工作结合，用于医疗质量控制和临床路径管理，在实践中发现不足，并不断修订、完善。

参考文献

[1] Burger JS, Fervers B, Haugh M, et al. International assessment of the quality of clinical practice guidelines in oncology using the Appraisal of Guidelines and Research and Evaluation Instrument[J]. J Clin Oncol, 2004, 22(10): 2000-2007.

[2] AGREE Collaboration. Development and validation of an international appraisal instrument for assessing the quality of clinical practice

guidelines: the AGREE project[J]. Qual Saf Health Care, 2003, 2(1) : 18-23.
[3] AGREE History. http: //www. agreetrust. org/about-agree/agree-history[OL]. 2013-08-01.
[4] 詹思延. 临床指南研究与评价工具简介[J]. 中国循证儿科杂志, 2007, 2(5): 375-377.
[5] 10 Years of AGREE(2003-2013). http: //www. agreetrust. org/2013/10/10-years-of-agree-2003-2013/[OL]. 2014-09-21.
[6] Xie LM, Wang WY. A brief introduction to Appraisal of Guidelines for Research and Evaluation Ⅱ[J]. J Chin Integr Med, 2012, 10(2): 160-165.
[7] NICE. The Guideline Manual. National Institute for Health and Clinical Excellence, 2009[OL]. http: //www. nice. org. uk.
[8] SIGN 50. A Guideline Developer's Handbook. Scottish Intercollegiate Guidelines Network, 2008[OL]. http: //www. sign. ac. uk/guidelines/fulltext/50/index. html. 2014-08-01.
[9] WHO Handbook for Guideline Development. World Health Organization, 2012[OL]. http: //www. who. int/kms/guidelines_review_committee/en.
[10] 曹洪欣, 王永炎. 中医循证临床实践指南・中医内科[M]. 北京: 中国中医药出版社, 2011.
[11] 曹洪欣, 王永炎. 中医循证临床实践指南・专病专科[M]. 北京: 中国中医药出版社, 2011.
[12] 中国中医科学院, 中国针灸协会. 中医循证临床实践指南・针灸[M]. 北京: 中国中医药出版社, 2011.
[13] 汪受传. 小儿急性上呼吸道病毒感染中医诊疗指南[J]. 南京中医药大学学报, 2011, 27(3): 204-208.
[14] 汪受传, 陈争光, 徐珊. 小儿病毒性肺炎中医诊疗指南[J]. 南京中医药大学学报, 2011, 27(4): 304-308.
[15] 世界中医药联合会心血管病专业委员会, 北京市中西医结合学会心血管内科专业委员会. 急性心肌梗死(真心痛)中医临床实践指南[A]. 陈可冀, 史大卓主编. 冠心病及急性心肌梗死中医临床辨证标准及防治指南[C]. 北京: 人民卫生出版社, 2014: 29-50.
[16] 宇文亚, 韩学杰, 张欢, 等. 基于AGREE的中医循证临床实践指南质量评价研究[J]. 世界科学技术——中医药现代化, 2011, 13(4): 596-600.
[17] 房繄恭, 白艳, 刘保延, 等. 基于AGREE Ⅱ对针灸临床实践指南的质量评价研究[J]. 中国针灸, 2014, 34(6): 599-601.
[18] 陈昊, 李广林, 徐文韬, 等. 国内循证针灸临床实践指南的质量评价[J]. 中国循证医学杂志, 2014, 14(6): 772-775.
[19] 刘建平. 传统医学证据体的构成及证据分级的建议[J]. 中国中西医结合杂志, 2007, 27(12): 1061-1062.
[20] 中国医师协会中西医结合医师分会, 中国中西医结合学会循证医学专业委员会. 中医药与中西医结合临床研究方法指南[J]. 中国中西医结合杂志, 2015, 35(8): 901-932.

原载：蒋跃绒，陈可冀．关于中医药循证临床实践指南的制定和质量评价 [J]. 中国中西医结合杂志，2016, 36(1): 11-15.

非编码 RNA 在动脉粥样硬化性心脏病中的研究进展

白瑞娜 史大卓 李立志 陈可冀

对哺乳动物进行高通量基因组测序显示仅有一小部分 RNA 分子被翻译成为蛋白质，除此之外，还存在有大量不编码蛋白质的 RNA 序列，称为非编码 RNA（non-coding RNA，ncRNA），约占哺乳动物基因组转录产物的 98%，起初被称为基因组学的暗物质 [1]。近年来，诸多研究者对此类物质的生物学功能进行探索，其中小 RNA（microRNA）和长链非编码 RNA（long non-coding RNA）成为近年来研究热点。现有证据提示 ncRNAs 调控多重生物学过程，如细胞分化、转录后调控和表观遗传调控等，与多种疾病的病理生理进程密切相关 [2,3]。心血管疾病是导致全球高病死率和高住院率的疾病之一，也是国家巨额财政支出的主要病种之一，多项研究致力于揭示 ncRNAs 在心血管疾病中的潜在分子生物学机制，试图为心血管疾病的治疗提供新的思路和治疗靶点。差异表达的 ncRNAs 分子在心血管疾病如心肌梗死、心力衰竭和冠心病等疾病中发挥重要作用亦可作为心血管疾病可靠的生物学标志物 [4,5]。笔者将聚焦 microRNAs 和 lncRNAs 在冠状动脉粥样硬化性心脏病中的研究进展。

1 ncRNAs 分类和作用

ncRNAs 主要可以分为两类：结构性 ncRNAs 和调节性 ncRNAs。结构性 ncRNAs 包括核糖体 RNA（rRNA）和转运 RNA（tRNA），参与编码 RNA 的转运和调控机制。调节性 ncRNAs 根据转录分子大小主要分为两类：小 ncRNAs（microRNAs）和长链 ncRNAs（lncRNAs），在心血管领域研究中研究最多的是 microRNAs。microRNAs 是一类内源性的单链小分子 RNA，包含 20～22 个核苷酸，并通过与靶基因 3'- 端非翻译区的完全或不完全结合，引起 mRNA 的降解或翻译抑制来发挥负性调控作用。在心血管疾病的发生和发展过程中 microRNAs 表达谱具有显著差异，并可能作为一种潜在的生物学标志物来诊断冠心病并判断预后，microRNAs 亦有望成为冠心病的新型治疗靶点 [6]。此外，在这些 ncRNAs 分子中 lncRNAs 占据最大数量并具有广泛而强大的生物学功能，被予以基因组学冉冉升起的新星，是一类长度大于 200 个核苷酸的长链 RNA 分子，具有组织和时空表达特异性，其功能较 microRNAs 分子更为强大，主要从表观遗传学、转录调控及转录后调控等多个层面实现对基因表达的调控 [7]。新近研究亦提示 lncRNAs 在心血管疾病的发生发展中发挥新的关键作用，并在不同细胞分化过程中发挥潜在生物学作用 [8]。

2 ncRNAs 与动脉粥样硬化性心脏病

随着不同疾病间差异 ncRNAs 表达谱的探索及 ncRNAs 生物学功能的研究，必定为疾病潜在病理生理学机制的揭示、新的治疗靶点提供依据，并为疾病的诊断和预后判断提供可靠、特异的生物学标志物。

2.1 microRNAs 与动脉粥样硬化性心脏病

microRNAs 与疾病的发生、发展密切相关并可诊断疾病、判断预后。基因芯片分析显示 miR-1、miR-122、miR-126、miR-133a、miR-133b 和 miR-199a 在冠心病患者外周血中稳定表达，ROC 生存曲线分析表明 miR-1、miR-126、miR-483-5p 在稳定型心绞痛的诊断中具有潜在价值，而 miR-1、miR-126、miR-133a 则标志着不稳定型心绞痛，且 miR-133a 可能作为不稳定型心绞痛的潜在治疗靶点 [9]。miR-208、miR-133a、miR-133、miR-1 被证实在急性心肌梗死（AMI）的诊断、进展和预后中发挥关键作用，其中 miR-1、 miR-133a 和 miR-208a 在心肌梗死后 4 h 内持续升高，并先于 cTnT 在外周血中检测到：miR-133a 则与心肌梗死面积、微血管阻塞相关[10-12]。miR-208a 在 AMI 患者症状出现后 1~4 h 内出现明显升高且在外周血中 100% 高表达，同时特异性的区别于健康人群和非心肌梗死患者，可作为一个潜在的可靠生物学标志物早期诊断 AMI。

动脉粥样硬化与血管壁炎症、脂质沉积、内皮功能紊乱、氧化应激、血小板活化、斑块破裂等均密切相关，microRNAs 分子可参与到这些生物学过程。在动脉粥样硬化发生、发展的病理过程中伴有多个 microRNAs 分子的差异表达。其中，高脂饮食可降低 miR-33 的表达水平，而 miR-33 通过结合 RIP1403’端来降低 IL-1β 和 TNF-α 的表达（RIP140 是 NF-κB 的活化物），因此，动脉粥样硬化组织中由于 miR-33 表达的降低增加了巨噬细胞分泌的 IL-1β 和 TNF-α，促进了炎性反应，抗 miR-33 治疗可降低冠状动脉疾病风险[13]。miR-155 在动脉粥样硬化组织中高表达，且是免疫系统中的重要调控物质并与急性炎性反应密切相关，主要通过促进 NF-κB 的转录和活化 NF-κB 信号通路来发挥促炎功能。miR-126 在内皮细胞中高表达，可通过降低 VCAM-1 的表达来负向调控血管壁的炎性反应[14]。miR-31 和 miR-17 亦可通过调控黏附分子的表达来降低血管壁炎症。血小板活化加速了动脉粥样硬化急性事件的发生，microRNAs 分子亦参与其中。miR-223 在血小板中高度表达，与 P2Y12 受体的 3’端结合，从而抑制 P2Y12 受体基因的表达，减少血小板颗粒的分泌[15]。囊泡相关膜蛋白 8（VAMP8）是一个与血小板功能、分泌和活化显著相关的抗原，miR-96 可作用于 VAMP8mRNA 的 3’端并抑制小板的活化，在动脉粥样硬化性心脏病中发挥有益作用[16]。斑块破裂导致急性心血管事件的发生，miR-133 可降低斑块组织 I 型胶原的生成，且 miR-133a 的高表达与不稳定斑块密切相关[17]。miR-21、miR-29a、miR-19 也与胶原合成、纤维帽生成相关。miR-146a 可上调促炎介质的生成（TNF-α 和 IL-1β），并通过抑制 I-RAK-1 和 TRAF-6 降低人体 MMP-13 的生成发挥促动脉粥样硬化的作用[18]。此外，microRNAs 可参与到细胞增殖、血管新生、血管重塑、脂质代谢等相关方面，影响动脉粥样硬化的病理进程。

2.2 lncRNAs 与动脉粥样硬化性心脏病

通过全基因组关联研究（genome-wide association study，GWAS）发现的 ANRIL 为冠心病相关的最早出现的 lncRNA 分子，位于冠心病易感区域 -9p21 染色体区域，ANRIL 基因携带者较非携带者具有更显著的心肌梗死风险[19]。ANRIL 可导致 ANRIL/PRC 介导的 INK4 位点的基因沉默，促进血管平滑肌细胞（VSMC）增殖和动脉粥样斑块形成[20,21]。此外，ANRIL 存在于外周血单核细胞及动脉粥样硬化斑块中，其转录水平的升高与动脉粥样硬化的严重性直接相关。因此推测，ANRIL 的差异表达或可影响冠心病的发生、发展，ANRIL 或可成为动脉粥样硬化新的诊断标志物。新近的基础研究显示 lincRNA-p21 可发挥调控细胞增殖和凋亡的生物学功能，并在动脉粥样硬化过程中发挥关键作用，apoE-/- 小鼠和冠心病患者均显示 lincRNA-p21 的差异表达，体外功能学研究亦证实了 lincRNA-p21 的生物学功能，可通过抑制细胞增生、促进巨噬细胞凋亡发挥保护血管的作用，因此，lincRNA-p21 或可作为动脉粥样硬化治疗的新靶点[22]。

基因芯片为发现差异表达的 lncRNAs 的主要方式，Liu 等[23]对心肌梗死缺血再灌注损伤心肌进行基因芯片分析，结果显示多个 lncRNA 和 mRNA 的异常表达，并通过 GO 分析和 Pathway 分析显示 lncRNA 和 mRNA 的生物学功能，且多与免疫、代谢、细胞因子活化等生理病理过程相关，并同时引起了多种与心肌缺血再灌注损伤相关的信号通路的显著变化，如信号因子受体信号通路，提示 lncRNAs 在心肌缺血再灌注早期发挥了关键作用。人体 lncRNAs 研究结果显示，lncRNA MIAT（myocardial infarction-associated transcript，MIAT），是心肌梗死的敏感位点并增加患者心肌梗死风险。冠心病是导致心力衰竭的主要病因，而心力衰竭是心血管疾病的终末阶段，其发生率和病死率均较高，因此心力衰竭的早期诊断具有重要意义。心肌梗死后心力衰竭患者的 lncRNAs 表达研究显示心室重塑患者可以 LIPCAR 的表达水平来鉴别，对心肌梗死后患者 LIPCAR 表达水平的研究提示 LIPCAR 的表达水平随着心室重塑逐渐上调，并发展至心力衰竭，LIPCAR 或可作为独立危险因素预测心血管死亡[24]。

3 ncRNAs 调控网络及 ceRNAs

尽管 microRNAs 和 lncRNAs 在心脏和血管病理生理过程中均发挥重要作用，但 ncRNAs 的网络调控机制及其在心血管病理生理过程中的相互作用仍属未知。最新的理论提出 RNA 之间通过 ceRNA（竞争性内源 RNA）进行对话，几乎所有类型的 RNA 分子彼此均能竞争性的结合 microRNA，从而进行大规模的网络调控，lncRNA 亦具有 microRNA 的结合位点，从而调控 microRNA 的生物学功能，干扰 ceRNA 及其调控网络均可导致疾病发生[25]。因此，针对 microRNA、mRNA、lncRNA 三者的相互作用关系进行 ceRNA 分析，将所有类型的 RNA 分子作为一个整体进行研究或可从不同层面阐释疾病进程和疾病的复杂性，为疾病提供潜在的治疗靶点。

4 ncRNAs 在中医药领域中的研究应用

近年来，ncRNAs 在中医药领域中也渐受重视，已有研究报道了 microRNAs 分子作为冠心病血瘀证的生物学标志物及 microRNAs 在冠心病血瘀证中的分子机制，揭示了冠心病血瘀证潜在的物质基础和 microRNAs 分子在血瘀证中发挥的生物学机制，为中医证型的客观化提供了可靠证据[26]。miR-146b-5p、miR-199a-5p、CALR 和 TP53 可作为不稳定型心绞痛血瘀证患者的生物学标志物，miR-353-5p、miR-668、RIPK2 和 STK4 可作为不稳定性心绞痛痰浊证患者的生物学标志物，并从 microRNA 及其靶基因表达层面揭示了“同病异证”和“异病同证”的生物学基础[26]。microRNA 亦可作为药物作用的新靶点，或可从 microRNAs 调控多个靶基因的层面揭示中医药的多靶点治疗和其作用机制，因此有研究针对中医药对 microRNAs 分子的调控作用来探索中医药的疗效。人参皂苷 Rg1 预处理的人脐静脉内皮细胞可显著下调 miR-214 的表达，根据 GO 分析和 Pathway 分析显示 eNOS 为其靶基因，揭示了人参皂苷 Rg1 通过调控 miR-214 的表达来调节 eNOS 的表达发挥促血管生成的作用。通心络胶囊可通过抑制 Akt1 诱导的 microRNA-155 的表达在动脉粥样硬化的防治中发挥抗炎作用。三七皂苷 R1 能显著降低 ApoE-/- 小鼠血脂混合炎性因子，并显著增加斑块组织中 miR-26a、miR-21、miR-126a、miR-133 等的表达；麝香通心滴丸亦可减弱 ApoE-/- 小鼠动脉粥样硬化斑块，并降低了主动脉 miR-21a、miR-132、miR-126a、miR-155 并且增加 miR-20a 的表达。

5 展望

尽管 ncRNAs 在心血管疾病诊断、治疗和预后的研究中取得了巨大进展，但临床中仍需要进一步研究能够降低心血管疾病事件的新的诊断和预后干预的生物学标志物。愈来愈多的证据显示 ncRNAs 可作为早期诊断和判断预后生物学标志物。此外，ncRNAs 影响心血管疾病发生、发展过程，对 ncRNAs 的生物学功能进行深入探索或可为寻找心血管疾病新的治疗靶点提供依据。因此，进一步研究 ncRNAs 心在心血管系统病理生理过程中的特异性表达和作用非常必要。

在中医药领域中 microRNAs 的研究已取得较多成果，其不仅可以作为中医不同证型的生物学标志物，同时还可以作为中药药物干预的新靶点，从分子水平揭示中医药作用机制及中医证型的物质基础，但目前研究仍不够深入亦未从大规模人群中进行验证，因此，microRNAs 作为中医证型生物学标志物的研究仍任重而道远。除此之外，药物对 microRNAs 的药物干预研究虽部分揭示了中药的作用机制但多集中在体外研究和动物实验中，中医药对不同疾病人群干预后 microRNAs 分子的表达亦需进一步探索。中医药对功能更为广泛和强大的 lncRNAs 研究尚未出现，lncRNAs 亦可作为可靠的生物学标志物，并可通过 ceRNA 机制与 microRNAs 结合发挥复杂的网络调控体系，其在心血管领域 lncRNAs 的研究具有更大的价值，若能寻找中医证型特异性表达的 lncRNAs，或许对中医证型客观化和中医药药理作用提供更为切实可靠的物质基础。

参考文献

[1] Alexander RP, Fang G, Rozowsky J, et al. Annotating non-coding regions of the genome[J]. Nat Rev Genet, 2010, 11(8): 559-571.

[2] Mercer TR, Mattick JS. Structure and function of long noncoding RNAs in epigenetic regulation[J]. Nat Struct Mol Biol, 2013, 20(3): 300-307.

[3] Esteller M. Non-coding RNAs including miRNAs and lncRNAs in cardiovascular biology and disease[J]Cells, 2014, 3(3): 883-898.

[4] Small EM, Olson EN. Pervasive roles of microRNAs in cardiovascular biology[J]. Nature, 2011, 469(7330): 336-342.

[5] Fiedler J, Thum T. MicroRNAs in myocardial infarction[J]. Arterioscler Thromb Vasc Biol, 2013, 33(2): 201-205.

[6] Sayed Asm, Xia K, Yang TL, et al. Circulating microRNAs: A potential role in diagnosis and prognosis of acute myocardial Infarction[J]. Dis Markers, 2013, 35(5): 561-566.

[7] Batista PJ, Chang HY. Long noncoding RNAs: Cellular address codes in development and disease[J]. Cell, 2013, 152(6): 1298-1307.

[8] Klattenhoff CA, Scheuermann JC, Surface LE, et al. Braveheart, a long noncoding RNA required for cardiovascular lineage commitment[J]. Cell, 2013, 152(3): 570-583.

[9] D'Alessandra Y, Carena MC, Spazzafumo L, et al. Diagnostic potential of plasmatic MicroRNA signatures in stable and unstable angina[J]. PLoS One, 2013, 8(11): e80345.

[10] Sayed Asm, Xia K, Yang TL, et al. Circulating microRNAs: A potential role in diagnosis and prognosis of acute myocardial Infarction[J]. Dis Markers, 2013, 35(5): 561-566.

[11] Liebetrau C, Mollmann H, Dorr O, et al. Release kinetics of circulating muscle-enriched microRNAs in patients undergoing transcoronary ablation of septal hypertrophy[J]. J Am Coll Cardiol, 2013, 62(11): 992-998.

[12] Eitel I, Adams V, Dieterich P, et al. Relation of circulating MicroRNA-133a concentrations with myocardial damage and clinical prognosis in ST-elevation myocardial infarction[J]. Am Heart J, 2012, 164(5): 706-714.

[13] Ho PC, Chang KC, Chuang YS, et al. Cholesterol regulation of receptor interacting protein 140 via microRNA-33 in inflammatory cytokine production[J]. FASEB J, 2011, 25(5): 1758-1766.

[14] Harris TA, Yamakuchi M, Kondo M, et al. Ets-1 and Ets-2 regulate the expression of microRNA-126 in endothelial cells[J]. Arterioscler Thromb Vasc Biol, 2010, 30(10): 1990-1997.

[15] Stakos DA, Gatsiou A, Stamatelopoulos K, et al. Platelet microRNAs: From platelet biology to possible disease biomarkers and therapeutic targets[J]. Platelets, 2013, 24(8): 579-589.

[16] Kondkar AA, Bray MS, Leal SM, et al. VAMP8/endobrevin is overexpressed in hyperreactive human platelets: suggested role for platelet microRNA[J]. J Thromb Haemost, 2010, 8(2): 369-378.

[17] Castoldi G, Di Gioia CR, Bombardi C, et al. MiR-133a regulates collagen 1A1: potential role of miR-133a in myocardial fibrosis in angiotensin II dependent hypertension[J]. J Cell Physiol, 2012, 227(2): 850-856.

[18] Yamasaki K, Nakasa T, Miyaki S, et al. Expression of microRNA-146a in osteoarthritis cartilage[J]. Arthritis Rheum, 2009, 60(4): 1035-1041.

[19] Pasmant E, Sabbagh A, Vidaud M, et al. ANRIL, a long, noncoding RNA, is an unexpected major hotspot in GWAS[J]. FASEB J, 2011, 25(2): 444-448.

[20] Motterle A, Pu X, Wood H, et al. Functional analyses of coronary artery disease associated variation on chromosome 9p21 in vascular smooth muscle cells[J]. Hum Mol Genet, 2012, 21(18): 4021-4029.

[21] Congrains A, Kamide K, Oguro R, et al. Genetic variants at the 9p21 locus contribute to atherosclerosis through modulation of ANRIL and CDKN2A/B[J]. Atherosclerosis, 2012, 220(2): 449-455.

[22] Wu G, Cai J, Han Y, et al. LincRNA-p21 regulates neointima forma-tion, vascular smooth muscle cell proliferation, apoptosis and atherosclerosis by enhancing p53 activity[J]. Circulation, 2014, 130(17): 1452-1465.

[23] Liu Y, Li G, Lu H, et al. Expression profiling and ontology analysis of long noncoding RNAs in post-ischemic heart and their implied roles in ischemia / reperfusion injury[J]. Gene, 2014, 543(1): 15-21.

[24] Kumarswamy R, Bauters C, Volkmann I, et al. Circulating long noncoding RNA, LIPCAR, predicts survival in patients with heart failure[J]. Circ Res, 2014, 114(10): 1569-1575.

[25] Salmena L, Poliseno L, Tay Y, et al. A ceRNA hypothesis: the Rosetta stone of a hidden RNA language? [J]. Cell, 2011, 146(3): 353-358.

[26] 王阶, 虞桂. MicroRNA与冠心病中医证候研究[J]. 中国中西医结合杂志, 2012, 32(11): 1562-1565.

原载：白瑞娜，史大卓，李立志，陈可冀．非编码 RNA 在动脉粥样硬化性心脏病中的研究进展 [J]. 医学研究杂志，2015, 44(9): 159-161.

心力衰竭防治领域的进展与思考

刘 玥 马晓昌 陈可冀

心力衰竭不仅是所有心脏病患者自然病程的归宿，且已成为影响人类寿命的重大的全球性公共健康问题。现已证实并被共识，个体寿命与及时预防和治疗中老年慢性疾病有着极其重要的联系 [1]。2014 年 8 月和 12 月分别最新发布的中国与美国心血管病报告统计数据显示，目前中国约有 450 万心力衰竭患者，而在美国为 570 万，且预计到 2030 年，这个数字将会高达 800 万 [2-3]。随着人口老龄化的不断进展，心力衰竭发生人数还在逐年上升。在发达国家和 65 岁及以上的住院患者中，心力衰竭也是最常见的临床诊断。尽管近年来治疗领域已经取得了一些进展，但是心力衰竭的预后比大多数癌症都要差，因此不断寻求新的治疗心力衰竭的药物与方法成为全球心血管病专家关注的焦点与热点。

国际著名心脏病学专家 Braunwald 教授应邀于 2014 年 4 月 24 日在英国伦敦举行的主题为《At the Limits：Cardiology，Diabetes，Nephrology 2014》的学术研讨会上，以《The war against heart failure：the Lancet lecture》为题发表了主题学术演讲，深获好评。2014 年 11 月 *Lancet* 全文发表了上述演讲内容 [4]，*Nat Rev Cardiol* 也发表了题为《10 Years of progress in HF research—what have we learned？》的述评 [5]。本文主要结合以上两篇文章对近年来心力衰竭研究的新进展做些介绍及提出相关思考。

1 心力衰竭研究进展

1.1 器械治疗

①植入型心室再同步化治疗（cardiac resynchronization therapy，CRT）：过去 20 年里，心血管介入治疗领域最为巨大的进展之一就是心脏再同步化治疗（CRT）被应用于射血分数减少心力衰竭（HFrEF）患者的治疗。大量临床研究表明，接受 CRT 治疗能明显改善 NYHA（纽约心功能分级）Ⅲ～Ⅳ级 HFrEF 患者预后，能够改善顽固性心力衰竭患者的症状、提高运动耐量、引起左心室重构逆转，从而降低心力衰竭再入院率及心血管死亡。现行心力衰竭治疗指南推荐所有 QRS 延长（＞150 ms）的 HFrEF 患者均接受 CRT 治疗。②左心室辅助装置（left ventricular assistance devices，LVADs）：人工心脏技术的出现能对衰竭心脏的泵血功能进行有效的补偿，目前已成为治疗终末期心力衰竭的重要手段之一。但随着终末期心力衰竭患者的不断增多、供体的有限，作为辅助型人工心脏中最常见一种的 LVADs，正成为这些患者的一项治疗选择。LVADs 作为一种替代治疗，现在已经越来越多地用于重度心力衰竭患者，在部分选定的患者中，LVADs 不但可使心肌功能恢复，并且可移除这个装置。对于那些不适合心脏移植的患者选择外科植入 LVADs 未来可能会成为普遍选择。但值得注意的是，其高昂的医疗费用及出血、栓塞和感染等严重并发症目前仍限制了 LVADs 的广泛使用。

1.2 药物治疗

相对于器械治疗，心力衰竭的药物治疗发展较慢，既往一直采用 β 受体阻滞剂和肾素 - 血管紧张素系统（RAS）阻断剂为核心的神经激素抑制疗法。近年来，仅醛固酮受体拮抗剂地位有所提升。备受瞩目的 PARADIGM-HF 试验于 2014 年 8 月 30 日在 2014 年欧洲心脏病协会年会（ESC）上公布，该研究中的药物为复方制剂 LCZ696[血管紧张素受体拮抗剂（ARB）联合脑啡肽酶抑制剂]，研究结果表明，和传统的血管紧张素转化酶抑制剂（ACEI）类药物依那普利相比，使用 LCZ696 的慢性心力衰竭患者因心力衰竭而住院的次数减少且其因心血管病死率也有明显下降，具有优越的临床疗效和相对的安全性，LCZ696 有望替代 ACEI 成为射血分数降低心力衰竭（HFrEF）患者的标准治疗用药。

心力衰竭的发生亦与心肌细胞内钙循环的异常有着非常密切的关系。研究者正在努力通过增加肌球蛋白对 Ca^{2+} 的敏感度来治疗心力衰竭。在此领域目前正在研发的新型药物名为 omecamtiv mecarbil，是一种心肌肌球蛋白激动剂，在英国进行的一项随机双盲临床研究显示其能特异性增加心肌收缩力、延长心肌收缩时间，增加心脏搏出量和心排出量。进一步的临床试验正在进行中。

1.3 基因治疗（gene therapy）

随着分子生物学、转基因技术及载体技术的不断发展，基因治疗已逐渐成为治疗心力衰竭新的突破点。SERCA2a 是肌质网 Ca^{2+}-ATP 酶的一个亚型（2a），SERCA2a 活性下降是心脏收缩不良、心肌细胞扩大导致心力衰竭的主要原因之一。因此通过转基因上调 SERCA2a 受体数量或提高其活性成为治疗慢性心力衰竭的一项策略，SERCA2a 基因转导治疗的 1 期临床研究显示出其具有良好的安全性，以 CUPID 命名的 2 期临床研究纳入 39 名心力衰竭患者，接受冠脉内注射 SERCA2a1 型腺相关病毒或安慰剂，结果表明基因转染或能改善相关终点并能减少心血管事件，且随访 3 年该转基因的表达及临床改善得以持续，并表现出较好的安全性及耐受性，目前在 10 个国家进行的纳入 200 名心力衰竭患者的 CUPID2b 研究也接近完成。

1.4 微小 RNAs

微小 RNAs（miRNAs）是在真核生物中发现的一类内源性的具有调控功能的非编码 RNA，已发现多种 miRNAs 与心力衰竭的发生密切相关。这些异常表达的 miRNAs 活动可以被一种新型药物阻断，即 miRNAs 拮抗剂，部分药物已在心力衰竭动物模型被证实可以改善心脏功能。有研究发现并确定了 miR-25 的小片段 RNA 能够阻断 SERCA2a 基因，而注入能够抑制 miR-25 表达的小分子可显著终止小鼠心力衰竭进展，还能提高小鼠的心脏功能和生存时间。同时发现 miR4235p，miRNAs-34、miRNAs-192 及 miRNAs-194 等有望成为心力衰竭有意义的生物学标志物。

1.5 干细胞治疗（stem cell therapy）

干细胞能够被用来对抗由端粒降解导致的心脏细胞衰老过程。端粒是位于染色体末端的“帽子”结构，可以促进细胞复制，当端粒破裂时，就会产生衰老和疾病。通过基因修饰方法，增加活体干细胞的端粒长度和活性，能够增加心脏干细胞增殖，这些都是对抗心力衰竭的有效手段。在 Rostock I 期临床试验中，32 例心肌梗死后伴有缺血性心力衰竭患者，血运重建时于心肌内注射 $CD133^+$ 骨髓源性单核细胞，随访 6 个月治疗组左心室射血分数提高 5.8%，5 年随访内无不良心血管事件发生[6]。一项双盲研究对再灌注心肌梗死患者经静脉注射异体间充质干细胞，随访 6 个月发现间充质干细胞组左心室射血分数提高更明显（7.3% vs3.4%）[7]。多项干细胞治疗心力衰竭的临床试验正在进行中，自体骨髓单核细胞或自体骨髓间充质干细胞（可以做成冷冻的现成产品）为临床前和早期心力衰竭临床试验带来了一线希望[8]。

Braunwald 教授指出，战胜心力衰竭首要的是预防心力衰竭，积极预防心脏疾病的进展。近年来在缺血性心脏疾病的一级和二级预防、积极治疗高血压和心力衰竭前期方面，已经取得了一些进展。然而，心力衰竭的预防还需要个人、机构、组织、政府的配合，还需要大型的教育项目以及个人生活方式的改变。其次需要改善心力衰竭的治疗，为了达到最佳结果，以上新方法的联合应用有可能是必要的，并提出了心力衰竭个体化治疗的重要性。

2 思考与展望

心力衰竭的治疗近年来取得了长足的进步，随着新药、新器械及正在发展的干细胞和基因治疗的出现，为未来战胜心力衰竭带来了一线希望，射血分数降低的心力衰竭患者的预后正在改善，个体寿命得到延长。但是，急性心力衰竭和射血分数保留的心力衰竭治疗依旧未取得突破。未来，将基于基因组信息、蛋白质组学以及代谢组学等多学科创新研究成果综合考虑制定诊疗方案的个体化心力衰竭治疗必将成为研究焦点，如 2014 年发表在 *JACC* 上的一项临床研究显示，一种由肠道菌群产生的代谢物在心力衰竭患者中空腹血浆水平明显高于无心力衰竭的受试者，同时发现，由肠道菌群分解食物中的肉毒碱和其他营养物质产生代谢物 - 三甲胺 -N- 氧化物（TMAO），随其基线浓度的升高，心力衰竭患者的 5 年病死率明显升高，此研究首次揭示了 TMAO 水平升高与心力衰竭患者的不良预后的联系 [9]。另一方面，容量负荷过重是心力衰竭患者反复住院的主要原因，钠潴留是其核心的病理生理环节。血液超滤是治疗液体潴留的“金标准”，现有证据表明血液超滤治疗能改善心力衰竭转归，降低再住院率 [10]。

中医药对治疗心力衰竭积累了丰富的经验，根据传统中医辨证论治原则应用某些中医方药与西药联用有协同增效、减轻不良反应等作用，具有较好的临床疗效。近 30 年来，国内外研究者采用现代科学方法研究能够改善心功能的中药方剂，探索阐明其具体药理机制，取得了一定进展 [11-13]。中药现代化的一条必由之路就是采用现代科学方法评价其疗效，让中医和西医、中国人和外国人都能认可和信服。这样做不是苛求，而是科学 [14]。目前应用现代科学研究方法评价中西医结合防治心力衰竭的临床有效性及安全性成为研究热点，在临床研究及基础研究领域都出现了一些高质量的研究成果，有些中药研究结果已被写入 2014 年中华医学会心血管病专业委员会发布的《中国心力衰竭诊断与治疗指南 2014》之中，明确心力衰竭中医证候特征是进一步规范中医诊疗，开展循证研究及临床推广应用的前提条件 [15,16]。目前心力衰竭中医证候特征初步研究已经取得共识，2014 年制定的《慢性心力衰竭中医诊疗专家共识》将心力衰竭中医证型概括为气虚血瘀、气阴两虚血瘀、阳气亏虚血瘀 3 种基本证型，均可兼见痰、饮等，对指导心力衰竭临床治疗起到一定作用 [17]。作为中国独有的医学体系，相信未来随着中西医结合心力衰竭研究成果的不断涌现及其在临床的广泛应用，必将为具有中国特色的心力衰竭防治体系的形成、降低心脑血管疾病的发生率、病死率及延长人类寿命做出贡献。

参考文献

[1] 陈可冀. 人类寿命与慢性病中医药防治策略思考[J]. 中国中西医结合杂志, 2014, 34(8): 901-902.

[2] 卫生部心血管病防治研究中心. 中国心血管病报告2013[M]. 北京: 中国大百科全书出版社, 2014.

[3] Mozaffarian D, Benjamin EJ, Go AS, et al. Heart disease and stroke statistics—2015 update: A report from the American Heart Association[J]. Circulation, 2015, 131: e2-e294.

[4] Braunwald E. The war against heart failure: the Lancet lecture[J]. Lancet, 2015, 385(9970): 812-824.

[5] Krum H. Heart failure: 10 Years of progress in HF research–what have we learned? [J]. Nat Rev Cardiol, 2014, 11(11): 631-633.

[6] Stamm C, Kleine HD, Choi YH, et al. Intramyocardial delivery of CD133+bone marrow cells and coronary artery bypass grafting for chronic ischemic heart disease: safety and efficacy studies[J]. J Thorac Cardiovasc Surg, 2007, 133: 717-725.

[7] Hare JM, Traverse JH, Henry TD, et al. A randomized, double-blind, placebo-controlled, dose-escalation study of intravenous adult human mesenchymal stem cells(prochymal)after acute myocardial infarction[J]. J Am Coll Cardiol, 2009, 54: 2277-2286.

[8] 尤宏钊, 张健. 干细胞治疗心肌梗死和缺血性心力衰竭的临床应用进展[J]. 中国循环杂志, 2014, 29(6): 476-478.

[9] 冯新庆. 超滤在心力衰竭治疗中的价值和展望[J]. 心血管病学进展, 2014, 35(1): 5-8.

[10] 陈可冀, 董泉珍. 传统医药治疗心力衰竭的研究评述[J]. 天津中医, 1985, 2(5): 31-36.

[11] 陈可冀, 付长庚. 黄芪在心血管疾病中的临床应用[J]. 中国循证心血管医学杂志, 2014, 6(5): 509-511.

[12] 董妍, 马晓昌, 高铸烨. 中医药干预利尿剂抵抗心力衰竭病人的系统评价[J]. 中西医结合心脑血管病杂志, 2014, 12(2): 155-157.

[13] 黄峻. 慢性心力衰竭的现状和中药治疗前景[J]. 中西医结合心脑血管病杂志, 2015, 13(1): 1-2.

[14] Li X, Zhang J, Huang J, et al. A multicenter, randomized, double-blind, parallel-group, placebo-controlled study of the effects of qili qiangxin capsules in patients with chronic heart failure[J]. J Am Coll Cardiol, 2013, 62(12): 1065-1072.

[15] Guo N, Yang D, Wang X, et al. Metabonomic study of chronic heart failure and effects of Chinese herbal decoction in rats[J]. J Chromatogr A, 2014, 1362: 89-101.

[16] 中国中西医结合学会心血管疾病专业委员会. 慢性心力衰竭中医诊疗专家共识[J]. 中医杂志, 2014, 55(14): 1258-1260.

原载：刘玥，马晓昌，陈可冀. 心力衰竭防治领域的进展与思考 [J]. 医学研究杂志，2015, 44(8): 6-8.

树突状细胞与动脉粥样硬化

白瑞娜　陈可冀　丛伟红

动脉粥样硬化（atherosclerosis，AS）是一种大 - 中型动脉的慢性炎症性疾病，其主要并发症是血栓形成导致的多种心脑血管急慢性病症。传统观点多认为 AS 是由于动脉管壁脂质沉积引起，但越来越多的证据表明免疫系统在 AS 斑块形成过程中发挥关键作用[1]。AS 斑块组织中有大量免疫细胞浸润，并通过分泌炎性细胞因子、趋化因子影响斑块稳定性，因此，免疫系统决定性的影响了斑块破裂并最终导致临床症状出现[2-4]。其中，树突状细胞（dendritic cells，DCs）在 AS 中的作用日益受到关注，其通过激发 T 细胞免疫应答影响 AS 斑块进展[5]。

1 DCs：分化及功能

DCs 早在 1973 年由 Steinman 和 Cohn 发现，其作为人体内功能最强大的抗原递呈细胞（APC），激活 T 淋巴细胞的能力是巨噬细胞或 B 淋巴细胞等 APC 的数百至数千倍，在适应性免疫应答中发挥关键作用，同时也是连接固有免疫应答和适应性免疫应答的桥梁[6]。树突状细胞的分化可分为 3 个阶段：前体细胞、不成熟 DCs 和成熟 DCs。前体细胞在外周血中运行并到达靶组织分化为不成熟 DCs，具有极强的抗原摄取、加工和处理能力，但其表达抗原递呈分子（MHC II）和共刺激分子水平较低，因此不能递呈抗原和激发 T 细胞免疫应答；不成熟 DCs 向淋巴组织比如脾、淋巴结等部位迁移或受到外界物质刺激，可进一步分化为成熟 DCs，其细胞表面黏附因子（CD11a、CD50、CD54 和 CD58）、共刺激分子（CD40、CD80、CD86 和 CD83）和抗原递呈分子（MHCI、MHCII 和 CD1）的表达较不成熟 DCs 明显增高，因此具有较强的抗原递呈和激发 T 细胞免疫应答的能力；初始 T 淋巴细胞可通过与 DCs 和炎性因子（比如 DCs 分泌的 IL-12p70）直接接触分化为 Th1 细胞。此外，DCs 表面共刺激分子如 CD80 和 CD86 对 T 细胞免疫应答也具有重要作用，敲除共刺激分子则初始 T 淋巴细胞不能被激活[7]。因此，成熟 DCs 对 T 细胞免疫应答具有重要作用。

2 动脉管壁中的 DCs

正常动脉管壁中可发现少量 DCs 存在，其在易形成动脉粥样硬化组织中具有较高数量表达，比如主动脉弓弯曲和分叉处。此区域较高的血流剪切力可能是导致 DCs 聚集的一个主要因素。体内 DCs 是一类多相性细胞，主要可分为 4 种类型：常规树突状细胞（cDCs）、类浆细胞样树突状细胞（pDCs）、单核细胞源性 DC 和朗格汉斯细胞，其中单核细胞源性 DCs 是动脉粥样硬化损伤区域 DCs 的主要来源[8,9]。体外实验也显示单核细胞在 LPS、ox-LDL、AGE 等刺激下可分化为成熟 DCs。与常规 DCs 一样，单核细胞源性 DCs 可表达 CD11c、MHCII 等共刺激分子和抗原递呈分子，促进炎性因子分泌并具备抗原递呈功能。

3 动脉粥样硬化组织中的 DCs

正常管壁中仅有少量 DCs 表达，但在 AS 损伤中 DCs 大量聚集并诱导为成熟 DCs。与初始动脉粥样硬化损伤相比，动脉粥样硬化进展期斑块组织约有 70% DCs 呈现出成熟表型（$CD83^+$，DC-$LAMP^+$），可激发机体免疫应答并维持斑块组织的持续炎症状态；AS 中 $CD11c^+$DC 的数量在内膜和外膜中均明显增加，易损斑块肩部尤为显著，提示 DCs 在 AS 病理进展中发挥关键作用[10-11]。DCs 主要通过巨噬细胞活化和 Th1 免疫应答促进早期 AS 进展及炎症反应；进展期动脉粥样硬化斑块中 DCs 的聚集加剧了斑块的不稳定和内皮损伤程度[12]。人体研究亦显示具有急性缺血症状的冠心病患者斑块组织中 DCs 显著增加，但患者血液中 DCs 或 DC 前体细胞数量明显下降，这也许可解释斑块组织中 DCs 的聚集[13]；在不稳定性心绞痛患者 AS 斑块组织中以成熟 DCs 为主，并观察到 DCs 和 T 细胞聚集成簇，提示 DCs 在斑块局部或可激发 T 淋巴细胞免疫应答，促进炎症因子分泌。因此，深入研究 AS 中 DCs 的功能或可为动脉粥样硬化的治疗提供新的靶点。

3.1 DCs 参与脂质摄取和泡沫细胞的形成

动脉管壁的脂质沉积在 AS 病理进程中起关键作用，不仅可诱导免疫细胞向斑块局部组织聚集，并且具有吞噬功能的细胞可吞噬氧化修饰的低密度脂蛋白（ox-LDL）形成泡沫细胞，诱导机体的持续炎症状态。传统观点认为泡沫细胞主要由巨噬细胞吞噬脂质形成，但近期研究显示，DCs 同样可促进泡沫细胞的形成，加剧 AS 相关疾病的病理进展[14]；同时 ox-LDL 还可促进巨噬细胞向 DCs 分化[15]，虽然 DCs 在这种复杂斑块环境中的具体作用仍不明确，但现有研究均表明 DCs 来源的泡沫细胞，或在 AS 初始病理阶段发挥关键作用。

3.2 AS 组织中 DCs 的抗原递呈功能

DCs 作为专职抗原递呈细胞，其成熟表型在不需任何外来刺激分子的条件下即可启动机体免疫应答反应。体内实验表明进展期 AS 斑块组织中聚集了大量成熟 DCs，可摄取特异性抗原，在局部 AS 斑块组织中被激活并参与抗原递呈从而促进 Th1 细胞介导的免疫应答反应[14]。AS 斑块组织中 DCs 可诱导 T 细胞活化和增殖，促进炎症和免疫应答反应加剧斑块的不稳定性。ox-LDL 作为参与 AS 病理进展的重要物质可诱导 DCs 成熟，使其表面共刺激因子的表达、T 细胞的增殖能力均明显增强[16]。此外，调节型 T 细胞（Treg）在 AS 病理进程中具有保护性作用，而共刺激分子 CD80/CD86 敲除可出现严重的 Treg 缺陷，为成熟 DCs 诱导斑块局部免疫炎症反应并促进 AS 的病理进展提供了另一重要证据。

3.3 AS 组织中 DCs 相关细胞因子

成熟 DCs 除表达共刺激因子、具备抗原递呈功能外，还可促进炎症细胞因子和趋化因子的分泌。外界刺激物通过 TLR 激活 DCs，诱导产生多种促炎细胞因子，包括 TNF-α，IL-6 和 IL-12。整体动物实验显示 ApoE-/- 小鼠进行 IL-12p40-/- 则 AS 损伤面积更小，反之，注射 IL-12 则可加剧 AS 损伤；IL-12 还可通过诱导 Th1 细胞的极化和 T 细胞聚集影响动脉粥样硬化的损伤。AS 斑块组织中 DCs 分泌的一系列趋化因子影响免疫细胞向损伤组织的聚集，其中 CCL17 和 CCL12 可通过 CCR4 受体来诱导 T 细胞聚集，并激发 DCs 与 T 细胞的相互作用，增强斑块局部免疫炎症反应。因此，抑制 DCs 的免疫成熟可减少细胞因子、趋化因子的分泌，从而有效阻断后续 T 淋巴细胞免疫应答。

3.4 DCs 诱导的免疫耐受

DCs 介导双向免疫调节，成熟 DCs 可递呈抗原、激活 T 淋巴细胞，诱导免疫应答；不成熟 DCs 可通过沉默 T 细胞来介导免疫耐受负向调节免疫应答，发挥血管保护作用。在 AS 斑块组织中存在多种炎症细胞因子、ox-LDL 等物质可诱导不成熟 DCs 向成熟 DCs 分化，以激活局部组织免疫应答，促进动脉粥样硬化病理进程[17]。因此，诱导 AS 特异性抗原的免疫耐受（即抑制 DCs 免疫成熟）是抗 AS 治疗的一个潜在治疗靶点。

3.5 DC 的胞葬作用

吞噬细胞识别和清除凋亡细胞的过程被称为胞葬作用（efferocytosis）。存在于 AS 早期损伤部位的不成熟 DCs 具有胞葬作用，通过摄取抗原或脂质分化为成熟 DCs 以活化抗原特异性 T 细胞激活机体免疫应答[18]。AS 组织中不成熟 DCs 的胞葬作用影响了斑块进展，抑制局部炎症反应及 DCs 成熟。不成熟 DCs 介导的胞葬作用吞噬凋亡细胞可阻断细胞坏死及其作为主要促炎信号所诱导的一系列炎症反应，延缓 AS 的病理进展及脂质核心形成[19]。不成熟 DCs 还可吞噬坏死泡沫细胞，促使氧化脂质迁移并抑制炎症反应，但成熟 DCs 则失去了胞葬功能，不能阻断斑块局部的炎症反应。因此，AS 损伤局部成熟 DCs 的积聚导致的胞葬作用缺陷是加速局部炎症反应并出现局灶性坏死的一个潜在危险因素。

4 药物对 DCs 免疫成熟的影响及其抗动脉粥样硬化的作用

树突状细胞作为抗 AS 治疗的一个潜在靶点，引起了诸多研究者的关注。他汀类、PPAR γ 受体激动剂等具有抗动脉粥样硬化作用的药物均可抑制 DCs 的免疫成熟，但是长时间使用可导致转氨酶升高、新发糖尿病、骨质疏松等不良反应，因此，诸多研究者着眼于天然药物，探索天然药物的药理学机制，以期寻找更为安全的抗动脉粥样硬化药物。多种具有抗炎、抗氧化作用的中药及单体的研究均显示可通过激活 PPAR γ 受体抑制 DCs 的免疫成熟，为 AS 相关疾病的临床治疗提供了可使用的备选药物[20-22]。

5 展望

血脂、血糖、血压等危险因素均会导致内皮功能紊乱，增加内皮细胞的通透性和黏附因子的表达，从而使脂质和免疫细胞在动脉管壁聚集，加速了动脉粥样硬化的病理进程。现代医学的研究结果认为动脉粥样硬化是一种免疫炎症性疾病，慢性血脂水平的增高和其他心血管危险因素共同诱导机体的炎症状态，其中免疫系统建立了持续的促炎反应并加速斑块进展。LDL、ox-LDL、Hsp60 等均可作为抗原参与 AS 的起始阶段，斑块组织中主要的抗原递呈细胞——DCs 可参与 AS 的病理进程。在正常动脉管壁中存在 $CD11c^+$DCs，并主要分布在易形成 AS 的区域如动脉弯曲和分叉处。DCs 连接先天性和适应性免疫应答，成熟 DCs 通过表达共刺激分子、抗原递呈分子激活 T 淋巴细胞免疫应答，摄取氧化修饰的 LDL 形成泡沫细胞加速初始 AS 损伤的形成。体内研究也进一步支持了 DCs 发挥促 AS 作用。因此，尽管 DCs 在体内尤其是复杂 AS 斑块组织中的功能尚未完全阐明，但抑制 DCs 免疫成熟对于 AS 的治疗仍具有重要意义。

目前冠心病的二级预防已充分考虑到 LDL 和炎性因子等主要的危险因素，但仍然不能取得最大的临床获益，因此，针对 DCs 进行相应的研究尤其是近些年来兴起的 DCs 免疫治疗，或可作为心血管疾病治疗和预防的一个新的补充疗法。研究显示注射免疫抑制因子 IL-10 处理的负载 apoB100 的 DCs 疫苗可使高胆固醇血症小鼠的动脉粥样硬化斑块负荷降低 70%、减轻炎性反应并减少损伤局部 $CD4^+$T 细胞的聚集[23]。一项类似的研究也显示反复注射 ox-LDL 疫苗的 DCs 可减少 LDLR-/- 小鼠颈动脉损伤面积达 87%，并伴随斑块稳定性的增加[24]。但 DCs 免疫疗法与临床应用之间尚存在巨大的鸿沟，配体和受体的免疫属性尤其重要，只有人白细胞抗原匹配的免疫耐受 DCs 才可能发挥保护动脉粥样硬化的目的。

尽管 CD83 可以作为 DCs 成熟的一个主要标志物，但 DCs 仍没有特异性的标志物。因此，基础研究有必要明确其特异性标志物和功能，为进一步指导临床药物的开发和疾病的治疗奠定基础。由于 AS 斑块组织中多种免疫细胞的浸润，不同免疫细胞之间可能存在复杂的相互作用，对其功能及细胞间相互作用进行揭示，有助于制定更安全有效的治疗策略，为临床冠心病等血管性疾病的治疗提供新的证据和思路。

有诸多天然药物具有抗炎、抗氧化等作用，也许可通过影响 DCs 免疫成熟来发挥抗动脉粥样硬化作用，或可为临床动脉粥样硬化相关疾病的治疗提供新的药理学证据支持。随着 AS 病理机制的进一步阐释和研究，对冠心病等血管性疾病的治疗也会相应产生新的治疗手段和方法，并有助于进一步降低心血管疾病的发生率和病死率。

参考文献

[1] Fernández-Velasco M, González-Ramos S, Boscá L. Involvement of monocytes/macrophages as key factors in the development and progression of cardiovascular diseases[J]. Biochem J, 2014, 458(2): 187-193.

[2] Frostegård J. Immunity, atherosclerosis and cardiovascular disease[J]. BMC Medicine, 2013, 11(1): 117-130.
[3] Legein B, Temmerman L, Biessen EAL, et al. Inflammation and immune system interactions in atherosclerosis[J]. Cell Mol Life Sci, 2013, 70(20): 3847-3869.
[4] Iwata H, Manabe I, Nagai R. Lineage of bone marrow-derived cells in atherosclerosis[J]. Circ Res, 2013, 112(12): 1634-1647.
[5] Manthey HD, Zernecke A. Dendritic cells in atherosclerosis: functions in immune regulation and beyond[J]. Thromb Haemose, 2011, 106(5): 772-778.
[6] Koltsova EK, Ley K. How dendritic cells shape atherosclerosis[J]. Trends Immunol, 2011, 32(11): 540-547.
[7] Takeda M, Yamashita T, Sasaki N, et al. Dendritic cells in atherogenesis: possible novel targets for prevention of atherosclerosis[J]. J Atheroscler Thromb, 2012, 19(11): 953-961.
[8] Belz GT, Nutt SL. Transcriptional programming of the dendritic cell network[J]. Nat Rev Immunol, 2012, 12(2): 101-113.
[9] Choi J H, Cheong C, Dandamudi DB, et al. Flt3 signaling-dependent dendritic cells protect against atherosclerosis[J]. Immunity, 2011, 35(5): 819-831.
[10] Weber C, Meiler S, Doring Y, et al. CCL17-expressing dendritic cells drive atherosclerosis by restraining regulatory T cell homeostasis in mice[J]. J Clin Invest, 2011, 121(17): 2898-2910.
[11] Liu P, Yen-Rei AY, Spencer JA, et al. CX3CR1 deficiency impairs dendritic cell accumulation in arterial intima and reduces atherosclerotic burden[J]. Arterioscler Thromb Vasc Biol, 2008, 28(2): 243-250.
[12] Ketelhuth DFJ, Hansson GK. Cellular immunity, low-density lipoprotein and atherosclerosis: break of tolerance in the artery wall[J]. Thromb Haemost, 2011, 106(5): 779-786.
[13] Van Vré EA, Van Brussel I, de Beeck KO, et al. Changes in blood dendritic cell counts in relation to type of coronary artery disease and brachial endothelial cell function[J]. Coron Artery Dis, 2010, 21(2): 87-96.
[14] Paulson K E, Zhu S N, Chen M, et al. Resident intimal dendritic cells accumulate lipid and contribute to the initiation of atherosclerosis[J]. Circ Res, 2010, 106(2): 383-390.
[15] Butcher MJ, Galkina EV. Phenotypic and functional heterogeneity of macrophages and dendritic cell subsets in the healthy and atherosclerosis-prone aorta[J]. Front physiol, 2012, 3: 44.
[16] Sun J, Hartvigsen K, Chou MY, et al. Deficiency of antigen-presenting cell invariant chain reduces atherosclerosis in mice[J]. Circulation, 2010, 122(8): 808-820.
[17] Niessner A, Weyand CM. Dendritic cells in atherosclerotic disease[J]. Clin Immunol, 2010, 134(1): 25-32.
[18] Subramanian M, Tabas I. Dendritic cells in atherosclerosis[J]. Semin Immunopathol, 2014, 36(1): 93-102.
[19] Tabas I. Macrophage death and defective inflammation resolution in atherosclerosis[J]. Nat Rev Immunol, 2010, 10(1): 36-46.
[20] 刘红樱, 葛均波, 马晓娟, 等. 人参皂苷Rb1对氧化型低密度脂蛋白诱导的人单核细胞源树突状细胞免疫成熟的影响[J]. 中国中西医结合杂志, 2011, 31(3): 350-354.
[21] Liu H, Wang S, Sun A, et al. Danhong inhibits oxidized low-density lipoprotein-induced immune maturation of dentritic cells via a peroxisome proliferator activated receptor γ-mediated pathway[J]. J Pharmacol Sci, 2012, 119(1): 1-9.
[22] Zhao J, Zhu H, Wang S, et al. Naoxintong protects against atherosclerosis through lipid-lowering and inhibiting maturation of dendritic cells in LDL receptor knockout mice fed a high-fat diet[J]. Curr Pharm Des, 2013, 19(33): 5891-5896.
[23] Hermansson A, Johansson DK, Ketelhuth DF, et al. Immunotherapy with tolerogenic apolipoprotein B-100-loaded dendritic cells attenuates atherosclerosis in hypercholesterolemic mice clinical perspective[J]. Circulation, 2011, 123(10): 1083-1091.
[24] Habets KL, van Puijvelde GH, van Duivenvoorde LM, et al. Vaccination using oxidized low-density lipoprotein-pulsed dendritic cells reduces atherosclerosis in LDL receptor-deficient mice[J]. Cardiovasc Res, 2010, 85(3): 622-630.

原载：白瑞娜，陈可冀，丛伟红．树突状细胞与动脉粥样硬化[J]. 医学研究杂志，2015, 44(1): 13-16.

关于 JNC8 高血压指南的评述

邹春晓　张京春　陈可冀

2013 年 12 月 18 日，美国预防、检测、评估和治疗高血压委员会（Joint National Committee，JNC）专家组编写的《2014 成人高血压管理指南》（JNC8）在《美国医学会杂志》（JAMA）在线发布[1]。新指南距离上一版高血压指南（JNC7）已有 10 年之久。早在 2003 年，笔者曾在本刊就 JNC7 高血压指南做过相关的解读[2]。不同于以往 JNC，此次指南均选择用随机对照试验（RCT）所得的临床证据，回答 3 个经专家组判定具有最高优先级别的问题：即有关何时开始降压治疗，降压目标值的界定以及高血压治疗起始用药。JNC8 对 1966 — 2009 年已发表的所有临床试验进行系统回顾，将符合标准的 RCT 研究作为确定诊疗推荐的唯一依据。所纳入的 RCT 结局指标均包括重要终点事件，以此确保 9 项推荐均基于循证证据。JNC8 简化了高血压的诊治流程，更加强调血压管理的有效性和个体化，旨在有效提高高血压的控制率，以最终降低高血压心脑血管风险为主要目标。现就该指南的新亮点及相关思考作一概述。

1 何时启动降压治疗

JNC8 专家工作组不再定义高血压或高血压前期，转而明确起始治疗的血压水平阈值。不同于 JNC7 和 2013 欧洲高血压指南[3]，JNC8 推荐在≥60 岁的一般人群中，收缩压（SBP）≥150 mmHg 或舒张压（DBP）≥90 mmHg 时起始药物治疗，以改善患者的预后。若药物治疗已经将血压控制至＜140 mmHg，且具有良好的耐受性，无影响健康或患者生活质量的不良反应，则无需再做药物调整。＜60 岁的一般人群中，在 SBP≥150 mmHg 或 DBP≥90 mmHg 时起始药物治疗，≥18 岁并伴有慢性肾病（CKD）或糖尿病的患者均相同处理。此次指南将 60 岁以上老年人起始治疗血压值放宽至 150/90，但专家组强调，JNC8 推荐的血压目标值并没有重新界定高血压，凡处于血压 140～149/90～99 mmHg 范围的人群，

即应开始改变生活方式进行干预。提示临床医生持续控制患者血压至＜150 mmHg，然后根据个体情况调整相应的降压目标值。

2 降压治疗目标值

JNC8 与 JNC7 关于治疗目标的主要区别集中于：与 60 岁以下人群比较，老年人群的降压目标更趋保守，将 60 岁或以上人群的降压目标值提高到＜150 mmHg；同时取消对糖尿病和 CKD 人群更严格的血压控制：对糖尿病及 CKD 的目标值从 130/80 mmHg 回归到 140/90 mmHg。因为明确的 RCT 证据表明，60 岁及以上的患者降压目标＜150/90 mmHg 明显减少心脑血管事件，并没有证据显示，进一步降低血压能够提供额外的健康获益[4]。JNC8 中高血压病患者降压目标值均相似，除非有证据支持对特定人群采用不同目标值。不同的是，2014 年美国糖尿病学会（ADA）糖尿病诊疗指南将糖尿病患者的血压目标值定为＜140/80 mmHg[5]。这主要是根据 HOT 研究结论所得，舒张压降低至 83 mmHg，心脑血管风险可以降低 31%[6]。

关于血压控制目标值持续存有争议，血压是否降的“越低越好”？ONTARGERT[7] 及 TNT[8] 等临床研究验证了 DBP 下降到一定程度后，心血管事件的风险反而增加，即产生 J 型曲线（J–curve）现象；同时发现 J–curve 同样存在于 SBP 与心血管事件之间。J–curve 是客观存在的，越来越多的循证医学证据肯定了这一现象[7,9,10]。因此降压治疗应存在一个底线，当血压低于这个临界点将出现心脑血管事件率的上升。血

压目标值的上调，其根本目的是对高血压病患者降压治疗后带来的远期心脑血管的保护，应避免因过度降压，主要依据重要器官灌注（冠状动脉以及脑血流的灌注）适应为目标。

此外，放宽对特殊人群的血压目标值的理性回归，并不意味着达标重要性的降低。对于整体高血压病患者而言，指南推荐降压目标值分别是＜140/90 mmHg 或＜150/90 mmHg。如果患者耐受良好，血压可以进一步降低。JNC8 的推荐 9 指出：降压治疗主要目的是达标、长期达标和早期达标（attain，maintain，within a month），此项推荐实际上指出据此选择治疗方案对改压达标率和控制率更有意义。

3 降压策略和药物的选择

JNC8 将 JNC7 的六大类降压药简化至四大类[11]，这与 2010 年中国高血压防治指南及 2013 年 ESH 欧洲高血压指南不尽相同[12,13]。JNC8 将 β 受体阻滞剂排除在初始降压药物之列的根据是 LIFE 研究[14]。该研究将 β 受体阻滞剂与 ARB 进行比较，结论显示 β 受体阻滞剂的心血管疾病复合终点、心肌梗死及卒中的获益均较后者差。既往强调初始治疗使用利尿剂，JNC8 则并未予以规定。对于非黑人高血压病患者（包括糖尿病患者），血管紧张素转换酶抑制剂（ACEI）、血管紧张素受体阻滞剂（ARB）、钙通道阻滞剂（CCB）和噻嗪类利尿剂均为一线降压选择，黑人高血压病患者（伴或不伴糖尿病）首选噻嗪类利尿剂与 CCB。CKD 患者（无论是否伴糖尿病）应首选 ACEI 或 ARB 以改善肾脏功能。因为 CKD 患者需要平稳严格控制血压。众多研究证实 ACEI 或 ARB 具有肾脏保护特点，如 IDNT[15] 及 MARVAL[16] 等研究，而噻嗪类利尿剂等在 CKD 患者中使用可能受限，因此将 ACEI 或 ARB 作为首要推荐用药。JNC8 对冠心病或心力衰竭患者没有设立专门推荐药物，但明确指出改善心力衰竭预后应作为高血压病患者选择起始降压药物的重要考虑因素。

同时，JNC8 提出了 3 种起始高血压药物治疗策略：①选用一种药物治疗，逐渐加至最大剂量，如血压仍不能达标时，加用第 2 种药物，直至获得合适的降压药物剂量；②选用一种药物治疗，血压不达标者不增加该药剂量，直接联合应用第 2 种药物，将 2 种药物逐渐用至推荐的最大剂量以达到目标血压；③基线收缩压＞160 mmHg 或舒张压＞100 mmHg，或患者血压超过目标血压 20/10 mmHg，可直接启动 2 种药物联合治疗（自由处方联合或者单片固定剂量复方制剂）。如应用 2 种药物血压仍未达标，强化生活方式干预同时考虑自推荐药物中选择加用第 3 种药物（基于 ONTARGET 研究[7]，不推荐联合应用 ACEI 与 ARB）。

JNC8 对起始降压药物的推荐力求简洁，强调早期有效控制血压，在 2~4 周内不达标即调整治疗方案。推荐基于证据的降压药剂量，首次明确列出了经过预后试验验证的药物，并强调使用临床试验验证过的降压药剂量。从血压管理的角度看，是通过最大限度提升个体的降压治疗有效性以实现群体获益。

4 联合治疗与复方制剂的使用

JNC8 明确指出单药足剂量治疗无效时，可考虑联合治疗，重点强调 4 类推荐药物的联合方案，其中病情较重者可起始联合用药。这些药物的联合使用符合药理作用机制和临床实践需求。近二十年来，我国高血压管理水平与治疗率均有提高，但未能有效地改善高血压的控制情况。有 2 类方法可加强血压控制，一是增加药物剂量，二是增加药物种类即联合治疗。联合治疗可采用药物自由联合或单片复方制剂，其优势主要体现为更早达标、降低心脑血管风险和提高治疗依从性[17]。

高血压带来的直接经济负担占中国国内卫生总费用的 3.4%，已逾 660 亿元[18]。单片复方制剂（single-pill combination，SPC）具有降压及心血管保护作用确切、依从性好及医疗费用低等优势[17]，但目前在我国降压药使用中所占比例并不高。在关注降压目标值的同时，还应着力提高降压治疗的依从性，以此提高高血压控制率。影响患者依从性的重要因素之一即为服药片数与每日服药次数，服药片数与每日服药次数与患者治疗依从性呈现负相关。与自由联合用药相比，SPC 可防止联合治疗不及时、配伍不科学，同时减少漏服、错服、擅自减量等问题。单片复方制剂也存在剂量调整不便等局限性，因此 SPC 的推广使用需要以明确药物成分和剂量为前提[19]。

5 个体化治疗与中医药临床适应性

JNC8 开创了高血压指南整体基于循证证据和“专”而“精”的新模式，给予临床医生更简明的治疗路径，更突出结合具体病情进行个体化治疗。《中国高血压防治指南 2010》也将个体化原则列为高血压治疗的基本原则[13]，指出根据患者的具体情况、耐受性、个人意愿以及长期承受力，选择适合患者的降压药。中医药学临床重视个体化治疗，强调辨证施治。高血压病属中医学“头痛”、“眩晕”等范畴，其常见证型为肝阳上亢、阴虚阳亢、肝肾阴虚、痰湿壅盛、阴阳两虚等。高血压病与中医传统体质理念密切相关，其易患性体质主要是阴虚质、痰湿质和气虚质[20]。因此对不同体质证型高血压病患者采用病证结合，降压与证候治疗结合的个体化治疗是符合降压治疗发展的策略的[21]。

中医药具有疗效温和持久、不良反应少、作用靶点广等优势。不少方药在调节血压同时兼有改善血管内皮功能、血液流变学及抗炎、抗氧化等作用[22]，尤其是复方，对伴有合并症的高血压病患者更具有较好效果[23]。本课题组临床试验验证了中药复方清眩颗粒有效改善合并睡眠呼吸暂停的高血压病患者血压变异性及血管内皮功能的作用[24]，这与 JNC8 提倡的降低心脑血管事件率的高血压治疗目标具有一致性。中药复方制剂组成药味多，共煎或单煎后指标成分复杂，与西药复方有明显不同，严格质控及研究存在一定的难度。应进一步在有效药物组分及其代谢过程研究基础上，病证结合，提高降压达标率并改善证候或症状，提高患者生活质量[25]。

参考文献

[1] James PA, Oparil S, Carter BL, et al. 2014 Evidence-based guideline for the management of high blood pressure in adults: report from the panel members appointed to the Eighth Joint National Committee(JNC8)[J]. JAMA, 2014, 311(5): 507-520.

[2] 张京春, 陈可冀. 关于美国JNC-7 高血压指南的评述[J]. 中国中西医结合杂志, 2003, 23(10): 724-726.

[3] 陈可冀, 赵福海, 张京春. 2013年ESC高血压指南解读[J]. 中西医结合心脑血管病杂志, 2013, 11(9): 1025-1026.

[4] Peterson ED, Gaziano JM, Greenland P. Recommendations for treating hypertension: what are the right goals and purposes[J]. JAMA, 2014, 311(5): 474-476.

[5] American Diabetes Association. Standards of medical care in diabetes-2014[J]. Diabetes Care, 2014, 37(Suppl 1): S14-S80.

[6] Hansson L, Zanchetti A, Carruthers SG, et al. Effects of intensive blood-pressure lowering and low-dose aspirin in patients with hypertension: principal results of the Hypertension Optimal Treatment(HOT)randomized trial. HOT Study Group[J]. Lancet, 1998, 351(911): 1755-1762.

[7] ONTARGET Investigators, Yusuf S, Teo KK, et al. Telmisartan, ramipril, or both in patients at high risk for vascular events[J]. N Engl J Med, 2008, 358(15): 1547-1559.

[8] Bangalore S, Fayyad R, Laskey R, et al. Prevalence, predictors, and outcomes in treatment-resistant hypertension in patients with coronary disease[J]. Am J Med, 2014, 127(1): 71-81.

[9] SHEP Cooperative Research Group. Prevention of stroke by antihypertensive drug treatment in older persons with isolated systolic hypertension. Final results of the Systolic Hypertension in the Elderly Program(SHEP)[J]. JAMA, 1991, 265(24): 3255-3264.

[10] Ried LD, Tueth MJ, Handberg E, et al. A study of antihypertensive drugs and depressive symptoms(SADD-Sx)in patients treated with a calcium antagonist versus an atenolol hypertension treatment strategy in the International Verapamil SR-Trandolapril Study(INVEST)[J]. Psychosomatic Med, 2005, 67(3): 398-406.

[11] JNC7 Express. The seventh report of the joint national committee on prevention detection evaluation and treatment of high blood pressure, U. S. National Institute of Health-National Heart, Lung, and Blood Institute, NIH Publication No. 03, 5233, May 2003.

[12] Mancia G, Fagard R, Narkiewicz K, et al. 2013 ESH/ESC practice guidelines for the management of arterial hypertension[J]. Blood Press, 2014, 23(1): 3-16.

[13] 中国高血压防治指南修订委员会. 中国高血压防治指南2010[J]. 中华高血压杂志, 2011, 19(8): 701-743.

[14] Bang CN, Gerdts E, Aurigemma GP, et al. Systolic left ventricular function according to left ventricular concentricity and dilatation in hypertensive patients: the Losartan intervention for endpoint reduction in hypertension study[J]. J Hypertens, 2013, 31(10): 2060-2068.

[15] Lambers HH, Weldegiorgis M, Inker LA, et al. Estimated GFR decline as a surrogate end point for kidney failure: a post hoc analysis from the Reduction of End Points in Non-insulin-dependent Diabetes with the Angiotensin Ⅱ Antagonist Losartan(RENAAL)Study and Irbesartan Diabetic Nephropathy Trial(IDNT)[J]. Am J Kidney Dis, 2014, 63(2): 244-250.

[16] Viberti G, Wheeldon NM. Microalbuminuria reduction with valsartan in patients with type 2 diabetes mellitus: a blood pressure-independent effect[J]. Circulation, 2002, 106(6): 672-678.

[17] 胡大一, 郭艺芳. 充分发挥单片复方制剂在降压治疗中的优势作用[J]. 中华高血压杂志, 2012, 20(1): 11-13.
[18] 中华人民共和国卫生部. 2010年我国卫生事业发展统计公报[R]. 2011.
[19] 单片复方制剂降压治疗中国专家共识[J]. 中华高血压杂志, 2012, 20(7): 624-628.
[20] 朱燕波, 王琦, 邓棋卫, 等. 中医体质类型与高血压的相关性研究[J]. 中西医结合学报, 2010, 8(1): 40-45.
[21] 陈可冀. 关于高血压病的中西医结合研究[J]. 中国中西医结合杂志, 2010, 30(5): 453.
[22] Wu CX, Liu Y, Zhang JC. Chronic intermittent hypoxia and hypertension: a review of systemic inflammation and Chinese medicine[J]. Chin J Integr Med, 2013, 19(5): 394-400.
[23] 刘玥, 张京春, 史大卓, 等. 波动性高血压与血小板活化及其中西医结合干预策略[J]. 中国中西医结合杂志, 2013, 33(7): 869-872.
[24] 张京春, 陈懿宇, 陈静, 等. 清眩颗粒对伴及不伴睡眠呼吸暂停高血压病患者内皮功能的影响[J]. 中国老年学杂志, 2012, 32(4): 672-675.
[25] 陈可冀. 关于复方中成药的临床应用与研究[J]. 中国中西医结合杂志, 2004, 24(4): 293.

原载：邬春晓，张京春，陈可冀．关于 JNC8 高血压指南的评述 [J]. 中国中西医结合杂志，2014, 34(12): 1417-1419.

2013 冠心病中西医结合年度学术盘点

李思铭　徐　浩　陈可冀

2013 年我国中西医结合在防治冠心病领域取得可喜进展，对冠心病病因病机、证候都有了更深入的认识，临床试验也更加规范。围绕基础和临床研究进行总结，有利于我们了解中西医结合防治冠心病的现状、研究发展趋势以及目前研究的不足，从而为更进一步的研究提供参考。

1 冠心病中医病因病机研究的创新

关于冠心病的中医病因病机，多数学者认为总属本虚标实。本虚为气血阴阳亏虚，标实则以血瘀、痰浊、气滞寒凝、热毒为主，尤其“血瘀”贯穿于冠心病发展的始终。然而，为何有的冠心病患者长期稳定，有的却发生了急性心血管事件？以陈可冀院士为首的课题组，在系统分析古今文献基础上，结合既往研究结果，提出冠心病稳定期“瘀毒致变”病因病机假说，并按照临床流行病学病因学研究的经典设计方法开展了一项纳入 1503 例冠心病稳定期患者的前瞻性队列研究，结合心血管事件随访，分析了随访心血管事件的相关因素和临床表征，验证了“瘀毒致变”病因病机假说，构建了冠心病稳定期因毒致病的辨证标准[1-4]。这项关于心血管血栓性疾病“瘀毒”病因病机理论创新的系统研究获得中国中西医结合学会科学技术奖一等奖、北京市科学技术奖二等奖。这一标准[4]以中、重度心绞痛及重度口苦、舌象作为主要指标，以超敏 C 反应蛋白（hs-CRP）等生化指标及既往病史作为次要指标，对每项诊断指标进行了量化赋分。该标准的建立对早期识别冠心病高危人群，促进中医在冠心病防治领域发挥既病防变相关干预措施的优势，具有重要意义。

也有学者则认为“络风内动”是急性冠脉综合征（acute coronary syndrome，ACS）的重要病机之一[5-7]。该学说凸显痰瘀湿浊、热毒化风之病理机制，提出在动脉粥样硬化的防治策略中，强调活血化瘀的同时应考虑使用“解毒祛风除湿”类中药的应用。

吴以岭院士[8]强调脉络学说，认为冠心病病机由于“营卫不通，血凝不流”到“血脉相传，壅塞不通”，并将脉络学说的营卫理论“承制调平”的治疗思想应用于血管病变防治研究中，提出“营卫承制调平”的理论，反映了人体作为复杂巨系统、血管病变作为复杂性疾病在生理、病理、治疗、转归不同阶段的内在规律。

冠心病病因病机的研究是冠心病中西医结合研究的源头，我们期待每一个创新理论假设的提出，都能有更高水平的研究提供更强有力的证据加以验证，进而带来治法上的创新和临床疗效的提高。

2 冠心病中医证候研究的多方面进展

中医证候的研究在证候分布[9,10]、证候演变[11]、证候诊断标准、证候客观化及病证结合等方面取得了进展。

中医证候分布需要大样本的流行病学调查得以实现，目前相关研究样本量偏小，入选患者多具有地域局限性。有学者对全国 17 家中医医院的冠心病心力衰竭患者进行调查，在以老年人为主的 439 例患者中，出现频率最多的病性证候要素依次为气虚、血瘀、水饮痰浊、阴虚阳虚；病位证候要素以心为主，其次为肺、脾、肾、肝；证候分布中以气虚血瘀、气阴两虚证为常见[9]。我们期待更大规模、大范围的冠心病证候流行病学调查，为临床辨治提供依据。

中医证候演变主要观察证候的动态变化，如能结合预后进行研究无疑具有重要意义。有学者采用多因子降维和复杂网络的数据挖掘方法探讨冠心病稳定期患者证候变化及发生血栓性心血管终点事件的证候演变规律。结果表明，随着随访时间延长，冠心病稳定期患者中医证候不断发生演变，因毒致瘀、毒瘀互结，提示毒邪耗气、气虚血瘀可能是冠心病患者发生心血管事件的关键病机和证候演变规律，值得深入研究[11]。

血瘀证诊断标准及最化标准的建立是中西医结合发展的里程碑[12-14]，而冠心病介入治疗（percutaneous coronary intervention，PCI）术后主要证候的诊断标准也成为 2013 年的一大亮点。通过流行病调查、德尔菲法专家咨询及参考既往标准后，由陈可冀院士和史大卓教授牵头的冠心病介入术后中医证候诊断标准试行方案已出炉，并对 1050 例介入术后冠心病患者进行证候（血瘀、气虚、痰浊）诊断试验的评价，显示该标准具有较高的真实性及可靠性[15]。

中医证候客观化对中医证候诊断标准的建立有重要意义，是认识中医证候本质的重要途径。以往常针对某单一指标进行研究，结果不尽如人意。近年来，在整体观和系统生物学思想指导下，蛋白质组学、代谢组学等方法的应用，使得中医证候客观化取得显著进展。本课题组采用蛋白质组学方法，在随访发生心血管事件的冠心病稳定期患者血清中筛选出差异蛋白间 -α 胰蛋白酶抑制物重链 4 型 2（inter-α-trypsin inhibitor H4，ITIH4），可能是冠心病瘀毒证的潜在生物标记物[1]。朱明丹等[16]研究冠心病不同证型的代谢差异，发现冠心病组磷脂、脂肪酸、氨基酸代谢紊乱及导致的血小板聚集明显；葡萄糖、花生四烯酸、亚油酸在气滞血瘀证组中显著增高；气阴两虚证组苯丙氨酸、甘氨酸、高丝氨酸、葡萄糖、磷酸肌酸含量较低；痰阻心脉证组的葡萄糖含量较气滞血瘀证组明显增加。

病证结合是传统医学模式的继承，又是与现代医学模式结合的创新。王阶教授以“病证结合”[17,18]为切入点，多年来依托国家重点基础研究发展计划（973 计划）这一大平台开展“冠心病病证结合证治体系的建立及应用”的研究。从文献[19]到临床，该团队围绕着“证候演变规律及其与疾病状态、预后相关性”[20-25]，通过多中心 10000 余例冠心病病例资料展开系列研究，阐释冠心病心绞痛病证结合方证对应模式的科学内涵，构建了“证候要素诊断—证候要素演变—基于证据的诊疗指南”的冠心病证治新体系。该研究获得 2013 年度国家科技进步二等奖，基于临床证据形成的量表[26]和指南对中医规范化、标准化方面起了推动作用。

3 冠心病患者临床治疗现状调查：中西医结合前景广阔

America Journal of Cardiology 发表了国外一项纳入 1055 例有冠心病症状或诊断为冠心病的患者调查，结果显示，82.5%的患者接受过补充替代疗法，包括中药和针灸治疗，并对参与补充替代疗法的试验感兴趣。该调查在美国 Mayo Clinic 开展，其中 98.1%为白种人[27]。北京中医医院对北京 4 家三级医院门诊的冠心病患者应用补充替代医学疗法（complementary and alternative medicine，CAM）的情况进行横断面调查，共发放 600 份问卷，回收 546 份有效问卷。结果显示，69.1%的受访者使用了 CAM，在应用 CAM 的冠心病患者中 75.9%认为 CAM 是有效的，“不良反应少”（49.6%）是应用 CAM 最主要的原因，而“不确定是否有效”（61.5%）是患者不应用 CAM 最主要的原因。与不应用 CAM 的患者比较，应用 CAM 的患者具有年龄较大、病史较长、在过去 1 年中急诊留观或住院概率更低的特点。而来自中医院、西医院的冠心病患者在 CAM 使用频率、类型、认知度及是否使用 CAM 的原因上有所差异[28]。

上述两项研究表明，中医治疗冠心病为许多患者所接受，但是仍有较大空间，亟需通过进一步研究证实单纯中医或中西药结合运用对冠心病特定阶段、特定人群的改善作用并充分考虑卫生经济学效益，以进一步中西医结合优势互补，推进中医药的国际化进程。

4 冠心病中医干预治疗：最新临床试验结果公布

4.1 益气活血显著改善因 ACS 行 PCI 术后患者的预后

气虚血瘀是冠心病 PCI 术后的核心病机。由陈可冀院士和史大卓教授牵头的一个多中心、随机、开放性研究（5C trial）[29]，入选了中国大陆5省30个中心的ACS成功实施PCI术后的患者共808例，在常规西药治疗基础上加用益气活血中药干预6个月，随访时间为1年。所用中药为复方川芎胶囊（主要成分为川芎嗪、阿魏酸）和心悦胶囊（主要成分为西洋参茎叶总皂苷）。结果显示，中西医结合治疗组与单纯西药对照组主要终点事件（心血管死亡、非致命性心肌梗死、再次血管重建）发生率分别为2.7%、6.2%，次要终点事件（因ACS再住院、脑卒中、心力衰竭）发生率分别为3.5%与8.7%，两组均未发现大的出血事件，提示对ACS行PCI术后患者，在常规西药基础上加用益气活血中药可进一步减少心血管事件发生率，且不增加出血风险。

4.2 芪参益气滴丸对心肌梗死二级预防作用被证实

由张伯礼院士与商洪才教授等主持的一项多中心、随机、双盲双模、拟平行对照试验[30]，入选了88个医院3505例未行PCI或冠脉搭桥（coronary artery bypass grafting，CABG）治疗的证属气虚血瘀的心肌梗死患者，治疗组口服芪参益气滴丸，模拟肠溶阿司匹林；对照组服用相同剂量的模拟芪参益气滴丸及肠溶阿司匹林，治疗疗程为12个月，随访持续到用药结束后6个月。结果显示，两组在12、18个月主要终点（心血管死亡、非致病性心肌梗死及非致死性脑卒中）和次要终点（恶性心律失常、心力衰竭、心源性休克、血运重建、肺栓塞及深静脉血栓）发生率比较，差异无统计学意义（$P > 0.05$），阿司匹林组胃酸反流发生率为1.88%，芪参益气组为0.8%。结果提示，在心肌梗死二级预防中，芪参益气滴丸与阿司匹林作用相当，不良反应较少。

4.3 中医药在冠心病一级预防中潜在获益

香港大学学者[31]通过10年的实践筛选出由丹参、葛根两味药物组成的中药复方，研究表明其具有抗炎、抗氧化、抗血管内皮泡沫细胞形成及舒张血管的作用。之后设计了3个随机、双盲、安慰剂对照试验，在常规治疗基础上运用丹参葛根复方或安慰剂进行干预，结果显示，该方药治疗6个月后，对冠心病患者肱动脉血流介导的血管扩张（flow-mediated dilation，FMD）有显著改善作用，而安慰剂组改善作用不明显，治疗组对颈动脉内膜厚度（intima-media thickness，IMT）有明显改善作用；对高血压病（高危）患者治疗1年，治疗组对FMD、IMT有显著改善作用；对165例绝经后高胆固醇血症妇女治疗1年，结果表明，该复方对患者低密度脂蛋白（LDL）、总胆固醇（CHO）、IMT有显著改善作用。这3个试验与安慰剂组比较，均不增加不良反应发生率。该研究提示这一中药复方有望作为心脏病患者辅助治疗药物或易感患者的预防性药物，用于动脉粥样硬化性心血管病的一级预防。台湾学者[32,33]亦发现，非药物疗法“太极”的干预对冠心病的危险因素有改善作用。临床实践表明，控制危险因素能大幅度降低心血管疾病的患病率和病死率，基于目前的证据，中医药在冠心病的预防上或大有可为。

5 冠心病中医基础研究：作用机制进一步阐明

中药药理的研究仍然占据中西医结合基础研究的主要方面。冠心病常用中药有效部位、单味药、复方的药理学研究也取得较大进展，主要体现在通过实验阐述了丹红注射液[34]、丹参[35]、丹参葛根方[36]抗炎机制；人参皂甙[37,38]、通冠胶囊[39]、红花[40]、三七[41]、益母草[42]、肉苁蓉[43]提取物对心肌梗死缺血再灌注损伤的作用机理和药效靶点；参附注射液[44,45]对心脏复苏后心肌损伤的作用，血塞通注射液[46]，川芎嗪[47]的抗心肌缺血机制，从基因水平研究川芎、赤芍血小板活化机制[48]，四逆汤抗氧化和抗凋亡机制[49]，通心络心肌保护作用机制[50,51]，并积极开展芪参益气滴丸[52]、生脉散[53]、丹参滴丸[54]、冠心二号的心绞痛患者体内药代动力学研究[55]。还有学者对药物不良反应机制进行探索，如辽宁中医药大学学者研究了血塞通过敏反应，探讨其过敏成分，发现血塞通注射液中＞10kD的蛋白质（非人参皂苷）是导致过敏介质（组胺）从RBL-2H3细胞释放的主要成分[56]。

除了传统中药，中药涂层支架的基础研究也颇有新意。Zhao FH等[57]在36只球囊损伤的猪冠脉内随机植入莪术涂层支架、雷帕霉素涂层支架或金属裸支架，术后30、90天复查冠脉造影，结果发现，莪术涂层支架组内膜覆盖良好，提示莪术涂层支架可抑制猪球囊损伤冠状动脉模型新生内膜增生，有较好的开发前景。

6 回顾与展望

近年来，随着现代医学的飞速进展，尤其是冠心病介入治疗的推广普及，给中医中药在冠心病治疗中的地位带来了严峻的挑战。中医中药在冠心病治疗中到底优势何在？更适用于冠心病的哪些阶段或哪种人群？如何进行中西医结合优势互补，进一步改善冠心病的防治效果？中西医结合的卫生经济学如何？这些都是值得我们深入思考的问题。2013年度冠心病中西医结合研究取得显著进展：冠心病中医病因病机有所创新；中医证候研究取得了多方面进展；符合循证医学原则的临床研究越来越多；中西医结合防治冠心病的基础研究也逐渐深入，作用靶点及作用机理被进一步阐明。尽管如此，未来的冠心病中西医结合研究仍有较长的路要走。一方面，要“East meet West”，进一步用现代循证医学方法证实中医、中西医结合的疗效，用证据来说话，同时深入基础研究，用现代语言阐释中医证候生物学基础及中医、中西医结合的作用机制，为临床疗效提供实验依据；另一方面，要充分发挥中医特色，借助现代医学的方法技术，创新发展病因病机等中医理论，突出中医“未病先防、既病防变”的治未病优势，以“病证结合”为切入点，针对影响临床疗效的关键问题深入开展研究，中西医结合优势互补，进一步提高冠心病防治效果。期待2014年的冠心病中西医结合研究，在传承基础上带来更多的创新与发展。

参考文献

[1] Xu H, Shang QH, Chen H, et al. ITIH4: A new potential biomarker of ‘Toxin Syndrome’ in coronary heart disease patient identified with proteomic method[J]. Evid Based Complement Alternat Med, 2013: 360149.

[2] Feng Y, Xu H, Qu D, et al. Study on the tongue manifestations for the blood-stasis and toxin syndrome in the stable patients of coronary heart disease[J]. Chin J Integr Med, 2011, 17(5): 333-338.

[3] 徐浩, 曲丹, 郑峰, 等. 冠心病稳定期“瘀毒”临床表征的研究[J]. 中国中西医结合杂志, 2010, 30(2): 125-129.

[4] 陈可冀, 史大卓, 徐浩, 等. 冠心病稳定期因毒致病的辨证诊断量化标准[J]. 中国中西医结合杂志, 2011, 31(3): 313-314.

[5] 王显, 胡大一. 急性冠脉综合征“络风内动”假说临床研究[J]. 中华中医药杂志, 2008, 23(3): 204-208.

[6] 杨然, 李晓明, 王显. 急性冠脉综合征“络风内动”学说探讨[J]. 中国中医急症, 2013, 22(2): 257-259.

[7] 李玉峰. 探讨“络风内动”理论及从“络风”论治冠心病[J]. 北京中医药大学学报, 2013, 36(8): 509-511.

[8] 吴以岭, 魏聪, 贾振华, 等. 脉络学说的核心理论——营卫承制调平[J]. 中医杂志, 2013, 54(1): 3-7.

[9] 罗良涛, 赵慧辉, 冯玄超, 等. 中医医院冠心病慢性心力衰竭患者临床流行病学调查[J]. 北京中医药大学学报, 2013, 36(9): 645-648.

[10] 毕颖斐, 毛静远, 王贤良, 等. 华北平原5省市冠心病中医证候要素分布及组合规律调查[J]. 中华中医药杂志, 2013, 28(11): 3395-3399.

[11] 李四维. 冠心病稳定期患者中医证候演变规律研究[D]. 北京: 北京中医药大学, 2011: 26-28.

[12] 中国中西医结合学会心血管学会. 冠心病中医辨证标准[J]. 中国中西医结合杂志, 1991, 11(5): 257.

[13] 王阶, 姚魁武, 衷敬柏, 等. 基于临床流行病学的血瘀证量化计分表研究[J]. 中医杂志, 2008, 49(3): 270-272.

[14] 付长庚, 高铸烨, 王培利, 等. 冠心病血瘀证诊断标准研究[J]. 中国中西医结合杂志, 2012, 32(9): 1285-1286.

[15] 郗瑞席, 陈可冀, 史大卓, 等. 介入术后冠心病中医证候诊断标准的评价[J]. 中国中西医结合杂志, 2013, 33(8): 1036-1041.

[16] 朱明丹, 杜武勋, 魏聪聪, 等. 不同证型冠心病患者的血浆代谢组学研究[J], 中医杂志, 2013, 54(17): 1489-1493.

[17] 李军, 王阶. 病证结合的冠心病心绞痛病因病机探讨[J]. 中国中医基础医学杂志, 2007, 13(7): 531-533.

[18] 王阶, 何庆勇, 姚魁武, 等. 冠心病心绞痛病证结合疗效评价标准的研究[J]. 中医杂志, 2008, 4(9): 842-844.

[19] 李军, 王阶. 冠心病心绞痛证候要素与应证组合的5099例文献病例分析[J]. 中国中医基础医学杂志, 2007, 13(12): 926-930.

[20] 王阶, 邢雁伟, 陈建新, 等. 1069例冠心病心绞痛证候因子分析方法的分类研究[J]. 北京中医药大学学报, 2008, 31(5): 344-346.

[21] 何庆勇, 王阶, 汤艳莉. 基于对应分析的冠心病心绞痛中医证候与合并病的相关性研究[J]. 中华中医药杂志, 2009, 24(5): 561-564.

[22] 褚福永, 王阶, 刘红旭, 等. 不稳定型心绞痛冠脉介入期间中医证候动态演变规律研究[J]. 中华中医药杂志, 2014, 28(3): 627-630.

[23] 何庆勇, 王阶, 姚魁武, 等. 1069例冠心病脏腑虚证的多中心前瞻性研究[J]. 中华中医药杂志, 2009, 24(1): 31-33.

[24] 王阶, 邢雁伟, 李志忠, 等. 102例冠心病心绞痛患者中医证候特征分析[J]. 中医杂志, 200, 4(2): 160-162.

[25] Wang J, Chu FY, Li J, et al. Study on syndrome element characteristics and its correlation with coronary angiography in 324 patients with coronary heart disease[J]. Chin J Integr Med, 2008, 14(4): 274-280.

[26] 王阶, 李军, 杨戈. 冠心病心绞痛病证结合的证候诊断量表的制订思路与方法[J]. 世界科学技术—中医药现代化, 2007, 9(3): 13-17.

[27] Prasad K, Sharma V, Lackore K, et al. Use of complementary therapies in cardiovascular disease[J]. Am J Cardiol, 2013, 111(3): 339-345.

[28] Chu FY, Yan X, Zhang Z, et al. Features of complementary and alternative medicine use by patients with coronary artery disease in Beijing: a

cross-sectional study[J]. BMC Complement Alternat Med, 2013, 13(1): 287.

[29] Wang SL, Wang CL, Wang PL, et al. Combination of Chinese herbal medicines and conventional treatment versus conventional treatment alone in patients with acute coronary syndrome after percutaneous coronary intervention(5C Trial): An open-label randomized controlled, multicenter study[J]. Evid Based Complement Alternat Med, 2013: 741518.

[30] Shang HC, Zhang JH, Chen Y, et al. Qishen Yiqi dripping pills for the secondary prevention of myocardial infarction: a randomized clinical trial[J]. Evid Based Complement Alternat Med, 2013: 738391.

[31] Leung PC, Koon CM, Lau, CB, et al. Ten years' research on a cardiovascular tonic: A comprehensive approach-from quality control and mechanisms of action to clinical trial[J]. Evid Based Complement Alternat Med, 2013: 319703.

[32] Lan C, Chen SY, Wong MK, et al. Tai Chi Chuan exercise for patients with cardiovascular disease[J]. Evid Based Complement Alternat Med, 2013: 983208.

[33] Lan C, Chen SY, Lai JS, et al. Tai Chi Chuan in medicine and health promotion[J]. Evid Based Complement Alternat Med, 2013: 502131.

[34] Guan Y, Yin Y, Zhu YR, et al. Dissection of mechanisms of a Chinese medicinal formula: Danhong Injection therapy for myocardial ischemia/reperfusion injury *in vivo* and *in vitro*[J]. Evid Based Complement Alternat Med, 2013: 972370.

[35] Stumpf C, Fan Q, Hintermann C, et al. Anti-inflammatory effects of danshen on human vascular endothelial cells in culture[J]. Am J Chin Med, 2013, 41(5): 1065-1077.

[36] Cheung DW, Koon CM, Wat E, et al. A herbal formula containing roots of *Salvia miltiorrhiza*(Danshen)and *Pueraria lobata*(Gegen)inhibits inflammatory mediators in LPS-stimulated RAW 264. 7 macrophages through inhibition of nuclear factor kappaB(NFkappaB)pathway[J]. J Ethnopharmacol, 2013, 145(3): 776-783.

[37] Liu Y, Hao F, Zhang HG, et al. *Panax notoginseng* saponins promote endothelial progenitor cell mobilization and attenuate atherosclerotic lesions in apolipoprotein e knockout mice[J]. Cell Physiol Biochem, 2013, 32(4): 814-826.

[38] Luo P, Hou SZ, Dong GT, et al. Effectiveness of *Panax ginseng* on acute myocardial ischemia reperfusion injury was abolished by flutamide via endogenous testosterone-mediated Akt pathway[J]. Evid Based Complement Alternat Med, 2013: 817826.

[39] Qi JY, Yu J, Wang L, et al. Tongguan Capsule protects against myocardial ischemia and reperfusion injury in mice[J]. Evid Based Complement Alternat Med, 2013: 159237.

[40] Jin HJ, Xie XL, Ye JM, et al. Tanshinone IIA and cryptotanshinone protect against hypoxia-induced mitochondrial apoptosis in H9c2 cells[J]. PloS One, 2013, 8(1): e51720.

[41] Liu C, Guo W, Maerz S, et al. 3, 5-Dimethoxy-4-(3-(2-carbonyl-ethyldisulfanyl)-propionyl)-benzoic acid 4-guanidino-butyl ester: a novel twin drug that prevents primary cardiac myocytes from hypoxia-induced apoptosis[J]. Eur J Pharmacol, 2013, 700(1-3): 118-126.

[42] Wong HS, Ko KM. Herba *Cistanches* stimulates cellular glutathione redox cycling by reactive oxygen species generated from mitochondrial respiration in H9c2 cardiomyocytes[J]. Pharm Biol, 2013, 51(1): 64-73.

[43] Han SY, Li HX, Ma X, et al. Evaluation of the antimyocardial ischemia effect of individual and combined extracts of *Panax notoginseng* and *Carthamus tinctorius* in rats[J]. J Ethnopharmacol, 2013, 145(3): 722-727.

[44] Ji XF, Ji HB, Sang DY, et al. Shen-Fu injection reduces impaired myocardial beta-adrenergic receptor signaling after cardiopulmonary resuscitation[J]. Chin Med J(Engl), 2013, 126(4): 697-702.

[45] Zhang Q, Li CS. The Roles of traditional Chinese medicine: ShenFu Injection on the post-resuscitation care bundle[J]. Evid Based Complement Alternat Med, 2013: 319092.

[46] Wang LL, Li Z, Zhao XP, et al. A network study of Chinese medicine Xuesaitong Injection to elucidate a complex mode of action with multi-compound, multi-target, and multi-pathway[J]. Evid Based Complement Alternat Med, 2013: 652373.

[47] Yu L, She T, Li M, et al. Tetramethylpyrazine inhibits angiotensin II-induced cardiomyocyte hypertrophy and tumor necrosis factor-alpha secretion through an NF-kappaB-dependent mechanism[J]. Int J Mol Med, 2013, 32(3): 717-722.

[48] Liu Y, Yin HJ, Jiang YR, et al. Correlation between platelet gelsolin and platelet activation level in acute myocardial infarction rats and intervention effect of effective components of *Chuanxiong Rhizome* and red peony root[J]. Evid Based Complement Alternat Med, 2013: 985746.

[49] Chen YL, Zhuang XD, Xu ZW, et al. Higenamine combined with[6]-Gingerol suppresses doxorubicin-triggered oxidative stress and apoptosis in cardiomyocytes via up-regulation of PI3K/Akt pathway[J]. Evid Based Complement Alternat Med, 2013: 970490.

[50] Li XD, Yang YJ, Cheng YT, et al. Protein kinase A-mediated cardioprotection of Tongxinluo relates to the inhibition of myocardial inflammation, apoptosis, and edema in reperfused swine hearts[J]. Chin Med J(Engl), 2013, 126(8): 1469-1479.

[51] Li N, Yang YJ, Cui HH, et al. Tongxinluo decreases apoptosis of mesenchymal stem cells concentration-dependently under hypoxia and serum deprivation conditions via the AMPK/eNOS pathway[J]. J Cardiovasc Pharmacol, 2013, 61(3): 265-273.

[52] Han YQ, Wang J, Cui QX, et al. Absorption, metabolism and effect of compatibility on absorption of Qishen Yiqi dropping Pill[J]. Biomed Chromatogr, 2013, 28(4): 554-563.

[53] Lu SW, Zhang AH, Sun H, et al. Ultra-performance liquid-chromatography with tandem mass spectrometry for rapid analysis of pharmacokinetics, biodistribution and excretion of schisandrin after oral administration of Shengmaisan[J]. Biomed Chromatogr, 2013, 27(12): 1657-1663.

[54] Xin X, Zou HM, Zheng NN, et al. Metabonomic strategy to the evaluation of Chinese medicine compound Danshen Dripping Pills interfering myocardial ischemia in rats[J]. Evid Based Complemet Alternat Med, 2013: 718305.

[55] Li YH, Huang X, Wang Y, et al. Pharmacokinetic comparison of the vasorelaxant compound ferulic acid following the administration of Guanxin II to healthy volunteers and patients with angina pectoris[J]. Exp Ther Med, 2013, 6(5): 1283-1289.

[56] Xiang Z, Qiao T, Xiao H, et al. The anaphylactoid constituents in Xue-Sai-Tong Injection[J]. Planta Med, 2013, 79(12): 1043-1050.

[57] Zhao FH, Liu JG, Wang X, et al. Long-Term effect of stent coating with zedoary essential components on neointimal formation in the porcine coronary artery[J]. Chin J Integr Med, 2013, 19(10): 771-776.

原载：李思铭，徐浩，陈可冀. 2013冠心病中西医结合年度学术盘点[J]. 中国中西医结合杂志，2014, 34(9): 1029-1034.

中药银杏制剂的心血管药理效应：机制与展望

郭　明　刘　玥　许　琳　付长庚　陈可冀

中药银杏（*Ginkgo biloba* L.）为银杏科银杏属多年生落叶乔木，属于中生代侏罗纪裸子植物，最早出现于3.45亿年前的石炭纪，至50万年前，发生了第四纪冰川运动，地球突然变冷，绝大多数银杏类植物濒于绝种，在欧洲、北美和亚洲绝大部分地区灭绝，只有中国自然条件优越，才奇迹般地保存下来。所以银杏又被科学家称为“活化石”、“植物界的熊猫”。银杏的叶、果（图1）均具有较高的药用价值，在我国从宋代开始入药。银杏载入中医本草文献始见于元代吴瑞编著的《日用本草》，明代李时珍的《本草纲目》及清代以来多种本草医籍对银杏的传统功效均有记述。银杏味甘、苦、涩，性平，归心、肺经，具有活血化瘀、通络止痛、敛肺平喘、化浊降脂等传统功效。

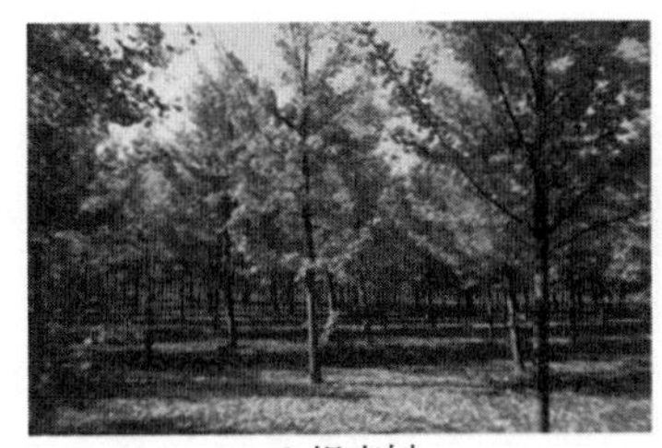
A 银杏树

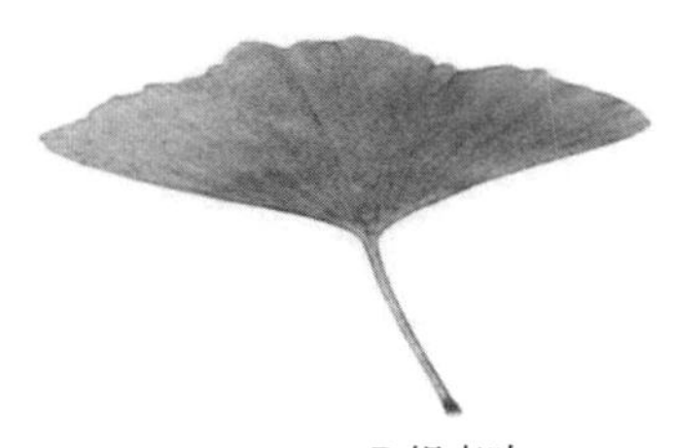
B 银杏叶

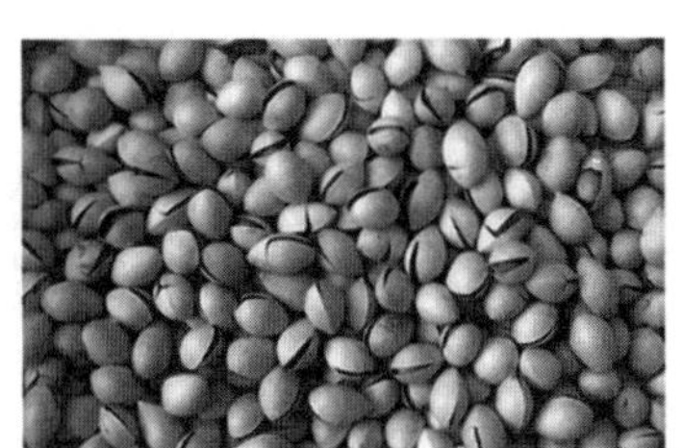
C 银杏果（白果）

图1　银杏树、叶及果实

自20世纪60年代开始，国外对银杏的化学成分、药理活性及临床应用研究表明，银杏药用价值最大的部位是叶，目前主要集中在银杏叶的开发和利用上。目前全球银杏90%都产自中国，德国和法国的制药公司先后从我国购买银杏叶浸膏再生产成各种制剂，行销世界各地银杏制剂是现代科技开发的植物药中最为成功的案例之一，在心脑血管疾病临床用药领域占有重要地位，目前全球已有130多个国家使用中药银杏制剂，且其现已成为很多心脑血管病患者的日常用药。对近10年来国内外对于中药银杏制剂的活性成分、心血管药理效应及其作用机制的研究进展系统梳理，可为进一步提高其研究水平、扩大临床应用提供一定的实验科学依据。

1 中药银杏制剂的主要活性成分

中药银杏制剂的基础研究与临床应用在国际上越来越受到重视，因此对其所含化学活性成分的研究也较为透彻。其所含化学成分比较复杂，包括黄酮类、内酯类、聚戊烯醇类化合物，此外，还包含烷基酚酸类、有机酸、甾类、微量元素等。银杏黄酮类和银杏内酯类是银杏制剂主要的活性成分。银杏黄酮类化合物主要包括黄酮、双黄酮、儿茶素等及其苷类，萜内酯化合物包括二萜内酯和倍半萜内酯等（图2）。

1.1 银杏黄酮

银杏黄酮类化合物主要有山奈酚、槲皮素、异鼠李素、木犀草素、芹菜素、杨梅素及其苷类。研究表明，其心血管药理作用主要涉及抗凝[1]、降压[2]、抗氧化与清除自由基、改善血液循环[3]等方面。

图2　中药银杏制剂主要活性成分的化学结构式

1.2 银杏内酯

银杏内酯类化合物主要包括二萜内酯类和倍半萜内酯类。其中二萜内酯类即银杏内酯（ginkgolide）A、B、C、J、M、K 及 L，倍半萜内酯即白果内酯（bilobalide）。银杏内酯分子具有独特的十二碳骨架结构，嵌有 1 个叔丁基和 6 个五元环，包括 1 个螺壬烷、1 个四氢呋喃环和 3 个内酯环。当内酯结构中 R3 为羟基或羟基数目增多时，银杏内酯的活性减弱；而当 R2 为羟基且 R3 为 H 时，则活性显著增强，其中以银杏内酯 B 对血小板活化因子（platelet activating factor，PAF）产生的拮抗作用最强，被称为天然的 PAF 拮抗剂．迄今对银杏内酯 B 的药理作用研究最为集中，银杏内酯的含量对银杏制剂的整体疗效和内在质量起关键的作用[4,5]。回顾银杏内酯化学结构的发现，不得不提到两位著名的药物学家（图 3）。Koji Nakanishi 教授于 1967 年首先发现了银杏内酯类化合物的化学结构，而哈佛大学的 E.J.Corey 教授领导的研究团队于 1988 年首次成功实现了银杏内酯 B 的全合成[6]，为其系统研究做出了巨大贡献。Koji Nakanishi 教授[7]还于 2005 年专门撰文对银杏内酯研究工作做了系统的回顾和展望。银杏内酯的现代研究表明，其心血管药理作用主要有抗血小板聚集[8-10]、抗缺血再灌注损伤[11]、保护血管内皮细胞[12]、抗炎[13]、抗动脉粥样硬化[14]及抗心律失常[15]等方面。

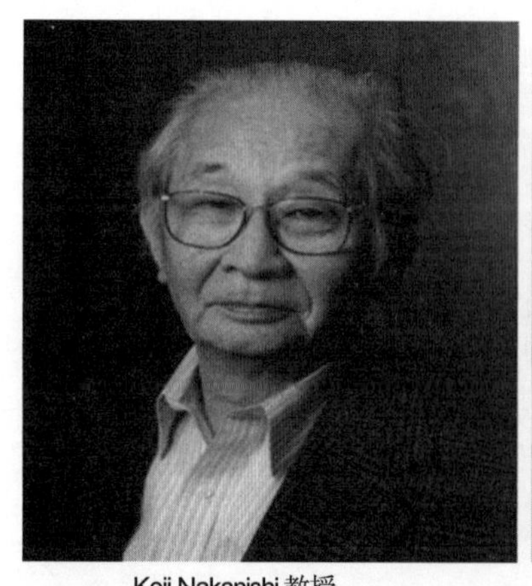

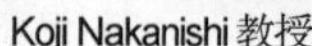

Koji Nakanishi 教授

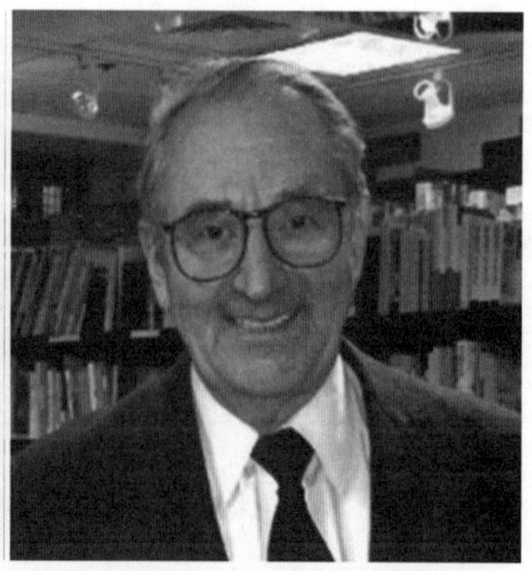

E.J. Corey 教授

图3　银杏内酯化学结构发现及合成史上两位著名药物专家

2 中药银杏制剂的心血管药理作用及机制

近 10 年来中药银杏制剂的研究重点主要是银杏酮酯。欧洲将银杏酮酯 EGb761（*Ginkgo biloba* extract 30，GBE30）即银杏黄酮不得低于 24%，银杏内酯不得低于 6%作为银杏制剂的国际标准制品。我国自主研发、具有独立知识产权的类似 EGb761 的新型银杏制剂—银杏酮酯 GBE50[16]，其银杏总黄酮含量达 44%以上，银杏内酯达 6%以上，毒性成分银杏酸含量控制在 5 μg/g 以下，临床用于治疗冠心病、心绞痛和脑动脉硬化、眩晕等心脑血管疾病，具有较好的临床效果，但具体的作用机制尚不明确。近 10 年来对中药银杏制剂的基础研究发现，其心血管药理作用及机制可能与以下方面相关。

2.1 抗心肌缺血和保护心肌

Lu 等人 [17] 给缺血心肌再灌注大鼠（*Rattus norvegicus*）灌胃 GBE5015 天，结果发现，GBE50 能明显降低缺血心肌再灌注大鼠的心率、心电图 ST 段抬高的程度、心肌髓过氧化酶（myeloperoxidase，MPO）活性和白介素 -8（interleukin-8，IL-8）、肿瘤坏死因子（tumor necrosis factor-α，TNF-α）及白介素 1（IL-1）的水平，同时降低其血清乳酸脱氢酶（lactate dehydrogenase，LDH）、肌酸激酶（creatine kinase，CK）及天冬氨酸转氨酶（aspartate transaminase，AST）的含量，增强心肌 Na^{+}-K^{+}-ATP 酶、Ca^{2+}-Mg^{2+}ATP 酶和抗氧化酶的活性，结果提示 GBE50 能够通过降低缺血再灌注大鼠体内的氧化应激水平，增加免疫力及抗氧化能力从而起到抗心肌缺血、保护心肌受损的作用。蒋琦和谢咪雪 [18] 研究显示，用 GBE50 灌流大鼠离体缺血心脏，对照组相比，左室收缩压、左室功能、左心室内压最大变化率和冠脉流量的百分恢复率均显著增加；冠脉流出液中超氧化物歧化酶（superoxide dismutase，SOD）含量百分率明显增加，而 LDH 含量百分率明显减少，从而减轻氧自由基对心肌的损伤。魏云等人 [19] 研究显示，银杏提取物（extract of *Ginkgo biloba*，EGb）可明显减少结扎左冠状动脉前降支的家犬（*Canis lupus familiaris*）心肌梗死的范围，明显降低心肌梗死后乳酸脱氢酶和磷酸肌酸激酶活性，抑制垂体后叶素所致的大鼠心肌缺血心电图 ST 段升高，可不同程度地降低家兔（*Leporidae*）全血黏度及血浆黏度。结果提示 EGb 能显著地保护缺血损伤心肌，其机制可能与缩小急性心肌梗死范围及减轻梗死程度、缓解急性心肌缺血、明显改善血液流变性指标有关。Schneider 等人 [20] 研究发现，EGb761 能明显改善糖尿病心肌病大鼠心肌缺血再灌注后心肌细胞的亚显微结构，并改善铜锌超氧化物歧化酶（CuZnSOD）、锰超氧化物歧化酶（Mn SOD）、诱导型一氧化氮合酶（inducible nitric oxide synthase，iNOS）等抗氧化酶的表达。谢咪雪等人 [21] 在离体大鼠心肌缺血再灌注模型上观察银杏酮酯（GBE50）对大鼠离体心肌缺血再灌注损伤的血流动力学的影响。通过建立改良的 Langendorff 离体大鼠心脏灌注模型（平衡灌注 30 min，缺血 30 min，再恢复常速灌注 40 min）造成心肌缺血再灌注损伤。用组不同浓度的银杏酮酯（12.5，25，50 mg/L）进行灌流，观察停灌前、再灌 5 min、再灌 10 min、再灌 20 min、再灌 40 min 时的心率（heart rate，HR）、左心室收缩峰压平均值（mean left ventricular systolic pressure，mLVSP）、左心室等容收缩和舒张期压力平均值（$\pm dp/dt_{max}$）的变化及冠脉流量、冠脉流出液 SOD 和 LDH 的变化。结果显示，用银杏酮酯灌流缺血心脏后，与模型组比较，mLVSP 和 dp/dt_{max} 分别增加，平均冠脉流量增加，冠脉流出液中 LDH 含量明显减少，SOD 含量显著升高。该研究提示，银杏酮酯对离体的缺血再灌注损伤心脏有保护作用，其作用可能与抗氧化机制有关。刘爱华等人 [22] 研究发现，100 mg/L GBE50 可减少正常豚鼠（*Cavia porcellus*）心室肌细胞 I_K，在模拟缺血条件下豚鼠心室肌细胞 I_K 受到明显的抑制，GBE50 可明显逆转缺血所致 I_K 的抑制效应，这可能是 GBE50 产生心肌保护作用的重要机制之一。Qiao 等人 [23] 研究发现，GBE50（400 mg/kg）可明显抑制由缺血再灌注损伤诱导的大鼠心肌组织促心肌凋亡相关蛋白（Bax，cyt-c 和 caspase-3）的升高，起到抗心肌凋亡、保护心肌的效应。

2.2 抗心律失常

研究表明，GBE50 的抗心律失常机制主要与其对钙、钾离子通道的阻滞作用密切相关的。有研究发现，银杏酮酯可降低右心房自律性，降低心房收缩力，延长左心房功能不应期，降低左心房的静息后增强效应的作用，且作用呈一定剂量依赖性 [24]。王星禹等人 [25] 研究发现，GBE50 可以抑制哇巴因和高钙诱发豚鼠右心室乳头肌延后除极（delayed after-depolarization，DAD）和触发活动（triggered activity，TA），这种作用可能与通过抑制细胞 Ca^{2+} 离子通道或抑制 Ca^{2+} 离子从肌浆网中释放出来而减轻细胞内钙超载有关，由此可以推断，银杏酮酯可能是通过对 DAD 和 TA 的这种抑制作用产生抗心律失常的效应。包怡敏等人[26]采用大鼠离体心脏缺血再灌注模型，观察 GBE50 对模型心律失常、心肌组织与冠脉流出液 SOD 活性、丙二醛（malondialdehyde，MDA）含量以及心肌组 LDH 含量的影响，研究发现，GBE50 能够降低心室颤动的发生率，部分缩短心室颤动的持续时间。GBE50 用药组心肌组织和冠脉流出液中 SOD 活性明显增高，而心肌 MDA 和 LDH 含量显著降低，推测 GBE50 明显减少缺血再灌注引起的心律失常及减轻心肌损伤的作用机制可能与抑制氧化应激、减少自由基生成有关。Zhao 等人[27]采用全细胞膜片钳技术，观察 GBE 对 hERG-HEK293 重组细胞系的人类 ether-a-go-go 相关基因（human ether-a-go-go related gene，hERG）编码的钾离子通道的作用，研究发现，低浓度的 GBE（0.005 mg/mL）能够增加 hERG 的电流，但较高浓度的 GBE（0.05～0.25 mg/mL）却降低 hERG 的电流。GBE 能够加速 hERG 通道的激活而不改变其失活曲线，且能够缩短动作电位时程，阻滞 L 型钙通道电流，降低豚鼠心室肌细胞钙离子浓度。该结果提示 GBE 能够预防缺血心肌心律失常发生的机制可能与阻滞钾离子通道与 L 型钙通道相关。

2.3 抑制心室重构

心室重构是由于心肌细胞、非心肌细胞及细胞外基质在基因表达改变的基础上所发生的变化，使心脏的结构、代谢和功能经历的模式重塑的过程，是导致心力衰竭的重要原因。研究表明，银杏酮酯对心室重构具有明显的抑制作用。李梅等人[28]将银杏酮酯作用于腹主动脉不完全结扎所致的心室重构大鼠模型，研究发现，100 mg/kg 银杏酮酯可使左心室指数、全心指数明显降低，并能降低等容舒张期室内压下降的最大速率，该指标为衡量左心室舒张期顺应性和心肌僵硬度的重要指标之一，在一定的程度上可以改善压力超负荷大鼠的心室重构。姜华等人[29]研究发现，GBE50 可能通过抑制脂多糖激活的心肌细胞核转录因子 κB（nuclear factor-κB，NF-κB）活化，进而减弱 Toll 样受体 4（Toll-like receptor-4，TLR-4）-（NF-κB）信号从而抑制心肌肾素血管紧张素系统（reninangiotensin system，RAS）的激活，并明显降低血管紧张素原（angiotensinogen，ATG）、血管紧张素Ⅱ 1 型受体（angiotensin Ⅱ type 1 receptor，AT_1R）的表达，抑制 β 型肌球蛋白重链（β-myosin heavy chain，β-MHC）的表达和细胞蛋白含量的增加，改善心肌细胞肥大。

2.4 抗动脉粥样硬化

血管内皮功能的损伤可导致动脉粥样硬化，亦是其发生和加重的重要基础。缺氧能够使血管内皮细胞产生大量的细胞活性氧（reactive oxygen species，ROS），同时诱导其凋亡，引起血管内皮功能障碍。人脐静脉内皮细胞缺氧前 4 h 给予 GBE50 干预后发现，GBE50（25 μg/mL）可显著降低细胞早期及晚期凋亡率及内皮素（endothelin-1，ET-1）mRNA 水平，部分降低因缺氧导致的 ROS 水平及内皮型一氧化氮合成酶（eNOS）蛋白表达的增高[30]。Tsai 等人[31]研究发现，血红素加氧酶（haem oxygenase-1，HO-1）对 EGb761 抗动脉粥样硬化作用的发挥具有重要作用，通过对胆固醇的抑制吸收、增加排泄而降低泡沫细胞中的脂质聚集，EGb761 增加胆固醇排泄的作用是通过下调 A 类清道夫受体（scavenger receptor-A，SR-A）的表达，同时上调 ATP 结合盒转运蛋白 A1 的表达实现的。Chen 等人[32]研究发现，EGb761 通过激活转录因子 NF2（Nrf2）途径增强 HO-1 的表达进而抑制细胞因子导致的内皮细胞黏附，从而起到抗动脉粥样硬化和保护血管内皮的作用。血管平滑肌细胞（vascular smooth muscle cell，VSMC）增殖是动脉粥样硬化形成的重要原因[33]。胡涛等人[34]研究发现，EGB 能阻断活性氧对 VSMC 的促增殖作用，并具有剂量依赖性，与 EGB 的抗氧化活性和抗自由基活性密切相关，可能通过增强抗氧化酶的活性，调节细胞内 ROS 水平，维持细胞内氧化还原平衡状态，进而改变对氧化还原敏感的增殖性和抑制性信号蛋白酶及转录因子活性之间的平衡，抑制 VSMC 增殖。Lim 等人[35]按 100 和 200 mg/kgEGb761 饲喂肥胖的胰岛素抵抗的大鼠模型 6 周，发现 EGb761 干预组能显著降低模型大鼠血管平滑肌的增殖和迁移，并能有效改善机体糖代谢及循环中脂联素水平，抑制动脉粥样硬化的发展。Jiao 等人[36]研究发现，GBE 能够抑制诸如 IL-1β 和

TNF-α 等促炎因子的分泌，而上调抗炎因子的表达起到抗炎、抗动脉粥样硬化的作用。Rodriguez 等人 [37] 研究给冠脉搭桥术后的患者服用 EGb761 2 个月后，抑制了动脉微血栓的形成，同时上调 SOD，降低氧化低密度脂蛋白（ox-low density lipoprotein，ox-LDL）与低密度脂蛋白（LDL）比值（ox-LDL/LDL），增加了血管扩张物质 cAMP 和 cGMP 的浓度，从而达到预防动脉粥样硬化的作用。缝隙连接蛋白 -43（Cx-43）在动脉粥样硬化的形成过程中扮演的重要角色，目前已成为动脉粥样硬化干预的重要靶点之一。研究表明，EGb761 能够明显降低高脂饲料致兔动脉粥样模型血清总胆固醇、甘油三酯及低密度脂蛋白胆固醇水平，降低动脉粥样硬化斑块的面积，下调 Cx-43 蛋白的表达，该研究提示 Cx-43 可能是 EGb761 抗动脉粥样硬化的作用靶点之一 [38]。

2.5 降低血压

Mansour 等人 [39] 研究发现，EGb761 通过抑制血管紧张素转化酶的活性，降低对去甲肾上腺素血管收缩的敏感性，改善内皮功能，达到降低血压的目的。Kubota 等人 [40] 研究发现，GBE 通过一氧化氮的合成和释放增加细胞内皮细胞 Ca^{2+} 产生扩血管作用，从而达到降压的作用。

2.6 其他

如何防治某些药物带来的心脏毒性作用越来越得到国内外学者的重视 . 阿霉素是一种临床应用广泛的蒽环类抗肿瘤药，对很多肿瘤均有较好的疗效，但其具有严重的心脏毒性，可导致心力衰竭，这在很大程度上限制了阿霉素大剂量的长期应用，影响其疗效。临床研究表明，EGb761 能够明显降低化疗后心电图及心肌酶谱异常的发生率，降低化疗后左心室舒张末期内径、左心室收缩末期内径、舒张早期与晚期充盈速度比值及短轴缩短率，显示了较好的保护心功能的临床效果 [41]。实验研究表明，在静脉注射阿霉素（20 mg/kg）的前 10 天及后 5 天连续给大鼠灌胃 EGb761（100 mg/kg）可显著降低模型大鼠血清心肌酶谱的异常，降低丙二醛、TNF-α、内皮素 -1 及亚硝酸盐 / 硝酸盐的水平，抑制心肌组织间质水肿和炎性渗出的发生，对阿霉素致心力衰竭的心脏毒性具有较好的抑制作用 [42]。有研究表明，EGb761 的这种抗大鼠阿霉素性心力衰竭作用的机制可能与增强了促能量代谢正平衡的 ghrelin 多肽的表达与生成有关 [43]。

3 展望

2013 年 8 月发布的《中国心血管病报告 2012》[44] 指出，我国心血管病患病及死亡人数呈快速增长态势，据估计，每年约有 350 万人死于心血管病，占总死亡原因的 41%。虽然介入心脏病学发展迅猛，但药物疗法始终是治疗心血管疾病的基石。从植物药中寻求更加安全、有效的心血管治疗药物成为国内外的研究热点之一。由上可知，中药银杏制剂具有多方面的心血管药理效应，在对心血管疾病的治疗中具有多途径、多靶点的作用特点，可根据其不同的药理特点分别应用于多种心血管疾病的预防和治疗中，具有较好的临床应用价值和前景。

虽然目前对中药银杏制剂的心血管效应研究愈加深入，但仍然存在以下一些问题有待进一步探索。①其临床有效性尚缺乏大型的随机对照双盲试验的验证。未来应该严格按照循证医学的规则，进行多中心、大样本、随机、双盲、安慰剂对照的临床试验，为其临床应用提供科学化的高级别循证医学证据，同时需要重视对其上市后疗效再评价的临床研究；②加强对其心血管药理效应的作用机制及信号通路研究。如前所述，虽然近年来围绕银杏酮酯的心血管药理研究较多，但多数仅是围绕对部分因子的干预作用，较少涉及具体的信号通路及明确作用靶点方面，且研究质量有待提高；③重视对中药银杏制剂的毒理学研究。“是药三分毒”，一个成熟的药物应该有其明确的毒副作用及预防方法，这也是目前大多数中成药制剂的缺陷所在。银杏制剂所导致的肝毒性、消化道及肾脏不良反应主要与其所含的银杏酸（ginkgolic acid，GA）含量有关，因此国外严格限定银杏制剂中 GA 水平必须控制在 5 μg/g 以下，我国 2010 年版药典也限定银杏制剂中 GA 应在 10 μg/g 以下。国际市场中的“强力梯保宁片（Tebonin® forte）”及“金纳多（Ginaton®）”中 GA 含量均小于等于 5 μg/g，但国内银杏制剂的质量参差不齐，研究表明，国内大多数银杏制剂的 GA 含量多在 15～34 μg/g，加强质量控制及安全用药相关研究不容忽视[45]；另一方面，随着银杏制剂国内外使用人群的不断扩大，还应该加强其与西药，特别是与如阿司匹林、华法林、他汀类等临床常用的治疗心脑血管疾病的药物联用后的相互作用效应，是协同“增效”、“减毒”抑或其他？国内已有初步探索结果[46]，未来有待进一步明确；④目前的研究大多着眼于对银杏制剂的主要活性成分银杏黄酮及内酯的研究，而对含量较低的银杏提取物的其他活性成分如烷基酚酸类、有机酸、甾类、微量元素分析较少，有学者曾提出“效阈浓度下中药多成分的生物效应模式”[47]的概念，即中药（或复方）产生临床疗效可能与其进入体内的多种低或极低浓度的有效成分共同作用密切相关，这一概念可能对其进一步研究有一定的启发；⑤提高中药银杏制剂的新剂型研究水平，目前银杏酮酯已有滴丸制剂，临床初步研究[48]表明，其对冠心病心绞痛有较好的治疗作用，未来应加强对银杏酮酯滴丸类制剂的质量控制及临床疗效评价研究；⑥应加强中药银杏制剂的新药研发及专利保护水平。欧洲和中国是银杏叶制剂研发和专利申请的最重要地区，欧洲申请人起步最早，发展平稳，专利的质量最高，中国申请人起步虽晚但发展迅速，已具备一定的研发实力但专利质量有待提高[49]。应充分吸收和借鉴他人的专利技术和研发水平，切实提高中药银杏制剂的研发和专利水平，为降低全球心血管疾病的发生率与死亡率做出贡献。

参考文献

[1] 陈健康, 王雷, 李珂, 等. 银杏黄酮与蚓激酶的抗凝溶栓作用[J]. 心脏杂志, 2001, 12(4): 308-309.

[2] 耿秀芳, 孙晓丽, 王洪刚, 等. 银杏叶总黄酮降压作用的实验与临床研究[J]. 中国中药杂志, 2002, (8): 49-51.

[3] 魏学立, 曲玮, 梁敬钰. 银杏的研究进展[J]. 海峡药学, 2013, 25(2): 1-8.

[4] 郭瑞霞, 李鹭, 李力更, 等. 天然药物化学史话: 银杏内酯[J]. 中草药, 2013, 44(6): 641-645.

[5] van Beek TA, Montoro P. Chemical analysis and quality control of Ginkgo biloba leaves, extracts, and phytopharmaceuticals[J]. Journal of Chromatography A, 2009, 1216(11): 2002-2032.

[6] Corey EJ, Kang MC, Desai MC, Ghosh AK, Houpis IN. Total synthesis of ginkgolide B[J]. Journal of the American Chemical Society, 1988, 110(2): 649-51.

[7] Nakanishi K. Terpene trilactones from Gingko biloba: from ancient times to the 21st century[J]. Bioorganic & medicinal chemistry, 2005, 13(17): 4987-5000.

[8] Cho HJ, Nam KS. Inhibitory effect of ginkgolide B on platelet aggregation in a cAMP-and cGMP-dependent manner by activated MMP-9[J]. BMB Reports, 2007, 40(5): 678-83.

[9] 姜森, 卞慧敏. 银杏内酯对家兔血小板聚集率的影响[J]. 南京中医药大学学报, 2008, 24(3): 197-199.

[10] 闫琰, 赵革新, 陈北冬, 等, 齐若梅. 银杏内酯B抑制血小板CD40Ligand表达的分子机制研究[J]. 中国药理学通报, 2012, 28(2): 245-249.

[11] 郝艳玲, 袁风刚, 孙红, 等. 银杏内酯A对缺血/再灌注损伤的大鼠心功能的影响[J]. 中国药理学通报, 2013, 29(4): 577-581.

[12] 马丽娜, 陈北冬, 赵艳阳, 等. 银杏内酯B对内皮细胞的保护作用及分子机制研究[J]. 中国药理学通报, 2013, 29(2): 189-193.

[13] Li R, Chen B, Wu W, et al. Ginkgolide B suppresses intercellular adhesion molecule-1 expression via blocking nuclear factor-κB activation in human vascular endothelial cells stimulated by oxidized low-density lipoprotein[J]. Journal of pharmacological sciences, 2009, 110(3): 362-369.

[14] 刘熹昀, 赵革新, 鲍利, 等. 银杏内酯B对ApoE基因敲除小鼠动脉粥样硬化的影响[J]. 中国药理学通报, 2011, 27(1): 81-84.

[15] 祁小燕, 张志雄, 崔启启, 等. 银杏苦内酯B对缺血豚鼠心室肌动作电位、L-型钙电流和延迟整流钾电流的作用[J]. 中国应用生理学杂志, 2004, 19(1): 25-29.

[16] 谢德隆, 高崎, 黄新生, 等. 中国银杏药品质量标准体系的建立及规范的实践[J]. 世界科学技术, 2002, 6(1): 61-62, 74.

[17] Lu S, Guo X, Zhao P. Effect of Ginkgo biloba extract 50 on immunity and antioxidant enzyme activities in ischemia reperfusion rats[J]. Molecules, 2011, 16(11): 9194-9206.

[18] 蒋琦, 谢咪雪. 银杏酮酯对大鼠离体心肌缺血再灌注损伤的影响[J]. 中国中医药信息杂志, 2012, 19(2): 33-35.

[19] 魏云, 吴爱萍, 吉兰, 等. 银杏酮酯对实验性心肌缺血和血液流变性的影响[J]. 中药新药与临床药理, 2004, 14(6): 390-392.

[20] Schneider R, Welt K, Aust W, et al. Cardiac ischemia and reperfusion in spontaneously diabetic rats with and without application of EGb 761, I. cardiomyocytes[J]. Histol Histopathol, 2008, 23(7): 807-817.

[21] 谢咪雪, 蒋琦, 桑伊妙, 等. 银杏酮酯对离体心肌缺血再灌注损伤血流动力学的影响[J]. 中西医结合心脑血管病杂志, 2011, 9(6): 698-700.

[22] 刘爱华, 张志雄, 王星禹. 银杏酮酯对模拟缺血豚鼠心室肌细胞Iκ的影响[J]. 中国应用生理学杂志, 2010, 26(4): 444-448.

[23] Qiao ZY, Huang JH, Ma JW, et al. Ginkgo biloba extract reducing myocardium cells apoptosis by regulating apoptotic related proteins expression in myocardium tissues[J]. Molecular biology reports, 2014, 41(1): 347-353.

[24] 王星禹, 张志雄, 刘爱华. 银杏酮酯(GBE50)对心肌生理特性及细胞内游离钙的影响[J]. 中国中药杂志, 2010, 35(14): 1866-1870.

[25] 王星禹, 张志雄, 刘爱华. 银杏酮酯(GBE 50)抗心律失常作用研究[J]. 中国中药杂志, 2010, 35(2): 199-203.

[26] 包怡敏, 张志雄, 李云. 银杏酮酯对大鼠离体心肌缺血再灌注引发心律失常及自由基变化的影响[J]. 上海中医药大学学报, 2010, 24(3): 52-55.

[27] Zhao X, Yao H, Yin HL, et al. Ginkgo biloba extract and ginkgolide antiarrhythmic potential by targeting hERG and ICa-L channel[J]. Journal of pharmacological sciences, 2013:23：318-327.
[28] 李梅, 包怡敏, 刘爱华, 等. 银杏酮酯对压力超负荷大鼠心室重构的影响[J]. 中药药理与临床, 2013, 29(4): 78-82.
[29] 姜华, 曲鹏, 崔晓琼, 等. 银杏酮酯对心肌细胞Toll样受体4/核转录因子κB及血管紧张素原、血管紧张素Ⅱ1型受体的抑制作用[J]. 中华高血压杂志, 2008, 16(11): 1013-1017.
[30] 沈建颖, 孙爱军, 顾笑梅, 等. 银杏叶提取物GBE50对缺氧致内皮细胞功能的影响[J]. 中国中西医结合杂志, 2007, 27(2): 151-154.
[31] Tsai JY, Su KH, Shyue SK, et al. EGb761 ameliorates the formation of foam cells by regulating the expression of SR-A and ABCA1: role of haem oxygenase-1[J]. Cardiovascular research, 2010, 88(3): 415-423.
[32] Chen JS, Huang PH, Wang CH, et al. Nrf-2 mediated heme oxygenase-1 expression, an antioxidant-independent mechanism, contributes to anti-atherogenesis and vascular protective effects of Ginkgo biloba extract[J]. Atherosclerosis, 2011, 214(2): 301-309.
[33] Bicknell KA, Surry EL, Brooks G. Targeting the cell cycle machinery for the treatment of cardiovascular disease[J]. Journal of pharmacy and pharmacology, 2003, 55(5): 571-591.
[34] 胡涛, 贾国良, 李寰, 等. 银杏叶提取物对活性氧诱导的血管平滑肌细胞增殖的影响[J]. 心脏杂志, 2006, 17(6): 629-631.
[35] Lim S, Yoon JW, Kang SM, et al. EGb761, a Ginkgo biloba extract, is effective against atherosclerosis in vitro, and in a rat model of type 2 diabetes[J]. PLoS One, 2011, 6(6): e20301.
[36] JIAO YB, RUI YC, LI TJ, et al. Expression of pro-inflammatory and anti-inflammatory cytokines in brain of atherosclerotic rats and effects of Ginkgo biloba extract 1[J]. Acta Pharmacologica Sinica, 2005, 26(7): 835-839.
[37] Rodriguez M, Ringstad L, Schäfer P, et al. Reduction of atherosclerotic nanoplaque formation and size by Ginkgo biloba(EGb 761)in cardiovascular high-risk patients[J]. Atherosclerosis, 2007, 192(2): 438-444.
[38] Wei JM, Wang X, Gong H, et al. Ginkgo suppresses atherosclerosis through downregulating the expression of connexin 43 in rabbits[J]. Archives of medical science: AMS, 2013, 9(2): 340-346.
[39] Mansour SM, Bahgat AK, El-Khatib AS, et al. Ginkgo biloba extract(EGb 761)normalizes hypertension in 2K, 1C hypertensive rats: role of antioxidant mechanisms, ACE inhibiting activity and improvement of endothelial dysfunction[J]. Phytomedicine, 2011, 18(8-9): 641-647.
[40] Kubota Y, Tanaka N, Kagota S, et al. Effects of Ginkgo biloba extract feeding on salt-induced hypertensive Dahl rats[J]. Biological and Pharmaceutical Bulletin, 2006, 29(2): 266-269.
[41] 易善永, 南克俊, 陈圣杰, 等. 银杏叶提取物对多柔比星所致乳腺癌患者心脏毒性的干预作用[J]. 中国中西医结合杂志, 2008, 28(1): 68-70.
[42] El-Boghdady NA. Increased cardiac endothelin-1 and nitric oxide in adriamycin-induced acute cardiotoxicity: protective effect of Ginkgo biloba extract[J]. Indian J Biochem Biophys, 2013, 50: 202-209.
[43] 许志威, 吴伟康, 蓝涛华, 等. 银杏提取物抗大鼠阿霉素性心衰的作用及机制研究[J]. 中国中药杂志, 2009, 34(21): 2786-2789.
[44] 王文, 朱曼璐, 王拥军, 等. 《中国心血管病报告2012》概要[J]. 中国循环杂志, 2013, 28(6): 408-412.
[45] 刘平平, 潘苏华. 银杏叶制剂中银杏酚酸研究进展[J]. 中国中药杂志, 2012, 37(3): 274-277.
[46] 周于禄, 曾嵘. 银杏叶提取物对华法林人体内抗凝血功能和血药浓度的影响[J]. 中国中药杂志, 2011, 36(16): 2290-2293.
[47] 伊丽萦. 效阈浓度下中药多成分的生物效应模式[D]. 北京: 北京中医药大学, 2005.
[48] 梁丽喆. 银杏酮酯滴丸用于治疗冠心病心绞痛(心血瘀阻证)的临床观察研究[D]. 沈阳: 辽宁中医药大学, 2012.
[49] 程心旻, 雷海民, 刘伟. 全球银杏叶制剂专利概况[J]. 中国中药杂志, 2013, 38(17): 2889-2893.

原载：郭明，刘玥，许琳，付长庚，陈可冀．中药银杏制剂的心血管药理效应：机制与展望[J]. 中国科学：生命科学，2014, 44(6): 543-550.